D1691072

Klinik der Frauenheilkunde und Geburtshilfe
Band 5

# KLINIK DER FRAUENHEILKUNDE UND GEBURTSHILFE

Begründet von Horst SCHWALM und Gustav DÖDERLEIN
Fortgeführt von Karl-Heinrich WULF und Heinrich SCHMIDT-MATTHIESEN
Herausgegeben von Hans Georg BENDER, Klaus DIEDRICH und Wolfgang KÜNZEL

Bände und Themenbereiche:

Band 1: **Endokrinologie und Reproduktionsmedizin I.**
Grundlagen der gynäkologischen Endokrinologie – Klinik der endokrinen Störungen

Band 2: **Endokrinologie und Reproduktionsmedizin II.**
Sexualmedizin und Bevölkerungsentwicklung/Familienplanung – Kontrazeption – Schwangerschaftsabbruch – Juristische und ethische Aspekte in der Frauenheilkunde

Band 3: **Endokrinologie und Reproduktionsmedizin III.**
Grundlagen der Reproduktion – Infertilität und Sterilität – Soziale und ethische Aspekte der Infertilität und Sterilität – Früher Schwangerschaftsverlust

Band 4: **Schwangerschaft I.**
Morphologie und Physiologie der Schwangerschaft – Beratungen und Untersuchungen in der Schwangerschaft – Pränatale Diagnostik – Überwachung der Schwangerschaft

Band 5: **Schwangerschaft II.**
Adaptation maternaler Organsysteme und deren Erkrankungen

Band 6: **Geburt I.**
Die geburtshilfliche Situation in der Bundesrepublik Deutschland – Anatomische und physiologische Grundlagen der Geburt – Geburtsleitung – Maßnahmen zur Geburtserleichterung – Nachgeburtsperiode und Wochenbett – Das Neugeborene – Intrauteriner Fruchttod

Band 7: **Geburt II.**
Peripartale Komplikationen und Notsituationen – Frühgeburt – Mehrlingsschwangerschaft und -geburt – Forensische Probleme in der Geburtshilfe

Band 8: **Gutartige gynäkologische Erkrankungen I.**
Gutartige Erkrankungen der Vulva, Vagina, Cervix und Corpus uteri, der Adnexe – Entzündliche Erkrankungen der Adnexe – Sexually transmitted diseases – Endometriose – Gynäkologische Balneotherapie – Gutartige Erkrankungen der Mamma

Band 9: **Gutartige gynäkologische Erkrankungen II.**
Gynäkologische Urologie, Deszensus und Harninkontinenz – Allgemeine Aspekte der operativen Gynäkologie – Proktologie – Kinder- und Jugendgynäkologie – Forensische Aspekte der operativen Frauenheilkunde

Band 10: **Allgemeine gynäkologische Onkologie.**
Grundlagen des Tumorwachstums – Grundlagen der speziellen Tumordiagnostik – Methodenauswahl und Einsatz bei bestimmten Fragestellungen – Grundlagen der onkologischen Therapie – Psychologische Aspekte, Nachsorge und Rehabilitation

Band 11: **Spezielle gynäkologische Onkologie I.**
Vorsorge und Früherkennung – Malignome der Vulva, der Vagina, der Cervix uteri und des Endometriums – Sarkome – Trophoblasttumoren

Band 12: **Spezielle gynäkologische Onkologie II.**
Malignome des Ovars, der Tube, der Mamma – Mammakarzinom und Radiotherapie – Mammarekonstruktion nach ablativer Therapie – Besondere Probleme bei Tumorprogredienz und im Terminalstadium – Therapie des Tumorschmerzes

4. Auflage

KLINIK DER
FRAUENHEILKUNDE
UND GEBURTSHILFE  Band 5

# Schwangerschaft II

Herausgegeben von W. Künzel

unter Mitarbeit von
G. A. Braems, O. Busse, E. Danzer, G. Enders, K. Federlin, A. Feige,
B. Gallhofer, W. Gaßmann, B. Gay, H. Gips, D. Grab, H. Heckers,
M. Hohmann, W. Holzgreve, B. Kemkes-Matthes, D. Kranzfelder,
R. Kreienberg, W. Künzel, M. Landthaler, U. Lang, H. Löffler,
P. Mallmann, W. Rath, D. Rein, C. Seifart, H. Schatz, K. Schwemmle,
D. V. Surbek, H. Tillmanns, P. von Wichert, M. Winkler, V. Wizemann

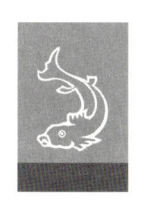

Urban & Fischer
München · Jena

Zuschriften und Kritik an:
Urban & Fischer, z. Hd. v. Herrn Harald M. Fritz, Lektorat Medizin, Karlstraße 45, 80333 München

Anschrift des Herausgebers:
Prof. Dr. med. W. Künzel, Gf. Direktor der Univ.-Frauenklinik u. Hebammenlehranstalt, Klinikstr. 28, 35385 Gießen

**Wichtiger Hinweis für den Benutzer**

Die Erkenntnisse in der Medizin unterliegen laufendem Wandel durch Forschung und klinische Erfahrungen. Herausgeber und Autoren dieses Werkes haben große Sorgfalt darauf verwendet, daß die in diesem Werk gemachten therapeutischen Angaben (insbesondere hinsichtlich Indikation, Dosierung und unerwünschten Wirkungen) dem derzeitigen Wissensstand entsprechen. Das entbindet den Nutzer dieses Werkes aber nicht von der Verpflichtung, anhand der Beipackzettel zu verschreibender Präparate zu überprüfen, ob die dort gemachten Angaben von denen in diesem Buch abweichen, und seine Verordnung in eigener Verantwortung zu treffen.

Die Deutsche Bibliothek – CIP-Einheitsaufnahme
Ein Titelsatz für diese Publikation ist bei der Deutschen Bibliothek erhältlich.

Alle Rechte vorbehalten
4. Auflage 2002
© 2002 Urban & Fischer Verlag · München · Jena
ISBN: 3-437-21920-0

02 03 04 05 06     5 4 3 2 1

Das Werk einschließlich aller seiner Teile ist urheberrechtlich geschützt. Jede Verwertung außerhalb der engen Grenzen des Urheberrechtsgesetzes ist ohne Zustimmung des Verlages unzulässig und strafbar. Das gilt insbesondere für Vervielfältigungen, Übersetzungen, Mikroverfilmungen und die Einspeicherung und Verarbeitung in elektronischen Systemen.

Planung: Dr. med. Felicitas Claaß, München
Lektorat: Pola Nawrocki und Ulrike Kriegel, München
Herstellung: Dietmar Radünz, München
Zeichnungen: Henriette Rintelen, Velbert
Einbandgestaltung: Parzhuber & Partner, München; PrePress Ulm, Ulm
Satz: daten & dienstleistung, München
Gesetzt in der 9,5 Punkt Rotis Serif in QuarkXpress auf Macintosh
Druck und Bindung: Bawa Print, München

**PermaNova**®

Aktuelle Informationen finden Sie im Internet unter den Adressen:
Urban & Fischer: http://www.urbanfischer.de/KFG

# Geleitwort zur vierten Auflage

Die Klinik der Frauenheilkunde und Geburtshilfe ist seit der ersten Ausgabe ein unter Gynäkologen und Geburtshelfern geschätztes Nachschlagewerk. Begründet wurde die „KFG" 1964 von H. Schwalm, Würzburg, und G. Döderlein, München, und später mit K.-H. Wulf, Würzburg, gemeinsam herausgegeben. Zunächst wurde diese Fachbibliothek im Loseblatt-System mit Ergänzungslieferungen publiziert. Ab 1985 erschien die zweite, ab 1991 die dritte Auflage, editiert von K.-H. Wulf, Würzburg, und H. Schmidt-Matthiesen, Frankfurt, als Reihenwerk in 12 festen Einzelbänden. Seitdem werden nach dem PermaNova-Prinzip zwei vollständig überarbeitete Bände pro Jahr ausgeliefert.

Präsentiert wird die gesamte Gynäkologie und Geburtshilfe in 12 Bänden:

Für die Bände 1 bis 3, **Endokrinologie und Reproduktionsmedizin**, zeichnen K. Diedrich, Lübeck, und für die Bände 4 bis 7, **Schwangerschaft** und **Geburt**, W. Künzel, Gießen, als Herausgeber verantwortlich.
Für die Bände 8 und 9, **Gutartige gynäkologische Erkrankungen**, sind H. G. Bender, Düsseldorf, und K. Diedrich, Lübeck, gemeinsam als Bandherausgeber zuständig.
Die Bände 10 bis 12, **Gynäkologische Onkologie**, verantwortet H. G. Bender, Düsseldorf, als Herausgeber.

Die Klinik der Frauenheilkunde und Geburtshilfe ist die fundierte und praxisorientierte Gesamtdarstellung des Fachgebietes in 12 Bänden. Jeder Band kann dabei als eigenständige Monographie mit definierten Schwerpunkten für sich stehen.

Die „KFG" ist zum systematischen Studium geeignet und als Nachschlagewerk für besondere Situationen angelegt. Sie vermittelt theoretischen Hintergrund an Interessierte und macht dem Leser alle praxisnahen Inhalte in übersichtlicher Form zugänglich.

Wissenschaftliche Aspekte und Diskussionen werden berücksichtigt, wenn sie zum Verständnis klinischer Stoffgebiete und einschlägiger Entscheidungs- und Handlungskonsequenzen notwendig sind oder in Gang befindliche bzw. zukünftige Entwicklungstendenzen beeinflussen können.

Die Klinik der Frauenheilkunde und Geburtshilfe will auch in Zukunft ein Ratgeber in der ärztlichen Berufsausübung sein, dem in Weiterbildung befindlichen Arzt Hilfestellung bieten und dem wissenschaftlich interessierten Kollegen den Einstieg in Spezialgebiete eröffnen. Wenn die vierte Auflage diese Zielsetzungen erfüllt, dient sie dem steigenden Anspruch an den Wissenserwerb. Wir danken an dieser Stelle daher allen Autoren, die durch ihre Mitarbeit der kontinuierlichen Weiterentwicklung in Gynäkologie und Geburtshilfe Rechnung tragen.

Die Herausgeber

H. G. Bender
K. Diedrich
W. Künzel

# Vorwort

Der Eintritt einer Schwangerschaft induziert im weiblichen Organismus komplexe Veränderungen, um die Ernährung und das Wachstum des Feten im Verlauf der Gestationsperiode bis zur Geburt sicherzustellen. Anpassungsvorgänge erfolgen im wesentlichen durch Umstellungen in folgenden Organsystemen: Herz-Kreislauf, Lungen, hämatologisches System, Gerinnungssystem, endokrine Organe, Gastrointestinaltrakt, Nieren und ableitende Harnwege, immunologisches System, Haut, Zentralnervensystem. Diese Organsysteme sind während der Schwangerschaft äußerst vulnerabel, sodass Störungen unterschiedlicher Ausprägung auch immer mit einer Gefahr für die Mutter und den Feten verbunden sind. Diese Gefahren für Mutter und Fetus herauszustellen, verständlich zu machen und in einen physiologischen Zusammenhang zu stellen, ist das Ziel des vorliegenden Bandes. Die Beiträge sind von Experten verfasst, auf deren Mitwirkung bei der Betreuung der schwangeren Frau in gegebenen Situationen in der Praxis nicht mehr verzichtet werden kann.

Störungen des Herz-Kreislauf-Systems mit Auswirkungen auf die Frucht sind beispielsweise nur zu verstehen, wenn bekannt ist, dass der Uterus Teil der Funktionseinschränkungen sein kann. Ähnliche Überlegungen gelten auch für die Störung der Lungenfunktion, der Niere und der ableitenden Harnwege. Auswirkungen auf die Frucht haben insbesondere die Entgleisungen der endokrinen Organe, wie etwa beim Diabetes mellitus oder Schilddrüsenerkrankungen. Störungen des Gerinnungssystems stellen nicht nur eine Gefahr für die Mutter dar, sondern bedrohen auch den Fetus, wie z. B. im Rahmen einer Immunthrombozytopenie. Das Verständnis der immunologischen Wechselwirkungen zwischen Mutter und Fetus sind die Voraussetzungen für eine kausale Therapie. Hier befinden wir uns noch am Anfang der therapeutischen Möglichkeiten. Die Restriktion intrauterinen Wachstums oder der Spätabort, Erkrankungen der Haut während der Schwangerschaft, aber auch verschiedene Störungen des gastrointestinalen Systems gehören möglicherweise zu diesem Symptomenkomplex. Gesondert sind Störungen des maternalen Organismus zu betrachten, die durch Infektionen, Traumata und andere chirurgische Komplikationen, sowie durch gynäkologische Erkrankungen ausgelöst werden und dadurch zu einer Gefährdung von Mutter und Fetus führen.

Die vielen Teilaspekte der Schwangerschaft liegen aus der Sicht benachbarter Fachgebiete in der 4. Auflage, Schwangerschaft II, des nun vorliegenden Bandes, in überarbeiteter Form vor. Den Autoren der Beiträge möchte ich für ihr Engagement und die Bereitwilligkeit danken, der Erstellung des Artikels eine Priorität gegeben zu haben. Mein ganz besonderer Dank gilt den Mitarbeitern des Verlages Urban & Fischer: Frau Pola Nawrocki und Frau Dr. Felicitas Claaß für die Betreuung des Bandes, für die überaus sorgfältige und kritische Durchsicht der Beiträge und für die Ermunterung der Autoren zum Einhalten der Deadline.

Den Lesern wünsche ich, beim Bedarf nach schneller Information im Bereich der Grenzgebiete unseres Fachs, dass rascher suffizienter Rat mit dem vorliegenden Band zuteil wird.

Der Bandherausgeber                                                                                                         W. Künzel

# Inhalt

1 Physiologische Adaptation des Herz-Kreislauf-Systems an die Schwangerschaft .... 2
  U. Lang, W. Künzel

2 Herz-Kreislauf-Erkrankungen während der Schwangerschaft .................. 10
  H. Tillmanns

3 Hypertensive Schwangerschaftserkrankungen ............................. 60
  W. Rath

4 Hypotonie in der Schwangerschaft ...................................... 84
  M. Hohmann, W. Künzel

5 Lungenfunktion und Lungenerkrankungen während der Schwangerschaft ........ 90
  C. Seifart, P. von Wichert

6 Hämatologische Veränderungen und Erkrankungen in der Schwangerschaft ..... 100
  W. Gaßmann, H. Löffler

7 Gerinnungssystem in der Schwangerschaft und beim Neugeborenen ............ 114
  B. Kemkes-Matthes

8 Thrombosebehandlung und Thromboembolieprophylaxe in der Schwangerschaft
  und im Wochenbett .................................................. 120
  M. Winkler, W. Rath

9 Endokrinologische Aspekte von Emesis und Hyperemesis gravidarum ........... 134
  G. A. Braems, H. Gips

10 Funktionsänderungen endokriner Organsysteme in der Schwangerschaft ........ 142
   K. Federlin, H. Schatz

11 Diabetes mellitus und Gravidität ...................................... 156
   U. Lang, A. Feige

12 Gastrointestinale Störungen während der Schwangerschaft
   aus internistischer Sicht ............................................ 174
   H. Heckers

13 Gastrointestinale Störungen während der Schwangerschaft
   aus chirurgischer Sicht .............................................. 198
   K. Schwemmle

14 Schwangerschaft und Nierenkrankheiten ................................. 208
   V. Wizemann

15 Die ableitenden Harnwege während der Schwangerschaft ..................... 216
    D. Kranzfelder

16 Der Fetus als Transplantat ............................................... 226
    P. Mallmann, D. Rein

17 Immunologische Störungen im blutbildenden System ........................ 240
    D. V. Surbek, E. Danzer, W. Holzgreve

18 Neurologische Erkrankungen in der Schwangerschaft ....................... 258
    O. Busse

19 Psychiatrische Erkrankungen in der Schwangerschaft ...................... 268
    B. Gallhofer

20 Erkrankungen der Haut .................................................. 280
    M. Landthaler

21 Gynäkologische Erkrankungen während der Schwangerschaft ................. 290
    D. Grab, R. Kreienberg

22 Infektionen von Mutter, Fetus und Neugeborenem .......................... 302
    G. Enders

23 Unfallverletzungen in der Schwangerschaft ............................... 346
    B. Gay

   Literatur ............................................................. 358

# Autorenverzeichnis

Priv.-Doz. Dr. med. G. Braems
Universitäts-Frauenklinik
Klinikstr. 32
35392 Gießen

Prof. Dr. med. O. Busse
Chefarzt d. Neurologischen Klinik
Klinikum Minden
Friedrichstr. 17
32427 Minden

Dr. med. E. Danzer
Univ.-Frauenklinik
Schanzenstr. 46
CH-4031 Basel

Prof. Dr. med. Gisela Enders
Labor Prof. Dr. med. G. Enders
Rosenbergstr. 85
70193 Stuttgart

Prof. em. Dr. med. Dr. h.c. K. Federlin
III. Medizinische Klinik u. Poliklinik d. Univ.
Rodthohl 6
35392 Gießen

Prof. Dr. med. A. Feige
Leitender Arzt d. Frauenklinik II
Klinikum Nürnberg-Süd
Breslauer Str. 201
90471 Nürnberg

Prof. Dr. med. B. Gallhofer
Zentrum f. Psychiatrie d. Univ.
Am Steg 22
35392 Gießen

Prof. Dr. med. W. Gaßmann
Chefarzt, Medizinische Klinik III
Klinik f. Hämatologie u. Onkologie
St. Marien-Krankenhaus gem. GmbH
Kampenstr. 51
57072 Siegen

Prof. Dr. med. B. Gay
Chefarzt d. Abteilung f. Unfallchirurgie
Juliusspital
Juliuspromenade 19
97070 Würzburg

Prof. Dr. med. H. Gips
Labor f. Gynäkolog. Endokrinologie
Leiter d. Gesellschaft z. Förderung d. In-vitro-
Fertilisation u. Reproduktionsmedizin GmbH,
Max-Planck-Str 36
61381 Friedrichsdorf

Prof. Dr. med. D. Grab
Univ.-Frauenklinik
Prittwitzstr. 43
89075 Ulm

Prof. Dr. med. H. Heckers
II. Medizinische Klinik
Universitätsklinikum
Klinikstraße 36
35385 Gießen

Priv.-Doz. Dr. med. M. Hohmann
Chefarzt d. Frauenklinik
Klinikum Kreis Herford
Postfach 2151/2161
32045 Herford

Prof. Dr. W. Holzgreve
Direktor d. Univ.-Frauenklinik
Schanzenstr. 46
CH-4031 Basel

Priv.-Doz. Dr. med. Bettina Kemkes-Matthes
Medizinische Klinik IV d. Univ.
Klinikstraße 36
35392 Gießen

Prof. Dr. med. D. Kranzfelder
Chefarzt d. Abt. Gynäkologie-Geburtshilfe
Missionsärztliche Klinik
Salvatorstr. 7
97074 Würzburg

Prof. Dr. med. R. Kreienberg
Direktor d. Univ.-Frauenklinik
Prittwitzstr. 43
89075 Ulm

Prof. Dr. med. W. Künzel
Direktor des Zentrums d. Univ. f.
Frauenheilkunde u. Geburtshilfe
Klinikstraße 28
35392 Gießen

Prof. Dr. med. M. Landthaler
Dermatologische Klinik u. Poliklinik d. Univ.
Franz-Josef-Strauß-Allee 11
93053 Regensburg

Priv.-Doz. Dr. med. U. Lang
Zentrum f. Frauenheilkunde
u. Geburtshilfe d. Univ.
Klinikstraße 32
35393 Gießen

Prof. em. Dr. med. H. Löffler
Seelgutweg 7
79271 St. Peter

Prof. Dr. med. P. Mallmann
Direktor d. Klinik u. Poliklinik
f. Frauenheilkunde u.
Geburtshilfe d. Univ.
Kerpener Str. 34
50931 Köln

Prof. Dr. med. W. Rath
Direktor d. Frauenklinik
Med. Einrichtungen d. RWTH
Pauwelsstraße 30
52057 Aachen

Dr. med. D. Rein
Univ.-Frauenklinik
Kerpener Str. 34
50931 Köln

Prof. Dr. med. H. Schatz
Direktor d. Med. Univ.-Klinik
Gilsingstr. 14
44789 Bochum

Prof. Dr. med. K. Schwemmle
Leiter d. Klinik f. Allgemeinchirurgie
Zentrum f. Chirurgie d. Univ.
Klinikstraße 29
35392 Gießen

Dr. med. Carola Seifart
Medizinische Universitäts-Poliklinik
Baldingerstraße
35043 Marburg

Dr. med. D. V. Surbek
Univ.-Frauenklinik
Schanzenstr. 46
CH-4031 Basel

Prof. Dr. med. H. Tillmanns
Zentrum für Innere Medizin d. Univ.
Abteilung Kardiologie
Klinikstraße 36
35392 Gießen

Prof. em. Dr. med. P. von Wichert
Medizinische Universitäts-Poliklinik
Baldingerstraße
35043 Marburg

PD Dr. med. M. Winkler
Frauenklinik
Med. Einrichtungen d. RWTH
Pauwelsstraße 30
52057 Aachen

Prof. Dr. med. V. Wizemann
Georg-Haas-Dialysezentrum
Johann-Sebastian-Bach-Str. 40
35392 Gießen

# Inhalt*

- **Einleitung** .............................. 3
- **Physiologische Grundlagen** ................. 3
  1. Hydrostase .......................... 3
  2. Hydrodynamik ....................... 4
  3. Hämodynamik ........................ 4
- **Hämodynamische Veränderungen während der Schwangerschaft** ............... 5
  1. Kardiovaskuläre Funktionsgrößen ........... 5
  2. Venöser Blutdruck ..................... 6
  3. Verteilung des Herzminutenvolumens ........ 6
  4. Kreislaufveränderungen unter körperlicher Belastung ............... 7

---

*Das Literaturverzeichnis findet sich in Kapitel 24, S. 359.

# 1 Physiologische Adaptation des Herz-Kreislauf-Systems an die Schwangerschaft

U. Lang, W. Künzel

## Einleitung

Eine **adäquate uteroplazentare Perfusion** während der Gestationsperiode ist eine grundlegende Voraussetzung plazentaren und fetalen Wachstums; sie findet ihren Ausdruck in einem stetigen physiologischen Anstieg der uterinen Durchblutung mit zunehmendem Gestationsalter [13].

Das maternale Herz-Kreislauf-System adaptiert sich während der Schwangerschaft an die Bedürfnisse des Feten mit dem Ziel, das Angebot an nutritiven Substanzen – Fette, Kohlenhydrate, Proteine, Elektrolyte, Vitamine – sicherzustellen und den Gasaustausch über die Plazenta zu garantieren. Die Mechanismen, die diese **Anpassungsvorgänge** initiieren, sind nur teilweise bekannt. Informationen existieren über Teilprozesse des unvollständigen Mosaiks der Regulationsmechanismen, ohne deren Kenntnis sowohl Störungen der Kreislauffunktion (schwangerschaftsinduzierte Hypertonie, Hypotonie, Auswirkungen von schweren körperlichen Belastungen, Herzfehler) wie auch therapeutische Ansätze in ihrer Auswirkung auf den Fetus nicht verstanden werden können.

## Physiologische Grundlagen

### 1 Hydrostase

Der hydrostatische Druck (p) ist das Produkt von drei Faktoren: der Dichte ($\zeta$), der Schwerkraft (Erdbeschleunigung = g) und der Höhe (h) der Flüssigkeitssäule:

(1) $p^* = \zeta \cdot g^{**} \cdot h$

In horizontaler Lage ist der Blutdruck von Patienten in den **Arterien** des Kopfes gleich dem Blutdruck in den Arterien der Füße. Wenn sich jedoch der Mensch in aufrechte Position begibt, ändern sich die Blutdrücke in allen Gefäßgebieten. Der Blutdruck, der in Höhe des Herzens am Arm mit 100 mm Hg (13,3 kPa) gemessen wird, beträgt in den Gefäßen des Kopfes nur etwa 60 mm Hg (~ 8 kPa), während er in den Arterien der Füße etwa 200 mm Hg (~ 26,7 kPa) betragen wird.

Der gleiche hydrostatische Druck, der für das arterielle Gefäßsystem gilt, wirkt auch auf der **venösen** Seite. Auch im venösen Gefäßsystem werden die Drücke durch eine Reihe von Faktoren modifiziert: durch Gefäßklappen in den peripheren Venen, durch die Muskelpumpe und durch den intrathorakalen Druck. Der Druckanstieg in den venösen Gefäßen führt zum Flüssigkeitsaustritt aus dem Blut in den extravasalen Raum und dort mitunter zu Ödemen. Während der Schwangerschaft werden die großen Venen häufig durch den Uterus komprimiert, so daß daraus ein höherer venöser Blutdruck in den Beinen resultiert.

Wird dieses Prinzip auf Gefäßgebiete angewendet, in denen Blut das fließende Medium ist, dann zeigt sich, daß sehr wenige Gefäße eine lineare Druckflußkurve haben. Die Form der Kurve variiert von einem Gefäßbett zum anderen, sie ist abhängig von der Dehnbarkeit der Gefäße, von der Autore-

*Die Einheit für den Druck ist Pascal (Pa): 1 mm Hg = 133,4 Pa = 0,1334 kPa

**g ist das spezifische Gewicht von Quecksilber (13,6 p'/cm3) (p' = Pond)

# 1 Physiologische Adaptation des Herz-Kreislauf-Systems an die Schwangerschaft

U. Lang, W. Künzel

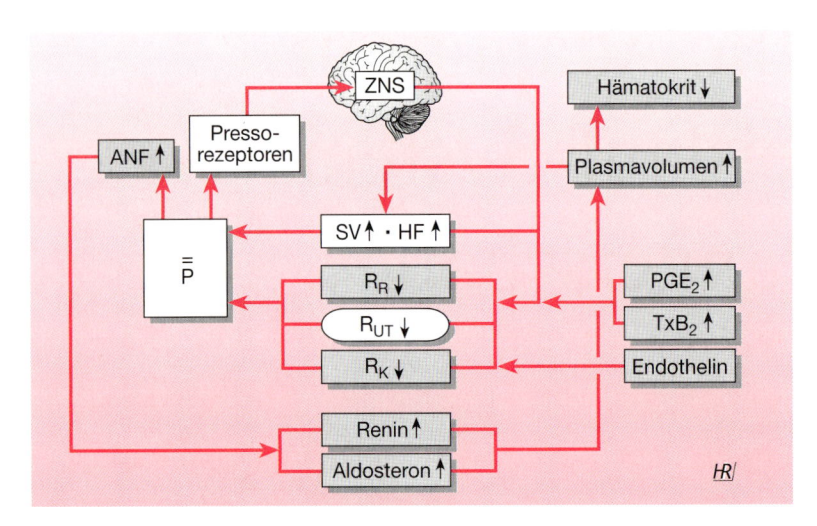

**Abb. 1-1**
*Der Regelkreis in der Kreislaufadaptation während der Schwangerschaft. Regelgröße ist der Blutdruck p, Stellglieder sind Schlagvolumen (SV), Herzfrequenz (HF) und Gefäßwiderstand ($R_{UT}$ = Uterus, $R_R$ = Niere, $R_K$ = Körper). Dargestellt sind Substanzen, die einen Einfluß auf das Herzminutenvolumen (SV · HF) und auf den Gefäßwiderstand (R) haben; ANF = atrialer natriuretischer Faktor.*

gulation, von der Viskosität des Blutes und von adrenergen Rezeptoren. In einigen Gefäßgebieten fließt das Blut nicht mehr, wenn ein kritischer Druck unterschritten wird. Der Druck, bei dem der Fluß im Gefäß Null beträgt, wird als **kritischer Verschlußdruck** bezeichnet.

**Abb. 1-2**
*Herzminutenvolumen (Punkte) und mittlerer arterieller Blutdruck (Kreise) als Komponenten des systemischen vaskulären Widerstandes vor der Schwangerschaft bis zur 24. Woche der Gravidität (nach Capeless und Clapp [3]).*

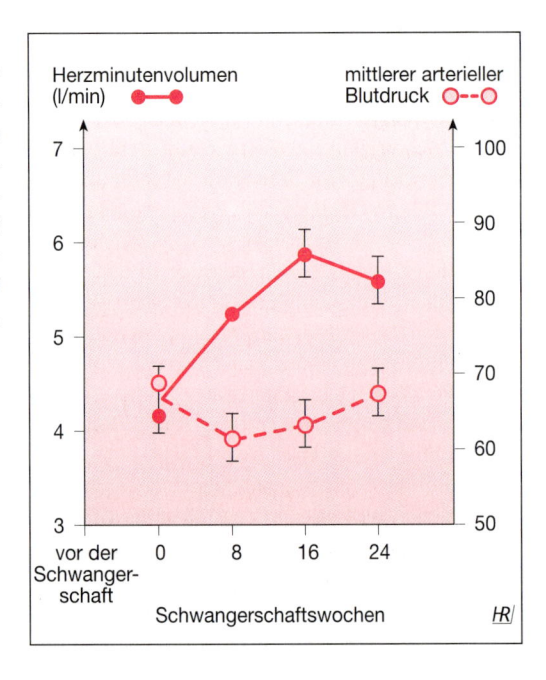

## 2 Hydrodynamik

Die Hydrodynamik beschreibt das Verhalten von Flüssigkeiten, die sich in Bewegung befinden. Sie gehorchen einem physikalischen Gesetz (**Hagen-Poiseuille-Strömungsgesetz**), das für homogene Flüssigkeiten (Wasser) durch starre Röhren definiert ist. Die Flußmenge (Q) ist nach (2) definiert:

(2) $Q = (P_A - P_B) \cdot \pi \cdot 8^{-1} \cdot 1/\eta \cdot r^4 / l$

wobei $P_A - P_B$ die Druckdifferenz zwischen zwei Meßorten, $\eta$ die Viskosität, r den Radius und l die Länge der Gefäßstrecke darstellen. Diese Gleichung macht bewußt, daß sowohl die Viskosität (Hämatokrit) des Blutes als auch der Gefäßquerschnitt (Gefäßverengung im Kreislaufschock) einen sehr starken Einfluß auf den Blutfluß haben. Der Widerstand (R) von Gefäßschnitten läßt sich nach (3) definieren:

(3) $R = 8/\pi \cdot \eta \cdot l/r^4 = \dfrac{P_A - P_B}{Q}$

als das Verhältnis von Druckdifferenz zur Durchblutung.

## 3 Hämodynamik

Die Dynamik der Blutzirkulation beinhaltet die Gesetze der Hydrodynamik unter Berücksichtigung der Eigenschaften des Blutes, des pulsatilen Charakters des Blutflusses, der Fähigkeit der Blutgefäße, sich zu dilatieren und somit den Querschnitt zu verändern, und die Einbeziehung des Herzens als Pumpe. Das Herz-Kreislauf-System wird durch Reflexe gesteuert. Die wichtigsten **Reflexe des Kreislaufsystems** sind jene, die eine Kontrollfunktion über den Blutdruck haben (Übersicht bei [21]).

Der **arterielle Blutdruck** (p) ist das Produkt aus Herzminutenvolumen (HMV) und peripherem Widerstand (R), wobei das Herzminutenvolumen ein Produkt des Schlagvolumens (SV) und der Herzfrequenz (HF) ist.

(4) $p = SV \cdot HF \cdot R$

Der arterielle Blutdruck wird durch **Pressorezeptoren** gemessen und über Impulse zur Medulla oblongata gesendet. Die medullären Zentren steuern durch Impulse zu den motorischen Fasern des sympathischen und parasympathischen Nervensystems den peripheren Widerstand und das Herzminutenvolumen, so daß der Blutdruck als Regelgröße weitgehend konstant bleibt (Abb. 1-1).

Beim Abfall des Schlagvolumens (verminderter venöser Rückfluß) fällt der Blutdruck. Gegenregulatorisch steigt der Gefäßwiderstand in einigen Gefäßgebieten, zu denen auch das uterine Gefäßgebiet gehört, an. Lebenswichtige Gefäßgebiete (Herz, Gehirn, Nebenniere) nehmen zunächst an der Widerstandsregulation zur Stabilisierung des Blutdruckes nicht teil.

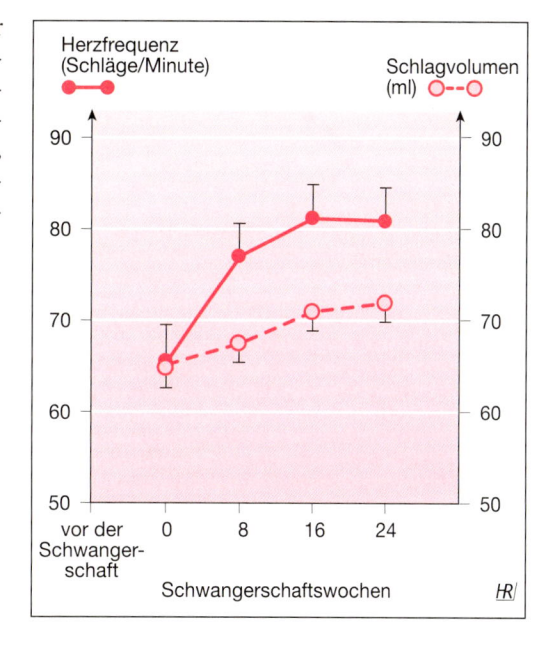

Abb. 1-3
*Schlagvolumen (Punkte) und Herzfrequenz (Kreise) als Komponenten des Herzminutenvolumens vor der Schwangerschaft und bis zur 24. Woche der Gravidität (nach Capeless und Clapp [3]).*

# Hämodynamische Veränderungen während der Schwangerschaft

## 1 Kardiovaskuläre Funktionsgrößen

Unter physiologischen Bedingungen stellt der **Blutdruck** auch im maternalen Kreislauf während der Schwangerschaft eine Regelgröße dar (Abb. 1-1). Blutdruckänderungen werden über Afferenzen zu den Pressorezeptoren und zum Kreislaufzentrum gemeldet, die dann ihrerseits den peripheren Widerstand und das Herzminutenvolumen so regeln, daß der Blutdruck konstant bleibt. Mit dem Beginn einer Schwangerschaft erfolgen Veränderungen an den Stellgliedern dieses Regelkreises: Das Herzminutenvolumen steigt von etwa 4,5 l/min vor der Schwangerschaft auf etwa 6,0 l/min in den ersten Wochen der Schwangerschaft an (Abb. 1-2). Der Anstieg des Herzminutenvolumens wird durch den Anstieg der Herzfrequenz und durch die Zunahme des Schlagvolumens verursacht.[!] Die Herzfrequenz steigt von 65 auf 75 Schläge/min an, während sich das Schlagvolumen von 65 auf 80 ml/min erhöht [3, 5] (Abb. 1-3).

Beobachtungen des arteriellen Blutdrucks während der Schwangerschaft zeigen, daß in den ersten Wochen der Gravidität der mittlere arterielle Blutdruck um etwa 10 mm Hg abfällt und dann im weiteren Verlauf der Schwangerschaft wieder ansteigt [3]. Daraus ist zu schließen, daß beträchtliche Veränderungen im **peripheren Gefäßwiderstand** einschließlich des uterinen Gefäßwiderstandes bereits zu einem frühen Gestationsalter erfolgen. Allein durch die Dilatation der Uterusgefäße nimmt der gesamte periphere Widerstand um etwa ein Drittel ab.

Der Anstieg des **Blutvolumens** ist notwendig, damit das Schlagvolumen und somit auch das Herzminutenvolumen ansteigen können.[!!] In tierexperimentellen Untersuchungen konnte nachgewiesen werden, daß das Blutvolumen und das Plasmavolumen mit der Reninkonzentration, die während der Schwangerschaft erhöht ist, korrelieren [23]. Es wird vermutet, daß die Östrogene die Plasma-Reninaktivität steigern und diese wieder das Angiotensin II und das Aldosteron erhöht und über eine erhöhte Kochsalzretention in der Niere das extrazelluläre Wasser und das Plasmavolumen steigert. Valenzuela und Longo [23] postulierten, der arteriovenöse Shunt der Plazenta führe zum Abfall des peripheren Gefäßwiderstandes und stimuliere auf diese Weise die renale und uterine Reninproduktion, um den Blutdruck durch Anstieg des Blutvolumens konstant zu halten.

Der **Gefäßwiderstand** während der Schwangerschaft wird über einen weiteren Mechanismus gesteuert [2, 24]. Östrogene induzieren die sog. Nitric-oxide-(NO)Synthetase in den Endothelzellen der Gefäße (Abb. 1-4) [15]. Das Ausmaß der Stimulation von iNOS oder eNOS ist noch ungeklärt. NO wird von den Endothelzellen während der enzymatischen Konversion von L-Arginin zu L-Citrullin produziert und freigesetzt [19, 20, 22]. Unter dem Einfluß von Estradiol-17β erfolgt eine Aktivierung des Enzyms NO-Synthetase in den Endothelzellen, die die Uterusgefäße auskleiden, um aus dem verfügbaren L-Arginin größere Mengen an Stickoxid zu produzieren. Dies dürfte für die Widerstandsregulation im maternalen Kreislauf, insbesondere aber für die Regulation der uterinen Durchblutung, von großer Bedeutung sein. Die Behandlung von

[!!] *Der Anstieg des Blutvolumens während der Gravidität ist notwendig, damit das Schlagvolumen und somit auch das Herzminutenvolumen ansteigen können!*

[!] *Der Anstieg des Herzminutenvolumens während der Gravidität wird durch den Anstieg der Herzfrequenz und die Zunahme des Schlagvolumens verursacht!*

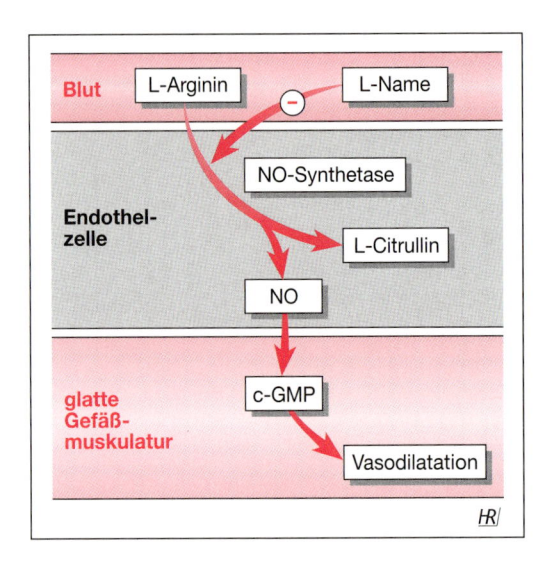

**Abb. 1-4**
*Schematische Übersicht über den Einfluß der Nitric-oxide-(NO)Synthetase, welche L-Arginin in L-Citrullin umwandelt und dabei NO in den endothelialen Zellen freigibt. Dies führt zu einer Stimulation von zyklischem Guanosinmonophosphat (c-GMP) in den glatten Muskelzellen der Gefäße und zur Vasodilatation. L-Nitroargininmethylester (L-Name) zeigt eine kompetitive Hemmung mit L-Arginin als Substrat für NO-Synthetase und verhindert auf diese Weise die Bildung von NO (nach van Buren et al. [2]).*

Tieren mit L-Nitroargininmethylester (L-NAME), das kompetitiv L-Arginin verdrängt, führt zu einem dosisabhängigen Abfall der uterinen Durchblutung und des Herzminutenvolumens und zu einem Anstieg des systemischen arteriellen Blutdrucks und Gefäßwiderstands [24].

Neben Estradiol könnte **hCG** eine Rolle in der frühen kardiovaskulären Adaptation an die Schwangerschaft zukommen. Bereits eine Woche post ovulationem zeigen sich bei Eintritt einer Schwangerschaft ein signifikanter Anstieg des Herzminutenvolumens und ein Abfall des totalen peripheren Widerstandes [9]. Bis zur dritten Woche p. o. wurde für beide Variablen bereits eine Plateauphase deutlich ober- (HMV) bzw. unterhalb (TPW) der präovulatorischen Ausgangswerte in klinischen Untersuchungen nachgewiesen. Ebenso steigt die venöse Kapazität signifikant an. Diese Veränderungen sind assoziiert mit dem schnellen Anstieg des hCG und der deutlichen Erhöhung der Estradiolspiegel in der Frühschwangerschaft.

## 2 Venöser Blutdruck

Die Veränderungen des Blutdrucks in den venösen Gefäßen sind während der Schwangerschaft besonders ausgeprägt. Dabei zeigen sich Unterschiede zwischen oberer und unterer Körperhälfte. Der Blutdruck in den Venen des Armes verändert sich während der Schwangerschaft wenig, wohl aber der Blutdruck in den **Femoralvenen** und in anderen venösen Gebieten der Beine. Die femoralen Venen führen ohne Gefäßklappen direkt zur V. cava inferior und zum Herzen, so daß bei einer Patientin in horizontaler Lage der venöse Druck von den Beinen bis zum Herzen annähernd gleich ist. Der zentralvenöse Blutdruck beträgt etwa 0,2 bis 0,45 kPa (2–4,5 cm Wassersäule). Er ist damit in der Spätschwangerschaft gegenüber der Frühschwangerschaft um etwa 50 % erniedrigt.

Seit vielen Jahren weiß man, daß bei einem Anstieg des Femoralvenendrucks ohne Anstieg des Blutdrucks im rechten Vorhof eine **Obstruktion** zwischen diesen beiden Punkten vorliegen muß. Während der Schwangerschaft kommen für eine Obstruktion drei Möglichkeiten als Ursache in Frage:

- mechanischer Druck durch das Gewicht des schwangeren Uterus auf beide Vv. iliacae und auf die V. cava inferior
- Druck des fetalen Kopfes auf die Vv. iliacae
- hydrodynamische Stauung durch den relativ hohen Druck als Folge eines erhöhten Ausflusses von Blut aus dem Uterus

Alle drei Theorien werden durch klinische oder venenangiographische Befunde sowie Venendruckmessungen bestätigt. Der hohe Blutdruck in den Femoralvenen fällt nach der Geburt (wie auch nach Entfernung eines großen Beckentumors) plötzlich ab [11].

## 3 Verteilung des Herzminutenvolumens

In allen untersuchten Spezies, einschließlich des Menschen, steigt das **Herzminutenvolumen** während der Schwangerschaft um ca. 20 % bis zum Ende der Gravidität an. Etwa 10 bis 20 % des Herzminutenvolumens werden für die Durchblutung des Uterus zur Verfügung gestellt, ein gegenüber dem nichtgraviden Zustand drastisch gesteigerter Anteil (Tab. 1-1). Die verbleibenden 80 % dienen somit der Steigerung der Nierendurchblutung, der Brustdrüse, des Herzens, des Skeletts, des Splanchnikusgebietes und der Haut (Übersicht bei [16]). Wie diese Organe, so ist auch der Uterus in die Zentralisation des Kreislaufs bei Abfall des Herzminutenvolumens einbezogen.

## 4 Kreislaufveränderungen unter körperlicher Belastung

Der Effekt der **körperlichen Belastung** auf die Konzeptionsfähigkeit und auf das fetale Wachstum ist inzwischen bekannt [6]. Die Auswirkungen auf das kardiovaskuläre System, auf den Stoffwechsel und auf die Atmung während der Schwangerschaft sind ebenfalls gut untersucht (Übersicht bei [14]).

Im allgemeinen erfolgt eine physiologische **Adaptation** während einer körperlichen Belastung, die dem Ausmaß der Belastung entspricht. Bei einer Belastung mit 50 W steigen das Herzminutenvolumen von 5 auf 9 l/min, die Herzfrequenz von 79 auf 114 Schläge/min und der systolische Blutdruck von 113 auf 148 mm Hg an [18] (Abb. 1-5). Das Ausmaß der individuellen Reaktionsfähigkeit auf eine definierte Belastung variiert relativ stark von einer Person zur anderen. Dies gilt auch für die maximale physiologische Änderung. Sie ist abhängig vom Alter und von der Kondition.

Es gibt bisher wenige Berichte über die Auswirkung einer wiederholten körperlichen Belastung während der Schwangerschaft auf den **Verlauf der Gravidität**. Im allgemeinen bestehen eine positive Korrelation zwischen dem allgemeinen Ernährungs- und Kräftezustand während der Schwangerschaft und dem Gewicht der Plazenta und des Kindes bei Geburt und eine negative Korrelation mit Komplikationen vor und während der Geburt. Bei einer kleineren Studie unter standardisierten Bedingungen fand sich keine Differenz zwischen dem Geburtsgewicht und dem plazentaren Gewicht oder dem Verlauf der Geburt zwischen körperlich belasteten Frauen und Kontrollgruppen [10]. Kardiovaskuläre Untersuchungen bei geringer und mäßig starker Belastung während der Schwangerschaft haben gezeigt, daß der Anstieg des Herzminutenvolumens, der Herzfrequenz, des Schlagvolumens und des Sauerstoffverbrauchs während der Schwangerschaft nicht beeinträchtigt waren. Nur in einer Studie ist der Effekt der körperlichen Bela-

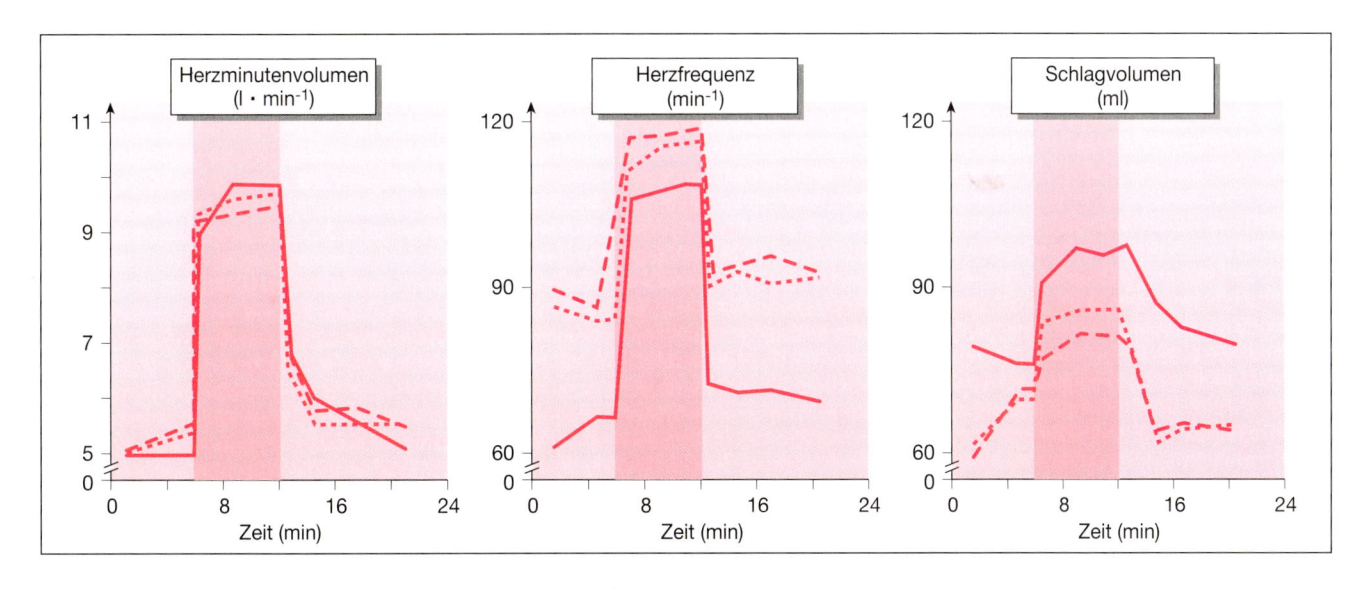

|  | nicht-gravide | gravide |
|---|---|---|
| Herzminutenvolumen (HMV, in ml/min) | 4500–5000 | 6000–7000 |
| Organdurchblutung (% vom HMV) | | |
| ■ Uterus | 2 | 17 |
| ■ Niere | 20 | 18 |
| ■ Brustdrüse | 1 | 2 |
| ■ Gehirn | 10 | – |
| ■ Herz | – | – |
| ■ Skelett | 20 | – |
| ■ Splanchnikusgebiet | 25 | – |
| ■ Haut | 10 | 12 |
| ■ Rest | – | – |

Tabelle 1-1
*Das Herzminutenvolumen (HMV) bei der Frau im nichtschwangeren und im schwangeren Zustand am Ende der Tragzeit. Die Organdurchblutung ist in Prozent vom HMV angegeben. Ihr Anteil am HMV bleibt mit Ausnahme der Uterusdurchblutung mit Eintritt der Gravidität annähernd konstant, d. h., sie steigt in allen Fällen an.*
*Strich: keine Daten verfügbar (nach Metcalfe et al. [16])*

Abb. 1-5
*Herzminutenvolumen, Herzfrequenz und Schlagvolumen in der Ruhephase, während einer 50-W-Fahrradbelastung im Sitzen und in der Erholungsphase in der 34. Woche (– – –), 38. Woche (- - -) und drei Monate nach der Geburt (––––) (nach Morton et al. [18]).*

stung auf die regionale Durchblutung untersucht worden. Während leichter Ergometriebelastung in der Spätschwangerschaft fiel die uterine Durchblutung ungefähr um 25 % ab [17].

Diese Beobachtungen haben auch dazu geführt, die fetale Herzfrequenz zu untersuchen und die maternale Belastung und auch die Einschränkung der uteroplazentaren Durchblutung zu definieren.

In Versuchen an Ziegen und Schafen wurde die Beziehung zwischen der maternalen körperlichen Belastung, der uterinen Durchblutung und dem fetalen Zustand geprüft [8]. Die wiederholte verlängerte körperliche Belastung ging mit einer Erhöhung der Frühgeburtlichkeit und einer Häufung des intrauterinen Fruchttodes wachstumsretardierter Feten einher. Andere Experimente haben gezeigt, daß eine lineare Beziehung zwischen dem Anstieg der maternalen Herzfrequenz und dem Abfall der uterinen Durchblutung besteht [4]. Da die Veränderung der Herzfrequenz, die durch die körperliche Belastung erzeugt wird, in direkter Beziehung zur maximalen Belastung steht, ist anzunehmen, daß das uterine vaskuläre Gebiet wie das Gefäßbett des Splanchnikus reagiert.

Klinische Untersuchungen deuten allerdings auch auf positive Effekte moderater sportlicher Tätigkeit in der Schwangerschaft hin. Clapp [7] nennt u. a. verbesserte kardiovaskuläre Funktion der Mutter, begrenzten Gewichtsanstieg und schnellere postpartale Erholung. Als fetale Benefits führt er ebenfalls verringerte Fettdeposition sowie verbesserte Streßtoleranz an.

Die Schwangerschaft selbst stellt eine körperliche Belastung dar, die ihr Maximum am Ende der Gravidität erreicht. Die **Belastungsmöglichkeit** ist deshalb durch das Alter der Schwangerschaft limitiert. Mit fortschreitender Schwangerschaft ist bereits bei geringer Steigerung der Arbeit ein Abfall der uterinen Durchblutung zu erwarten. Bei normaler Plazentafunktion übersteht der Fetus eine kurzfristige Reduktion der Durchblutung durch eine Vergrößerung der arteriovenösen $O_2$-Konzentrationsdifferenz. Wie die tierexperimentellen Untersuchungen jedoch gezeigt haben, toleriert der Fetus wiederholte starke Beeinträchtigungen der uterinen Perfusion durch die Belastung schlecht.

**Körperliches Training** vor und während der Schwangerschaft mag geeignet sein, den Effekt einer standardisierten körperlichen Arbeit auf die uterine Durchblutung zu verringern. Es ist nicht notwendig, die körperliche Belastung während der Schwangerschaft vollständig einzuschränken. Allerdings sollte die Belastungsintensität so gewählt sein, daß die Schwangere ohne Anstrengung sprechen kann (sog. Talk-Test). Insbesondere, wenn bereits vor der Schwangerschaft eine entsprechende sportliche Betätigung erfolgte, sind Laufen, Schwimmen, Radfahren und Spazierengehen empfehlenswerte körperliche Aktivitäten [1], während Kampf- und Kraftsportarten ebenso wie Tauchen kontraindiziert sind.

# Inhalt*

- **Problemstellung** .......................... 11

- **Beurteilung des Herz-Kreislauf-Systems** ........ 11
1 Anamnese und klinischer Untersuchungsbefund ............. 11
1.1 Symptome ......................... 11
1.2 Inspektion und Palpation ................. 12
1.3 Herzauskultation ..................... 12
1.3.1 Herztöne .......................... 12
1.3.2 Geräuschphänomene .................. 12
2 Beurteilung der kardialen Belastbarkeit ....... 13
3 Diagnostische Methoden ................. 13
3.1 Elektrokardiographie ................... 13
3.2 Echokardiographie .................... 14
3.3 Belastungs-EKG ...................... 15
3.4 Röntgen-Thorax ...................... 15
3.5 Herzkatheteruntersuchung ............... 15
3.6 Radionuklidmethoden .................. 16

- **Kardiovaskuläre Erkrankungen** ................ 16
1 Rheumatische Herzerkrankungen ............ 16
2 Erworbene Herzklappenfehler .............. 18
2.1 Mitralstenose ........................ 18
2.2 Mitralinsuffizienz ...................... 21
2.3 Aortenstenose ........................ 22
2.4 Aorteninsuffizienz ..................... 22
3 Schwangerschaft bei Patientinnen mit Herzklappenprothesen ............... 23
4 Angeborene Herzfehler .................. 25
4.1 Allgemeine Gesichtspunkte ............... 26
4.1.1 Beratung vor der Schwangerschaft .......... 26
4.1.2 Mütterliche und kindliche Prognose ......... 27
4.1.3 Genetik angeborener Klappenvitien ......... 27
4.1.4 Betreuung der Schwangeren während Wehen und Geburt ............... 27
4.1.5 Antibiotikaprophylaxe .................. 27
4.2 In der Kindheit und beim Erwachsenen oft beobachtete angeborene Herzerkrankungen .... 27
4.2.1 Vorhofseptumdefekt .................... 27
4.2.2 Offener Ductus arteriosus Botalli ............ 28
4.2.3 Valvuläre Pulmonalstenose ................ 28
4.2.4 Aortenisthmusstenose .................. 28
4.2.5 Angeborene Aortenklappenerkrankung ...... 29
4.3 Beim Erwachsenen seltene, in der Kindheit oft beobachtete angeborene Herzerkrankungen .... 30
4.3.1 Ventrikelseptumdefekt .................. 30
4.3.2 Eisenmenger-Komplex .................. 31
4.3.3 Fallot-Tetralogie ...................... 32
4.4 Seltene angeborene Herzfehler ............. 33
4.4.1 Angeborener totaler atrioventrikulärer Block ... 33
4.4.2 Angeborene korrigierte Transposition der großen Arterien ..................... 34
4.4.3 Ebstein-Anomalie der Trikuspidalklappe ...... 34
4.4.4 Primäre pulmonale Hypertonie ............. 35
4.5 Komplexe zyanotische angeborene Herzfehler .. 36
5 Entwicklungsstörungen des kardiovaskulären Bindegewebes ............ 36
5.1 Mitralklappenprolaps ................... 36
5.2 Marfan-Syndrom ...................... 37
5.3 Aortendissektion ...................... 39
6 Kardiomyopathien ..................... 39
6.1 Hypertrophische Kardiomyopathie .......... 39
6.2 Peripartale Kardiomyopathie .............. 41
7 Koronare Herzkrankheit .................. 44
8 Herzrhythmusstörungen .................. 46

- **Kardiovaskuläre Pharmaka während Schwangerschaft und Stillzeit** ............. 48
1 Digitalisglykoside ..................... 50
2 Antianginöse und antihypertensive Substanzen . 51
2.1 Organische Nitrate ..................... 51
2.2 Betarezeptorenblocker .................. 51
3 Calciumantagonisten ................... 53
4 Angiotensin-Converting-Enzymhemmer (ACE-Hemmer) ...................... 53
5 Diuretika ........................... 53
6 Antiarrhythmika ...................... 54
7 Antikoagulanzien ..................... 56

---

*Das Literaturverzeichnis findet sich in Kapitel 24, S. 359.

# 2 Herz-Kreislauf-Erkrankungen während der Schwangerschaft

H. Tillmanns

## Problemstellung

Die Abnahme der Müttersterblichkeit in Westeuropa und in den Vereinigten Staaten ist in erster Linie auf die Kontrolle nicht-kardialer Determinanten der Müttersterblichkeit, insbesondere der Eklampsie, Blutungen und Infektionen zurückzuführen. Während der ersten Hälfte dieses Jahrhunderts war der Schwangerschaftsverlauf bei ca. 1 bis 4% der Schwangeren in Westeuropa und in den USA durch das Vorliegen einer Herzerkrankung erschwert [229]. Die Prävalenz von Herzerkrankungen während der Schwangerschaft hat in den letzten drei Jahrzehnten insgesamt abgenommen. Es hat sich vorwiegend die relative Inzidenz der verschiedenen Erscheinungsformen der Herzerkrankungen geändert. So ist z.B. die Anzahl der rheumatischen Herzerkrankungen zurückgegangen, wohingegen angeborene Herzfehler bei Schwangeren heute häufiger beobachtet werden. Weiterhin wird heute durch Fortschritte der diagnostischen Verfahren und der Patientenbetreuung auch solchen Frauen mit Herzerkrankungen das Austragen einer Schwangerschaft ermöglicht, welchen früher von einer Schwangerschaft dringend abgeraten worden wäre, und die modernen Methoden der Herzchirurgie haben ein neues Patientenkollektiv hervorgebracht, die postoperative Herzpatientin im gebärfähigen Alter [173, 228]. Um aber wirklich sinnvolle und repräsentative Daten über die Prävalenz von Herzkrankheiten während der Schwangerschaft und über die relative Häufigkeit der einzelnen Formen der Herzerkrankungen zu erhalten, müssen die untersuchten Patientenkollektive genau charakterisiert werden. In Indien und Nigeria, z.B. stellen akute und chronische rheumatische Herzerkrankungen auch heute noch ein bedeutendes Gesundheitsproblem schwangerer Frauen dar. Andererseits muß in Südamerika wegen der relativ hohen Inzidenz der Chagas-Krankheit häufiger an das Vorkommen einer durch diese Krankheit bedingten Kardiomyopathie bei schwangeren Frauen gedacht werden.

## Beurteilung des Herz-Kreislauf-Systems

Bei der Beurteilung von kardialen Erkrankungen während der Schwangerschaft müssen die funktionellen und anatomischen Veränderungen des Kreislaufsystems berücksichtigt werden, die im Verlauf einer normalen Schwangerschaft auftreten. Diese schwangerschaftsinduzierten Veränderungen des Kreislaufsystems können dazu führen, daß Symptome und Merkmale kardialer Erkrankungen entweder simuliert oder andererseits verborgen werden, so daß die Diagnose sehr erschwert werden kann [63]. Weiterhin ist bei der Auswahl des diagnostischen Vorgehens zur Beurteilung einer Herzerkrankung während der Schwangerschaft in Betracht zu ziehen, daß gewisse Untersuchungsverfahren ein potentielles Risiko für den Fetus mit sich bringen.

### 1 Anamnese und klinischer Untersuchungsbefund

#### 1.1 Symptome

Während der normalen Schwangerschaft klagen Frauen oft über Ermüdungserscheinungen, Abnahme der Belastungsfähigkeit, Schwindel und selten auch über Synkopen (Tab. 2-1) [63]. Oft werden flache und schnelle Atembewegungen beobachtet, die irrtümlicherweise als Dyspnoe interpretiert werden können.

Tabelle 2-1
*Symptome, die auf physiologischen Veränderungen im Herz-Kreislauf-System während einer normalen Schwangerschaft beruhen können*

- Abnahme der Belastungsfähigkeit
- Müdigkeit
- Belastungsdyspnoe (u.U. Orthopnoe)
- Schwindel
- Synkopen

## 1.2 Inspektion und Palpation

Ebenso wie die raschen und flachen Atembewegungen können auch Erweiterungen der Jugularvenen, durch die Zunahme des Blutvolumens während der Schwangerschaft bedingt, und das Auftreten von Beinödemen, die oft in Spätstadien der Schwangerschaft beobachtet werden, zur Fehldiagnose einer Herzinsuffizienz führen oder letztere in ihrem Schweregrad überschätzen lassen (Tab. 2-2). Die peripheren Pulsqualitäten (hart, schnellend) ähneln denjenigen einer Herz-Kreislauf-Erkrankung mit großer Blutdruckamplitude und lassen differentialdiagnostisch an eine Aorteninsuffizienz oder eine Hyperthyreose bzw. an eine arteriovenöse Fistel denken. Der Herzspitzenstoß kann bei den meisten Frauen in der Spätschwangerschaft leicht getastet werden, wird vom Untersucher gewöhnlich als schnellend empfunden und erscheint oft nach links verlagert.

Differentialdiagnostisch muß bei Analyse des Spitzenstoßes eine linksventrikuläre Volumenbelastung, wie z.B. bei Aorten- oder Mitralinsuffizienz, erwogen werden. Insbesondere in der Spätphase der Schwangerschaft sind auch oft der Pulmonalarterienstamm, die Spitze des rechten Ventrikels (im Epigastrium) und der Pulmonalklappenschluß palpierbar, wodurch eine pulmonale Hypertonie mit Rechtsherzbelastung vorgetäuscht werden kann [58].

## 1.3 Herzauskultation

### 1.3.1 Herztöne

Insbesondere nach Ablauf der ersten drei Schwangerschaftsmonate wird bei der Auskultation oft eine Zunahme der Lautstärke des 1. Herztons mit akzentuierter Spaltung beobachtet; dieses Auskultationsphänomen kann leicht mit einem 4. Herzton (bei Vorhandensein einer linksventrikulären Hypertrophie) oder mit einem systolischen Klick verwechselt werden. Die physiologische Zunahme der Amplitude des 2. (Pulmonalklappen-)Anteils des ersten Herztons während Inspiration läßt einen pathologischen Auskultationsbefund ausschließen. In der Spätphase der Schwangerschaft wird der 2. Herzton oft lauter vernommen; linkslateral kann eine Spaltung des 2. Herztons während der Exspiration registriert werden. Diese auskultatorisch wahrnehmbaren Veränderungen des 2. Herztons können irrtümlicherweise als Hinweise auf eine pulmonale Hypertonie (lauter 2. Herzton) oder auf einen Vorhofseptumdefekt (atemunabhängige Spaltung des 2. Herztons) fehlinterpretiert werden. Obwohl zahlreiche Autoren über ein gehäuftes Vorkommen eines 3. bzw. 4. Herztons während der Schwangerschaft berichteten, scheinen diese Auskultationsphänomene während eines normalen Schwangerschaftsverlaufs doch eher selten aufzutreten, und ihr tatsächliches Vorhandensein erfordert weitere Untersuchungen, um eine möglicherweise zugrundeliegende kardiale Erkrankung auszuschließen.

### 1.3.2 Geräuschphänomene

**Systolische** Geräusche treten bei den meisten Frauen im Verlauf einer Schwangerschaft auf [63] und sind durch Hyperzirkulation bei Zunahme des Blutvolumens bedingt. Sie werden am besten über dem 4. Interkostalraum links parasternal und im 2. Interkostalraum links parasternal (Pulmonalklappen-Auskultationspunkt) wahrgenommen und können zum Jugulum sowie links bzw. (seltener) rechts in den Nacken ausstrahlen. Diese (physiologischen) schwangerschaftsinduzierten systolischen Geräusche sind denjenigen bei Vorliegen eines Vorhofseptumdefekts oder einer Aorten- bzw. Pulmonalstenose ähnlich.

Tabelle 2-2
*Klinische Herz-Kreislauf-Untersuchungsbefunde während der Schwangerschaft, die meistens auf physiologischen Veränderungen beruhen*

**Inspektion**
- Hyperventilation
- periphere Ödeme
- Halsvenenstauung
- Kapillarpuls

**Palpation**
- nach links verlagerter Herzspitzenstoß
- rechtsventrikuläre Pulsation

**Auskultation**
- basale pulmonale Rasselgeräusche
- lauter 1. Herzton mit akzentuierter Spaltung
- persistierende Spaltung des 2. Herztons
- früh- und mittsystolische Strömungsgeräusche am linken unteren Sternalrand und/oder über der Herzbasis
- kontinuierliche Gefäßgeräusche (Halsvenenbrummen, Mammariablasen)
- diastolische Geräusche

**Kontinuierliche** Geräusche können oft während der Schwangerschaft auskultiert werden. Es handelt sich hierbei um ein Summen über den Halsvenen (Nonnensausen) und um das sog. Mammariapfeifen („mammary souffle"). Das Venengeräusch wird am lautesten über der rechten Supraklavikulargrube wahrgenommen, kann aber auch zur Gegenseite und gelegentlich in die Infraklavikularregion ausstrahlen [176]. Das Mammariapfeifen, das in der Spätschwangerschaft oder bei der stillenden Mutter nach der Geburt über der Brust auskultiert werden kann, wird durch Zunahme des Blutflusses in den Gefäßen verursacht, welche die Mamma versorgen; es können systolische oder kontinuierliche Geräusche auftreten. Charakteristischerweise ist eine Abnahme der Lautstärke oder gar ein Verschwinden dieses Geräusches zu beobachten, wenn mit dem Stethoskop Druck ausgeübt wird oder wenn die Schwangere sich aufrichtet. Die kontinuierlichen, schwangerschaftsinduzierten Geräuschphänomene können mit denjenigen bei offenem Ductus arteriosus Botalli und bei Vorliegen einer arteriovenösen Fistel verwechselt werden; diese Geräusche können auch als systolische und/oder diastolische Geräusche fehlgedeutet werden, was zu einer Fehldiagnose führen kann.

Ein **weiches, mittel- bis hochfrequentes Diastolikum** wurde ebenso während eines normalen Schwangerschaftsverlaufs beobachtet. Jedoch ist dieser Befund bei gesunden schwangeren Frauen nur selten zu erheben; bei Nachweis eines Diastolikums ist eine sorgfältige diagnostische Abklärung erforderlich, um eine organische Herzerkrankung auszuschließen.[1]

Durch die schwangerschaftsinduzierte Zunahme des Blutvolumens und konsekutiv auch des Blutflusses durch die Herzklappen kann eine Zunahme der Lautstärke des systolischen Geräuschs bei Aorten- oder Pulmonalstenose bzw. des niederfrequenten diastolischen Geräuschs bei Mitralstenose registriert werden (Tab. 2-3). Andererseits kann die schwangerschaftsinduzierte Abnahme des peripheren Gefäßwiderstands zu einer Reduzierung der Lautstärke und Dauer des hochfrequenten Diastolikums bei Aorteninsuffizienz bzw. des Systolikums bei Mitralinsuffizienz führen. Die physiologische Blutvolumenzunahme während der Schwangerschaft vermag auch Auskultationsbefunde bei anderen volumenabhängigen kardialen Erkrankungen zu beeinflussen, wie z.B. bei Vorliegen eines Mitralklappenprolapses bzw. einer hypertrophisch-obstruktiven Kardiomyopathie. So können bei Patientinnen mit Mitralklappenprolaps und spätsystolischer Mitralinsuffizienz durch die Volumenzunahme der systolische Klick und das Spätsystolikum verschwinden; bei Patientinnen mit hypertrophisch-obstruktiver Kardiomyopathie kann eine Abnahme der Lautstärke des charakteristischen, deutlich vom ersten Herzton abgesetzten Systolikums (mit Punctum maximum über dem Erb-Punkt) registriert werden [120].

## 2 Beurteilung der kardialen Belastbarkeit

Die Beurteilung der kardialen Belastbarkeit nach den Kriterien der New York Heart Association (NYHA) ist auch zur Abschätzung des Schweregrades und der Prognose einer kardialen Erkrankung während der Schwangerschaft übernommen worden [61]. Im allgemeinen wird bei Patientinnen mit körperlicher Belastbarkeit entsprechend den Klassen I und II nach NYHA ein problemloses Austragen der Schwangerschaft erwartet. Bei Patientinnen mit NYHA-Klasse III wird eine intensive ärztliche Überwachung während der Schwangerschaft und eine frühzeitige stationäre Aufnahme vor der Entbindung empfohlen. Patientinnen mit stark eingeschränkter körperlicher Belastbarkeit, entsprechend Klasse IV nach NYHA, ist von einer Schwangerschaft dringend abzuraten. Obwohl diese funktionelle Einteilung der körperlichen Belastbarkeit allgemein anerkannt wird, muß berücksichtigt werden, daß diese auf subjektiver Schilderung von Symptomen beruhende Klassifizierung im Hinblick auf die gravierenden anatomischen und funktionellen Kreislaufveränderungen während der Schwangerschaft ungenau und sogar irreführend sein kann. Deshalb ist es unbedingt erforderlich, zusätzliche diagnostische Verfahren anzuwenden, die objektive und reproduzierbare Daten über den kardiovaskulären Zustand vermitteln.

## 3 Diagnostische Methoden

### 3.1 Elektrokardiographie

Während eines unkomplizierten Schwangerschaftsverlaufs weicht die QRS-Achse nach rechts oder links ab [63]; Kammerendteilveränderungen, wie vorübergehende ST-Senkungen und Veränderungen der T-Zacke werden oft dokumentiert (Tab. 2-4). Eine kleine Q-Zacke und eine negative P-Zacke in Ableitung III, die bei Inspiration nicht mehr nachweisbar sind [63], werden oft beobachtet, ebenso wie eine hohe R-Zacke in Ableitung $V_2$ (unveröffentlichte Daten). Die gesteigerte Neigung zu Arrhythmien während der Schwangerschaft [101] äußert sich oft im Vorhandensein einer Sinustachykardie und im

*[1] Bei Nachweis eines Diastolikums ist eine sorgfältige diagnostische Abklärung erforderlich, um eine organische Herzerkrankung auszuschließen!*

Tabelle 2-3
*Einfluß der Schwangerschaft auf klinische Untersuchungsergebnisse bei Patientinnen mit Herzklappenfehlern (modifiziert nach Teerlink u. Foster [232])*

| Klappenfehler | Herztöne | Geräusch | Weitere Befunde | Doppler-Echokardiographie |
|---|---|---|---|---|
| ■ Aortenstenose | vermindert oder einzeln S2 – unverändert | Zunahme der Intensität und Dauer | systolischer Auswurfklick unverändert | Anstieg des Doppler-Gradienten |
| ■ Aorteninsuffizienz | vermindert S2 – unverändert | vermindert oder unverändert | große RR-Amplitude: gesteigert oder unverändert | Dimensionen des linken Ventrikels können zunehmen als Folge der Schwangerschaft, nicht als Folge der Aorteninsuffizienz |
| ■ Mitralstenose | lauter S1 – gesteigert; P2 – gesteigert | lauter | S2-MÖT-Intervall: Abnahme oder unverändert | Anstieg des Doppler-Gradienten |
| ■ Mitral-Regurgitation | vermindert S1 – unverändert | verringert oder unverändert | S3 unverändert | Dimensionen des linken Ventrikels können zunehmen als Folge der Schwangerschaft, nicht als Folge der Mitralregurgitation |
| ■ Pulmonalstenose | vermindert P2 – unverändert | Zunahme der Intensität und Dauer | systolischer Auswurfklick unverändert | Anstieg des Doppler-Gradienten |
| ■ Pulmonalinsuffizienz | vermindert P2 – unverändert | verringert oder unverändert | – | Dimensionen des rechten Ventrikels können zunehmen als Folge der Schwangerschaft, nicht als Folge der Pulmonalinsuffizienz |
| ■ Trikuspidalstenose | – | gesteigert | – | – |
| ■ Trikuspidalinsuffizienz | – | verringert oder unverändert | – | Dimensionen des rechten Ventrikels können zunehmen als Folge der Schwangerschaft, nicht als Folge der Trikuspidalregurgitation |

Auftreten von supraventrikulären und/oder ventrikulären Extrasystolen. Später, zum Zeitpunkt der Wehen und der Geburt, werden sehr häufig supraventrikuläre und ventrikuläre Extrasystolen, Sinusarrhythmie, -tachykardie, -bradykardie, wandernder Schrittmacher, Sinusknotenstillstand mit Knotenersatzrhythmus und supraventrikuläre Tachykardien beobachtet.

Tabelle 2-4
*EKG-Veränderungen, die physiologischerweise während der Schwangerschaft auftreten können*

- ■ Abweichung der QRS-Achse
- ■ ST-Segment- und T-Wellenveränderungen
- ■ kleine Q-Zacke und negative P-Welle in Ableitung III (bei Inspiration verschwindend)
- ■ Sinustachykardie (häufig)
- ■ supraventrikuläre und ventrikuläre Rhythmusstörungen (während der Schwangerschaft zunehmend)

## 3.2 Echokardiographie

Hinsichtlich einer Gefährdung des Feten bei Verwendung von Ultraschall in der kardialen Diagnostik liegen keine Daten vor, so daß heute sowohl die Echokardiographie bei der Mutter, als auch bei dem Feten als unbedenklich angesehen werden kann [16]. Bei der echokardiographischen Untersuchung müssen die physiologischen kardiovaskulären Veränderungen während der Schwangerschaft mitberücksichtigt werden; so wird im allgemeinen eine Zunahme der links- und rechtsventrikulären enddiastolischen Durchmesser infolge der vermehrten Volumenbelastung beobachtet [131]. Die biventrikulären Durchmesser nehmen im Verlauf der Schwangerschaft weiter zu, kehren jedoch nach der Entbindung wieder zu ihren Ausgangswerten zurück. Die systolischen linksventrikulären Durchmesser und die linksventrikuläre Auswurffraktion bleiben während der Schwangerschaft unverändert oder steigen gering an; als Ausdruck der Volumenbelastung können auch die links- und rechtsatrialen Durchmesser zunehmen.

Eine kleine, hämodynamisch nicht relevante Perikardergußlamelle wird bei 40% der Frauen in der Spätschwangerschaft beobachtet [69]. Mit Hilfe der Doppler-Sonographie kann oft eine geringgradige Trikuspidal- und Pulmonalinsuffizienz nachgewiesen werden, welche auf eine mäßige Dilatation des rechten Ventrikels und Erweiterung des Trikuspidalklappenanulus zurückzuführen sind (siehe Tab. 2-3). Auch wenn diese Veränderungen hämodynamisch keine Bedeutung haben, müssen sie bei echokardiographischer Diagnostik während der Schwangerschaft in der Beurteilung berücksichtigt werden.

## 3.3 Belastungs-EKG

Die Sicherheit und Unbedenklichkeit einer Fahrrad- oder Laufbandbelastung zur Abklärung der Diagnose einer koronaren Herzkrankheit sowie zur Abschätzung der Leistungsfähigkeit und Prognose während der Schwangerschaft ist nicht sicher bewiesen. Bei maximaler, jedoch nicht bei submaximaler Belastung wurde eine fetale Bradykardie beschrieben [29]; aus diesem Grund wird bei gegebener Indikation eines Belastungstests eine Beschränkung auf niedriges Belastungsniveau bei gleichzeitiger Überwachung der kindlichen Herzaktionen – mit damit einhergehender Abnahme der Sensitivität der diagnostischen Kriterien – empfohlen [64].

## 3.4 Röntgen-Thorax

Obwohl die anläßlich einer Röntgen-Thoraxaufnahme applizierte Strahlendosis minimal ist – die durchschnittliche Strahlendosis der Haut liegt bei einer Aufnahme in einer Ebene (im Primärstrahl) bei 70 bis 150 mrad (0,7-1,5 mGy), die abgeschätzte Strahlenexposition des Uterus bei 0,2 bis 43,0 mrad (0,002-0,43 mGy) – besteht Übereinstimmung darüber, daß dieses diagnostische Verfahren während der Schwangerschaft vermieden werden sollte, um mögliche schädliche Effekte der Strahlung im Hinblick auf den Fetus zu verhindern. Wenn jedoch im Einzelfall eine Röntgen-Thoraxaufnahme erforderlich ist, sollte die Beckenregion der Mutter durch eine Bleischürze vor einer akzidentellen direkten Strahlenexposition geschützt werden.[1]

Veränderungen in der Röntgen-Thoraxaufnahme bei Frauen mit normalem Schwangerschaftsverlauf können das Vorhandensein einer kardialen Erkrankung vortäuschen [63].

Häufig ist eine Abflachung der Herztaille (der linken oberen Herzkontur), bedingt durch eine Prominenz des Pulmonalarterienkonus, zu erkennen; hierdurch kann eine Erweiterung des linken Vorhofs vorgetäuscht werden, die gewöhnlicherweise bei Mitralklappenfehlern beobachtet wird. Bei vielen schwangeren Frauen erscheint das Herz im Röntgen-Thoraxbild infolge der durch den hohen Zwerchfellstand verursachten Querverlagerung vergrößert. Weiterhin kann eine volumenbedingte Zunahme der Lungengefäßzeichnung mit einer Umverteilung der pulmonalen Perfusion verwechselt werden, die bei erhöhtem Pulmonalvenendruck auf dem Boden einer Linksherzinsuffizienz oder einer Mitralklappenerkrankung auftreten kann. In der Frühphase des Wochenbetts kann oft ein zumeist kleiner Pleuraerguß nachgewiesen werden, der ein bis zwei Wochen nach der Entbindung resorbiert wird [104].

## 3.5 Herzkatheteruntersuchung

Aus den nachfolgend genannten Gründen sollte eine Herzkatheteruntersuchung bei Vorliegen einer Schwangerschaft nur dann durchgeführt werden, wenn die erforderliche Information nicht mit Hilfe nicht-invasiver Methoden gewonnen werden kann. Bei der Untersuchung sollte generell vom Arm und nicht vom Bein aus vorgegangen werden, um die Strahlenexposition der Becken- und Abdominalregion zu minimieren; ausreichender Bleischutz für die Abdominalregion ist erforderlich, und die Durchleuchtungszeit sollte so kurz wie möglich gehalten werden. Weiterhin sollte die Strahlendosis durch Anwendung von echokardiographischen und dopplersonographischen Techniken zusätzlich zur Herzkatheteruntersuchung reduziert werden; dies gilt insbesondere für die Abschätzung der links- bzw. rechtsventrikulären Funktion (Vermeidung einer Angiographie).

**Rechtsherz-Einschwemmkatheteruntersuchung:** Bei der Betreuung von Patientinnen mit hohem Risiko während Schwangerschaft, Wehen, Geburt und im Puerperium kann die invasive Ermittlung hämodynamischer Meßwerte mit Hilfe eines Pulmonalarterien-Einschwemmkatheters von großer Hilfe sein. Der größte Vorteil dieses Verfahrens ist bei Vorliegen einer Schwangerschaft darin zu sehen, daß auch ohne Röntgenkontrolle der Einschwemmkatheter in der Pulmonalarterie positioniert werden kann, um Pulmonalarterien- und Pulmonalkapillardruck sowie das Herzzeitvolumen (mittels Thermodilution) messen zu können [127]. Eine Einschwemmkatheteruntersuchung kann zu jedem Schwangerschaftszeitpunkt indiziert sein, um klare diagnostisch und prognostisch verwertbare Meßdaten zu erhalten, falls die zuvor durchgeführten nicht-invasiven Untersuchungen kein klares Bild ergeben haben.

Bei Frauen mit symptomatischer Herzerkrankung, insbesondere bei Verschlechterung der Symptomatik und/oder der objektiven Befunde bei Vorliegen einer koronaren Herzkrankheit, einer Kardiomyopathie oder Herzklappenerkrankung, wird heute eine invasive Überwachung der hämodynamischen Meßgrößen während

*[1] Bei einer Röntgen-Thoraxaufnahme sollte die Beckenregion der Mutter durch eine Bleischürze vor einer akzidentellen direkten Strahlenexposition geschützt werden!*

Wehen und Geburt empfohlen. Da in der frühen postpartalen Periode beträchtliche funktionelle Änderungen des Kreislaufsystems auftreten, die zu hämodynamischer Verschlechterung führen können [164], sollte das invasive hämodynamische Monitoring während der ersten 24 Stunden nach der Geburt fortgesetzt werden.

**Linksherz-Katheteruntersuchung:** Falls Symptome einer Rechts- oder Linksherzinsuffizienz im Verlauf einer Schwangerschaft auftreten, insbesondere wenn kardiochirurgische oder interventionelle Maßnahmen in Erwägung gezogen werden müssen, kann eine Linksherz-Katheteruntersuchung indiziert sein. Keine andere Untersuchungsmethode ergibt ähnlich klare und eindeutige Ergebnisse; der gravierende Nachteil während der Schwangerschaft ist jedoch die relativ hohe Strahlendosis. Die mittlere Strahlenbelastung der Haut während einer Linksherz-Katheteruntersuchung einschließlich Koronarangiographie liegt bei 47 rad (0,47 Gy); die Strahlenbelastung des ungeschützten Abdomens beträgt 10 bis 15 % der verabreichten Dosis, und diejenige des Feten liegt – trotz geeigneten Beckenschutzes – bei 500 mrad (5,0 mGy) [239].

Der potentiell teratogene Effekt der ionisierenden Strahlung ist direkt proportional zur absoluten Strahlenmenge und ist während der gesamten Schwangerschaft vorhanden. Bei einer Strahlendosis von weniger als 5 rad (50 mGy) ist kaum mit dem Auftreten fetaler Fehlbildungen zu rechnen, selbst wenn die Strahlenexposition zu einem Zeitpunkt erhöhter Gefährdung des Feten erfolgte (siehe auch Bd. 4, Kap. 11). Strahlenexposition während der 1. Schwangerschaftswoche führt im allgemeinen zur Ab- bzw. Resorption des präimplantierten Blastozysten, wohingegen während der 2. bis 6. Woche teratogene Effekte zu erwarten sind. Durch Strahlenexposition während der 7. bis 15. Schwangerschaftswoche kann die Hirnentwicklung beeinträchtigt werden; während der gesamten Schwangerschaft geht Strahlenexposition mit erhöhtem Risiko einer Krebserkrankung im Kindesalter einher [17], insbesondere bei Exposition während der ersten drei Schwangerschaftsmonate.

### 3.6 Radionuklidmethoden

Ähnlich wie die Herzkatheter-Untersuchungsverfahren, so bedeuten auch die nicht-invasiven Radionuklidmethoden zur Erfassung der regionalen Myokardperfusion (Myokardszintigraphie) bzw. der links- und rechtsventrikulären Funktion (Herzbinnenraumszintigraphie) während der Schwangerschaft eine erhöhte Strahlenbelastung für den Fetus. Die Strahlenmenge, die bei einer Myokardszintigraphie oder Herzbinnenraumszintigraphie den Fetus erreicht, beträgt bis zu 800 mrad (8,0 mGy) [116]. Allerdings stellt diese Zahl nur einen geschätzten Mittelwert dar; die Strahlenexposition des Feten kann aufgrund von Unterschieden der Aufnahme der Radionuklide in mütterlichen Organen, ferner des Stoffwechsels und der Aufnahme des Nuklids in der Plazenta stark variieren. Aus den vorgenannten Gründen sollte die Anwendung von Radionuklidmethoden während der Schwangerschaft, insbesondere während der ersten drei Monate, vermieden werden. Auf die nuklearmedizinischen Verfahren sollte nur dann zurückgegriffen werden, wenn die erwünschte Information nicht mit Hilfe nicht-invasiver Techniken, wie z.B. der zweidimensionalen Echokardiographie bzw. Doppler-Sonographie, gewonnen werden kann.

# Kardiovaskuläre Erkrankungen

## 1 Rheumatische Herzerkrankungen

Trotz des selteneren Auftretens in Westeuropa und in Nordamerika führt die rheumatische Herzerkrankung in anderen Regionen noch oft zu Komplikationen des Schwangerschaftsverlaufs [145].

Das **akute rheumatische Fieber** tritt meist bei Kindern, vor der Pubertät und unter Umständen während der Schwangerschaft auf. Bei einer schwangeren Frau kann das Auftreten eines akuten rheumatischen Fiebers tödliche Folgen haben [235]. Die in der Literatur vorhandenen Daten deuten darauf hin, daß die Chorea-minor-Sydenham, ebenso wie das rheumatische Fieber selbst, in der

---

*Tabelle 2-5*
*Schwangerschaftsmortalität bei angeborenen und erworbenen Herzklappenfehlern (Klassifikation nach New York Heart Association; modifiziert nach Zuber u. Jenni [246])*

**Mortalität < 1 %**
- Pulmonalklappenfehler, mittelschwere Mitralstenose (NYHA II–III)
- Patientinnen mit Bioprothesen

**Mortalität 5–15 %**
- schwere Mitralstenose (NYHA III–IV), Aortenstenose
- unkomplizierte Aortenisthmusstenose
- Marfan-Syndrom mit normaler Aorta
- Patientinnen mit mechanischen Klappenprothesen

**Mortalität 5–50 %**
- bei pulmonaler Hypertonie
- bei komplizierter Aortenisthmusstenose
- bei Marfan-Syndrom mit Befall der Aorta und Aorteninsuffizienz

Schwangerschaft gehäuft zu beobachten ist (Chorea gravidarum) und vorzeitige Wehen sowie eine gesteigerte fetale und mütterliche Mortalität bewirken kann. Aufgrund der ernsten Prognose derjenigen Frauen, bei welchen während der Schwangerschaft ein akutes rheumatisches Fieber wiederauftritt, ist bei schwangeren Frauen mit rheumatischem Fieber in der früheren Anamnese die Weiterführung einer rheumatischen Karditisprophylaxe (Antibiotikaprophylaxe gegen Streptokokkeninfekte) dringend zu empfehlen.

Durch rheumatische Endokarditis entstandene **Herzklappenfehler** können Morbidität und sogar Mortalität während der Schwangerschaft und peripartal erhöhen (Tab. 2-5). Obwohl bei Patientinnen mit chronischer rheumatischer Herzklappenerkrankung die Behandlung individuell je nach Art und Schweregrad des Herzklappenfehlers variiert werden muß, sind auch gewisse allgemeingültige Therapiemaßnahmen vorhanden, wie z. B. rheumatische Karditisprophylaxe, bakterielle Endokarditisprophylaxe, körperliche Schonung und hämodynamische Überwachung zum Zeitpunkt der Wehen und der Entbindung.

**Schwangere mit eingeschränkter Belastbarkeit** (z. B. Belastungsdyspnoe) sollten die körperlichen Aktivitäten einschränken, um die Belastung des kardiovaskulären Systems zu reduzieren und eine Verschlechterung der Hämodynamik und des subjektiven Befindens zu verhindern. Bei vielen Patientinnen mit chronischer rheumatischer Herzerkrankung sollte eine Antibiotikaprophylaxe erfolgen, um ein- oder mehrmaligem Auftreten einer Streptokokkeninfektion vorzubeugen (rheumatische Karditisprophylaxe). Obwohl in der Vergangenheit eine Antiobiotikaprophylaxe einer bakteriellen Endokarditis während Wehen und Entbindung nicht einheitlich empfohlen wurde, wurde sie dennoch bisher allgemein bei vaginalen und abdominalen Entbindungen eingesetzt [235].

Hier hat sich in den letzten Jahren eine deutliche Wandlung vollzogen: Nach den Richtlinien einer Arbeitsgruppe der American Heart Association und des American College of Cardiology zur Antibiotikaprophylaxe der bakteriellen Endokarditis wird lediglich bei Patientinnen mit hohem Risiko einer bakteriellen Endokarditis, d. h. bei Patientinnen mit prothetischen Herzklappen (inkl. Bioprothesen und Homograft-Klappen) mit vorausgegangener bakterieller Endokarditis, mit komplexen zyanotischen angeborenen Herzfehler bzw. bei Patientinnen mit chirurgisch angelegten Shunts zwischen dem großen und kleinen Kreislauf oder Conduits, bei vaginaler Entbindung eine antibiotische Abdeckung als Option erwähnt, während selbst bei diesen Patientinnen im Falle einer Entbindung durch Sectio caesarea eine bakterielle Endokarditisprophylaxe nicht empfohlen wird (Tab. 2-6). Bei Patientinnen mit mäßigem bakteriellen Endokarditis-Risiko, d. h. bei Patientinnen mit der Mehrzahl der angeborenen Herzfehler, bei erworbenen Herzklappenfehlern (insbesondere rheumatischen Vitien, wie der Mitralstenose und den kombinierten Mitralvitien), bei Vorliegen einer hypertrophischen Kardiomyopathie bzw. eines Mitralklappenprolapses mit Klappensegelverdickung und/oder Mitralinsuffizienz wird sowohl bei vaginaler Entbindung als auch bei Entbindung durch sectio caesarea eine bakterielle Endokarditis-Prophylaxe nicht empfohlen, solange keine Komplikationen auftreten.

Ebenso wird bei Patientinnen mit sehr niedrigem, praktisch vernachlässigbarem Risiko einer bakteriellen Endokarditis, d. h. bei Patientinnen mit Mitralklappenprolaps ohne Mitralinsuffizienz, bei

**Tabelle 2-6**
*Empfehlungen einer Arbeitsgruppe der American Heart Association und des American College of Cardiology zur bakteriellen Endokarditisprophylaxe bei Herzklappenerkrankungen (modifiziert nach Dajani et al. [50])*

| Herzklappenerkrankungen gemäß Endokarditisrisiko | bei vaginaler Entbindung | bei Sectio caesarea |
|---|---|---|
| **Hohes Endokarditisrisiko** | | |
| ■ prothetische Herzklappen (inkl. Bioprothesen und Homograft-Klappen) | Option | nicht empfohlen |
| ■ vorausgegangene bakterielle Endokarditis | | |
| ■ komplexe zyanotische angeborene Herzfehler (inkl. singulärer Ventrikel, Transposition der großen Gefäße, Fallot-Tetralogie) | | |
| ■ chirurgisch angelegte Shunts zwischen Lungen- und großem Kreislauf oder Conduits | | |
| **Mäßiges Endokarditisrisiko** | | |
| ■ Mehrzahl aller angeborenen Herzfehler | nicht empfohlen | nicht empfohlen |
| ■ erworbene Herzklappenerkrankungen (z.B. rheumatische Herzerkrankung, insbesondere Mitralstenose, kombiniertes Mitralvitium) | | |
| ■ hypertrophische Kardiomyopathie | | |
| ■ Mitralklappenprolaps mit Verdickung der Klappensegel und/oder Mitralinsuffizienz | | |
| **Sehr geringes Risiko einer bakteriellen Endokarditis** | | |
| ■ Mitralklappenprolaps ohne Klappeninsuffizienz | nicht empfohlen | nicht empfohlen |
| ■ physiologische, funktionelle Strömungsgeräusche | | |
| ■ vorausgegangenes rheumatisches Fieber ohne Klappendysfunktion | | |

**Tabelle 2-7**
*Antibiotikaprophylaxe während der Schwangerschaft*

**Indikationen**
- Prävention eines akuten rheumatischen Fiebers bei Patientinnen mit anamnestisch gesichertem, akutem fieberhaftem Gelenkrheumatismus
- Prävention einer bakteriellen Endokarditis bei Patientinnen mit angeborener oder erworbener Herzklappenerkrankung bzw. erhöhter Neigung zu bakterieller Endokarditis, insbesondere bei folgenden Bedingungen oder vorgesehenen Maßnahmen:
    a) Herzklappenprothesen
    b) angeborenen Herzfehlern
    c) rheumatischer Herzklappenerkrankung
    d) hypertrophisch-obstruktiver Kardiomyopathie
    e) Mitralklappenprolaps mit verdickten Klappensegeln und Mitralinsuffizienz
    f) vaginaler Entbindung bei Vorhandensein einer Infektion
    g) vaginaler Hysterektomie
    h) Katheterisierung, Dilatation oder chirurgischen Maßnahmen im Bereich der Urethra, falls eine Infektion der Harnwege vorliegt

**Nicht indiziert bei:**
- Dilatation oder Katheterisierung der Urethra bei Fehlen einer Infektion der Harnwege
- Sectio caesarea
- unkomplizierter vaginaler Entbindung
- therapeutischem Abort
- Tubenligatur
- Einbringung oder Entfernung von intrauterinen Devices

**Antibiotische Standardempfehlungen bei urogenitalen Eingriffen**
- Ampicillin 2 g i.m. oder i.v., zusätzlich Gentamycin 1,5 mg/kg (bis max. 80 mg) i.m. oder i.v., 30 min bis 1 h vor dem Eingriff oder der Entbindung
- Eine 2. Verabreichung der eben genannten Antibiotika kann 8 h nach der 1. erfolgen
  *oder*
  Es kann Amoxicillin (1,5 g oral) 6 h nach der 1. Verabreichung appliziert werden
- Bei Patientinnen mit Penicillin-Allergie:
  Vancomycin 1 g i.v. über 1 h, zusätzlich Gentamycin 1,5 mg (bis max. 80 mg) i.m. oder i.v. 1 h vor dem Eingriff oder der Entbindung
  Eine zweite Gabe kann 8–12 h nach der ersten Verabreichung erfolgen

Patientinnen mit physiologischen, funktionellen Strömungsgeräuschen sowie bei Patientinnen mit vorausgegangenem rheumatischen Fieber ohne Klappendysfunktion eine bakterielle Endokarditisprophylaxe weder bei vaginaler, noch bei Entbindung durch Sectio caesarea für notwendig erachtet [50].

Heutzutage besteht eine Indikation zur **Antibiotikaprophylaxe** während der Schwangerschaft einmal hinsichtlich der Prävention eines akuten rheumatischen Fiebers bei Patientinnen mit vorausgegangenem Gelenkrheumatismus, andererseits zur Prävention einer bakteriellen Endokarditis bei schwangeren Patientinnen mit Herzerkrankung oder mit vermehrter Neigung zur bakteriellen Endokarditis. Die detaillierte Auflistung der Indikationen, Kontraindikationen sowie einzelnen Maßnahmen der bakteriellen Endokarditisprophylaxe sind in Tabelle 2-7 zusammengefaßt.

Bei Patientinnen mit Symptomen einer Herzinsuffizienz bzw. mit schwerer Herzklappenerkrankung, linksventrikulärer Dysfunktion oder pulmonaler Hypertonie während der Schwangerschaft ist eine hämodynamische Überwachung vom Wehenbeginn bis zum Zeitpunkt 24 Stunden nach der Entbindung indiziert [127].

## 2 Erworbene Herzklappenfehler

### 2.1 Mitralstenose

Die Mitralstenose stellt den bei schwangeren Frauen mit Abstand am häufigsten beobachteten rheumatischen Herzklappenfehler dar [145]; dieser Klappenfehler macht sich symptomatisch oft zum ersten Mal während der Schwangerschaft bemerkbar, wenn die **schwangerschaftsassoziierten hämodynamischen Veränderungen** Symptome bei einer zuvor asymptomatischen Patientin erzeugen oder ein vorher bestehendes Geräusch verstärken (siehe Tab. 2-3) [237].

Die große Bedeutung einer schnellen, akkuraten Diagnose einer Mitralstenose wird durch einen Bericht über 5 schwangere Frauen – 4 von ihnen waren Einwanderinnen aus Entwicklungsländern – verdeutlicht, die sich initial mit leichter Atemnot vorstellten und bei denen nach plötzlicher und unerwarteter hämodynamischer Verschlechterung mit Lundenödem eine stationäre Aufnahme notwendig wurde. Das Vorhandensein einer Mitralklappenerkrankung war von Haus- und Klinikärzten nicht sofort erkannt worden, erst später im Verlauf der Schwangerschaft; 4 der 5 Frauen mußten auf einer Intensivstation behandelt werden, 2 Frauen starben [155].

Die **Anamnese** einer Patientin mit Mitralstenose läßt typischerweise eine 20- bis 25jährige asymptomatische Periode erkennen; danach kann im Verlauf einer Schwangerschaft bemerkenswert schnell eine rapide Symptomverschlechterung mit Lungenödem auftreten [232]. Diese unter Umständen rapide und dramatische Verschlechterung der Hämodynamik bei Patientinnen mit reiner Mitralstenose oder kombiniertem Mitralvitium mit überwiegender Stenose ist vorwiegend auf die diastolische Einstrombehinderung in den linken Ventrikel zurückzuführen.

Insbesondere der frühdiastolische Druckgradient an der eingeengten Mitralklappe kann mit Abnahme der diastolischen Füllungszeit des linken Ventrikels – auf dem Boden einer Zunahme von Herzfrequenz und Herzzeitvolumen – deutlich ansteigen [164]. Der damit verbundene Anstieg des Drucks im linken Vorhof und der arrhythmogene Effekt der Schwangerschaft [101] können Vorhofflattern bzw. -flimmern begünstigen, wodurch eine beträchtliche zusätzliche Beschleunigung der Ventrikelaktionen (Tachyarrhythmia absoluta) und ein weiterer Anstieg des linksatrialen sowie Pulmonalkapillardrucks bewirkt werden. Der Anstieg des linksatrialen und Pulmonalkapillardrucks kann zu Belastungsdyspnoe, Orthopnoe, paroxysmaler nächtlicher Atemnot, Lungenödem und Hämoptysen führen. Zusätzlich zu dem peripartal oft beobachteten niedrigen kolloidosmotischen Druck – oft durch peripartale intravenöse Flüssigkeitszufuhr bedingt – können die oben beschriebenen hämodynamischen Veränderungen das Auftreten eines Lungenödems in der Peripartalphase prädisponieren, das eine rasche und entschlossene Therapie impliziert [165].

Die Echokardiographie (inkl. Doppler-Sonographie) ist sehr hilfreich bei der Bestimmung des Schweregrades der Mitralstenose; eine Herzkatheteruntersuchung ist nur dann indiziert, wenn eine Intervention, d. h. eine perkutane Ballon-Valvuloplastie oder ein chirurgischer Eingriff vorgesehen sind.

Medikamentöse Therapie

Die medikamentöse Therapie der schwangeren Patientin mit hämodynamisch relevanter Mitralstenose hat eine Reduktion der Herzfrequenz und des zirkulierenden Blutvolumens zum Ziel. Die Herzfrequenz und die Symptome des erhöhten Pulmonalkapillardrucks (Belastungs-, unter Umständen auch Ruhedyspnoe) können durch Einschränkung körperlicher Aktivität und durch Gabe von Betarezeptorenblockern positiv beeinflußt werden. **Betablocker** können sich bei Patientinnen mit schwerer Mitralstenose und Sinustachykardie als lebensrettende Pharmaka erweisen, indem sie die Herzfrequenz senken und damit Zeit zur Entleerung des linken Vorhofs sowie zur Aufrechterhaltung oder Verbesserung des Schlagvolumens zur Verfügung stellen [159]. Trotz der Berichte über den großen Wert der Betablocker in dieser Situation [18, 159] wurden vereinzelt Bedenken gegen die Anwendung dieser Substanzen bei Frequenzkontrolle in der Schwangerschaft geäußert [34] im Hinblick auf mögliche Nebenwirkungen bei Mutter und Fetus, wie Anstieg des Tonus der Uterusmuskulatur, Abnahme des uterinen Blutflusses sowie neonatale Komplikationen. Zusammengenommen aber muß hier festgestellt werden, daß der Vorteil einer Betarezeptorenblocker-Therapie bei Patientinnen mit Mitralstenose, die Sinusrhythmus aufweisen, ferner bei Patientinnen mit hypertrophisch-obstruktiver Kardiomyopathie bzw. mit Aortenstenose dramatisch sein kann, wenn es gelingt, eine Tachykardie zu kontrollieren und damit das für den Koronarfluß relevante diastolische Zeitintervall zu verlängern [165].

Bei Patientinnen mit Vorhofflimmern ist **Digoxin** das Pharmakon der Wahl zur Vermeidung einer schnellen atrioventrikulären Überleitung; allerdings präsentiert sich nur eine Minderzahl der Patientinnen mit Mitralstenosen in der Schwangerschaft mit dieser Rhythmusstörung. Digoxin führt zu keiner Verlangsamung des Rhythmus, wenn ein Sinusrhythmus besteht, da der relativ geringe vagotone Effekt von Digoxin durch den hohen Spiegel zirkulierender Katecholamine überspielt wird, der bei einer Patientin mit Atemnot und Lungenstauung vorliegt. Das zirkulierende Blutvolumen kann in erster Linie durch **Salzrestriktion** und **orale Diuretika** vermindert werden; eine aggressive diuretische Therapie sollte jedoch unbedingt vermieden werden, da die hieraus resultierende Hypovolämie eine Verminderung der uteroplazentaren Perfusion mit sich bringen kann.

Bei den meisten Patientinnen mit Mitralstenose kann eine vaginale **Entbindung** vorgenommen werden; bei Vorhandensein einer Belastungs- oder gar Ruhedyspnoe sowie insbesondere bei Patientinnen mit mäßig- oder höhergradiger Mitralstenose (Mitralklappenöffnungsfläche < 1,5 cm$^2$) ist eine hämodynamische Überwachung während der Wehen, der Entbindung und in der Postpartalperiode ratsam. Mit Hilfe eines zu Wehenbeginn eingeführten Pulmonalarterien-Einschwemmkatheters (wenn möglich ohne Durchleuchtung, siehe Abschnitt „Beurteilung des Herz-Kreislauf-Systems", Teil 3.5) können der hämodynamische Status und der Therapieeffekt am besten kontrolliert werden, wie z. B. unter intravenöser Diuretikagabe, ferner bei Verabreichung von Digoxin (bei Vorhofflimmern), Betarezeptorenblockern oder Nitroglycerin, um einen Anstieg des Drucks im linken Vorhof sowie des Pulmonalkapillardrucks während der Wehen und der Entbindung zu verhindern [107]. Sofort nach der Entbindung kommt es durch das Wegfallen der venokavalen Obstruktion durch den graviden Uterus zu einem Anstieg des venösen Rückstroms und konsekutiv zu einer deutlichen Steigerung des Pulmonalarterien-Verschlußdrucks [36]. Aus diesem Grund sollte die hämodynamische Überwachung mindestens 24 Stunden nach der Entbindung weitergeführt werden [127].

Unter den vorhandenen **Analgesieverfahren** ist die Epiduralanästhesie bei Patientinnen mit Mitralstenose vorzuziehen [76, 94, 107]. Unter Epiduralanästhesie wird oft eine deutliche Abnahme des

Pulmonalarterien- und linksatrialen Drucks beobachtet, durch systemische Vasodilatation verursacht. Aufgrund desselben Mechanismus kann auch ein Blutdruckabfall auftreten, dem durch rechtzeitige Flüssigkeitszufuhr vorgebeugt werden kann. Mit Hilfe der soeben geschilderten therapeutischen und Überwachungsmaßnahmen kann bei der überwiegenden Mehrzahl der Patientinnen mit sogar höhergradiger Mitralstenose die Entbindung komplikationsarm durchgeführt werden.

### Operative Verfahren und Mitralklappen-Valvuloplastie

Bei hochgradig symptomatischen Patientinnen mit einer Mitralstenose während der Schwangerschaft (bei zunehmender Dyspnoe, Lungenstauung, unter Umständen Rechtsherzinsuffizienzzeichen trotz intensiver medikamentöser Behandlung) sind operative Verfahren (geschlossene bzw. offene Mitral-Kommissurotomie, Mitralklappenrekonstruktion oder prothetischer Mitralklappenersatz) bzw. eine perkutane transluminale Ballon-Valvuloplastie der Mitralklappe durchgeführt worden [9, 12, 15, 121, 129, 145, 168].

In einer Studie über 101 Patientinnen, bei denen während der Schwangerschaft eine geschlossene Mitral-Kommissurotomie vorgenommen wurde, wurden keine mütterlichen Todesfälle registriert, und 98 der 101 Feten überlebten [12]. Im Rahmen einer in Sri Lanka durchgeführten Studie unterzogen sich 168 schwangere Patientinnen mit Mitralstenose einer geschlossenen Mitralkommissurotomie; in dieser Arbeit wurden keine mütterlichen und 3 (1,8%) fetale Todesfälle berichtet [225]. Auch in anderen Studien wurden diese Ergebnisse bestätigt [53]. Ähnlich günstige Resultate wurden auch für die offene Mitral-Kommissurotomie berichtet [12]. In frühen Studien einer offenen Mitral-Kommissurotomie oder eines prothetischen Mitralklappenersatzes bzw. einer Mitralklappenrekonstruktion bei schwangeren Patientinnen mit Mitralstenose wurde eine fetale Mortalitätsrate von 20-33% berichtet [9, 15, 121, 129], möglicherweise auf dem Boden einer verminderten plazentaren Perfusion und fetalen Hypoxie. Die mütterliche Mortalität in diesen Studien liegt bei 5% [15]. Die Anwendung neuer kardiopulmonaler Bypass-Verfahren könnte diese Ergebnisse verbessert haben, aber zur Zeit liegen keine gesicherten Erfahrungsberichte vor.

Im Jahre 1988 wurde erstmals über eine erfolgreiche perkutane Ballon-Valvuloplastie der Mitralklappe während der Schwangerschaft bei zwei Patientinnen mit höhergradiger Mitralstenose berichtet [168]; das Verfahren wurde zur Verbesserung der Symptomatik der Patientinnen mit hochgradiger Mitralstenose empfohlen. Die meisten jüngeren Frauen mit Mitralstenose besitzen Mitralklappen, die für eine Ballon-Valvuloplastie geeignet sind. Obwohl diese Technik nicht frei von Komplikationen ist (mit einem ca. 3%igen Risiko des Auftretens einer hämodynamisch relevanten Mitralinsuffizienz), sollte bei jungen Frauen mit einer Mitralklappenöffnungsfläche von < 1,5 cm/m$^2$ unabbhängig von der Symptomatik eine Mitralklappenvalvuloplastie vor der Schwangerschaft erfolgen. Dieses Verfahren kann ebenso erfolgreich während der Schwangerschaft durchgeführt werden [113, 141, 170, 245]. Die Anwendung des Inoue-Ballons führte zu einer Verkürzung der Dauer und zu einer Reduktion des Strahlenrisikos des Verfahrens. Die meisten Mitral-Valvuloplastien können innerhalb einer Stunde beendet werden. Zahlreiche Zusammenstellungen der Erfahrung verschiedener Gruppen [14, 35, 70, 105, 113, 170, 192] belegen eine sehr gute Erfolgsrate mit Fehlen periprozeduraler mütterlicher bzw. fetaler Todesfälle. Allerdings sind einige Komplikationen, wie z. B. Herztamponade mit der Notwendigkeit einer chirurgischen Intervention, Embolie im großen Kreislauf, Auftreten von Rhythmusstörungen bei der Mutter mit resultierendem fetalen Atemnotsyndrom und Auslösung vorübergehender Uteruskontraktionen beschrieben worden. Insgesamt wird die perkutane transluminale Ballon-Valvuloplastie als eine relativ sichere Therapiealternative für schwangere Patientinnen mit symptomatischer Mitralstenose angesehen; das Verfahren sollte allerdings, falls möglich, während des I. Trimenons der Schwangerschaft vermieden werden; die beste Zeit für das Verfahren stellt sicherlich das II. Trimenon dar, wenn es noch einfach ist, den Fetus zu schützen.

Wenn auch bei einigen Patientinnen mit höhergradiger Mitralstenose eine Valvuloplastie der Mitralklappe oder eine Mitral-Kommissurotomie, eine Mitralklappenrekonstruktion bzw. ein prothetischer Mitralklappenersatz indiziert sein können, so muß bedacht werden, daß diese Verfahren nicht risikofrei sind und zum Tod des Kindes (bei chirurgischer Intervention) bzw. zur erhöhten Strahlenbelastung des Feten (bei der Valvuloplastie) führen können. Deshalb sollten diese Verfahren in der Schwangerschaft nur dann angewendet werden, wenn bei Patientinnen mit hochgradiger Mitralstenose eine Besserung der Symptomatik mit adäquater medikamentöser Therapie nicht zu erreichen ist.[1]

Insgesamt gesehen ist bei der weit überwiegenden Mehrzahl der Frauen mit hochgradiger Mitralstenose (Mitralklappenöffnungsfläche < 1,0 cm$^2$) damit zu rechnen, daß mittels gut kontrollierter, wohldosierter medikamentöser Therapie, insbesondere durch Reduktion der Herzfrequenz (vor allem durch Betarezeptorenblocker), die Schwanger-

---

[1] *Eine Valvuloplastie sollte nur dann bei einer Schwangeren angewendet werden, wenn bei Patientinnen mit hochgradiger Mitralstenose eine Besserung der Symptomatik durch adäquate medikamentöse Therapie nicht zu erreichen ist!*

schaft erfolgreich zu Ende geführt werden kann, ohne daß eine interventionelle kardiologische bzw. herzchirurgische Maßnahme erforderlich wird. Sollte aber doch eine chirurgische Intervention unumgänglich erscheinen, ist die geschlossene der offenen Mitral-Kommissurotomie (allerdings nur an herzchirurgischen Zentren mit großer Erfahrung!) vorzuziehen, da hierdurch die fetalen Komplikationen vermieden werden können, die bei Verwendung der extrakorporalen Zirkulation auftreten können [12, 87]. Die Anwendung der perkutanen Ballon-Valvuloplastie der Mitralklappe, welche eine neue, attraktive Alternative zu den klassischen chirurgischen Korrekturverfahren darstellt, ist zwar durch die Strahlenbelastung und durch teilweise beträchtliche Schwankungen der hämodynamischen Meßgrößen während des Verfahrens limitiert. Das Verfahren hat in den letzten Jahren jedoch bedeutend an Stellenwert gewonnen. Insgesamt wird die perkutane transluminale Ballon-Valvuloplastie heute als eine relativ sichere Therapiealternative für schwangere Patientinnen mit symptomatischer Mitralstenose angesehen; das Verfahren sollte allerdings, wenn möglich, während des I. Trimenons der Schwangerschaft vermieden werden. Die geringste Belastung für den Feten wird sicherlich durch Anwendung des Verfahrens im II. Trimenon erreicht, da zu diesem Zeitpunkt es noch einfach ist, den Fetus zu schützen.

Besteht die Indikation zum operativen Mitralklappenersatz während der Schwangerschaft, sollte die Auswahl des Typs der Klappenprothese deren hämodynamisches Profil und ihre Haltbarkeit, sowie die Notwendigkeit der Antikoagulation (mit ihrem Risiko für den Fetus) berücksichtigen. Eine deutliche Verbesserung der chirurgischen Möglichkeiten wird durch die zunehmende Anwendung der Mitralklappenrekonstruktion erreicht, weil hierdurch bei einem großen Teil der Patientinnen (bei erhaltenem Sinusrhythmus) eine Antikoagulation vermieden werden kann.

## 2.2 Mitralinsuffizienz

Eine Klappeninsuffizienz wird während einer Schwangerschaft viel besser toleriert als eine Aortenklappen- oder Mitralstenose, da die schwangerschaftsbedingte Abnahme des peripheren Gefäßwiderstands den Vorwärtsfluß begünstigt sowie die linksventrikuläre Füllung schnell und unbehindert erfolgen läßt.[!] Eine minimale bzw. geringgradige Mitralinsuffizienz wird bei 28–46 % der schwangeren Frauen beobachtet [198]. Früher war eine Mitralinsuffizienz am häufigsten durch einen rheumatischen Prozeß bedingt, gewöhnlich durch eine überwiegende Mitralstenose begleitet. Heutzutage ist ein durch Riß der Chordae tendineae komplizierter Mitralklappenprolaps die häufigste Ursache einer höhergradigen Mitralinsuffizienz bei einer schwangeren Patientin. Andere, weniger beobachtete Ursachen der Mitralinsuffizienz in der Schwangerschaft sind Libman-Sacks-Läsionen bei systemischem Lupus erythematodes, das Antiphospholipid-Antikörpersyndrom [74, 99] und Sehnenfadenabriß oder Klappenperforation bei bakterieller Endokarditis [89].

Bei Vorliegen einer Mitralinsuffizienz treten gewöhnlicherweise während einer Schwangerschaft kaum Probleme auf [127], wahrscheinlich durch die Abnahme der systolischen Regurgitationsfraktion bedingt, die wiederum auf die schwangerschaftinduzierte systemische Vasodilatation zurückzuführen ist.

Bei Patientinnen mit Symptomen einer **eingeschränkten körperlichen Belastbarkeit** ist eine medikamentöse Therapie mit Diuretika indiziert, und bei Vorliegen einer systolischen Dysfunktion oder bei Vorhofflimmern sollte Digitalis verabreicht werden. Die meisten jungen Patientinnen mit Mitralinsuffizienz verbleiben im Sinusrhythmus. Falls aber eine Patientin mit Mitralklappenerkrankung Vorhofflimmern mit schneller Überleitung auf die Kammern entwickelt, sollte eine externe elektrische Kardioversion sofort durchgeführt werden, nachdem mittels transösophagealer Echokardiographie ein Thrombus im linken Vorhof ausgeschlossen wurde.

**ACE-Hemmer** sind in der Schwangerschaft wegen der teratogenen Effekte kontraindiziert [161, 221].[!!]

Da gezeigt werden konnte, daß **Hydralazin** auch während der Schwangerschaft ohne nachweisbares Risiko für den Feten gegeben werden kann [158], darf dieses Pharmakon zur Verringerung der linksventrikulären Nachlast und damit auch der systolischen Mitralregurgitation sowie zur Prävention der hämodynamischen Verschlechterung eingesetzt werden, die durch die isometrische Belastung während der Wehen zu erwarten ist.

Hinsichtlich der **Prognose** ist anzumerken, daß in der überwiegenden Mehrzahl keine signifikanten perinatalen Komplikationen bei Mutter und Kind zu erwarten sind. Allerdings sind, ähnlich wie bei primärer pulmonaler Hypertonie, Patientinnen mit deutlich gesteigertem mittleren Pulmonalarteriendruck (> 50 mm Hg) während des Schwangerschaftsverlaufs stärker komplikationsgefährdet.

---

[!!] *ACE-Hemmer sind in der Schwangerschaft aufgrund teratogener Effekte kontraindiziert!*

[!] *Eine Klappeninsuffizienz wird während einer Schwangerschaft wesentlich besser toleriert als eine Aortenklappen- oder Mitralstenose!*

## 2.3 Aortenstenose

Eine symptomatische Aortenklappenstenose tritt bei schwangeren Frauen seltener auf als Mitralklappenfehler [232]. Lediglich bei 10% der schwangeren Patientinnen mit rheumatischer Herzklappenerkrankung ist bei Vorhandensein eines Mitralklappenfehlers zusätzlich mit einer Beteiligung der Aortenklappe zu rechnen [169].

Eine auf dem Boden einer rheumatischen Herzerkrankung entstandene Aortenstenose wird während der Schwangerschaft nur sehr selten beobachtet. Im Gegensatz zu Mitralklappenerkrankungen führen angeborene Anomalien der Aortenklappe viel häufiger zu relevanten hämodynamischen Veränderungen als postinflammatorische (d.h. rheumatische) Aortenklappenerkrankungen. Eine hochgradige, progrediente Aortenklappenstenose auf dem Boden einer biskuspiden Aortenklappe tritt bei Frauen im gebährfähigen Alter selten auf; viel häufiger wurde bei einer gebärfähigen Frau mit symptomatischer Aortenklappenerkrankung bereits in der Kindheit eine mäßig- bzw. hochgradige Aortenstenose diagnostiziert.

Bei Patientinnen mit **geringgradiger Aortenstenose** ist eine Progression zu einer hochgradigen Stenose während der Schwangerschaft nicht zu erwarten [115]. Bei Patientinnen, die eine Schwangerschaft planen, sollte eine Bewertung des Schweregrades der Aortenklappenstenose vor der Konzeption erfolgen. Falls die Aortenklappenöffnungsfläche 1,0 cm$^2$ unterschreitet, sollte ein prophylaktischer Aortenklappenersatz in Erwägung gezogen werden [59].

Eine **höhergradige Aortenstenose** bedeutet bei Vorliegen einer Schwangerschaft ein deutlich erhöhtes Risiko für die Mutter.[1] Eine Patientin mit Aortenstenose, der wir mit großer Wahrscheinlichkeit einen sicheren Verlauf der Schwangerschaft voraussagen, sollte asymptomatisch sein, ein normales Ruhe-EKG (abgesehen von Zeichen der Linkshypertrophie), eine negatives Belastungs-EKG im Hinblick auf Tolerierung der Tachykardie, einen normalen Blutdruckanstieg und keine ST-Senkungen aufweisen, die eine subendokardiale Ischämie vermuten lassen, ferner eine gute linksventrikuläre Funktion (echokardiographischer Befund).

Die schwangere Patientin mit Aortenstenose sollte eng überwacht werden. Wiederholte echokardiographische Untersuchungen sollten eine Zunahme der Doppler-Ausflußtraktgeschwindigkeit erkennen lassen, sobald das Schlagvolumen in normaler Weise ansteigt. Das Fehlen eines Anstiegs oder eine Abnahme der Doppler-Geschwindigkeit zeigen eine Reduktion des Schlagvolumens und damit beginnende Probleme an.

In der Literatur sind nur sehr wenige klinische Daten über den Schwangerschaftsverlauf bei Patientinnen mit Aortenstenose mitgeteilt; in einer Übersichtsarbeit wurde bei 23 schwangeren Patientinnen mit valvulärer Aortenstenose eine Müttersterblichkeitsrate von 17% sowie eine hohe therapeutische Abort- und fetale Mortalitätsrate berichtet [5]. Diese Daten belegen eindrücklich die Gefährdung der Schwangerschaft durch das Vorhandensein dieses Herzklappenfehlers. Verbesserungen der Diagnoseverfahren, hämodynamische (Mutter) und fetale Monitor-Überwachung haben jedoch in der letzten Zeit bei schwangeren Frauen mit hämodynamisch relevanter Aortenstenose zu einer Verbesserung der Prognose von Mutter und Fetus geführt [127]. Die Behandlungsstrategien bei Vorliegen einer rheumatischen Aortenstenose entsprechen denjenigen bei angeborener Aortenstenose und werden in Teil 4.2.5 diskutiert.

## 2.4 Aorteninsuffizienz

Dieser Herzklappenfehler wird während der Schwangerschaft häufiger beobachtet als eine Aortenstenose [145, 169, 235]. Eine Aorteninsuffizienz kann entweder auf einer primären Erkrankung der Aortenklappe oder einer Erkrankung der Aortenwurzel beruhen.

Bei Vorhandensein einer **chronischen Aortenklappeninsuffizienz** führt die linksventrikuläre Volumenüberlastung zu einer Dilatation des linken Ventrikels. Die allmähliche Adaptation des linken Ventrikels an diese Volumenbelastung erlaubt eine nicht-eingeschränkte Belastungstoleranz, bis eine systolische Dysfunktion eintritt. Die zusätzliche Volumenüberlastung im Rahmen der Schwangerschaft wird gut toleriert, so lange die Patientinnen sich in den NYHA-Klassen I und II befinden, bevor die Schwangerschaft eintritt. Ähnlich wie bei der Mitralinsuffizienz treten auch bei der Aorteninsuffizienz während des Schwangerschaftsverlaufs weniger Probleme auf, wahrscheinlich aufgrund der Abnahme des großen Kreislaufwiderstands und der daraus resultierenden Zunahme der Herzfrequenz bzw. Abnahme der Diastolendauer. Patientinnen mit chronischer Aorteninsuffizienz, die sich funktionell in den NYHA-Klassen III und IV befinden, werden seltener beobachtet; diese Patientinnen aber sind gefährdet, eine Zunahme des Schweregrades der Aorteninsuffizienz während der Schwangerschaft (im III. Trimenon) mit einem assoziierten Anstieg der mütterlichen und fetalen Mortalität zu erleiden.

---

[1] *Eine höhergradige Aortenstenose bedeutet im Fall einer Schwangerschaft ein deutlich erhöhtes Risiko für die Mutter. Bei Patientinnen, die eine Schwangerschaft planen, sollte deshalb vor der Konzeption eine Bewertung des Schweregrades der Aortenklappenstenose erfolgen!*

Eine **akute Aorteninsuffizienz** entsteht meist auf dem Boden einer akuten bakteriellen Endokarditis mit hochvirulenten Mikroorganismen wie Staphylococcus aureus, oder auf dem Boden einer proximalen Aortendissektion. Bei der akuten schweren Aorteninsuffizienz hat der linke Ventrikel keine Zeit zu adaptieren, so daß der linksventrikuläre enddiastolische Druck akut ansteigt mit der Folge einer zunehmenden Lungenstauung und eines Lungenödems. Das verminderte Vorwärts-Schlagvolumen kann unter Umständen zu einem kardiogenen Schock führen. Diese akute hämodynamische Situation sollte auch bei einer schwangeren Patientin als chirurgische Notfallsituation betrachtet werden. Die Notwendigkeit und die Art einer Therapie hängen primär von der Gegenwart von Symptomen sowie vom Ausmaß der Aorteninsuffizienz ab. Eine chronische Aorteninsuffizienz auch höheren Schweregrades wird generell in der Schwangerschaft gut toleriert. Bei Patientinnen mit eingeschränkter Belastbarkeit (z. B. Belastungsdyspnoe) können Diuretika, Digitalisglykoside und Hydralazin – letzteres zum Zwecke der Nachlastsenkung und Verminderung der diastolischen aortalen Regurgitationsfraktion – während einer Schwangerschaft ohne nachweisbares Risiko für den Feten verabreicht werden. Allerdings muß hier hinzugefügt werden, daß Diuretika nur mit großer Vorsicht angewendet werden sollten, da eine hochdosierte Diuretikatherapie eine Minderperfusion der Plazenta bewirken kann. ACE-Hemmer zur Nachlastsenkung und Verminderung der diastolischen Regurgitationsfraktion sind während der Schwangerschaft kontraindiziert wegen des Risikos einer neonatalen Niereninsuffizienz und anderer fetaler Komplikationen [59]. Da nachgewiesen werden konnte, daß Hydralazin einen Anstieg des Pulmonalkapillardrucks unter isometrischer Belastung verhindert [66], kann dieses Pharmakon in einer Dosierung von 2,5 bis 5 mg während der Wehen intravenös unter hämodynamischer Überwachung gegeben werden, um die Belastung des kardiovaskulären Systems zu vermindern, die mit dem Valsalva-Manöver während der Wehen einhergeht.

Eine akute hochgradige Aorteninsuffizienz ist gewöhnlich eine chirurgische Notfallindikation.[1] Kurzzeitige Nitroprussidnatrium-Infusionen wurden im Verlauf einer Schwangerschaft benutzt und können indiziert sein, um hämodynamisch gefährdete Patientinnen mit hochgradiger Aorteninsuffizienz auf dem Boden einer bakteriellen Endokarditis in der präoperativen Phase zu behandeln. Eine langzeitige Verabreichung von Nitroprussidnatrium kann zu einer Zyanid-Akkumulation bei der Mutter und beim Fetus führen und sollte deshalb vermieden werden [59]. Wenn die Aorteninsuffizienz auf eine Dissektion der aszendierenden Aorta bei arterieller Hypertonie zurückzuführen ist, sollte eine Behandlung mit Betablockern und einem Vasodilatator, z. B. Nitroprussidnatrium erfolgen, bis die chirurgischen Maßnahmen erfolgen können. Insgesamt gesehen sollte jedoch bei einer hämodynamisch hochgradigen Aorteninsuffizienz auch in der Schwangerschaft die erforderliche Operation möglichst frühzeitig durchgeführt werden.

## 3 Schwangerschaft bei Patientinnen mit Herzklappenprothesen

Für Frauen mit Herzklappenprothesen bedeutet eine Schwangerschaft ein vielfältiges Risiko, das schon vor der Konzeption sehr genau mit der Patientin und ihrer Familie besprochen werden sollte. Die während der Schwangerschaft möglicherweise auftretenden Probleme können in der Zunahme der hämodynamischen Belastung, in der Steigerung der Koagulabilität des Plasmas und der daraus resultierenden Neigung zu thromboembolischen Ereignissen sowie in der Gefährdung des Feten durch Antikoagulanzien und andere kardiovaskulär wirksame Pharmaka begründet sein. Weiterhin müssen die zu erwartenden Einschränkungen der körperlichen Leistungsfähigkeit sowie die postpartale Morbidität und Mortalität berücksichtigt werden.

Die meisten Frauen mit gut funktionierenden mechanischen Klappenprothesen, die Patientinnen mit Doppel- oder Dreifachklappenersatz eingeschlossen, tolerieren die Volumenbelastung während der Schwangerschaft ohne Probleme [212]. Die Zunahme des Herzzeitvolumens während der Schwangerschaft läßt den Ruhegradienten über jeder prothetischen Klappe ansteigen. Diese Zunahme des Klappenprothesengradienten während der Schwangerschaft ist bei Frauen mit normaler Klappenprothesenfunktion und NYHA-Klasse-I- bzw. -Klasse-II-Symptomen vor Eintritt der Schwangerschaft nur selten hämodynamisch oder klinisch signifikant [106, 216]. Bei Patientinnen mit NYHA-Klasse-III- oder -Klasse-IV bzw. mit pathologischer Prothesenklappenobstruktion (z. B. durch Pannus-Bildung oder chronische Thrombosierung) jedoch ist eine Belastungs-Echokardiographie zur Abschätzung des Effekts der Steigerung des Herzzeitvolumens hilfreich: hier sind Änderungen der linksventrikulären Funktion, Steigerung des transvalvulären Druckgradienten und Änderungen des Pulmonalarteriendrucks zu erwähnen.

*[1] Eine akute hochgradige Aorteninsuffizienz ist eine chirurgische Notfallindikation!*

Schwangere Frauen mit kleinem linken Ventrikel (durch linksventrikuläre Hypertrophie) oder geringem Durchmesser der Aortenwurzel, bei denen ein Klappenersatz (gewöhnlich ein prothetischer Aortenklappenersatz) mit einer kleinen Klappenprothese durchgeführt wurde, weisen ein erhöhtes Risiko der Ausbildung eines hämodynamisch relevanten transvalvulären Gradienten wegen eines Patienten-Prothesen-Mismatches auf. Die Zunahme des Druckgradienten insbesondere im letzten Trimenon der Schwangerschaft kann über eine Steigerung des linksventrikulären und linksatrialen Drucks gegen Ende der Schwangerschaft öfters zu intermittierendem oder permanentem Vorhofflimmern führen; in einer Zusammenstellung [212] wurde bei 30% der Patientinnen Vorhofflimmern dokumentiert, was meistens auf ein fortgeschrittenes Stadium der Herzklappenerkrankung hinweist. Bei 60% der Patientinnen mit Vorhofflimmern war eine Medikation mit Glykosiden und Diuretika erforderlich. Besteht Ungewißheit über das Ausmaß der Einschränkung der kardialen Funktionsreserve, kann vor der Konzeption ein Belastungstest durchgeführt werden, um weitgehend voraussagen zu können, ob eine Patientin mit einer Herzklappenprothese die gesteigerte hämodynamische Belastung während der Gravidität tolerieren kann [61].

Deutliche Veränderungen des Plasmaspiegels der Gerinnungsfaktoren steigern das Thromboserisiko während der Schwangerschaft [146]. Aufgrund der Schwangerschaftskoagulopathie mit Anstieg des Plasmaspiegel zirkulierender Gerinnungsfaktoren, eines gesteigerten Plättchenumsatzes und verminderter Aktivität des fibrinolytischen Systems besteht eine verstärkte Neigung zu **Klappenthrombose** und Embolien. Das Risiko einer Embryopathie bei Verabreichung oraler Antikoagulanzien während des ersten Drittels der Schwangerschaft und einer fetalen Hirnblutung bei Gabe dieser Pharmaka zu jeglichem Zeitpunkt der Schwangerschaft war für den Tatbestand verantwortlich, daß junge Frauen, die eine Schwangerschaft wünschten, Bioprothesen erhielten und daß bei Frauen mit mechanischen Klappenprothesen Heparin angewendet wurde. Vereinzelt wurde bei Patientinnen mit mechanischen Herzklappenprothesen während der Schwangerschaft eine Klappenthrombose trotz Antikoagulation beobachtet [166]; bei den meisten dieser Patientinnen war jedoch die Dosierung der Antikoagulanzien unzureichend.

Salazar und Mitarbeiter untersuchten den Schwangerschaftsverlauf hinsichtlich des Thromboembolierisikos bei Patientinnen mit mechanischen Herzklappenprothesen, die einer adäquaten Antikoagulation unterzogen wurden [166, 212]. Thromboembolische Ereignisse traten bei sechs der 165 Patientinnen mit Mitralklappenprothesen (3,6%) und bei keiner der 37 Patientinnen mit Aortenklappenprothese auf [62]. Berücksichtigt man die Tatsache, daß bei einigen der Patientinnen eine konstante Heparindosis (5000 IE pro 12 h) anstelle einer an Meßwerten (Thrombinzeit, aPTT) adjustierten Dosis verabreicht wurde, ist die Feststellung erlaubt, daß bei adäquater Antikoagulation das Thromboembolierisiko der Patientinnen mit Herzklappenprothesen während einer Schwangerschaft wahrscheinlich demjenigen nichtschwangerer Patientinnen mit Klappenprothesen vergleichbar ist.

Die Auswahl der Herzklappenprothese bei schwangeren Patientinnen oder Frauen im gebärfähigen Alter sollte nach individuellen Gesichtspunkten erfolgen. Bei Patientinnen mit mechanischen Klappenprothesen ist eine langfristige **Antikoagulanzientherapie** während der Schwangerschaft erforderlich, jedoch ist keine Methode der Antikoagulation ohne Risiko. Die Anwendung von Cumarinderivaten in der Schwangerschaft ist mit einer erhöhten Inzidenz von Aborten und Fehlbildungen des Feten assoziiert [20]. Die unterschiedlichen Strategien einer Heparintherapie in dieser Situation gehen mit einem erhöhten Risiko mütterlicher Thromboembolien, Klappenthrombosen und Mortalität einher [106, 216, 211].

Da zur Vermeidung der Komplikationen angestrebt wird, eine Antikoagulation während einer Schwangerschaft zu vermeiden, wird für junge Frauen im gebärfähigen Alter oft die Implantation einer **Bioprothese** empfohlen [8, 39, 109, 210]. Berichte zweier Arbeitsgruppen [109, 216] legen nahe, daß bei fehlender Notwendigkeit der Verabreichung von Cumarinderivaten bzw. Heparin bei Frauen mit Klappen-Bioprothesen kein Unterschied der fetalen oder mütterlichen Mortalität und Morbidität im Vergleich zur Allgemeinbevölkerung besteht. Unglücklicherweise ist in den letzten Jahren sehr überzeugend nachgewiesen worden, daß Klappen-Bioprothesen während der Schwangerschaft bei jungen Patientinnen frühzeitig Degenerationserscheinungen aufweisen, und das Auftreten einer Kalzifizierung der Bioprothese scheint während einer Schwangerschaft gehäuft beobachtet zu werden [54]. Die Zeitdauer einer ungestörten Funktion dieser Bioprothesen bei Frauen, die Schwangerschaft und eine Geburt nach Implantation einer Bioprothese durchgemacht haben, ist deutlich eingeschränkt, und häufig sind Rezidivoperationen mit damit einhergehender erhöhter Morbidität bzw. Mortalität erforderlich [8]. Bei einem Drittel der

Frauen wird ein erneuter Klappenersatz während oder kurz nach der Schwangerschaft erforderlich [216]. Das Risiko einer elektiven Klappen-Reoperation ist unvorhersehbar und kann hoch oder sogar extrem hoch sein, wenn der prothetische Klappenersatz als Notfalloperation durchgeführt wird. Diese zweiten operativen Klappeneingriffe werden bei Frauen mit Bioprothesen erforderlich, während ihre Kinder noch sehr jung und abhängig sind. Somit sind Klappen-Bioprothesen, die gewöhnlicherweise nur nahe dem Lebensende der Patienten angeboten werden, für junge Frauen im gebärfähigen Alter keine wirkliche Option. Lediglich bei bovinen Perikard-Bioprothesen wurde keine beschleunigte Degeneration während der Schwangerschaft beobachtet [210]; es ist aber sehr wahrscheinlich, daß biologische Klappen bei jungen schwangeren Patientinnen aufgrund ihres jungen Alters schneller Degenerationserscheinungen aufweisen [210].

Eine weitere Option zur Vermeidung einer Antikoagulation während der Schwangerschaft stellt die **Mitralklappenrekonstruktion** dar. Allerdings liegen für dieses operative Verfahren zur Zeit noch keine langfristigen Ergebnis- und Erfahrungsberichte vor.

Die **Implantation einer mechanischen Herzklappenprothese** wird Patientinnen empfohlen, die sich einem strengen Antikoagulationsfahrplan unterziehen wollen (siehe „Kardiovaskuläre Pharmaka während Schwangerschaft und Stillzeit", Teil 7) sowie Patientinnen, bei denen aus anderen Gründen eine Indikation zur Antikoagulation besteht, wie z. B. bei Vorhofflimmern, Mitralklappenerkrankungen mit deutlich vergrößertem linken Vorhof, Vorhandensein eines intrakardialen Thrombus, ferner bei Thrombophlebitis oder Zustand nach Lungenembolien.

Die Anwendung einer subkutanen oder sogar intravenösen Heparintherapie über längere Zeitperioden ist mit Schwierigkeiten verbunden [77], aber der Übergang von Cumarinderivaten zu Heparin sogar schon vor der Konzeption wurde empfohlen, um zu sichern, daß die orale Antikoagulation auf keinen Fall während der ersten Phase der Organogenese andauerte. In einer älteren Übersichtsarbeit von Hall et al. wurde auf eine erhöhte fetale Komplikationsrate bei Antikoagulanzientherapie hingewiesen. Prospektive neuere Studien haben jedoch ergeben, daß bei adjustierter Heparindosis (Parameter: Thrombinzeit, aPTT) während der gesamten Schwangerschaftsdauer, zumindest aber während der ersten drei Schwangerschaftsmonate die fetale Entwicklung unbeeinflußt bleibt [125, 166, 212]. Ähnlich günstige Ergebnisse wurden hinsichtlich einer oralen Cumarintherapie während der Gravidität publiziert [163].

Zusammenfassend kann aufgrund der bei vielen Schwangerschaften weltweit gewonnenen Erfahrungen festgestellt werden, daß asymptomatische oder gering symptomatische Patientinnen mit Herzklappenprothesen die hämodynamische Mehrbelastung während einer Schwangerschaft ohne besondere Schwierigkeiten tolerieren können. Die Anzahl der thromboembolischen Ereignisse während der Schwangerschaft ist unter Antikoagulation mit derjenigen nichtschwangerer Frauen mit Herzklappenprothesen vergleichbar [62] und kann durch sorgfältige Adjustierung der Dosis sowie Überwachung der Therapie während der Schwangerschaft weiter reduziert werden [125]. Somit besteht bei Frauen mit Herzklappenprothesen, einschließlich der mechanischen Klappenprothesen, keine absolute Kontraindikation gegen eine Schwangerschaft [212].

## 4 Angeborene Herzfehler

Angeborene Herzfehler machen 30–50 % der kardialen Erkrankungen bei Schwangeren aus [112]. Der zunehmende Anteil angeborener Herzfehler unter den Hochrisikoschwangerschaften während der letzten 25 Jahre ist im wesentlichen auf zwei Trends zurückzuführen. Einerseits ist die bemerkenswerte Verbesserung der Betreuung der Patientinnen mit angeborenen Herzfehlern und hierbei insbesondere die Verbesserung der chirurgischen Verfahren zu erwähnen, so daß viele Patientinnen, die früher im Säuglings- oder Kindesalter verstorben wären, heute das Erwachsenenalter erreichen [173, 242]. Andererseits muß die starke Abnahme des Auftretens von rheumatischem Fieber und seinen Folgeerscheinungen, vor allem in den Industrienationen, berücksichtigt werden, was zu einer deutlichen Abnahme der rheumatischen Herzerkrankung (insbesondere der Herzklappenfehler) bei jungen Frauen im gebärfähigen Alter geführt hat. Aufgrund dieser gegenläufigen Trends hat sich die frühere Relation rheumatischer zu angeborenen Vitien von 3:1 bis 4:1 unter den eine Schwangerschaft komplizierenden Herzkrankheiten praktisch umgekehrt.

Obwohl sich die Prognose der schwangeren Frauen mit angeborenem Herzfehler im Vergleich zu früheren Zeiten dramatisch verbessert hat, bedeutet das Vorhandensein eines angeborenen Herzfehlers eine klassische Hochrisikoschwangerschaft hinsichtlich Mutter und Kind.[!] Die grundsätzliche **Gefährdung der Mutter** besteht in einer kardialen Dekompensation, bedingt durch die Unfähigkeit, die zusätzlichen kardiovaskulären Anforderungen

*!Das Vorhandensein eines angeborenen Herzfehlers bedeutet eine klassische Hochrisikoschwangerschaft hinsichtlich Mutter und Kind!*

zu erfüllen, die durch die physiologischen hämodynamischen Veränderungen während der Schwangerschaft und der Wehen (sowie der Entbindung) gestellt werden. Weitere Risiken stellen Infektionen, Blutungen und die Neigung zu Thromboembolien dar. Der Fetus ist einerseits durch die verminderte Sauerstoff- und Nährsubstratzufuhr gefährdet, die auf die kardiovaskuläre Dekompensation der Mutter zurückzuführen ist; andererseits besteht bei dem Neugeborenen das erst kürzlich erkannte Risiko einer hereditären Übertragung der angeborenen kardialen Fehlbildung.

Insgesamt gesehen ist zur sorgfältigen, optimalen Versorgung einer schwangeren Patientin mit angeborenem Herzfehler ein Team erforderlich, das aus einem Kardiologen, welcher die physiologischen und psychologischen Aspekte der Schwangerschaft betreuen sollte, einem Gynäkologen, welcher sich mit kardiovaskulärer Funktion und Herzerkrankungen gut auskennt, sowie aus einem Anästhesisten bestehen sollte. Unter optimalen Bedingungen sollte dieses Team durch einen Kliniker verstärkt sein, der fundierte Kenntnisse in der kardialen Diagnostik bei Feten und Neugeborenen besitzt.

## 4.1 Allgemeine Gesichtspunkte

### 4.1.1 Beratung vor der Schwangerschaft

Die Betreuung der Patientinnen mit angeborener Herzkrankheit sollte bereits vor der Konzeption beginnen. Zusätzlich zu einer akkuraten Diagnosestellung und funktionellen Beurteilung ist eine Beratung der Patientin und ihrer Familie hinsichtlich der möglichen Gefährdung der Mutter und des Kindes während der Schwangerschaft, hinsichtlich der zu erwartenden mütterlichen Morbidität sowie Langzeit-Überlebensrate und auch des Risikos erforderlich, daß das Neugeborene ebenfalls an einem angeborenen Herzfehler leiden wird. Weiterhin sollte die Patientin von der Notwendigkeit und Durchführung einer Antikoagulation sowie einer Antibiotikaprophylaxe unterrichtet werden [27].

### 4.1.2 Mütterliche und kindliche Prognose

Die **mütterliche** Prognose wird durch die Art der kardiovaskulären Fehlbildung, d. h. durch eine eventuell durchgeführte Operation, ferner durch das Vorhandensein einer Zyanose und durch die körperliche Leistungsfähigkeit bestimmt [7, 28, 37, 41, 180, 220, 227, 233, 238, 241]. Patientinnen mit subvalvulärer oder valvulärer Aortenstenose sowie Aortenisthmusstenose leichten bis mittelschweren Grades (NYHA I-II) haben bei einer mütterlichen Morbiditätsrate von etwa 10% und ca. 80% Lebendgeburten gute Aussichten für einen günstigen Verlauf der Schwangerschaft [180] (siehe Tab. 2-5 und 2-6). Patientinnen mit Stenosevitien können aber mit Anstieg des Herzzeitvolumens gegen Ende der Schwangerschaft symptomatisch werden; der Blutdruckanstieg während der Wehen kann zu einer kardialen Dekompensation führen. Bei Patientinnen mit eingeschränkter kardiovaskulärer Funktion und Zyanose werden oft Zeichen der Herzinsuffizienz, Herzrhythmusstörungen und arterielle Hypertonie beobachtet. So können z. B. bei Patientinnen mit angeborener korrigierter Transposition der großen Arterien in den späten Stadien der Schwangerschaft Symptome einer Herzinsuffizienz auftreten, die auf eine Dysfunktion des systemisch rechten, anatomisch linken Ventrikels und/oder auf eine Zunahme der Insuffizienz der linken Atrioventrikularklappe zurückzuführen sind [233]. Entsprechend können auch bei 13% der Patientinnen mit kompletter Transposition der großen Arterien, bei denen eine Mustard-Operation durchgeführt wurde, im späteren Verlauf der Schwangerschaft Symptome einer Insuffizienz des anatomisch rechten, systemisch linken Ventrikels beobachtet werden [37, 238]. Weiterhin wurden bei Patientinnen mit angeborenem Herzfehler während der Schwangerschaft öfters Angina-pectoris-Beschwerden und das Auftreten einer bakteriellen Endokarditis berichtet.

Der kardiovaskuläre Funktionszustand der Mutter und das Vorhandensein einer Zyanose bestimmen ebenfalls die **kindliche Prognose**. Bei zyanotischen Müttern wurde eine Fehlgeburtsrate von 45% beschrieben, die deutlich höher lag als diejenige azyanotischer Mütter mit angeborenem Herzfehler (20%) [241]. Ein für das Schwangerschaftsstadium zu niedriges Geburtsgewicht und Frühgeburten sind bei zyanotischen Müttern häufig anzutreffen und korrelieren mit dem mütterlichen Hämoglobinspiegel bzw. Hämatokritwert [82, 242]. Pulmonaler Hochdruck und Zyanose bei Eisenmenger-Syndrom waren in dem Bericht von Gleicher und Mitarbeitern [82] mit einer mütterlichen Mortalität von 35%, 55% Frühgeburten,

Tabelle 2-8
*Risiko des Wiederauftretens eines kongenitalen Herz- oder Gefäßfehlers (modifiziert nach Zuber u. Jenni [246])*

| Vitium | Mutter betroffen | Vater betroffen | 1. Kind betroffen | 2. Kind betroffen |
|---|---|---|---|---|
| ■ Aortenstenose | 13–18% | 3% | 2% | 6% |
| ■ Pulmonalstenose | 4–6,5% | 2% | 2% | 6% |
| ■ Aortenisthmusstenose | 4% | 2% | 2% | 6% |

einem für das Gestationsalter zu niedrigen Geburtsgewicht (30 %) und einer perinatalen Mortalität von 28 % assoziiert.

### 4.1.3 Genetik angeborener Klappenvitien

Herzfehler treten in 90 % als alleinige Fehlbildung ohne erkennbare Ursache, in 5 % als Teil komplexer Entwicklungsstörungen aufgrund von Chromosomenanomalien, in 3 % im Rahmen von anderen Syndromen und lediglich in 2 % als Folge einer nachweisbaren exogenen Ursache auf. Bei Nachkommen von Müttern mit angeborenem Herzfehler ist das Risiko funktionell bedeutsamer kardialer und nichtkardialer angeborener Fehlbildungen erhöht; so wurde im Mittel für angeborene Herzerkrankungen bei Neugeborenen eine Inzidenz von 10 % (3,1–18 %) beschrieben [47, 51, 60, 241, 242, 246] (Tab. 2-8). Hinzu kommt eine größere Anzahl nichtkardialer Fehlbildungen sowie mentaler bzw. körperlicher Behinderungen, die bei Kindern von Müttern mit angeborenem Herzfehler beobachtet werden [241].

### 4.1.4 Betreuung der Schwangeren während Wehen und Geburt

Bei der Mehrzahl der Patientinnen mit angeborenem Herzfehler ist eine Sectio caesarea nicht indiziert; letztere sollte ganz überwiegend aus geburtshilflicher Indikation oder bei Verschlechterung des Kreislaufzustands der Mutter durchgeführt werden [60]. Bei Hypoxämie der Mutter ist Sauerstoffzufuhr während der Wehen und im Verlauf der Geburt indiziert; bei Patientinnen mit eingeschränkter körperlicher Leistungsfähigkeit, verminderter links- bzw. rechtsventrikulärer Funktion, pulmonaler Hypertonie und Zyanose wird eine kontinuierliche hämodynamische und Blutgasüberwachung dringend empfohlen.

### 4.1.5 Antibiotikaprophylaxe

Die offiziellen Empfehlungen der American Heart Association hinsichtlich einer antibiotischen Therapie zur Prophylaxe einer bakteriellen Endokarditis erstrecken sich nicht auf Patientinnen mit einem angeborenen Herzfehler, die sich einer unkomplizierten vaginalen Entbindung unterziehen, mit Ausnahme derjenigen Patientinnen mit Herzklappenprothesen oder mit chirurgisch installiertem Shunt vom System- zum Lungenkreislauf [50, 237] (siehe Tab. 2-6). Trotz dieser offiziellen Empfehlungen wird in vielen Institutionen bei schwangeren Patientinnen mit angeborenem Herzfehler eine Antibiotikaprophylaxe durchgeführt; lediglich bei Patientinnen mit Vorhofseptumdefekt vom Sekundumtyp und bei solchen Patientinnen, bei denen mehr als sechs Monate zuvor ein offener Ductus arteriosus Botalli unterbunden wurde, wird generell keine bakterielle Endokarditisprophylaxe vorgenommen. Da das Risiko einer bakteriellen Endokarditis nach manueller Plazentalösung erhöht zu sein scheint, wird bei Durchführung dieser Maßnahme bei Patientinnen mit angeborenem Herzfehler eine Antibiotikaprophylaxe empfohlen [60].

## 4.2 In der Kindheit und beim Erwachsenen oft beobachtete angeborene Herzerkrankungen

Die zunehmende Anzahl der Patientinnen mit angeborener Herzerkrankung, die das Erwachsenenalter erreichen, ist auf die günstigen Auswirkungen chirurgischer Korrekturverfahren zurückzuführen. Eine solche Operation verlängert nicht nur das Leben der Patientinnen mit Anomalien, die einen Trend zu einer längeren Überlebenszeit aufweisen (Tab. 2-9), sondern erlaubt auch zahlreichen Frauen mit einer angeborenen Herzerkrankung, die früher schon im Kleinkindesalter zum Tode geführt hätte, das gebärfähige Alter zu erreichen.

### 4.2.1 Vorhofseptumdefekt

Diese häufigste Form einer angeborenen Herzerkrankung der Mutter wird sehr oft erst im Verlauf einer Schwangerschaft diagnostiziert, wenn das systolische Geräusch und der atemunabhängig gespaltene 2. Herzton über dem Pulmonalklappenareal zum ersten Mal wahrgenommen werden. Die überwiegende Mehrzahl der Patientinnen mit unkompliziertem Vorhofseptumdefekt, meist vom Sekundumtyp, auch solche mit großem, hämodynamisch relevanten Links-Rechts-Shunt, tolerieren eine Schwangerschaft sehr gut; dies gilt sogar für Mehrlingsschwangerschaften [175]. Eine pulmonale Hypertonie tritt selten vor dem 4. Lebensjahrzehnt auf [175]; gelegentlich tolerieren Frauen mit pulmonaler Hypertonie eine Schwangerschaft überraschend gut, aber dies ist nur für Ausnahmefälle gültig [173]. Bei Patientinnen mit Vorhofseptumdefekt, die in höhergelegenen Territorien leben, wird eine größere Häufigkeit und ein früheres

- Vorhofseptumdefekt vom Sekundumtyp
- offener Ductus arteriosus Botalli
- valvuläre Pulmonalstenose
- Ventrikelseptumdefekt mit Pulmonalstenose
- Aortenisthmusstenose
- Aortenstenose, -insuffizienz
- bikuspide Aortenklappe (funktionell normal)

Tabelle 2-9
*Häufige angeborene Herzfehler, bei denen das Erreichen des Erwachsenenalters erwartet wird*

Auftreten einer pulmonalen Hypertonie beobachtet.

Bei Patientinnen mit einem **Alter von über 40 Jahren** werden allerdings zunehmend supraventrikuläre Rhythmusstörungen, wie Vorhofflimmern, -flattern oder paroxysmale supraventrikuläre Tachykardien beobachtet, die zu einer deutlichen Verschlechterung des kardiovaskulären Funktionszustands bis hin zur Herzinsuffizienz führen können [175]. Da eine bakterielle Endokarditis nur sehr selten auftritt, ist eine Antibiotikaprophylaxe bei Patientinnen mit Vorhofseptumdefekt vom Sekundumtyp nicht indiziert. Während die bakterielle Endokarditis keine Gefährdung darstellt, besteht ein erhöhtes Risiko paradoxer Embolien, von den Beinvenen ausgehend, wenn insbesondere bei großem Vorhofseptumdefekt embolisches Material aus der unteren Hohlvene durch den Vorhofseptumdefekt in den großen Kreislauf übertritt [134].

Insgesamt gesehen sollten bei Patientinnen mit einem Vorhofseptumdefekt Empfehlungen hinsichtlich einer Schwangerschaft auf individueller Basis ausgesprochen werden, wobei der kardiale Funktionszustand und das Ausmaß der Erhöhung des Pulmonalarteriendrucks entscheidend in Erwägung gezogen werden müssen.

### 4.2.2 Offener Ductus arteriosus Botalli

Diese häufige kongenitale Fehlbildung tritt vorwiegend bei Frauen auf (♀:♂ = 2:1) [175]. Heutzutage wird ein offener Ductus Botalli bei einer Schwangeren immer seltener diagnostiziert, da die einfache klinische Diagnose in der Regel frühzeitig gestellt und die chirurgische Korrektur ganz überwiegend in der Kindheit vorgenommen wird [145]. Bei asymptomatischen Patientinnen mit kleinem oder mäßiggradigem Links-Rechts-Shunt und normalem Pulmonalarteriendruck ist die mütterliche Prognose gewöhnlich sehr gut [150]; bei diesen Patientinnen besteht lediglich das Risiko einer bakteriellen Endokarditis. Bei Vorhandensein eines weiten Ductus arteriosus Botalli mit ausgeprägtem Links-Rechts-Shunt kann der Schwangerschaftsverlauf allerdings durch das Auftreten oder durch die Zunahme einer Herzinsuffizienz erschwert werden [60]. Obwohl ältere Arbeiten noch eine Müttersterblichkeit von ca. 5% angeben, wurden in letzter Zeit von mehreren Autoren keine Todesfälle unter einer großen Anzahl von Schwangeren mit offenem Ductus arteriosus Botalli berichtet [145, 220]. Ist bei einem großen Ductus arteriosus Botalli bei höherem Lungengefäß- als Großkreislaufwiderstand bereits eine Shuntumkehr eingetreten, so steigt die mütterliche Mortalität deutlich an; bei diesen Patientinnen wird nur selten ein unkomplizierter Schwangerschaftsverlauf beobachtet [229].

Ist bei einer Patientin mit offenem Ductus arteriosus Botalli eine Herzinsuffizienz aufgetreten, besteht die Behandlung aus Bettruhe und Diuretika- sowie Digitalismedikation. Obwohl chirurgische Korrektur bzw. eine Okklusion des Duktus mit Hilfe von Kathetertechniken während einer Schwangerschaft erfolgreich sein können [150], sollten diese Maßnahmen nur für Patientinnen mit therapierefraktärer Herzinsuffizienz reserviert bleiben. Bei Patientinnen mit pulmonaler Hypertonie kann bei Abfall des Systemdrucks früh nach der Entbindung eine Shuntumkehr eintreten; aus diesem Grund sollte jeder Blutdruckabfall sofort durch Volumenzufuhr oder Verabreichung von vasoaktiven Pharmaka korrigiert werden.

### 4.2.3 Valvuläre Pulmonalstenose

In den letzten 20 Jahren wurden mehr als 175 Schwangerschaften bei Frauen mit Pulmonalklappenstenose beschrieben [60, 145]. Asymptomatische junge Frauen mit gering- bis mäßiggradiger, gelegentlich aber auch hochgradiger Pulmonalstenose tolerieren eine Schwangerschaft trotz der sich auf die rechtsventrikuläre Druckbelastung aufpfropfenden zunehmenden Volumenbelastung gewöhnlicherweise sehr gut [173]. Obwohl Komplikationen während des Schwangerschaftsverlaufs, insbesondere Symptome der Herzinsuffizienz, gelegentlich beschrieben wurden, dokumentieren neuere Daten eindeutig, daß eine Herzinsuffizienz nur selten auftritt und die zusätzliche hämodynamische Belastung bei den meisten Schwangeren keine negativen Auswirkungen hat [27].

Bei der nur selten vorkommenden Situation einer **persistierenden therapierefraktären Herzinsuffizienz** muß eine chirurgische Intervention (Valvotomie) erwogen werden. Über eine perkutane Ballon-Valvuloplastie einer valvulären Pulmonalstenose während der Schwangerschaft liegen bisher keine Berichte vor. Obwohl dieses nichtoperative Korrekturverfahren eine attraktive Alternative darstellt, ist es bei weitem nicht frei von potentiell schädlichen Nebenwirkungen: So kann die Ballon-Valvuloplastie der Pulmonalstenose mit einer beträchtlichen Strahlenexposition sowie mit akuten hämodynamischen Schwankungen (z.B. Druckabfall) einhergehen, die beide eine Gefahr für den Fetus darstellen.

### 4.2.4 Aortenisthmusstenose

Eine nicht operativ versorgte, unkorrigierte Aortenisthmusstenose wird heute seltener während der Schwangerschaft beobachtet, da die chirurgische

Korrektur oder eine Ballondilatation der Isthmusstenose gewöhnlicherweise bereits in der Kindheit bzw. Jugend erfolgen [145]. Allerdings drohen in einem hohen Prozentsatz auch postoperativ noch Komplikationen von koexistierenden Anomalien, wie z. B. einer bakteriellen Endokarditis auf dem Boden einer bikuspiden Aortenklappe oder einer Ruptur eines Aneurysmas des Circulus Willisi mit zerebralem Hämatom. Bei Vorliegen einer unkomplizierten Aortenisthmusstenose (d. h. ohne Herzinsuffizienz, dissezierendes Aortenaneurysma bzw. bakterielle Endokarditis) ist die mütterliche Prognose während der Schwangerschaft gewöhnlicherweise gut; die Müttersterblichkeit wurde in früheren Studien allgemein bei 3,5 % angesiedelt [229].

Die **kindliche Entwicklung** kann allerdings behindert sein, da die uteroplazentare Perfusion je nach Ausmaß der aortalen Obstruktion (gemessen am Druckgradienten) vermindert ist. Die in der Literatur bisher vorliegenden Daten belegen jedoch keine Zunahme der Frühgeburtenrate oder der neonatalen Morbidität und Mortalität bei Frauen mit mäßiggradiger Aortenisthmusstenose [171]. Die Müttersterblichkeit wurde in früheren Studien allgemein bei 3,5 % angesiedelt [229].

In einer Zusammenstellung aller seit 1958 publizierten Daten wurde über 13 Todesfälle unter 230 Frauen mit Aortenisthmusstenose bei insgesamt 565 Schwangerschaften berichtet [150]. Andere Autoren berichteten über keine Todesfälle, jedoch über vitienbezogene Komplikationen wie arterielle Hypertonie (prästenotisch), Herzinsuffizienz und Angina-pectoris-Beschwerden. Das Auftreten eines dissezierenden Aortenaneurysmas und einer Aortenruptur wurde ebenfalls bei Patientinnen mit Aortenisthmusstenose während des Schwangerschaftsverlaufs beobachtet. Weiterhin wurde bei Kindern von Müttern mit nicht korrigierter Aortenisthmusstenose häufiger eine angeborene Herzerkrankung nachgewiesen als bei Kindern von Müttern mit chirurgisch bzw. mittels Ballondilatation korrigierter Aortenisthmusstenose [241]. Aus den vorgenannten Gründen erscheint eine chirurgische Korrektur oder Ballondilatation einer Aortenisthmusstenose vor Eintritt der Schwangerschaft ratsam.

Die **therapeutischen Maßnahmen** zur Verhinderung der Ruptur der Aorta bzw. zerebraler Aneurysmen während der Schwangerschaft bestehen in einer Beschränkung der körperlichen Aktivität und in einer kontrollierten, mäßiggradigen Blutdrucksenkung. Eine zu starke Blutdrucksenkung gefährdet einerseits die Mutter (Gefahr des spinalen Apoplexes), andererseits aber in erster Linie über eine Verminderung der uteroplazentaren Durchblutung den Fetus. Über eine erfolgreiche chirurgische Korrektur einer Aortenisthmusstenose während einer Schwangerschaft ist berichtet worden [10]; diese Operation kann bei Patientinnen mit unkontrollierbarem, stark erhöhtem arteriellen Blutdruck oder bei therapierefraktärer, ausgeprägter Herzinsuffizienz indiziert sein. Im Gegensatz zu früheren Annahmen treten schwangerschaftsbezogene Aortendissektion und -ruptur bei Patientinnen mit Aortenisthmusstenose in der Mehrzahl vor den Wehen und der Entbindung auf [10].

### 4.2.5 Angeborene Aortenklappenerkrankung

Eine bikuspide, funktionell normale Aortenklappe stellt die häufigste angeborene Anomalie des Herzens und der großen Gefäße dar; sie tritt bei 1 bis 2 % der Neugeborenen auf. Bei Vorhandensein einer bikuspiden Aortenklappe bedeutet die erhöhte Neigung zu bakterieller Endokarditis eine konstante Bedrohung [175]. Eine funktionell nicht beeinträchtigte, bikuspide Aortenklappe wird vor oder während einer Schwangerschaft bei jungen Frauen nur selten diagnostiziert, da sich aus den anamnestischen Angaben gewöhnlicherweise kein Verdacht ergibt und der kardiale Auskultationsbefund nicht pathognomonisch ist. Eine bikuspide Aortenklappe macht sich deshalb oft erst nach einer Entbindung bemerkbar, wenn infolge einer bakteriellen Endokarditis anhaltendes Fieber oder eine akute Aorteninsuffizienz auftritt.

Eine funktionell nicht beeinträchtigte, bikuspide Aortenklappe geht oft mit einer geringfügigen Aorteninsuffizienz einher [175]. Eine hämodynamisch relevante, chronische Aorteninsuffizienz bei bikuspider Aortenklappe zeigt im allgemeinen eine sehr langsame Progredienz, so daß das Vollbild einer schweren, operationswürdigen Aorteninsuffizienz erst im frühen Erwachsenenalter erreicht wird [175]. Junge Frauen mit normaler Myokardfunktion tolerieren selbst bei mäßig- oder höhergradiger chronischer Aorteninsuffizienz die zusätzliche Volumenbelastung während der Schwangerschaft sehr gut. Erleichternd wirken hierbei die schwangerschaftsinduzierte Abnahme des peripheren Gefäßwiderstands sowie die Zunahme der Herzfrequenz mit gleichzeitiger Verkürzung der Diastolendauer, wodurch die aortale Regurgitationsfraktion vermindert wird. Das Risiko der bakteriellen Endokarditis besteht jedoch weiterhin unvermindert.

Eine bikuspide Aortenklappe kann auch zu einer hämodynamisch relevanten Aortenstenose führen, die bei Frauen im gebärfähigen Alter manifest wird. Eine Behinderung der Entleerung des linken Ventrikels kann auch von stenosierten uni-

oder trikuspiden Aortenklappen, ferner von supravalvulären oder subvalvulären Obstruktionen herrühren. Eine Aortenstenose, insbesondere bei geringem Druckgradienten über der Aortenklappe, kann bei einer körperlichen Untersuchung während der Schwangerschaft leicht übersehen werden, da das systolische Druckaustreibungsgeräusch über der Herzbasis mit dem durch die Hypervolämie bedingten Systolikum verwechselt werden kann, das während einer normalen Schwangerschaft oft auskultiert wird. Das Vorhandensein eines hebenden Herzspitzenstoßes, eines aortalen systolischen Auswurfklicks und eines 4. Herztons sollten an eine Aortenstenose denken lassen.

Obwohl nur sehr wenige Daten über den Schwangerschaftsverlauf bei Patientinnen mit chirurgisch nicht korrigierter Aortenstenose vorliegen, deuten sie die Möglichkeit einer klinischen Verschlechterung, wie z.B. Auftreten von Herzinsuffizienz, arterieller Hypertonie und Angina-pectoris-Beschwerden, ferner sogar die Möglichkeit eines tödlichen Ausgangs während Schwangerschaft und Peripartalperiode an [220]. Das Vorkommen angeborener kardialer Fehlbildungen bei lebend geborenen Kindern von Müttern, bei denen eine angeborene Herzkrankheit mit Behinderung der Entleerung des linken Ventrikels vorliegt, wird mit 20% angegeben [241].

Eine Schwangerschaft bei Frauen mit gering- bis mäßiggradiger Aortenstenose hat eine günstige Prognose, aber die Gefahr besteht in der Neigung zu bakterieller Endokarditis nach der Entbindung. Bei Patientinnen mit schwerer Aortenstenose sind Koronar- und Systemkreislaufreserve eingeschränkt. Synkopen, insbesondere nach Belastung bzw. Aufregung, treten oft zum ersten Mal während einer Schwangerschaft auf. Bei Patientinnen mit mäßig- bis höhergradiger Aortenstenose erhobene Daten weisen darauf hin, daß bei frühzeitiger Diagnose und guter Betreuung der Patientinnen, einschließlich hämodynamischer Überwachung während Wehen und Entbindung sowie geeigneter Anästhesie, die Prognose in den meisten Fällen günstig sein wird [60]. Patientinnen mit hochgradiger Aortenstenose (Aortenklappenöffnungsfläche < 1,0 cm$^2$) sollte von einer Schwangerschaft abgeraten werden bzw. sie sollten einem frühzeitigen Abort zustimmen, so daß der Klappenfehler chirurgisch korrigiert werden kann. Falls eine nach der 22. Schwangerschaftswoche auftretende klinische Verschlechterung nicht auf medikamentöse Therapie anspricht, ist ein operatives Vorgehen indiziert.

Bei schwangeren Frauen mit hochgradiger valvulärer Aortenstenose ist auch eine perkutane Ballon-Valvuloplastie erfolgreich durchgeführt worden [2]. Während bei diesem interventionellen kardiologischen Verfahren auf die bei Operationen erforderliche Allgemeinanästhesie und auf den extrakorporalen Kreislauf verzichtet werden kann, treten beträchtliche und oft nicht voraussagbare Strahlenbelastungen sowie hämodynamische Schwankungen auf, die zu fetalen Sofort- bzw. Spätkomplikationen führen können [239]. Erschwerend kommt hinzu, daß bei einem Großteil der Patientinnen innerhalb von sechs Monaten nach Valvuloplastie eine hämodynamisch relevante Rezidivstenose auftreten kann. Aus allen diesen Gründen sollte eine perkutane Ballon-Valvuloplastie nur bei solchen Patientinnen mit schwer ausgeprägten Symptomen in Erwägung gezogen werden, die auf medikamentöse Therapie nicht ansprechen; die Valvuloplastie der angeborenen Aortenstenose sollte so spät wie möglich im Schwangerschaftsverlauf vorgenommen werden.

## 4.3 Beim Erwachsenen seltene, in der Kindheit oft beobachtete angeborene Herzerkrankungen

Zu dieser Gruppe angeborener Herzerkrankungen zählen Ventrikelseptumdefekt, Endokardkissendefekt, Fallot-Tetralogie, komplette Transposition der großen Gefäße und Trikuspidalatresie.

### 4.3.1 Ventrikelseptumdefekt

Diese Anomalie hat als potentielle Komplikation einer Schwangerschaft nur geringe Bedeutung, da 45% der Ventrikelseptumdefekte in der Kindheit spontan verschließen bzw. eine unbeherrschbare Herzinsuffizienz in der Kindheit zum Tode führt, falls nicht der Pulmonalwiderstand ansteigt oder der Defekt chirurgisch verschlossen wird. Bei gelegentlich zu beobachtenden azyanotischen Patientinnen, die mit einem restriktiven Ventrikelseptumdefekt (mit nur geringgradiger bzw. fehlender pulmonaler Hypertonie) bis ins Erwachsenenalter überlebt haben, wird das Schwangerschaftsrisiko durch das Ausmaß des Links-Rechts-Shunts und den Funktionszustand des linksventrikulären Myokards bestimmt. Insgesamt gesehen tolerieren Frauen mit isoliertem Ventrikelseptumdefekt eine Schwangerschaft gut; bei Frauen mit großem Links-Rechts-Shunt allerdings kann die schwangerschaftsbedingte zusätzliche Volumenbelastung Herzinsuffizienz und Rhythmusstörungen provozieren [127], und gelegentliche Todesfälle wurden berichtet, die auf Herzversagen vor der Geburt bzw. paradoxe Embolien nach der Entbindung zurückzuführen waren [229]. Der Preßstrahl-Jet des Ventrikelseptumdefekts steigert die Gefahr einer bakteriellen Endokarditis, besonders während des Wochenbetts. Das Schwangerschaftsrisiko nach chirurgischer Korrektur eines unkomplizierten Ventrikelseptumdefekts (ohne pulmonale Hypertonie) sollte sich nicht von demjenigen der Patientinnen ohne Herzerkrankung unterscheiden.

Unter den lebend geborenen Kindern von Müttern mit Ventrikelseptumdefekt wurde bei nicht weniger als 22% eine angeborene Herzerkrankung diagnostiziert; innerhalb dieser Gruppe wurde bei 50% der Kinder wiederum ein Ventrikelseptumdefekt beobachtet [241]. Die deutlich ausgeprägte Blutdrucksenkung während oder nach der Geburt infolge von Blutverlust oder Anästhesie kann bei Patientinnen mit pulmonaler Hypertonie zu einer Shunt-Umkehr führen; mit Hilfe sofortiger Blutdruckstabilisierung durch Volumenzufuhr und Verabreichung von vasoaktiven Substanzen können weitere Komplikationen verhindert werden.

### 4.3.2 Eisenmenger-Komplex

Beim Eisenmenger-Komplex, d. h. beim nicht-restriktiven membranösen Ventrikelseptumdefekt mit hohem Lungengefäßwiderstand, ist das Ausmaß der Steigerung des Pulmonalarterienwiderstands die Hauptdeterminante des Rechts-Links-Shunts und damit auch des Schwangerschaftsrisikos [7, 171, 173, 179].

In einer umfassenden Literaturübersicht aus dem Jahr 1979 wurde über den Verlauf von 70 Schwangerschaften bei 44 Patientinnen mit dokumentiertem Eisenmenger-Komplex berichtet [82]; in diesem Patientinnenkollektiv lag die Müttersterblichkeit bei 52% (Bereich 30–70%), wobei der Tod entweder während der Schwangerschaft oder im Wochenbett auftrat. In einer weiteren Publikation über die Schwangerschaftsprognose bei 24 Frauen mit Eisenmenger-Komplex wurde eine mütterliche Mortalitätsrate von 38% angegeben [60]. Eine ähnliche mütterliche Mortalität (35%) wurde bereits im Jahr 1979 durch Gleicher et al. berichtet [171].

Mehrere **physiologische, schwangerschaftsinduzierte Kreislaufveränderungen** bedrohen die Patientinnen mit Eisenmenger-Komplex. So führt die Abnahme des peripheren Gefäßwiderstands während der Schwangerschaft zu einer Zunahme des Rechts-Links-Shunts und damit zu einer Abnahme der arteriellen Sauerstoffsättigung sowie einem Anstieg des Hämatokrits. Andererseits kann durch Pressen während der Wehen infolge Erhöhung des peripheren Gefäßwiderstands plötzlich das Herzzeitvolumen absinken, wodurch die Patientin eine Synkope erleiden kann [173]. Schwankungen des Großkreislaufwiderstands, des Herzzeitvolumens und des Blutvolumens werden von der Patientin mit Eisenmenger-Komplex wegen des fixierten pulmonalen Gefäßwiderstands nur schlecht toleriert.

Weiterhin ist die Hypothese aufgestellt worden, daß eine weit verbreitete Thrombusbildung in Pulmonalarterien und -arteriolen mit vorgeschädigter Gefäßwand postpartal zu einem rapiden Anstieg des Lungengefäßwiderstands führen kann [179]. Bisher konnte nicht nachgewiesen werden, daß die Verabreichung von Heparin in der Postpartalphase die drohende Pulmonalarterienthrombose verhindern und damit den peripartalen Verlauf günstig beeinflussen könne. Patientinnen mit deutlich erhöhtem Pulmonalarterienwiderstand laufen immer Gefahr, einen plötzlichen Herztod zu erleiden, aber die Zeitpunkte der Entbindung und die sofort anschließende postpartale Periode scheinen mit einem besonders hohen Risiko des plötzlichen Herztods vergesellschaftet zu sein. Den Patientinnen, die die frühe postpartale Phase überlebt haben, droht ab dem Zeitpunkt 4 bis 5 Wochen nach der Entbindung eine weitere Gefährdung durch Rechtsherzdekompensation; hierfür wird hypothetisch der Verlust vasodilatierender Schwangerschaftshormone verantwortlich gemacht.

Der Eisenmenger-Komplex ist auch mit einer schlechten Prognose für den **Fetus** behaftet; nur bei 26% der Schwangerschaften in einer großen Zusammenstellung wurde der Geburtstermin erreicht [82]. Bei mehr als 55% der lebend geborenen Kinder handelte es sich um Frühgeburten; 30% zeigten eine intrauterine Wachstumsretardierung, und die perinatale Mortalität lag bei 28%. Es besteht eine direkte Assoziation zwischen mütterlichem Hämatokrit und fetaler Prognose: je höher der Hämatokrit, desto schlechter ist die Prognose des Feten [7].[!] Eine Mutter mit einem Hämoglobin von >18 g/l wird kaum von einem überlebenden Kind entbunden werden; die perinatale mütterliche Mortalität von 30% zeigt auf, daß der Eisenmenger-Komplex einen angeborenen Herzfehler mit einer schlechtesten Prognosen hinsichtlich des fetalen wie mütterlichen Überlebens darstellt.

Wegen der hohen mütterlichen Mortalitätsrate (30-50%) sollte Patientinnen mit Eisenmenger-Komplex von einer Schwangerschaft abgeraten werden; Patientinnen, bei denen eine Schwangerschaft bereits eingetreten ist, sollten keine Schwangerschaft austragen, ihnen sollte ein frühzeitiger Abbruch nahegelegt werden [180].[!!] Die Betreuung einer schwangeren Patientin mit Eisenmenger-Komplex, die einen Schwangerschaftsabbruch ab-

*[!] Je höher der Hämatokrit, desto schlechter ist die Prognose des Feten!*

*[!!] Aufgrund der hohen mütterlichen Mortalitätsrate sollte Patientinnen mit Eisenmenger-Komplex von einer Schwangerschaft abgeraten werden bzw. Patientinnen, bei denen eine Schwangerschaft bereits eingetreten ist, sollte ein frühzeitiger Abbruch nahegelegt werden!*

lehnt, muß sowohl eine Einschränkung der körperlichen Aktivität zur Verringerung der hämodynamischen Belastung als auch eine enge medizinische Überwachung zur frühzeitigen Erkennung einer klinischen Verschlechterung umfassen. Aufgrund des häufigeren Auftretens von **thromboembolischen Ereignissen,** die oft die Todesursache der Patientinnen mit Eisenmenger-Komplex darstellen, erscheint eine Antikoagulation mindestens für die letzten acht bis zehn Schwangerschaftswochen und für einen Zeitraum von vier Wochen nach der Entbindung indiziert.

Da Frühgeburten gehäuft beobachtet werden, sollten schwangere Patientinnen mit Eisenmenger-Komplex stationär aufgenommen werden, falls erste Zeichen vorzeitiger Wehen erkannt werden. Um eine Einschränkung der körperlichen Aktivität und eine enge medizinische Überwachung zu ermöglichen, wird eine elektive stationäre Aufnahme empfohlen. Spontanes Einsetzen der Wehen ist einer Geburtseinleitung vorzuziehen; hierdurch wird die Gefahr einer Frühgeburt oder die Notwendigkeit einer Sectio caesarea reduziert. Um frühzeitig zum Zeitpunkt der Wehen und der Entbindung auftretende Probleme erkennen und beherrschen zu können, ist eine Überwachung der hämodynamischen, elektrokardiographischen und Blutgas-Parameter erforderlich; manchmal sind hohe Sauerstoffkonzentrationen hilfreich. Bei den meisten in stabiler Kreislaufsituation befindlichen Patientinnen kann eine vaginale Entbindung ohne große Probleme vorgenommen werden; es sollte jedoch der Versuch unternommen werden, die 2. Wehenphase durch Zangen- oder Vakuumextraktion zu verkürzen.

Da eine Epiduralanästhesie zu einer peripheren Vasodilatation und damit zu einer Steigerung des Rechts-Links-Shunts führen kann, sollten **Lokalanästhetika** vorsichtig titriert werden, um eine epidurale Blockade zu erreichen [76]; andere Autoren haben die Anwendung einer systemischen Medikation, Inhalationsanalgesie und Parazervikal- oder Pudendusblockade vorgezogen [138]. Zur Durchführung einer Sectio caesarea wird eine Allgemeinnarkose mit einer Substanz empfohlen, die nur minimal negativ inotrop wirkt [76, 138]. Weiterhin ist eine segmentale Epiduralanästhesie während einer Sectio caesarea bei Patientinnen mit Eisenmenger-Komplex erfolgreich angewendet worden [76].

### 4.3.3 Fallot-Tetralogie

Die Fallot-Tetralogie stellt beim Erwachsenen den am häufigsten beobachteten zyanotischen angeborenen Herzfehler dar. Infolge palliativer oder endgültig korrigierender chirurgischer Maßnahmen bei den meisten Kindern, die mit diesem Herzfehler auf die Welt kommen, erreichen zunehmend mehr Patientinnen das gebärfähige Alter [75].

Die teilweise beträchtlichen schwangerschaftsinduzierten Veränderungen des Kreislaufsystems können bei Frauen mit einer Fallot-Tetralogie zu einer klinischen Verschlechterung führen. Durch Zunahme des Blutvolumens und des venösen Rückstroms zum rechten Vorhof kann der rechtsventrikuläre Druck ansteigen, und der Abfall des Großkreislaufwiderstands kann einen Rechts-Links-Shunt verursachen oder verstärken. Diese Zunahme des Rechts-Links-Shunts geht mit einer Abnahme der systemarteriellen Sauerstoffsättigung, einer Vertiefung der Zyanose und einer Erhöhung des Hämatokrits einher.

Frauen mit der **zyanotischen Form** der Anomalie können nur selten mit einer vollen Schwangerschaftsdauer rechnen [175]. Die Kinder dieser Frauen haben ein niedriges Geburtsgewicht; diese Beobachtung steht in Übereinstimmung mit der generell gültigen Feststellung, daß Kinder zyanotischer Mütter typischerweise klein sind, bezogen auf das Schwangerschaftsstadium [175]. Mütterlicher Hämatokrit über 60%, arterielle Sauerstoffsättigung unter 80%, hoher rechtsventrikulärer systolischer und enddiastolischer Druck sowie Synkopen (bei plötzlichem Abfall des Großkreislaufwiderstands) sind Zeichen einer schlechten Prognose.

Für zyanotische und azyanotische Patientinnen mit Fallot-Tetralogie wird eine enge Überwachung der hämodynamischen und Blutgas-Parameter während Wehen und Entbindung empfohlen. Palliativ- oder korrekturchirurgische Maßnahmen vermindern das Schwangerschaftsrisiko der Frauen mit dieser Anomalie. Obwohl in einer Zusammenstellung des Schwangerschaftsverlaufs bei 37 Frauen mit chirurgisch korrigierter Fallot-Tetralogie keine mütterlichen Todesfälle beschrieben wurden [241], wird eine Schwangerschaftsunterbrechung infolge Verschlechterung der klinischen Befunde oft erforderlich.

Nach Angaben einer Arbeitsgruppe weisen 15 bis 17% der Neugeborenen zyanotischer bzw. azyanotischer Mütter mit Fallot-Tetralogie eine kardiale Fehlbildung auf [241]; im Gegensatz dazu berichteten andere Autoren über eine geringere Inzidenz von nur 3% der Neugeborenen [150].

Da die mütterliche und fetale Prognose bei jenen Frauen deutlich verbessert erscheint, bei welchen die Anomalie chirurgisch korrigiert worden ist, sollte die **chirurgische Intervention** vor der Konzeption erfolgen. Patientinnen, bei denen nur eine

---

*Bei Patientinnen mit Fallot-Tetralogie können die teilweise beträchtlichen schwangerschaftsinduzierten Veränderungen des Kreislaufsystems zu einer klinischen Verschlechterung führen!*

Palliativoperation durchgeführt wurde oder noch hämodynamisch relevante Restdefekte im Anschluß an das chirurgische Korrekturverfahren verbleiben, weisen weiterhin ein erhöhtes Schwangerschaftsrisiko auf. Wenn auch die mit einer kompletten chirurgischen Korrektur verbundene Operationsmortalität bei älteren Patientinnen mit zuvor durchgemachter Palliativoperation leicht erhöht ist [75], so wird doch bei Fehlen von Kontraindikationen eine chirurgische Korrektur vor der Schwangerschaft empfohlen. Eine operative Revision einer zunächst nur unvollkommen korrigierten Fallot-Tetralogie ist bei Patientinnen mit einem Residual-Ventrikelseptumdefekt indiziert, wenn die Relation Kleinkreislauf-/Großkreislauffluß 1,5 : 1 übersteigt, ferner bei Patientinnen mit Obstruktion der rechtsventrikulären Ausstrombahn (rechtsventrikulärer systolischer Druck > 60 mm Hg) sowie bei Frauen mit Rechtsherzversagen infolge einer Pulmonalinsuffizienz [75]; eine solche operative Revision sollte bei einer Frau mit Kinderwunsch vor der Konzeption erfolgen.

Für die Wehen und die vaginale **Entbindung** wurden Inhalationsanalgesie und Parazervikal- oder Pudendusblockade empfohlen [76]. Da eine Epiduralanästhesie zum Blutdruckabfall im großen Kreislauf und konsekutiv zur Shunt-Umkehr oder Vergrößerung eines zuvor bestehenden Rechts-Links-Shunts führen kann, sollte diese Methode äußerst sorgfältig durchgeführt werden. Um die Gefahr eventueller hämodynamischer Probleme zu vermindern, ist für die Eröffnungsperiode eine segmentale epidurale Blockade und für die Austreibungsperiode eine Pudendus- oder Kaudablockade in Verbindung mit Opiaten empfohlen worden; hierdurch soll die Konzentration der epidural verabreichten Anästhetika vermindert werden.

## 4.4 Seltene angeborene Herzfehler

Einige seltene angeborene Herzfehler, bei denen ein Überleben bis zum Erwachsenenalter erwartet wird, sind in Tabelle 2-10 zusammengefaßt. Ein unkomplizierter Situs inversus ist hinsichtlich einer Schwangerschaft unbedenklich, da Herz und Gefäße ansonsten anatomisch und funktionell normal sind [175]. Ein Situs solitus mit Dextrokardie jedoch ist praktisch immer mit zusätzlichen kongenitalen kardialen Fehlbildungen assoziiert, deren Vorhandensein und Ausmaß das Schwangerschaftsrisiko bestimmen [175]. Bei den koexistierenden Anomalien handelt es sich um (angeborene) korrigierte Transposition der großen Gefäße (siehe unten), Pulmonalstenose und Ventrikelseptumdefekt [175]. Die Kombination von unkomplizierter, angeborener korrigierter Transposition, geringgradiger Pulmonalstenose und Links-Rechts-Shunt auf Vorhofebene bedeutet für eine Schwangerschaft kaum eine Bedrohung; andererseits besteht bei Vorliegen einer hochgradigen Pulmonalstenose mit Shunt-Umkehr auf Ventrikel- oder Vorhofebene und daraus resultierender Zyanose ein stark erhöhtes Schwangerschaftsrisiko.

### 4.4.1 Angeborener totaler atrioventrikulärer Block

Bei ansonsten gesunden Frauen mit angeborenem totalen atrioventrikularen Block verläuft eine Schwangerschaft gewöhnlicherweise ohne Komplikationen, obwohl vereinzelt über das erstmalige Auftreten von Adams-Stokes-Anfällen während der Schwangerschaft berichtet wurde [175, 229]. Erwähnenswert erscheint die Tatsache, daß der kardiale Funktionszustand selbst dann während einer Schwangerschaft unbeeinträchtigt bleibt, wenn bei der Patientin wegen des totalen atrioventrikulären Blocks ein starrfrequenter Schrittmacher implantiert wurde.

Wenn bei einer angeborenen korrigierten Transposition der großen Arterien gleichzeitig ein unbehandelter kompletter AV-Block vorliegt (häufige Assoziation), kann eine progressive Dysfunktion des funktionell linken, anatomisch rechten Ventrikels und eine Zunahme der Insuffizienz der linken Atrioventrikularklappe beobachtet werden. Der Anstieg des Herzzeitvolumens während der Schwangerschaft resultiert anfangs in erster Linie von einer Zunahme des Schlagvolumens; später aber ist vornehmlich ein Anstieg der Herzfrequenz zur Aufrechterhaltung des hohen Herzzeitvolumens erforderlich. Bei Patientinnen mit totalem AV-Block ist die Aufrechterhaltung eines adäquaten Herzzeitvolumens während der Schwangerschaft ausschließlich durch eine Zunahme des Schlagvolumens möglich, wodurch dem systemischen rechten Ventrikel eine zusätzliche Last aufgebürdet wird.

- Situs inversus mit Dextrokardie
- Situs solitus mit Dextrokardie
- angeborener totaler AV-Block
- korrigierte Transposition der großen Arterien
- angeborene Pulmonalinsuffizienz
- Ebstein-Anomalie
- primäre pulmonale Hypertonie
- Lutembacher-Syndrom
- arteriovenöse Koronarfistel
- pulmonale arteriovenöse Fistel

Tabelle 2-10
*Seltene angeborene Herzfehler, bei denen das Erreichen des gebärfähigen Alters erwartet wird*

#### 4.4.2 Angeborene korrigierte Transposition der großen Arterien

Die Prognose einer Schwangerschaft bei Patientinnen mit angeborener korrigierter Transposition der großen Arterien wird durch Art und Ausmaß der assoziierten Anomalien bestimmt; bei diesen koexistierenden Anomalien handelt es sich um eine verlängerte atrioventrikuläre Überleitungszeit, eine Insuffizienz der linksseitigen (systemischen) Atrioventrikularklappe, einen Ventrikelseptumdefekt bzw. um eine Pulmonalstenose [175].

Über die mütterliche und kindliche **Prognose** bei schwangeren Patientinnen mit angeborener korrigierter Transposition der großen Arterien liegen nur sehr wenige Daten vor. In einer kürzlich publizierten größeren Studie [233] wurde der Schwangerschaftsverlauf bei 19 Patientinnen mit diesem komplexen angeborenen Herzfehler untersucht (insgesamt 45 Schwangerschaften). Bei 36 % der Patientinnen lag zum Zeitpunkt des Schwangerschaftseintritts eine Zyanose vor, bei 7 % bestand ein totaler AV-Block, und 16 % waren schwanger geworden, nachdem die mit dem Herzfehler assoziierten Anomalien chirurgisch korrigiert worden waren. Während des Schwangerschaftsverlaufs traten bei 5 Patientinnen (26 %) kardiovaskuläre Komplikationen auf, in erster Linie Herzinsuffizienz (3 Patientinnen), zunehmende Zyanose (1 Patientin) und ein zerebrovaskulärer Insult (1 Patientin). Keine der Patientinnen verstarb während der Schwangerschaft oder in der Postpartalperiode. In der Arbeit wurden 27 Lebendgeburten (60 %), 12 Aborte sowie elektive Beendigungen der Schwangerschaft (13 %) berichtet. In dieser Arbeit und in weiteren kleineren Fallberichten erwies sich jeweils die Zyanose als signifikanter Risikofaktor der fetalen Prognose. Die kardiovaskulären Komplikationen bestanden in einer progressiven Dysfunktion des systemisch linken, anatomisch rechten Ventrikels und einer zunehmenden Insuffizienz der systemischen Triskuspidalklappe. Weitere univariante Risikofaktoren einer schlechten Schwangerschaftsprognose stellten höheres Alter der Mutter und das Vorliegen eines totalen AV-Blocks dar [233].

#### 4.4.3 Ebstein-Anomalie der Trikuspidalklappe

Die meisten Patientinnen mit einer Ebstein-Anomalie erreichen das gebärfähige Alter. Die Langzeitprognose der Patientinnen hängt vom Ausmaß der Trikuspidalinsuffizienz, der Einschränkung der rechtsventrikulären Funktion, der Zyanose infolge eines Rechts-Links-Shunts durch ein offenes Foramen ovale und von dem funktionellen Erfolg einer chirurgischen Intervention ab [232]. Zahlreiche erfolgreiche Schwangerschaften sind bei Patientinnen mit Morbus Ebstein beschrieben worden [60]; allerdings ist eine Schwangerschaft bei diesen Patientinnen in vielerlei Hinsicht gefährdet [240]. Der funktionell schwache rechte Ventrikel, der bereits durch die Trikuspidalinsuffizienz volumenbelastet ist, wird durch die zusätzliche Volumenbelastung während der Schwangerschaft in seiner Funktion noch stärker beeinträchtigt. Wiederholte Episoden von supraventrikulären Tachykardien, Vorhofflimmern oder -flattern treten bei etwa einem Drittel der nichtschwangeren Patientinnen mit Morbus Ebstein auf; diese Tachyarrhythmien werden während einer Schwangerschaft nicht gut toleriert, insbesondere wenn bei gleichzeitigem Vorliegen eines Wolff-Parkinson-White-Präexzitationssyndroms hohe Ventrikelfrequenzen auftreten [175]. Infolge des Rechtsherzversagens kann eine Zyanose bei Shunt-Umkehr auf Vorhofebene zum ersten Mal während einer Schwangerschaft beobachtet werden [175]. Bei Patientinnen mit chronischer Zyanose ist die Prognose der Schwangerschaft deutlich verschlechtert, und das Risiko einer paradoxen Embolie kommt hinzu.

Die **Hauptkomplikationen** einer Schwangerschaft bei Ebstein-Anomalie stellen Rechtsherzinsuffizienz, bakterielle Endokarditis und paradoxe Embolien dar. Mütterliche und fetale Komplikationen treten bei zyanotischen Patientinnen gehäuft auf [241, 242]. In einer neueren Studie jedoch [40] wurde eine mütterliche Mortalität von 0 %, andererseits eine fetale Mortalität von 18 % und neonatale Mortalität von 1,8 % berichtet; Kinder zyanotischer Patientinnen hatten ein niedrigeres Geburtsgewicht. Das Risiko fetaler kongenitaler Herzfehler wurde mit 6 % bei einer Konkordanzrate von 0,6 % angegeben. Die Betreuung symptomatischer oder zyanotischer Patientinnen mit Ebstein-Anomalie während Wehen und Entbindung beinhaltet Antibiotikaprophylaxe, hämodynamische Überwachung, Sauerstoffzufuhr und Bemühungen, einen Abfall des systemarteriellen Blutdrucks infolge peripherer Vasodilatation oder Blutverlusts zu verhindern.

Patientinnen mit Zyanose und Zeichen der Rechtsherzinsuffizienz ist strenge körperliche Schonung anzuraten. Diuretika können bei Patientinnen mit Rechtsherzversagen hilfreich sein, jedoch ist von Vasodilatatoren und Digoxin kein Vorteil zu erwarten – von Vasodilatatoren ist sogar wegen des stärkeren Abfalls des systemischen Gefäßwiderstands abzuraten. Bei Patientinnen mit symptomatischen supraventrikulären Tachykardien, bei denen ein akzessorisches Bündel vorliegt, kann vor der Schwangerschaft als kurative Maßnahme eine Radiofrequenzablation angeboten werden, um später im Verlauf der Schwangerschaft die Anwendung antiarrhythmischer Substanzen zu vermeiden. In einer größeren Zusammenstellung von 111 Schwangerschaften bei Frauen mit Ebstein-Anomalie wurde jedoch bei keiner der schwangeren Frauen eine hämodynamisch relevante Arrhythmie beobachtet [40]. Aufgrund der Notwendigkeit einer langdauernden Durchleuchtung und damit Strahlenbelastung während dieser Ablationsverfahren ist sicherlich anzustreben, invasive elektrophysiologische therapeutische Maßnahmen während der Schwangerschaft zu vermeiden, solange die Arrhythmien kontrollierbar sind.

### 4.4.4 Primäre pulmonale Hypertonie

Die primäre pulmonale Hypertonie (nicht immer angeboren) stellt eine der wenigen kardiovaskulären Erkrankungen dar, die mit einer **hohen Müttersterblichkeit** während der Schwangerschaft belastet sind. Der Anstieg des Herzzeitvolumens und die Abnahme des peripheren Gefäßwiderstands während der Schwangerschaft werden in Gegenwart des fixierten hohen Pulmonalgefäßwiderstands nur schlecht toleriert; die Patientinnen sind während der Wehen, der Entbindung und postpartal sogar noch stärker gefährdet. In der Literatur ist eine mütterliche Mortalitätsrate von 41 % beschrieben, wobei die Patientinnen während der Schwangerschaft oder in der frühen postpartalen Periode verstarben [65, 230]. Eine Verschlechterung der klinischen Symptomatik wird gewöhnlicherweise im 4. bis 6. Schwangerschaftsmonat beobachtet und manifestiert sich in Ermüdung, Dyspnoe, Synkopen, Angina-pectoris-Beschwerden und Zeichen einer Rechtsherzinsuffizienz. Der Tod tritt meist in der Spätschwangerschaft oder in der frühen postpartalen Periode ein. Da elektrokardiographische oder hämodynamische Parameter nicht vorliegen, ist die letztliche Todesursache der Patientinnen mit primärer pulmonaler Hypertonie nicht geklärt. Rechtsventrikuläre Ischämie und Rechtsherzversagen infolge Zunahme der hämodynamischen Belastung mit daraus resultierenden ventrikulären Rhythmusstörungen sowie Lungenembolien sind die wahrscheinlichsten Mechanismen. Zusätzlich zum hohen mütterlichen Risiko sind die Rate der spontanen Fehlgeburten sowie die Mortalitätsrate der Neugeborenen infolge angeborener Herzfehler sehr hoch [65].[1]

Wegen der hohen Gefährdung von Mutter und Fetus erscheint eine Schwangerschaft bei primärer pulmonaler Hypertonie kontraindiziert. Da eine ätiologische Verbindung zwischen der pulmonalen Hypertonie und der Einnahme oraler Kontrazeptiva postuliert wurde [195], ist diese Form der Geburtenkontrolle bei Frauen mit primärer pulmonaler Hypertonie obsolet. Anstelle der oralen Kontrazeption bietet sich eine **Tubenligatur** zur Vermeidung einer unerwünschten Schwangerschaft an; dieses Verfahren sollte jedoch unter lokaler oder epiduraler Anästhesie sowie unter hämodynamischer und elektrokardiographischer Überwachung durchgeführt werden. Ist eine Schwangerschaft bereits eingetreten, so ist eine frühzeitige **Schwangerschaftsunterbrechung** indiziert. Falls die Patientin jedoch die Schwangerschaft austragen will, sollte die körperliche Aktivität eingeschränkt werden, um die hämodynamische Belastung zu reduzieren. Weiterhin ist eine frühzeitige, elektive stationäre Aufnahme zum Zweck der körperlichen Schonung und der engen medizinischen Überwachung anzuraten, da bei Patientinnen mit primärer pulmonaler Hypertonie gehäuft Frühgeburten auftreten.

Aufgrund der günstigen Wirkung einer Antikoagulation bei Patientinnen mit primärer pulmonaler Hypertonie [73] und des gesteigerten Auftretens von Thromboembolien während der Schwangerschaft wird eine **Antikoagulanzientherapie** während der gesamten Schwangerschaft, zumindest aber während der frühen postpartalen Phase empfohlen. Hämodynamische Überwachung und Blutgasanalyse sollten während Wehen und Entbindung regelmäßig durchgeführt werden; durch Sauerstoffzufuhr sollte eine Hypoxämie verhindert werden, und alles sollte unternommen werden, einen Blutverlust während der Schwangerschaft zu verhindern oder sofort zu ersetzen. Daten über den Einfluß neuerer medikamentöser Therapieverfahren, insbesondere über die inhalative Verabreichung von selektiven pulmonalen Vasodilatatoren (z. B. Ilomedin), auf den Verlauf der Schwangerschaft liegen bisher noch nicht vor.

Mit Hilfe von segmentaler Epiduralanästhesie und intrathekaler Morphinapplikation konnte der Schmerz bei diesen Patientinnen beseitigt werden. Da eine große Neigung zum Rechtsherzversagen besteht, sollten bei Patientinnen mit primärer pulmonaler Hypertonie Anästhetika mit negativ inotroper Nebenwirkung vermieden werden. Bei den meisten Patientinnen kann eine vaginale Entbindung vorgenommen werden, und spontaner Weheneintritt ist einer Geburtseinleitung vorzuziehen. Um das Auftreten der häufigen postpartalen Komplikationen zu verhindern, wird eine Fortsetzung der hämodynamischen Überwachung über einen Zeitraum von 24–48 Stunden nach der Entbindung und ein Krankenhausaufenthalt von 10–14 Tagen empfohlen.

---

[1] *Zusätzlich zum hohen mütterlichen Risiko ist bei primärer pulmonaler Hypertonie die Rate der spontanen Fehlgeburten sowie die Mortalitätsrate der Neugeborenen infolge angeborener Herzfehler sehr hoch!*

### 4.5 Komplexe zyanotische angeborene Herzfehler

Aufgrund der weit verbreiteten Anwendung palliativer und korrigierender chirurgischer Verfahren erreichen mehr Frauen mit komplexen zyanotischen, angeborenen kardialen Anomalien das gebärfähige Alter [60, 112, 238]. Obwohl die erfolgreiche Beendigung einer Schwangerschaft bei Patientinnen mit Trikuspidalatresie, korrigierter und unkorrigierter Transposition der großen Gefäße [11, 28, 37, 160, 233, 238], Truncus arteriosus [60] und singulärem Ventrikel [11] beobachtet wurde, muß wegen des hohen Risikos von einer Schwangerschaft abgeraten werden.

Nur in einer einzigen Arbeit [246] wird berichtet, daß Patientinnen mit total korrigierten Shunt-Vitien mit Stenosen, wie z. B. bei Fallot-Tetralogie ihre Schwangerschaft ohne großes Risiko ausgetragen haben. Eine schlechtere Prognose wird in der Literatur bei komplexen, nicht oder nur partiell korrigierten Shunt-Stenose-Vitien mitgeteilt [41, 227]. Bei Patientinnen mit zyanotischem Vitium steigt das Risiko mit einem Hämatokrit über 60 % bzw. einer Sauerstoffsättigung unter 80 % deutlich an. Nach einer Fontan-Operation (direkte chirurgische Verbindung der großen Körpervenen mit dem pulmonalen Kreislauf) wurden bei schwangeren Patientinnen 45 % Lebendgeburten ohne mütterliche Mortalität erwähnt [28].

In einem hohen Prozentsatz der Schwangerschaften ist mit einer funktionellen und hämodynamischen Verschlechterung zu rechnen, woraus ein Anstieg der mütterlichen Morbidität und sogar der Mortalität resultieren kann [28, 220, 233, 238, 241]. Weiterhin ist eine hohe Anzahl von Fehlgeburten, vorzeitigen Entbindungen und kardialen sowie nicht-kardialen angeborenen Fehlbildungen, ferner Frühgeburten zu bedenken [220, 241].

Die Patientinnen sollten vor der Konzeption über die zu erwartenden mütterlichen und fetalen Komplikationen informiert werden. Wenn bei einer Patientin mit Kinderwunsch das Risiko als zu hoch erachtet wird, sollte ihr von einer Schwangerschaft dringend abgeraten oder bei bereits eingetretener Gravidität eine frühzeitige Schwangerschaftsunterbrechung vorgenommen werden. Falls die Patientin die Schwangerschaft fortzusetzen wünscht, sollte die hämodynamische Belastung durch körperliche Schonung vermindert werden. Weiterhin sollte die Patientin in kurzen Zeitintervallen kontrolliert werden, um frühzeitig drohendes Herzversagen und/oder Rhythmusstörungen erkennen und beherrschen zu können. Antibiotikaprophylaxe und Sauerstoffzufuhr werden für die Entbindung empfohlen, ebenso hämodynamische Überwachung und Blutgasbestimmungen. Obwohl bei den meisten Frauen eine vaginale Entbindung möglich erscheint, sollte versucht werden, die Austreibungsphase durch Zangen- oder Vakuumextraktion abzukürzen.

Bei der Durchführung der **Anästhesie** oder **Analgesie** während Wehen und vaginaler Entbindung sollte alles unterlassen werden, was den Rechts-Links-Shunt verstärken könnte. Aus diesem Grund sollte bei Frauen mit komplexen zyanotischen angeborenen Herzfehlern keine Lokalanästhesie, sondern systemische Medikation, Inhalationsanalgesie, Nervenblockade bzw. intrathekales Morphin verwendet werden [76].

## 5 Entwicklungsstörungen des kardiovaskulären Bindegewebes

### 5.1 Mitralklappenprolaps

Der Mitralklappenprolaps stellt eine der häufigsten Herzklappenanomalien dar; ein Mitralklappenprolaps wird bei Verwendung der M-Mode-Echokardiographie bei ca. 15 % [215], bei Gebrauch der zwei- bzw. dreidimensionalen Echokardiographie jedoch nur bei 0,6–2 % der Frauen im gebärfähigen Alter beobachtet [187]. Der Mitralklappenprolaps kann sich als isolierte Klappenanomalie oder als Bestandteil des Marfan-Syndroms manifestieren. Obwohl der Mitralklappenprolaps die häufigste Ursache einer hämodynamisch relevanten Mitralinsuffizienz darstellt, wird eine höhergradige Mitralinsuffizienz bei Frauen mit Mitralklappenprolaps im gebärfähigen Alter nur selten beobachtet. Aus diesem Grund ist die überwiegende Mehrzahl der Mitralklappenprolapsträgerinnen asymptomatisch oder weist nur geringe, unspezifische Symptome auf, wie z. B. Druck in der Herzregion, Palpitationen und Ängstlichkeit.

Bei den meisten Frauen zeigt der Mitralklappenprolaps einen **günstigen Verlauf;** allerdings können seltener bedrohliche Rhythmusstörungen (supraventrikuläre und ventrikuläre Tachyarrhythmien, Bradyarrhythmien) eine progrediente Mitralinsuffizienz, Thromboembolien, bakterielle Endokarditiden und plötzlicher Herztod beobachtet werden. Der **plötzliche Herztod** wird gewöhnlicherweise tachykarden ventrikulären Rhythmusstörungen zugeschrieben, obwohl er gelegentlich primär auf einen totalen AV-Block mit verlängerter Asystolie zugeführt wurde [237]. In einer zusammenfassenden Betrachtung des Schwangerschaftsverlaufs bei 128 Frauen konnte gezeigt werden, daß das Vorhandensein eines Mitralklappenprolapses die mütterliche und fetale Prognose nicht beeinflußt [12, 231].

Aufgrund der Zunahme des enddiastolischen linksventrikulären Volumens und der Abnahme des peripheren Gefäßwiderstands werden die auskultatorischen und echokardiographischen Phänomene des Mitralklappenprolapses (mit bzw. ohne begleitende Mitralinsuffizienz) oft stark abgeschwächt, oder sie können sogar völlig fehlen [188]. Unter diesen Bedingungen ist die sichere Diagnose eines Mitralklappenprolapses auf der Basis einer klinischen Untersuchung allein sehr erschwert bzw. unmöglich. Bei Vorhandensein einer gering-, mäßig- oder sogar höhergradigen Mitralinsuffizienz werden die schwangerschaftsinduzierten Kreislaufbelastungen gewöhnlicherweise gut toleriert, vorausgesetzt, daß die linksventrikuläre Funktion nicht wesentlich eingeschränkt ist. Gelegentlich wird der Schwangerschaftsverlauf durch spontane Rupturen von Chordae tendineae kompliziert, die nicht auf dem Boden einer bakteriellen Endokarditis auftreten; es ist bisher noch nicht geklärt, ob die während der Schwangerschaft beobachteten Bindegewebsveränderungen oder die Anstrengungen während der Wehen und der Entbindung diese möglichen Komplikationen bedingen. Im Hinblick auf das beschriebene familiäre Vorkommen eines Mitralklappenprolapses muß die Möglichkeit einer genetischen Übertragung bedacht werden [27, 140, 183].

Die meisten Patientinnen mit asymptomatischem Mitralklappenprolaps benötigen während der Schwangerschaft keine spezifische Therapie. Bei den wenigen Patientinnen mit präkordialen Beschwerden oder kardialen Rhythmusstörungen sollte der Schwerpunkt der Bemühungen auf wiederholten **Kontrolluntersuchungen** liegen; es sollte versucht werden, den Gebrauch von Antiarrhythmika zu vermeiden.

Die häufigste anhaltende Tachykardie bei Patientinnen mit Mitralklappenprolaps stellt die **paroxysmale supraventrikuläre Reentry-Tachykardie** (AV-junktionale Tachykardie) dar [242]; diese Rhythmusstörung spricht gewöhnlicherweise gut auf Digitalisglykoside an, die während der Schwangerschaft ohne Bedenken verabreicht werden können.

Die Häufigkeit ventrikulärer Extrasystolen scheint während der Schwangerschaft in Abhängigkeit vom Anstieg des linksventrikulären Volumens abzunehmen; falls jedoch polytope oder mehrere aufeinanderfolgende ventrikuläre Extrasystolen persistieren bzw. oft präkordiale Beschwerden auftreten, ist eine Therapie mit einem **Betarezeptorenblocker** zu empfehlen; da das Risiko-Nutzen-Verhältnis bei einer schwangeren Frau jedoch sorgfältig beachtet werden muß, sollte die Notwendigkeit der Fortsetzung der Betablockerbehandlung immer wieder überprüft werden. Obwohl in älteren Arbeiten ernsthafte Nebenwirkungen durch Betablocker beim Fetus vermutet wurden, konnte in späteren Studien bei schwangeren Frauen nachgewiesen werden, von denen die überwiegende Mehrzahl Betablocker wegen einer arteriellen Hypertonie erhielten, daß Betablocker während der Schwangerschaft ohne Bedenken verabreicht werden könnten [21, 208].

Patientinnen mit Mitralklappenprolaps, insbesondere diejenigen mit verdickter Mitralklappe und Mitralinsuffizienz, stehen unter erhöhtem Risiko einer **bakteriellen Endokarditis.** Wenn auch während der Wehen, einer vaginalen Entbindung bzw. Sectio caesarie immer mit dem Auftreten einer Bakteriämie gerechnet werden muß [235], so ist nach den neuesten Empfehlungen der American Heart Association jedoch eine bakterielle Endokarditisprophylaxe bei schwangeren Frauen mit Mitralklappenprolaps mit bzw. ohne Mitralinsuffizienz, die vaginal oder durch Sectio caesaria entbunden werden, nur bei Vorhandensein einer Infektion, jedoch nicht bei unkompliziertem Verlauf indiziert [50].

## 5.2 Marfan-Syndrom

Eine Patientin mit einem Marfan-Syndrom ist zwei schwangerschaftsbezogenen Risiken ausgesetzt:
- der 50%igen Wahrscheinlichkeit einer genetischen Übertragung und
- dem Risiko einer kardialen Komplikation mütterlicherseits.

Die **Texturstörungen des Bindegewebes** beim Marfan-Syndrom betreffen den Mitralklappenanulus, die Mitralsegel und Chordae tendineae (mit resultierendem Mitralklappenprolaps) sowie die Aortenwurzel (mit Aorteninsuffizienz und der drohenden Gefahr eines dissezierenden Aortenaneurysmas) [183, 200]. Bei nahezu allen Patientinnen mit Marfan-Syndrom kann unabhängig vom Alter eine kardiale Mitbeteiligung nachgewiesen werden; das Schwangerschaftsrisiko wird im wesentlichen durch den Schweregrad und nicht durch das bloße Vorhandensein der kardialen Manifestation bestimmt [183].[!]

Patientinnen mit minimaler kardialer Manifestation scheinen eine Schwangerschaft ohne schwerwiegende akute Komplikationen austragen zu können, wohingegen bei Frauen mit hämodynamisch relevanter Aorten- oder Mitralinsuffizienz

*[!] Bei nahezu allen Patientinnen mit Marfan-Syndrom kann unabhängig vom Alter eine kardiale Mitbeteiligung nachgewiesen werden!*

bzw. mäßiggradiger bis ausgeprägter Dilatation der Aortenwurzel (> 40 mm) ein deutlich erhöhtes Risiko ernsthafter kardiovaskulärer Komplikationen während bzw. kurz nach der Schwangerschaft besteht [183, 246]. Verdünnung und Ruptur von Sehnenfäden können zu einer allmählich progredienten oder akuten, hochgradigen Mitralinsuffizienz führen, und die Manifestation der Bindegewebstexturstörung im Bereich der Aortenwurzel kann sich durch eine akute Aortendissektion oder -ruptur bzw. durch das plötzliche Auftreten einer akuten hochgradigen Aorteninsuffizienz bemerkbar machen [182, 183].

**Schwangerschaftsinduzierte Gewebeveränderungen** im Bereich der Aortenwurzel können zu den Bindegewebstexturstörungen des Marfan-Syndroms, die bereits außerhalb der Schwangerschaft bestehen, hinzukommen und das Risiko des Schwangerschaftsverlaufs deutlich erhöhen [3, 182, 183]. Aufgrund der bisher verfügbaren Daten läßt sich schlußfolgern, daß Patientinnen mit Marfan-Syndrom eine Schwangerschaft gut austragen können, sofern keine Aorteninsuffizienz besteht und der Durchmesser der Aortenwurzel < 40 mm beträgt [165]. Mit Zunahme der Dilatation der Aortenwurzel und/oder der Aorta steigt die Gefahr einer Aortendissektion.

Anhand einer Literaturübersicht konnte bei 32 schwangeren Frauen mit Marfan-Syndrom eine hohe Inzidenz einer Aortendissektion und eine hohe Mortalitätsrate – meist während der peripartalen Phase – aufgezeigt werden. Die Mehrzahl dieser Frauen wies bereits vor Beginn der Schwangerschaft kardiovaskuläre Probleme auf, wie z. B. Dilatation der Aortenwurzel, Aorteninsuffizienz, Aortenisthmusstenose, arterielle Hypertonie, Herzvergrößerung und offener Ductus arteriosus Botalli. Weiterhin war die Anzahl der Fehlgeburten erhöht. Im Gegensatz dazu wurde in einer retrospektiven Analyse von 105 nichtselektierten Schwangerschaften bei 26 Patientinnen mit Marfan-Syndrom nur ein Todesfall – auf dem Boden einer Endokarditis bei einer Patientin mit hochgradiger Mitralinsuffizienz – beschrieben [184]. Weiterhin wurde unter zwölf zum regulären Geburtstermin beendeten Schwangerschaften bei zehn Frauen mit Marfan-Syndrom und einem Durchmesser der Aortenwurzel von weniger als 45 mm keine einzige kardiovaskuläre Komplikation berichtet [201].

Diese widersprüchlichen Daten legen nahe, daß anekdotische Beschreibungen in der Literatur selektierte Patientinnenkollektive mit hohem Risiko betreffen; in diesen Kollektiven sind die schwangerschaftsbezogenen Komplikationen bei Frauen mit Marfan-Syndrom sicherlich überrepräsentiert.

Die **Betreuung** schwangerer Frauen mit Marfan-Syndrom sollte eine ausführliche Beratung vor der Konzeption beinhalten, wobei die möglichen mütterlichen und fetalen Risiken diskutiert werden müssen, einschließlich der 50 %igen Wahrscheinlichkeit, daß das Syndrom vererbt werden wird [184]. Nach dem heutigen Stand der Erkenntnis sollte Frauen mit einer funktionell relevanten kardialen Manifestation des Marfan-Syndroms, einschließlich asymptomatischer Dilatation der Aortenwurzel, von einer Schwangerschaft abgeraten oder, bei bereits eingetretener Schwangerschaft, eine frühzeitige Beendigung der Schwangerschaft nahegelegt werden. Bei Frauen ohne kardiale Komplikationen und mit normalem Durchmesser der Aortenwurzel ist das Schwangerschaftsrisiko signifikant niedriger. Aber selbst bei dieser Konstellation ist eine günstige Prognose nicht gesichert; eine Aortendissektion kann, obwohl selten, auch bei Patientinnen ohne Aortendilatation auftreten [201].

Während der Schwangerschaft sollte sich die Patientin körperlich schonen. Es konnte gezeigt werden, daß **Betarezeptorenblocker,** welche die Pulswellengeschwindigkeit vermindern, das Auftreten einer Aortendilatation und das Risiko der Komplikationen bei Patientinnen mit Marfan-Syndrom reduzieren können; aus diesem Grund sollten Betarezeptorenblocker bei Patientinnen mit Marfan-Syndrom vor und während einer Schwangerschaft verabreicht werden [183]. Bei Patientinnen mit Marfan-Syndrom sollte eine Betablockertherapie bereits in der Kindheit begonnen und in der Schwangerschaft fortgesetzt werden [165, 201]. Eine positive Familienanamnese einer Aortendissektion oder -ruptur bei geringem Durchmesser der Aortenwurzel sollte bei der Schwangerschaftsberatung von Patientinnen mit Marfan-Syndrom berücksichtigt werden. Bei Patientinnen, bei denen ein höheres Risiko kardiovaskulärer Komplikationen vermutet werden kann, sollte eine Schwangerschaft sicherlich erst nach operativem Ersatz der Aortenwurzel erfolgen.

Liegen bei Patientinnen mit Marfan-Syndrom eine Aortenwurzeldilatation oder andere kardiale Komplikationen vor, ist eine Entbindung durch **Sectio caesarea** vorzuziehen, um den potentiell gefährlichen Auswirkungen der Preßwehen vorzubeugen.

In den letzten Jahren wurden rasante Fortschritte bei der Erforschung des dem Marfan-Syndrom zugrundeliegenden genetischen Defekts erreicht. Quantitative Unterschiede der Fibrillinsynthese und -ablagerung in Fibroblastenkulturen lassen vermuten, daß mindestens fünf verschiedene

Gruppen von Patientinnen mit Marfan-Syndrom unterschieden werden können [3]. Es könnte bald möglich sein, das individuelle Risiko der Patientinnen mit größerer Genauigkeit zu erfassen. Heutzutage ist bereits eine **pränatale Diagnostik** des Marfan-Syndroms durch Nachweis einer Mutation des Marfan-Gens für das Fibrillin-Protein auf dem Chromosom 15 Realität.

## 5.3 Aortendissektion

Eine Prädisposition zum Auftreten einer Aortendissektion während der Schwangerschaft wurde von mehreren Autoren vermutet; im Zeitraum der letzten 50 Jahre wurden circa 200 Dissektionen der Aorta beschrieben, die im Verlauf einer Schwangerschaft auftraten [67]. Weiterhin hat sich herausgestellt, daß ca. 50% der Aortendissektionen bei Frauen mit einem Lebensalter von unter 40 Jahren mit einer Schwangerschaft assoziiert sind [114, 200]. Aortendissektionen treten gehäuft bei Frauen mit > 30 Jahren, bei Multiparae, ferner bei Patientinnen mit Aortenisthmusstenose oder Marfan-Syndrom auf [13, 182, 183]. Die Aortendissektion wird am häufigsten während der letzten drei Schwangerschaftsmonate und peripartal beobachtet, wobei fast 20% der Dissektionen zwei oder mehr Tage nach der Entbindung auftreten [200].

Das **diagnostische Vorgehen** bei Verdacht auf Aortendissektion bei einer schwangeren Patientin ist demjenigen bei Nichtschwangeren sehr ähnlich. Da eine Aortographie mit Kontrastmittel oft zur Sicherung der Diagnose erforderlich ist, sollte versucht werden, hierbei die Strahlenexposition möglichst gering zu halten, und der Fetus muß durch Bleiabschirmung geschützt werden. Die transösophageale Echokardiographie hat sich als besonders aussagefähige nicht-invasive Methode zur Diagnose einer Aortendissektion herausgestellt [33]. Die transösophageale Echokardiographie ist sowohl der Computertomographie, die Strahlenbelastung mit sich bringt, als auch der Magnetresonanztomographie vorzuziehen, deren Unbedenklichkeit während einer Schwangerschaft zum jetzigen Zeitpunkt noch nicht erwiesen ist.

Zur Senkung des Blutdrucks bei Patientinnen mit Aortendissektion und arterieller Hypertonie ist eine kombinierte **medikamentöse Behandlung** mit Natriumnitroprussid und Propranolol (zur Verminderung der Pulswellengeschwindigkeit) zu empfehlen. Da Natriumnitroprussid unter Umständen fetale Fehlbildungen bewirken kann, sollte diese Substanz nur bei denjenigen Patientinnen verabreicht werden, deren erhöhter Blutdruck auf andere Pharmaka nicht ausreichend reagiert. Die intravenöse bzw. orale Gabe von Hydralazin stellt heute die Therapie der Wahl zur Blutdrucksenkung bei schwangeren Patientinnen mit Aortendissektion dar. Um die mit den Wehen und einer vaginalen Entbindung verbundene Blutdrucksteigerung bei Frauen mit Aortendissektion zu verhindern, wird eine **Sectio caesarea** unter Epiduralanästhesie empfohlen [67]. Auch über eine erfolgreiche Entbindung durch Sectio caesarea und eine chirurgische Versorgung der Aortendissektion während desselben Eingriffs nahe dem Geburtstermin wurde bereits berichtet; eine postpartal aufgetretene Dissektion kann ohne Risiko für den Fetus chirurgisch korrigiert werden [114].

## 6 Kardiomyopathien

### 6.1 Hypertrophische Kardiomyopathie

Schwangere Frauen mit hypertrophischer Kardiomyopathie sehen sich zwei Gefahren ausgesetzt [119, 120, 174]:
- dem Risiko einer genetischen Übertragung dieser autosomal-dominant vererbten Erkrankung
- dem eigenen, mütterlichen Risiko, das durch die kardiale Erkrankung vorgegeben ist.

Das funktionelle Verhalten des linken Ventrikels bei Vorliegen einer hypertrophischen Kardiomyopathie mit Septumhypertrophie, insbesondere aber bei Patientinnen mit einem systolischen Gradienten im Bereich der linksventrikulären Ausstrombahn, wird in erster Linie durch die Interaktion der linksventrikulären diastolischen Dimensionen (Volumen), des peripheren Gefäßwiderstands (Nachlast) und der Kontraktionskraft des linksventrikulären Myokards bestimmt. Diese hämodynamischen Variablen werden durch Kreislaufveränderungen beeinflußt, die während des normalen Verlaufs von Schwangerschaft, Wehen und Entbindung auftreten [119, 229]. Ein Anstieg des Blutvolumens und des Herzzeitvolumens bzw. der linksventrikulären diastolischen Volumina führt zu einer Reduktion des Druckgradienten in der linksventrikulären Ausstrombahn, wohingegen ein Anstieg des peripheren Gefäßwiderstands eine Zunahme der linksventrikulären Ausstrombahnobstruktion bewirkt [120]. Die Kompression der unteren Hohlvene im Liegen (durch den graviden Uterus) kann während der letzten drei Schwangerschaftsmonate über eine Abnahme des venösen Rückstroms und konsekutiv auch des linksventrikulären Volumens zu einer Zunahme des linksventrikulären Ausstrombahngradienten führen; hierbei kann auch der Schweregrad einer vorbestehenden Mitralinsuffizienz deutlich zunehmen [119].

Eine Übersichtsarbeit über den Verlauf von 82 Schwangerschaften bei 35 Patientinnen mit hypertrophischer Kardiomyopathie hat für die Mehrzahl eine günstige Prognose angegeben; andererseits war oft das Neuauftreten bzw. eine Aggravierung bereits bestehender kardialer Symptome zu beobachten [120]. Bei 21% der Patientinnen wurde eine Herzinsuffizienz zum ersten Mal diagnostiziert bzw. eine Verschlechterung der hämodynamischen Parameter festgestellt, und einige Patientinnen klagten über präkordiale (der Angina pectoris ähnliche) Beschwerden, Palpitationen, Schwindelanfälle und Synkopen. Bei zwei Patientinnen wurden ventrikuläre Rhythmusstörungen dokumentiert, in einem Fall mit Todesfolge [219].

Die **fetale Prognose** wird durch die hypertrophische Kardiomyopathie der Mutter selbst nicht beeinträchtigt; das Risiko, die Krankheit zu vererben, kann bei der familiären Form jedoch bei 50% liegen, während das Risiko bei sporadischem Auftreten verringert ist [120].

Allein auf der Basis klinischer (Auskultations-)Befunde wird die **Diagnose** einer hypertrophischen Kardiomyopathie während einer Schwangerschaft oft nicht gestellt, da die bei Vorhandensein einer Obstruktion im Bereich der linksventrikulären Ausstrombahn bzw. nahe der Ventrikelspitze hörbaren systolischen Geräusche mit den systolischen Strömungsgeräuschen verwechselt werden können, die während einer normalen Schwangerschaft infolge der Volumenzunahme auskultiert werden. Der Nachweis einer linksventrikulären Hypertrophie, eines 4. Herztons, eines Spätsystolikums mit Punctum maximum über dem Erb-Punkt und eine Zunahme der Lautstärke des Systolikums beim Aufrichten oder in der Preßphase des Valsalva-Manövers lassen an eine hypertrophische Kardiomyopathie denken; die endgültige Diagnose kann mit der Echokardiographie gestellt werden, welche die Untersuchungsmethode der Wahl bei der Diagnostik der hypertrophischen Kardiomyopathie darstellt [25].

Die **therapeutischen Maßnahmen** bei einer schwangeren Patientin mit nachgewiesener hypertrophischer Kardiomyopathie hängen von dem Vorhandensein von Symptomen bzw. einer Obstruktion im Bereich der linksventrikulären Ausstrombahn ab. Asymptomatische Patientinnen ohne linksventrikuläre Ausstrombahnobstruktion in Ruhe oder unter Provokation (Valsalva-Manöver) bedürfen keiner medikamentösen Therapie. Bei symptomatischen Patientinnen mit hypertrophisch-obstruktiver Kardiomyopathie müssen hämodynamisch relevante Blutverluste während der Entbindung, Vasodilatation sowie eine sympathoadrenerge Stimulation während der Anästhesie verhindert werden.

Eine **medikamentöse Therapie** ist beim Auftreten von Symptomen und kardialen Rhythmusstörungen indiziert. Symptome, wie z.B. Belastungsdyspnoe oder Angina pectoris, die auf einen erhöhten linksventrikulären Füllungsdruck zurückzuführen sind, sollten mit Betarezeptorenblockern behandelt werden; sollte der Effekt der Betablocker allein nicht ausreichen, können Diuretika hinzugefügt werden. Calciumantagonisten, die bei nichtschwangeren Patientinnen die Substanzen erster Wahl darstellen, sollten bei Vorliegen einer Schwangerschaft nicht verabreicht werden, da die fetalen Auswirkungen einer Therapie mit Calciumantagonisten während der Schwangerschaft noch nicht geklärt sind [243].

Obwohl durch eine Schwangerschaft per se das Risiko eines plötzlichen Herztods bei Patientinnen mit hypertrophischer Kardiomyopathie nicht erhöht zu sein scheint, kommt der **plötzliche Herztod** im gebärfähigen Alter bei dieser Krankheit gehäuft vor [147]. Mit Hilfe des Langzeit-EKG sollte nach ventrikulären Rhythmusstörungen gefahndet werden, die eine wesentliche prognostische Bedeutung haben; komplexe ventrikuläre Rhythmusstörungen sollten mit Medikamenten behandelt werden, die den Fetus nicht gefährden, wie z.B. Chinidin, Procainamid und Betarezeptorenblocker.

Es konnte gezeigt werden, daß **Amiodaron** die Rate des plötzlichen Herztods bei nichtschwangeren Patientinnen mit hypertrophischer Kardiomyopathie senkt; die Unbedenklichkeit einer Amiodarontherapie während der Schwangerschaft jedoch ist bisher nicht erwiesen [243]. Amiodaron sollte deshalb nur bei Patientinnen mit lebensbedrohlichen Rhythmusstörungen angewendet werden, die mit anderen Pharmaka nicht zu beherrschen sind [207].

Supraventrikuläre Rhythmusstörungen, insbesondere Vorhofflimmern bzw. -flattern, sollten während der Schwangerschaft mit Klasse-IA-Antiarrhythmika behandelt werden; falls bei Patientinnen mit symptomatischem Vorhofflimmern eine medikamentöse Rhythmisierung nicht gelingt, kann eine elektrische Kardioversion versucht werden [206]. Da Digitalisglykoside bei Vorhandensein einer Obstruktion im Bereich der linksventrikulären Ausstrombahn letztere verstärken und eine Zunahme der diastolischen Compliance-Störung auch bei hypertrophisch-nichtobstruktiver Kardiomyopathie bewirken können sowie die Unbedenklichkeit der Therapie mit Calciumantagonisten während der Schwangerschaft nicht erwiesen ist, sind Betarezeptorenblocker die Medikamente der ersten Wahl, um bei Patientinnen mit therapierefraktärem Vorhofflimmern die Kammerfrequenz zu senken.

Bei Patientinnen mit hypertrophischer Kardiomyopathie sollte primär eine vaginale **Entbindung** angestrebt werden, deren Sicherheit nachgewiesen ist.! Liegen Symptome einer Obstruktion der linksventrikulären Ausstrombahn vor, kann die Austreibungsperiode durch Zangen- oder Vakuumextraktion verkürzt werden [120]. Prostaglandine sollten zum Zweck der Beeinflussung der Uteruskontraktionen wegen ihrer vasodilatierenden Wirkung nicht verabreicht werden, wohingegen Oxytocin von den Patientinnen gut toleriert wird [219]. Da betasympathomimetische Substanzen mit tokolytischer Wirkung eine Obstruktion im Bereich der linksventrikulären Ausstrombahn verstärken können, ist bei Indikation zur Tokolyse Magnesiumsulfat das Pharmakon der ersten Wahl [219]. Aus hämodynamischen Gründen sollten Spinal- und Epiduralanästhetika wegen ihrer vasodilatierenden Eigenschaften bei Schwangeren mit einer hypertrophischen Kardiomyopathie vermieden [19] und ein stärkerer Blutverlust sollte verhindert bzw. sofort mit intravenöser Blut- oder Flüssigkeitszufuhr substituiert werden [120].

Die zum Krankheitsbild einer hypertrophisch-obstruktiven Kardiomyopathie zugehörige Mitralinsuffizienz bringt die zusätzliche Gefahr einer bakteriellen Endokarditis mit sich; aus diesem Grund ist bei Patientinnen mit hypertrophischer Kardiomyopathie, insbesondere bei Vorliegen der obstruktiven Form, während der Wehen und der Entbindung eine **bakterielle Endokarditisprophylaxe** indiziert.

## 6.2 Peripartale Kardiomyopathie

Bei dieser Sonderform einer dilatativen Kardiomyopathie (bei Fehlen einer koronaren Herzkrankheit) treten Symptome und klinische Befunde einer Herzinsuffizienz auf dem Boden einer systolischen Dysfunktion des linksventrikulären Myokards auf; die Symptome der Herzinsuffizienz werden erstmals in den letzten zwei Schwangerschaftsmonaten oder innerhalb der ersten fünf Monate nach der Entbindung mit einem Häufigkeitsgipfel einen Monat nach dem Ende der Schwangerschaft beobachtet [100, 237].

Um die **Diagnose** einer peripartalen Kardiomyopathie stellen zu können, müssen andere Ursachen einer linksventrikulären Dilatation und systolischen Dysfunktion ausgeschlossen werden, unter anderem vorherige chronische Herzerkrankungen und andere zuvor oder momentan existierende kardiale oder nicht-kardiale Ursachen eines sekundären Herzversagens (z.B. Infektionen, toxische Einwirkungen oder metabolische Erkrankungen). Bei den differentialdiagnostischen Bemühungen kann meistens irgend eine andere Ursache identifiziert werden, die die Symptome der Herzinsuffizienz im Verlauf der Schwangerschaft erklären kann. Nur bei schwangeren Patientinnen, die ein wirklich unerklärliches Herzversagen aufweisen, kann die Diagnose einer peripartalen Kardiomyopathie gestellt werden.

Die **Inzidenz** der peripartalen Kardiomyopathie wird auf 1:3000 bis 1:4000 [194] bis 1:15 000 [49] geschätzt. Die Erkrankung tritt häufiger bei Patientinnen im Alter > 30 Jahren, bei Frauen mit Zwillingsschwangerschaften und Multipara, ferner bei Farbigen und bei Schwangerschaftshypertonie auf [100, 236]. Obwohl allgemein der Begriff „peripartal" verwendet wird, beginnt die Erkrankung vorwiegend im 1. bis 3. Monat nach der Entbindung, wobei eine Minderheit der Patientinnen (ca. 15%) bereits vor der Entbindung Symptome erkennen läßt, die diese Diagnose zulassen [100, 194]. Dieses gehäufte Auftreten um den Geburtstermin herum weist auf eine enge pathogenetische Beziehung der Schwangerschaft zu diesem Krankheitsbild hin, wenn auch kein Beweis für eine ursächliche Rolle der Gravidität vorliegt, die präzise Genese der Erkrankung bleibt unbekannt [100]. Als **pathogenetisch bedeutsame Faktoren** sind Ernährungskomponenten, Kleingefäßerkrankung, Virusbefall, genetische Veränderungen (erhöhte Suszeptibilität), Hormonveränderungen und fetale Antigene erwähnt worden [237]. Derzeit wird die peripartale Kardiomyopathie als ein multifaktorielles Geschehen angesehen; allerdings wird eine Myokarditis – viraler, medikamentöser, toxischer oder immunologischer Genese – als führendes pathogenetisches Prinzip in bis zu 78% der Patientinnen mit peripartaler Kardiomyopathie beobachtet [151]. Falls Herzgröße und linksventrikuläre Funktion sich innerhalb von sechs Monaten wieder normalisieren, ist die Prognose im allgemeinen als gut anzusehen, einschließlich der Fähigkeit, weitere Schwangerschaften einzugehen.

Bei der **pathologisch-anatomischen Untersuchung** erscheinen die Herzkammern bleich, weich und dilatiert; an vielen Lokalisationen werden wandständige Thromben beobachtet, die als Ur-

*!Bei Patientinnen mit hypertrophischer Kardiomyopathie sollte primär eine vaginale Entbindung angestrebt werden!*

sprungsort von Lungenembolien und peripheren arteriellen Embolien in Betracht kommen [100, 194]. Bei der lichtmikroskopischen Untersuchung sind die histologischen Veränderungen von denjenigen anderer Formen der dilatativen Kardiomyopathie nicht zu unterscheiden; so werden Muskelfaserdegenerationen, interstitielles Ödem, fokale Fibrosierungen sowie verstreute interstitielle und perivaskuläre Infiltrate (aus mononukleären Zellen bestehend) beobachtet [194].

Die Patientinnen weisen gewöhnlich **Symptome** einer Herzinsuffizienz (vorwiegend Belastungsdyspnoe, auch Ruhedyspnoe, ferner Husten), Angina pectoris-ähnliche Beschwerden, Palpitationen und gelegentlich periphere (systemische) oder Lungenembolien auf [100, 139, 144, 193].

Bei der **klinischen Untersuchung** finden sich oft ein vergrößertes Herz und ein 3. Herzton; häufig werden systolische Geräusche einer leichten bis mäßiggradigen Mitral- bzw. Trikuspidalinsuffizienz vernommen [166]. Das Ruhe-EKG kann Zeichen der Linkshypertrophie, ST-T-Veränderungen, Erregungsleitungsverzögerungen und Rhythmusstörungen erkennen lassen. Mit Hilfe der Röntgen-Thoraxaufnahme können Herzvergrößerung, Lungenvenenstauung mit interstitiellem oder alveolärem Ödem und gelegentlich ein Pleuraerguß nachgewiesen werden. Die dreidimensionale Echokardiographie zeigt meistens eine Dilatation sämtlicher vier Herzhöhlen und oft einen gering- bis mäßiggradigen Perikarderguß, und die linksventrikuläre Auswurffraktion als Parameter der systolischen linksventrikulären Funktion ist gewöhnlich stark vermindert, ebenso die rechtsventrikuläre Auswurffraktion als Zeichen einer eingeschränkten Rechtsherzfunktion. Eine gering- bis mäßiggradige Mitral-, Trikuspidal- bzw. Pulmonalinsuffizienz kann mittels Doppler-Sonographie nachgewiesen werden. Die soeben beschriebenen hämodynamischen Veränderungen sind von denjenigen, die bei anderen Formen einer dilatativen Kardiomyopathie gesehen werden, nicht zu unterscheiden. Werden bei nichtinvasiven Untersuchungen, wie z.B. der dreidimensionalen Echokardiographie regionale Wandbewegungsstörungen beobachtet, so kann unter Umständen eine Koronarangiographie notwendig werden (bei Bleischutz des Uterus), um eine koronare Herzkrankheit auszuschließen. Bei Patientinnen mit Herzinsuffizienz Stadium NYHA IV kann eine invasive hämodynamische Überwachung mittels Rechtsherzkatheterisierung erforderlich sein. Weiterhin kann eine Endomyokardbiopsie bei der Diagnosestellung hilfreich sein, besonders wenn sie frühzeitig durchgeführt wird (innerhalb der ersten Woche nach Symptombeginn).

Die **Ätiologie** der peripartalen Kardiomyopathie ist immer noch unbekannt. Es ist vermutet worden, daß die Erkrankung auf einer Myokarditis, einer Mangelernährung, einer Anomalie der kleinen Koronargefäße, auf Hormoneffekten, einer Toxämie oder einer mütterlichen Immunantwort auf fetales Antigen beruht [166]. Durch Anwendung von Endomyokardbiopsien konnte erst kürzlich gezeigt werden, daß im Herzmuskel von Patientinnen mit peripartaler Kardiomyopathie in einem höheren Prozentsatz Anhaltspunkte für eine Myokarditis im Vergleich zu anderen Formen der dilatativen Kardiomyopathie vorliegen [151]. Obwohl die Untersuchungen der Myokardbiopsieproben in einigen Studien Normalbefunde ergaben, wurden in der Mehrzahl der Studien auf eine Myokarditis hinweisende zelluläre Infiltrationen in 29 bis 100 % der Myokardbiopsieproben entdeckt [151, 166].

Eine immunologische Grundlage der peripartalen Kardiomyopathie ist vermutet worden [118], und zahlreiche Daten unterstützen diese Hypothese. Eine immunsuppressive Therapie mit Steroiden und Azathioprin führte zu einer dramatischen klinischen Besserung, die mit einem Verschwinden der entzündlichen Infiltrate im Herzmuskel einherging [100]; allerdings wurde bei einem hohen Prozentsatz der Patientinnen mit peripartaler Kardiomyopathie auch eine spontane Besserung der Symptome registriert. Bei einer zuvor gesunden Erstgebärenden mit peripartaler Kardiomyopathie wurden Myokardantikörper im mütterlichen und Nabelschnurblut nachgewiesen; Antikörper gegen menschliches Immunglobulin wurden im fetalen Herzen nachgewiesen [186].

Bei einer 26jährigen Erstgebärenden, die sofort nach der Geburt Symptome einer Herzinsuffizienz erkennen ließ, konnten stark positive Antiactinantikörper und positive Immunofluoreszenztests für Antikörper gegen glatte Muskulatur über einen Zeitraum von neun Monaten nach der Entbindung identifiziert werden [118]. Aufgrund dieser Ergebnisse wurde eine Autoimmunätiologie der peripartalen Kardiomyopathie postuliert: Nach dieser Theorie führt die Freisetzung von Actomyosin oder seinen Metaboliten aus dem Uterus zur Bildung von Antikörpern, die mit mütterlichem Myokard kreuzreagieren.

Der **klinische Verlauf** der peripartalen Kardiomyopathie ist wechselhaft. Bei ca. 50 % der Patientinnen wird eine komplette oder weitgehende Normalisierung der Myokardfunktion und des klinischen Status innerhalb der ersten sechs Monate nach der Entbindung beobachtet; die anderen 50 % lassen entweder eine kontinuierliche klinische Verschlechterung bis zum frühen Tod oder eine persistierende systolische linksventrikuläre Dysfunktion und Zeichen einer chronischen Herzinsuffizienz erkennen, mit hoher Morbidität und Mortalität einhergehend [30, 52, 100, 193]. Das Ausmaß und die

Geschwindigkeit der Rückbildung der linksventrikulären Dimensionen sowie der Erholung der linksventrikulären Funktion sind wesentliche Faktoren der Langzeitprognose; Patientinnen, deren linksventrikuläre Funktion sich innerhalb von 6 Monaten nach Diagnosestellung erholten, haben die günstigste Prognose.

Die **medikamentöse Therapie** der peripartalen Kardiomyopathie fußt auf den gleichen Prinzipien wie die Behandlung anderer Formen der akuten Herzinsuffizienz. Körperliche Schonung (Bettruhe), Flüssigkeitsrestriktion, Diuretika, konsequente Sauerstoffzufuhr, vasodilatierende Substanzen sowie unter Umständen positiv-inotrope Substanzen und Digitalis haben eine vorteilhafte Wirkung [128]. Die Unbedenklichkeit der nachlastsenkenden Therapie mit Hydralazin während der Schwangerschaft ist nachgewiesen [203].

Nur wenige Erfahrungen liegen bezüglich der Verwendung von organischen Nitraten vor; allerdings konnte gezeigt werden, daß eine arterielle Hypotonie, durch eine zu hohe Nitratdosis bedingt, eine fetale Bradykardie provozieren kann [45]. Auch Natriumnitroprussid wurde während der Schwangerschaft erfolgreich zur Verbesserung der Myokardfunktion eingesetzt; durch Tierexperimente wurde jedoch die Gefahr einer möglichen Schädigung des Feten aufgedeckt [243]. Angiotensin-Converting-Enzym-Hemmer, die bei nichtschwangeren Patientinnen mit dilatativer Kardiomyopathie heute die Substanzen der ersten Wahl mit deutlicher Verbesserung der Prognose darstellen, führten bei Verabreichung während der Schwangerschaft zu dramatischen Störungen der Blutdruckregulation und der Nierenfunktion des Feten [199], so daß die Anwendung von ACE-Hemmern während der Schwangerschaft kontraindiziert ist.

Wegen des gehäuften Auftretens von Thromboembolien (bis zu 50%) im Lungen- und Systemkreislauf bei Patientinnen mit peripartaler Kardiomyopathie [52] wird eine **Antikoagulation** empfohlen. Heparin wird in der Zeitphase kurz vor der Geburt vorgezogen, da es nicht teratogen ist und nicht die Plazenta passiert. Nach Entbindung kann Marcumar bzw. Coumadin verwendet werden, auch bei stillenden Frauen. Da die Erkrankung reversibel sein kann, ist unter Umständen der temporäre Einsatz der intraaortalen Ballonpumpe hilfreich, um die hämodynamische Situation zu stabilisieren [23]; auch linksventrikuläre Unterstützungssysteme können in dieser Situation hilfreich sein.

In den letzten Jahren sind Berichte über die positiven Auswirkungen einer Immunsuppression bei Patientinnen mit peripartaler Kardiomyopathie publiziert worden.

In einer Studie [151] wurde eine Verbesserung des subjektiven Befindens und der objektiven hämodynamischen Parameter bei neun von zehn Patientinnen mit peripartaler Kardiomyopathie beschrieben, bei denen die Analysen der Myokardbiopsieproben auf eine Myokarditis hinwiesen. Allerdings wurde auch bei Patientinnen mit dieser Erkrankung, die nur eine Therapie zum Zweck der hämodynamischen Stabilisierung erhielten, eine deutliche und rasche Verbesserung der klinischen Symptomatik und der linksventrikulären Funktion beobachtet [30].

Da noch nicht hinreichende Ergebnisse über die Auswirkungen einer immunsuppressiven Therapie bei peripartaler Kardiomyopathie vorliegen, kann eine solche Therapie generell zum jetzigen Zeitpunkt nicht empfohlen werden [142]. Bei Patientinnen mit akuter klinischer Verschlechterung jedoch, die in Myokardbiopsieproben histologische Zeichen einer Myokarditis aufweisen, kann eine immunsuppressive Therapie (Prednison oder Azathioprin) eingesetzt werden [151]. Bei den Patientinnen, die keine frühzeitige Besserung der stark eingeschränkten linksventrikulären Funktion erkennen lassen, sollte wegen der hohen Morbidität und Mortalität auch eine Herztransplantation, bei Patientinnen mit nicht beherrschbarer akuter Herzinsuffizienz auch ein linksventrikuläres Unterstützungssystem als Brücke zur Transplantation erwogen werden [30, 103].

Nachfolgende Schwangerschaften bei Patientinnen mit peripartaler Kardiomyopathie sind oft mit einem Wiederauftreten der Krankheitssymptome und einem hohen mütterlichen Mortalitätsrisiko verbunden. Wenn auch die Wahrscheinlichkeit eines solchen Rückfalls bei Patientinnen mit persistierender Herzvergrößerung und/oder eingeschränkter linksventrikulärer Funktion höher ist, wurde das Wiederauftreten einer peripartalen Kardiomyopathie auch bei Patientinnen beobachtet, die eine Normalisierung der linksventrikulären Funktion nach Abklingen des ersten Krankheitsschubs erkennen ließen [126, 226]. Deshalb sollte Patientinnen mit peripartaler Kardiomyopathie und persistierender linksventrikulärer Dysfunktion von weiteren nachfolgenden Schwangerschaften abgeraten werden. Patientinnen, deren Myokardfunktion sich im Anschluß an einen Schub der peripartalen Kardiomyopathie normalisiert hat, sollten über das erhöhte Risiko nachfolgender Schwangerschaften detailliert informiert werden. Selbst im Fall einer Normalisierung der linksventrikulären Funktion sind diagnostische Genauigkeit und eine sorgfältige Verlaufsbeobachtung sowie Patientinnen-Beratung von äußerster Wichtigkeit, da die peripartale Kardiomyopathie bei

*Patientinnen mit peripartaler Kardiomyopathie und persistierender linksventrikulärer Dysfunktion sollte von weiteren Schwangerschaften abgeraten werden!*

zukünftigen Schwangerschaften zu Rezidiven neigt.

## 7 Koronare Herzkrankheit

Die koronare Herzkrankheit tritt bei jungen menstruierenden Frauen sehr selten auf; die Häufigkeit des peripartal auftretenden akuten Myokardinfarkts wird auf weniger als 1:10 000 Schwangerschaften geschätzt [85]. Allerdings nimmt die Prävalenz der koronaren Herzkrankheit bei schwangeren Frauen zu, weil die geplanten Schwangerschaften öfters zu einem späteren Zeitpunkt erfolgen, zudem die Wahrscheinlichkeit des Vorhandenseins kardiovaskulärer Risikofaktoren bereits deutlich erhöht ist. Falls eine koronare Herzkrankheit sich während einer Schwangerschaft klinisch manifestiert, präsentiert sie sich gewöhnlicherweise mehr in der Form eines akuten Myokardinfarkts, weniger als Angina-pectoris-Beschwerden; die Mortalitätsrate ist dabei hoch.

Als Beispiel möge eine Patientin aufgeführt sein, die wegen Kammerflimmerns im akuten Infarktstadium erfolgreich reanimiert wurde; vier Tage nach dem akuten Infarktgeschehen wurde nach Weheneinleitung ein gesundes Kind geboren [38]. Als weiteres Beispiel sei eine 36jährige Frau mit zunehmenden Angina-pectoris-Beschwerden bei 90%iger Hauptstammstenose der linken Koronararterie aufgeführt, die sich während der Schwangerschaft erfolgreich einer aortokoronaren Bypass-Operation unterzog [137].

**Pathogenese:** Risikofaktoren der koronaren Herzkrankheit bei Frauen mit einem Lebensalter von weniger als 50 Jahren stellen hohe Plasmaspiegel des Gesamt- und LDL-Cholesterins, niedrige Plasmaspiegel des HDL-Cholesterins (noch bedeutsamer als hohes LDL-Cholesterin bei prämenopausalen Frauen), Rauchen, Diabetes mellitus, arterielle Hypertonie, eine positive Familienanamnese hinsichtlich der koronaren Herzkrankheit, eine Schwangerschaftstoxikose und die Einnahme von oralen Kontrazeptiva dar [95, 124, 156, 217, 228]. Es konnte gezeigt werden, daß die Kombination von starkem Zigarettenrauchen und gleichzeitiger Einnahme von oralen Kontrazeptiva häufig zu einem akuten Myokardinfarkt führt [48]. Weiterhin wurde das gesteigerte Risiko, einen akuten Myokardinfarkt zu erleiden, mit dem Alter der Mutter zum Zeitpunkt der Geburt des ersten Kindes [123] und mit einem lebenslang andauernden irregulären Menstruationsmuster korreliert [85]. Zusätzlich zu präexsistierenden Risikofaktoren der koronaren Herzkrankheit und fortgeschrittenem Alter der Mutter haben sich weitere prädisponierende Faktoren des akuten Myokardinfarkts herausgestellt, z. B. Präeklampsie oder Eklampsie und die Einnahme oraler Kontrazeptiva durch Raucherinnen in der Vorschwangerschafts-Periode.

Verschiedene Mechanismen wurden vorgeschlagen, um die Beziehung zwischen oralen Kontrazeptiva und akutem Myokardinfarkt erklären zu können. So können diese Substanzen die Bildung und Embolisierung von Thromben fördern, was durch das häufigere Auftreten von Venenthromben, Lungen- und Hirnembolien nahegelegt wird [85]. Weiterhin können orale Kontrazeptiva die Serumspiegel der Triglyzeride, des Gesamtcholesterins und des LDL-Cholesterins erhöhen, im Gegensatz dazu den Spiegel des protektiv wirksamen HDL-Cholesterins senken; diese Pharmaka können das Auftreten einer arteriellen Hypertonie und die Ulzerierung atherosklerotischer Plaques (Plaque-Fissuren) fördern [85, 95, 156, 217]. Im allgemeinen sollten orale Kontrazeptiva Frauen im Alter über 35 Jahren und besonders Raucherinnen, ferner Frauen, die unter oralen Kontrazeptiva eine arterielle Hypertonie entwickeln, nur mit Vorsicht verabreicht werden: Um das Risiko eines akuten Myokardinfarkts zu vermindern, sollten orale Kontrazeptiva vermieden oder Substanzen mit niedrigerer effektiver Östrogendosis verabreicht werden.

Der peripartale akute Myokardinfarkt geht oft mit einem angiographisch unauffälligen Koronarstatus einher [189, 237]; bei bis zu 43% der schwangeren Frauen jedoch ist eine Koronaratherosklerose vorhanden [202, 237]. Das Fehlen von morphologischen Koronargefäßveränderungen in der Mehrzahl der schwangeren Frauen läßt eine Abnahme der regionalen Myokardperfusion, möglicherweise auf dem Boden eines Koronararterienspasmus oder einer autochthon entstandenen Gefäßthrombose als relativ häufigen ätiologischen Faktor in diesem Patientinnenkollektiv vermuten [85, 209, 223]. Obwohl die Ursache des Spasmus nicht geklärt ist, geht letzterer oft mit schwangerschaftsinduzierter arterieller Hypertonie und manchmal mit der Einnahme von Ergotaminderivaten, die als Dopaminagonisten die Milchproduktion unterdrücken sollen, einher [209]. Eine weitere, relativ häufige Ursache des peripartalen akuten Myokardinfarkts stellt eine Dissektion der Koronararterien dar, die sich sofort nach der Entbindung ereignet [67, 157, 191]. Fortgeschrittenes mütterliches Alter kann für die Entstehung einer Koronararteriendissektion prädisponierend sein; bei nahezu allen Patientinnen war der Ramus descendens anterior der linken

Koronararterie betroffen [67, 191]. Als eine weitere mögliche Ursache eines akuten Myokardinfarkts während der Schwangerschaft kommt eine Kollagenose mit Koronargefäßbefall in Betracht [185].

**Diagnose:** Das diagnostische Vorgehen bei Verdacht auf koronare Herzkrankheit während der Schwangerschaft wird bis zu einem gewissen Grad durch die Bedenken beeinflußt, daß ein diagnostisches Verfahren den Fetus gefährden könnte. So liegen z.B. keine Daten vor, welche die Unbedenklichkeit eines Belastungstests während der Schwangerschaft belegen. Da bei gesunden Schwangeren während maximaler Belastung eine fetale Bradykardie beobachtet wurde [29], wird zur differentialdiagnostischen Abklärung der koronaren Herzkrankheit während der Schwangerschaft ein submaximales Belastungsprotokoll mit fetaler Überwachung empfohlen [64]. Thallium-201- bzw. Isonitril-(MIBI)-Myokardszintigraphie und Radionuklid-Ventrikulographie setzen den Fetus einer Strahlenbelastung aus und sollten deshalb nur dann angewendet werden, wenn der potentielle Nutzen gegenüber dem fetalen Risiko überwiegt [64]. Aus ähnlichen Gründen sollte eine Herzkatheteruntersuchung (mit Durchleuchtung und Kineangiographie) nur dann bei schwangeren Frauen durchgeführt werden, wenn bedeutende Informationen nicht mit Hilfe nicht-invasiver Methoden gewonnen werden können [64].

**Therapie:** Für die Behandlung des akuten Myokardinfarkts bei schwangeren Frauen gelten dieselben allgemeinen Grundsätze wie bei nichtschwangeren Patientinnen [91]. Das Bestreben, die Sicherheit des Fetus nicht zu gefährden, sollte auch entscheidend die Auswahl des therapeutischen Vorgehens bei Patientinnen mit koronarer Herzkrankheit während der Schwangerschaft beeinflussen. Da die Unbedenklichkeit einer langfristigen Therapie mit organischen Nitraten und Calciumantagonisten während der Schwangerschaft bisher nicht nachgewiesen ist, erscheinen **Betarezeptorenblocker** als die geeigneten Substanzen zur Behandlung einer symptomatischen Myokardischämie während der Schwangerschaft. Nitrate können kurzzeitig auch induziert sein, eine langfristige Anwendung sollte jedoch wegen der bisher nicht erwiesenen Sicherheit während der Schwangerschaftsphase vermieden werden. Da bei Thrombolysestudien des akuten Myokardinfarkts schwangere Frauen nie eingeschlossen wurden, gilt heutzutage eine thrombolytische Behandlung bei akutem Myokardinfarkt während der Schwangerschaft aus theoretischen Gründen und wegen eines nicht kalkulierbaren Risikos in der Schwangerschaft auftretender Lungenembolien als kontraindiziert [110].[1]

**Koronare Revaskularisationsmaßnahmen,** wie die perkutane transluminale Koronarangioplastie (PTCA), die intrakoronare Stentimplantation und die aortokoronare Bypass-Operation sind erfolgreich bei Vorliegen einer Schwangerschaft durchgeführt worden [46], allerdings liegen diesbezüglich noch keine umfangreichen Erfahrungen vor. Die durch Kontrastmittel induzierten Nebenwirkungen auf den Fetus müssen berücksichtigt werden, und der Fetus muß während der Durchleuchtung adäquat geschützt werden. Falls eine Antikoagulation erforderlich ist, stellt Heparin das Mittel der Wahl während der Schwangerschaft dar. Diese Revaskularisierungsmaßnahmen sollten, wenn möglich, während der ersten drei Schwangerschaftsmonate vermieden werden, da sowohl die mit der PTCA (und/oder Stentimplantation) verbundene ionisierende Strahlung als auch die extrakorporale Zirkulation bei der aortokoronaren Bypassoperation einen schädigenden Einfluß auf den Fetus ausüben können [81].

Ein im Verlauf einer Schwangerschaft auftretender akuter Myokardinfarkt ist mit einer hohen mütterlichen Mortalitätsrate belastet, insbesondere wenn er während der letzten drei Schwangerschaftsmonate und während der Wehen auftritt [92]. Die schlechte Prognose des akuten Myokardinfarkts ist wahrscheinlich einerseits auf eine verspätete Diagnose wegen der geringeren Erwartungshaltung hinsichtlich der Inzidenz der koronaren Herzkrankheit, andererseits auf die zunehmende kardiale Belastung und den Anstieg des myokardialen Sauerstoffverbrauchs während Schwangerschaft und Wehen zurückzuführen. Die Langzeitprognose ist primär vom Ausmaß der Einschränkung der linksventrikulären Funktion und vom Vorhandensein einer weiterbestehenden Myokardischämie bestimmt. Das therapeutische Management um den Entbindungstermin herum sollte sich auf eine Reduktion der kardiovaskulären Belastung während der letzten Schwangerschaftswochen und der Peripartalperiode erstrecken.

Eine Pulmonalarterien-Einschwemmkatheteruntersuchung mit Drucküberwachung und Bestimmung des Herzzeitvolumens kann zur Früherkennung und Korrektur einer gestörten Hämodynamik während Wehen und Entbindung beitragen. Während der Wehen sollten eine adäquate Analgesie und Sauerstoffzufuhr gewährleistet sein; falls erwünscht, kann das Herzzeitvolumen durch Lagerung der Patientin in linkslateraler Position gesteigert werden. Eine elektive Sectio caesarea ist nicht bei jeder Patientin mit koronarer Herzkrankheit in-

---

[1] *Eine thrombolytische Behandlung bei akutem Myokardinfarkt während der Schwangerschaft ist kontraindiziert!*

diziert, sondern sollte lediglich bei Patientinnen mit Myokardischämie oder hämodynamischer Instabilität trotz adäquater antiischämischer und antianginöser Medikation angewendet werden. Mittels einer Epiduralanästhesie können die hämodynamischen Schwankungen während der Wehen vermindert werden; diese Form der Anästhesie ist mit einer Reduktion der linksventrikulären Nachlast infolge Vasodilatation verbunden. Falls eine Allgemeinanästhesie indiziert ist, sollte bei Patientinnen mit eingeschränkter systolischer linksventrikulärer Funktion Halothan nicht verwendet werden [76]. Atropin und Ketamin sollten vorsichtig dosiert werden, um eine Tachykardie zu vermeiden. Es erscheint ratsam, eine Patientin über einen Zeitraum von 24 Stunden nach der Entbindung kontinuierlich hämodynamisch zu überwachen, um einer Verschlechterung der kardialen Funktion vorzubeugen, die auf die postpartalen hämodynamischen Veränderungen zurückzuführen ist [164].

## 8 Herzrhythmusstörungen

Obwohl keine exakten Daten über das Auftreten kardialer Rhythmusstörungen während der Schwangerschaft vorliegen, lassen anekdotische Berichte und klinische Erfahrung einen schwangerschaftsbezogenen arrhythmogenen Effekt bei Frauen mit bzw. ohne organische Herzerkrankung vermuten [101]. Palpitationen, Schwindel und Synkope stellen relativ häufige Symptome während einer Schwangerschaft dar.

Rhythmusstörungen während der Schwangerschaft sind grundsätzlich in zwei Kategorien einzuordnen:
- benigne Rhythmusstörungen, die während eines ansonsten normalen, unkomplizierten Schwangerschaftsverlaufs auftreten
- Rhythmusstörungen bei gewissen Herzerkrankungen, die vorwiegend bei Frauen im gebärfähigen Alter beobachtet werden.

Sinusarrhythmie, gelegentlich Sinusbradykardie oder -tachykardie, ferner supraventrikuläre oder ventrikuläre Extrasystolen stellen relativ häufige benigne Rhythmusstörungen dar [149]. Gibt eine schwangere Patientin anamnestisch „Aussetzer" an, so handelt es sich meistens um supraventrikuläre, seltener um ventrikuläre Extrasystolen. Sporadische Extrasystolen haben, unabhängig von ihrem Ursprungsort, keine klinische Bedeutung, insbesondere wenn die Patientin subjektiv hierdurch nicht gestört und über deren Unschädlichkeit aufgeklärt wird. Selbst Bigemini oder Trigemini haben im allgemeinen bei schwangeren Frauen ohne organische Herzerkrankung keine klinische Bedeutung; polytope ventrikuläre Extrasystolen oder Episoden einer ventrikulären Tachykardie sollten jedoch an eine peripartale Kardiomyopathie oder an ein langes QT-Syndrom (angeboren oder erworben) denken lassen, insbesondere wenn die ventrikuläre Tachykardie nahe dem Entbindungstermin oder im Wochenbett auftritt.

Mit Hilfe einer Langzeit-EKG-Registrierung bei 86 Schwangeren konnte die Häufigkeit der Symptomen wie Palpitationen, Schwindel bzw. Synkope zugrundeliegenden Herzrhythmusstörungen objektiviert werden; bei 18% der Frauen wurden gehäuft ventrikuläre und/oder supraventrikuläre Extrasystolen registriert, während supraventrikuläre oder ventrikuläre Tachykardien nicht dokumentiert wurden (unpublizierte Daten von U. Elkayam). Das Vorkommen gehäufter ventrikulärer bzw. supraventrikulärer Extrasystolen hatte keine negativen Auswirkungen auf Mutter und Fetus; die Ektopierate war nach der Entbindung deutlich reduziert.

Die häufigste anhaltende tachykarde Rhythmusstörung während der Schwangerschaft ist die **paroxysmale supraventrikuläre (AV-junktionale) Reentry-Tachykardie;** diese Tachykardie tritt insgesamt relativ häufig mit einem Gipfel bei Frauen im gebärfähigen Alter auf. Ist bei einer Patientin bereits vor Eintritt der Gravidität eine paroxysmale supraventrikuläre Tachykardie aufgetreten, so ist insbesondere im Verlauf der Schwangerschaft mit einem Wiederauftreten der tachykarden Rhythmusstörung zu rechnen, insbesondere während der letzten drei Schwangerschaftsmonate [149].

In älteren Studien wurde über eine Inzidenz paroxysmaler supraventrikulärer Reentry-Tachykardien während der Schwangerschaft von 1,5–3% der Frauen mit Herzkrankungen berichtet. Da jedoch diesen Daten eine kontinuierliche elektrokardiographische Überwachung nicht zugrunde lag, wurde die Häufigkeit des Auftretens paroxysmaler supraventrikulärer Tachykardien bei schwangeren Frauen höchstwahrscheinlich unterschätzt. Berichte über paroxysmale supraventrikuläre Tachykardien, die nur während der Gravidität registriert wurden, unterstützen die Hypothese vom arrhythmogenen Effekt der Schwangerschaft [101].

Vorhofflattern und -flimmern treten selten während einer normalen Schwangerschaft auf und weisen im allgemeinen auf eine organische, erworbene oder angeborene Herzerkrankung hin; meist finden sich Vorhofflattern und -flimmern bei Patientinnen mit Mitralklappenfehlern auf dem Boden einer rheumatischen Herzerkrankung. Akzessori-

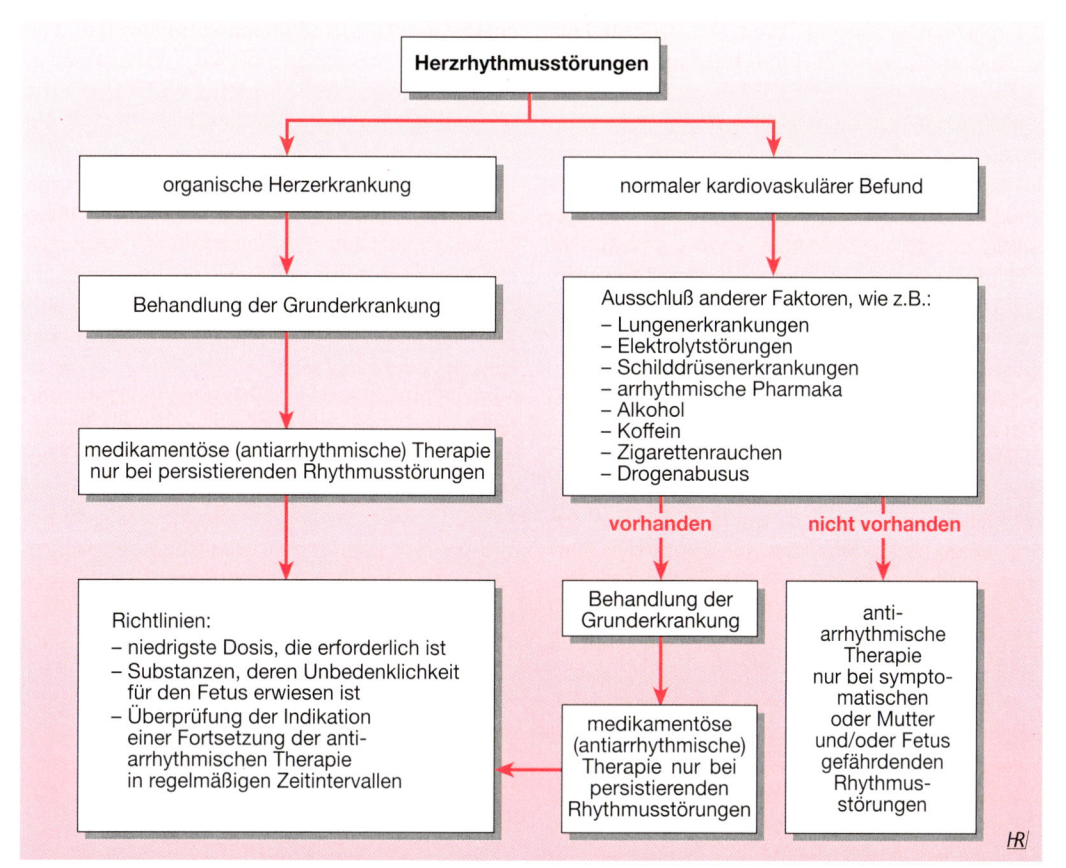

**Abb. 2-1**
*Behandlungsschema bei Herzrhythmusstörungen in der Schwangerschaft (nach Rotmensch et al. [207]).*

sche Muskelbündel bei Vorliegen eines Wolff-Parkinson-White-Syndroms können die Grundlage für hochfrequente Ventrikelaktionen während der Schwangerschaft bilden [81]. Die Existenz solcher elektrophysiologischer Bypass-Verbindungen kann bei Vorhofflattern zu einer 1:1-Überleitung oder bei Vorhofflimmern zu einer sehr hohen Ventrikelfrequenz führen, wodurch Mutter und Fetus vital gefährdet sein können.

Ventrikuläre Tachykardien und Kammerflimmern werden selten während eines normalen Schwangerschaftsverlaufs beobachtet und entstehen gewöhnlich auf dem Boden einer strukturellen Herzerkrankung [137], obwohl vereinzelt auch über das Auftreten einer anhaltenden symptomatischen ventrikulären Tachykardie bei ansonsten gesunden schwangeren Frauen berichtet wurde [26]. Weiterhin können ventrikuläre Tachykardien und Synkopen auf dem Boden eines angeborenen (Romano-Ward- bzw. Jervell-Lange-Nielsen-) oder erworbenen langen QT-Syndroms auftreten. Die mit einer vaginalen Entbindung verbundenen emotionalen und körperlichen Belastungen müssen als Risikofaktor vital bedrohlicher ventrikulärer Arrhythmien angesehen werden, da bei einer schwangeren Frau mit langem QT-Syndrom während der Wehen eine Verlängerung des $QT_c$-Intervalls beobachtet wurde [152].

Eine AV-Blockierung II. Grades Typ 1 (Wenckebach) wurde bei 6 von 26000 ansonsten gesunden, schwangeren Frauen registriert [27]; ähnliche Daten wurden jedoch auch bei nichtschwangeren Frauen erhoben [222]. Ein totaler atrioventrikulärer Block während der Gravidität ist ebenfalls beschrieben worden, der gewöhnlich kongenital auftritt; gelegentlich kann der totale atrioventrikuläre Block aber auch Folge einer Myokarditis, einer bakteriellen Endokarditis oder eines akuten Myokardinfarkts sein. Symptomatische Patientinnen (mit Schwindel bzw. Synkopen) sind durch Schrittmacher versorgt worden, und zahlreiche Schwangerschaften sind beschrieben worden, die sich bei Patientinnen nach Schrittmacherimplantation ereigneten [108]. Bei Frauen im gebärfähigen Alter sollte in erster Linie ein frequenzadaptiver Schrittmacher verwendet werden.

In Abbildung 2-1 sind Strategien zur **Behandlung** von Herzrhythmusstörungen aufgezeigt, die bei schwangeren Patientinnen beobachtet werden. Zunächst ist eine sorgfältige klinische und Labor-

Untersuchung erforderlich, um eine primär kardiale Ursache sowie Elektrolytstörungen, Schilddrüsenerkrankungen und arrhythmogene Auswirkungen von Alkohol, Koffein bzw. Zigarettenrauchen auszuschließen. Die zugrunde liegende Erkrankung sollte behandelt werden; mit einer antiarrhythmischen (medikamentösen) Therapie sollte nur dann begonnen werden, wenn die Rhythmusstörung trotz Behandlung der Grunderkrankung oder Beseitigung der schädigenden Noxe persistiert bzw. wenn sie symptomatisch ist oder das Leben von Mutter und/oder Fetus gefährdet. Wenn eine antiarrhythmische Therapie erforderlich scheint, sollten nur Substanzen verwendet werden, deren Unbedenklichkeit für den Fetus nachgewiesen ist; diese Pharmaka sollten mit der geringstmöglichen Dosis benutzt werden, um den gewünschten Effekt und/oder therapeutische Blutspiegel zu erreichen; die Indikation für eine Weiterführung der antiarrhythmischen Medikation sollte in regelmäßigen Zeitabständen überprüft werden [207].

Die **medikamentösen** antiarrhythmischen Behandlungsstrategien entsprechen ansonsten im wesentlichen denjenigen bei nichtschwangeren Patientinnen. Durch intravenöse Verabreichung von Verapamil können paroxysmale supraventrikuläre Reentry-Tachykardien effektiv in Sinusrhythmus übergeführt werden, und durch Digitalisglykoside kann das Auftreten von Rezidivtachykardien sicher und gewöhnlich auch effektiv verhindert werden. Die Gabe von Chinidin zur Therapie gehäufter polytoper ventrikulärer Extrasystolen ist während der Schwangerschaft (unter sorgfältiger ärztlicher Überwachung) erlaubt, obwohl die Substanz die Plazenta passiert, so daß im fetalen Serum ähnliche Spiegel erreicht werden wie bei der Mutter. Es ist allerdings streng darauf zu achten, daß die QT-Zeit der Mutter nicht über 440 ms ansteigt; eine gleichzeitige Digitalismedikation und das Auftreten einer Hypokaliämie sollten möglichst vermieden werden, und kurzfristige ambulante Kontrollen sind erforderlich. Bei Patientinnen mit Mitralklappenprolaps und gehäuften ventrikulären Extrasystolen, die eine Suppressionstherapie während der Gravidität erforderlich machen, können Betarezeptorenblocker mit Einschränkungen verwendet werden. Procainamid kommt als Alternativsubstanz zur Therapie höhergradiger ventrikulärer Rhythmusstörungen während einer Schwangerschaft in Frage; im Hinblick auf das gehäufte Vorkommen antinukleärer Antikörper und des lupusähnlichen Syndroms, das durch dieses Pharmakon hervorgerufen werden kann, sollte Procainamid jedoch lediglich solchen Patientinnen verabreicht werden, deren ventrikuläre Rhythmusstörungen auf Chinidin nicht ansprechen [205]. Amiodaron ist während der Schwangerschaft nur selten indiziert; die Substanz kann zur Therapie einer WPW-Tachykardie verwendet werden, falls sie durch andere Antiarrhythmika nicht unterbrochen werden kann. Bei Verwendung von Amiodaron müssen die transplazentare Passage des Pharmakons (zusammen mit seinem Hauptmetaboliten), die Auswirkungen auf die mütterliche und fetale Schilddrüsenfunktion sowie die lange Eliminations-Halbwertzeit bedacht werden [177].

Bei Patientinnen mit therapierefraktären Vorhofrhythmusstörungen kann eine elektive Kardioversion ohne Schädigung von Mutter oder Fetus vorgenommen werden [218].

# Kardiovaskuläre Pharmaka während Schwangerschaft und Stillzeit

Für die Therapie mit kardiovaskulären Pharmaka während der Schwangerschaft gilt die Grundfeststellung, daß aufgrund der möglichen ungünstigen Auswirkungen auf den sich entwickelnden Fetus, wenn möglich, alle Substanzen vermieden werden sollten. Wenn jedoch die Gabe von Pharmaka erforderlich ist, muß die Risiko-Nutzen-Relation sorgfältig ermittelt werden, und die niedrigsten noch wirksamen Dosierungen sollten angewendet werden. Ebenso muß das Auftreten der Substanzen in der Muttermilch und nachfolgend auch bei den Neugeborenen während der Stillperiode bedacht werden. Im allgemeinen erscheinen nur 1–2% der Dosis eines Pharmakons, das der Mutter verabreicht wurde, in der Muttermilch (Tab. 2-11) [154].

Die meisten Daten hinsichtlich der Ausscheidung von Pharmaka in der Muttermilch sind anekdotisch; mit Ausnahme einiger Substanzen, die klar kontraindiziert sind, existieren für die überwältigende Mehrheit der Substanzen keine Daten, die klare Richtlinien über die Möglichkeit oder Kontraindikation einer Brusternährung bei Müttern zulassen, die kardiovaskulär wirksame Pharmaka einnehmen. Die zahlreichen Modelle und Formeln, die zur Abschätzung der Plasma/Muttermilch-Relation einer Substanz angegeben werden,

Tabelle 2-11
*Kardiovaskuläre Medikation während der Schwangerschaft. Wegen der potentiell ungünstigen Auswirkungen auf die Fetalentwicklung sollte die Anwendung von Pharmaka während der Schwangerschaft möglichst vermieden werden. Falls die Gabe eines Pharmakons erforderlich ist, muß die Risiko-Nutzen-Relation sorgfältig ermittelt und die geringste noch effektive Dosis der Substanz während des kürzestmöglichen Zeitintervalls verabreicht werden.*

| Medikamentenklasse und Substanz | Anwendungsbereich (Indikation) | Mögliche Nebenwirkungen auf den Fetus | Risiken der Anwendung während der Schwangerschaft | Transplazentare Passage | Vorhanden in der Muttermilch? |
|---|---|---|---|---|---|
| **Inotropes Agens** | | | | | |
| ■ Digoxin | Herzinsuffizienz, Vorhofflimmern | niedriges Geburtsgewicht | gering | ja | ja |
| **Antiarrhythmika** | | | | | |
| ■ Chinidin | Arrhythmien | Thrombozytopenie, Schädigung des 8. Hirnnerven, Frühgeburt | gering | ja | ja |
| ■ Procainamid-HCl | Arrhythmien | unbekannt (bisher keine berichtet) | gering | ja | ja |
| ■ Disopyramid | Arrhythmien | Gebärmutterkontraktionen | gering | ja | ja |
| ■ Amiodaron-HCl | Arrhythmien | Hypothyreose, Bradykardie, Frühgeburt, Hypotonie | ausgeprägt | ja | ja |
| ■ Lidocain-HCl | Analgetikum, Arrhythmien | Bradykardie, zentralnervöse Dämpfung, Apnoe, Hypotonie, Krampfanfälle, Azidose | gering | ja | ja |
| ■ Mexiletin-HCl | Arrhythmien | Bradykardie, Hypoglykämie, Wachstumsverzögerung | gering | ja | ja |
| **Betarezeptorenblocker** | | | | | |
| ■ Propranolol-HCl | Arrhythmien, arterielle Hypertonie | Wachstumsverzögerung, Bradykardie, Hyperbilirubinämie, Hypoglykämie | gering | ja | ja |
| ■ Metoprolol | arterielle Hypertonie, Herzinsuffizienz Arrhythmien | vorhandene Daten nicht adäquat für schwangere Frauen | gering | vorhandene Daten nicht adäquat für schwangere Frauen | ja |
| ■ Atenolol | arterielle Hypertonie, Arrhythmien | vorhandene Daten nicht adäquat für schwangere Frauen | gering | ja | ja |
| ■ Labetalol-HCl | arterielle Hypertonie, Arrhythmien | vorhandene Daten nicht adäquat für schwangere Frauen | gering | ja | ja |

(Fortsetzung auf S. 50)

Tabelle 2-11
*(Fortsetzung)*

| Medikamenten-klasse und Substanz | Anwendungs-bereich (Indikation) | Mögliche Nebenwirkungen auf den Fetus | Risiken der Anwendung während der Schwangerschaft | Trans-plazentare Passage | Vorhanden in der Muttermilch? |
|---|---|---|---|---|---|
| **Nitrate** | | | | | |
| ■ Isosorbid-Dinitrat | Myokardischämie | Bradykardie | unbestimmt | vorhandene Daten nicht adäquat für schwangere Frauen | unbekannt |
| **ACE-Hemmer** | | | | | |
| ■ Captopril, Enalapril-Maleat | arterielle Hypertonie, Herzinsuffizienz | Hypotonie, vorzeitige Wehen, Oligohydramnion, Anurie, Niereninsuffizienz, Schädelverknöcherung, Tod | ausgeprägt, besonders im II. und III. Trimenon | vorhandene Daten nicht adäquat für schwangere Frauen | vorhandene Daten nicht adäquat für schwangere Frauen |
| **Diuretika** | | | | | |
| ■ Verapamil-HCl | arterielle Hypertonie, Arrhythmien | vorhandene Daten nicht adäquat für schwangere Frauen | mäßiggradig | ja | ja |
| ■ Nifedipin | arterielle Hypertonie | vorhandene Daten nicht adäquat für schwangere Frauen | gering | vorhandene Daten nicht adäquat für schwangere Frauen | vorhandene Daten nicht adäquat für schwangere Frauen |

besitzen einen nur sehr begrenzten klinischen Wert; aus diesem Grund ist eine enge Überwachung der vom Kind aufgenommenen Dosis und der kindlichen Plasmaspiegel, ferner eine genaue Überwachung der möglichen Nebenwirkungen bzw. Toxizitätserscheinungen erforderlich.[!]

*!Bei kardiovaskulärer Medikation in Schwangerschaft und Stillzeit ist eine enge Überwachung der vom Kind aufgenommenen Dosis und der kindlichen Plasmaspiegel sowie eine genaue Überwachung der möglichen Nebenwirkungen bzw. Toxizitätserscheinungen erforderlich!*

## 1 Digitalisglykoside

Digitalis kann während der Schwangerschaft bei richtiger Dosierung ohne größere Bedenken eingesetzt werden. Digitalisglykoside passieren schnell die Plazenta, treten in den fetalen Kreislauf ein [24, 204] und sind beim Fetus bzw. Neugeborenen identifiziert worden. Das fetale Herz besitzt eine begrenzte Kapazität, Digoxin während der ersten Schwangerschaftshälfte zu binden; in den nachfolgenden Monaten jedoch werden die höchsten fetalen Konzentrationen im Herzen gefunden. Obwohl Digitalisglykoside einen positiv inotropen Effekt auf das Myometrium ausüben, ist eine Verkürzung der Wehendauer durch diese Digitaliswirkung nicht bewiesen.

Die Richtlinien für eine Digitalistherapie während der Schwangerschaft basieren auf deren extensiver Anwendung bei Vorliegen einer Herzinsuffizienz der Mutter und Auftreten von supraventrikulären Rhythmusstörungen [153]. Während der letzten 15 Jahre ist Digitalis allein oder in Verbindung mit Verapamil oder Chinidin zunehmend zur Behandlung supraventrikulärer Tachykardien und einer Herzinsuffizienz beim Feten eingesetzt worden. Da Digoxin nur zu 20–25% an Protein gebunden ist, sind die Plasmakonzentrationen durch die Abnahme des Albuminspiegels während der Schwangerschaft nicht wesentlich beeinflußt. Eine transplazentare Passage des Digoxins ist nachgewiesen worden; die Relation der Serum-Digoxinkonzentration bei Fetus und Mutter liegt bei 0,5–1,0 [153].

Bis zum heutigen Tag sind nur wenige unerwünschte Auswirkungen bei Feten beobachtet worden, deren Mütter über lange Zeit Digitalis eingenommen hatten. Ein niedriges Geburtsgewicht ist beschrieben worden; als Ursache wurde ein Effekt von Digoxin auf den Aminosäuretransport durch die Plazenta mit daraus folgender Wachstumsretardierung angesehen [243]. Da jedoch Berichte darüber vorliegen, daß die Schwangerschaftsdauer bei Langzeit-Digoxintherapie der Mutter verkürzt ist, kann das beobachtete niedrige Geburtsgewicht ebenso gut auf die verkürzte Gravidität (Frühgeburt) zurückzuführen sein [243].

Trotz dieser Einschränkungen wird der Einsatz von Digoxin während der Schwangerschaft als unbedenklich angesehen, und bis heute sind noch keine Hinweise auf eine Teratogenese beim Menschen publiziert [153, 243]. Allerdings muß die Dosis der Digitalisglykoside sorgfältig kontrolliert werden, da eine zu hohe Dosierung zu einer Gefährdung der Mutter und sogar zum Tod des Feten führen kann [243].

Digoxin wird in die Muttermilch ausgeschieden; die Muttermilch/Plasma-Relation liegt bei 0,59 bis 0,90. Die vom Neugeborenen bei Brusternährung täglich aufgenommene Menge an Digoxin beträgt 0,01 der pädiatrischen Wirkdosis. Bei gestillten Neugeborenen sind keine klinischen Auswirkungen nachgewiesen worden, so daß eine Digoxintherapie der Mutter die Entscheidung über die Durchführung einer Brusternährung nicht beeinflussen sollte [154].

## 2 Antianginöse und antihypertensive Substanzen

### 2.1 Organische Nitrate

**Nitroglycerin:** Es liegen viele Berichte über die intravenöse Verabreichung von Nitroglycerin zur Bekämpfung einer schweren, schwangerschaftsinduzierten arteriellen Hypertonie vor; ganz überwiegend wurden bei Mutter und Fetus keine relevanten schädlichen Effekte beobachtet [45, 158]. In einer Studie jedoch war die nitroglycerinbedingte Blutdruckerniedrigung mit einer Abnahme der fetalen Herzfrequenz (bis zur vital bedrohlichen Bradykardie) und Verminderung der spontanen systolischen Blutdruckveränderungen von Schlag zu Schlag vergesellschaftet, wahrscheinlich durch Verlust der zerebralen Autoregulation und Anstieg des intrakraniellen Drucks bedingt. Hieraus ergibt sich, daß eine Nitratbehandlung während der Gravidität durch relevante Nebenwirkungen belastet sein kann.

Weitere Studien sind notwendig, um die Auswirkungen organischer Nitratverbindungen auf die Uterusdurchblutung und die Sicherheit des Feten abzuklären, bevor diese Substanzen allgemein als Medikation während einer Schwangerschaft empfohlen werden können.

**Natriumnitroprussid:** Natriumnitroprussid ist bei schwangeren Patientinnen zur Kontrolle des Blutdrucks bei Vorliegen eines intrakraniellen Aneurysmas, bei chirurgischen Eingriffen oder bei schwerer Schwangerschaftshypertonie, ferner zur Behandlung einer Herzinsuffizienz eingesetzt worden [56, 243]. Kurzzeitige Nitroprussidnatrium-Infusionen wurden im Verlauf einer Schwangerschaft benutzt und können indiziert sein, um hämodynamisch gefährdete Patientinnen mit hochgradiger Aorteninsuffizienz auf dem Boden einer bakteriellen Endokarditis in der präoperativen Phase zu behandeln. Die Daten über die Beeinflussung der Uterusdurchblutung durch diese Substanz sind widersprüchlich.

Sowohl in Tierversuchen als auch beim Menschen konnte nachgewiesen werden, daß Natriumnitroprussid die Plazenta passiert. Eine im Tierversuch verabreichte hohe Dosis des Pharmakons bewirkte eine ausgeprägte Cyanidakkumulation bei Mutter und Fetus sowie Tod des Feten [56]. Aufgrund der derzeitigen Datenlage sollte festgestellt werden, daß eine langzeitige Verabreichung von Nitroprussidnatrium wegen der Gefahr einer Cyanidakkumulation bei der Mutter und beim Feten vermieden werden sollte [59].

Natriumnitroprussid ist eine sehr wirksame, bei Langzeitverabreichung aber auch toxische Substanz. Da die bisher verfügbaren Daten weiterhin noch sehr begrenzt sind, müssen weitere Studien abgewartet werden, um die Pharmakodynamik, Kinetik und Sicherheit dieser Substanz während der Schwangerschaft beurteilen zu können. Bis dahin ist Vorsicht bei der Verwendung von Natriumnitroprussid während der Gravidität geboten; lediglich bei akuter hochgradiger Aorteninsuffizienz ist die kurzzeitige intravenöse Applikation von Nitroprussidnatrium in Kombination mit einem Betarezeptorenblocker indiziert.

**Hydralazin:** Da gezeigt werden konnte, daß Hydralazin auch während der Schwangerschaft ohne nachweisbares Risiko für den Feten gegeben werden kann [158], darf dieses Pharmakon zur Verringerung der linksventrikulären Nachlast bei arterieller Hypertonie und der systolischen Mitralregurgitation (bei hämodynamisch relevanter Mitralinsuffizienz) sowie zur Prävention der hämodynamischen Verschlechterung eingesetzt werden, die durch isometrische Belastungen während der Wehen zu erwarten ist. Da Hydralazin einen Anstieg des Pulmonalkapillardrucks unter isometrischer Belastung verhindert [66], kann dieses Pharmakon in einer Dosierung von 2,5–5 mg während der Wehen intravenös unter hämodynamischer Überwachung gegeben werden, um die Belastung des kardiovaskulären Systems zu vermindern, die mit dem Valsava-Manöver während der Wehen einhergeht.

### 2.2 Betarezeptorenblocker

Indikationen für Betarezeptorenblocker während der Schwangerschaft können bei Patientinnen mit arterieller Hypertonie, Hyperthyreose, hypertrophischer Kardiomyopathie, koronarer Herzkrankheit und insbesondere bei Patientinnen mit Herzrhythmusstörungen (vor allem Tachyarrhythmia absoluta bei Vorhofflimmern) bestehen. Betarezeptorenblocker passieren leicht die Plazenta und wirken nicht teratogen, obwohl schädliche Auswirkungen dieser Substanzen auf Mutter, Fetus und Neugeborenes beobachtet wurden [24, 56, 181, 136], wodurch vereinzelt Bedenken gegen die Anwendung dieser Substanzen bei Frequenzkontrolle in der Schwangerschaft geäußert wurden [34]. Zusammengenommen aber muß festgehalten werden, daß der Vorteil einer Betarezeptorenblocker-Therapie bei Patientinnen mit Mitralstenose, die eine Tachyarrhythmia absoluta aufweisen, ferner bei Patientinnen mit hypertrophisch-obstruktiver Kardiomyopathie bzw. mit Aortenstenose dramatisch sein kann, wenn es gelingt, eine Tachykardie zu kontrollieren und damit das für den Koronarfluß relevante diastolische Zeitintervall zu verlängern [165].

**Propranolol:** Dieses Pharmakon ist bei schwangeren Patientinnen zur Behandlung von Herzrhythmusstörungen, einer hypertrophischen Kardiomyopathie und einer Hyperthyreose eingesetzt worden [206, 243]. Propranolol passiert schnell die Plazenta; zum Entbindungstermin sind die fetalen Serumkonzentrationen gleich oder etwas niedriger als diejenigen der Mutter. Zahlreiche Nebenwirkungen auf den Fetus und das Neugeborene sind beschrieben worden, einschließlich intrauteriner Wachstumsretardierung, verspätetem Einsetzen der Atmung beim Neugeborenen, ferner Bradykardie, Hypoglykämie und Hyperbilirubinämie [243]. Obwohl sich im Lauf der Zeit herausgestellt hat, daß diese Nebenwirkungen von Propranolol selten auftreten (bei vorsichtiger Dosierung!), sollte ihr mögliches Auftreten immer bei der Indikationsstellung und bei der Durchführung der Therapie bedacht werden. Da eine Betarezeptorenblockade eine möglicherweise bedeutsame Funktionsreserve des Feten hinsichtlich der bei Wehen und Geburt auf den Fetus einwirkenden Belastungen beseitigt, erscheint es wünschenswert, Propranolol nahe dem Geburtstermin abzusetzen. Durch Propranolol kann eine Blockade der beta-2-adrenergen Rezeptoren des Myometriums mit Stimulation der Uteruskontraktionen provoziert werden; dieser Effekt ist bei nichtschwangeren stärker als bei schwangeren Frauen ausgeprägt [181]. Aus diesem Grund ist bei Patientinnen mit der Gefahr von vorzeitigen Wehen Vorsicht bei der Indikationsstellung von Propranolol während der Schwangerschaft geboten; bei ihnen muß die bevorzugte Gabe eines selektiven Beta-1-Rezeptorenblockers erwogen werden.

Propranolol wird in der Muttermilch mit einer Milch/Plasma-Relation von ca. 0,5–1,0 ausgeschieden (siehe Tab. 2-11) [154, 243]. Bei gestillten Kindern, deren Mütter Propranolol einnahmen, wurden keine schädlichen Nebenwirkungen der Substanz entdeckt. Trotzdem wird eine sorgfältige Beobachtung dieser Kinder empfohlen, da Propranolol aufgrund der Unreife des hepatischen mikrosomalen Enzymsystems beim Neugeborenen akkumulieren kann.

**Metoprolol:** Diese Substanz ist allein oder zusammen mit Hydralazin zur Behandlung hypertensiver Patientinnen während der Schwangerschaft eingesetzt worden, ohne daß teratogene oder andere schädliche Nebenwirkungen aufgetreten sind [98]. Die Substanz tritt in die Muttermilch über [154]; die vom Neugeborenen aufgenommene Menge ist jedoch sehr gering. Falls keine bedeutende Einschränkung der Leberfunktion beim Neugeborenen vorliegt, ist die Brusternährung bei mit Metoprolol behandelten Müttern wahrscheinlich unbedenklich.

**Atenolol:** Von mehreren Autoren wurde über eine Therapie mit Atenolol zur Blutdruckeinstellung während der Schwangerschaft berichtet [136, 167]. Der Übertritt über die Plazenta wurde klar dokumentiert, die feto-maternale Relation der Serumkonzentrationen liegt bei 1,0 (siehe Tab. 2-11) [154, 243]. Obwohl die bisher in der Literatur vorhandenen Daten zeigen, daß Atenolol ähnlich nebenwirkungsarm wie andere Betarezeptorenblocker ist, wurde in einer älteren Studie niedriges Geburtsgewicht [243], in einer kürzlich publizierten antihypertensiven Studie niedriges Geburtsgewicht, ein Trend zur höheren Prävalenz einer vorzeitigen Geburt (<37 Wochen) und eines altersbezogenen Minderwuchses des Fetus bei Verabreichung der Substanz während der Gravidität beschrieben [136]. Die durch Atendol verursachten Nebenwirkungen auf den Fetus waren bei den schwangeren Frauen stärker ausgeprägt, die die Substanz früher in der Schwangerschaft und für längere Zeitperioden eingenommen hatten. Atenolol wird in die Muttermilch sezerniert; bei gestillten Neugeborenen von Müttern mit Atenololtherapie wurden keine schädlichen Nebenwirkungen entdeckt, so daß die Brusternährung fortgeführt werden kann.

Zusammenfassend sollte festgestellt werden, daß Atenolol in den frühen Stadien der Schwangerschaft vermieden und in den späteren Stadien mit Vorsicht gegeben werden sollte, da die Substanz mit einer fetalen Wachstumsretardierung assoziiert ist, die von der Dauer der Behandlung abhängt [136].

Insgesamt gesehen ist der Nutzen der Betablocker bei schwangeren Frauen insbesondere bei der Therapie der arteriellen Hypertonie aber doch so stark ausgeprägt, daß Betablocker während der Schwangerschaft ohne Bedenken verabreicht werden könnten [21, 208].

## 3 Calciumantagonisten

Eine Zusammenstellung der in der Literatur verfügbaren Daten ergibt, daß Wirksamkeit und insbesondere Unbedenklichkeit (für Mutter und Fetus) einer Therapie mit Calciumantagonisten während der Schwangerschaft bisher nicht erwiesen sind.

**Verapamil:** Diese Substanz ist während einer Schwangerschaft bei unterschiedlichen Indikationen, wie z.B. bei mütterlichen bzw. fetalen supraventrikulären Rhythmusstörungen, vorzeitigen Wehen, ausgeprägter Präeklampsie und bei schwerer Schwangerschaftshypertonie mit Proteinurie eingesetzt worden [13, 143, 243].

Die Plazentapassage von Verapamil bildet die Grundlage der intrauterinen Behandlung fetaler Tachykardien, die oftmals mit Verapamil allein oder in Kombination mit Digoxin zum Erfolg führt [130, 143]. Die beim Feten bestimmten Plasmakonzentrationen sind bedeutend niedriger als bei der Mutter [244]; dies kann bedeuten, daß das Risiko einer akuten Verabreichung von Verapamil (im Notfall) akzeptabel erscheint. Obwohl funktionelle Störungen während der Wehen oder postpartale Blutungen, die Verapamil zugeschrieben werden könnten, nicht beobachtet wurden, ist ein Absetzen der Verapamilbehandlung zum Zeitpunkt des Wehenbeginns empfohlen worden. Insgesamt gesehen reichen die bisher vorliegenden Informationen nicht aus, um die Unbedenklichkeit einer akuten oder chronischen Verapamiltherapie während der Schwangerschaft konstatieren zu können [56]; weitere Studien sind notwendig, um die Sicherheit dieser Substanz für Mutter und Fetus nachzuweisen.

Verapamil wird in die Muttermilch sezerniert [243]; die fetalen Konzentrationen liegen bei 23 bis 94% des mütterlichen Blutspiegels. Nur 0,01 bis 0,04% der verabreichten Gesamtmenge des Pharmakons erscheinen in der Muttermilch; bei Neugeborenen wurden keine pharmakologischen Auswirkungen beobachtet.

**Nifedipin:** Über die Verwendung von Nifedipin während der Schwangerschaft, einerseits als tokolytische Substanz [190], andererseits zur Behandlung einer akuten hypertensiven Krise bzw. einer chronischen arteriellen Hypertonie, liegen nur wenige Daten vor [42]. Es bestehen Hinweise, daß diese Substanz den Blutdruck ohne signifikante Verminderung der uteroplazentaren Durchblutung senken kann [133]. Bei schwangeren Patientinnen, die langfristig Nifedipin zusammen mit Betarezeptorenblockern wegen einer arteriellen Hypertonie einnahmen, wurde eine hohe Anzahl von Sectio-caesarea-Entbindungen, pathologischen pränatalen kardiotokographischen Befunden, Frühgeburten und Kindern mit für das Gestationsalter niedrigem Geburtsgewicht beobachtet [42]. Solange nicht weitere Informationen über die Unbedenklichkeit einer Nifedipintherapie vorliegen, kann die langfristige Verabreichung dieser Substanz während der Schwangerschaft nicht empfohlen werden.

## 4 Angiotensin-Converting-Enzymhemmer (ACE-Hemmer)

In der Literatur liegen Daten über eine Behandlung der arteriellen Hypertonie mit Captopril bzw. Enalapril während der Schwangerschaft vor [22, 199]. Eine Plazentapassage konnte bei zwei Patientinnen nachgewiesen werden; die Bestimmungen der Plasmakonzentrationen ergaben eine Mutter/Fetus-Relation von 3,4 und 1,0 [22].

In Tierversuchen wurde nach Verabreichung eines ACE-Hemmers während der Schwangerschaft beim Fetus ein verlängerter Blutdruckabfall sowie Tod des Fetus beobachtet [199]. Zwar liegen keine Berichte über eine direkte teratogene Wirkung der ACE-Hemmer vor, jedoch wurde in zwei Fällen bei Neugeborenen, deren Mütter während der Schwangerschaft mit einem ACE-Hemmer behandelt worden waren, eine rarefizierte Ossifikation des Schädelknochens beobachtet [4]. Weiterhin wurden bei ACE-Hemmer-Therapie ein gesteigertes Risiko einer Frühgeburt, niedriges Geburtsgewicht, ein Oligohydramnion, ferner häufiger Anurie und Nierenversagen des Neugeborenen mit teilweise tödlichen Folgen beschrieben (siehe Tab. 2-11) [4, 56, 59].

Trotz der geringen Anzahl der bisher verfügbaren Informationen weisen die publizierten Daten auf ein beträchtliches potentielles Risiko der ACE-Hemmer hin; zum jetzigen Zeitpunkt gelten ACE-Hemmer zur Nachlastsenkung und Verminderung der diastolischen Regurgitationsfraktion während der Schwangerschaft wegen des Risikos einer neonatalen Niereninsuffizienz und anderer fetaler Komplikationen als kontraindiziert [59].

## 5 Diuretika

Diuretika sind während der Schwangerschaft bei Patientinnen mit arterieller Hypertonie und Flüssigkeitsretention, bei Patientinnen mit hämodynamisch relevanter Mitralstenose sowie zur Prophylaxe der Präeklampsie eingesetzt worden [56, 158]. Da schwangerschaftsbedingte Ödeme in der unteren Körperhälfte klinisch unbedeutend sind und eine Verschlechterung der Uterusdurchblutung bzw. der Plazentaperfusion infolge des reduzierten Blutvolumens droht, werden Diuretika bei Vorhandensein von Ödemen in der unteren Körperhälfte nicht empfohlen. Die Effektivität einer prophylaktischen diuretischen Therapie bei Patientinnen mit Präeklampsie ist nicht erwiesen; es ist vielmehr zu befürchten, daß eine weitere Volumendepletion mit Hilfe dieser Pharmaka über eine Verminderung des effektiv zirkulierenden Blutvolumens deletäre Folgen haben kann [158]. Obwohl widersprüchliche Ansichten über eine diuretische Therapie bei schwangeren Patientinnen mit arterieller Hypertonie vorhanden sind, liegen Hinweise vor, daß die Fortsetzung einer vor der Konzeption begonnenen Diuretikamedikation keine schädlichen Auswirkungen zeigt. Aufgrund der Möglichkeit einer resultierenden Hypovolämie und einer Verminderung der uteroplazentaren Perfusion sollte jedoch eine aggressive diuretische Therapie bei schwangeren Frauen unbedingt vermieden werden, ferner sollte eine diuretische Therapie während der Schwangerschaft nicht begonnen werden. In einer neueren Studie konnte gezeigt werden, daß eine Therapie mit Thiaziddiuretika bei schwangeren Patientinnen effektiv und sicher hinsichtlich einer nachweisbaren Schädigung von Mutter und Fetus ist, wenn gleichzeitig Methyldopa verabreicht wird [71]. Für die Schleifendiuretika Hydrochlorothiazid und Furosemid wurde eine Plazentapassage nachgewiesen [196]. Obwohl keine Berichte über teratogene Effekte der Diuretika vorliegen, wurde in Kasuistiken das Vorkommen von Thrombozytopenie, Gelbsucht, Hyponatriämie und Bradykardie bei Neugeborenen von Müttern beschrieben, die während der Schwangerschaft Thiazide eingenommen hatten [56].

Insgesamt gesehen sollte aufgrund der potentiell schädlichen Auswirkungen auf den Fetus der Einsatz von Diuretika während der Schwangerschaft auf die Therapie der Herzinsuffizienz und auf einzelne schwere Fälle mit arterieller Hypertonie beschränkt bleiben. Die routinemäßige Anwendung von Diuretika bei der Therapie der arteriellen Hypertonie oder der schwangerschaftsbedingten Ödeme im Bereich der unteren Körperhälfte ist nicht zu empfehlen.

## 6 Antiarrhythmika

Die Anwendung antiarrhythmischer Pharmaka während der Schwangerschaft entspricht grundsätzlich derjenigen bei nichtschwangeren Patientinnen, mit Ausnahme der Plazentapassage zum fetalen Kreislauf [56, 204].

**Chinidin:** Hinsichtlich einer Therapie mit Chinidin bei Rhythmusstörungen der Mutter liegen zahlreiche klinische Erfahrungen vor [206, 243]. So wurde in einer Arbeit eine erfolgreiche Behandlung von fetalen supraventrikulären Tachykardien mit Chinidin und Digoxin beschrieben [224]. Da die Substanz zu 60–80% an Protein gebunden ist, kann der nichtgebundene Anteil aufgrund der schwangerschaftsbedingten Hypalbuminämie zunehmen. Es konnte gezeigt werden, daß Chinidin die Plazenta passiert, wobei die Relation der fetalen zur mütterlichen Serumkonzentration 0,25–0,8 beträgt [243]. Bei schwangeren Frauen, die gleichzeitig mit Chinidin und Antikoagulanzien behandelt werden, muß eine mögliche Interaktion dieser Pharmaka berücksichtigt werden, die das Blutungsrisiko erhöhen kann [204].

Eine beim Feten auftretende Thrombozytopenie ist mit einer Chinidinbehandlung assoziiert worden, und eine minimale Oxytocinwirkung wurde meist zum Zeitpunkt des Auftretens spontaner Uteruskontraktionen beobachtet. Toxische Chinidindosierungen jedoch können zu vorzeitigen Wehen, Fehlgeburten oder einer Schädigung des fetalen achten Gehirnnerven führen (siehe Tab. 2-11) [206, 243]. Obwohl diese Nebenwirkungen nicht außer acht gelassen werden dürfen, werden sie doch selten beobachtet; das Pharmakon wird bei richtiger Dosierung (cave: QT-Zeit, Kammerendteilveränderungen!) als sicheres Agens zur Behandlung von Rhythmusstörungen bei Mutter und Fetus angesehen. Chinidin diffundiert frei in die Muttermilch, die Milch/Plasma-Relation liegt bei 0,71–1,0 [96, 154]. Die hochgerechnete Gesamtmenge der Substanz, die vom Kleinkind beim Stillen aufgenommen wird, liegt weit unter der empfohlenen täglichen pädiatrisch-therapeutischen Dosis.

**Procainamid:** Über den Stellenwert von Procainamid in der antiarrhythmischen Therapie bei schwangeren Patientinnen liegen nur wenige Daten vor. Der Übertritt der Substanz in den fetalen Kreislauf über die Plazenta ist klinisch durch die erfolgreiche Behandlung fetaler supraventrikulärer Tachykardien erwiesen [80]. Nachdem bei der Mutter Procainamid intravenös verabreicht worden war, konnte transplazentar eine Beendigung einer fetalen supraventrikulären Tachykardie erreicht werden, nachdem vorherige Therapieversuche mit Digoxin und Propranolol versagt hatten [57]. Die Relation der Plasmaspiegel bei Fetus und Mutter, die bei zwei schwangeren Patientinnen ermittelt wurde, lag bei 0,28 und 1,32 [243]. Zum gegenwärtigen Zeitpunkt sind keine Informationen über die pharmakokinetischen Eigenschaften der Substanz im mütterlich-fetalen System vorhanden. Teratogene Effekte wurden bisher nicht beobachtet; allerdings wurde das Auftreten antinukleärer Antikörper und eines lupusähnlichen Syndroms während chronischer Procainamidtherapie beschrieben. Aus diesem Grund und wegen der begrenzten klinischen Erfahrung mit dem Pharmakon sollte Chinidin als das Mittel der ersten Wahl zur Behandlung von Rhythmusstörungen während der Schwangerschaft verwendet werden. Lediglich Patientinnen mit Chinidinunverträglichkeit oder solche Patientinnen, bei denen die Chinidinmedikation ohne Erfolg geblieben ist, sollten Procainamid erhalten.

Das Pharmakon wurde in der Muttermilch nachgewiesen, mit einer Milch/Plasma-Relation von 4,3 ± 2,4 für Procainamid und 3,8 ± 1,8 für N-Acetylprocainamid (NAPA) [178]. Trotz der hohen Milch/Plasma-Relation werden bei brusternährten Kleinkindern signifikante Procainamid- bzw. NAPA-Plasmaspiegel nicht erreicht [154].

Disopyramid: Informationen über Effektivität und Sicherheit einer Disopyramidtherapie während der Schwangerschaft sind sehr spärlich; in der Literatur liegen nur vereinzelte Berichte über wenige Patientinnen vor, die wegen ventrikulärer bzw. supraventrikulärer Rhythmusstörungen mit diesem Pharmakon behandelt wurden [68, 206, 243]. Teratogene Auswirkungen der Substanz sind bisher nicht publiziert worden; die Verabreichung von Disopyramid zur Unterbrechung einer therapierefraktären supraventrikulären Tachykardie führte bei einer schwangeren Patientin mit Mitralklappenprolaps jedoch zu Uteruskontraktionen, die nach Absetzen der Substanz sistierten [243].

Disopyramid passiert leicht die Plazenta und wird in die Muttermilch sezerniert. Die geschätzte Dosis, die von einem Kleinkind bei der Brusternährung aufgenommen wird, liegt unter 2mg/kg/Tag [154]. Obwohl bei Kleinkindern keine schädlichen Auswirkungen der Muttermilch registriert wurden [102], muß aufgrund der noch unzureichenden Information über die Unbedenklichkeit der Substanz die Anwendung von Disopyramid auf schwangere Patientinnen mit solchen Rhythmusstörungen beschränkt bleiben, die durch Verabreichung von etablierten Substanzen (in erster Linie Chinidin) nicht erfolgreich behandelt werden konnten.

**Lidocain:** Dieses Pharmakon wurde während der Schwangerschaft vorwiegend zum Zweck der epiduralen bzw. Lokalanästhesie verwendet; lediglich vereinzelte Berichte befassen sich mit Lidocain als antiarrhythmischer Substanz [111, 206, 243]. Nachdem Lidocain entweder durch intravenöse oder epidurale Injektion in den mütterlichen Kreislauf gelangt ist, passiert die Substanz schnell die Plazenta [204]; die Relation der fetalen zur mütterlichen Plasmakonzentration liegt bei 0,5–0,7 [154, 243]. Erhöhte Lidocainspiegel sind mit funktionellen Störungen des Kleinkinds assoziiert worden, wie z.B. mit einer Depression des zentralen Nervensystems, Apnoe, Hypotonie, Pupillenerweiterung und Krampfanfällen (siehe Tab. 2-11); bradykarde Rhythmusstörungen wurden ebenso beobachtet. Lidocain kann infolge seiner Eigenschaft als schwache Base in saurer Umgebung akkumulieren. Aus diesem Grund kann eine fetale Azidose mit erhöhten Blutspiegeln und einer gesteigerten Toxizität von Lidocain vergesellschaftet sein. Unter einer Lidocainmedikation während der Schwangerschaft wurden bisher keine teratogenen Auswirkungen beobachtet.

Zusammenfassend kann festgestellt werden, daß eine Lidocaintherapie während der Schwangerschaft so lange als unbedenklich für Mutter und Kind angesehen werden kann, als die niedrigste noch effektive intravenöse Dosis benutzt wird und die Plasmaspiegel eng überwacht werden. Bei Vorliegen eines fetalen Atemnotsyndroms ist Vorsicht geboten, da eine Azidose und damit eine Lidocainakkumulation beim Feten wahrscheinlich sind. Um einer toxischen Wirkung vorzubeugen, sollten die Lidocain-Plasmaspiegel bei der Mutter 4 ng/ml nicht übersteigen [243].

**Mexiletin:** Über die Therapie von Herzrhythmusstörungen mit Mexiletin während der Schwangerschaft liegen nur wenige Daten vor; bei einer geringen Anzahl schwangerer Frauen wurde Mexiletin wegen ventrikulärer Rhythmusstörungen in einer Dosis von 600–800 mg täglich verabreicht [88, 135, 243]. Diese Substanz passiert frei die Plazentaschranke; die Relation der fetalen zu den mütterlichen Plasmaspiegeln liegt bei 0,7–1,0. Unter Mexiletintherapie der Mutter wurde über fetale Bradykardien, über Kinder mit für das Schwangerschaftsstadium kleinem Geburtsgewicht, niedrigem Apgar-Score und Hypoglykämie beim Neugeborenen berichtet [243]. Allerdings wurden weder teratogene, noch langfristig bestehende schädliche Auswirkungen auf den Fetus bzw. das Neugeborene mitgeteilt. Das Pharmakon wird in die Muttermilch sezerniert und wurde hier in höheren Konzentrationen als im mütterlichen Plasma nachgewiesen [154, 243]. Die berechnete Gesamtmenge an Mexiletin, die vom Kleinkind beim Stillen täglich aufgenommen wird, scheint aber unterhalb des therapeutischen Bereichs zu liegen; Blutspiegel des Pharmakons waren beim Kleinkind nicht nachweisbar. Aufgrund der noch sehr beschränkten Informationen und der beschriebenen unerwünschten Nebenwirkungen kann Mexiletin zum jetzigen Zeitpunkt nicht zur antiarrhythmischen Therapie während der Schwangerschaft empfohlen werden [234].

**Diphenylhydantoin:** Eine Anwendung von Diphenylhydantoin während der Gravidität ist wegen der teratogenen Eigenschaften der Substanz kontraindiziert. Das sog. fetale Diphenylhydantoinsyndrom ist durch Störung des Wachstums und der Entwicklung, durch kraniofaziale Anomalien und Extremitätenfehlbildungen, insbesondere aber durch angeborene Herzfehler charakterisiert [24, 97].

**Amiodaron:** Hinsichtlich der Anwendung von Amiodaron während der Schwangerschaft zur Behandlung mütterlicher und fetaler Rhythmusstörungen liegen zahlreiche klinische Erfahrungen vor [6, 55, 72, 154, 243]. Die Plasmaspiegel der Substanz beim Neugeborenen liegen bei 10–25% des mütterlichen Wertes; dies läßt auf eine begrenzte Plazentapassage des Pharmakons bzw. seines Metaboliten Diethylamiodaron schließen [117, 148, 172, 197, 243].

Eine schädliche Auswirkung der Substanz auf den Fetus wurde in der Mehrzahl der Fälle nicht beobachtet [172, 197]. Das teratogene Risiko ist unbekannt; es wurden aber zahlreiche Nebenwirkungen, wie z.B. kongenitale Hypothyreose mit Struma, Frühgeburt, Hypotonie,

Bradykardien, ferner große vordere und hintere Fontanellen beschrieben [6, 55, 122, 243], wodurch Zweifel an der Unbedenklichkeit einer Amiodaronmedikation während der Schwangerschaft aufgekommen sind. Während einer Amiodarontherapie passiert eine beträchtliche Menge Jod sehr schnell die Plazentaschranke und sammelt sich in der fetalen Schilddrüse bereits ab der 14. Schwangerschaftswoche an; diese Jodakkumulation führt beim Neugeborenen zu einer Struma, nachdem auch nur vergleichsweise geringe Mengen des Pharmakons aufgenommen worden sind [148].

Zum jetzigen Zeitpunkt gilt die Empfehlung, daß Amiodaron nur bei therapierefraktären mütterlichen bzw. fetalen Tachyarrhythmien angewendet werden sollte; eine sorgfältige Überwachung der Größe und Funktion der Schilddrüse der Mutter und des Neugeborenen ist erforderlich, um Änderungen der Schilddrüsenfunktion frühzeitig erkennen zu können.

Amiodaron wird in die Muttermilch in solchen Mengen sezerniert, daß die Substanz im Blut des Kleinkinds nachgewiesen werden kann [154, 243]. Die Auswirkungen einer langfristigen Amiodaronaufnahme beim Kleinkind sind nicht bekannt; aufgrund der gut dokumentierten möglicherweise auftretenden Nebenwirkungen des Pharmakons ist Stillen bei Frauen, die mit Amiodaron behandelt werden, nicht zu empfehlen [243]. Die lange Eliminationshalbwertszeit der Substanz macht es erforderlich, daß eine Amiodarontherapie einige Monate vor der Konzeption beendet werden muß, falls eine Substanzbeladung des Fetus während der ersten Schwangerschaftswochen vermieden werden soll [117].

## 7  Antikoagulanzien

Die Antikoagulation bei geburtshilflichen Patientinnen ohne vorbestehende Herz-Kreislauf-Erkrankungen wird in Kapitel 8 besprochen. An dieser Stelle soll nur die spezielle Problematik kardiologischer Patientinnen berücksichtigt werden (Tab. 2-12).

Eine Antikoagulanzienbehandlung während der Schwangerschaft bringt schwierige Probleme für Mutter und Fetus mit sich. Thrombozytenaggregationshemmer, wie z.B. Aspirin®, Thienopyridine (Ticlopidin oder Clopidogrel), ferner Glykoprotein-IIb/IIIa-Rezeptorantagonisten stellen keine akzeptable Alternative dar [44]. Um das Risiko einer Antikoagulation zu umgehen, können bei Patientinnen mit hämodynamisch relevanten Herzklappenfehlern Bioprothesen statt mechanischer Prothesen implantiert werden [8, 39, 109, 210] bzw. bei Patientinnen mit höhergradiger Mitralstenose Mitralklappenvalvuloplastien erfolgen. Hierdurch gewinnen Frauen im gebärfähigen Alter genügend Zeit, um eine Familie zu planen. Mit an Sicherheit grenzender Wahrscheinlichkeit muß eine Bioprothese wegen fibrokalzifizierender Degeneration sieben bis zehn Jahre später durch eine mechanische Klappenprothese ersetzt werden [54]; diese Reoperation wird als Preis angesehen, den man zahlen muß, um die Mutter und Fetus durch die Antikoagulation drohenden Gefahren abzuwenden [212].

Antikoagulanzien sind jedoch, mit wenigen Ausnahmen, bei schwangeren Frauen mit mechanischen Herzklappenprothesen obligatorisch und ebenso während der Schwangerschaft bei Patientinnen mit tiefer Beinvenenthrombose [132], Lungenembolie, höhergradigem Mitralklappenfehler, peripartaler Kardiomyopathie mit stark eingeschränkter linksventrikulärer Funktion, primärer pulmonaler Hypertonie, Eisenmenger-Komplex und bei Patientinnen mit kongenitalen Defekten von Antithrombin III, Protein C, Protein S oder Faktor V bzw. mit ständigem Persistieren von Antiphospholipid-Antikörpern indiziert, da ein erhöhtes Risiko einer tiefen Venenthrombose während der Schwangerschaft und der Postpartalperiode besteht [78]. Frauen mit vorausgegangener tiefer Venenthrombose können ebenso ein erhöhtes Risiko einer erneuten tiefen Venenthrombose während der Schwangerschaft und während der Postpartalperiode aufweisen, aber die Ergebnisse der bisherigen Studien sind widersprüchlich. Retrospektive Studien belegten eine Inzidenz eines Rezidivs einer tiefen Venenthrombose während der Schwangerschaft bei Frauen mit vorausgegangener tiefen Venenthrombose von im Mittel 15% [78]. Die Hyperkoagulabilität während der Schwangerschaft, die auf einem Anstieg der Gerinnungsfaktoren II, VII, VIII und IX sowie einer Hemmung der Fibrinolyse beruht [125], unterstreicht die Notwendigkeit einer Antiagulation bei Schwangeren mit mechanischen Herzklappenprothesen, um die Bildung von Thromben an der Oberfläche der Klappenprothese zu verhindern. Diese Pharmaka beseitigen nicht die Gefahr thromboembolischer Komplikationen, aber dieses Risiko ist viel höher bei schwangeren Frauen mit Klappenprothesen, bei denen eine Antikoagulanzienbehandlung abgebrochen wurde, als bei solchen Frauen, welche die Antikoagulation ununterbrochen weitergeführt bzw. diese Pharmaka niemals eingenommen hatten [31].

Die Anwendung von **Warfarin** (Coumadin®, ein in Deutschland nicht zugelassenes Cumarinderivat) während der Schwangerschaft geht mit einem beträchtlichen teratogenen Risiko einher [78, 83, 146, 214]. Die Problematik der Antikoagulation während der Schwangerschaft ergibt sich aus der Plazentagängigkeit der oralen Antikoagulanzien und der daraus folgenden Blutungsneigung des Feten und der Teratogenität [78, 83]. Der antikoagulatorische Effekt der oralen Antikoagulanzien ist beim Fetus höher als bei der Mutter, da die Leber des Feten noch unreif ist und mütterliche Gerinnungsfaktoren die Plazenta nicht passieren können. Die sog. **Cumarin-Embryopathie** wird durch eine Blutung in dem sich entwickelnden Knorpel und durch eine Interferenz mit dem Calcium-Metabolismus verursacht, wodurch u.a. eine Nasenhypoplasie und Epiphysenfehlbildungen entstehen. Weiterhin besteht ein ständiges Risiko für Blutungen des Feten, insbesondere in das sich entwickelnde Gehirn, so daß zerebrale Schäden oft zu beobachten sind. Weiterhin besteht ein Risiko für frühe Aborte, Früh- oder Totgeburten und frühkindliche Geburtsschäden. Aufgrund der bisherigen Datenlage erscheint es möglich, daß die Einnahme oraler Antikoagulanzien während der ersten sechs Wochen der Schwangerschaft sicher ist; allerdings besteht ein gesteigertes Risiko der Cumarin-Embryopathie, falls Cumarinderivate in der 6. bis 12. Schwangerschaftswoche eingenommen werden [106]. Da die Cumarinderivate zusätzlich auch einen nicht zu unterschätzenden antikoagulatorischen Effekt beim Fetus bewirken, können insbesondere zum Zeitpunkt der Entbindung, wenn sich antikoagulatorischer Effekt und Geburtstrauma addieren, Blutungen beim Neugeborenen auftreten.

In der Hoffnung, die fetalen Risiken einer Antikoagulation während der Schwangerschaft vermindern zu können, wurde Heparin anstelle von Cumarinderivaten vorgeschlagen, insbesondere während der ersten drei Schwangerschaftsmonate [78, 83, 125, 212]. Aufgrund der Größe seines Moleküls kann Heparin die Plazentaschranke nicht überwinden und stellt bei Vorliegen einer Indikation für eine Antikoagulation während der Schwangerschaft die Substanz der Wahl dar [78, 83, 84]. Aufgrund der fehlenden Plazentapassage bewirkt Heparin keine fetalen Blutungen und Teratogenität, obwohl Blutungen am uteroplazentaren Übergang möglich sind. Klinische Studiendaten belegen eindeutig, daß die Heparintherapie für den Fetus keine signifikanten Nebenwirkungen mit sich bringt [79]. Während in einer Übersichtsarbeit über die Antikoagulation während der Schwangerschaft über eine hohe Anzahl mütterlicher und fetaler Komplikationen unter Heparinmedikation berichtet wurde, hat die überwiegende Mehrzahl prospektiver Studien jedoch eine günstige Prognose der Heparintherapie in der Schwangerschaft ergeben [78, 83, 125, 166, 212]. Die Langzeitgabe von Heparin ist jedoch mit dem Risiko der mütterlichen Osteoporose verbunden und einem erhöhten Risiko für thromboembolische Ereignisse oder Blutungen bei der Mutter [83]. Weiterhin kann es auch bei der Gabe von Heparin vorwiegend durch retroplazentare Blutungen zu Früh- und Totgeburten kommen. Vital bedrohliche und teilweise auch tödliche mütterliche Komplikationen, wie z.B. eine Thrombose einer mechanischen Klappenprothese, bedrohen den Fetus ebenso und sind unter Heparintherapie in der Schwangerschaft häufiger beobachtet worden als unter Verabreichung von Cumarinderivaten. Eine französische Studie ergab, daß thromboembolische Komplikationen viermal häufiger unter Heparinmedikation auftraten als unter Warfarin [90].

Als Konsequenz aus den bisher vorliegenden Studienergebnissen muß geschlossen werden, daß die Verabreichung von Heparin mit 10 000 Einheiten täglich zur Prophylaxe der Thrombose mechanischer Klappenprothesen zu niedrig und ungeeignet ist. Eine Verlängerung der aktivierten partiellen Thromboplastinzeit auf das 1,5fache des Ausgangswertes scheint hingegen für eine Thromboembolieprophylaxe bei Patientinnen mit Herzklappenersatz in der Schwangerschaft wirksam zu sein. Mit adjustierten Heparindosen ist ebenfalls eine erfolgreiche Sekundärprophylaxe nach venösen Thrombosen und Lungenembolien während der Schwangerschaft durchgeführt worden [93]. Heparine werden nicht in die Muttermilch sezerniert und können daher sicher bei der stillenden Mutter verabreicht werden. Auch orale Antikoagulanzien können während der Stillperiode verabreicht werden, ohne daß ein gerinnungshemmender Effekt bei dem Kind nachweisbar wird.

Während unfraktioniertes Heparin das Antikoagulans der Wahl während der Schwangerschaft bleibt, bieten sich **niedermolekulare Heparine** aufgrund ihres logisti-

Tabelle 2-12
*Richtlinien für den Gebrauch von Antikoagulanzien während der Schwangerschaft*

**Indikationen**
- mechanische Herzklappenprothesen
- peripartale Kardiomyopathie
- primäre pulmonale Hypertonie
- Lungenembolie
- rheumatische Mitralklappenerkrankung (insbesondere Mitralstenose)
- Thrombophlebitis

| Zeitpunkt | Verabreichung eines Antikoagulans unbedenklich? | |
| --- | --- | --- |
| | Heparin* | Warfarin-Natrium (Coumadin®)** |
| Vorempfängniszeit bis Empfängnis | ja (s.c.) | möglicherweise |
| Empfängnis bis zum Ende des I. Trimenons | ja (s.c.) | nein |
| Ende des I. Trimenons bis nahe zum Entbindungstermin | ja (s.c.) | möglicherweise |
| nahe zum Entbindungstermin (38. Woche) bis zum Einsetzen der Wehen | ja (i.v.) | nein |
| Einsetzen der Wehen bis zur Entbindung | nein | nein |
| unmittelbar nach der Entbindung | ja (i.v.) nach 2 h, adäquater Blutgerinnung | ja nach 24 h bei Fehlen einer Blutung |

\* keine transplazentare Passage
\*\* ist teratogen und wird mit Spontanabort, Totgeburt, Erkrankungen des Zentralnervensystems, intrakraniellen Blutungen und Embryopathie während des I. Trimenons in Verbindung gebracht. Weil aber die Feststellung einer Schwangerschaft schon früh nach der Konzeption möglich ist, kann Warfarin bei Frauen mit Kinderwunsch dennoch bis zur Konzeption verabreicht werden.

schen Vorteils und ihrer Assoziation mit einer geringeren Inzidenz von Osteoporose und heparininduzierter Thrombozytopenie als eine attraktive Alternative an [32, 93, 213]. In einer Übersicht über alle bisher publizierten Daten hinsichtlich der Anwendung niedermolekularer Heparine bei schwangeren Frauen wurde bei Schwangeren mit Begleiterkrankungen in 13,4% eine ernsthafte fetale Nebenwirkung beobachtet; im Gegensatz wurde bei nur 3,1% der schwangeren Frauen ohne ernsthafte Begleiterkrankungen eine Schädigung des Feten beobachtet [213]. Aufgrund dieser Studie erscheinen niedermolekulare Heparine als sichere Alternative für unfraktioniertes Heparin als Antikoagulans während der Schwangerschaft. Die Dosierung niedermolekularen Heparins beträgt 100 Anti-Faktor Xa-Einheiten pro Kilogramm Körpergewicht einmal täglich subkutan; nur bei Patientinnen mit erhöhtem Blutungsrisiko (mit erniedrigtem Quick-Wert und einer Thrombozytopenie) liegt die Dosis deutlich niedriger, sie muß individuell angepaßt werden [93].

Aufgrund der bisher vorliegenden Studienergebnisse können niedermolekulare Heparine in der Schwangerschaft zur Thromboembolieprophylaxe eingesetzt werden, ohne daß Hinweise auf eine Plazentagängigkeit oder ein Übertreten in die Muttermilch bestehen.

Die unsicherste Datenlage hinsichtlich einer sicheren antikoagulatorischen Medikation liegt bei jungen Frauen mit Kinderwunsch vor, die Trägerinnen einer mechanischen **Klappenprothese** sind.

Salazar und Mitarbeiter berichteten im Jahre 1996 in einer prospektiven Studie über den Schwangerschaftsverlauf bei 37 Patientinnen mit mechanischen Klappenprothesen und 40 Schwangerschaften, die subkutanes Heparin von der 6. Woche bis zum Ende der 12. Woche und während der letzten 2 Wochen der Schwangerschaft erhielten. Die Autoren beobachteten zweimal eine tödliche Klappenthrombose während Heparinmedikation und schlußfolgern, daß die subkutane Applikation von Heparin zur Prävention einer Thrombose einer mechanischen Klappenprothese während der Schwangerschaft nicht genügend effektiv ist [211].

Das Auftreten einer Klappenthrombose unter subkutaner Heparintherapie wurde besonders bei Klappen älterer Generation, wie z.B. Starr-Edwards- und Björk-Shiley-Prothesen, wie auch insbesondere bei Klappenprothesen in Mitralklappenposition beobachtet [211, 216]. Andere Autoren berichteten über eine geringe Thromboembolierate während der Schwangerschaft bei Patientinnen mit neueren Generationen mechanischer Klappenprothesen. Eine Thrombosierung einer mechanischen Klappenprothese wird allerdings nicht nur unter Heparinmedikation in der Schwangerschaft, sondern auch bei schwangeren Patientinnen beobachtet, die Cumarinderivate erhalten, insbesondere wenn eine adäquate Überwachung der Gerinnungswerte nicht möglich war [20].

Zum jetzigen Zeitpunkt ist es nicht möglich, sichere und definitive Empfehlungen zu einer optimalen antithrombotischen Therapie bei schwangeren Patientinnen mit mechanischen Klappenprothesen zu geben, da geeignete Studien mit genügend großen Patientenkollektiven bisher nicht durchgeführt worden sind. Es bestehen weiterhin grundlegende Bedenken hinsichtlich der fetalen Sicherheit unter einer Antikoagulation mit Cumarinderivaten bzw. Warfarin, ferner hinsichtlich der Effizenz einer subkutanen Heparinmedikation zur Prävention thromboembolischer Komplikationen und des Risikos mütterlicher Blutungen unter den verschiedenen Therapieregimen. Cumarinderivate sollten zwischen der 6. und 12. Schwangerschaftswoche nicht verabreicht werden, um eine Cumarin-Embryopathie zu vermeiden, und ebenso nahe dem Entbindungszeitpunkt, um einen Antikoagulationszustand des Feten zu vermeiden. Es ist heute gut zu vertreten, subkutane Heparinmedikation entweder nur während dieser oben genannten Perioden mit Cumarinderivaten (Ziel-INR 3,0; Bereich 2,5–3,5; außer bei Patientinnen mit bikuspider Aortenklappe, dann 2,0–3,0) zu anderen Zeitpunkten oder Heparinmedikation während der gesamten Schwangerschaft anzuwenden.

In der Literatur sind vorwiegend drei verschiedene **Therapieschemata** empfohlen worden:

- Eine Antikoagulation mittels Heparin während der gesamten Schwangerschaft, wobei verschiedene Dosierungen empfohlen wurden, wie die subkutane Gabe von 5000 Einheiten Heparin zweimal täglich. Da dieses Therapieschema mit einer hohen Thromboserate der Klappen und Thromboembolierate verbunden war, kann dieses Therapieregime nicht mehr empfohlen werden.
- Gabe von oralen Antikoagulanzien während der gesamten Schwangerschaft bis zur 36. Woche [84]. Zu diesem Zeitpunkt wird die Antikoagulation auf subkutanes oder intravenöses Heparin im therapeutischen Bereich umgesetzt (zweimal verlängerte aPTT). Dieses Schema beinhaltet allerdings das Risiko einer Embryopathie. Die INR-Werte, die bisher empfohlen wurden, liegen zwischen 2 und 2,5. Ausreichende Daten über die Sicherheit dieses Antikoagulationsregimes bei Patientinnen mit mechanischen Klappenprothesen liegen jedoch zur Zeit noch nicht vor.
- Das dritte Therapieschema beinhaltet eine Heparinisierung innerhalb der ersten 12 Wochen der Schwangerschaft mit Erzielung therapeutischer aPTT-Werte. Danach wird die orale Antikoagulation mit einer INR von 2–2,5 bis zur 36. Woche fortgesetzt; anschließend wird dann

wieder auf Heparin umgesetzt. Bei diesem Vorgehen ist zu berücksichtigen, daß die Clearance des Heparins in der Schwangerschaft verzögert ist, so daß unmittelbar bei Beginn der Wehen Heparin abgesetzt werden muß, um verstärkte Blutungen während der Entbindung zu vermeiden. Etwa 12 Stunden postpartal kann die Heparinisierung in den meisten Fällen wieder aufgenommen werden und nach Verlauf weniger Tage auch die orale Antikoagulation.

Nach den Empfehlungen der „Working Group on Valvular Heart Disease" der European Society of Cardiology ist das dritte Therapieschema mit der Umsetzung der oralen Antikoagulation auf Heparin während des ersten Trimenons und Fortsetzung der oralen Antikoagulation von der 13. bis 36. Schwangerschaftswoche der zu bevorzugende Weg, wenn das Vermeiden der Embryopathie im Vorgrund der Bemühungen steht [84].

Da Sicherheit für den Fetus besteht, ist Heparin das Antikoagulans der Wahl während der Schwangerschaft für solche Situationen, für welche die Wirkung etabliert ist. Die Evidenz einer Effektivität der Heparintherapie zur Prävention und Behandlung tiefer Venenthrombosen während der Schwangerschaft gründet sich auf Studien mit dem Evidenzniveau IV. Es bestehen einige Zweifel über die Effektivität der Heparinmedikation zur Prävention einer systemischen Embolie bei Patientinnen mit mechanischen Klappenprothesen; niedrig dosiertes Heparin oder eine unzureichend kontrollierte Heparinmedikation sind zur Prävention einer arteriellen Embolie bei schwangeren Patientinnen mit mechanischen Klappenprothesen nicht geeignet [216].

Empfehlungen zur Thromboseprophylaxe bei schwangeren Patientinnen mit **mechanischen Klappenprothesen** (5. ACCP-Konsensus-Konferenz über antithrombotische Therapie) [78]:

Das therapeutische Management schwangerer Patientinnen mit mechanischen Klappenprothesen ist schwierig, da die Effektivität der Heparinmedikation bisher nicht gesichert ist. Trotzdem erscheint es wahrscheinlich, daß eine therapeutische Heparindosierung arterielle Embolien verhindern kann. Zwei **Therapiestrategien** wurden empfohlen (beide mit der Evidenzstufe C–2):

- Heparin sollte während der gesamten Schwangerschaft zweimal täglich subkutan verabreicht werden in Dosierungen, welche die aPTT im therapeutischen Bereich halten (mindestens das Zweifache des Kontrollwertes) oder einen Anti-Xa-Spiegel von 0,35–0,70 U/ml erreichen.
- Heparin sollte bis zur 13. Schwangerschaftswoche verabreicht werden; anschließend sollten Coumarinderivate bzw. Warfarin bis zur Mitte des III. Trimenons gegeben werden, abgelöst durch eine erneute Heparinmedikation bis zum Zeitpunkt der Entbindung. Obwohl dieses zweite Therapieregime die Warfarin-Embryopathie zu verhindern scheint, sind andere Fetopathien unter dieser Medikation (z. B. ZNS-Anomalien) weiterhin möglich. Aus diesem Grund sollte vor Empfehlung dieses therapeutischen Vorgehens das potentielle Risiko mit den Eltern genau erörtert werden. Ein weiteres mögliches Problem hinsichtlich der Anwendung oraler Antikoagulanzien während der Schwangerschaft entsteht aus der klaren Aussage der Herstellerfirma, daß Coumarinderivate während der Schwangerschaft kontraindiziert sind.

Mit Beginn der Wehen sollte die Heparintherapie beendet werden, um eine Normalisierung der Blutgerinnung vor der Entbindung zu ermöglichen. Es ist empfohlen worden, daß die Heparintherapie bis in die frühe Wehenphase hinein fortgesetzt werden sollte, wenn eine längere Zeitdauer der Wehen zu erwarten ist, wie z. B. bei Erstgebärenden [162]. Da bei den Frauen, die eine gerinnungshemmende Therapie weiterhin benötigen, die Antikoagulation schon bald nach der Entbindung wieder aufgenommen wird, kann nach einer Epiduralanästhesie ein erhöhtes Risiko einer Blutung in den Epidural- und Subarachnoidalraum bestehen [162]. Ist bei Patientinnen eine Antikoagulanzienbehandlung vor der Entbindung erforderlich gewesen, bringt eine Pudendusanästhesie ein erhöhtes Blutungsrisiko mit sich. Die intravenöse Heparintherapie kann nach der Entbindung wieder aufgenommen werden, wenn die Blutstillung adäquat erscheint; mit der oralen Antikoagulation kann 24 Stunden nach der Entbindung begonnen werden, wenn Blutungen ausgeschlossen sind [146, 162].

Falls eine elektive Sectio caesarea geplant ist, sollte die Heparintherapie unmittelbar vor der Entbindung beendet werden. Treten vorzeitige Wehen bei einer Patientin auf, die orale Antikoagulanzien einnimmt, sollten Protamin und Frischplasma verabreicht werden. Unter diesen schwierigen Bedingungen scheint eine Entbindung mittels Sectio caesarea mit einem niedrigeren Risiko eines hämorrhagischen Todes des Feten vergesellschaftet zu sein als eine vaginale Entbindung [132].

Eine orale Antikoagulation kann nach der Entbindung ohne größere Bedenken durchgeführt werden, selbst bei stillenden Frauen [146].

# Inhalt*

| | | |
|---|---|---|
| ■ Einleitung | 61 | |
| ■ Definition und Nomenklatur | 61 | |
| ■ Epidemiologie | 61 | |
| ■ Definition der Symptome | 62 | |
| ■ Ätiologie und Pathogenese | 63 | |
| 1 Genetische bzw. familiäre Disposition | 63 | |
| 2 Hypothesen zur Entwicklung einer HES | 65 | |
| 3 Endotheliale Dysfunktion | 65 | |
| ■ Diagnostik | 67 | |
| 1 Früherkennung | 67 | |
| 2 Früherkennungsmethoden | 69 | |
| 3 Diagnostik in der Schwangerenvorsorge | 70 | |
| 3.1 Blutdruckmessung | 70 | |
| 3.2 Eiweißausscheidung im Urin (Teststreifen) | 71 | |
| 3.3 Klinische Untersuchung auf Ödeme | 71 | |
| 3.4 Laboruntersuchungen | 72 | |
| 3.5 Biophysikalische Untersuchungen | 72 | |
| 3.6 Ambulante Betreuung/Indikationen zur stationären Aufnahme | 72 | |

| | | |
|---|---|---|
| ■ Schweregrade der Erkrankung/ klinische Verlaufsformen | 73 | |
| 1 Schwere Präeklampsie (drohende Eklampsie) | 73 | |
| 2 Eklampsie | 74 | |
| 3 HELLP-Syndrom | 74 | |
| 3.1 Klinik | 75 | |
| 3.2 Diagnostik | 75 | |
| 3.3 Komplikationen | 75 | |
| 3.4 Differentialdiagnose | 76 | |
| 3.5 Prävention | 76 | |
| ■ Therapie | 78 | |
| 1 Medikamentöse Therapie | 78 | |
| 2 Therapie schwerer hypertensiver Schwangerschaftserkrankungen | 79 | |
| 2.1 Vermeidung eines eklamptischen Anfalls durch zentrale Dämpfung | 80 | |
| 2.2 Blutdrucksenkung | 80 | |
| 2.3 Flüssigkeitstherapie | 80 | |
| 2.4 Korrektur einer Hämostasestörung | 81 | |
| 2.5 Spezielle Maßnahmen beim HELLP-Syndrom | 81 | |
| 3 Geburtshilfliches Vorgehen | 81 | |
| 4 Behandlung nach der Geburt | 82 | |
| 4.1 Antihypertensive Therapie | 82 | |
| 4.2 Beratungspraxis nach HES und Prognose | 82 | |

*Das Literaturverzeichnis findet sich in Kapitel 24, S. 364.

# 3 Hypertensive Schwangerschaftserkrankungen

W. Rath

## Einleitung

Zu Beginn des letzten Jahrhunderts als „Erkrankung der Theorien" bezeichnet sind auch bis heute – trotz intensiver Forschungstätigkeit weltweit – die Ursachen der „Gestose" noch nicht bekannt. Bekannt sind zahlreiche pathophysiologische Zusammenhänge, deren Auswirkungen auf verschiedene Organsysteme und die klinischen Symptome sowie die Tatsache, daß die Beendigung der Schwangerschaft die einzig kausale „Therapie" dieser Erkrankungen darstellt. Die mütterliche Letalität von **hypertensiven Erkrankungen in der Schwangerschaft (HES)** hat sich in den letzten 15 Jahren in Deutschland nur geringfügig vermindert, zum einen dadurch bedingt, daß in der Schwangerenvorsorge Risikogruppen nicht rechtzeitig identifiziert und die klassischen Symptome der Erkrankung immer noch falsch eingeschätzt oder sogar übersehen werden, zum anderen, da Schwangere mit schweren Verlaufsformen nicht rechtzeitig stationär eingewiesen werden, Kliniken die logistischen Voraussetzungen für Diagnostik und Therapie dieser lebensbedrohlichen Erkrankungen nicht erfüllen können oder aber Diagnostik und Behandlung medizinisch und vom zeitlichen Ablauf her inadäquat durchgeführt werden.

Demzufolge stehen auch heute noch HES mit einem Anteil von 12 bis 22% an erster bzw. zweiter Stelle der Häufigkeit mütterlicher Todesursachen und sind mit einem Anteil von 20 bis 25% eine der häufigsten Ursachen der perinatalen Mortalität [42].

## Definition und Nomenklatur

Im deutschsprachigen Raum waren bis vor kurzem die Synonyme „Gestose, Spätgestose" und seit 1970 „EPH-Gestose" (E = Ödeme, P = Proteinurie, H = Hypertonie) gebräuchlich. Diese an den Symptomen der Erkrankung orientierte Begriffsbestimmung hat zwar didaktische Vorteile, läßt aber außer Acht, daß Ödeme allein die Prognose von Mutter und Kind nicht beeinflussen.

Von der International Society for the Study of Hypertension in Pregnancy (ISHHP) wurde 1986 eine neue Symptomen-bezogene Klassifikation und Definition eingeführt und vor kurzem überarbeitet [43], die allein auf den Kriterien Hypertonie und Proteinurie beruhen (Tab. 3-1). Die Höhe des Blutdrucks sowie das Ausmaß der Proteinurie korrelieren dabei eng mit der Häufigkeit maternaler Komplikationen (Todesfälle) und der perinatalen Mortalität. Die korrekte Klassifizierung der Erkrankung ist prognostisch richtungsweisend, zumal die leichte chronische Hypertonie im Vergleich zur Präeklampsie und Pfropfpräeklampsie keine erhöhte Gefährdung für Mutter und Kind bedeutet. Eine endgültige Klassifizierung kann jedoch oft erst im Wochenbett erfolgen.

Die Unterschiede zwischen den verschiedenen Formen einer HES sind in Tabelle 3-2 dargestellt.

## Epidemiologie

Die Inzidenz hypertensiver Schwangerschaftserkrankungen liegt in Deutschland bei 5 bis 7%, in den USA bei 6 bis 12% und in Afrika bei 18%; dabei ist in den westeuropäischen Ländern mit 1 bis 2% schwerer Verlaufsformen zu rechnen, bei denen in bis zu 60% der Fälle mit einer Exazerbation der Erkrankung innerhalb von Stunden gerechnet werden muß [15]. Diese Unterschiede in der Fre-

Tabelle 3-1
*Klassifizierung der hypertensiven Erkrankungen in der Schwangerschaft*

- **Gestationshypertonie**
  Hypertonie, die weder vor der 20. SSW bestand, noch länger als 6 Wochen nach der Geburt anhält
  Hypertonie ohne Proteinurie

- **Präeklampsie**
  Hypertonie und Proteinurie mit/ohne Ödeme
  Schwere Verlaufsformen der Präeklampsie:
  - Eklampsie
    Tonisch-klonische Krampfanfälle
  - HELLP-Syndrom
    (H)   hemolysis - Hämolyse
    (EL)  elevated liver enzymes - erhöhte Leberenzyme
    (LP)  low platelets - erniedrigte Thrombozyten

- **Chronische Hypertonie**
  Hypertonie vor Eintritt der Schwangerschaft, zumindest vor der 20. SSW oder Fortbestehen der Hypertonie über 6 Wochen postpartal hinaus

- **Pfropfgestose**
  Auftreten von charakteristischen Gestosesymptomen, meistens eine Proteinurie bei Schwangeren mit chronischer Hypertonie

- **Sonstige hypertensive Komplikationen**
  Andere Erkrankungen mit hypertensiven Komplikationen (z. B. Kollagenosen, Hyperthyreose)

Tabelle 3-2
*Manifestationsformen hypertensiver Schwangerschaftserkrankungen (modifiziert nach Sibai [37])*

| Klinik | Chronische Hypertonie | Gestationshypertonie | Präeklampsie |
|---|---|---|---|
| ■ Beginn der Hypertonie | < 20. SSW | meist im III. Trimenon | ≥ 20. SSW |
| ■ Ausmaß der Hypertonie | + → +++ | + | + → +++ |
| ■ Proteinurie | – | – | + → +++ |
| ■ Harnsäureerhöhung > 5,5 mg/dl | selten | – | fast immer vorhanden |
| ■ Hämokonzentration | – | – | in Abhängigkeit vom Schweregrad |
| ■ Thrombozytopenie | – | – | in Abhängigkeit vom Schweregrad |
| ■ Erhöhung der Leberenzyme | – | – | schwere Verläufe und HELLP-Syndrom* |

\* In 15 bis 20% keine Hypertonie, in 5 bis 10% der Fälle keine Proteinurie
Beachte: Oberbauchschmerzen

quenz sind vor allem bedingt durch geographische, genetische und soziale Faktoren (z. B. Vernachlässigung der Schwangerenvorsorge). Eine jahreszeitliche Abhängigkeit besteht nicht. Bis zu 10 % der Präeklampsien (< 1 % aller Schwangerschaften) manifestieren sich vor der vollendeten 32. SSW, 10 bis 15 % der schweren Verläufe (Eklampsie, HELLP-Syndrom) treten erst in den ersten Wochenbetttagen auf. Die Inzidenz chronischer Hypertonien wird weltweit mit 1 bis 5 % angegeben.

Unübersehbar ist ein Panoramawechsel in der Häufigkeit schwerer hypertensiver Schwangerschaftskomplikationen: Die Frequenz der Eklampsien ist inzwischen auf 0,03 bis 0,1 % aller Geburten abgesunken, während sich seit Einführung des Begriffs 1982 eine relative Zunahme des HELLP-Syndroms auf 0,17 bis 0,85 % aller Lebendgeburten nachweisen läßt [24].

# Definition der Symptome

Nach der Definition der ISSHP liegt eine **Schwangerschaftshypertonie** vor, wenn bei einer zuvor normotensiven, nicht proteinurischen Patientin der diastolische Blutdruck
- bei einmaliger Messung ≥ 110 mm Hg
- bei zweimaliger Messung im Abstand von 4 bis 6 Stunden ≥ 90 mm Hg

beträgt (Definition für die Schwangerenvorsorge nicht praktikabel).

**Anmerkung:** Jüngste Konsensuspapiere beziehen den systolischen Blutdruck wieder in die Definition des Schwangerschaftshochdrucks mit ein. Danach besteht ein Schwangerschaftshochdruck bei systolischen Werten ≥ 140 mm Hg und/oder diastolischen Werten ≥ 90 mm Hg. Der relative Blutdruckanstieg um ≥ 30 mm Hg systolisch und ≥ 15 mm Hg diastolisch im Vergleich zu den Werten aus der Frühgravidität (bei absoluten Blutdruckwerten unter 140/90 mm Hg) bleibt bei diesen Definitionen unberücksichtigt, gilt aber dennoch als Warnsymptom vor allem dann, wenn gleichzeitig eine Proteinurie und eine pathologische Erhöhung der Harnsäurespiegel im Serum (≥ 6 mg/dl) besteht.

Eine **Schwangerschaftsproteinurie** besteht, wenn eine pathologische Eiweißausscheidung im Urin bei einer bisher normotensiven, nicht proteinurischen Schwangeren auftritt: Eiweißausscheidung ≥ 0,3 g/l im 24-Stunden-Urin bzw. ≥ 1 g/l im Mittelstrahl- oder Katheterurin bei zwei Proben im Mindestabstand von 4 Stunden (Teststreifen). Für die Praxis ist zu berücksichtigen, daß eine Proteinurie ≥ 1+ im Teststreifen richtungweisend für die Diagnose ist. Die gleichen Grenzwerte beider Kriterien gelten auch, wenn sowohl eine Hypertonie als auch eine Proteinurie festgestellt werden (**Präeklampsie**).

Neben den klassischen Kriterien Hypertonie und Proteinurie wurden weitere **klinische** und **laborchemische** Parameter in die Definition des „Präeklampsie-Syndroms" einbezogen, die die Gefährdung von Mutter und Kind im Hinblick auf die Entwicklung einer Eklampsie und eines HELLP-Syndroms anzeigen sollen und für einen schweren Krankheitsverlauf charakteristisch sind (Tab. 3-3).

Zur Definition von Eklampsie und HELLP-Syndrom siehe Abschnitt "Schweregrad der Erkrankung", Teil 3.

# Ätiologie und Pathogenese

## 1 Genetische bzw. familiäre Disposition

Schwere Präeklampsien und Eklampsien treten **familiär gehäuft** auf (Familienanamnese!). Verwandte ersten Grades besitzen ein fünffach erhöhtes Risiko, Verwandte zweiten Grades immer noch ein zweifach erhöhtes Risiko im Vergleich zur Normalbevölkerung, ebenfalls an einer Präeklampsie zu erkranken. Beispielsweise beträgt das Risiko einer Nullipara, deren Mutter an einer Präeklampsie erkrankt war, 20 bis 25%, bei Erkrankung der Schwester sogar 35 bis 40% (Übersicht bei [23]). Diese Daten weisen auf die Bedeutung **maternaler genetischer Faktoren** in der Ätiologie der Präeklampsie hin, wobei es sich entweder um ein rezessives Gen, ein dominantes Gen mit inkompletter Penetranz oder aber einen multifaktoriellen Vererbungsmodus handelt. Auf den Einfluß fetaler Gene deutet u.a. die Beobachtung hin, daß fetale Trisomien mit einem erhöhten Risiko für die Entwicklung einer Präeklampsie assoziiert sind.

Darüber hinaus ergaben jüngste genetische Untersuchungen bei Präeklampsie folgende Ergebnisse (Übersicht bei [25]):

**HLA-System:** Übereinstimmung im HLA-B-Lokus sowie bei HLA-DR 4 prädisponieren zur Präeklampsie. Gehäuftes Auftreten der Allele HLA-DR 1, DR 3 und DR 4 bei Präeklampsie, diese gelten als „high TNF-Responder"; d.h. sie reagieren auf entsprechende Stimuli mit einer erhöhten TNF-Produktion. TNF-α weist am Endothel Effekte auf, die denen der Präeklampsie gleichen.

**Mutationen im Angiotensinogen-Gen** könnten trotz widersprüchlicher Ergebnisse zur Entwicklung einer Präeklampsie disponieren, sie sind bei Nichtschwangeren mit einer Hypertoniehäufung assoziiert.

**NO-Synthasesystem** (besonders im Endothel gebildete eNO-Synthase): Widersprüchliche Ergebnisse: enge Assoziation zwischen einer familiär gehäuft auftretenden schwangerschaftsinduzierten Hypertonie und dem Nachweis eines Mikrosatelliten-Markers in Intron 13 des e-NOS-Gens (7q36), homozygote Mutation im e-NOS-Gen (G894T) und Punktmutation der Beta-3-Untereinheit heterodimerer G-Proteine (erhöhtes Hypertonierisiko bei Nichtschwangeren) führen zu einer Erkrankungswahrscheinlichkeit von über 90% (vorläufige eigene Ergebnisse).

Andere genetische Analysen weisen auf eine bestimmte Genregion auf dem langen Arm des Chromosoms 4 hin, die für ein erhöhtes Präeklampsierisiko verantwortlich sein soll.

Von aktueller klinischer Relevanz ist die Beobachtung, daß **hereditäre und erworbene Störungen der Blutgerinnung** (hämophile Faktoren) in besonderem Maße zu HES prädisponieren und zunehmend als „Risikofaktoren" bei belasteter Anamnese (HES/thromboembolische Erkrankungen in früheren Schwangerschaften) im Rahmen der Schwangerenvorsorge laborchemisch untersucht werden (Übersicht bei [9, 10]). Hierzu gehören vor allem:

- **APC-Resistenz/Faktor-V-Leiden-Mutation:** Die Prävalenz einer pathologischen APC-Resistenz (APC-Ratio < 2,0) liegt bei gesunden Frauen zwischen 2 bis 7%, die Häufigkeit be-

Tabelle 3-3

*Klinische und laborchemische Kriterien eines Präeklampsie-Syndroms (schwere Verlaufsform) [43]*

| | |
|---|---|
| ■ Blutdruck | ≥ 160 mm Hg systolisch |
| | ≥ 110 mm Hg diastolisch |
| ■ Proteinurie (neu auftretend) | ≥ 2,0 g/24 h |
| | oder 2+ oder 3+ im Teststreifen |
| ■ Kreatinin i. S. (neu auftretend) | > 1,2 mg/dl |
| ■ Thrombozyten | < 100 000/μl **und/oder** |
| | Hinweis auf mikroangiopath. hämolyt. Anämie (LDH ↑) |
| ■ Leberenzyme | erhöht |
| ■ klinische Symptome | persistierende Kopfschmerzen oder andere zerebrale/visuelle Störungen |
| | persistierende Oberbauchschmerzen |

*Bei Auftreten einer schweren Präeklampsie bzw. eines HELLP-Syndroms vor der 34. SSW sollte eine Fahndung nach Antiphospholipid-Antikörpern erfolgen!*

trägt bei Frauen mit vorangegangener Präeklampsie vor der 34. SSW 16 %. Bei Schwangeren mit schwerer Präeklampsie wurde über eine Rate an Faktor-V-Leiden-Mutationen von 9,0 bzw. 10,5 % berichtet, die 2- bis 4,5fach höher lag als bei normotensiven Schwangeren; beim HELLP-Syndrom lag diese Rate zwischen 19 und 26 %. Bei der Interpretation dieser Ergebnisse muß berücksichtigt werden, daß die APC-Ratio zum Schwangerschaftsende hin abfällt, ohne daß gehäuft ein molekulargenetischer Defekt vorliegt (erworbene APC-Resistenz).

- **Methylentetrahydrofolatreduktase-Mutation (MTHFR)-Hyperhomozysteinämie:** Bei früher schwerer Präeklampsie fand sich in 18 % der Fälle eine Hyperhomozysteinämie, bei normotensiven Schwangeren in 2 bis 4,5 %. Molekulargenetische Untersuchungen zeigten bei Präeklampsie eine höhere Inzidenz an MTHFR-Mutationen von 20,5 bis 29,8 % im Vergleich zu normotensiven Schwangeren mit 8 bis 18,6 %. Bei homozygoter MTHFR-Mutation ist mit einem signifikantem Anstieg des Risikos für die Entwicklung einer Präeklampsie zu rechnen (OR 2,6, 95 % CI).
- **Prothrombinmutation:** Bei Präeklampsie wurde über eine erhöhte Frequenz an Prothrombinmutationen von 5,8 bis 14,3 % berichtet, bei normotensiven Schwangeren lag dagegen die Häufigkeit bei 3,0 bis 4,1 %. Die Bedeutung der Thrombomodulin- und PAI-1-Genmutation für Schwangerschaft und Präeklampsie ist noch nicht hinreichend geklärt.
- **Antiphospholipid-Antikörper:** Als erworbene thrombophile Risikofaktoren gelten das Lupus-Antikoagulans (Inzidenz in der Normalbevölkerung ca. 2 %) und die Antikardiolipin-Antikörper (0,3–5 %), die gegen endotheliale Membran-Phospholipide gerichtet sind und über eine Störung der Interaktion von endovaskulären Trophoblastzellen und Endothel der Spiralarterien die pathogenetische Grundlage für die konsekutive plazentare Durchblutungsstörung liefern können; 50 % der Frauen mit Antiphospholipid-Antikörpern entwickeln eine Präeklampsie, bei vorangegangener Präeklampsie vor der 34. SSW wurden in 16 bis 29 % der Fälle Antiphospholipid-Antikörper nachgewiesen, in anderen Studien bei hypertensiven Schwangerschaftserkrankungen lag diese Rate zwischen 16 und 19 %, wobei eine enge Korrelation zu niedrigen Geburtsgewichten bestand. Bei 15 bis 25 % der Patientinnen mit systemischem Lupus erythematodes (SLE) besteht ein Antiphospholipidantikörper-Syndrom (sekundäres APS), das häufig mit einer Thrombozytopenie und der Entwicklung einer Präeklampsie assoziiert ist (siehe Abschnitt "Diagnostik", Teil 1). Unabhängig davon sollte vor allem bei Auftreten einer schweren Präeklampsie/HELLP-Syndrom vor der 34. SSW eine Fahndung nach Antiphospholipid-Antikörpern erfolgen.

Die Annahme, daß eine **immunologische Maladaptation** Ursache für das Entstehen von HES ist, beruht vor allem auf epidemiologischen Studien (Übersicht bei [11]). Ein **erhöhtes Erkrankungsrisiko** besteht:

- bei Primigravidae, u.U. in Folge mangelhaft ausgebildeter Immuntoleranz gegenüber paternalen Antigenen
- bei kurzer präkonzeptioneller Exposition gegenüber paternalen Antigenen in den Spermien: Benutzerinnen von Barrieremethoden weisen ein zweifach erhöhtes Präeklampsierisiko auf!
- bei Partnerwechsel in der nachfolgenden Schwangerschaft
- nach heterologer Insemination.

Als mögliche Ursache kommt das Ausbleiben einer maternalen (zytotoxischen) Antikörperbildung gegen paternale Antigene in Frage.

Andererseits ergibt sich ein **vermindertes Risiko** für die Entwicklung einer HES bei:

- vorangegangener Schwangerschaft von demselben Partner
- vorhergehendem Abort
- Schwangerschaft nach Bluttransfusionen
- Schwangerschaft von verwandten Partnern
- nach Leukozytenstimulation vor der Schwangerschaft.

Bei Patientinnen mit Präeklampsie findet sich eine **generelle Aktivierung des Immunsystems**, insbesondere: erhöhte Serumspiegel für Interleukin 1 (→ Expression von Adhäsionsmolekülen aus Endothel → Adhäsivitätssteigerung von Leukozyten), für Interleukin-2/Interleukin-2-Rezeptor (→ stimuliert Zytotoxizität von T-, B- und NK-Zellen, direkt toxischer Effekt auf Trophoblastzellen), für Interleukin 6 (stimuliert u.a. Akutphasenreaktion als Antwort des Organismus auf Reiz) und für TNF-α (→ Einfluß auf Trophoblastwachstum und -invasivität, Mediator der Präeklampsie-typischen Endotheldysfunktion) sowie eine Verschiebung des Gleichgewichts von T-Helfer- zu T-Suppressor-Zellen zugunsten der T-Helferzellen. Eine erhöhte lymphozytäre Zytotoxizität sowie eine gesteigerte Makrophagenaktivität und Aktivierung neutrophiler Granulozyten (siehe Teil 3) führen u.a. zu den genannten Veränderungen der Zytokinproduktion dieser Zellen; darüber hinaus ist das Komplementsystem als potenter Aktivator der Neutrophilen aktiviert.

# Ätiologie und Pathogenese 3

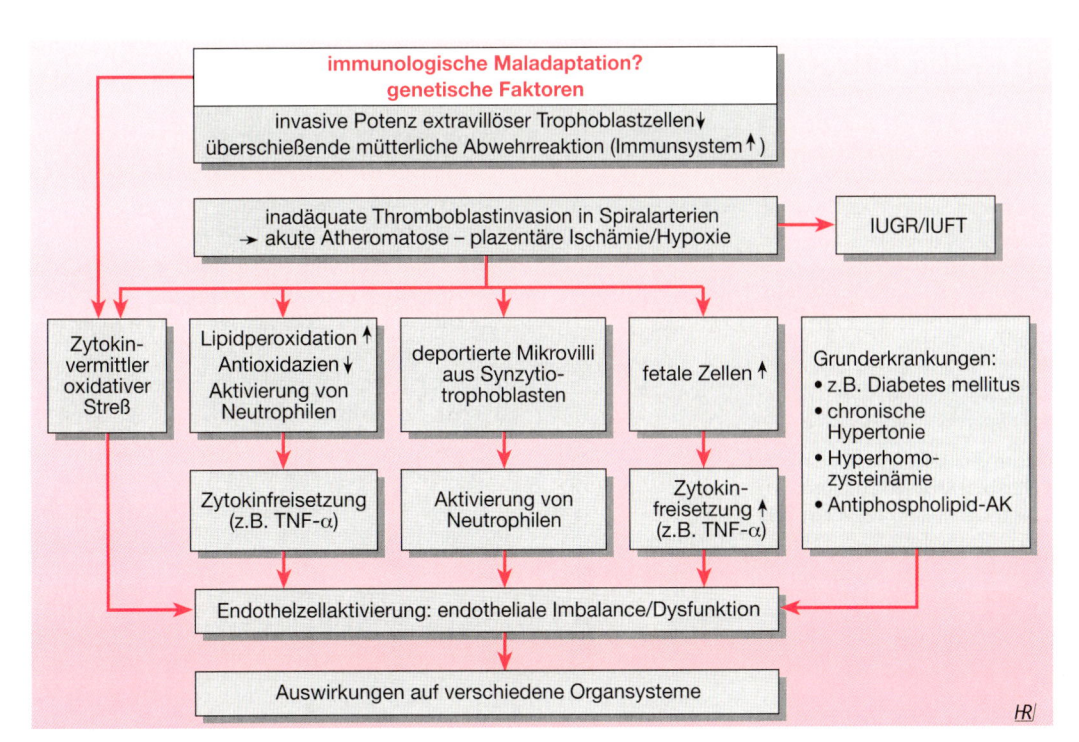

**Abb. 3-1**
*Hypothesenmodell zur Pathogenese der Präeklampsie: Pathogenetische Ursachen (nach Rath [25]).*
*IUGR = intrauterine Wachstumsretardierung.*
*IUFT = intrauteriner Fruchttod*

Im Bereich der **humoralen Immunität** treten folgende Veränderungen auf: vermehrter Nachweis von Antiendothel-Antikörpern, Antikörper gegen das Tamm-Horsfall-Protein (immunsuppressive Wirkung) sowie eine verstärkte Aktivierung der natürlichen Killerzellen.

Aus diesen Befunden lassen sich jedoch bisher keine kausalen Rückschlüsse auf die Entstehung der Erkrankung ziehen.

## 2 Hypothesen zur Entwicklung einer HES

Auch heute noch gilt die inadäquate Umwandlung der myometranen Segmente der Spiralarterien in utero-plazentare Arterien durch eine unzureichende endovaskuläre Invasion des Zytotrophoblasten als pathogenetisches Grundprinzip der Präeklampsie (Abb. 3-1). Als **Ursachen** dieser mangelhaften Trophoblastinvasion werden derzeit vor allem zwei Mechanismen diskutiert: zum einen eine Störung der invasiven Potenz extravillöser Trophoblastzellen, zum anderen eine überschießende mütterliche Abwehrreaktion [33].
Die **Folgen** sind:
- eine inadäquate Dilatation der Spiralarterien
- eine verminderte Produktion vasodilatatorisch wirksamer Substanzen im Gefäßendothel (z.B. Prostacyclin, NO)
- eine Verminderung der Plazentaperfusion.

Diese Verminderung der utero-plazentaren Durchblutung wird während der Phase der „Arterialisierung" der Plazenta zwischen der 12. und 18. SSW wirksam (siehe Abschnitt "Diagnostik", Teil 2, Doppler-Sonographie). Die inadäquat dilatierten Spiralarterien werden im weiteren Verlauf durch Aggregation von Thrombozyten, Fibrin und fettgefüllten Makrophagen obstruiert, es entsteht lokal eine **nekrotisierende** Läsion mit Schaumzellinfiltration oder **akute Atheromatose/plazentare Ischämie** mit gesteigerter Lipidperoxidation.

## 3 Endotheliale Dysfunktion

Aktuell diskutiert wird der Zusammenhang zwischen der lokal ablaufenden mangelhaften Trophoblastinvasion und der konsekutiven generalisierten Endotheldysfunktion, die als Grundlage für die klinischen Symptome der Präeklampsie gilt. Dabei kommen folgende **Pathomechanismen** in Frage (Abb. 3-2):
- Eine als Folge der plazentaren Ischämie gesteigerte Lipidperoxidation mit Freisetzung von Sauerstoffradikalen ohne adäquate Gegenregulation durch das Antioxidanziensystem.
- Eine als Folge der plazentaren Ischämie durch Apoptose bedingte Freisetzung von Membran-

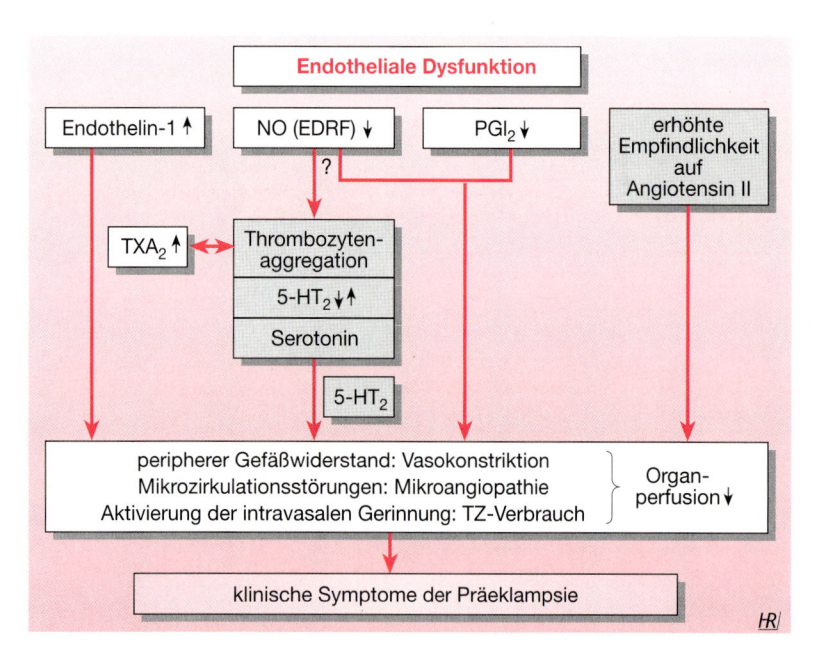

**Abb. 3-2**
*Hypothesenmodell zur Pathogenese der Präeklampsie: Endotheliale Dysfunktion (nach Rath [25]). TZ = Thrombozyten, ERDF = endothelial-derived relaxing factor*

bestandteilen (Mikrovilli) des Synzytiotrophoblasten in die mütterliche Zirkulation, konsekutiv: Stimulierung von Monozyten mit Freisetzung von TNF-a und Interleukinen → Aktivierung neutrophiler Granulozyten → Endothelzellaktivierung.

■ Ein als Folge hypoxisch bedingter Gefäßschäden in der feto-maternalen Grenzschicht erhöhter Übertritt fetaler Zellen in die mütterliche Zirkulation mit konsekutiver Aktivierung des Immunsystems.

Nach derzeitiger Auffassung dürfte bei Präeklampsie nicht eine Endothelzellschädigung, sondern eher eine Endothelzellaktivierung vorliegen [34].

**Pathophysiologische Folgen** der Endotheldysfunktion sind auf lokaler Ebene eine Störung des Gleichgewichts zwischen vasodilatatorischen, antiaggregatorischen Substanzen einerseits (verminderte Produktion von Prostacyclin und evtl. NO) und vasokonstriktorischen, aggregatorischen Substanzen andererseits (erhöhte Produktion von Endothelin-1 und Thromboxan A II, vor allem aus Thrombozyten), die sowohl den Vasotonus als auch die Balance zwischen Gerinnung und Fibrinolyse maßgeblich beeinflussen. Besondere Bedeutung kommt dabei dem Gegenspieler des Endothelin-1 (Vasokonstriktion, evtl. Steigerung der Thrombin-vermittelten Gerinnungsaktivierung), dem **NO**

**Tabelle 3-4**
*Auswirkungen einer HES auf verschiedene Organsysteme und klinische Symptome*

| Herz-Kreislauf | Rheologie | Gerinnung | Nieren/NN | Plazenta/Fetus |
|---|---|---|---|---|
| peripherer Gefäßwiderstand ↑ | Plasmavolumen ↓ | Gerinnungsaktivierung ↑ | Renin ↓ | uteroplazentare Durchblutung ↓ |
| Vasokonstriktion | Plasmaviskosität ↑ | fibrinolytische Aktivität ↓ | Aldosteron (↓) | Plazentainfarkte |
| Reaktion auf pressorische Substanzen ↑ | Hämatokrit ↑ | TZ-Aggregation ↑ | | Plazentahämatome |
| HMV (↓) | Ery-Aggregation ↑ | TZ-Adhäsivität ↑ | Nierendurchblutung ↓ | IUGR |
| Hypertonie | Ery-Verformbarkeit ↓ | TZ-Freisetzungsreaktion ↑ | glomuläre Filtrationsrate ↓ | IUFT |
| | Ery-Fragilität ↑ | DIG (chronisch progredient) ↓ | Oligurie/Anurie | |
| | onkotischer Druck ↓↓ | Thrombose, Mikrozirkulationsstörung → Organperfusion ↓ Koagulopathie | Harnsäure ↑ | |
| | + vaskuläre Permeabilität ↑ ↓ Ödeme | Hämolyse | Proteinurie ↓ Hypalbuminämie ↓ Ödeme Endotheliose | |

(**Stickoxid**) zu (Wirkungen: stärkster endogener Vasodilatator, Verminderung der Sensitivität der Thrombozyten gegenüber prokoagulatorischen Substanzen, Hemmung der Leukozytenadhäsion), dessen pathophysiologische Bedeutung Gegenstand der derzeitigen Forschung ist [40].

Diese endotheliale Imbalance kann weiter verstärkt werden durch die gesteigerte Lipidperoxidation mit Freisetzung von Sauerstoffradikalen, die u.a. die endotheliale Prostacyclinsynthese hemmen, NO inaktivieren, eine gesteigerte Endothelinfreisetzung induzieren und die Endothelzellmembranlipide schädigen können [8]. Insbesondere aufgrund der verminderten Prostacyclinproduktion kommt es zu einer Verstärkung vasokonstriktorischer Effekte von Angiotensin II und Katecholaminen, gleichzeitig wird die in der Schwangerschaft nachweisbare verminderte Ansprechbarkeit der Gefäße auf Angiotensin II aufgehoben, klinisch kommt es zum **Blutdruckanstieg.**

Die aus der endothelialen Dysfunktion resultierenden Auswirkungen auf verschiedene Organsysteme und klinischen Symptome sind in Tabelle 3-4 wiedergegeben.

Bei **milden Verlaufsformen** hypertensiver Schwangerschaftserkrankungen werden die vasokonstriktorischen, aggregatorischen Komponenten des endothelialen Gleichgewichts noch kompensiert, es besteht eine subklinische intravasale Umsatzsteigerung von Gerinnungsfaktoren und eine Erhöhung des rheologischen Widerstandes mit klinisch noch inapparenter Mikrozirkulationsstörung ohne manifeste Beeinträchtigung der Organfunktionen (Abb. 3-3).

**Schwere Verlaufsformen** zeichnen sich aus durch Persistenz des Circulus vitiosus aus Endotheldysfunktion, die durch die anhaltende Vasokonstriktion weiter verstärkt wird, und intravaskuläre Gerinnungsaktivierung mit zunehmender Thrombozytenaggregation und konsekutiver Thromboxanfreisetzung sowie Herabsetzung der fibrinolytischen Aktivität. Dies führt schließlich zu einer Dekompensation der endothelialen Balance mit generalisierten und segmentalen Vasospasmen, disseminierter intravasaler Gerinnung (DIG) bis zur Verbrauchskoagulopathie und schweren Mikrozirkulationsstörungen bis hin zum Multiorganversagen (siehe Abb. 3-3). Die Übergänge von milden in schwere Verlaufsformen können fließend und für den Geburtshelfer schwer zu erkennen sein, sie können innerhalb von Stunden ablaufen.!

Störungen der globalen Gerinnungsparameter (z.B. Quick-Wert, Thrombinzeit, Fibrinogen) finden sich bei Präeklampsie/Eklampsie nur in 3 bis 9% der Fälle. Diagnostisch richtungweisend für eine thrombininduzierte intravasale Gerinnungsaktivierung sind eine Erhöhung der zirkulierenden Thrombin-Antithrombin-Komplexe (TAT), eine Steigerung des Fibrin-Fibrinogenumsatzes (lösliche Fibrinmonomerkomplexe ↑, D-Dimere ↑), eine progrediente Verminderung der Thrombozytenzahl (Häufigkeit bei HES: 15–50%) sowie ein Abfall des Antithrombin III als Folge des intravasalen Verbrauchs in Korrelation zum Schweregrad der Erkrankung [16].

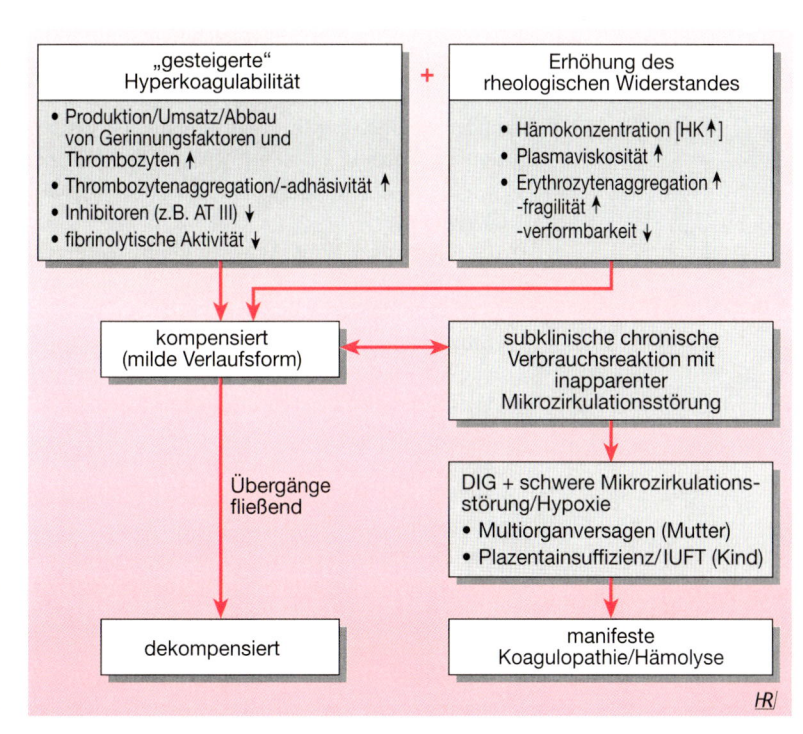

**Abb. 3-3**
*Hämostasestörungen bei Präeklampsie/HELLP-Syndrom.*
*DIG = disseminierte intravasale Gerinnung, UFT = intrauteriner Fruchttod*

# Diagnostik

## 1 Früherkennung

Ziel der Schwangerenvorsorge ist die rechtzeitige Erfassung von HES, um:
- die mütterliche und kindliche Morbidität/Mortalität zu senken
- rechtzeitig lebensbedrohliche Komplikationen für Mutter und Kind zu erkennen
- den adäquaten Entbindungszeitpunkt festzulegen.

*!Der Übergang einer milden in eine schwere Verlaufsform kann fließend und für den Geburtshelfer schwer zu erkennen sein und er kann innerhalb von Stunden ablaufen!*

Bereits zu Beginn der Schwangerenvorsorge sollte im Rahmen einer **gezielten Anamneseerhebung** nach prädisponierenden Faktoren für eine HES gefahndet werden, um in Frage kommende Risikogruppen frühzeitig zu identifizieren (Übersicht bei [19, 38]). Dabei sind folgende Faktoren zu berücksichtigen (Tab. 3-5):

- **Familiäre Belastung** (siehe Abschnitt „Ätiologie und Pathogenese", Teil 1): Für Erstgebärende steigt das generelle Risiko um das Vierfache bei Präeklampsie der Mutter und um das Sechsfache bei Präeklampsie der Schwester an im Vergleich zu Schwangeren mit unauffälliger Familienanamnese.
- **Lebensalter:** Frauen über 40 Jahre weisen ein etwa 2- bis 3fach erhöhtes Risiko im Vergleich zu 20- bis 30jährigen auf.
- **Parität:** Erstgebärende haben ein deutlich erhöhtes Risiko gegenüber Zweitgebärenden: 6 vs. 0,3%.
- **Mehrlingsschwangerschaften** weisen ein 4- bis 5fach erhöhtes Risiko für die Entwicklung einer Präeklampsie auf, bei 14 bis 20% dieser Schwangeren kommt es zu HES, bei Drillingsschwangerschaften in bis zu 60%.
- Schwangere, die in **Höhenlage** leben, weisen ein erhöhtes Risiko für eine HES und für eine intrauterine Wachstumsrestriktion auf (Hb ↑, HK ↑, fetale $O_2$-Versorgung ↓).

- **Grunderkrankungen:** Das Risiko für die Entwicklung einer Präeklampsie beträgt bei Diabetes mellitus 14 bis 21% und steigt in Korrelation zur Ausprägung der Erkrankung und der Krankheitsdauer an. Bei diabetischer Nephropathie muß in über 30% der Fälle mit der Entwicklung einer Pfropfpräeklampsie gerechnet werden, bei bekannter chronischer Hypertonie liegt diese Rate bei 25%, wobei das Risiko ansteigt, wenn der diastolische Blutdruck > 100 mm Hg und die Hypertonie seit mindestens 4 Jahren nachweisbar war. Bei einer vorbestehenden chronischen Nierenerkrankung muß bei 20 bis 25% der Schwangeren mit einer Präeklampsie gerechnet werden, bei systemischem Lupus erythematodes ohne renale Beteiligung in 20 bis 30% der Fälle, bei Lupusnephropathie steigt dieser Anteil auf 63 bis 72% an, bei Sklerodermie beträgt die Häufigkeit an HES 30%. Nach Nierentransplantation beträgt das Risiko für die Entwicklung einer Präeklampsie 30 bis 40%.
- **Thrombophile Diathesen:** Bei belasteter Anamnese (z.B. Zustand nach Thromboembolien, frühere HES, wiederholte Aborte, IUFT usw.) sollte bereits präkonzeptionell oder zu Beginn der Schwangerenvorsorge nach thrombophilen Faktoren gefahndet werden: APC-Resistenz/Faktor-V-Leiden-Mutation, Hyperhomozysteinämie/MTHFR-Mutation, Protein-S-Mangel, Prothrombinmutation, Anticardiolipinantikörper/Antiphospholipidantikörper (siehe Abschnitt „Ätiologie und Pathogenese", Teil 1). Bei diesen Patientinnen kann bereits ab dem I. Trimenon eine Medikation mit niedermolekularem Heparin, Vitamin $B_6$/Folsäure oder niedermolekularem Heparin und Aspirin sinnvoll sein (individuelle Therapie je nach Art der thrombophilen Diathese).
- **Wiederholungsrisiko** (Übersicht bei [22]): Dieses ist besonders hoch, wenn die Präeklampsie/Eklampsie in der vorangegangenen Schwangerschaft vor der 30. SSW auftrat, der systolische Blutdruck > 160 mm Hg betrug sowie Hypertonie und Proteinurie noch 10 Tage post partum fortbestanden. Insgesamt muß bei Patientinnen mit anamnestisch bekannter Präeklampsie/Eklampsie in der folgenden Schwangerschaft mit 19,5% leichten und 26% schweren Präeklampsien gerechnet werden. Nach schwerer Präeklampsie im II. Trimenon beträgt das Wiederholungsrisiko für die gleiche Komplikation 65%. Nach HELLP-Syndrom lag die Gesamthäufigkeit für eine erneute HES zwischen 27 und 48%, die für eine Präeklampsie zwischen 19 und 22% und das Risiko für ein erneutes

Tabelle 3-5
*Erhöhtes Risiko für die Entwicklung einer hypertensiven Schwangerschaftserkrankung*

| Risikofaktoren | Risikoerhöhung | |
|---|---|---|
| ■ familiäre Belastung | 3–4 | |
| ■ eigene Anamnese | 2–7 | |
| – chronische Hypertonie | | |
| – Nierenerkrankungen | | Anamnese |
| – Lupus erythematodes | | |
| – Diabetes mellitus | | |
| – hormonell induzierte Ovulation | 5 | |
| – bei polyzystischen Ovarien | | |
| ■ Erste Schwangerschaft | 6–8 | |
| – bei junger Primigravida (< 15 Jahren) | | Alter und Parität |
| – bei alter Primigravida (≥ 35 Jahren) | | |
| ■ Alte Mehrgebärende | erhöht | |
| ■ Mehrlingsschwangerschaften | 2–6 | erhöhte Uterus- |
| ■ Polyhydramnie | erhöht | wandspannung |
| ■ Hydrops fetalis | 10 | (uterine |
| ■ Blasenmole | 10 | Perfusion ↓) |

HELLP-Syndrom zwischen 3 und 19 % bezogen auf eine Thrombozytopenie < 100 000/µl in der Index-Schwangerschaft, das sogar auf 27 % ansteigt, wenn man die Grenze für die Thrombozytopenie < 150 000/µl definiert [28].

## 2 Früherkennungsmethoden

Weit mehr als 100 klinische, biophysikalische und biochemische Testverfahren sind inzwischen publiziert worden, ohne daß es bisher gelungen ist, eine HES noch vor ihrer klinischen Manifestation sicher und zuverlässig vorherzusagen. Eine Zusammenstellung einiger dieser Testverfahren findet sich in Tabelle 3-6 (Übersichten bei [18, 23, 38]).

**Der mittlere arterielle Druck im II. Trimenon (MAD II)** errechnet sich nach der Formel:

$$MAD = \frac{S + 2D}{3}$$

aus dem systolischen Blutdruck und dem diastolischen Blutdruck (s.o.); Werte von > 90 mm Hg in der 16. bis 24. SSW gelten als auffällig. Bei einer Rate falsch-negativer Ergebnisse von 2 % kann der MAD II zur orientierenden Erfassung eines Hypertonierisikos in der Praxis herangezogen werden (Mutterpaß), der positive Vorhersagewert liegt allerdings nur zwischen 15 und 28 %, auch bei Ermittlung des MAD II nach ambulanter 24-Stunden-Blutdruckmessung. Bei Schwangeren unterschiedlicher Parität mit Risikofaktoren lag bei MAD II > 85 mm Hg das Risiko für die spätere Entwicklung einer Präeklampsie bei 27 % (kompliziert für die Praxis).

**Angiotensin-II-Belastungstest:** Die positive Vorhersagekraft dieses Tests wurde zwischen 45 und 75 % angegeben, bei Durchführung in der 28. SSW betrug der positive Vorhersagewert lediglich 19 %. Aufgrund des erheblichen methodischen und zeitlichen Aufwands in der Praxis mit Notwendigkeit zur kontinuierlichen Kreislaufüberwachung ist diese Methode für die klinische Routine ungeeignet.

**Lagerungstest („Roll-over-Test"):** Durchführung zwischen der 28. bis 32. SSW Lagerung in linker Seitenlage → Abwarten, bis diastolischer Blutdruck konstant (Ruheblutdruck) → Umlagerung auf den Rücken → Messung des Blutdrucks nach 1 und 5 Minuten: diastolischer Blutdruckanstieg > 20 mm Hg gilt als pathologisch. Dieser zwar einfach durchzuführende Test zeigt eine hohe Variabilität der Ergebnisse, darüber hinaus ergibt sich die geringe prognostische Aussagekraft dieses Tests aus einer Rate falsch-positiver Ergebnisse von im Mittel 58 %, daher für die Praxis ungeeignet.

Tabelle 3-6
Zusammenstellung unterschiedlicher Tests zur Vorhersage einer Präeklampsie [39]

| | Sensitivität [%] | Spezifität [%] | Relatives Risiko | C.I.* |
|---|---|---|---|---|
| Roll-over-Test | 62 | 85 | 3,1 | 2,7–3,6 |
| Mittlerer arterieller Blutdruck ≥ 90 | 63 | 87 | 3,5 | 3,1–3,8 |
| mittlerer arterieller Blutdruck ≥ 85 | 67 | 79 | 4,9 | 4,1–5,8 |
| Angiotensin-II-Sensitivitätstest | 75 | 87 | 10,1 | 5,9–17,3 |
| isometrischer Übungstest | 62 | 97 | 14,3 | 8,1–25,4 |
| Urin-Kalzium-Ausscheidung | 70 | 84 | 5,4 | 2,9–10,2 |
| Harnsäure im Serum | 42 | 81 | 2,2 | 1,0–4,7 |
| Fibronectin | 57 | 94 | 2,9 | 2,1–3,9 |
| Microalbuminurie | 50 | 82 | 3,6 | 1,2–11,3 |
| Thrombozytenzahl | 33 | 72 | 3,1 | 0,8–2,1 |
| Hämatokrit | 33 | 83 | 2,1 | 1,3–3,5 |
| Dopplersonographie | 58 | 73 | 4,0 | 3,2–5,0 |

*Confidenz-Intervall

**Isometrischer Handgrifftest:** In der 28. bis 32. SSW nach Erreichen des Ruheblutdrucks wird dieser Provokationstest durch die submaximale Kompression einer Blutdruckmanschette mittels isometrischem Handgriff durchgeführt. Als positiv gilt dieser Test bei einem Anstieg des diastolischen Blutdrucks um mindestens 20 mm Hg, gemessen am anderen Arm. Bei hoher Spezifität (90 %) und einer positiven Vorhersagewahrscheinlichkeit von 79 % bedarf dieser Test allerdings noch der Bestätigung durch weitere prospektive Studien (Test zur Zeit nicht in klinischer Anwendung).

**Laboruntersuchungen:**

**Hämoglobin/Hämatokrit:** Frühzeitige Erkennung einer Hämokonzentration: dabei darf das Ausbleiben der physiologischen Hämoglobin- und Hämatokritverminderung im II. Trimenon um ca. 2 % als prognostisches Hinweiszeichen für eine HES angesehen werden (Mutterpaß).

**Harnsäure im Serum:** Der einmalige Nachweis einer Harnsäureerhöhung wird als prädiktiver Parameter kritisch bewertet, zumal die Rate richtig positiver Testergebnisse nur 26 % beträgt.

**Mikroalbuminurie:** Mögliches Frühzeichen für eine später entstehende Proteinurie, aber nur mäßige prognostische Aussagekraft (Spezifität 82 %, Sensitivität 50 %).

**Urin-Calcium-Ausscheidung:** Widersprüchliche Ergebnisse in der Literatur: insgesamt nur positiv-prädiktiver Wert von ca. 40 %!

**Gerinnungsparameter** und **Thrombozytenzahl** haben nur einen geringen prädiktiven Wert; die mittels Durchflußzytometrie gemessene Thrombo-

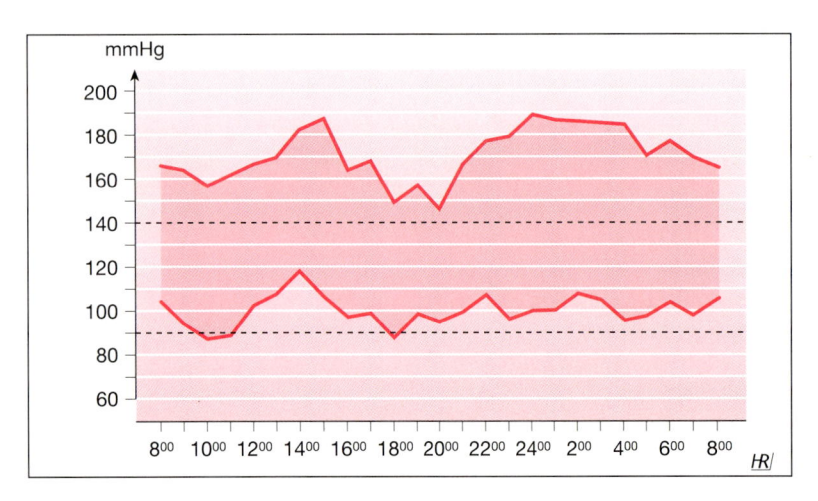

**Abb. 3-4**
*24-Stunden-Blutdruckmessung einer Patientin mit Präeklampsie in der 31. SSW (nach Rath [24]).*

zytenaktivierung ist hinsichtlich ihrer prädiktiven Bedeutung noch unklar.

**Fibronectin/Fibronectin-ED-1:** Bestimmung des Fibronectins im Plasma bzw. des zellulären Fibronectins als Zeichen der Endotheldysfunktion ist noch eines der zuverlässigsten laborchemischen Parameter zur Früherkennung einer HES (hoher negativer prädiktiver Wert). Allerdings liegen unterschiedliche Angaben zur Sensitivität (57–59 %) und vor allem zur Spezifität (54–94 %) vor.

**Andere Endothelzellmarker:** Serielle Bestimmungen von PAI-1, TPA, Thrombomodulin und Endothelin 1 liefern zwar vielversprechende Ansätze für die Früherkennung einer hypertensiven Schwangerschaftserkrankung, haben aber in Folge mangelnder Longitudinalstudien und der aufwendigen Methodik bisher keinen Eingang in die Schwangerenvorsorge gefunden. Vielversprechend sind Serumbestimmungen der Adhäsionsmoleküle ICAM-1 und VCAM-1 im II. Trimenon; in einer Longitudinalstudie konnte bereits 3 bis 15 Wochen vor der klinischen Manifestation einer Präeklampsie eine Erhöhung dieser Adhäsionsmoleküle im Serum festgestellt werden [20].

**Doppler-Sonographie** (Übersicht bei [39]): In-vivo-Beurteilung der Trophoblastinvasion der Spiralarterien, insbesondere eines erhöhten Widerstandes und eines auffälligen Flußmusters in den uterinen Gefäßen: gemessen wird die Blutflußgeschwindigkeit in den beiden Aa. uterinae in der 14. (16.), 18. SSW; bei pathologischem Befund („notch") eventuell nochmalige Messung in der 24. SSW: ein persistierender bilateraler notch soll in der 24. SSW mit einem 68fach erhöhten Präeklampsierisiko assoziiert sein, der negative Vorhersagewert wurde mit 99,5 %, der positive Vorhersagewert allerdings nur mit 28 % angegeben. Insgesamt wurde die Sensitivität der Methode mit im Mittel 58 % und die Spezifität mit im Mittel 73 % angegeben (s. Tab. 3-6). Unter Einbeziehung verschiedener Dopplerindizes in ein Scoring-System bei Schwangeren zwischen der 12. und 16. SSW wurde eine Sensitivität von 93 % und eine Spezifität von 85 % erreicht, allerdings war der positiv-prädiktive Wert mit 24 % relativ gering.

**Fazit für die Praxis:** Bis heute gibt es keinen aussagekräftigen Test zur frühzeitigen Erkennung einer Präeklampsieentwicklung. Bei belasteter Anamnese/Risikofaktoren ist die Durchführung dopplersonographischer Untersuchungen der uteroplazentaren Perfusion hilfreich zur weiteren Risikoabschätzung, künftig eventuell in Kombination mit der Bestimmung spezifischer Marker der endothelialen Dysfunktion (zur Zeit noch Gegenstand der Forschung).

# 3 Diagnostik in der Schwangerenvorsorge

## 3.1 Blutdruckmessung

Die Blutdruckmessung im Rahmen der Schwangerenvorsorge ist wie folgt durchzuführen:
- Die erste Messung sollte nach einer Ruhepause von mindestens 2 bis 3 Minuten erfolgen („die aufgeregte Schwangere").
- Der Blutdruck sollte im Sitzen gemessen werden (Manschette in Höhe des 4. Interkostalraums).
- Grundsätzlich sollte primär an beiden Armen gemessen werden, später am Arm mit dem höheren Meßwert.
- Die Manschette sollte mit einer Geschwindigkeit von ungefähr 2 mm Hg/s abgelassen werden.
- Nach neuesten Empfehlungen gilt als diastolischer Blutdruck die Korotkow-Phase V (Verschwinden der Geräusche), die Korotkow-Phase IV (deutliches Leiserwerden der Geräusche) wird angegeben, wenn bei hohem Herzzeitvolumen

**Tabelle 3-7**
*Risikominderung durch das 24-Stunden-Blutdruck-Monitoring*

- realistische Beurteilung des 24-Stunden-Blutdruckverhaltens (z.B. Ausschluß eines „White-coat"-Effekts)
- korrekte Klassifizierung des Schweregrades der Hypertonie
- frühzeitige Erkennung tagesszeitlicher Blutdruckschwankungen: V. a. nächtliche RR-Spitzen (→ eklamptische Anfälle, vorzeitige Plazentlösung)
- effektive Therapiekontrolle: Dosiserhöhung/Dosisverteilung über 24 h

und niedrigem peripherem Gefäßwiderstand die Korotkow-Geräusche noch bei abgelassenem Manschettendruck zu hören sind (Häufigkeit: ca. 15 %).
- Grundsätzlich ist die Größe der Blutdruckmanschetten den unterschiedlichen Oberarmumfängen anzupassen. **Cave:** Bei Verwendung schmaler oder nicht richtig anliegender Manschetten werden zu hohe Blutdruckwerte gemessen.[I]
- Verbindliche Empfehlungen bei Anwendung automatischer Blutdruckgeräte stehen derzeit noch aus.

**24-Stunden-Blutdruckmessung:** Alleinige konventionelle sphygmomanometrische Blutdruckmessungen führen häufig zu einer Fehleinschätzung des tatsächlichen 24-Stunden-Blutdruckverhaltens. Die Folgen sind falsch-positive Ergebnisse in bis zu 20 % der Fälle im Sinne einer „Praxishypertonie" (white coat hypertension) sowie falschnegativer Ergebnisse und damit Unterschätzung des tatsächlichen 24-Stunden-Blutdruckverlaufs bei 10 bis 15 % der Patientinnen.

Kommerziell verfügbar sind vollautomatische, oszillometrische Langzeitblutdruckmeßgeräte, die in Meßintervallen von 15 bis 30 Minuten eine exakte Beurteilung des 24-Stunden-Blutdruckverhaltens ermöglichen und damit wesentlich zur Risikominderung beitragen (Tab. 3-7).

Insbesondere finden sich bei HES ein erhöhtes Blutdruckniveau, Verminderung oder Ausbleiben des nächtlichen Blutdruckabfalls, Aufhebung der Tag-Nacht-Rhythmik, eventuell sogar nächtliche Blutdruckspitzen (Umkehr der Tag-Nacht-Rhythmik) bei schweren Verlaufsformen (Abb. 3-4).[II]

**Indikationen:** Grenzwertige oder einmalig erhöhte Blutdruckwerte in der Praxis → ambulante 24-Stunden-Blutdruckmessung. Überwachung schwerer Verlaufsformen, Abschätzung des Krankheitsverlaufs und Therapiekontrolle: → stationäre 24-Stunden-Blutdruckmessung.

**Cave:** Bei schweren Verläufen ist auch noch bis zu 6 Wochen post partum mit nächtlichen Blutdruckerhöhungen zu rechnen![III]

Die Akzeptanz der vollautomatischen 24-Stunden-Blutdruckregistrierung ist wegen des intermittierenden Aufpumpens/Ablassens der Manschette (vor allem nachts störend) nicht uneingeschränkt. Im Rahmen der ambulanten Überwachung (grenzwertige oder leichte Hypertonie) kann daher die **Blutdruckselbstmessung** sinnvoll sein: Messung morgens, mittags und spätabends, Protokollierung der Ergebnisse, evtl. in Verbindung mit täglicher Prüfung des Körpergewichts (Ödeme), Vermeidung der „Praxishypertonie". Eine telemetrische Übermittlung der zu Hause gemessenen Blutdruckwerte ist heute grundsätzlich möglich.

## 3.2 Eiweißausscheidung im Urin (Teststreifen)

Einerseits korreliert das Auftreten einer Proteinurie und deren Schweregrad mit der perinatalen Mortalität, andererseits ist die Eiweißbestimmung im Urin vor allem zur frühzeitigen Risikoerkennung einer Pfropfpräeklampsie bei vorher chronisch hypertensiven Schwangeren unverzichtbar. Bei der Eiweißausscheidung muß alles, was über eine „Spur" im Schnelltest hinausgeht, als pathologisch angesehen werden. Harnwegsinfektionen oder ein ausgeprägter Fluor können eine positive Eiweißausscheidung vortäuschen. Als im Sinne der Erkrankung relevante Proteinurie sind die in Abschnitt „Definition der Symptome" genannten Kriterien anzusehen.

## 3.3 Klinische Untersuchung auf Ödeme

Latente Wassereinlagerungen sind durch regelmäßige Messungen des Körpergewichts zu erkennen. Als pathologische Werte gelten: > 500 g/Woche, > 13 kg in der Schwangerschaft.

Bei ca. 15 % aller Schwangeren treten generalisierte Ödeme auf, die als physiologisch anzusehen sind.

**Cave:** Als ernstes Warnsymptom im Hinblick auf eine sich entwickelnde Präeklampsie gelten aber:
- rapide Gewichtszunahme ≥ 1 bis 2 kg innerhalb 1 Woche
- ausgedehnte Flüssigkeitsansammlungen in der oberen Extremität und im Gesicht, die auch nach Bettruhe für mindestens 12 Stunden noch nachweisbar sind.[II]

Unter diesen Gesichtspunkten kommt der sorgfältigen klinischen Untersuchung auf Ödeme in der Schwangerenvorsorge Bedeutung zu, Ödeme allein sind aber kein Risikofaktor hinsichtlich der perinatalen Mortalität.

Bei ausgeprägten Fuß- bzw. Beinödemen können zur Verminderung einer zusätzlich hydrostatischen Belastung **physikalische Maßnahmen** (Hochlagerung, Kompressionsstrümpfe) empfohlen werden, gelegentlich schafft ein isothermes Bad (37° C) Linderung, eine kochsalzfreie oder -arme Diät sollte heute keine Anwendung mehr finden!

---

[I] *Bei Verwendung schmaler oder nicht richtig anliegender Manschetten werden zu hohe Blutdruckwerte gemessen!*

[II] *Als ernste Warnsymptome im Hinblick auf eine sich entwickelnde Präeklampsie gelten eine rapide Gewichtszunahme ≥ 1 bis 2 kg innerhalb 1 Woche und/oder ausgedehnte Flüssigkeitsansammlungen in der oberen Extremität und im Gesicht, die auch nach Bettruhe für mindestens 12 Stunden nachweisbar sind!*

[III] *Bei HES finden sich insbesondere ein erhöhtes Blutdruckniveau, eine Verminderung oder ein Ausbleiben des nächtlichen Blutdruckabfalls, die Aufhebung der Tag-Nacht-Rhythmik sowie eventuell nächtliche Blutdruckspitzen (Umkehr der Tag-Nacht-Rhythmik) bei schweren Verlaufsformen!*

Tabelle 3-8
*Empfehlungen zur stationären Einweisung bei Verdacht auf HES*

| | |
|---|---|
| ■ Hypertonie | ≥ 160 mm Hg systolisch |
| | ≥ 100 (90) mm Hg diastolisch |
| ■ Hypertonie und Proteinurie | ≥ 90 mm Hg (+ → +++) |
| ■ Proteinurie | (+ → +++) und rasche Ödementwicklung/ Gewichtszunahme ≥ 2 kg/Woche |
| ■ Prodromalsymptome (unabhängig vom Schweregrad der Hypertonie/ Proteinurie) | z. B. Kopfschmerzen, Augenflimmern → drohende Eklampsie Oberbauchschmerzen → V. a. HELLP-Syndrom |
| ■ Oberbauchschmerzen unklarer Genese (auch ohne Hypertonie/Proteinurie) zum Ausschluß eines HELLP-Syndroms | |
| ■ Hypertonie (+/- Proteinurie) | - vorbestehende mütterliche Erkrankungen (z.B. Diabetes mellitus) |
| | - Mehrlingsgravidität |
| | - fetale Wachstumsretardierung |
| | - frühes Gestationsalter (26.–34. SSW) |
| | - mangelnde Kooperation der Mutter |

## 3.4 Laboruntersuchungen

Im Rahmen der Schwangerenvorsorge ist die Bestimmung des Blutbildes nicht nur im Hinblick auf die Diagnose einer Anämie von Bedeutung, sondern auch zur Früherkennung einer Hämokonzentration (Reduktion des Plasmavolumens). Daher sollte immer neben dem Hämoglobinspiegel auch der **Hämatokritwert** bestimmt werden (vgl. Teil 2).

**Cave:** Hämatokritwerte ≥ 38 führen zu einem erschwerten Stoffaustausch zwischen mütterlichem und kindlichem Blut (→ Entwicklung einer intrauterinen Mangelversorgung des Feten).[I]

Bei Präeklampsie/HELLP-Syndrom in einer vorangegangenen Schwangerschaft: Zusätzliche Messung der Thrombozytenzahl ab der 24. SSW (Hinweis auf chronische Verbrauchsreaktion in Folge intravasaler Gerinnungsaktivierung). Dabei ist eine Thrombozytopenie < 150 000/µl als Warnsymptom anzusehen, vor allem aber dynamisch abfallende Thrombozytenzahlen, besonders dann, wenn zusätzlich eine fetale Wachstumsrestriktion besteht!

**Cave:** Schwangere mit einer Gestationsthrombozytopenie (Häufigkeit: 5–7 %) weisen ein 7,4fach höheres Risiko für die spätere Entwicklung einer HELLP-Konstellation auf als Schwangere mit normalen Thrombozytenzahlen.[II]

[I] *Hämatokritwerte ≥ 38 führen zu einem erschwerten Stoffaustausch zwischen mütterlichem und kindlichem Blut (→ Entwicklung einer intrauterinen Mangelversorgung des Feten)!*

[II] *Schwangere mit einer Gestationsthrombozytopenie (Häufigkeit: 5–7 %) weisen ein 7,4fach höheres Risiko für die spätere Entwicklung einer HELLP-Konstellation auf!*

## 3.5 Biophysikalische Untersuchungen

Nicht nur nach Manifestation der Erkrankung, sondern vor allem bei typischer Risikokonstellation (Anamnese!) ist eine **apparative Überwachung** der Schwangerschaft ab der 24. SSW in 7- bis 14tägigen Intervallen unerläßlich, mit dem Ziel, eine utero-feto-plazentare Minderperfusion und deren Folgen rechtzeitig zu erkennen (Übersicht zu biophysikalischen Untersuchungen bei [26, 39]).

Schwangere mit intrauteriner Wachstumsrestriktion und blander klinischer Symptomatik entwickeln im weiteren Schwangerschaftsverlauf in 22 % der Fälle eine hypertensive Schwangerschaftserkrankung!

In ein **adäquates Überwachungsprogramm** gehören:
- 7- bis 14tägige Kontrollen des fetalen Wachstums
- Die Beurteilung der Fruchtwassermenge (Cave: Oligohydramnion nicht selten Hinweis für eine Mangelversorgung des Feten in utero) und
- der Plazenta (Cave: vorzeitige Lösung bei u.U. unspezifischer klinischer Symptomatik: u.a. vorzeitige Wehen, unklare Bauchschmerzen).
- Dopplersonographie: Aa. uterinae → A. umbilicalis → A. cerebri media → Ductus venosus: Die Indikationen zur Dopplersonographie sind durch die Mutterschaftsrichtlinien festgelegt: Verdacht auf intrauterine Wachstumsrestriktion, manifeste hypertensive Schwangerschaftserkrankung, Schwangere mit vorangegangener Präklampsie/HELLP-Syndrom oder Eklampsie, Verlaufskontrollen bei bilateralem „notch"!
- Kardiotokographie: Individuell festzulegende Abstände ab Lebensfähigkeit des Kindes (25/1 SSW).

**Empfehlung:** Schwangere mit HES sind, sofern keine stationäre Behandlung erforderlich ist, in mindestens 7- bis 10tägigen Intervallen zur Schwangerenvorsorge einzubestellen!

## 3.6 Ambulante Betreuung/Indikationen zur stationären Aufnahme

Bei adäquater Kooperationsfähigkeit der Schwangeren und Gewährleistung engmaschiger Kontrollen können leichte Verlaufsformen ohne mütterliche Beschwerdesymptomatik mit normalem fetalen Wachstum ambulant behandelt werden mit folgenden Maßnahmen: körperliche Schonung, Ausschaltung von Streßfaktoren (Beruf, Familie), gesunde Ernährung (kein Nikotin!), u.U. tägliche Bestimmung des Körpergewichts, ambulante 24-

Stunden-Blutdruckmessung oder Blutdruckselbstmessung (Protokoll). Sicherheitshalber sollte die Schwangere immer auf die möglichen Prodromalsymptome (siehe unten) der drohenden Eklampsie aufmerksam gemacht werden (in Ambulanzkarte vermerken!), die zu einer sofortigen stationären Aufnahme zwingen.

Die **Indikationen zur stationären Aufnahme** gehen aus Tabelle 3-8 hervor. Da auch milde Verlaufsformen innerhalb von Tagen (z.B. rasche Gewichtszunahme, Hinzutreten einer Proteinurie) in eine schwere Präeklampsie/Pfropfpräeklampsie übergehen können, sollte unter gleichzeitiger intensiver Fahndung nach zusätzlichen Risiken die Indikation zur stationären Behandlung großzügig gestellt werden. Bei schweren Verlaufsformen und/oder Frühgeburtlichkeit (< 34. SSW) bzw. intrauteriner Wachstumsrestriktion hat die stationäre Zuweisung vorzugsweise in eine geburtshilfliche Schwerpunktklinik oder in ein Perinatalzentrum zu erfolgen!

## Schweregrade der Erkrankung/klinische Verlaufsformen

Die Kriterien der Progredienz hypertensiver Schwangerschaftserkrankungen sind in Tabelle 3-3 zusammengefaßt. Bei klinischer Manifestation der Erkrankung sind zur Erfassung des aktuellen Zustands und zur Abschätzung der mütterlichen und fetalen Gefährdung die in Tabelle 3-9 aufgeführten zusätzlichen Maßnahmen unerläßlich!

### 1 Schwere Präeklampsie (drohende Eklampsie)

Neben Blutdruckerhöhung und Proteinurie finden sich folgende **zentralnervöse Symptome** in unterschiedlichen Kombinationen: Kopfschmerzen, Ohrensausen, Schwindelgefühl, Augenflimmern, Gesichtsfeldeinengungen, epigastrische Schmerzen mit Übelkeit/Erbrechen, motorische Unruhe, Hyperreflexie (gesteigerter Patellarsehnenreflex).

Als Folge der verminderten Nierendurchblutung kommt es zur **Oligurie** bis hin zur **Anurie.**

Eine seltene, aber gefährliche Komplikation ist das **Lungenödem** in Folge von Herzinsuffizienz

- Gezielte Fahndung nach **Prodromalsymptomen** für eine drohende Eklampsie/HELLP-Syndrom (s.u.)
- **Gewichtskontrolle/Ödeme:** Cave: rasche Gewichtszunahme oder Entwicklung von Ödemen
- **Ruheblutdruck:** diastolischer Anstieg ≥ 90 mm Hg
- 24-Stunden-Blutdruckmessung: Cave: Aufhebung der zirkadianen Rhythmik, nächtliche Blutdruckspitzen
- **Zustandsdiagnostik des Feten bzw. der Plazenta:**
  - Kardiotokogramm: Nonstreß-Test, Belastungstest
  - Sonographie: inrauterine Wachstumsrestriktion, Oligohydramnion, vorzeitige Lösung, fetales Bewegungsmuster
  - Doppler-Sonographie Aa. uterinae → A. umbilicalis → A. cerebri media → Ductus venosus
- **Nierenfunktion**
  - Ausscheidungsmenge (evtl. stündl. Urinmessung) < 400 ml/24 h
  - Proteinurie ≥ 0,3 g/l im 24-Stunden-Urin
  - Creatinin im Serum > 1,2 mg/dl
  - Harnsäure im Serum:
    Grenzwerte: bis zur 32. SSW: 3,6 mg/dl
    nach 32. SSW: 5,0 mg/dl
  - Urinkultur: Harnwegsinfekt ausschließen!
- **Leberfunktion**
  - Bilirubin > 1,2 mg/dl
  - SGOT ⎫ Anstieg ≥ 3fache Standardabweichung
  - SGPT ⎭ vom Normwert
  - LDH → HELLP-Syndrom
- Hinweis auf **Hämolyse:**
  - LDH
  - Haptoglobin
  - Blutausstrich: Nachweis von Fragmentozyten
- **Gerinnungsstatus**
  - Thrombozyten < 150 000/µl (100 000/µl)
    → Verlaufskontrolle (Cave: dynam. abfallende TZ-Zahl)
  - Antithrombin III ↓
  - D-Dimer ↑ (Verlaufskontrolle)
  Anmerkung: die globalen Gerinnungstests sind nur selten pathologisch verändert (abhängig vom Schweregrad)
- **Hämorrheologie:**
  - Hämoglobin < 10,5 g/dl, > 14,5 g/dl
  - Hämatokrit ≥ 38 %
- Kontrolle der Vasokonstriktion: **Augenhintergrund!** (DD: chronische Hypertonie, essentielle Hypertonie)

Tabelle 3-9
*Diagnostik bei klinischer HES-Manifestation*

oder – iatrogen bedingt – unbilanzierter Volumenzufuhr (Pulsoxymetrie, Blutgasanalyse).

Ein mittlerer arterieller Blutdruck von 150 mm Hg gilt als kritische Grenze für die zerebrale Autoregulation, darüber hinaus ist mit zerebrovaskulären Komplikationen zu rechnen (hypertensive Enzephalopathie).

Bei schwerer Präklampsie findet sich ein möglicherweise hypoxisch bedingtes **interstitielles Hirnödem** (neurologische Symptome). Korrelate des eklamptischen Anfalls sind in Folge Arteriolenspasmus entstehende petechiale und konfluierende Hirnblutungen, oft in Verbindung mit Fibrinthromben und lokalen Nekrosen, topographisch vor allem lokalisiert im Posteriorversorgungsgebiet, meist symmetrisch in bilateralen okzipitalen, posterioren parietalen und temporalen Hirnregionen. Diese pathomorphologischen Veränderungen – vom Hirnödem bis zu ausgedehnten Infarktzonen – lassen sich in 30 bis 75 % der Fälle mittels Computertomographie oder Magnetresonanztomographie nachweisen [1].

## 2 Eklampsie

Die Eklampsie gilt als schwerste Komplikation hypertensiver Schwangerschaftserkrankungen. Eklamptische Anfälle treten meist in den letzten Wochen vor der Geburt, intra partum, aber auch bei bis zu 28 % in den ersten Wochenbetttagen auf, in 10 % kombiniert mit einem HELLP-Syndrom. Die Eklampsie entsteht zumeist auf dem Boden einer zu spät diagnostizierten oder therapierten schweren Präeklampsie, sie kann sich aber auch ohne Hypertonie bei Proteinurie und innerhalb von Tagen zunehmender ausgeprägter Ödemneigung / Gewichtszunahme entwickeln! Möglicherweise lassen sich mit der transkraniellen CW-Dopplersonographie in der maternen A. cerebri media Risiken für spätere neurologische Komplikationen bei Präeklampsie vorhersagen [3].

Der unmittelbar bevorstehende **eklamptische Anfall** kündigt sich durch starre Blickrichtung mit weiten Pupillen und Zuckungen der Gesichtsmuskulatur an. Er ist gekennzeichnet durch **tonisch-klonische Krämpfe** (selten: lediglich komatöses Zustandsbild) mit Lebensgefahr. Er beginnt meist an den Extremitäten mit Ausbreitung über den Stamm kranialwärts. Wie beim epileptischen Anfall tritt oft Schaum vor den Mund, es kommt zu Zungen-, Lippenbissen. Anschließend fallen die Patientinnen in einen komatösen Zustand von wechselnder Dauer.

Der Status eclampticus stellt immer einen lebensbedrohlichen Zustand für die Mutter dar, bereits der erste Anfall kann tödlich sein! Akute Lebensgefahr besteht durch Aspiration, Laryngospasmus und Atemstillstand. Die mütterliche Letalität beträgt 2 bis 5 %, die perinatale Mortalität ca. 20 %.

Grundsätzlich ist ein früher und gezielter Einsatz der Magnetresonanztomographie bei unklaren oder verdächtigen neurologischen Symptomen in der Schwangerschaft sinnvoll. Die Indikation zur primären Computertomographie besteht vor allem, wenn die klinisch-neurologische Untersuchung den dringenden Verdacht auf eine akute intrakranielle Blutung ergibt. Bei der Abklärung zerebraler Krampfanfälle wird heute das MRT aufgrund einer höheren Sensitivität dem CT vorgezogen.

**Differentialdiagnostisch** abzugrenzen ist vor allem der epileptische Anfall (typische Anamnese [evtl. Fremdanamnese], Fehlen der Präeklampsie, nicht gyriforme, sondern eher fokal konfigurierte, vorwiegend im Temporallappen einseitig lokalisierte hyperintense Signalveränderungen im MRT). Andere Differentialdiagnosen: Subarachnoidalblutung (zusätzlich Nackensteife), Sinusvenenthrombose, Hirnblutungen, Hirntumor, Phäochromozytom (differentialdiagnostische Abklärung durch Klinik und bildgebende Verfahren [CT/MRT]).

## 3 HELLP-Syndrom

Das HELLP-Syndrom stellt eine schwere, lebensbedrohliche Verlaufsform hypertensiver Schwangerschaftserkrankungen mit typischer laborchemischer Konstellation dar. Es tritt bei 9 bis 14 % aller Präeklampsien/Eklampsien auf, der Anteil der Erstgebärenden mit HELLP-Syndrom liegt bei 52 bis 81 %. Die Erkrankung manifestiert sich im Median in der 32. bis 34. SSW, in bis zu 30 % der Fälle aber auch erst in den ersten Wochenbetttagen. Bisher ist kein spezifisches anamnestisches Risikoprofil bekannt (außer Wiederholungsrisiko).

H (hemolysis) steht für eine mikroangiopathische, hämolytische Anämie, EL (elevated liver enzymes) für eine pathologische Erhöhung der Leberenzyme und LP (low platelet count) für eine Thrombozytopenie. Der Begriff „HELLP-Syndrom" existiert seit 1982 [41], allerdings wurde auch schon früher über Hämolysen und Thrombozytopenien bei Präeklampsie/Eklampsie berichtet.

**Pathogenetisch** kommt es in Folge segmentaler Vasospasmen zu einer Obstruktion des Blutflusses in den Lebersinusoiden mit periportalen Fibrinablagerungen/Einblutungen, konsekutiv zu einer Dehnung der Glisson-Kapsel und dementsprechend zu Oberbauchschmerzen! Periportale oder fokale Parenchymnekrosen bedingen den Anstieg der Transaminasen. Auf dem Boden konfluierender hämorrhagischer Nekrosen können subkapsuläre Leberhämatome entstehen mit der Gefahr der **Leberruptur**. Ein weiteres Symptom der Erkrankung ist die Mikroangiopathie mit Thrombozytopenie und Hämolyse in Folge mechanisch-hypoxischer Schädigung der Erythrozyten (Fragmentozyten) in den obstruktiv veränderten Gefäßen. Bisher ist unbe-

*Der Status eclampticus stellt immer einen lebensbedrohlichen Zustand für die Mutter dar, bereits der erste Anfall kann tödlich sein!*

kannt, warum sich diese pathogenetischen Veränderungen beim HELLP-Syndrom präferentiell in der Leber abspielen [27].

## 3.1 Klinik

Klinisches **Leitsymptom** sind die meist rechtsseitigen Oberbauchschmerzen bei über 90% der Patientinnen, die in 20 bis 40% der Fälle der laborchemischen Manifestation der Erkrankung um Tage vorausgehen können.

In bis zu 20% der Fälle liegt keine Hypertonie und bei 5 bis 15% keine oder nur eine geringgradige Proteinurie vor und in bis zu 15% der Fälle sind keine Zeichen der Präeklampsie vorhanden! Deshalb sollte bei jeder Schwangeren mit Oberbauchschmerzen unabhängig vom Schweregrad der Präeklampsie an ein HELLP-Syndrom gedacht werden! Oberbauchschmerzen können auch ohne Vorliegen klassischer Präeklampsiezeichen auf ein HELLP-Syndrom hinweisen.[1]

**Seltene Erstmanifestationen / Begleiterkrankungen** sind u.a. Hypoglykämie mit Koma, kortikale Erblindung und Netzhautablösung, Glaskörpereinblutungen, Pleuraerguß/Aszites, unstillbares Nasenbluten, Ikterus, gastrointestinale Blutungen, Hämaturie.

Der **Verlauf** des HELLP-Syndroms ist unkalkulierbar. Die Erkrankung kann intermittierend und in Schüben auftreten, sich aus einer Präeklampsiesymptomatik plötzlich entwickeln und innerhalb weniger Stunden zu schwersten Komplikationen führen (s.u.), oder sich in bis zu 43% der Fälle unter konservativer Behandlung zurückbilden, allerdings kommt es in diesen Fällen meistens innerhalb von 1 bis 2 Wochen zu einem erneuten HELLP-Schub [32].

## 3.2 Diagnostik

Die definitive Diagnose HELLP-Syndrom und damit eine effektive Früherkennung der Erkrankung ist im Verdachtsfall nur durch ein konsequentes laborchemisches Screening zu stellen. Diese Laboruntersuchungen sollten in 6- bis 8stündigen Intervallen wiederholt werden, vor allem bei inkompletter Laborkonstellation und initial bei nur diskret pathologisch erhöhten Laborwerten (Übersicht zur Diagnostik bei [28]).

- **Hämolyse:** Erhöhung des (indirekten) Bilirubins in 47 bis 62% der Fälle. Nachweis von Fragmentozyten im peripheren Blutausstrich in 54 bis 88% der Fälle. Verminderung des Haptoglobinspiegels in 85 bis 97% der Fälle: empfindlichster Parameter!
- **Erhöhung der Leberenzyme** ≥ der dreifachen Standardabweichung vom Normwert: SGPT im allgemeinen höher als SGOT. Ausdruck der globalen Leberfunktionsstörung ist die signifikante Erhöhung der LDH.
- **Thrombozytopenie:** Thrombozytenwerte < 100 000/μl. Eine Thrombozytenverminderung auf < 150 000/μl ist bereits ein erstes Warnsignal! Der dynamische Abfall der Thrombozytenzahl spiegelt die Progredienz der Erkrankung (erhöhtes mütterliches Morbiditätsrisiko!) wider.
- **Postpartaler Verlauf der Laborparameter:** Normalisierung der Haptoglobinspiegel im allgemeinen innerhalb von 24 bis 30 Stunden und der Transaminasen innerhalb von 3 bis 5 Tagen post partum, Thrombozytennadir im Mittel erst 23 bis 29 Stunden post partum mit anschließender Normalisierung der Thrombozytenzahlen innerhalb von 6 bis 11 Tagen, allerdings in 20 bis 30% der Fälle konsekutive reaktive Thrombozytose mit erhöhter Thromboemboliegefährdung der Schwangeren im Wochenbett! (Gabe von niedrig dosiertem Heparin und Acetylsalicylsäure).

## 3.3 Komplikationen

Die in Tabelle 3-10 dargestellten Komplikationen sind nicht HELLP-spezifisch, sondern können in Abhängigkeit vom Schweregrad für jede Präeklampsie zutreffen. Dies gilt auch für die Entwicklung einer disseminierten intravasalen Gerinnung (DIG), mit der in 4 bis 38% der Fälle gerechnet werden muß [35].

Die schwerste Komplikation des HELLP-Syndroms stellt die **Leberruptur** (Häufigkeit ca. 1%) dar, die mit einer mütterlichen Letalität bis zu 50% und einer fetalen Mortalität von 60 bis 70% belastet ist. Leberrupturen wurden zwischen der 16.

| Komplikationen | n | % |
|---|---|---|
| DIG | 92 | 21 |
| vorzeitige Plazentalösung | 69 | 16 |
| akutes Nierenversagen | 33 | 8 |
| ausgeprägter Aszites | 32 | 8 |
| Lungenödem | 26 | 6 |
| Pleuraergüsse | 26 | 6 |
| Hirnödem | 4 | 1 |
| Netzhautablösung | 4 | 1 |
| Larynxödem | 4 | 1 |
| subkapsuläres Leberhämatom | 4 | 1 |
| ARDS | 3 | 1 |

[1] *Oberbauchschmerzen können auch ohne Vorliegen klassischer Präeklampsiezeichen auf ein HELLP-Syndrom hinweisen!*

Tabelle 3-10

*Schwere mütterliche Komplikationen bei 442 Patientinnen mit HELLP-Syndrom [35]*
*DIG = disseminierte intravasale Gerinnung,*
*ARDS = adult respiratory distress syndrome*

Tabelle 3-11
*Differentialdiagnose des HELLP-Syndroms: Lebererkrankungen [29]*

| Kriterien | HELLP | Akute Schwangerschaftsfettleber | Virushepatitis | intrahepatische Schwangerschaftscholestase |
|---|---|---|---|---|
| ■ Hämolyse | ++ | (+) | – | – |
| ■ Transaminasen ↑ | ++ | ++ | +++ | + |
| ■ Thrombozytopenie | ++ | sekundär + | – | – |
| ■ Hypertonie | ++ } 85–95% | + } 30–50% | – | – |
| ■ Proteinurie | +++ | + | – | – |
| ■ Leukozytose | – | +++ | ++ | – |
| ■ Niereninsuffizienz | + → +++ | sekundär + | – | – |
| ■ neurologische Symptome | + → +++ | ++ | – | – |
| ■ Ikterus | (+) | + | +++ | ++ |
| ■ andere | DIG | Hypoglykämie DIG → Blutungen | Bilirubin ↑ Serologie | Pruritus Cholestase |

SSW und bis 3 Tage post partum beschrieben und betreffen vorwiegend den anterior-superioren Anteil des rechten Leberlappens. Besonders gefährdet sind offenbar Schwangere mit persistierenden Oberbauchschmerzen 24 bis 48 Stunden post partum, bei denen vor der Geburt keine Zeichen einer Präklampsie vorlagen. Grundsätzlich empfiehlt sich bei Patientinnen mit anhaltenden Oberbauchschmerzen oder Schulterschmerzen sowie Druckdolenz der Leberregion die sorgfältige Durchführung einer **Oberbauchsonographie**, die gegenüber dem Leber-CT eine höhere prognostische Treffsicherheit aufweisen soll.

Eine **Gefährdung des Kindes** ergibt sich aus der Frequenz vorzeitiger Plazentalösungen (bis zu 20%) sowie intrauteriner Hypoxien – in 30 bis 58% der Fälle auf dem Boden einer chronischen Plazentainsuffizienz mit intrauteriner Wachstumsrestriktion. Der Anteil bereits intrauterin verstorbener Kinder an der perinatalen Mortalität beträgt bis zu 58%. Zu diesen Problemen addieren sich die der Frühgeburtlichkeit (z.B. iatrogen induziert durch vorzeitige Schwangerschaftsbeendigung).

Insgesamt beträgt die **perinatale** Mortalität beim HELLP-Syndrom 7,7 bis 37%. Die **mütterliche** Letalität liegt weltweit zwischen 3 und 5%, im Mittel bei 3,9% [13].

## 3.4 Differentialdiagnose

Im Hinblick auf die **Oberbauchschmerzen** sind Cholezystitis, Cholelithiasis, Hiatushernie, Hepatitis, Gastritis oder Pyelonephritis häufige Fehldiagnosen (Übersicht zur Differentialdiagnose bei [29]).

Stellt man das betroffene Organ „Leber" in den Mittelpunkt differentialdiagnostischer Überlegungen, so sind akute Schwangerschaftsfettleber, intrahepatische Schwangerschaftscholestase und akute Hepatitis vom HELLP-Syndrom zu unterscheiden (Tab. 3-11).

Erhebliche differentialdiagnostische Probleme kann die Unterscheidung zwischen einem HELLP-Syndrom und verschiedenen **thrombotisch-obstruktiven Mikroangiopathien** bereiten, deren pathophysiologische Prozesse sich bei der thrombotisch-thrombozytopenischen Purpura (TTP) präferentiell am ZNS, beim hämolytisch-urämischen Syndrom (HUS) an der Niere und beim HELLP-Syndrom mit Dominanz an der Leber manifestieren. (Tab. 3-12). Zu Wiederholungsrisiko und Therapie bei HELLP-Syndrom siehe Abschnitt „Therapie".

Grundsätzlich ist nach einem HELLP-Syndrom in einer vorausgegangenen Schwangerschaft nicht von einer erneuten Gravidität abzuraten, diese ist dann allerdings im Sinne einer Risikoschwangerschaft engmaschiger zu überwachen. Nach einem HELLP-Syndrom ist eine orale Kontrazeption ohne Probleme möglich.

## 3.5 Prävention

Bisher gibt es keine etablierten und effektiven diätetischen und medikamentösen Maßnahmen, die die Erkrankung selbst verhindern oder den Übergang einer chronischen Hypertonie in eine Pfropfpräklampsie mit zuverlässiger Sicherheit vermeiden.

Folgende **präventive Maßnahmen** werden diskutiert (Tab. 3-13; Übersicht bei [36]):

**Kochsalzrestriktion:** Sie erbrachte in kontrollierten klinischen Studien keinen prophylaktischen Effekt und

Tabelle 3-12
*Differentialdiagnose des HELLP-Syndroms: Thrombotische Mikroangiopathien [29]*

| Kriterien | HELLP | TTP | HUS |
|---|---|---|---|
| ■ Hämolyse | ++ | +++ | +++ |
| ■ Transaminasen ↑ | ++ | (+) | (+) |
| ■ Thrombozytopenie | ++ | +++ | +++ |
| ■ Hypertonie | ++ } 85–95% | (+) | sekundär + |
| ■ Proteinurie | +++ | + | ++ |
| ■ Fieber | – | + 60% | + variabel |
| ■ Niereninsuffizienz | + → +++ | + | +++ |
| ■ neurologische Symptome | + → +++ | +++ | + variabel |
| ■ Ikterus | (+) | ++ | ++ |
| ■ andere | DIG | große v.-Willebrand-Multimere | Wochenbett |

Tabelle 3-13
*Allgemeine präventive (therapeutische) Maßnahmen*

| Maßnahmen | Pathophysiologie | Auswirkungen | Empfehlungen |
|---|---|---|---|
| ■ eiweißreiche Kost | Ausgleich von Verlusten → Plasmavolumen ↑ | keine Prävention | nur bei ausgeprägter Hypalbuminämie |
| ■ kochsalzarme Kost | Hypovolämie ↑ Hämokonzentration ↑ | keine Prävention u. U. Nierenfunktion ↓ | nicht geeignet |
| ■ Fischöle, Vitamin E | Prostazyklin ↑ Lipidperoxidation ↓ | Fehlen kontrollierter Studien | ? |
| ■ Magnesiumzufuhr (prophylaktisch) | Vasotonus ↓ | präventiver Effekt nicht gesichert, widersprüchliche Ergebnisse | ? (nicht geeignet) |
| ■ Calciumzufuhr (prophylaktisch) | Wirkung? erhöhte Kalziumausscheidung in graviditate | Hypertonie/Präeklampsiefrequenz ↓ aber nicht signifikant | geeignet (?) |
| ■ ASS (prophylaktisch) | TXA-Synthese ↓ | Präeklampsierisiko ↓ bei belasteter Anamnese | keine generelle Prophylaxe |

gilt inzwischen als eher risikoreich aus folgenden Gründen: Kochsalzrestriktion → Anstieg des peripheren Widerstands/Reduktion des Schlag- und Herzminutenvolumens → Hypovolämie und Hämokonzentration → Aktivierung des Renin-Angiotensin-Systems. Für die präventive Bedeutung einer kochsalzreichen Ernährung fehlt bisher der Beweis in kontrollierten Studien.

**Eiweißreiche Ernährung** oder eine **Gewichtsreduktion** durch Beschränkung der Kalorienzufuhr weisen keine präventive Wirkung auf.

**Fisch- und Pflanzenöle. Vitamin E** (→ Steigerung der Prostacyclinproduktion, lipophiles Antioxidans): keine präventive Wirkung in prospektiven randomisierten Studien. Die Kombination aus Linolsäure und Calcium führte in einer kleinen randomisierten, plazebokontrollierten Studie zu einer Senkung der Präeklampsiehäufigkeit.

**Magnesium und Zink:** In den 80er Jahren erfolgversprechende Studien, deren Ergebnisse aber in neuen, plazebokontrollierten Untersuchungen nicht bestätigt werden konnten. Zink-Supplementation hat keinen Effekt auf die Präeklampsiehäufigkeit.

**Calcium:** Vielversprechende Ergebnisse zeigten sich zunächst nach täglicher Gabe von 1,5 bis 2 g Calcium ab der 20. SSW vor allem in Südamerika (geringe tägliche Calciumzufuhr), eine nachfolgende randomisierte und plazebokontrollierte Studie in den USA (täglich 2 g Calcium) ergab keine Verminderung der Rate an HES, eine weitere Untersuchung bei Erstgebärenden führte allerdings zu einer 50%igen Abnahme des Präeklampsierisikos.

**Acetylsalicylsäure** (Wirkung: Hemmung der Thromboxan-A-II-Synthese aus Thrombozyten ohne signifikante Beeinflussung der vaskulären Prostacyclin-Produktion): Unterschiedliche Dosierungen (50–150 mg/Tag), der unterschiedliche Beginn der Medikation (12.–32. SSW) und die variierenden Patientinnenkollektive (u.a. mit und ohne Risiko für HES) machen einen Vergleich bisheriger Studien schwierig. Die CLASP-Studie (60 mg ASS/Tag) erbrachte eine nicht signifikante Abnahme der Häufigkeit an Präeklampsien, intrauterinen Wachstumsrestriktionen und eine Verminderung der perinatalen Mortalität, ein erhöhtes Risiko für eine vorzeitige Lösung fand sich nicht [6]. Nachfolgende große plazebokontrollierte Untersuchungen mit insgesamt mehr als 10 000 Frauen, die zum Teil ein hohes Präeklampsierisiko aufwiesen, zeigten keine Vorteile hinsichtlich der Häufigkeit an Präeklampsien, intrauterinen Wachstumsrestriktionen und Frühgeburten zugunsten der prophylaktischen Acetylsalicylsäuregabe [4]. Demgegenüber ergab eine soeben veröffentlichte systematische Analyse aller randomisierten Studien eine 15%ige Verminderung des Risikos für eine Präeklampsie und eine 14%ige Verminderung der perinatalen Mortalität durch die prophylaktische Anwendung von Acetylsalicylsäure. Dabei war die Frequenz der auftretenden Präeklampsien um so niedriger, je früher in der Schwangerschaft mit der Medikation begonnen wurde. Bei Einnahme von Acetylsalicylsäure vor dem Schlafengehen besteht gleichzeitig ein milder blutdrucksenkender Effekt.

Nach den bisherigen Erfahrungen könnte die **Gabe von Acetylsalicylsäure,** 60 bis 80 mg/Tag ab der 12. SSW, bei folgenden Frauen sinnvoll sein:
- schwere Präeklampsie/Eklampsie/HELLP-Syndrom vor der 32. SSW in vorangegangenen Schwangerschaften

- schwere intrauterine Wachstumsrestriktion mit und ohne Präeklampsie in vorangegangenen Schwangerschaften
- familiäres Risiko für Präeklampsie (Vorkommen bei Mutter und mindestens einer Schwester)
- schwere chronische Hypertonie und/oder Nierenerkrankungen.

Ein erhöhtes Blutungsrisiko sowie andere schwerwiegende Nebenwirkungen für das Kind sind nicht zu befürchten.

# Therapie

Die kausale Behandlung von HES kann nur die Beendigung der Gravidität mit Entfernung der auslösenden Ursachen (Plazenta) sein. Andere (am Endothel) kausalorientierte therapeutische Maßnahmen sind bisher nicht etabliert, so daß dem Geburtshelfer in erster Linie eine **symptomen-bezogene** Therapie zur Verfügung steht mit folgenden Zielen:
- Prävention zerebrovaskulärer Komplikationen bei der Mutter
- Vermeidung der Progression einer chronischen Hypertonie in eine Pfropfpräeklampsie
- Schaffung stabiler Bedingungen für Mutter und Kind, bis es zur Geburt kommt oder diese nach Erreichen der fetalen Reife einzuleiten.

Darüber hinaus sind bei starker Hypalbuminämie zur Aufrechterhaltung eines normalen onkotischen Druckes von 18 bis 21 mm Hg Eiweißzulagen anzuraten, ansonsten eine normale Proteinzufuhr (70–80 g/Tag), bei progredienter Niereninsuffizienz eine Eiweißrestriktion.

## 1 Medikamentöse Therapie

Der Nutzen einer antihypertensiven Therapie bei milder Präeklampsie oder chronischer Hypertonie ist bisher nicht eindeutig erwiesen, nach einer Metaanalyse besteht in diesen Fällen sogar ein erhöhtes Risiko für eine intrauterine Wachstumsrestriktion, unabhängig von der Behandlungsdauer [7]. Im Hinblick auf diese potentielle medikamenteninduzierte Verschlechterung der utero-plazentaren Perfusion wurde mehrheitlich empfohlen, erst bei anhaltenden Blutdruckwerten ≥ 110 mm Hg diastolisch eine antihypertensive Therapie – möglichst Blutdruckeinstellung unter stationären Bedingungen – einzuleiten, bei vorbestehendem Hochdruck oder „Pfropfkonstellation" (z.B. präexistente Nierenerkrankungen, Diabetes mellitus) bereits ab Blutdruckwerten von diastolisch ≥ 100 (≥ 90) mm Hg [37]. Ziel der Therapie sollte ein mittlerer Blutdruck zwischen 105 und 126 mm Hg oder ein diastolischer Blutdruck zwischen 90 und 105 mm Hg sein.

Zur oralen **antihypertensiven Langzeittherapie** in der Schwangerschaft wird als **geeignet** eingestuft [17, 30, 31]:
- **Alpha-Methyl-Dopa** (z.B. Presinol®): Zentraler Alpha-2-Agonist in einer Tagesdosis von 375 bis 1500 mg, einschleichend dosieren! Wirkungseintritt nach 2 bis 3 Stunden.

Nebenwirkungen: U.a. Sedierung, Depression, Natrium- und Wasserretention, Autoimmunreaktionen, bei längerer Anwendung: positiver Coombs-Test, Erhöhung der Transaminasen (Cave: HELLP-Syndrom), orthostatische Beschwerden.

Wirkung auf den Fetus: Keine negativen Auswirkungen auf die fetale Hämodynamik, keine Beeinflussung des Geburtsgewichts, bisher sind keine nachteiligen Wirkungen in der Neugeborenenperiode und bis zu einem Alter der Kinder von 7 Jahren bekannt!

**Eingeschränkt** geeignet sind:
- **Beta-1-Rezeptoren-Blocker** (z.B. Metoprolol, Atenolol): Selektive kompetitive Hemmung der beta-1-adrenergen Rezeptoren: Verminderung des Herzminutenvolumens! Metoprolol (z.B. Beloc®) Tagesdosis: bis zu 100 mg; Atenolol (z.B. Tenormin,) Tagesdosis: bis zu 50 mg

Nebenwirkungen: gering, gute Akzeptanz, Kontraindikationen sind AV-Blockierungen und vor allem Asthma bronchiale.

Wirkung auf den Fetus: keine Teratogenität, Verminderung der Basalfrequenz im CTG, Neigung zu Hypoglykämien, Bradykardien und Hypotonien beim Neugeborenen (evtl. 1–2 Tage vor der Geburt absetzen). **Cave:** Bei intrauteriner Wachstumsrestriktion kann der Fetus auf zusätzliche Hypoxie- und Streßsituationen nicht adäquat reagieren → Erhöhung der kindlichen Mortalität bei Kindern unter 1500 g.

Beta-Blocker (z.B. Atenolol) können bei leichter chronischer Hypertonie und schwangerschaftsinduzierter Hypertonie zu einer erhöhten Rate an intrauterinen Wachstumsrestriktionen führen, vor allem bei Schwangeren mit hypodynamer Kreislaufsituation (kleine Blutdruckamplitude, relative Bradykardie [21]).

**Anmerkung:** Aufgrund dieser Ergebnisse und als Folge der pharmakologischen Wirkungen (HMV ↓, uterine Durchblutung ↓) wird der Einsatz von Beta-1-Blockern zunehmend kritisch diskutiert.
- **Dihydralazin** (z.B. Nepresol®): Reduktion des peripheren Widerstandes durch Vasodilatation,

erhöhte Nierendurchblutung, reflektorische Steigerung des Herzzeitvolumens. Dosierung: 2- bis 3mal 25 mg/Tag, Wirkungsdauer: 6 bis 8 Stunden.

Die Anwendung von Dihydralazin ist trotz der primär günstigen pharmakologischen Eigenschaften durch zahlreiche Nebenwirkungen wie Kopfschmerzen, Herzklopfen (Reflextachykardie), Schwindel, Flush und Parästhesien in den Extremitäten belastet, vor allem hartnäckige Kopfschmerzen werden nicht selten als zentralnervöse Symptome einer drohenden Eklampsie fehlinterpretiert!

- **Urapidil** (Ebrantil®): Bezüglich dieses hinsichtlich unerwünschter Nebenwirkungen (z. B. Kopfschmerzen, Reflextachykardie) günstigeren Antihypertensivums, das bei guter Verträglichkeit und zweimaliger oraler Applikation eine zuverlässige Blutdruckkontrolle über 24 Stunden gewährleistet, liegen in der Schwangerschaft noch keine ausreichenden Erfahrungen vor.
- **Calciumantagonisten**, z. B. Nifedipin (Adalat®): Relaxation der glatten Gefäßmuskulatur durch Hemmung des intrazellulären Calciumeinstroms, Dosierung (Nifedipin): 40 bis 80 mg/Tag, Wirkungseintritt: 10 bis 30 Minuten.

Nebenwirkungen: u.a. Kopfschmerzen, leichter Schwindel, Gelenkschwellungen, Flush, Tachykardie. Cave: Potenzierung hypotensiver Effekte bei gleichzeitiger Gabe von Magnesiumsulfat!

Günstige maternale Wirkungen: Verbesserung der Nierenfunktion, Rückbildung von Prodromalsymptomen der drohenden Eklampsie und von HELLP-spezifischen Symptomen in Einzelfällen, Normalisierung der Erythrozytenaggregation und Senkung des rheologischen Widerstandes, Senkung des Gefäßwiderstandes in kleinen Hirnarterien.

Wirkung auf den Fetus: Teratogenität im Tierexperiment, keine Beeinflussung des fetalen Herzfrequenzmusters, evtl. Senkung des umbilikalen Gefäßwiderstandes und des Gefäßwiderstandes in der fetalen A. cerebri media. Allerdings: Keine ausreichenden Erfahrungen bei Langzeitanwendung in der Schwangerschaft, insbesondere hinsichtlich der Auswirkungen auf das Kind! **Cave:** Bei intrauteriner Wachstumsrestriktion und pathologischem Doppler-Flow.

**Nicht geeignet** sind:
- **ACE-Hemmer** (z. B. Captopril®): Erhöhte Fehlbildungsrate im Tierexperiment, fetale Hypotension und konsekutive Verminderung der Nierenperfusion, akutes Nierenversagen beim Neugeborenen, Anwendung im Wochenbett möglich!
- **Reserpin**: Schlechte Steuerbarkeit, zahlreiche Nebenwirkungen, Schleimhautschwellungen beim Neugeborenen (behinderte Nasenatmung)
- **Clonidin**: Initiale Blutdruckanstiege, Rebound-Effekt nach Beendigung der Therapie, wenig Erfahrungen in der Schwangerschaft
- **Angiotensin-AT1-Antagonisten**: wie unter ACE-Hemmer

Gegenstand der Forschung ist zur Zeit die Anwendung von NO-Donatoren in Prophylaxe und Therapie [2], Thromboxansynthase-Hemmern und -rezeptorenblockern, ohne daß diese Substanzen bisher in der klinischen Praxis etabliert sind.

**Diuretika** sollten auch bei ausgeprägten Ödemen nicht mehr verabreicht werden. Neben ihren spezifischen Nebenwirkungen können sie zu Elektrolytverschiebungen und vor allem durch Plasmavolumenreduktion zu einer Verstärkung der Hämokonzentration mit konsekutiver Minderperfusion des utero-feto-plazentaren Systems führen. Bei Frauen, die bereits vor der Schwangerschaft (> 3 Monate) effektiv mit einem Thiaziddiuretikum eingestellt wurden, ist eine Fortsetzung dieser Medikation bei mangelhafter Wirksamkeit anderer Antihypertensiva möglich. Schnell wirksame Diuretika wie Furosemid sind nur beim Lungenödem und beim hypervolämischen Nierenversagen indiziert.

## 2 Therapie schwerer hypertensiver Schwangerschaftserkrankungen

Schwere hypertensive Schwangerschaftserkrankungen erfordern grundsätzlich neben einer sofortigen Klinikeinweisung eine intensivmedizinische Überwachung und konsequente medikamentöse Therapie.

**Vor** dem Transport von der **Praxis** in die Klinik sind folgende Maßnahmen erforderlich:
- **Sedierung** durch langsame i.v.-Gabe von Diazepam, alternativ bei zentralnervösen Symptomen: i.v.-Applikation von 2 bis 4 g Magnesiumsulfat
- **Blutdrucksenkung** mittels Bolusinjektion entweder von 5 mg Dihydralazin oder von 6,25 bis 12,5 mg Urapidil alternativ als Überbrückungsmaßnahme: Nifedipin in einer Dosierung von 5 bis 10 mg oral oder in die Mundhöhle tropfen lassen (wirksame Blutdrucksenkung innerhalb von 10 Minuten)
- **Logistische Maßnahmen:** Peripherer Venenzugang, Information der Klinik, ärztliche Begleitung bis zur Klinik!

Bezüglich der **Behandlung in der Klinik** gelten zunächst die in Tabelle 3-9 aufgeführten diagno-

*Schwere hypertensive Schwangerschaftserkrankungen erfordern immer eine sofortige Klinikeinweisung, intensivmedizinische Überwachung und konsequente medikamentöse Therapie!*

stischen Maßnahmen zur Abklärung des Schweregrades der Erkrankung und der Gefährdung von Mutter und Kind. Dabei ist immer kritisch zu prüfen, ob in Abhängigkeit von der Stabilisierbarkeit des mütterlichen Zustandes, dem Krankheitsverlauf sowie der fetalen Reife und des fetalen Befindens in utero eine vorzeitige Schwangerschaftsbeendigung indiziert ist.

Die initialen therapeutischen Maßnahmen richten sich nach den im folgenden aufgeführten Prinzipien (Übersicht bei [15, 37]).

## 2.1 Vermeidung eines eklamptischen Anfalls durch zentrale Dämpfung

Zur Vermeidung eines eklamptischen Anfalls weist **Magnesiumsulfat** eindeutige Vorteile gegenüber der Anwendung von Phenytoin und Diazepam auf, insbesondere kommt dabei der vasorelaxierenden Wirkung (Stimulierung der vaskulären Prostacyclinsynthese) und der Förderung der Hirndurchblutung mit Reduktion des Gefäßwiderstandes in kleinen Hirngefäßen eine zusätzliche therapeutische Bedeutung zu. Bei schwerer Präeklampsie konnte durch den prophylaktischen Einsatz von Magnesiumsulfat die Rate an Eklampsien deutlich gesenkt werden [5].
**Praktisches Vorgehen:** Langsame i.v.-Gabe von 4 g Magnesiumsulfat über 10 bis 20 Minuten, anschließend über Perfusor eine Erhaltungsdosis von 1 bis 2 g/Stunde bis zu 48 Stunden post partum. Dieses Schema gilt für die Anfallsprophylaxe bei schwerer Präklampsie und die Konvulsionsprophylaxe nach Eklampsie. Unter diesen Bedingungen werden im allgemeinen therapeutische Magnesiumkonzentrationen im Serum zwischen 1,3 und 4 mmol/l erreicht.

Als **Überwachungsmaßnahmen** sind erforderlich: Prüfung des Patellarsehnenreflexes (erlischt ab ca. 5 mmol/l), der Urinausscheidung (**Cave:** Oligurie/Anurie: Mindestausscheidung 100 ml/4 Stunden) und der Atemfrequenz (> 14/Minute, Atemdepression ab 5–6 mmol/l). Bei Überdosierung oder Intoxikationszeichen: 10 ml 10%ige Calciumglukonatlösung über 3 Minuten i.v.

Steht bei unerwartetem Auftreten keine Magnesiumlösung griffbereit zur Verfügung, können 5 bis 10 mg Diazepam langsam i.v. verabreicht werden.

Bei drohender Eklampsie sind folgende **zusätzliche Maßnahmen** zu treffen:
- Abschirmung der Patientin von optischen und akustischen Reizen
- Bereitstellung eines Gummikeils oder Guedel-Tubus zur Vermeidung von Zungenbissen und zur Freihaltung der Atemwege
- Seitenlagerung.

## 2.2 Blutdrucksenkung

Zur schonenden Blutdrucksenkung [15] steht in Deutschland die intravenöse, perfusorgesteuerte Applikation von **Dihydralazin** (Nepresol") in einer Dosierung von 3,0 bis 15 mg/Stunde oder als Bolusgabe von 5 mg alle 20 Minuten im Vordergrund, der Wirkungseintritt liegt bei ca. 10 bis 20 Minuten und die Wirkungsdauer bei 6 bis 8 Stunden. Eine blutdruckkontrollierte Dosisanpassung ist erforderlich, da Dihydralazin nicht selten zu einem „Versacken" des Blutdrucks in der Peripherie (Steel-Effekt) führen kann mit konsekutiver Minderdurchblutung der Organe und Verschlechterung der utero-plazentaren Perfusion (CTG-Kontrollen). Vorsicht ist daher vor allem bei intrauteriner Wachstumsrestriktion geboten, ebenso bei gleichzeitiger Tokolyse (extreme Vasodilatation → uteroplazentare Perfusion Ø). Vor allem bei hypovolämischen Schwangeren ist eine vorherige Volumengabe (z. B. 500 ml Ringer-Lactatlösung) sinnvoll.

Als äquieffektive Alternative (Therapieversager nach Dihydralazin ca. 4%) bietet sich die intravenöse Applikation von **Urapidil** (selektiver Alpha-1-Rezeptorblocker) an, entweder als kontinuierliche perfusorgesteuerte Gabe mit einer Dosierung von 6 mg bis maximal 24 mg/Stunde oder als langsame intravenöse Injektion von 6,25 bis 12,5 mg über 2 Minuten. Unter Urapidil ist die Rate mütterlicher Nebenwirkungen (u.a. Kopfschmerzen, Reflextachykardie) deutlich geringer als unter Dihydralazin, darüber hinaus senkt Urapidil den intrakraniellen Druck.

**Labetalol** und **Ketanserin** (weniger mütterliche Nebenwirkungen als Dihydralazin) sind als Präparate zur Behandlung des Schwangerschaftshochdrucks in Deutschland nicht zugelassen.

## 2.3 Flüssigkeitstherapie

Die schwere Präeklampsie ist mit einer Verminderung des Plasmavolumens, einer Hämokonzentration und einer Hypoproteinämie verbunden. Dabei geht man von einem empirisch geschätzten Mindestdefizit an Volumen von bis zu 1000 ml aus. Auch ohne invasive Kreislaufüberwachung ist daher eine intravenöse Volumentherapie mit 500 ml kolloidaler Lösung (z. B. HAES 10%) und 500 ml Ringer-Lactatlösung vertretbar und sinnvoll [15]. Dies gilt vor allem für hypertensive Schwangere mit ausgeprägter Hämokonzentration, Oligurie, im Rahmen einer parenteralen Dihydralazintherapie oder nach Spinalanästhesie. Andererseits besteht bei unkontrollierter Volumenzufuhr die Gefahr des

Lungenödems, besonders bei alleiniger Anwendung von kristalloiden Lösungen und bei inadäquater Zufuhr von Humanalbumin 20 % (hohe Wasserbindungskapazität!). Besonders häufig werden Lungenödeme bei reichlicher Volumenzufuhr nach abdominaler Schnittentbindung und in den ersten Stunden/Tagen post partum beobachtet, wenn die extrazelluläre Flüssigkeit in den Intravasalraum zurückfließt und die Nierenfunktion vermindert ist. Im Zweifelsfall ist die Durchführung einer Blutgasanalyse hilfreich.

## 2.4 Korrektur einer Hämostasestörung

Die Gabe von niedrig dosiertem Heparin zum Zeitpunkt der beginnenden Mikrozirkulationsstörung erscheint pathophysiologisch auf den ersten Blick sinnvoll. Da aber in der akuten geburtshilflichen Situation der Schweregrad der Verbrauchsreaktion kaum abschätzbar ist, kann aus der Applikation von Heparin die Auslösung und Verstärkung lebensbedrohlicher Blutungen resultieren. Daher gilt: Keine Heparinapplikation, solange es blutet oder eine erhöhte Blutungsgefahr besteht.[I]

Dies ist von besonderer Bedeutung im Hinblick auf die bekannten, unvorhersehbaren Komplikationen der schweren Präeklampsie und des HELLP-Syndroms wie zerebrale Blutungen, Leberruptur und vorzeitige Plazentalösung. Bei **Eklampsie** ist wegen der erhöhten Gefahr intrazerebraler Blutungen die Anwendung von Heparin kontraindiziert.[II]

Bei defizienter Hämostase (z. B. Fibrinogen < 120 mg/dl) empfiehlt sich die Applikation von fresh frozen Plasma (FFP), bei Thrombozytenzahlen < 50 000/µl, vor allem vor operativen Revisionen in Folge von Blutungen, die Verabreichung von Thrombozytenkonzentraten. Dabei ist allerdings zu berücksichtigen, daß erst bei einer Thrombozytopenie < 20 000/µl mit Spontanblutungen zu rechnen ist.

Eine medikamentöse Thromboseprophylaxe (z. B. nach Sectio caesarea) mit niedrig dosiertem Heparin sollte nicht vor 24 bis 48 Stunden nach dem akuten Ereignis bei laborchemisch nachgewiesener Konsolidierung der Gerinnungssituation (Fibrinogen > 200 mg/dl, Thrombozytenzahl > 100 000/µl) begonnen werden [15].

## 2.5 Spezielle Maßnahmen beim HELLP-Syndrom

In jüngster Zeit wurden im Rahmen des expektativen Vorgehens beim HELLP-Syndrom der präpartale Einsatz der Plasmapherese, die Gabe von NO-Donatoren und die systemische Applikation von Glukokortikoiden diskutiert. Vielversprechend erscheint dabei die Glukokortikoidmedikation, die als Lungenreifeinduktion mit Betamethason und als intravenöse Anwendung von Methylprednisolon (40 mg/Tag) zu einer zeitlich limitierten Rückbildung des HELLP-Syndroms führen kann [12]. Die postpartale Anwendung der Plasmapherese bei schweren Verlaufsformen ist nach unseren Erfahrungen nicht erforderlich, praktikabler ist auch in diesen Fällen die systemische Gabe von Glukokortikoiden (z. B. 10 mg Dexamethason alle 12 Stunden).

## 3 Geburtshilfliches Vorgehen

Die geburtshilfliche Entscheidung, ob eine rasche Schwangerschaftsbeendigung notwendig oder ein exspektatives Vorgehen möglich ist, hat den Schweregrad und die Dynamik der Erkrankung, die Stabilisierbarkeit des mütterlichen Zustandes einschließlich der Abschätzung einer sich anbahnenden Gerinnungsstörung, die Organreife des Kindes und dessen aktuelles Befinden in utero zu berücksichtigen [28, 32].

Beim **reifem Kind** (> 34. SSW), milder Verlaufsform, guter therapeutischer Beeinflußbarkeit der Erkrankung und unauffälligem Wehentest ist unter strenger klinischer Kontrolle die Geburtseinleitung, vorzugsweise mit Prostaglandinen bei meist unreifer Zervix, indiziert. Beim HELLP-Syndrom sollte ab der 32. (34.) SSW die Schwangerschaft möglichst rasch beendet werden, da im Hinblick auf das Auftreten unvorhersehbarer mütterlicher Komplikationen und den geringen, im allgemeinen beherrschbaren neonatalen Problemen der Kinder zu diesem Zeitpunkt eine Prolongation nicht mehr sinnvoll ist. Dabei ist zu berücksichtigen, daß bei Manifestation des HELLP-Syndroms. zumeist unreife Muttermundsverhältnisse vorliegen und die uterine Ansprechbarkeit auf Oxytocin und Prostaglandine vom Gestationsalter abhängig ist, also eine medikamentöse Geburtseinleitung im Hinblick auf Zeit und Erfolg nur schwer abgeschätzt werden kann. Beim Vollbild des HELLP-Syndroms und unreifer Zervix bevorzugen wir die Sectio caesarea, bei guter Wehentätigkeit und progredienter Muttermunderöffnung ist die Entbindung auf vaginalem Wege möglich.

Beim **unreifen Kind** (< 32./34. SSW) ist ein konservatives Vorgehen mit Induktion der fetalen Lungenreife sowohl bei der Präeklampsie unterschiedlichen Schweregrades als auch beim HELLP-Syndrom grundsätzlich möglich mit dem Ziel einer Reduktion der neonatalen Morbidität und Letalität. Dabei müssen die untenstehend dargestellten Indi-

---

[I] *Keine Heparinapplikation, solange eine Blutung oder erhöhte Blutungsgefahr besteht!*

[II] *Bei Eklampsie ist wegen der erhöhten Gefahr intrazerebraler Blutungen die Anwendung von Heparin kontraindiziert!*

kationen zur sofortigen Schwangerschaftsbeendigung berücksichtigt werden. Unabdingbare Voraussetzung für eine abwartende Haltung ist eine optimale Infrastruktur der Klinik mit raschen interdisziplinären Kooperationsmöglichkeiten (Neonatologie, Intensivmedizin, Transfusionsmedizin), eine Intensivüberwachung von Mutter und Kind einschließlich der Verfügbarkeit engmaschiger Laborkontrollen, der Möglichkeit zur jederzeitigen Schwangerschaftsbeendigung durch Sectio caesarea und umfangreiche eigene Erfahrungen in der Behandlung schwerer hypertensiver Schwangerschaftserkrankungen. Randomisierte Untersuchungen bei schwerer Präeklampsie zeigten bei vergleichbarer mütterlicher Morbidität eindeutige Vorteile hinsichtlich der neonatalen Morbidität und Letalität zugunsten einer Prolongation der Schwangerschaft im Vergleich mit einer sofortigen Schwangerschaftsbeendigung (Übersicht bei [15]); beim HELLP-Syndrom fehlen bisher randomisierte Vergleichsstudien zwischen einer aktiven und exspektativen Vorgehensweise.

**Unabhängig vom Gestationsalter** sollte auf ein exspektatives Vorgehen verzichtet oder dieses abgebrochen werden aus **mütterlicher Indikation:**

- Nach Auftreten einer Eklampsie (Durchbrechung eines eklamptischen Anfalls)
- Bei schwerer, therapierefraktärer Präeklampsie, d.h. einer auf Volumengabe refraktären Anurie/Oligurie >4 bis 6 Stunden, einer therapeutisch nicht oder nur schwer beherrschbaren Hypertonie oder Hinweisen auf eine respiratorische Insuffizienz (Lungenödem)
- Bei Entwicklung einer DIG (u.a. progrediente Thrombozytopenie)
- Bei drohender Eklampsie (u.a. persistierende neurologische Symptome)
- Bei mütterlichen/kindlichen Komplikationen wie Abruptio placentae, zerebrale Blutungen, Leberhämatom/Verdacht auf Leberruptur u.a.

Aus **kindlicher Indikation:** Bei Hinweisen auf eine Bedrohung des Feten in utero (CTG, Steßtest), einzeln oder in Kombination mit sonographischen Kriterien wie intrauteriner Wachstumsrestriktion (<5./10. Perzentile), ausgeprägtem Oligohydramnion oder hochpathologischen Dopplerbefunden, z.B. Abfall des enddiastolischen Blutflusses in Aorta/A. umbilicalis.

Unter sorgfältiger Risiko-Nutzen-Abwägung in jedem Einzelfall gelten die genannten mütterlichen Indikationen zur Schwangerschaftsbeendigung auch beim Auftreten eines HELLP-Syndroms in Verbindung mit einem Absterben des Feten in utero; d.h. bei therapierefraktärer Exazerbation der Erkrankung ist aus mütterlicher Indikation die Sectio parva einer zeitlich nicht kalkulierbaren Abortinduktion/Geburtseinleitung nach IUFT vorzuziehen.

## 4 Behandlung nach der Geburt

Bei Patientinnen mit schweren HES ist nach der Geburt für mindestens 24 bis 48 Stunden eine intensivmedizinische Überwachung und Behandlung erforderlich.

### 4.1 Antihypertensive Therapie

Die antihypertensive Behandlung sollte nicht abrupt beendet, sondern **ausschleichend** unter regelmäßigen Blutdruckkontrollen (evtl. 24-Stunden-Blutdruckmessung) reduziert werden. In Abhängigkeit vom Schweregrad der Erkrankung ist eine aufgehobene zirkadiane Blutdruckrhythmik noch bis zu 6 bis 8 Wochen post partum nachweisbar.

Auf die Gabe von Methylergotamin zur Uterustonisierung sollte im Hinblick auf die Provokation zusätzlicher Blutdruckerhöhungen möglichst verzichtet werden.

Gegen das **Stillen** nach HES bestehen keine grundsätzlichen Bedenken; allerdings sollte der Zustand der Mutter berücksichtigt werden. Zur antihypertensiven Therapie können Alphamethyldopa und Dihydralazin verabreicht werden, auch wenn diese Substanzen in unterschiedlichen Konzentrationen in die Muttermilch übergehen [17]. Besonders bei den wasserlöslichen Beta-Blockern wurde eine Anreicherung in der Muttermilch nachgewiesen, mit seltenen Folgen wie Blutdruckabfall und Herzfrequenzverminderung beim Kind (daher zur Therapie nicht geeignet).

Nach Ablauf von 6 Wochen post partum ist eine **internistische (nephrologische) Untersuchung** erforderlich. Durchzuführen sind: 24-Stunden-Blutdruckmessung, Infusionsurogramm, Sonographie der Nieren, Untersuchung des Augenhintergrundes, Serumparameter der Nierenfunktion, Urindiagnostik. Diese Untersuchungen sind zur Abschätzung des Wiederholungsrisikos der Erkrankung in der nachfolgenden Schwangerschaft und zum Nachweis schwangerschaftsunabhängiger Nieren- und Gefäßerkrankungen unerläßlich.

### 4.2 Beratungspraxis nach HES und Prognose

Die Beratungspraxis nach schweren HES beinhaltet: eine sorgfältige Anamneseerhebung und die Abschätzung des Wiederholungsrisikos (siehe Abschnitt „Diagnostik", Teil 1) und thrombophilen Diathesen (siehe Abschnitt „Ätiologie und Pathogenese", Teil 1), eine engmaschige Schwangerenvorsorge mit routinemäßigen Bestimmungen des Hämoglobins, Hämatokrit und der Thrombozyten, präziser Erfassung krankheitsrelevanter Symptome, dopplersonographische Untersuchungen der Aa. uterinae in der 16. bis 18. SSW sowie regelmäßige sonographische Untersuchungen des Feten; in Abhängigkeit vom Risikoprofil kann die Gabe von niedrig dosierter Acetylsalicylsäure und/oder niedrig dosiertem Heparin indiziert sein (siehe die Abschnitte „Diagnostik", Teil 1, und „Schweregrad", Teil 3.5), die Indikation zur 24-Stunden-Blutdruckmessung ist großzügig zu stellen.

Das Risiko, nach Präeklampsie an einer Hypertonie zu erkranken, ist nicht erhöht. Nach Eklampsie wird die Wahrscheinlichkeit einer Blutdruckerhöhung im weiteren Leben mit 23,8 % angegeben. Die Wahrscheinlichkeit, nach einer Präeklampsie oder Eklampsie in der ersten Schwangerschaft bei fehlenden Zeichen einer Nierenerkrankung später an einer chronischen Hypertonie zu erkranken oder an deren Folgen zu sterben, ist genauso groß wie in der Gesamtbevölkerung. Tritt jedoch die Hypertonie erst bei späteren Schwangerschaften auf, so steigt das Risiko, nachfolgend an einer chronischen Hypertonie zu erkranken [24].

**Langzeituntersuchungen von Kindern** nach Schwangerschaftshypertonie/Präeklampsie lassen keine krankheitsspezifischen Veränderungen erkennen. Eine verzögerte körperliche Entwicklung post partum ist vor allem von dem Schweregrad der intrauterinen Wachstumsrestriktion, der Frühgeburtlichkeit und der perinatalen Hypoxie abhängig. Kinder von Müttern mit HELLP-Syndrom weisen nach der Geburt in 24 bis 47 % der Fälle eine Thrombozytopenie auf [27]. Dabei besteht keine Korrelation zu den hämatologischen Veränderungen der Mutter. Hinweise auf ein neonatales Vorkommen des HELLP-Syndroms beim Kind bestehen bisher nicht. Ein Vergleich der neonatalen Morbidität von HELLP-Kindern unter 1500 g mit der von Frühgeborenen der gleichen Gewichtskategorie ohne HELLP-Syndrom der Mutter ergab keine signifikanten Unterschiede. Die postnatalen Komplikationen dieser Kinder sind daher nicht Ausdruck der Grunderkrankung der Mutter, sondern vielmehr generelle Folge der Frühgeburtlichkeit und Hypotrophie [14].

# Inhalt*

- Hypotone Beschwerden .................... 85
- Niedriger Ruheblutdruck .................... 86
- Orthostatische Hypotonie .................. 86
- Therapeutische Ansätze .................... 88
- Hypotonie bei Peridural- und Spinalanästhesie ... 88
- Vena-cava-Okklusionssyndrom .............. 89

*Das Literaturverzeichnis findet sich in Kapitel 24, S. 365.

# 4 Hypotonie in der Schwangerschaft

M. Hohmann, W. Künzel

## Hypotone Beschwerden

Subjektive Symptome wie kalte Extremitäten, Kopfschmerzen und Müdigkeit gehen gehäuft mit einem niedrigen Ruheblutdruck der Schwangeren einher. Gerade zu Beginn einer Schwangerschaft kommt es in vielen Fällen zu einem Absinken des maternalen Blutdrucks. Parallel dazu steigt die Inzidenz hypotoner Beschwerden im gleichen Zeitraum an. Zum Ende der Gravidität hin nehmen die hypotensiven Störungen wieder ab. Gleichzeitig normalisiert sich der Blutdruck auf präkonzeptionelle Werte [11].

Eine Ursache dieser hypotonen Kreislaufregulationsstörungen, wie z.B. Kopfschmerzen, liegt in der **Minderdurchblutung des Gehirns.** Die schwangeren Frauen sind hierbei nicht in der Lage, einen ausreichenden Perfusionsdruck im Zerebrum aufrechtzuerhalten. Zum anderen manifestieren sich Zeichen der **peripheren Minderdurchblutung** (Abb. 4-1). Die am häufigsten geklagten Beschwerden sind kalte Hände und Füße, Müdigkeit und Kopfschmerzen. Im Vergleich zu normotonen Schwangeren ist die Anzahl der subjektiven Symptome bei Patientinnen mit Hypotonie deutlich erhöht. Beispielsweise findet man das Symptom der kalten Hände und Füße bei hypotonen Schwangeren mehr als dreimal so häufig (77 vs. 21%), während Doppeltsehen und Augenflimmern um das Zweifache erhöht sind (31 vs. 17%). Insbesondere Parästhesien der Extremitäten scheinen aber fast ausschließlich bei hypotonen Schwangeren (13 vs. 0,5%) vorzukommen [19].

Die **Häufigkeit** der subjektiven Symptome ist während der Schwangerschaft keineswegs gleichförmig. Bei einem Vergleich von hypotonen Schwangeren, die schon seit ihrer Kindheit häufig über hypotone Beschwerden klagten, mit normotonen Schwangeren zum gleichen Zeitpunkt der Gravidität geben die hypotonen Frauen in der Frühschwangerschaft etwa zweimal häufiger subjektive Beschwerden an als die normotonen Schwangeren. Im weiteren Verlauf der Schwangerschaft nimmt die Anzahl der geklagten Beschwerden in beiden Gruppen kontinuierlich ab. Wenige Wochen vor dem Ende der Gravidität ist ein Unterschied in der Beschwerdehäufigkeit zwischen hypotonen und normotonen Schwangeren nicht mehr nachzuweisen.

Ähnliche Beobachtungen sind nicht nur für die Anzahl der Beschwerden, sondern auch für deren **Intensität** und **Ausprägungsgrad** belegbar. Diese subjektiven Symptome können das Wohlbefinden der Schwangeren erheblich beeinträchtigen, jedoch zeigen sich hinsichtlich des fetalen Gewichts keine signifikanten Unterschiede zwischen Patientinnen mit und ohne subjektive Beschwerden [11].

Das gehäufte Auftreten des hypotonen Beschwerdebildes zu Beginn der Schwangerschaft ist möglicherweise auf einen unzureichenden venösen Rückfluß des Blutes zum Herzen zurückzuführen. Ein suffizienter venöser Rückfluß wird im wesentlichen vom sympathischen Nervensystem gewährleistet [20]. Da das Herzminuten-

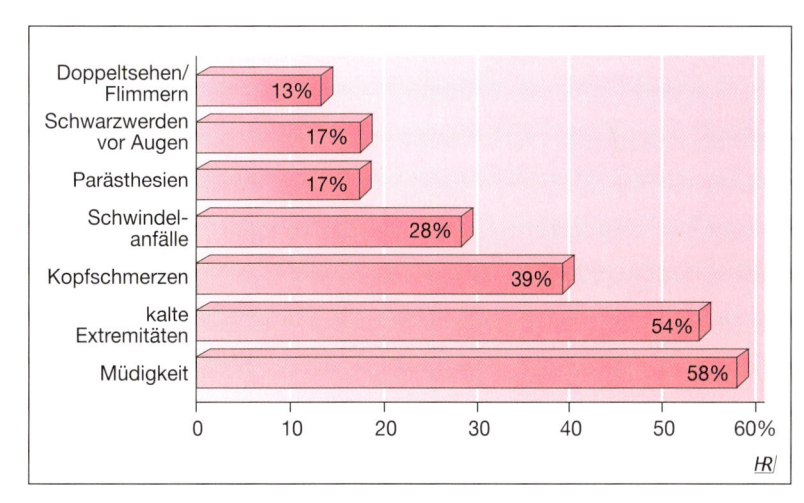

**Abb. 4-1**
*Die Häufigkeit subjektiver Symptome im Verlauf der Schwangerschaft, basierend auf 102 Fällen.*

- Doppeltsehen/Flimmern: 13%
- Schwarzwerden vor Augen: 17%
- Parästhesien: 17%
- Schwindelanfälle: 28%
- Kopfschmerzen: 39%
- kalte Extremitäten: 54%
- Müdigkeit: 58%

volumen vor allem von der venösen Blutzufuhr abhängig ist, scheint es vorstellbar, daß die adrenerge Antwort auf einen vasoaktiven Stimulus am Anfang der Schwangerschaft nicht ausreicht, um genügend Blut aus dem erweiterten venösen System zu mobilisieren. Bei In-vitro-Untersuchungen an isolierten Mesenterialvenen, die besonders für die Volumenregulation bedeutsam sind, konnten wir deutliche Veränderungen in der Funktion der Venen während der Frühschwangerschaft nachweisen [8]. Auf eine transmurale Stimulation sympathischer Nerven zeigt sich in der Frühschwangerschaft eine verringerte Antwort der Venen. Möglicherweise stellen diese Veränderungen eine Erklärung für die hypotensiven Beschwerden zu Beginn der Schwangerschaft dar.

## Niedriger Ruheblutdruck

Neben dem physiologischen Anstieg des Herzminutenvolumens und des Blutvolumens während einer **risikofreien Schwangerschaft** ist der mittlere arterielle Blutdruck im I. und II. Trimenon erniedrigt. Das Absinken des mittleren arteriellen Blutdrucks ist schon in der 7. Schwangerschaftswoche nachzuweisen [3] und zur Mitte der Gravidität am ausgeprägtesten. Diese Beobachtung ist von besonderer Bedeutung, da Schwangere, deren arterieller Blutdruck in der Frühschwangerschaft **nicht** abfällt, statistisch häufiger eine Präklampsie entwickeln[!] [16]. Im Verlauf der letzten Wochen der Schwangerschaft steigt der arterielle Blutdruck wieder auf das Niveau präkonzeptioneller Werte an. Aus diesen Untersuchungen wird verständlich, daß eine Hypotonie, wenn sie als systolischer Blutdruck von 100 mm Hg und weniger definiert wird, in der 24. Woche der Gravidität mit einer Häufigkeit von 32% vorliegt, während sie nach vorgenannter Definition in der 40. Woche nur mit einer Häufigkeit von 15% vorkommt [19].

Bisher gibt es keine einheitliche Definition für die Hypotonie in der Schwangerschaft. Eine Studie von Friedmann und Neff aus dem Jahr 1978 ergab, daß bei Absinken des mütterlichen systolischen Blutdrucks gegen Ende der Gravidität unter 110 mm Hg und des diastolischen Blutdrucks unter 60 mm Hg die kindliche perinatale Mortalität steil anstieg [4]. Dagegen weisen Analysen der Bayerischen und Hessischen Perinatalerhebungen darauf hin, daß kein signifikanter Unterschied in der perinatalen Mortalität zwischen den hypotonen Schwangerschaften und dem Restkollektiv nachzuweisen war, obwohl als oberer Grenzwert ein systolischer Blutdruckwert von 100 mm Hg während des III. Trimenons herangezogen wurde. Dieser zunächst scheinbare Gegensatz im Ergebnis ist möglicherweise durch die in den letzten Jahren verbesserte Schwangerenvorsorge, Geburtsleitung und neonatale Erstversorgung zu erklären.

Erst größere Sammelstatistiken lassen die Bedeutung der Hypotonie für Mutter und Kind erkennen. So zeigte eine Analyse von 11 082 Einlingsschwangerschaften, die termingerecht entbunden wurden, daß mit zunehmendem mütterlichen Ruheblutdruck auch das kindliche Geburtsgewicht ansteigt [17]. Bei Erreichen hypertensiver Werte (diastolischer Blutdruck: > 90 mm Hg) war diese Korrelation nicht mehr gegeben, vielmehr kam es zu einer Häufung von Wachstumsretardierungen.[!!]

Eine Reihe von Autoren berichten, daß die Hypotonie im Vergleich zu einem Kontrollkollektiv etwa doppelt so häufig mit einer Früh- und Mangelgeburt verknüpft ist [5, 6, 14]. Eine neue prospektive Studie hingegen [23] findet keinen Zusammenhang zwischen der Hypotonie in der 2. Schwangerschaftshälfte (systolischer Blutdruck < 100 mm Hg) und der Frühgeburtlichkeit oder fetalen Mangelentwicklung. Die Gründe hierfür bleiben spekulativ, jedoch liegt in manchen Fällen die Ursache für den niedrigen Blutdruck in mütterlichen Erkrankungen, wie z. B. Infektionen und Anämie, die selbst einen negativen Einfluß auf den Fetus ausüben können.

## Orthostatische Hypotonie

In horizontaler Körperlage unterscheidet sich der Blutdruck beim Menschen in den Gefäßen des Kopfes und der Füße kaum. Wird dagegen eine stehende Position eingenommen (Orthostase), fällt der mittlere arterielle Blutdruck im Kopf um ca. 50 mm Hg ab und nimmt, bedingt durch die hydrostatische Komponente, im Bereich der Füße um etwa 90 mm Hg zu. Gleichzeitig strömen beim schnellen Übergang vom Liegen zum Stehen aufgrund der Schwerkraft 400 bis 600 ml Blut aus den intrathorakalen Gefäßen und den Gefäßen des Rumpfes in die unteren Extremitäten. Bei variköse Beinen kann die versackende Blutmenge noch größer sein. Dies bedarf einiger Erläuterungen.

---

[!] *Schwangere, deren arterieller Blutdruck in der Frühschwangerschaft nicht abfällt, entwickeln häufiger eine Präklampsie!*

[!!] *Mit zunehmendem mütterlichen Ruheblutdruck steigt auch das kindliche Geburtsgewicht, bei hypertensiven Werten (diastolischer Blutdruck: > 90 mm Hg) dagegen kann es zu Wachstumsretardierungen kommen!*

Das Herz pumpt das Blut durch die Arterien in die Peripherie; dort wird es durch die Venen gegen die Schwerkraft zurück zum Herzen transportiert. Der Rücktransport des Blutes aus den Beinen wird von der Muskelpumpe übernommen. Bei jeder Muskelkontraktion werden die tiefen Beinvenen komprimiert, wodurch das Blut herzwärts fließt. Um einen retrograden venösen Blutfluß zu verhindern, müssen funktionstüchtige Venenklappen vorhanden sein, die einen vollständigen Verschluß gewährleisten. Die anschließende Muskelerschlaffung bewirkt eine Sogwirkung, wodurch das Blut aus oberflächlichen Venen in tiefe Beinvenen fließt. Varizen haben allerdings infolge Überdehnung oder früherer Erkrankungen häufig schließunfähige Klappen, wodurch ein retrograder Blutfluß und eine vermehrte Blutfülle im Bein entstehen (**venöses Pooling**). Dieses venöse Pooling führt zur Verringerung der Blutflußgeschwindigkeit (Stase) in den betroffenen Gefäßen und zu einer erhöhten venösen Transportkapazität der tiefen Venen. Dies führt zusätzlich zur Verringerung des venösen Rückstroms zum Herzen und zu einer Abnahme von Schlagvolumen und mittlerem arteriellen Blutdruck, was besonders für die Kreislaufreaktion der Patientin beim Übergang vom Liegen zum Stehen und beim langen Stehen Bedeutung hat.

Diese Veränderungen aktivieren das sympathische Nervensystem zum Zweck der **Gegenregulation**. Im Rahmen der Sofortregulation wird aus dem venösen System, welches 85% der Gesamtblutmenge speichert, v.a. aus dem Rumpfgebiet und dem Thoraxbereich Blut mobilisiert und dem Herzen zugeführt. Der resultierende Anstieg von Herzfrequenz und peripherem Gefäßwiderstand reicht in den meisten Fällen aus, den mittleren arteriellen Blutdruck wieder auf sein Ausgangsniveau anzuheben, obwohl das Herzminutenvolumen gegenüber den Ausgangswerten noch reduziert ist.

Da die Beinvenen gering innerviert sind, kann erst zeitlich versetzt durch Muskelkontraktionen zusätzlich Blut aus der unteren Extremität mobilisiert werden. Gelingt die Aufrechterhaltung des mittleren arteriellen Blutdrucks nicht, und kommt es stattdessen zum Blutdruckabfall, spricht man von orthostatischer Hypotonie. Hieraus kann eine **zerebrale** und/oder **periphere Mangeldurchblutung** resultieren, die subjektive Symptome wie Kollapsneigung, Müdigkeit, Kopfschmerzen, kalte Hände und Füße, Parästhesien, Doppelsehen, Augenflimmern, Schwarzwerden vor Augen und Schwindelanfälle verursacht [11].

Die aufgrund der Schwerkraft ausgelösten kardiovaskulären Reaktionen im Stehen sind während der Schwangerschaft ausgeprägter, da der periphere vaskuläre Widerstand verringert und die venöse Kapazität vergrößert sind. Weiterhin ist der venöse Rückstrom in den Beckenvenen durch die Kompression des vergrößerten Uterus behindert. Der erhöhte venöse Abflußdruck verstärkt die Auswirkungen bestehender Venenklappenschwächen mit der Folge, daß Varizen gehäuft auftreten. Unter diesen Bedingungen kann vermehrt Blut in die Venen der unteren Extremität strömen und dort verbleiben [15]. Der konsekutive Abfall des Schlagvolumens und des mittleren arteriellen Blutdrucks ist während der Gravidität noch stärker ausgeprägt, zumal die Durchblutung im Splanchnikusgebiet ebenfalls abnimmt. Diese theoretische Vorstellung wird durch die Beobachtung gestützt, daß bei schwangeren Frauen im Orthostasetest ein Abfall des Blutdrucks im Stehen häufiger vorkommt. Dieser Blutdruckabfall im Stehen ist aber nicht vom Ruheblutdruck abhängig, sondern kann sowohl bei hypotonen als auch bei normotonen Schwangeren vorkommen [13]. Die Zahl der Frauen, deren diastolischer Blutdruck im Stehen abfällt, beträgt in der Spätschwangerschaft 73% gegenüber 33% in einer Kontrollgruppe außerhalb der Schwangerschaft [10]. Diese Ergebnisse zeigen, daß durch die graviditätsbedingten Änderungen die Fähigkeit, den systemischen vaskulären Widerstand zu steigern, im III. Trimenon abnimmt.

Diese Vorstellung scheint von zwei Longitudinalstudien gestützt zu werden, bei denen Plasma-Katecholamine im Kipptischversuch im III. Trimenon der Schwangerschaft bestimmt wurden. In diesem Schwangerschaftsalter war beim Übergang in eine stehende Körperhaltung ein signifikant geringerer Anstieg der Herzfrequenz und ein ebenso geringerer Anstieg der Plasma-Katecholamine im Vergleich zu dem Meßzeitpunkt nach der Geburt zu beobachten [1, 18].

Unter der Voraussetzung, daß die uterine Durchblutung aufgrund der fehlenden Autoregulation direkt von Veränderungen des mittleren arteriellen Blutdrucks abhängig ist, sollte eine Zunahme der hypotensiven Reaktion im Stehen während der linearen Phase des fetalen Wachstums zu einer Wachstumsretardierung führen [2]. Tatsächlich steht das Geburtsgewicht in linearer Beziehung zur Veränderung des mittleren arteriellen Blutdrucks in Orthostase (Abb. 4-2), d.h., Mütter, die ab der 34. Schwangerschaftswoche einen Abfall des Blutdrucks im Stehen zeigten, hatten Neugeborene mit einem geringeren Geburtsgewicht [9].

Ab der 2. Schwangerschaftshälfte werden im Liegen (**Vena-cava-Okklusionssyndrom**), besonders aber bei längerem Stehen (**uterovaskuläres Syndrom**), die Beckengefäße und die untere Hohlvene durch die immer größer werdende Gebärmutter okkludiert. Dies sind weitere Ursachen für eine Abnahme des venösen Rückflusses und einen

Rückstau in den Venen der unteren Extremität. Hierzu gibt es eine neue Beobachtung. Im III. Trimenon treten in 70% der Fälle bei längerem Stehen regelmäßige **Uteruskontraktionen** auf. Dabei hebt sich die Gebärmutter von den komprimierten Gefäßen ab und gibt den venösen Rückfluß auf Zeit frei. Der übliche kompensatorische maternale Herzfrequenzanstieg im Stehen normalisiert sich daraufhin parallel zu den auftretenden Uteruskontraktionen. Der zugrunde liegende Mechanismus ist noch unbekannt, jedoch können die ausgeprägten Herzfrequenzveränderungen im Stehen wie auch die Uteruskontraktionen durch Kompressionsstrümpfe deutlich reduziert werden [22].

## Therapeutische Ansätze

Ein einheitliches therapeutisches Konzept zur Behandlung der Hypotonie während der Gravidität liegt bis heute nicht vor. Es besteht bei der schwangeren Frau die Gefahr, bei Verabreichung von vasotonisierenden Substanzen (Dihydroergotamin, Etilefrin und Amezinium) einen konstriktiven Effekt auf uterine Gefäße auszuüben, was die uterine Durchblutung vermindern und eine Wachstumsrestriktion des Feten hervorrufen kann [7, 12]. So sollte aufgrund der gefäßaktiven Wirkung dieser Substanzen im Bereich der arteriellen Strombahn eine medikamentöse Therapie nur bei ausgeprägten hypotonen Beschwerden eingeleitet werden, dann aber nur kurzzeitig und nach sorgfältigster Abwägung von Nutzen und Risiko.!

Vielmehr sollte zunächst **physikalischen Maßnahmen** wie Kneipp-Anwendungen und leichtem körperlichem Training (Schwimmen, Gymnastik) der Vorzug gegeben werden. Liegt jedoch eine orthostatische Hypotonie vor, so sollte eine stehende Position möglichst vermieden werden, und die Patientin sollte eine bequeme sitzende oder liegende Körperhaltung bevorzugen. Ist ihr dies während ihres Tagesablaufs nicht möglich, so ist ihr das Tragen von **Kompressionsstrümpfen** zu empfehlen. Eine frühzeitige und konsequente Therapie mit Kompressionsstrümpfen bewirkt bei Risikopatientinnen, insbesondere bei Vorhandensein von Symptomen, eine rasche Besserung der Beschwerden und einen Anstieg des venösen Rückstroms. Damit sind auch eine Reduktion der orthostatischen Kreislaufschwankungen und eine Stabilisierung des Gesamtkreislaufs der Schwangeren sowie eine deutliche Verbesserung der fetalen Blutversorgung verbunden. Gleichzeitig wirkt die Kompressionstherapie als Thrombemboliprophylaxe und beugt bei Varikosis einer Verschlechterung des Krankheitsbildes vor.

## Hypotonie bei Peridural- und Spinalanästhesie

Das relativ seltene Vorkommen eines Blutdruckabfalls bei Schwangeren in Rückenlage läßt vermuten, daß das venöse Gefäßsystem im allgemeinen ausreichend tonisiert ist. Bei Inhalationsnarkose, insbesondere aber bei der Spinalanästhesie zur Durchführung eines Kaiserschnitts, sind dramatische Zwischenfälle bei Rückenlage der Patientin beschrieben worden.

Alle Fälle boten etwa die gleiche Symptomatik: Nach Injektion des Anästhetikums in den Subarachnoidalraum war es in Rückenlage während des Kaiserschnitts zum

!*Eine Therapie mit vasotonisierenden Substanzen sollte nur bei ausgeprägten hypotonen Beschwerden, nur kurzzeitig und nach sorgfältigster Abwägung von Nutzen und Risiko eingeleitet werden, da die Verabreichung eine Konstriktion uteriner Gefäße, somit eine Verminderung der uterinen Durchblutung und in Folge eine Wachstumsrestriktion des Feten verursachen kann!*

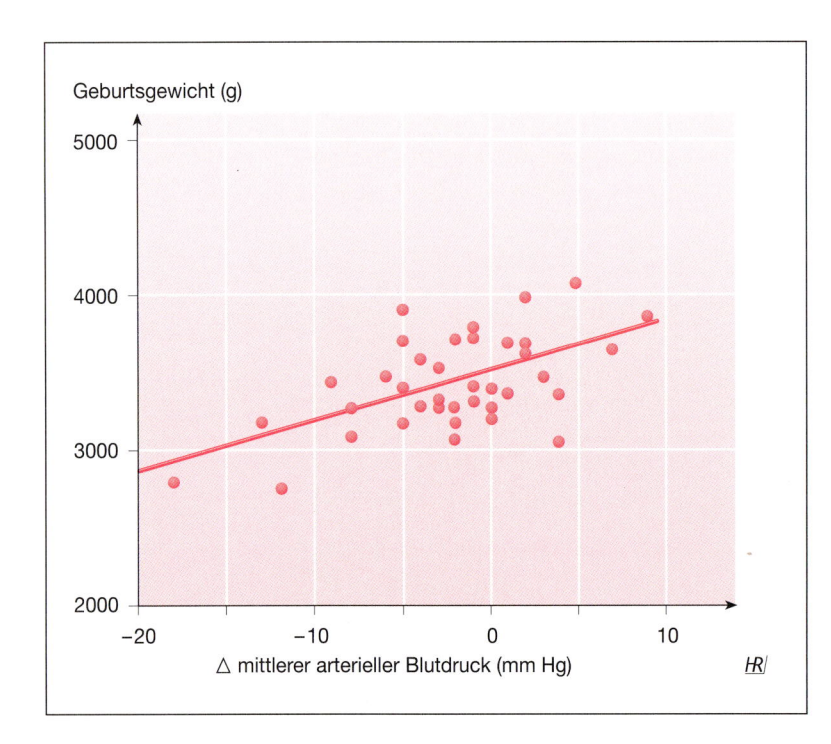

**Abb. 4-2**
*Beziehung zwischen der Veränderung des mittleren arteriellen Blutdrucks in der Spätschwangerschaft und dem Geburtsgewicht (n = 41, y = 3499 + 32,40x, r = 0,57, p < 0,001). Die schwangeren Frauen mit dem ausgeprägtesten Abfall des Blutdrucks im Stehen haben die leichtesten Neugeborenen.*

plötzlichen Tod der Patientin gekommen. Das Intervall war abhängig vom verwendeten Anästhetikum und korrelierte mit der Zeit, die bis zur Sympathikusblockade verging. Die Höhe der Betäubung bei Spinalanästhesie ist von entscheidender Bedeutung.

Untersuchungen haben gezeigt, daß bei abdomineller Kompression und bei Graviden in Rückenlage die Höhe der Anästhesie im Segment T7-T8 lokalisiert war, während bei der gynäkologischen Kontrollserie die Anästhesie bei T11 lag; die Ursache für die unterschiedliche Höhe der Anästhesie ist danach in der Verteilung des Anästhetikums im Subarachnoidalraum zu suchen. Die Verteilung war abhängig vom Füllungsdruck der Vertebralvenen. Der Blutdruckabfall beruht sehr wahrscheinlich auf einer Abnahme der sympathischen Aktivität, die zu einer Dilatation im arteriellen und venösen Gefäßsystem führt. Insbesondere wird die Dilatation des venösen Gefäßsystems durch den internen Blutverlust in das schon ohnehin gestaute Gefäßgebiet der unteren Körperhälfte begünstigt.

Das Herzminutenvolumen und der arterielle Blutdruck können nach Spinalanästhesie bedrohlich abfallen [21]. Sympathotonika sind hier nur mit Vorsicht anzuwenden, da diese den Blutdruck zwar kurzfristig normalisieren, aber zum einen die Okklusion der V. cava nicht beseitigen und zum anderen eine Reduktion der uterinen Durchblutung bewirken. Die Wirkung von Sympathotonika nach Freigabe der Okklusion resultiert gelegentlich in einer exzessiven Blutdrucksteigerung und Ausbildung eines Lungenödems.

# Vena-cava-Okklusionssyndrom

Eine ausführliche Darstellung des Vena-cava-Okklusionssyndroms erfolgt in Band 7. Deshalb sei hier nur kurz auf die wesentlichsten hämodynamischen Veränderungen verwiesen, die bei der partiellen oder totalen Okklusion der V. cava inferior auftreten können.

In Rückenlage klagen Schwangere gelegentlich über Empfindlichkeit und Müdigkeit, über diffuse Beschwerden mit Lokalisation im Bauch, mitunter auch über Atemnot, die sich bis zum Erstickungsgefühl steigern kann. Blässe, Schwitzen, Übelkeit und schließlich Bewußtlosigkeit kennzeichnen die extreme Form dieses Syndroms. Ursache ist der Druck des Uterus auf die V. cava inferior. Durch die Kompression der V. cava fällt das Herzminutenvolumen um etwa 13% ab, das Schlagvolumen sinkt um 10% und der periphere Strömungswiderstand steigt um etwa 13% an. Der Abfall des Herzminutenvolumens und des Schlagvolumens erfolgt durch die Einschränkung des venösen Rückstroms zum Herzen, in dessen Folge der arterielle Mitteldruck sinkt. Der Anstieg des peripheren Strömungswiderstandes ist nicht in den Arteriolen, sondern in der V. cava lokalisiert. Die uterine Durchblutung fällt durch die Verminderung des Perfusionsdrucks (arterieller Blutdruck minus Blutdruck in der V. uterina) ab.

Der **Fetus** reagiert auf das Vena-cava-Okklusionssyndrom mit einer Verlangsamung der Herzfrequenz, wenn eine kritische Grenze der uterinen Perfusion unterschritten wird (siehe auch Kapitel 1, Abschnitt „Physiologische Grundlagen", Teil 1).

Es gibt zahlreiche klinische Situationen, bei denen das Vena-cava-Okklusionssyndrom auftreten kann oder verstärkt wird. Die **Therapie** besteht in der Lagerung der Patientin auf die linke oder rechte Seite.

# Inhalt*

- Einleitung .......................... 91
- Atemmechanik ...................... 91
- Lungenerkrankungen und Schwangerschaft ..... 92
1 Dyspnoe ........................... 92
2 Spezielle Lungenerkrankungen bei Schwangeren 93
2.1 Tuberkulose ........................ 93
2.2 Sarkoidose ......................... 94
2.3 Zystische Fibrose ................... 94
2.4 Bronchiektasen ..................... 95
2.5 Asthma bronchiale .................. 95
2.6 Thrombosen und Lungenembolie ....... 97
2.7 Pneumonie ......................... 98
3 Sonstige Lungenerkrankungen .......... 99
4 Respiratorische Insuffizienz ........... 99

---

*Das Literaturverzeichnis findet sich in Kapitel 24, S. 365.

# 5 Lungenfunktion und Lungenerkrankungen während der Schwangerschaft

C. Seifart, P. von Wichert

## Einleitung

Die mechanischen und endokrinen Veränderungen während der Gravidität und die Anforderungen des wachsenden Feten verändern naturgemäß auch die Atmungsfunktionen. Die Sauerstoffaufnahme muß steigen, ebenso wie der Kalorienumsatz. Dennoch sind diese Veränderungen von einem gesunden Organismus voll kompensierbar, und Probleme treten erst bei zusätzlichen Lungenerkrankungen auf [33].

## Atemmechanik

Entsprechend den Anforderungen der Sauerstoffaufnahme verändert sich die Vitalkapazität während der Gravidität kaum, das **Atemzugvolumen** nimmt jedoch bis zum Ende der Schwangerschaft bei nur leicht gesteigerter Atemfrequenz um etwa 30 bis 40 % zu [1, 9]. Durch die mechanische Behinderung – den aufsteigenden Uterus – kommt es zu einem Zwerchfellhochstand mit Abnahme des Residualvolumens und der exspiratorischen Reservekapazität um etwa 20 %, wobei am Ende der Gravidität das Diaphragma um etwa 1-2 cm höher als außerhalb der Schwangerschaft liegt. Gleichzeitig hat sich der Subkostalwinkel mit Zunahme der unteren Thoraxapertur auf bis zu 100 Grad geweitet. Klinische Bedeutung haben diese Veränderungen bei gesunden Schwangeren nicht. Interessanterweise haben aber Frauen, die Kinder geboren haben, auch im späteren Alter ein höheres $FEV_1$ **(forcierte exspiratorische Einsekundenkapazität)** als solche, die niemals schwanger waren [15]. Veränderungen der Lungenvolumina während der Schwangerschaft, insbesondere der dynamischen Lungenvolumina können somit auch während der Gravidität als Indikator für hinzutretende Lungenerkrankungen verwendet werden.

Die Steigerung des Zeitvolumens wird auf eine Zunahme des **Atemantriebs** zurückgeführt, möglicherweise bedingt durch das erhöhte Progesteron, wodurch bei Schwangeren häufig eine Hypokapnie in Form einer leichten respiratorischen Alkalose beobachtet wird. Ein Anstieg des $pCO_2$ um 1 mm Hg führt bei Schwangeren im Vergleich zu Nicht-Schwangeren zu einem mehr als dreifachen Anstieg des Atem-Minuten-Volumens [25]. Die **Steigerung des Atem-Minuten-Volumens** dürfte auch Verteilungsstörungen infolge des Zwerchfellhochstands bzw. der Kompression der unteren Lungenabschnitte kompensieren.

Gegen Ende der Gravidität ist die **Sauerstoffaufnahme** im Vergleich zu den Werten vorher um 20 bis 30 % erhöht, wobei der Hauptanteil dieser Zunahme auf den fetalen bzw. plazentaren Stoffwechsel zurückgeführt werden kann [6]. Da die Ventilation häufig nicht in gleicher Weise ansteigt, kann es zu einer **Verminderung der $O_2$-Reserve** kommen, so daß zusätzliche körperliche Belastungen das Risiko einer Hypoxie für das Kind beinhalten können.

Während der Schwangerschaft nimmt das **Blutvolumen**, vor allem das **Plasmavolumen** zu, so daß Einschränkungen der Lungenperfusion während der Schwangerschaft nicht zu befürchten sind. Als Nebenwirkung dieser Blutvolumenzunahme wird die sog. Rhinopathia gravidarum, eine Hypersekretion der Nasenschleimhaut, angesehen [3]. Ebenso wurden keine Veränderungen der Atmung während des Schlafs bei schwangeren Frauen beobachtet [4]. Apnoe- und Hypopnoephasen sind während der Schwangerschaft signifikant reduziert.

Experimentelle Untersuchungen zur Reaktivität des pulmonalen Gefäßsystems zeigen, daß dieses während der Schwangerschaft gegenüber üblichen biopharmakologischen Substanzen wie Angiotensin II, Serotonin, Epinephrin aber auch der akuten Hypoxie weniger reaktiv ist, als außerhalb der Schwangerschaft [7].

Der verminderte Anstieg des Sauerstoffpartialdrucks im arteriellen Blut von Schwangeren bei Zunahme der Ventilation wurde mit einer Abnahme der Diffusionskapazität in der 2. Schwangerschaftshälfte erklärt und auf einen Östrogeneffekt auf Kapillar- und Alveolarwand zurückgeführt. Dieser Sachverhalt ist aber strittig und könnte auch mit anderen Mechanismen zusammenhängen. Ein überzeugender Grund hierfür ist nicht erkennbar, da Ventilationsgrößen und Perfusion der Lunge im wesentlichen im Normbereich bleiben [12]. Möglicherweise liegen diesen Messungen Veränderungen des intrapulmonalen Blutvolumens oder eine verminderte zentral-venöse Sättigung zugrunde, Daten diesbezüglich existieren nicht. Eine irgendwie geartete klinische Bedeutung haben derartige Überlegungen bei lungengesunden Schwangeren ohnehin nicht.

Während der Gravidität ist die **Atemarbeit** durch die Behinderung der abdominellen Compliance und die Notwendigkeit einer vermehrten Sauerstoffaufnahme erhöht. Beim Fehlen von pulmonalen, thorakalen oder muskulären Primärerkrankungen ergibt sich aber auch aus diesem Sachverhalt keine klinische Konsequenz. Während der Geburt ist die Atmung grob verändert und kann zum Zeitpunkt der Presswehen einen erheblichen Teil der Sauerstoffaufnahme beanspruchen. Dieser Sachverhalt kann bei vorgeschädigter Lunge u.U. zur Beeinträchtigung der $O_2$-Versorgung des Feten führen.

Tabelle 5-1 gibt eine Übersicht über die Veränderungen der Lungenfunktionsparameter während der Schwangerschaft.

# Lungenerkrankungen und Schwangerschaft

## 1 Dyspnoe

Atemnot ist eine häufig geäußerte Beschwerde, auch während einer normalen Schwangerschaft. Dyspnoe ist das subjektive Gefühl der Notwendigkeit gesteigerter Atmung. Es ist also kein objektives Maß, sondern ein Beschwerdebild, das auch stark von der jeweils vorliegenden Gefühlssituation geprägt wird. Selbstverständlich kann Dyspnoe auch ein Symptom ernster Herz-, Lungen- oder Blutkrankheiten sein und es gilt in jedem Fall, organische Krankheitszustände auszuschließen.

Das Dyspnoegefühl ist wahrscheinlich Ausdruck der gesteigerten Atmung infolge des gesteigerten Atemantriebs [2, 32]. Weit mehr als die Hälfte aller Schwangeren klagen darüber, und zwar häufig bereits dann, wenn noch keine mechanische Beeinträchtigung durch das Wachstum des Feten besteht, also schon im I. Trimenon. Allerdings nehmen die Klagen über Atemnot zum Ende der Schwangerschaft zu. Atemnot tritt auch bei lungengesunden Schwangeren auf, obwohl berichtet wurde [16], daß Schwangere mit Dyspnoe Veränderungen der statischen und dynamischen Lungenvolumina aufweisen. Wichtig ist, ängstliche Schwangere durch den Nachweis einer normalen Lungenfunktion von der Harmlosigkeit des Beschwerdebildes zu überzeugen.

Eine plötzlich auftretende Dyspnoe, die sich unter Belastung verstärkt, ist ein ernster Hinweis auf pulmonale oder kardiale Erkrankungen, wobei in der Differentialdiagnose Lebensalter und körperlicher Zustand Berücksichtigung finden sollten (Tab. 5-2).

Die **Differentialdiagnose** einer respiratorischen Beeinträchtigung während der Schwangerschaft kann im einzelnen schwierig sein [32], insbesondere, da die diagnostischen Verfahren der Situation angepaßt werden müssen. Eine sorgfältige Diagnostik ist aber gerade während der Gravidität im Hinblick auf Mutter und Kind unerläßlich.

Tabelle 5-1
*Übersicht über Veränderungen der Lungenfunktionsparameter während der Schwangerschaft*

|  | Zu Beginn der Schwangerschaft | Gegen Ende der Schwangerschaft |
|---|---|---|
| Atemfrequenz | ↔ | ↑ |
| Atemzugvolumen | ↑ | ↑ |
| Totalkapazität der Lunge | ↔ | ↓ |
| Residualvolumen | ↔ | ↓ |
| $O_2$-Aufnahme | ↔ | ↑ |
| $pO_2$ | ↔ | ↔ |
| $pCO_2$ | ↓ | ↓ |

Es ist also notwendig, beim Symptom Dyspnoe zwischen der fast physiologisch während der Schwangerschaft auftretenden und klinisch irrelevanten Mißempfindung und dem Symptom einer ernsten – Mutter und Kind bedrohenden – Symptomatik als Folge einer zugrunde liegenden Primärerkrankung von Atmungs- und Kreislaufsystem zu unterscheiden. Die koronare Herzkrankheit spielt in diesem Lebensalter bei Frauen praktisch keine Rolle.

**Diagnostisch** dienen hierzu neben den klinischen Befunden die Lungenfunktionsprüfung inklusive der Blutgasbestimmung und die Durchführung von Belastungstests von Lunge und Kreislauf ebenfalls unter Einschluß von Blutgasbestimmungen. Die Bewertung solcher Tests ist weitgehend standardisiert, bezüglich der Gravidität sind Sonderbedingungen nicht zu beachten, fachärztliche Beratung aber dringend erforderlich. Müssen Röntgenuntersuchungen durchgeführt werden, scheiden Durchleuchtungsverfahren wegen der zu hohen Strahlenbelastung aus, bei einer Thoraxfernaufnahme unter Einschluß der entsprechenden Sicherheitsmaßnahmen liegt die Gonadendosis unter 51,6 nC/kg (0,2 Milliröntgen).

## 2 Spezielle Lungenerkrankungen bei Schwangeren

### 2.1 Tuberkulose

Mit einer Tuberkuloseinfektion ist insbesondere bei Personen aus Entwicklungsländern oder Osteuropa zu rechnen. Drogensüchtige und AIDS-infizierte Frauen sind sowohl in Bezug auf Neuinfektionen als auch bezüglich der Reaktivierung einer früher erworbenen Tuberkulose während der Schwangerschaft besonders anfällig.

Die **diagnostischen Maßnahmen** bei Verdacht auf Tuberkulose unterscheiden sich bei Schwangeren nicht von denjenigen, die sonst angewandt werden, ggf. stehen jedoch Röntgenaufnahmen erst am Ende des diagnostischen Procedere.

Während früher die Schwangerschaft als besonderer Risikofaktor für die Verschlimmerung einer Tuberkulose betrachtet wurde, dürfte dies bei den gegenwärtigen sozialen Verhältnissen und der Ernährungslage in Mitteleuropa keine Rolle mehr spielen. Dies gilt auch für die Stillperiode. Die Schwangerschaft an sich beeinflußt die Tuberkulose nicht ungünstig.

Auch der **Verlauf der Gravidität** ist von einer Tuberkuloseinfektion relativ unabhängig, es sei denn, vorauslaufende tuberkulöse Lungenveränderungen haben zu einer respiratorischen Insuffizienz geführt, oder deutlich teratogene Chemotherapeutika wurden gegeben. Insofern ist auch die Indikation zum Schwangerschaftsabbruch sehr kritisch zu stellen. Auch thoraxchirurgische Eingriffe können durchgeführt werden, wenn die Lungenfunktion dies zuläßt.

**Tuberkuloseinfektionen des Feten** sind außerordentlich selten berichtet worden. Ob sie durch hämatogene Streuung im mütterlichen Blut entstehen können, muß offen bleiben, eine direkte Infektion des Kindes im Geburtskanal bei Genitaltuberkulose ist möglich. Eine hinreichend tuberkulostatisch behandelte Schwangere stellt jedoch keine Infektionsgefahr für den Fetus und das Neugeborene dar. Im Zweifelsfall sollte es jedoch von der Mutter isoliert werden, bis 6 Wochen nach BCG-Impfung ein Schutz eingetreten ist.

Die **Therapie** der Tuberkulose in der Schwangerschaft entspricht den allgemeinen Behandlungsrichtlinien, wobei heute grundsätzlich eine Dreierkombination anzuwenden ist. Bei der Auswahl der Medikamente ist in der Schwangerschaft besonders auf deren Toxizität und mögliche Fetalschäden zu achten.

- INH ist plazenta- und auch milchgängig, teratogene Wirkungen sind nicht bekannt. Da INH aber eine gewisse Toxizität für das fetale zentrale Nervensystem aufweist, sollte eine zusätzliche Vitamin-$B_6$-Einnahme erfolgen.
- Rifampicin ist im Tierversuch teratogen, für den Menschen sind Fehlbildungen nicht berichtet worden.
- Auch für Myambutol wurden bislang keine teratogenen Nebenwirkungen beschrieben.
- Paraaminosalicylsäure (PAS) ist ebenfalls nicht teratogen, wird aber wegen der sonstigen Nebenwirkungen praktisch nicht mehr eingesetzt.
- Streptomycin ist besonders plazenta-/milchgängig und sollte wegen nicht auszuschließender Innenohrschädigungen des Feten während der Schwangerschaft und Stillzeit nicht gegeben werden.

Tabelle 5-2
*Dyspnoe in der Schwangerschaft*

| | |
|---|---|
| akut entstehend, nicht vorbestehend | Lungenembolie, Asthmaanfall, Pneumothorax, Schwangerschaftskardiomyopathie, Pneumonie |
| Verschlimmerung, vorbestehend | Herzklappenfehler, Alveolitiden, Tuberkulose, primäre pulmonale Hypertonie, Lungenfibrose, zystische Fibrose, andere vorbestehende Lungenkrankheiten |
| Verschlimmerung, nicht vorbestehend | Schwangerschaftsdyspnoe |

- Pyrazinamid beeinflußt die Hämatopoese und ist lebertoxisch und deswegen zum Einsatz während der Gravidität und Stillzeit weniger geeignet.

Wichtig ist, Begleitkrankheiten oder Nebenwirkungen einer indizierten Chemotherapie rechtzeitig zu erkennen, d.h. es ist eine engmaschige Überwachung notwendig, ggf. muß das Risiko einer Schwangerschaft unter diesen Bedingungen (Nieren- und Lebererkrankungen, neurologische Störungen etc.) im allgemeinen Kontext beurteilt werden.

Eine ausreichend behandelte oder unter suffizienter Chemotherapie stehende Schwangere stellt auch während der Entbindung kein besonderes Risiko für ihre Umgebung dar. Allerdings sollten Sputumkontrollen und Röntgenuntersuchung unmittelbar vor der Geburt erfolgen. Kontrollen sind auch postpartal engmaschig durchzuführen.

Eine schwere respiratorische Insuffizienz – ggf. auch mit erhöhtem Pulmonalarteriendruck – aufgrund einer früheren Zerstörung des Lungenparenchyms durch eine Tuberkulose, eine Generalisation der Tuberkulose sowie eine Schwangerschaft, die unter dem Einfluß teratogener Medikamente entstanden ist, können Indikationen zum Schwangerschaftsabbruch sein.[1]

Alle gebräuchlichen Tuberkulostatika treten in die Muttermilch über. Es ist daher sorgfältig zu prüfen, ob ein muttermilchernährtes Kind zusätzlich chemotherapeutisch behandelt werden muß, ggf. als prophylaktische Maßnahme (INH-Prophylaxe), oder ob unter diesen Bedingungen abgestillt werden sollte [17]. Auf jeden Fall ist es sinnvoll, sich in solchen Situationen mit den verantwortlichen Fachdisziplinen zu beraten.

## 2.2 Sarkoidose

Die Sarkoidose ist eine granulomatöse Erkrankung nicht bekannter Ätiologie, die besonders in der ersten Lebenshälfte auftritt. Sie kann akut in Gestalt des sog. **Löfgren-Syndroms,** aber auch chronisch auftreten, wobei im letzteren Fall dann die respiratorische Insuffizienz das eigentliche klinische Problem darstellt. Ein Risiko für das Kind durch die Sarkoidose ist nicht bekannt. Schwierig ist die Verlaufsbeurteilung, da Röntgenuntersuchungen während der Schwangerschaft nicht anwendbar sind und die zur Verfügung stehenden Laborparameter wie ACE und Lysozym sowie Interleukin-2-Rezeptor während der Schwangerschaft ohnehin großen Konzentrationsschwankungen ausgesetzt sind.

Da sich im allgemeinen eine Schwangerschaft günstig auf den Sarkoidoseverlauf auswirkt, was auf die Cortisolerhöhung während der Gravidität zurückgeführt wird, aber auch durchaus dem sehr wechselnden und in 90% positiven Spontanverlauf entsprechen könnte, ist eine Gefährdung der Gravidität durch dieses Krankheitsbild nicht zu erwarten [24]. Allerdings kommt es nach der Entbindung häufiger zu Rezidiven, so daß gerade in diesem Zeitraum Kontrolluntersuchungen angezeigt sind.

**Therapeutisch** kann während der Gravidität in der Regel auf Kortikosteroide verzichtet werden, eine Behandlung muß aber erwogen werden, wenn die pulmonalen Veränderungen, gemessen an den klinischen Befunden der Lungenfunktion – und ggf. dem Röntgenbild – zunehmen oder wenn die Sarkoidose generalisiert und andere Organe einbezieht (Augenbeteiligung, Hyperkalziämie, Myokard- oder ZNS-Beteiligung). Wichtig ist, darauf hinzuweisen, daß die Sarkoidosetherapie in der Regel nur geringe Kortisondosen benötigt. Erfolgt eine Konzeption bei einer Patientin mit einer Sarkoidose unter Steroidbehandlung, sollte die Dosis zurückgenommen und der klinische Verlauf beobachtet werden.

Nachteilige Auswirkungen einer Sarkoidoseerkrankung auf das Kind sind nicht bekannt. Eine Übertragung wurde bisher nicht beobachtet. Interessanterweise kommt die Sarkoidose auch sonst im Kindesalter praktisch nicht vor.

Sollte eine Sarkoidose eine ausgeprägte restriktive Lungenfunktionsstörung vor Eintritt der Schwangerschaft induziert haben, sind Komplikationen der respiratorischen Insuffizienz zu erwarten (s.u.).

## 2.3 Zystische Fibrose

Aufgrund der verbesserten und deutlich konsequenteren Therapie erreichen heute nicht selten Patientinnen mit zystischer Fibrose das generationsfähige Alter. Bis Ende der 60er Jahre waren nur 10 Fälle in der Weltliteratur mitgeteilt, von denen mehr als die Hälfte ungünstig verlief. Diese Situation hat sich deutlich geändert [18], obwohl die **Frühgeburtenrate** nach wie vor hoch ist, ebenso wie die **perinatale Mortalität** mit 7,9%. 18% der Mütter starben im ersten Jahr nach der Geburt, wobei beachtet werden muß, daß die Mortalität der zystischen Fibrose in dieser Altersgruppe generell hoch ist, so daß die Mortalität nicht der Gravidität zugeschrieben werden kann. Die Gefährdung für Mutter und Kind liegt in der erheblichen respiratorischen Insuffizienz, resultierend aus obstruktiver und restriktiver Ventilationsstörung und der Exazerbation der chronisch bakteriellen Besiedlung des Bronchialsystems, häufig durch gramnegative

---

[1] Indikationen zum Schwangerschaftsabbruch bei Tuberkulose können sein: eine schwere respiratorische Insuffizienz aufgrund einer früheren Zerstörung des Lungenparenchyms, eine Generalisation der Tuberkulose sowie eine Schwangerschaft, die unter dem Einfluß teratogener Medikamente entstanden ist!

Problemkeime, die eine konsequente und nicht atoxische Antibiotikakombinationstherapie außerordentlich erschweren.

Die Fertilität der männlichen Patienten ist trotz normaler Testis deutlich vermindert durch Alteration der Epididymis, des Vas deferens und auch der Samenbläschen, die durch einen obliterativen Prozess infolge der Veränderungen der Schleimcharakteristika in ihrem Effekt verstärkt werden. Allerdings gibt es auch völlig fertile Männer. Andrologische Untersuchungen sind in jedem Fall angezeigt.

Bei Frauen sind anatomische Abnormitäten bei zystischer Fibrose nicht bekannt, allerdings scheint der Zervikalschleim durch Verminderung des Wassergehalts und der Störung der Elektrolyte die Spermienfunktion zu beeinträchtigen. Ob orale Kontrazeptiva die infolge der zystischen Fibrose eintretenden Veränderungen zusätzlich aggravieren, wurde diskutiert, aber insbesondere für die neueren Kontrazeptiva bisher nicht eindeutig beantwortet.

Der **Verlauf der Schwangerschaft** bei Patientinnen mit zystischer Fibrose und die Prognose werden wesentlich durch die Beeinträchtigung der Lungenfunktion geprägt, wobei ein Rückgang der Lungenfunktionstests auf unter 50 % der Kontrollwerte das Risiko für Mutter und Kind massiv erhöht [18]. Auch die Indikation zur Schwangerschaftsunterbrechung muß von der Respirationskapazität abhängig gemacht werden. Bei gleicher Lungenfunktion wird die Mortalitätsrate einer Patientin mit zystischer Fibrose durch eine Schwangerschaft nicht beeinträchtigt.

Darüber hinaus sollte nicht vergessen werden, daß die zystische Fibrose die häufigste **Erbkrankheit** der weißen Rasse darstellt. Deshalb ist es außerordentlich bedeutsam, daß diese Patientinnen sorgfältigst vor, während und nach der Gravidität **interdisziplinär beraten** werden, wobei insbesondere auch das Risiko für eine mögliche zystische Fibrose des Kindes besprochen und getestet werden muß. Hierzu stehen heute molekularbiologische Methoden zur Verfügung.

Die Annahme, daß die Muttermilch bei Patientinnen mit zystischer Fibrose einen hohen Natriumchloridgehalt hat, hat sich in späteren Untersuchungen nicht bestätigt [18].

## 2.4 Bronchiektasen

Angeborene oder durch Entwicklungsstörungen oder chronische Infekte in früher Kindheit entstandene Bronchiektasen sind heute ausgesprochen selten geworden. Bei ausgedehntem Vorkommen können sie den **Gasaustausch** beeinträchtigen, sie sind insbesondere aber Quelle ständiger **Infektionen des Atmungstrakts**. Da als Folge der morphologischen Veränderungen in der Regel auch mit einer intensiven Antibiotikatherapie eine Totalsanierung nicht gelingt, sind auch operative Verfahren mit Segment- oder Lappenresektion vorgenommen worden. Die Indikation hierzu ist aber sorgfältig vor dem Hintergrund der verbleibenden Atmungskapazität zu prüfen. In bezug auf Schwangerschaft und Geburt ist die Beeinträchtigung der respiratorischen Kapazität der entscheidende Faktor, dieser kann heute mit geeigneten Tests sehr sicher quantifiziert werden. In der Stillzeit muß bei der permanenten Hustenbeschwerde von Patientinnen mit Bronchiektasen auch auf die Infektgefährdung des Säuglings geachtet werden.

Bei **homozygotem Alpha-1-Antitrypsinmangel** ist ebenso wie bei Bronchiektasen prinzipiell Fertilität gegeben und auch die Möglichkeit für einen ungestörten Schwangerschaftsverlauf. Allerdings ist die Belastung einer Mutter mit ausgeprägtem panazinärem Emphysem durch die Schwangerschaft sicher erheblich, so daß auch unter Berücksichtigung einer möglichen Belastung des Feten mit diesen Erbanlagen die Schwangerschaftsunterbrechung in Abhängigkeit von den Lungenfunktionswerten ernsthaft geprüft werden sollte. Diese Überlegung wird dadurch gefördert, daß solche Frauen bei Preßwehen in besonderem Maße gefährdet sind, in ein akutes Rechtsherzversagen zu geraten.

## 2.5 Asthma bronchiale

Asthma ist heute ohne Zweifel die häufigste potentiell gefährliche internistische Erkrankung, die eine Schwangerschaft komplizieren kann. In etwa 0,5 bis 1,5 % aller Schwangerschaften ist mit dieser Komplikation zu rechnen, gerade die Zahl der jugendlichen Asthmatiker in den Industrieländern ist weltweit steigend. Bei der Betrachtung dieses Fragenkomplexes sind verschiedene Gesichtspunkte zu beachten [19]: Der Effekt der Schwangerschaft auf die Asthmaerkrankung und der Einfluß der Asthmaerkrankung auf den Schwangerschaftsverlauf sowohl in bezug auf die Mutter als auch den Fetus.

Aus prospektiven Studien ist bekannt, daß sich das Asthma etwa bei einem Drittel der Schwangeren verschlechtert, bei einem Drittel bessert und bei einem Drittel unverändert bleibt [29]. Besonders verschlechtern sich die Patientinnen während der Schwangerschaft, die a priori eine instabile Asthmaerkrankung hatten [29]. Es scheint auch so zu sein, daß sich die Relation zwischen Asthma und Schwangerschaft in weiteren Schwangerschaften gleich darstellt [26]. Welche Faktoren das Asthma während der Schwangerschaft in welche Richtung beeinflussen, ist nicht klar, allerdings muß bedacht werden, daß Asthma selbst eine **extrem variable Erkrankung** ist. Da die Schwangerschaft einen tiefgreifenden Einfluß auf neurovegetative und humorale Steuerungsmechanismen ausübt und ähnliche Steuerungsmechanismen auch bei der Regulation der Bronchialweite eine Rolle spielen, ist eine Interrelation nicht allzu verwunderlich. Dennoch wird es im Einzelfall schwierig bis unmöglich sein, die genauen Mechanismen aufzudecken. Wichtig ist allein, zu wissen, daß sich eine Asthmaerkrankung während der Schwangerschaft verändern kann, bei entsprechender Prädisposition auch erstmalig auftreten kann, und daß deshalb eine besonders engmaschige Überwachung der Frauen unerläßlich ist. Interessanterweise ist der letzte Schwangerschaftsmonat durch Asthmaanfälle am geringsten belastet [31].

Es gibt auch kaum Probleme während der Wehen und direkt während der Geburt [26], möglicherweise weil es sich bei den Preßwehen um einen extrathorakalen Atemwegsverschluß handelt, der die Bronchien eher weitet.

### Einfluß von Asthma auf die Schwangerschaft

Asthma kann die Schwangerschaft in vielerlei Hinsicht beeinflussen. So nimmt die Rate der **Präeklampsie** [28] ebenso wie die **Frühgeburtenrate** bei asthmatischen Frauen zu. Die Neugeborenen schlecht eingestellter asthmatischer Mütter sind kleiner [30]. Dagegen gibt es keine Berichte bezüglich einer signifikant erhöhten Fehlbildungsrate bei Kindern asthmatischer Mütter. Generell kann gesagt werden, daß sowohl Beschwerden als auch Komplikationen während der Schwangerschaft bei asthmatischen Müttern häufiger als bei nicht asthmatischen Müttern zu finden sind [28]. Fraglich ist, ob unzureichend behandeltes Asthma, die Asthmamedikation oder andere Faktoren hierfür verantwortlich sind. Nicht allein die Schwere des Asthmas, sondern mehr noch die **Stabilität** der Situation ist für die Folgen mitentscheidend.

Ein in seiner Aktivität und im Ausmaß der Bronchokonstriktion stark wechselndes Asthma (instabiles Asthma, unkontrolliertes Asthma, Brittle-Asthma) wird zweifellos erheblichere Auswirkungen, u.a. auch auf die fetale Sauerstoffversorgung haben [6]. Eine adäquate Therapie des Asthmas während der Schwangerschaft ist also von entscheidender Bedeutung, wobei ein stark wechselnder Asthmaverlauf zumeist bedingt durch unzureichende oder wechselnde Medikation unbedingt vermieden werden sollte. Gerade der unkontrollierte Asthmazustand wird in der Mehrzahl der vorliegenden Studien mit einer erhöhten Präeklampsie, perinataler Mortalität, Frühgeburtlichkeit und geringem Geburtsgewicht in Zusammenhang gebracht. Aus diesen Studien ergibt sich, daß es wichtiger ist, die Schwangere suffizient zu therapieren und das Asthma somit zu kontrollieren, als Medikamente zu vermeiden. Ziel der Therapie ist es, eine normale oder fast normale Lungenfunktion zu erreichen, damit normale körperliche Aktivität zu ermöglichen und akute Asthmaattacken zu verhindern. Es muß dringend davor gewarnt werden, die asthmatische Erkrankung während der Schwangerschaft zu unterschätzen, wobei Atemnot und Husten bei Schwangeren häufig inkorrekt einer möglichen Bronchitis oder auch Schwangerschaftsdyspnoe (siehe Teil 1) zugeordnet werden und damit eine rechtzeitige Behandlung des Asthmas verhindert wird.

### Asthmatherapie während der Schwangerschaft

Grundsätzlich werden während der Schwangerschaft die gleichen Medikamente wie außerhalb der Schwangerschaft eingesetzt. Eine Asthmatikerin, die schwanger wird, muß ihre Therapie nicht ändern. Es ist wohl nicht so, daß die Medikamente, die zur Asthmabehandlung eingesetzt werden, zusätzliche Komplikationen hervorrufen, sondern das Asthma, dessentwegen sie eingesetzt werden [28]. Interessant ist, daß die Asthmaüberwachung während der Schwangerschaft durch einen Pneumologen die Komplikationsrate signifikant reduziert [28].

Wie auch außerhalb der Gravidität werden Asthmamedikamente in Form eines **stufenweisen**

Tabelle 5-3
*Asthmatherapie in der Gravidität (nach den Empfehlungen der DGP und der ERS)*

| Schweregrad | Allergisches Asthma | Nichtallergisches Asthma |
|---|---|---|
| I | DNCG | Bedarf: β-Mimetika |
|  | Bedarf: β-Mimetika |  |
|  | (Hyposensibilisierung) |  |
| II | inhalative Kortikoide/ | inhalative Kortikoide/ |
|  | langwirksame β2-Agonisten/ | langwirksame β2-Agonisten/ |
|  | Theophyllin (Blutspiegelbestimmung) | Theophyllin (Blutspiegelbestimmung) |
|  | konsequente Hydrierung | konsequente Hydrierung |
| III | orale Steroide | orale Steroide |
|  | Status asthmaticus | |
| IV | rechtzeitige Intensivbehandlung zur Vermeidung hypoxischer Fetalschäden | |

**Schemas** angewandt (Tab. 5-3). In der Schwangerschaft scheint insbesondere beim allergischen Asthma Natriumcromoglycat besonders geeignet zu sein, ebenso wie Ipratropiumbromid, für das keine teratogene oder sonstige ungünstige Beeinflussung der Schwangerschaft bekannt ist. Bei inhalativem Einsatz sind auch keine Kreislaufeffekte zu befürchten. Betasympathikomimetika haben keine teratogene Wirkung, sie sind zudem als Tokolytika in der Geburtsmedizin gut bekannt. Theophyllinpräparate sind ebenso gut wirksam. In Tierversuchen sind jedoch kardiovaskuläre Fehlbildungen beobachtet worden, die ihre Anwendung im I. Trimenon weniger empfehlen läßt. Fabel und Fabel [10] haben 1984 die damaligen Risiken einer medikamentösen Asthmatherapie in der Schwangerschaft zusammengefaßt, diese Darstellung gilt prinzipiell auch heute [27, 28].

## 2.6 Thrombosen und Lungenembolie

Thrombosen und Lungenembolie sind mit etwa 0,3 % die häufigste Ursache für mütterliche Sterblichkeit, die nicht auf geburtsübliche Komplikationen zurückzuführen ist [8]. Die Mortalität einer unbehandelten Lungenembolie während der Schwangerschaft kann bis zu 40 % betragen. Zusätzlich folgt etwa bei der Hälfte der Patientinnen mit peripherer Thrombose eine chronisch venöse Insuffizienz [20]. Die Bedeutung von Thrombose und Lungenembolie während der Schwangerschaft ergibt sich durch den Einfluß und die Gefährdung der mütterlichen Gesundheit. Das heißt, es ist insbesondere das akute embolische Ereignis, das die Prognose bestimmt.

Die Schwangerschaft an sich erhöht das Risiko einer Lungenembolie um das Sechsfache, wobei hierzu verschiedene Mechanismen beitragen. Dazu gehören die mechanischen Beeinträchtigungen des venösen Rückstroms durch den sich vergrößernden Uterus, aber auch eine Veränderung im Gleichgewicht der gerinnungsfördernden und -hemmenden Substanzen, dergestalt, daß das höchste Thromboembolierisiko im Wochenbett besteht.

Grundsätzlich muß gesagt werden, daß die Thrombophilie als solche nicht ausschließlich auf die Schwangerschaft zurückgeführt werden kann, wenngleich durch die Hormonumstellung auch Einflüsse auf das Gerinnungssystem existieren. Eine Reihe von thrombophilen Faktoren wie Antithrombin-III-Mangel, APC-Resistance, Protein-S- und -C-Mangel sind **genetisch determiniert,** so daß eine Thrombose während einer Schwangerschaft häufig nur eine Erstmanifestation einer schon vorher vorhandenen Thrombophilie darstellt. Es ist oft möglich, das Risikoprofil **familienanamnestisch** zu erfragen. Wichtig ist auch hervorzuheben, daß eine einmal während einer Schwangerschaft durchgemachte Thrombose das Risiko für ein erneutes Ereignis unter der Gravidität deutlich bis auf das Fünffache erhöht [20]. Dann sind prophylaktische Maßnahmen (s.u.) angezeigt. Die Gravidität vermindert die Wirkung von Protein C [5], wie sie auch die anderen thrombophilen Faktoren begünstigt bzw. die Gerinnungsstörung klinisch apparent werden läßt [14]. Besonders das Zusammentreffen verschiedener Gendefekte im Gerinnungssystem erhöht das Risiko für die Schwangere erheblich [11]. Besonders Schwangere, bei denen eine mögliche thrombophile Entwicklung entweder aus der eigenen oder aus der Familienanamnese abzuleiten ist, bedürfen einer äußerst sorgfältigen klinischen Überwachung, aber auch einer entsprechend detaillierten Gerinnungsanalyse, die heute mit molekularbiologischen Methoden möglich ist.

Die **Diagnostik** der peripheren Thrombose ebenso wie die der Lungenembolie während der Gravidität orientiert sich an den für diese Krankheitsbilder erarbeiteten Prinzipien. Heute stehen eine Reihe von nichtinvasiven Verfahren, wie die Sonographie oder das MRT zur Diagnose einer peripheren Thrombose zur Verfügung, zum Nachweis der Lungenembolie gegenwärtig allerdings nur strahlenbelastete Verfahren, die vor dem Hintergrund der fetalen Exposition zu bewerten sind. Es ist jedoch anzunehmen, daß das MRT diesbezüglich in Zukunft weitere diagnostische Ausarbeitung erfährt. Gegenwärtig sind das Perfusionsszintigramm bei gleichzeitigem Vorliegen des Thoraxröntgenbildes oder ein Perfusions-Inhalations-Szintigramm und das Spiralcomputertomogramm die diagnostisch wichtigsten Verfahren. Auf eine pulmonale Angiographie kann heute praktisch verzichtet werden, da die hämodynamisch bedeutsamen großen Thromben auch im CT gesehen werden können, auf der anderen Seite kleine Thromben infolge des hohen fibrolytischen Potentials der Lungengefäßbahn meist keine weiteren therapeutischen Maßnahmen nach sich ziehen.

In der Regel ist die Quelle der Lungenembolien in den tiefen Beckenvenen zu suchen, selten werden auch Venen des kleinen Beckens wie die Ovarvenen als Thromboseort beschrieben. Die Abklärung eines Thromboserisikos gehört zur Schwangerenbetreuung, wobei insbesondere die anamnestischen und familienanamnestischen Daten von besonderem Wert sind.

Für die Behandlung der akuten Lungenembolie gelten unter Einschluß des gesamten intensivmedizinischen Rüstzeugs die hierfür entwickelten Prinzipien, wobei auf die einschlägige Literatur verwiesen wird.

Wichtig ist, die Frage zu entscheiden, ob bei einem thrombophilen Risiko **prophylaktisch** eingegriffen werden muß. Heparin passiert die Plazenta nicht [13], das gilt auch für die modernen niedermolekularen Heparine [3, 23], die sich wegen der einfacheren Anwendung für die Prophylaxe besonders eignen. Sie sollten möglichst schon im 1. Schwangerschaftsdrittel eingesetzt werden, falls ein entsprechendes Risikoprofil erkennbar ist. Dagegen sollten Dicumarine in der Schwangerschaft nicht eingesetzt werden, da sie teratogen sind. Tritt bei einer Patientin unter Marcumar®-Behandlung eine Schwangerschaft ein, ist eine Schwangerschaftsunterbrechung zu diskutieren. Gegenüber der guten Wirksamkeit und Steuerbarkeit der Heparinbehandlung als Prophylaxe einer Lungenembolie bei Risikopatienten ist die Anlage eines Cava-Filters als Emboliprophylaxe während des größten Teils der Schwangerschaft nicht anzuraten. Allenfalls muß diskutiert werden, ob während der Geburt bei einer nachgewiesenen peripheren Thrombose mit flottierenden Thrombusanteilen ein passagerer wieder entfernbarer Cava-Filter anzuwenden ist. Wegen der erheblichen Nebenwirkungen derartiger Maßnahmen (Cava-Thrombose, Nierenvenenthrombose etc.) ist die Indikation außerordentlich zurückhaltend zu stellen.

Eine besondere Notsituation stellen **Fruchtwasserembolien** während der Geburt dar. Es handelt sich insgesamt um seltene Ereignisse, die Letalität wird aber oft mit bis zu 80% angegeben. Therapeutisch sind die Regeln der Intensivmedizin zu beachten.

## 2.7 Pneumonie

Bei der Häufigkeit von Pneumonien insgesamt ist es nicht verwunderlich, daß Pneumonien auch während der Schwangerschaft auftreten. Einige Autoren berichten von einer Zunahme in der Gravidität und führen diese auf veränderte Lebensgewohnheiten wie die Zunahme von Zigaretten- oder Drogenkonsum aber auch vorbestehende immunsuppressive Medikation (Asthma) bzw. unhygienische Lebensweise zurück. Das zunehmend höhere Lebensalter von Schwangeren birgt natürlich auch eine höhere Chance für das Bestehen einer pulmonalen Vorerkrankung.

Eine Pneumonie stellt eine erhebliche Gefährdung für die Fetalentwicklung einerseits dar, andererseits ist eine Pneumonie in der Schwangerschaft auch mit häufigeren Komplikationen als bei Nicht-Schwangeren verbunden [3].

Bei der **Diagnostik** der Pneumonie während der Schwangerschaft ist ganz besonders auf die Klinik und die klinischen Symptome zu achten. Aufgrund der eingeschränkten Möglichkeiten röntgenologischer Diagnostik ist die klinische Untersuchungstechnik von entscheidender Bedeutung. In unklaren Situationen sollte allerdings eine radiologische Abklärung erfolgen [3]. Gelegentlich gelingt es auch, Pneumonien sonographisch zu erfassen.

Der **Verlauf** einer Pneumonie ist vom Erreger, aber auch von der Abwehrlage des Organismus abhängig, die während der Schwangerschaft prinzipiell als gut anzusehen ist. Dennoch gehört jede Schwangere mit Pneumonie in stationäre Behandlung, da der Krankheitsverlauf nicht vorherzubestimmen ist. Da die Kompensationsmechanismen der Hypoxämie aufgrund der veränderten Lungenfunktion in der Schwangerschaft eingeschränkt sind, ist zur Vermeidung von Fetalschäden auf eine adäquate Oxygenierung zu achten, die entsprechende Kontrollmaßnahmen voraussetzt.

Die **antimikrobielle Behandlung** folgt den Regeln der üblichen Pneumoniebehandlung. Aller-

Tabelle 5-4
*Potentielle Risiken verschiedener Antibiotika in der Schwangerschaft (nach Matthys [21]).*

| Indikation | Substanz | Mögliche Nebenwirkungen | |
|---|---|---|---|
| | | Mutter | Kind |
| kontraindiziert | Chloramphenicol | Knochenmarkaplasie | Grey-Syndrom |
| | Tetrazykline | Hepatotoxizität | Verfärbung und |
| | | Nierenversagen | Dysplasie der Zähne |
| | | | Hemmung des |
| | | | Knochenwachstums |
| | Erythromycin-Estolat | Hepatotoxizität | unbekannt |
| | Trimethoprim-Sulfamethoxazol | Vaskulitis | Folat-Antagonismus |
| | | | kongenitale Anomalien |
| mit Vorsicht anzuwenden | Aminoglykoside | Oto- und Nephrotoxizität | Schädigung des 8. Hirnnervs |
| | Clindamycin | allergische Reaktionen pseudomembranöse Kolitis | unbekannt |
| | Nitrofurantoin | Neuropathie | Hämolyse* |
| | Metronidazol | Dyskrasie des Blutes | unbekannt |
| | Sulfonamide | allergische Reaktionen | Kernikterus: Hämolyse* |
| | Isoniazid | Hepatotoxizität | möglicherweise Neuropathie und Krämpfe |
| unbedenklich | Penicilline | allergische Reaktionen | unbekannt |
| | Cephalosporine | allergische Reaktionen | unbekannt |
| | Erythromycin-Base | allergische Reaktionen | unbekannt |

* Infolge eines Glukose-6-Phosphat-Dehydrogenasemangels

dings ist bezüglich der anzuwendenden Antibiotika während der Schwangerschaft besondere Aufmerksamkeit geboten (Tab. 5-4).

## 3 Sonstige Lungenerkrankungen

Grundsätzlich können alle akuten pulmonalen Komplikationen auch Schwangere betreffen. Allerdings sind solche Vorkommnisse außerordentlich selten. Durch die Fortschritte in der Geburtshilfe sind auch Syndrome wie das **Mendelson-Syndrom,** eine Aspiration von saurem Magensaft mit nachfolgender schwerer Lungenparenchymschädigung, während der Geburt selten geworden, bzw. kommen nicht mehr vor.

Selten geworden ist auch das **Lungenödem,** das zeitweise in Zusammenhang mit einer tokolytischen Therapie beobachtet wurde. Eine eindeutige Aufklärung des pathogenetischen Mechanismus war nicht gelungen. Vermutet wurden Veränderungen der Fließeigenschaften und Hämodynamik in der Lunge durch die tokolytische Therapie [22]. Gelegentlich wurde auch an eine Erschöpfung des Surfactant-Systems durch betamimetische Überstimulation und dadurch eintretende Veränderungen der Flüssigkeitsgleichgewichte an der alveolärkapillären Membran gedacht. Eine sorgfältigere Überwachung der Schwangeren während der Geburt hat auch dieses Syndrom in der Frequenz stark vermindert.

## 4 Respiratorische Insuffizienz

Während Dyspnoe ein subjektives, allerdings möglicherweise belastendes Gefühl darstellt, kennzeichnet der Begriff respiratorische Insuffizienz den objektiven Tatbestand einer **Gasaustauschstörung.** Hierbei ist es wichtig, darauf hinzuweisen, daß zwischen Dyspnoe und respiratorischer Insuffizienz keine unbedingte Parallelität besteht, da die Empfindsamkeit für Gasaustauschstörungen individuell sehr verschieden ist. Eine respiratorische Insuffizienz stellt in jedem Fall ein Gefährdungspotential der Gravidität insbesondere für den Fetus dar.

Die respiratorische Insuffizienz ist objektiv anhand der Blutgasparameter meßbar und quantifizierbar. Der Begriff respiratorische **Partialinsuffizienz** beschreibt eine Störung der Sauerstoffaufnahme, der Begriff respiratorische **Globalinsuffizienz** die Störung von Sauerstoffaufnahme und $CO_2$-Abgabe.

In der Regel führen alle Lungenerkrankungen – gleich welcher Ursache – in Abhängigkeit vom Ausmaß des Befalls zu einer respiratorischen Partialinsuffizienz, was infolge der Verminderung des arteriellen $pO_2$ für den Fetus durchaus problematisch werden kann. Zur Entstehung einer respiratorischen Globalinsuffizienz ist eine alveoläre Hypoventilation erforderlich, die auch unter dem Begriff des Pumpversagens der Atempumpe beschrieben werden kann. Die Tabelle 5-5 zeigt einige Beispiele für diese Sachverhalte.

Tabelle 5-5
*Beispiele einer respiratorischen Insuffizienz in der Gravidität*

| Respiratorische Partialinsuffizienz | Respiratorische Globalinsuffizienz |
|---|---|
| Asthma | Kyphoskoliose |
| Pneumonie | Muskelerkrankungen |
| Alveolitiden und Fibrosen | Einschränkung der Atemfläche |
| chron. Bronchitis u. Bronchiektasen | Emphysem |
| (auch zystische Fibrose) | Gewebedestruktion |

# Inhalt*

- **Physiologische Blutbildveränderungen in der Schwangerschaft** .................... 101

- **Eisen- und Folsäurehaushalt während der Schwangerschaft** ............... 101
1 Eisenhaushalt und Eisenmangel ............ 101
2 Folsäure- und Vitamin-$B_{12}$-Mangel ......... 102
3 Prophylaktische Gabe von Eisen und Folsäure .. 103

- **Thalassämien und Schwangerschaft** .......... 103

- **Thrombozytopenien 103 während der Schwangerschaft** ............... 103

- **Neoplasien in der Schwangerschaft** .......... 105
1 Häufigkeit ........................... 105
2 Prinzipielle Probleme der zytostatischen Therapie ................ 105
3 Spezielle neoplastische Erkrankungen ....... 106
3.1 Myeloproliferative Erkrankungen/Syndrome ... 106
3.1.1 Chronische myeloische Leukämie ........... 107
3.1.2 Polycythaemia vera .................... 108
3.1.3 Essentielle Thrombozythämie – essentielle Thrombozytose ................ 109
3.1.4 Osteomyelosklerose .................... 109
3.2 Myelodysplastische Syndrome ............ 109
3.3 Akute Leukämien ...................... 109
3.4 Lymphatische Neoplasien ................ 111
3.4.1 Morbus Hodgkin ...................... 112
3.4.2 Hochmaligne Non-Hodgkin-Lymphome ....... 113

*Das Literaturverzeichnis findet sich in Kapitel 24, S. 366.

# 6 Hämatologische Veränderungen und Erkrankungen in der Schwangerschaft

W. Gaßmann, H. Löffler

## Physiologische Blutbildveränderungen in der Schwangerschaft

In der Schwangerschaft kommt es zu einem deutlichen Anstieg des Gesamtblutvolumens um etwa 30 %. Dabei führt der überproportional starke Anstieg des Plasmavolumens trotz steigender Erythrozytenmasse physiologischerweise zum Absinken des Hämatokrits. Dieser Prozeß beginnt in der sechsten bis achten Schwangerschaftswoche und führt zwischen der 16. und 22. Woche zu einem neuen Äquilibrium mit Hämoglobinwerten zwischen 11 und 13 g/dl. Nach der WHO-Definition gelten in der Schwangerschaft Hämoglobinwerte unter 11 g/dl als pathologisch. Die resultierende **Verdünnungsanämie** ist normozytisch und normochrom, solange kein Eisen- oder Folsäuremangel hinzukommt [26, 32, 48].

Die **Leukozytenzahl** kann bedingt durch eine neutrophile Leukozytose in der Schwangerschaft steigen, während die **Thrombozyten** eher eine fallende Tendenz haben.

## Eisen- und Folsäurehaushalt während der Schwangerschaft

### 1 Eisenhaushalt und Eisenmangel

Der **Eisenbestand** des Körpers liegt bei 3 bis 4 g, wovon 3 % in Myoglobin und weniger als 1 % in Enzymen eingebaut sind. Der ganz überwiegende Teil (70 %) ist im Hämoglobin gebunden, und 25 %, also 1 g, stehen physiologischerweise als Speichereisen z. B. für eine Schwangerschaft zur Verfügung. Die **Eisenverluste** in der Schwangerschaft und bei der Geburt liegen bei etwa 700 mg und entsprechen einem Blutverlust von 1300 ml:
- Fetus 300 mg
- Plazenta 50 bis 100 mg
- Blutverluste unter der Geburt 150 mg
- schwangerschaftsunabhängiger Eisenverlust 200 mg

Der Zusatzbedarf an Eisen liegt demnach mit 2,5 mg pro Tag in der Größenordnung des Basisbedarfs einer Frau im fortpflanzungsfähigen Alter. Angesichts der großen Speicherkapazität und da die intestinale Eisenresorptionsquote bedarfsabhängig von 5 bis 10 auf 20 bis 30 % gesteigert werden kann, sollte die normale Schwangerschaft nicht zum **Eisenmangel** führen. Bei vielen Frauen sind die Eisenspeicher jedoch schon vor der Schwangerschaft reduziert; 20 bis 30 % aller Frauen im gebärfähigen Alter und 60 % aller Schwangeren ohne Eisensubstitution haben erniedrigte Serumeisenspiegel bzw. erniedrigte Ferritinwerte.[1]

Die **Symptome** des Eisenmangels sind in Tabelle 6-1 zusammengefaßt. Laborparameter, die an einen Eisenmangel denken lassen, sind neben dem erniedrigten Serumeisen unter 60 µg/dl die Hypochromie der Erythrozyten (mittlerer Hämoglobin-

*[1] 60 % aller Schwangeren ohne Eisensubstitution haben erniedrigte Serumeisenspiegel bzw. erniedrigte Ferritinwerte!*

| | |
|---|---|
| ■ Anämiesymptome: Schwäche, orthostatische Beschwerden, Tachykardie, Belastungsdyspnoe, Ohrensausen, Kopfschmerzen | ■ trockene, schuppige Haut<br>■ Brüchigkeit der Nägel<br>■ Mundwinkelrhagaden<br>■ Glossitis<br>■ Dysphagie<br>■ Inappetenz<br>■ gastritische Beschwerden |

**Tabelle 6-1**
*Symptome des Eisenmangels*

gehalt < 28 pg), die Mikrozytose (Erythrozytenvolumen < 80 fl) und die erniedrigte gesättigte Eisenbindungskapazität (< 16 %). Bewiesen wird der Eisenmangel durch Ferritinwerte unter 20 ng/ml Serum (je nach Labor eventuell abweichende Grenze) und/oder durch das Fehlen des Speichereisens im Knochenmark (Berliner-Blau-Reaktion). Eine Knochenmarkpunktion kann fast immer vermieden werden.

Die **Eisensubstitution** sollte, wenn immer möglich, oral erfolgen. Optimal ist die tägliche Gabe von 200 mg Eisen, entsprechend etwa 550 mg Eisen(II)-sulfat, verteilt auf vier Dosen vor den Mahlzeiten. Um Übelkeit, Erbrechen und Durchfall (bei rund 25 % der Patientinnen) und damit Einnahmefehler zu vermeiden, gibt man zunächst insgesamt nur die Hälfte oder nur ein Viertel der optimalen Dosis täglich mit den Mahlzeiten (suboptimale Dosierung). Versuche zur Minderung der Nebenwirkungen sind meist mit verminderter Resorption verbunden: Mahlzeiten mindern die Resorption um etwa die Hälfte; Antazida binden Eisen. Vorteile anderer Verbindungen gegenüber $FeSO_4$ sind nicht erkennbar. Unnütz ist der Zusatz von Schwermetallen (Kupfer, Kobalt) oder von Vitaminen mit Ausnahme von Vitamin C, das die Resorption etwas begünstigt [26, 32, 48].

## 2 Folsäure- und Vitamin-$B_{12}$-Mangel

**Makrozytäre Anämien** sind in der Schwangerschaft wesentlich seltener als mikrozytäre. In aller Regel beruhen sie auf einem Folsäuremangel. Vitamin-$B_{12}$-Mangel-Zustände sind, da die Vorräte des Körpers für zwei bis 20 Jahre reichen, wesentlich seltener. Die Patienten klagen über Anämiesymptome, Gewichtsverlust, Zungenbrennen und gastrointestinale Beschwerden. Beim Vitamin-$B_{12}$-Mangel können Parästhesien, Gangstörungen und zentralnervöse Symptome hinzutreten oder den hämatologischen Veränderungen um Monate vorausgehen. Die charakteristischen Laborbefunde sind Megalozytose und Hyperchromie der Erythrozyten, niedrige Retikulozytenzahlen und Zeichen der vorwiegend intramedullären Hämolyse: Erhöhung des indirekten Bilirubins, LDH-Erhöhung und Erniedrigung des freien Haptoglobins. Leukozyten- und Thrombozytenzahlen können erniedrigt sein.

Die typische Knochenmarkmorphologie mit megaloblastärer Erythropoese, Riesenmetamyelozyten sowie hypersegmentierten Granulozyten und Megakaryozyten beweist die megaloblastäre Natur der Erkrankung. Niedrige **Vitamin-$B_{12}$-Serumspiegel** und niedrige **Erythrozyten-Folsäurewerte** beweisen den jeweiligen Mangelzustand. Der Serumfolsäurespiegel stellt lediglich die Folsäurebilanz der letzten Tage dar. Dementsprechend ist die von den meisten Labors angebotene Bestimmung des Serumspiegels fast wertlos.

Der **Folsäuremangel** beruht in aller Regel auf einer falschen, einseitigen Ernährung ohne Salate, Gemüse, Früchte und Molkereiprodukte und auf Zerstörung der thermolabilen Folate durch überlanges Kochen. Die Vorräte des Körpers reichen für zwei bis vier Monate, so daß Diätfehler besonders dann schnell zu einem Mangelzustand führen können, wenn wie in der Schwangerschaft ein Mehrbedarf besteht. Je nach sozialer Schicht, Altersgruppe und Kochgewohnheiten wurden Folsäuremangelzustände bei 2 bis 3 (bis 50) % der Schwangeren beschrieben, besonders im letzten Trimenon. Maskiert wird der Folsäuremangel in der Schwangerschaft oft durch den noch häufigeren und ausgeprägteren Eisenmangel. Es kommt dann nicht zur Hyperchromie und Makrozytose der Erythrozyten, und selbst der Folsäuregehalt der Erythrozyten kann bei gleichzeitig bestehendem Eisenmangel noch normal bleiben.

---

*Makrozytäre Anämien, die meist auf einem Folsäuremangel beruhen, sind in der Schwangerschaft wesentlich seltener als mikrozytäre!*

---

**Tabelle 6-2**
*Thrombozytopenien in der Gravidität (häufige Formen kursiv)*

**Bildungsstörungen**
- aplastische Anämie
- amegakaryozytäre Thrombopenie
- Knochenmarkkarzinose
- Folsäure-, Vitamin-$B_{12}$-Mangel
- zytostatische Therapie
- Strahlentherapie
- hereditäre Formen

**Artefakte/Pseudothrombopenien**
- *EDTA-induzierte Pseudothrombopenie*
- *plastikinduzierte Pseudothrombopenie (auch in Zitrat)*

**Umsatzsteigerungen: immunologisch**
- *idiopathische thrombozytopenische Purpura (ITP)*
- *heparininduzierte Thrombopenie*
- medikamenteninduzierte Thrombozytopenien
- HIV-Infektion
- (posttransfusionelle Purpura)
- Lupus erythematodes

**Umsatzsteigerungen: nicht immunologisch**
- disseminierte intravasale Gerinnung
- Eklampsie
- Hämorrhagien
- thrombotisch-thrombopenische Purpura Moschcowitz
- andere Mikroangiopathien

**Lienale Sequestration (Pooling)**
- *Splenomegalien verschiedener Genese*

## 3 Prophylaktische Gabe von Eisen und Folsäure

Angesichts der knappen Eisen- und Folsäurereserven des Körpers und der Häufigkeit entsprechender Mangelzustände sollten sowohl Eisen als auch Folsäure **routinemäßig** vom II. Trimenon an prophylaktisch gegeben werden.[I] Die Folsäure-Tagesdosis sollte nicht über 400 µg liegen, da mit noch höheren Dosen zwar die hämatologischen, nicht aber die neurologischen Folgen eines eventuellen Vitamin-B$_{12}$-Mangels beseitigt oder verhindert werden können [26, 32, 48].

# Thalassämien und Schwangerschaft

Das Hämoglobinmolekül besteht aus vier Ketten, die bei den verschiedenen Hämoglobinspezies unterschiedlich zusammengesetzt sind: Hämoglobin A (HbA) enthält je zwei Alpha- und Beta-Ketten, Hämoglobin A$_2$ (HbA$_2$) je zwei Alpha- und Delta-Ketten und Hämoglobin F (HbF) Alpha- und Gamma-Ketten. Bei den Thalassämien wird eine der **Hämoglobinketten** nicht oder vermindert synthetisiert. Die Erkrankung wird nach der vermindert gebildeten Kette benannt. HbA ist mit über 95 % der beim Erwachsenen dominierende Hämoglobintyp. HbA$_2$ und HbF spielen beim Erwachsenen keine Rolle, während HbF beim Feten dominiert. Durch den genetischen Defekt kommt es auch bei heterozygoten Merkmalsträgern zu einer verminderten oder fehlbilanzierten Hämoglobinbildung mit einem deutlichen Überschuß von Alpha-Ketten. Die genetisch determinierte Funktionsstörung führt einerseits zu einer Hypochromie der Erythrozyten und andererseits zu einem beschleunigten Erythrozytenabbau, zum Teil schon intramedullär. Entsprechend ist die Thalassämie eine hereditäre, hypochrome, mikrozytäre Anämie mit Hämolysezeichen.

Während die homozygote **β-Thalassaemia** major eine sehr schwere, in der Regel zum Tode führende Erkrankung ist, fühlen sich Patienten mit Thalassaemia minor gesund und haben eine normale Lebenserwartung. In einigen Regionen insbesondere Italiens weisen bis zu 30 % der Einwohner die Konstellation der β-Thalassaemia minor auf. Klinisch relevant wird sie allerdings nur durch schwere Allgemeinerkrankungen und in der Schwangerschaft. **Laborwerte** bei Thalassaemia minor:

- Hämoglobin normal oder leicht erniedrigt
- Hämoglobingehalt pro Erythrozyt < 25 pg
- mittleres Erythrozytenvolumen < 70 µl
- Serumeisen erhöht
- HbA$_2$ > 3,5 %
- Bilirubin normal oder nur grenzwertig erhöht
- Retikulozytenzahl normal oder leicht erhöht
- HbF > 2 %

Die Diagnosestellung erfolgt durch Hämoglobinelektrophorese.

Der unter „Physiologische Blutbildveränderungen während der Schwangerschaft" beschriebene Anstieg des Gesamtblutvolumens in der **Schwangerschaft** stellt für Patientinnen mit β-Thalassaemia minor, die unter den Bedingungen des täglichen Lebens eine gerade noch kompensierte Erythropoese haben, naturgemäß ein besonderes Problem dar. So liegt der Hämoglobinwert von Schwangeren mit β-Thalassaemia minor in der Regel um 1,5 bis 2,5 g/dl niedriger als bei nicht betroffenen gesunden Schwangeren. Daneben ist der Anstieg der Hämolyseparameter in der Schwangerschaft keine Seltenheit.

Etwas problematisch ist bei diesen Patientinnen die Frage der **Eisensubstitution.** Während für gesunde Patientinnen in der Regel die prophylaktische Eisengabe zu empfehlen ist, gilt diese Regel nicht uneingeschränkt für Patienten mit Thalassaemia minor, da diese Erkrankung prinzipiell mit einer Eisenüberlagerung assoziiert ist. Es sollte deshalb der Eisenbestand durch den Ferritinwert im Serum kontrolliert werden, bevor Eisen substituiert wird[II] [26, 32, 48].

# Thrombozytopenien während der Schwangerschaft

Thrombozytopenien können viele **Ursachen** haben, wie der Tabelle 6-2 zu entnehmen ist. In der Mehrzahl der Fälle handelt es sich aber um eine Autoimmunerkrankung im Sinne einer idiopathischen thrombozytopenischen Purpura (ITP). Gelegentlich ist dieses Geschehen durch Medikamente induziert. Die Liste der in Frage kommenden Substanzen ist heute mehrere Seiten lang. Auf das spezielle Pro-

---

*[I] Eisen und Folsäure sollten routinemäßig vom II. Trimenon an prophylaktisch gegeben werden!*

*[II] Bei Patientinnen mit Thalassaemia minor in der Schwangerschaft sollte der Eisenbestand durch den Ferritinwert im Serum kontrolliert werden, bevor Eisen substituiert wird!*

blem der sehr gefährlichen heparininduzierten Thrombopenie sei hingewiesen.

Die **ITP** (Synonym: Autoimmunthrombozytopenie) wird in eine akute und eine chronische Form unterteilt. Während die akute ITP meist im jüngeren Lebensalter auftritt und wahrscheinlich durch zirkulierende Immunkomplexe nach Infekten ausgelöst ist, wird die chronische ITP durch thrombozytäre Autoantikörper verursacht. Meist handelt es sich um IgG-Autoantikörper, selten um IgM- oder IgA-Antikörper. Da IgG-Moleküle die Plazenta passieren, kann in solchen Fällen auch beim Kind eine Thrombozytopenie auftreten.

**Mütterliches Risiko:** Frauen mit ITP kann nicht grundsätzlich von einer Schwangerschaft abgeraten werden, da Morbidität und Letalität im Gegensatz zu früheren kasuistischen Beobachtungen geringer sind, wie neue Studien gezeigt haben [10, 26, 32, 48].

**Kindliches Risiko:** Das Geburtsrisiko für das Kind wurde lange Zeit überschätzt, da die verfügbare Literatur überwiegend aus Fallberichten mit ungünstigem Ausgang bestand und problemlose Geburten bei idiopathischer thrombozytopenischer Purpura naturgemäß eine nur sehr geringe Publikationswahrscheinlichkeit haben.

In älteren Untersuchungen wurde bei zehn von 94 Neugeborenen eine hämorrhagische Diathese beobachtet, wobei sechs Kinder eine schwere Blutung aufwiesen. Bei fünf von 99 Schwangerschaften kam es während der 18. bis 24. Woche zu einer Totgeburt. In einer neueren Sammelstatistik dagegen, basierend auf elf Studien mit 288 Geburten, lag die Thrombozytenzahl der Neugeborenen bei 10 % unter 50 000/µl und nur bei 4 % unter 20 000/µl. Hirnblutungen oder Todesfälle anderer Ursache traten in diesen elf Studien nicht auf [10, 26, 32, 48].

Etwa die Hälfte der Neugeborenen von Müttern mit ITP entwickelt eine **postnatale Thrombozytopenie.** Vorkommen und Grad der neonatalen Zytopenie sind nicht nach der Thrombozytenzahl der Mütter vorhersagbar. Besondere Probleme können bei Frauen auftreten, die durch Splenektomie eine symptomatische, aber nicht immunologische Remission ihrer Erkrankung haben und nicht wissen, daß die verantwortlichen Antikörper natürlich weiter produziert und transplazentar übertragen werden können. Der Tiefpunkt der kindlichen Thrombozytenzahlen tritt meist erst am dritten bis fünften Lebenstag auf, so daß Neugeborene mit derartigem Risiko mindestens eine Woche lang kontrolliert werden müssen. Die Normalisierung der Thrombozytenzahlen erfolgt oft erst nach mehreren Wochen [26, 32, 48].

Bei fehlender hämorrhagischer Diathese und Thrombozytenwerten über 50 000/µl ist während der Schwangerschaft in der Regel eine abwartende Haltung gerechtfertigt, während bei Werten unter 2 000/µl bei gleichzeitig bestehender deutlicher hämorrhagischer Diathese eine Behandlung erforderlich ist. Therapeutisch stehen die in der Schwangerschaft allerdings besonders risikoreiche Splenektomie und Glukokortikoide (wegen möglicher Teratogenität möglichst nicht im I. Trimenon) sowie die hochdosierte intravenöse Immunglobulintherapie zur Verfügung. **Therapie** erster Wahl sind die Glukokortikoide. Wenn es gelingt, die Thrombozytenzahl mit Dosen von 20 mg Prednisolon (Start im II. Trimenon) in einem sicheren Bereich (> 30 000/µl) zu halten, wird auf zusätzliche Therapiemodalitäten verzichtet. Ansonsten werden Immunglobuline eingesetzt, die eine besonders schnell wirksame und in Bezug auf das Kind wahrscheinlich nebenwirkungsärmere therapeutische Alternative sind. Verabreicht werden meist 0,4 g/kg eines nicht gespaltenen Immunglobulinpräparats an fünf aufeinanderfolgenden Tagen. Der bei den meisten Patienten auftretende Effekt hält bei chronischer ITP oft nur wenige Wochen an, so daß bei erneuter Therapieindikation eventuell eine Erhaltungstherapie durchgeführt werden muß. Diese Therapie wirkt wahrscheinlich auch transplazentar, so daß sie eventuell als Prophylaxe zur Vermeidung einer neonatalen Thrombozytopenie für den Zeitraum unmittelbar vor der Geburt in Frage kommt [26, 32, 48].

Ob die **Geburt** per vias naturales oder durch Sectio erfolgen soll, kann sich primär nach der Thrombozytenzahl des Kindes richten, bestimmt aus dem Blut der kindlichen Kopfschwarte. Von Kelton wurde ursprünglich die Indikation zur Sectio bei Thrombozytenwerten von weniger als 50 000/µl gestellt. Diese Form der Thrombozytenzählung ist unter den gegebenen Bedingungen jedoch mit erheblichen Unsicherheiten mit oft falsch niedrigen Werten verbunden. Entsprechend können nur hohe

Tabelle 6–3

*Wahrscheinlichkeit 20- bis 35jähriger Frauen, in der Schwangerschaft an einer der häufigeren hämatologischen Neoplasien zu erkranken (Zahlen pro 1 Mio. Schwangerschaften)*

| Erkrankung | Neuerkrankungen auf $10^6$ Schwangerschaften |
|---|---|
| ■ chronisch myeloische Leukämie | 3 |
| ■ chronisch lymphatische Leukämie | 0–1 |
| ■ akute lymphatische Leukämie | 2 |
| ■ akute myeloische Leukämie | 7 |
| ■ Myelodysplasie | 7 |
| ■ Plasmozytom | 0–1 |
| ■ Morbus Hodgkin | 25 |
| ■ Non-Hodgkin-Lymphome | 3 |

kindliche Thrombozytenzahlen (über 50 000/µl) gewertet werden. Bei niedrigeren Meßwerten muß individuell entschieden werden [26, 32, 48].

# Neoplasien in der Schwangerschaft

## 1 Häufigkeit

In Tabelle 6-3 ist angegeben, wie groß das **Risiko** für 20- bis 35jährige Frauen ist, in der Schwangerschaft an einer der häufigeren hämatologischen Neoplasien zu erkranken. Danach muß in einer Million Schwangerschaften mit etwa 40 derartigen Erkrankungen gerechnet werden. Die Zahl beruht auf amerikanischen Inzidenztabellen [26, 32, 48] und geht von der Annahme aus, daß die Schwangerschaft keinen Einfluß auf die Inzidenz hat. Zusätzlich werden gelegentlich im Rahmen der Vorsorgeuntersuchungen präexistente hämatologische Neoplasien in ihrer asymptomatischen Frühphase aufgedeckt. Dies gilt besonders für Erkrankungen wie die chronische myeloische Leukämie und den Morbus Hodgkin, deren Proliferationstendenz wechselnd und phasenweise gering ist. Gerade bei der chronisch myeloischen Leukämie können solche Phasen mit geringer Proliferationstendenz jahrelang andauern.

Obwohl hämatologische Neoplasien eine sehr große Disseminationstendenz haben – nicht selten findet man auch Infiltrate in der Plazenta [42] –, ist die **diaplazentare Übertragung** der Erkrankung eine ausgesprochene Rarität [12].

## 2 Prinzipielle Probleme der zytostatischen Therapie

Die zytostatische **Therapie** ist mit einer Reihe gravierender Nebenwirkungen und Risiken verbunden (Tab. 6-4), die an anderer Stelle umfassend dargestellt sind und auf die hier nicht weiter eingegangen werden kann [26, 32, 48]. Speziell erwähnt werden müssen hingegen einige schwangerschaftsspezifische Besonderheiten der Zytostatikatherapie [3, 4, 45].

**Mütterlicherseits** sind bei der zytostatischen Therapie in der Schwangerschaft in der Regel keine zusätzlichen Probleme zu erwarten. Allerdings besteht eine erhebliche Blutungs- und Infektionsgefahr, wenn Geburt, Interruptio oder Abort in der Phase der zytostatikainduzierten Knochenmarkaplasie stattfinden.

Für das **Kind** ist die zytostatische Therapie in der Schwangerschaft mit einer ganzen Reihe von Risiken verbunden (Tab. 6-4) [3, 4]. Im I. Trimenon führt die zytostatische Therapie nicht selten zum Abort [9]. Aminopterin wurde in den fünfziger Jahren sogar zur Interruptio verwendet; später wurde Methotrexat eingesetzt [7]. Im II. und III. Trimenon kommt es vereinzelt zum intrauterinen Fruchttod oder zur vorzeitigen Geburt [17], häufiger jedoch nur zu einer mehr oder weniger ausgeprägten Retardierung der intrauterinen Entwicklung [17, 19, 45], oder es werden keinerlei negative Effekte beobachtet [14, 17]. Welchen Anteil dabei im Einzelfall die Grundkrankheit und welchen die Therapie hat, muß allerdings offen bleiben.

**Fehlbildungen** sind eine typische, aber nicht zwangsläufige Folge zytostatischer Therapie im I. Trimenon [3, 4, 7, 45]. In den Tabellen 6-5 und 6-6 sind Literaturdaten zu diesem Thema zusammengefaßt. Besonders gefährlich ist der dem Methotrexat nahe verwandte Folsäureantagonist Aminopterin [45]. Nach einer Literaturzusammenstellung von Nicholson (zitiert nach [34]) wurden bei zehn von zwölf Feten bzw. Kindern Fehlbildungen beobachtet, deren Mütter in der Schwangerschaft mit dieser Substanz behandelt worden waren. Sie wird heute nicht mehr verwendet. Für die anderen Zytostatika liegt die Fehlbildungshäufigkeit bei Anwendung im I. Trimenon [5, 7, 36] niedriger als bei Aminopterin, doch beruhen diese Daten für jedes einzelne Zytostatikum auf nur wenigen Fällen (Tab. 6-5). Noch weniger Erfahrungen liegen mit den neueren Zytostatika und den verschiedenen Polychemotherapie-Protokollen vor, deren Fehlbildungsrisiko im I. Trimenon derzeit noch nicht sicher beurteilt werden kann (Tab. 6-6). Bei der zytostatischen Therapie im II. und III. Trimenon sind Fehlbildungen nicht mehr zu erwarten.

**Tabelle 6-4**
*Empirisch nachgewiesene oder aufgrund des Wirkungsmechanismus oder tierexperimenteller Daten mögliche Gefahren der Chemotherapie in der Schwangerschaft für das Kind*

- Abort
- Intrauterine Entwicklungsretardierung
- Teratogenität
- Mutagenität
- Kanzerogenität
- funktionelle Organschäden, z. B. Lungenfibrose, Kardiomyopathie

Hier liegt bereits ein recht umfangreiches Datenmaterial vor [3, 4, 5, 17, 21, 24, 28, 40, 45].

Bislang trat bei Kindern, deren Mütter während der Schwangerschaft eine zytostatische Behandlung erhielten, keine Häufung von **Leukämien** oder anderen **Malignomen** auf, obwohl bei Erwachsenen nach alkylierenden Substanzen wie Melphalan, Chlorambucil und Cyclophosphamid gehäuft akute myeloische Leukämien beobachtet wurden.

Berichte über eine **Organtoxizität** der Zytostatika beim Feten (z. B. Kardiotoxizität der Anthrazykline, Polyneuropathie der Vincaalkaloide und Lungenfibrose nach Busulfan und Bleomycin) wurden bislang nur ganz vereinzelt publiziert [1].

Zusammenfassend kann, soweit heute beurteilbar, das kindliche Risiko der zytostatischen Therapie im II. und III. Trimenon als relativ gering und durchaus akzeptabel gelten.[!] Unter Berücksichtigung der psychischen Situation, der bekannten Risiken und der noch ungeklärten Fragen (Mutagenität, Kanzerogenität) wird man einer Patientin, die eine zytostatische oder Strahlentherapie benötigt, die **Unterbrechung der Schwangerschaft** nicht verweigern können, sofern diese nach Aufklärung über Risiken und Möglichkeiten der Therapie gewünscht wird und die Schwangerschaft noch nicht zu weit fortgeschritten ist.

[!] *Das kindliche Risiko der zytostatischen Therapie im II. und III. Trimenon gilt als relativ gering!*

## 3 Spezielle neoplastische Erkrankungen

### 3.1 Myeloproliferative Erkrankungen/Syndrome

Wichtigste Vertreter der myeloproliferativen Syndrome sind Polycythaemia vera, essentielle Thrombozythämie oder essentielle Thrombozytose, Osteomyelosklerose und chronische myeloische Leukämie (Tab. 6-7).

Die myeloproliferativen Syndrome sind charakterisiert durch eine zwar neoplastische, aber effiziente Hämopoese [27]. In der Regel werden funktionstüchtige reife Blutzellen der granulozytären, erythropoetischen oder thrombozytären Reihe produziert. Das **Hauptcharakteristikum** der myeloproliferativen Syndrome ist somit die weitgehend ungezügelte Produktion von funktionell reifen, nur wenig in ihrer Funktion beeinträchtigten Blutzellen. So werden fast immer über sehr lange Zeit hinweg ausreichend viele Zellen aller drei Zellreihen gebildet, auch wenn z. B. die megakaryozytäre Proliferation bei essentieller Thrombozythämie oder die erythrozytäre Proliferation bei der Polycythaemia vera im Vordergrund steht. Die reifen Zellen haben eine limitierte Lebensdauer: Granulozyten Stunden bis Tage, Thrombozyten ca. 10 bis 20 Tage, Erythrozyten ca. 100 Tage. Die den myeloproliferativen Syndromen zugrundeliegende Neoplasie bildet somit im Gegensatz zu den Myelodysplasien und akuten Leukämien Zellen, die dem natürlichen Verfall ausgesetzt sind. Deshalb sind die myeloproliferativen Syndrome per se auch nicht unmittelbar tödlich.

**Gefahren** drohen z. B. bei der chronischen myeloischen Leukämie in der chronischen Phase nur durch das bei sehr hohen Leukozytenzahlen (über 200 000/µl) auftretende, sehr seltene Hyperleukozytose-Syndrom, bei der Polycythaemia vera durch kardiovaskuläre Komplikationen, bedingt durch die mit der Erythrozytose einhergehende Viskositätssteigerung, oft in Verbindung mit einer ausgeprägten Thrombozytose. Bei den anderen myeloproliferativen Syndromen mit Thrombozytose stehen ebenfalls kardiovaskuläre Komplikationen, teilweise aber auch eine hämorrhagische Diathese durch zwar vermehrte, aber funktionell inkompetente Thrombozyten im Vordergrund. Die Neoplasie selbst dagegen führt wegen der limitierten Lebensdauer der produzierten Zellen nur selten zum Tode.

**Haupttodesursachen** der myeloproliferativen Syndrome insbesondere der chronischen myeloischen Leukämie sind der Übergang in eine akute

Tabelle 6-5

*Inzidenz von Fehlbildungen nach zytostatischer Monotherapie im I. Trimenon der Schwangerschaft (tabellarische Zusammenstellung nach Literaturübersichten von Löffler et al. [34], Doll et al. [16], Aviles et al. [5], Mulvihill et al. [36], Patel et al. [39], Jackson et al. [30], Byrd et al. [11])*

| Medikament | Behandelte Patientinnen (n) | Fehlbildungen (n) | Keine Angaben über Fehlbildungen (n) |
|---|---|---|---|
| ■ Cyclophosphamid | 9 | 4 | 0 |
| ■ Stickstoff-Lost | 6 | 0 | 3 |
| ■ Chlorambucil | 5 | 1 | 1 |
| ■ Busulfan | 28 | 2 | 3 |
| ■ Vinblastin | 12 | 1 | 0 |
| ■ Procarbazin | 1 | 0 | 0 |
| ■ Aminopterin | 52 | 10 | 40 |
| ■ 6-Mercaptopurin | 22 | 1 | 8 |
| ■ Azathioprin | 35 | 0 | 0 |
| ■ Cytarabin | 1 | 0 | 0 |
| ■ Daunorubicin | 1 | 0 | 0 |
| ■ Hydroxyurea | 4 | 0 | 0 |

Tabelle 6-6
*Inzidenz von Fehlbildungen nach zytostatischer Chemotherapie im I. Trimenon der Schwangerschaft (erweitert nach Löffler und Gassmann [34])*

| Autoren | Jahr | Zytostatika | Patienten (n) | Fehlbildungen (n) |
|---|---|---|---|---|
| Garrett | 1974 | Vinblastin, Procarbazin, N-Lost | 1 | 1 |
| Menutti et al. | 1975 | Vincristin, Procarbazin, N-Lost | 1 | 1 |
| Thomas u. Peckham | 1976 | Vinblastin, Vincristin, Procarbazin | 1 | 1 |
| Lilleyman et al. | 1977 | Thioguanin, Cytarabin | 1 | 0 |
| Newcomb et al. | 1978 | Vincristin, Doxorubicin, Cytarabin | 1 | 0 |
| Pizzuto et al. | 1980 | 6-Mercaptopurin, Methotrexat, Cyclophosphamid | 1 | 0 |
| | | 6-Mercaptopurin, Methotrexat, Cyclophosphamid, Vincristin, Cytarabin | 2 | 0 |
| Dara et al. | 1981 | 6-Mercaptopurin, Methotrexat | 1 | 0 |
| Garcia et al. | 1981 | Vincristin, Doxorubicin, Cyclophosphamid | 1 | 0 |
| Schafer | 1981 | Thioguanin, Cytarabin | 2 | 1 |
| Schapira u. Chudley | 1984 | Procarbazin, BCNU | 1 | 0 |
| eigene Erfahrung | 1991 | Cytarabin, Daunorubicin | 1 | 1 |
| Juarez et al. | | nicht spezifiziert, akute myeloische Leukämie | 2 | 0 |
| Zemlickis et al. [50] | 1992 | Verschiedene (Sammelstatistik) | 9 | 2 |
| Aviles et al. [5] | 1991 | *Akute Leukämien:* Vincristin, Methotrexat, 6-Mercaptopurin, Cytarabin, Doxorubicin | 3 | 0 |
| | | *Morbus Hodgkin:* N-Lost, Vincristin, Procarbazin, Prednison *oder:* Doxorubicin, Vinblastin, Bleomycin, Dacarbazin | 2 | 0 |
| | | *Non-Hodgkin-Lymphom:* Doxorubicin, Vincristin, Cyclophosphamid, Bleomycin | 4 | 0 |
| Turchi u. Villasis | 1988 | Doxorubicin/Daunorubicin plus weitere | 3 | 0 |
| Zuazu et al. | 1991 | Verschiedene (Sammelstatistik) | 9 | 0 |
| Mulvihill et al. [36] | 1987 | Verschiedene (Sammelstatistik) | 10 | 2 |
| Feliu et al. | 1988 | Verschiedene | 3 | 0 |
| Giannakopoulou et al. [22] | 2000 | CMF | 1 | 1 |
| Bergstrom et al. [9] | 1998 | Erhaltungstherapie bei akuter Leukämie | 1 | 0 |

Leukämie (Blastenkrise) bzw. bei den Philadelphia-Chromosom-negativen myeloproliferativen Syndromen die kardiovaskulären Komplikationen und die Knochenmarkinsuffizienz durch Verödung des Knochenmarkes (Osteomyelosklerose).

### 3.1.1 Chronische myeloische Leukämie

Die chronische myeloische Leukämie [26, 32, 48] ist charakterisiert durch eine Leukozytose, die anfangs sehr unterschiedlich sein kann mit Werten um 15 000, meist aber mit Werten über 50 000/µl. Im Differentialblutbild findet man unreife granulozytäre Vorstufen: Myeloblasten, Promyelozyten, Myelozyten und Metamyelozyten, außerdem vermehrt basophile und eosinophile Granulozyten. Der Hämoglobinwert ist anfangs normal, die Thrombozyten sind initial normal oder erhöht, nur selten erniedrigt. In jedem Fall läßt sich das **Phila-**

Tabelle 6-7
*WHO-Klassifikation der myeloischen Neoplasien (nach Harris et al. [27])*

| Hauptkategorie | Einzelkategorien |
|---|---|
| Myeloproliferative Syndrome (MPS) | ■ chronisch myeloische Leukämie mit Ph1-Chromosom<br>■ chronische Neutrophilenleukämie<br>■ chronische Eosinophilenleukämie/hypereosinophiles Syndrom<br>■ chronische idiopathische Myelofibrose<br>■ Polycythaemia vera<br>■ essentielle Thrombozythämie<br>■ nicht näher klassifizierbares myeloproliferatives Syndrom |
| Zwischenformen MPS/MDS | ■ chronische myelomonozytäre Leukämie (CMML)<br>■ atypische chronisch myeloische Leukämie<br>■ juvenile CMML |
| Myelodysplasien (MDS) | ■ refraktäre Anämie mit Ringsideroblasten<br>■ refraktäre Anämie ohne Ringsideroblasten<br>■ Myelodysplasie mit Dysplasie in mindestens zwei Linien<br>■ Myelodysplasie mit Blastenvermehrung (5–20 %)<br>■ 5-q-minus-Syndrom<br>■ therapieinduzierte Myelodysplasien (siehe AML):<br>mit Alkylantien assoziiert<br>mit Epipodophyllotoxin assoziiert<br>andere<br>■ nicht näher klassifizierbare Myelodysplasien |
| Akute myeloische Leukämien | ■ genetisch definierte akute myeloische Leukämie (AML) (8;21) (15;17) (inv16) (11q23)<br>■ AML mit Dysplasie in mindestens zwei Linien:<br>mit vorherigem MDS<br>ohne vorheriges MDS<br>■ Therapieinduzierte AMLs:<br>mit Alkylantien assoziiert<br>mit Epipodophyllotoxin assoziiert<br>andere<br>■ AML nicht anderweitig klassifiziert: im Prinzip die FAB-Typen ohne die genetisch definierten Entitäten plus Basophilenleukämie und akute Panmyelose mit Myelofibrose |
| Biphänotypische akute Leukämien | |

delphia-Chromosom bzw. das Bcr-abl-Fusionsgen nachweisen. Fälle mit ähnlicher Klinik und ähnlicher Laborkonstellation ohne diesen genetischen Marker sind andere Krankheitsbilder mit anderer Prognose [27].

Die Erkrankung verläuft in zwei Phasen: In der ersten, der **chronischen Phase** ist der Verlauf ausgesprochen gutartig. Therapie der Wahl ist heute, mit dem Zytostatikum Hydroxyharnstoff zu starten und dann bei erniedrigter Leukozytenzahl nach wenigen Tagen bis Wochen auf Interferon umzustellen. Im Jahr 2001 wird das neue Zytostatikum STI-571 zugelassen. Sein Stellenwert ist noch nicht genau definiert, es könnte die Therapie der chronischen myeloischen Leukämien revolutionieren [23].

In der zweiten, **terminalen Phase** kündigen sich mit zunehmender Therapieresistenz zunächst die sog. Akzeleration und schließlich die nur selten erfolgreich behandelbare Blastenkrise an, die klinisch, zytologisch und prognostisch oft einer therapierefraktären akuten myeloischen Leukämie entspricht.

Die mediane **Überlebenszeit** dieser Erkrankung liegt bei vier bis sechs Jahren. Bei jüngeren Patienten (zur Zeit < 55 Jahren) mit einem HLA-identischen Geschwister kann durch Ganzkörperbestrahlung (10–12 Gy) und hochdosierter Chemotherapie mit nachfolgender Knochenmarktransplantation die leukämische Zellpopulation eliminiert und eine normale Blutbildung etabliert werden.

In den ersten drei bis vier Monaten der Schwangerschaft wird eine zytostatische **Therapie** als riskant angesehen; hier kann unter Umständen bei sehr hohen Leukozytenzahlen über 200 000/μl die Zeit zum Chemotherapiebeginn mit Leukapheresen überbrückt werden [46]. Danach kann, soweit heute beurteilbar, relativ gefahrlos eine Therapie mit Hydroxyurea [30] oder Interferon [15, 41] oder beiden [8] begonnen werden. Busulfan wird nur noch selten eingesetzt [38]. Erfahrungen zu STI 571 [23] in der Schwangerschaft fehlen noch.

Für die **Blastenkrise** lassen sich gerade in der Schwangerschaft keine allgemeingültigen therapeutischen Regeln aufstellen. Die Lebenserwartung solcher Patientinnen beträgt oft nur wenige Wochen. Remissionen, also die Elimination der Blastenpopulation und Rückführung der Erkrankung in eine chronische Phase, werden nur in wenigen Fällen erreicht, wenn man von der seltenen Ausnahme der lymphatischen Blastenkrise absieht. In der Frühphase der Schwangerschaft ist die Interruptio unumgänglich, sofern der Eingriff nicht zu einem erhöhten Risiko für die Mutter führt. In der Spätphase wird die Rettung des Kindes ganz im Mittelpunkt der therapeutischen Strategie stehen.

### 3.1.2 Polycythaemia vera

Jedes myeloproliferative Syndrom mit **Erythrozytose** wird als Polycythaemia vera bezeichnet, auch wenn zusätzlich eine Leukozytose oder eine exzessive Thrombozytose besteht. Die Prognose ist gut, Todesfälle drohen in den ersten zehn Jahren nur infolge kardiovaskulärer Komplikationen. Die Therapie besteht primär aus Aderlässen; bei Versagen dieses Ansatzes oder bei zusätzlicher ausgeprägter

Thrombozytose kann auf ein Zytostatikum wie Hydroxyurea oder auf Interferon umgestellt werden [18, 41]. Beide Substanzen können zumindest ab dem zweiten Drittel der Schwangerschaft gegeben werden.

### 3.1.3 Essentielle Thrombozythämie – essentielle Thrombozytose

Der Begriff der essentiellen Thrombozythämie ist nicht eindeutig definiert. Die Autoren dieses Kapitels verstehen unter dieser Diagnose eine **reine Thrombozytose** ohne wesentliche Veränderungen der Granulopoese, ohne Erythrozytose und ohne relevante Faservermehrung im Knochenmark. Die Prognose derartiger Erkrankungsfälle ist besonders gut. Todesfälle in den ersten 10 bis 20 Jahren nach Diagnosestellung sind selten und beruhen fast ausschließlich auf kardiovaskulären Komplikationen. Andere Gruppen fassen die Diagnose weiter und schließen Patienten mit Anämie und Faservermehrung im Knochenmark oder mit zusätzlicher Leukozytose mit ein. Dann ist die Prognose kaum noch abschätzbar; ein Teil der Patienten verstirbt innerhalb der ersten beiden Jahre nach Diagnosestellung.

Die reine essentielle Thrombozythämie tritt gelegentlich auch bei jungen Frauen auf. Angesichts der guten Prognose dieser Erkrankung stellt sich hier die Frage des therapeutischen Vorgehens in der **Schwangerschaft** besonders häufig [49]. In einer Sammelstatistik von 106 publizierten Schwangerschaften wurden folgende Komplikationen beobachtet: spontane Frühaborte 36%, intrauteriner Tod oder Totgeburt 5%, Frühgeburt 8%, geringes Geburtsgewicht 4%, Präklampsie 4%. 47 Patientinnen hatten Acetylsalicylsäure erhalten, fünf Frauen Interferon. Mütterliche Komplikationen wie Blutungen (4%) oder thrombotische Ereignisse (2%) waren selten [25].

Die optimale **Behandlung** für Schwangere mit hoher Thrombozytenzahl bei Polycythaemia vera oder bei essentieller Thrombozythämie dürfte ab dem II. Trimenon Interferon sein! [15, 43]. Damit liegen die meisten Erfahrungen vor; die Behandlung hat sich einerseits als erfolgreich erwiesen; andererseits wurden keine relevanten kindlichen Schäden registriert [15].

### 3.1.4 Osteomyelosklerose

Die Osteomyelosklerose ist als **Endzustand** der myeloproliferativen Syndrome aufzufassen. Sie entwickelt sich in der Regel erst nach Jahrzehnten, bei einigen Patienten jedoch schon nach wenigen Jahren. In Einzelfällen steht die Faservermehrung schon bei Diagnosestellung ganz im Vordergrund des klinischen Bildes, verbunden mit einer schweren Panzytopenie. Die Prognose ist sehr schlecht; Fragen der Schwangerschaftsbetreuung stellen sich bei dieser Konstellation sehr selten. Die Gefahren für Mutter und Kind sind sehr groß.

## 3.2 Myelodysplastische Syndrome

Myelodysplastische Syndrome sind Neoplasien der Blutbildung, bei der die **Ausreifungsstörung** entweder aller drei Zellreihen oder einer einzelnen Zellreihe das klinische Bild beherrscht. Während bei den myeloproliferativen Syndromen eine Vermehrung einer Zellreihe im Knochenmark fast immer auch mit einer Erhöhung der entsprechenden Zellzahl im peripheren Blut verbunden ist, ist diese Gesetzmäßigkeit bei den Myelodysplasien in der Regel nicht gegeben.

Im Gegensatz zu den Myeloproliferationen führt die Ausreifungsstörung dazu, daß Myelodysplasien schon primär und per se **lebensbedrohlich** sein können. Blutungen bei Thrombopenien oder Infektionen bei Leukopenie können bei myelodysplastischen Syndromen unmittelbar schon in der Frühphase der Erkrankung zum Tode führen. Es gibt verschiedene Typen von Myelodysplasie mit unterschiedlicher Prognose [26, 32, 48]. Ein großer Teil der Patienten erleidet sekundär den Übergang in eine akute myeloische Leukämie. Die mittlere Lebenserwartung liegt daher für Patienten mit ungünstigem Myelodysplasietyp (sog. refraktäre Anämie mit Blastenvermehrung) bei acht bis zehn Monaten; bei blastenarmen Typen (refraktäre Anämie mit Ringsideroblasten) bei vier bis sechs Jahren.

Für die **Schwangere** ist daher die genaue Festlegung des Dysplasietyps therapeutisch entscheidend.!! In günstigen Fällen wird man zunächst abwarten können. Bei Blastenvermehrung, insbesondere wenn diese ausgeprägt ist, besteht kurzfristiger Handlungsbedarf. Hier ist bei Diagnosestellung im I. Trimenon kaum mit einer erfolgreichen Schwangerschaft zu rechnen. Therapeutisch kann bei solchen Patientinnen ein Versuch mit einer aggressiven Chemotherapie wie bei akuten myeloischen Leukämien gemacht werden (siehe Teil 3.3).

## 3.3 Akute Leukämien

Bei den akuten Leukämien [26, 32, 48] ersetzt die neoplastische Proliferation von undifferenzierten oder wenig differenzierten Vorstufen der Leukozyten die normale Hämopoese. Je nach der Zellreihe, der die undifferenzierten Leukozyten (**Blasten**) angehören, wird die Leukämie als lympha-

---

*!!Für die Schwangere ist die genaue Festlegung des Dysplasietyps therapeutisch entscheidend!*

*!Als optimale Behandlung für Schwangere mit hoher Thrombozytenzahl bei Polycythaemia vera oder bei essentieller Thrombozythämie gilt ab dem II. Trimenon Interferon!*

Tabelle 6-8
*WHO-Klassifikation der lymphatischen Neoplasien (Übersicht, nach Harris et al. [27])*

| Hauptkategorie | Einzelkategorien |
|---|---|
| 1. B-Reihe-Vorläufer-Neoplasien | ■ akute lymphatische Leukämien, verschiedene Typen |
| 2. B-Reihe: periphere B-Zell-Non-Hodgkin-Lymphome (NHL) | ■ chronische lymphatische Leukämie<br>■ Prolymphozytenleukämie<br>■ lymphoplasmozytisches Immunozytom<br>■ Milzlymphom mit „villous lymphocytes"<br>■ Haarzellenleukämie<br>■ Plasmozytom<br>■ MALT-Lymphom (extranodales Marginalzonenlymphom)<br>■ nodales Marginalzonenlymphom<br>■ follikuläres Lymphom<br>■ Mantelzell-Lymphom<br>■ diffus wachsendes großzelliges B-Zell-Lymphom<br>■ Burkitt-Lymphom |
| 3. T-Reihe-Vorläufer-Neoplasien | ■ akute lymphatische Leukämien, verschiedene Typen |
| 4. T- und NK-Reihe (natürliche Killerzellen): wichtigste periphere NHL-Entitäten | ■ Prolymphozytenleukämie<br>■ Mycosis fungoides<br>■ Sézary-Syndrom<br>■ peripheres T-Zell-Lymphom ohne weitere Spezifizierung<br>■ anaplastisches großzelliges Lymphom<br>■ angioimmunoblastisches T-Zell-Lymphom |
| 5. Morbus Hodgkin | ■ lymphozytenreicher Typ<br>■ nodulär-sklerosierender Typ<br>■ Mischtyp<br>■ lymphozytenarmer Typ |
| 6. Lymphoproliferative Syndrome nach Transplantation | ■ verschiedene Typen |

*Entscheidend für die therapeutische Strategie bei der akuten Leukämie ist der Diagnosezeitpunkt in der Schwangerschaft!*

tisch, myeloisch oder undifferenziert bezeichnet (Tab. 6-7 u. 6-8). In einer Reihe von Fällen erlaubt die Morphologie der Blasten bereits die Einordnung, in der Mehrzahl der Fälle ist jedoch eine subtile immunologische und molekularbiologische Diagnostik zur genauen Einordnung der Erkrankung nötig. Patienten, die an einer akuten Leukämie leiden, sind in der Regel schwer bis schwerst krank. Die Symptome der Erkrankung sind in Tabelle 6-9 aufgeführt. Sie können in drei Gruppen zusammengefaßt werden.

**Therapie und Prognose.** Bei jüngeren Patienten (< 40 Jahren) kann bei der akuten myeloischen Leukämie bei etwa 70% und bei der akuten lymphatischen Leukämie bei etwa 85% durch adäquate Therapie eine Vollremission erreicht werden, in der mit keinerlei Methoden residuale Leukämiezellen mehr nachweisbar sind. Von diesen Patienten erleiden bei der akuten lymphatischen Leukämie etwa 60 bis 70% und bei der akuten myeloischen Leukämie 80 bis 90% Rezidive, so daß insgesamt etwa 30% der 20- bis 40jährigen Patienten mit akuter lymphatischer Leukämie und 10% derjenigen mit einer akuten myeloischen Leukämie durch die konventionelle Chemotherapie geheilt werden können. Diese Chance ist aber stark abhängig vom Typ der Leukämie, der heute im wesentlichen durch zytogenetische und molekularbiologische Diagnostik bestimmt wird. Bei einigen speziellen Formen liegt die Heilungschance auch bei Erwachsenen zum Teil sogar deutlich über 50% [26, 32, 48]. Ein Beispiel dafür ist die sog. Promyelozytenleukämie, seitdem die Substanz All-trans-Retinolsäure als Ergänzung zur Chemotherapie für diesen speziellen Leukämietyp zur Verfügung steht [13, 21, 33]. Durch eine Knochenmarktransplantation nach hochdosierter Chemotherapie mit oder ohne zusätzliche Ganzkörperbestrahlung läßt sich dieser Prozentsatz noch verbessern, sofern ein geeigneter Spender zur Verfügung steht.

Die mediane **Überlebenszeit** unbehandelter Patienten, die an einer akuten Leukämie leiden, liegt nach Diagnosestellung zwischen zwei und sechs Monaten. Anders als bei der chronischen myeloischen Leukämie ist hier also sofortiges Handeln immer erforderlich und kann höchstens für kurze Zeit aufgeschoben werden. Entscheidend für die therapeutische Strategie ist der Diagnosezeitpunkt in der Schwangerschaft.[1]

**I. Trimenon:** Bei der begrenzten Lebenserwartung unbehandelter Patienten ist ein Austragen der Schwangerschaft ohne zytostatische Therapie nicht möglich. In dieser Situation wird die Frage nach einer **Interruptio** sorgfältig abgewogen werden müssen. Es bleibt jedoch festzuhalten, daß auch im späten I. Trimenon der Schwangerschaft Fehlbildungen nicht zwangsläufig Folge zytostatischer Therapie sind. Entschließt sich die Patientin zu einer Interruptio, kann diese auch nach erreichter Vollremission bei normalisierten peripheren Blutwerten durchgeführt werden. Durch dieses Vorgehen kann das vaginale Blutungs- und Infektionsrisiko deutlich gesenkt werden. Möchte die Patientin trotz der Risiken für das Kind und sich selbst die Schwangerschaft **austragen,** wird es sinnvoll sein, den Beginn der Zytostatikatherapie zumindest über die achte bis zehnte Woche hinauszuzögern, sofern die klinische Situation es zuläßt. Wie in den anderen beiden Trimena der Schwangerschaft muß dann die effektivste verfügbare Zytostatika-Kombination eingesetzt werden. Selbstverständlich sollte auf Maßnahmen ohne zweifelsfrei dokumentierte Wirksamkeit verzichtet werden.

**II. Trimenon:** Auch bei der Manifestation der akuten Leukämie im II. Trimenon ist ein Austragen der Schwangerschaft ohne zytostatische Therapie in der Regel nicht möglich. In dieser Zeit sind die Zytostatika für Mutter und Kind mit geringeren Risiken verbunden als im I. und III. Trimenon [14, 21, 28, 29]. Dennoch wird aus obengenannten Gründen im frühen II. Trimenon die Interruptio zu erwägen sein, sofern der Eingriff kein erhöhtes Risiko für die Mutter bringt.

**III. Trimenon:** Erkrankt die Patientin im III. Trimenon an einer akuten Leukämie [21, 28, 33], können je nach kindlichem Entwicklungsstand und klinischen Problemen von seiten der Leukämie zwei Wege eingeschlagen werden:

- Im **frühen** III. Trimenon und bei zu niedrigem zu erwartenden Geburtsgewicht bei sofortiger Entbindung wird man in aller Regel eine zytostatische Therapie beginnen müssen, je nach kindlicher Entwicklung wird man nach erreichter Vollremission mit der konsolidierenden Therapie eventuell bis nach der Geburt warten.
- Im **späten** III. Trimenon, bei ausreichendem kindlichen Entwicklungsstand und sofern die Leukämie noch nicht zu gravierenden Komplikationen wie Infekten und Blutungen geführt hat, kann die zytostatische Therapie auch kurzzeitig aufgeschoben und das Kind unter ausgiebiger Erythrozyten- und Thrombozytensubstitution durch Sectio bei gleichzeitiger Hysterektomie entbunden werden [13]. Die Hysterektomie erleichtert durch Elimination bzw. Reduktion des vaginalen Blutungs- und Infektionsrisikos die anschließende Chemotherapie.

In einer nationalen Nachfrageaktion wurden von 260 japanischen Krankenhäusern Informationen über den **Verlauf** akuter Leukämien bei Schwangeren dokumentiert. Die 39 so gesammelten Fälle wurden kombiniert mit weiteren 64 Leukämiefällen in der Schwangerschaft, die in Japan publiziert waren. Die Behandlungsergebnisse waren deutlich besser, wenn mit der zytostatischen Therapie möglichst rasch begonnen wurde [31].

### 3.4 Lymphatische Neoplasien

Das **klinische Bild** der lymphatischen Neoplasien ist sehr vielgestaltig (Tab. 6-10; siehe auch Tab. 6-8). Einige Patienten suchen den Arzt wegen einer asymptomatischen Lymphknotenschwellung auf. Andere stellen sich unter dem Bild einer schweren Allgemeinerkrankung mit Fieber, allgemeiner Schwäche, Nachtschweiß und Gewichtsverlust vor. Wieder andere Patienten leiden unter einer schweren peripheren Panzytopenie wie bei den akuten Leukämien bei ausgedehnter Knochenmarkinfiltration durch das maligne Lymphom. Dabei kann es durchaus vorkommen, daß Patienten mit weit fortgeschrittener Erkrankung im Stadium III oder IV mit leukämischer Aussaat fast beschwerdefrei sind, während andererseits auch einzelne Patienten mit lokalisierter Erkrankung unter ausgeprägten Allgemeinsymptomen leiden.

Das für alle Lymphome mit Ausnahme der primär systemischen wie der chronischen lymphatischen Leukämie geltende **Stadiensystem** ist in Tabelle 6-11 dargestellt. Zusätzlich zur anatomischen Ausbreitung der Erkrankung werden bei einigen Lymphomtypen (Morbus Hodgkin und

**Tabelle 6-9**
*Symptomatik der akuten Leukämien und Myelodysplasien*

| Allgemeinsymptome | ▪ Schwäche<br>▪ Gewichtsverlust<br>▪ Appetitlosigkeit<br>▪ Fieber |
|---|---|
| Symptome der hämatopoetischen Insuffizienz | ▪ Blässe, Anämiesymptome<br>▪ Infektionen, insbesondere der oberen Luftwege<br>▪ Blutungen: Petechien, Nasenbluten |
| Lokalsymptome, unmittelbar ausgelöst durch die leukämischen Infiltrate | ▪ Knochen- und Gelenkschmerzen<br>▪ Druckgefühl bei Hepatosplenomegalie<br>▪ Lymphome bei lymphatischen Leukämien<br>▪ Husten oder obere Einflußstauung durch Mediastinaltumor bei lymphatischen Leukämien<br>▪ Meningeosis leucaemica mit Kopfschmerzen bei lymphatischen Leukämien<br>▪ Gingivahyperplasie bei Beteiligung der Monozyten<br>▪ Hautinfiltrate bei Beteiligung der Monozyten |

**Tabelle 6-10**
*Symptomatik lymphatischer Neoplasien*

| Allgemeinsymptome | ▪ Schwäche<br>▪ Gewichtsverlust, Appetitlosigkeit<br>▪ Fieber<br>▪ Juckreiz |
|---|---|
| Symptome der hämatopoetischen Insuffizienz bei dichter Knochenmarkinfiltration | ▪ Blässe, Anämiesymptome<br>▪ Infektionen, insbesondere der oberen Luftwege<br>▪ Blutungen: Petechien, Nasenbluten |
| Lokalsymptome, unmittelbar ausgelöst durch die leukämischen Infiltrate | ▪ Knochen- und Gelenkschmerzen<br>▪ abdominelle Beschwerden bei großen Lymphomen und Splenomegalie<br>▪ Lymphknotenschwellung<br>▪ Husten und obere Einflußstauung bei Mediastinaltumor<br>▪ Hautveränderungen bei Mycosis fungoides |

**Tabelle 6-11**
*Stadiensystem der malignen Lymphome*

| | |
|---|---|
| I | eine Lymphknotenregion |
| II | mehrere Regionen auf einer Seite des Zwerchfells |
| III | Lymphknoten auf beiden Seiten des Zwerchfells |
| IV | disseminierter oder multipler extralymphatischer Befall |

Milz: wird als Lymphknotenregion betrachtet

Ein lokalisierter extralymphatischer Befall wird als E-Befall bezeichnet und führt nicht zur Klassifikation als Stadium IV

B-Symptome: Nachtschweiß oder Fieber über 38 °C oder Gewichtsverlust über 10 % in sechs Monaten

hochmaligne Lymphome) die sog. B-Symptome (Nachtschweiß, Fieber, Gewichtsabnahme) zur Stadienfestlegung herangezogen, da sie prognostische Bedeutung haben.

Von der großen Zahl der verschiedenen Lymphomentitäten treten bei **Schwangeren** nur wenige Typen häufiger auf. Es sind dies der Morbus Hodgkin, einige hochmaligne Lymphome insbesondere der B-Reihe und akute lymphatische Leukämien (siehe Teil 3.3). Alle anderen lymphatischen Neoplasien sind in der Schwangerschaft wegen ihrer speziellen Altersverteilung absolute Raritäten und werden hier nicht weiter besprochen.

### 3.4.1 Morbus Hodgkin

Der Morbus Hodgkin ist das häufigste Malignom in der Schwangerschaft. Er bietet wie die anderen Lymphome vor den therapeutischen schon besondere diagnostische Probleme, da es bei der Therapieplanung entscheidend auf eine exakte Tumordokumentation und Stadienfestlegung ankommt. Das in Tabelle 6-12 dargestellte **diagnostische Konzept** muß in der Schwangerschaft weitgehend modifiziert werden. Wir würden den Verzicht auf die Knochenszintigraphie empfehlen und die Computertomographie des Abdomens wegen der hohen kindlichen Strahlenbelastung durch eine Kernspintomographie ersetzen.

Bis vor 10 bis 15 Jahren war die **Therapie** des Morbus Hodgkin weitgehend standardisiert. Patienten der Stadien I und II ohne Allgemeinsymptome (Stadium II A) erhielten eine Strahlentherapie, während bei den Patienten der Stadien III und IV eine alleinige Polychemotherapie eingesetzt wurde. Dieses Konzept bildet auch heute noch das Grundgerüst der Therapie; doch hat man inzwischen erkannt, daß das Rezidivrisiko innerhalb der einzelnen Stadien in Abhängigkeit von bestimmten prognostischen Faktoren (Histologie, Alter, Größe der einzelnen Lymphome, Anzahl der Lymphome, Knochenmarkfunktion) sehr unterschiedlich ist, so daß die Therapie des Morbus Hodgkin heute individualisiert und der Risikosituation des einzelnen Patienten angepaßt wird. Dies hat für viele Patienten eine erhebliche Intensivierung der Chemotherapie zur Folge. Andere erhalten eine kombinierte Strahlen-/Chemotherapie, weil man so bei besonders guter antineoplastischer Aktivität die Toxizität reduzieren kann, da keine der beiden Therapiemodalitäten voll ausgereizt werden muß. Bei der Bestrahlung kann man die Felder verkleinern bzw. deren Zahl verringern, und bei der Chemotherapie kann die Zahl der Zyklen reduziert werden. Heute können etwa 70 % der erwachsenen Hodgkin-Patienten geheilt werden.

Bei einer **Schwangerschaft** ist das therapeutische Spektrum eingeengt [2]. Da hier eine subdiaphragmale Bestrahlung nicht in Frage kommt, muß die Strahlentherapie auf Patientinnen mit lokalisierter supradiaphragmaler Erkrankung beschränkt bleiben.[1] Die Grenzlinie zwischen Strahlentherapie einerseits und Chemotherapie andererseits ist strittig, sie liegt in der Schwangerschaft zwischen den Stadien II A und II B. Bei einer nur supradiaphragmalen Strahlentherapie im Stadium II B liegt die Rezidivrate bei 50 bis 80 % [17].

Bei lokalisierter Erkrankung im Stadium I A oder II A ist im **I. Trimenon** eine abwartende Haltung mit wöchentlichen klinischen, sonographischen und Laborwertkontrollen möglich. Auch die Röntgenuntersuchung des Thorax muß in kurzen Intervallen wiederholt werden, wenn ein Befall besteht. So sollten, wenn irgend möglich, die ersten zehn bis zwölf Wochen der fehlbildungsgefährdeten Frühschwangerschaft überbrückt werden. Anschließend kann eine supradiaphragmale Strahlentherapie erwogen werden.

Im **II. Trimenon** ist eine supradiaphragmale Strahlentherapie prinzipiell denkbar, mit einer nicht unerheblichen Streustrahlung muß jedoch gerechnet werden; die Kalkulation der Strahlendo-

[1] *Bei einer Schwangerschaft kommt eine subdiaphragmale Bestrahlung nicht in Frage, und die Strahlentherapie des Morbus Hodgkin muß auf Patientinnen mit lokalisierter supradiaphragmaler Erkrankung beschränkt bleiben!*

**Tabelle 6-12**
*Staging-Untersuchungen bei malignen Lymphomen*

- körperliche Untersuchung, Anamnese (B-Symptome)
- internistischer Laborstatus, auch HIV-Serologie
- Röntgenaufnahme der Thoraxorgane
- Oberbauchsonographie
- Beckenstanzbiopsie
- Positronenemissionstomographie in Einzelfällen
- Knochenszintigramm
- Computertomographie von Hals, Thorax, Abdomen
- Staging-Laparotomie (selten indiziert)
- Liquor bei lymphoblastischen Lymphomen

sis für den Fetus ist nicht unproblematisch [37, 44, 47]. Im **III. Trimenon** kann eventuell bei fehlender Tumorwachstumstendenz wieder eine abwartende Haltung angeraten sein. Bei ausreichendem kindlichem Entwicklungsstand kann die Geburt eingeleitet und anschließend die Strahlentherapie begonnen werden [20].

Leidet die Patientin auch bei lokalisierter Erkrankung unter **B-Symptomen,** insbesondere unter Fieber, muß mit einer raschen Progredienz gerechnet und unverzüglich eine Therapie begonnen werden. Im I. Trimenon ist in dieser Situation eine Interruptio zu diskutieren.

Bei einer **Strahlentherapie** in der Schwangerschaft muß prinzipiell von den gleichen Risiken ausgegangen werden wie bei der zytostatischen Chemotherapie, jedoch sind die einzelnen Risiken auch bei der Strahlentherapie kaum quantifizierbar. Publizierte Daten, insbesondere für die Leukämie- und Tumorinduktion, sind widersprüchlich [26, 32, 48].

Liegt bei einer Patientin bereits ein **infradiaphragmaler Befall** vor, kommt in der Schwangerschaft nur eine zytostatische Therapie in Frage. Wie bei der Strahlentherapie sollte insbesondere im I. und III. Trimenon zunächst der Krankheitsverlauf kurzfristig beobachtet werden. Wenn eine Chemotherapie sich dann als erforderlich erweist, sollte die effektivste verfügbare Zytostatikakombination eingesetzt werden [2, 24].

### 3.4.2 Hochmaligne Non-Hodgkin-Lymphome

Bei hochmalignen Lymphomen gibt es prinzipiell nur sehr wenige Indikationen für eine alleinige Strahlenbehandlung. In der Regel ist eine Chemotherapie erforderlich, oft in Kombination mit einer Bestrahlung. Je nach Stadium können heute 30 bis 90 % der Patienten geheilt werden. Im Gegensatz zum Morbus Hodgkin kann bei diesen Lymphomtypen auch in der Schwangerschaft nicht oder allenfalls wenige Wochen unter intensiver Kontrolle mit dem Therapiestart gewartet werden. Wie beim Morbus Hodgkin skizziert, kann im II. Trimenon mit einer Chemotherapie begonnen werden [6, 24].

*Liegt bei einer Patientin bereits ein infradiaphragmaler Befall durch den Morbus Hodgkin vor, kommt in der Schwangerschaft nur eine zytostatische Therapie in Frage!*

# Inhalt*

**■ Das Gerinnungssystem in der Schwangerschaft** ... 115
1 Gerinnungsfaktoren ..................... 115
2 Gerinnungsinhibitoren ................... 116
3 Fibrinolytisches System .................. 116
4 Thrombozyten ......................... 116
5 Endothel .............................. 117
6 Blutungszeit ........................... 117
7 Zusammenfassung ...................... 117

**■ Das Gerinnungssystem beim Neugeborenen** ..... 117
1 Gerinnungsfaktoren ..................... 118
2 Gerinnungsinhibitoren ................... 118
3 Fibrinolytisches System .................. 119
4 Thrombozyten ......................... 119
5 Blutungszeit ........................... 119
6 Zusammenfassung ...................... 119

*Das Literaturverzeichnis findet sich in Kapitel 24, S. 367.

# 7 Gerinnungssystem in der Schwangerschaft und beim Neugeborenen

B. Kemkes-Matthes

## Das Gerinnungssystem in der Schwangerschaft

In der Schwangerschaft sind Blutungen besonders gefürchtete, thromboembolische Komplikationen besonders häufige Ereignisse.

Während schwere Blutungskomplikationen selten allein durch Veränderungen des Hämostasesystems verursacht werden, kann das in der Schwangerschaft erhöhte Thromboserisiko auf (physiologische) Veränderungen des Gerinnungssystems zurückgeführt werden. Die Thrombosegefährdung ist immer dann besonders hoch, wenn zusätzliche Risikofaktoren wie Immobilisation oder Operation hinzukommen.

Weder Ursache noch Sinn der weitreichenden Veränderungen des Hämostasesystems im Verlauf der Schwangerschaft sind bis heute völlig geklärt.

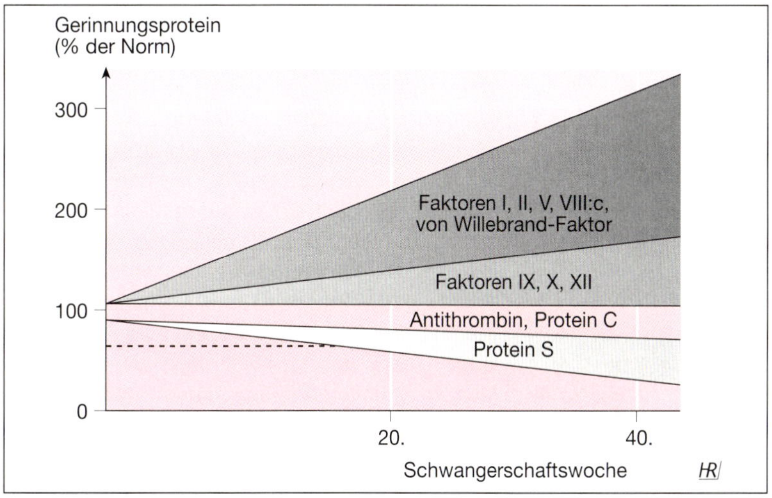

Abb. 7-1
*Veränderung von Gerinnungsproteinen im Schwangerschaftsverlauf (schematische Darstellung).*

### 1 Gerinnungsfaktoren

Im Verlauf der normalen Schwangerschaft kommt es zur kontinuierlichen Zunahme des prokoagulatorischen Potentials, hauptsächlich bedingt durch Anstieg der plasmatischen Gerinnungsfaktoren: spätestens ab der 20. Schwangerschaftswoche steigen **Fibrinogen** sowie die **Faktoren II, V, VIII:c** und der **von-Willebrand-Faktor** kontinuierlich auf Werte zwischen 160 und 310% der Norm zum Ende der Schwangerschaft hin an. Die **Faktoren IX, X und XII** steigen ebenfalls an, Maximalwerte zwischen 110 und 190% der Norm werden beschrieben (Abb. 7-1) [1].

Ein **Anstieg** von Faktor VII wird von einigen Autoren beschrieben, andere beobachteten keine Veränderungen. Ein **Abfall** im Verlauf der Schwangerschaft wird lediglich bei den Faktoren XI und XIII beobachtet, diese Veränderungen bewegen sich jedoch innerhalb des Normalbereichs.

Der Anstieg von Gerinnungsfaktoren im Verlauf der Schwangerschaft führt zwar zu einer Erhöhung des prokoagulatorischen Potentials, jedoch primär nicht zur Gerinnungsaktivierung.[1] Daß es im Verlauf der Schwangerschaft über die Vermehrung des Gerinnungspotentials hinaus jedoch auch zu einer Aktivierung des Gerinnungssystems kommt, zeigen Messungen von **Gerinnungsaktivierungsparametern**, die eine Gerinnungsaktivierung auf verschiedenen Stufen der Gerinnungskaskade belegen: Sowohl Fibrinmonomere, Thrombin-Antithrombin-Komplexe (TAT) [2] als auch Prothrombin-Fragment F 1+2 (F 1+2) und Fibrinopeptid A (FPA) [3] steigen während der Schwangerschaft kontinuierlich an und erreichen zum Geburtstermin hochpathologische Werte.

[1] *Der Anstieg von Gerinnungsfaktoren im Verlauf der Schwangerschaft führt zwar zu einer Erhöhung des prokoagulatorischen Potentials, jedoch primär nicht zur Gerinnungsaktivierung!*

## 2 Gerinnungsinhibitoren

Veränderungen von Gerinnungsinhibitoren im Verlauf der normalen Schwangerschaft betreffen hauptsächlich das **Protein-C-Protein-S-System.** Dieses System hat neben dem Antithrombin die wichtigste Inhibitorfunktion der plasmatischen Gerinnung: Protein C hemmt mit seinem Kofaktor Protein S die aktivierten Gerinnungsfaktoren V und VIII:c, die als „Verstärkerfaktoren" im unteren Teil der Gerinnungskaskade agieren, und hat somit eine Art Schlüsselfunktion im Bereich der Gerinnungsaktivierung. Protein S liegt beim Gesunden im Plasma zu 40% in freier Form – und nur diese kann Kofaktorfunktion für Protein C ausüben – und zu 60% gebunden an C4b-Bindungsprotein vor. C4b-Bindungsprotein reagiert als Akutphasenprotein. Im Rahmen entzündlicher Erkrankungen oder bei Tumorpatienten wird ein Anstieg von C4b-Bindungsprotein mit konsekutiv vermehrter Bindung von freiem Protein S an C4b-Bindungsprotein beobachtet mit daraus resultierender Verminderung von freiem Protein S. Im Verlauf der Schwangerschaft kommt es zu einem progressiven Abfall von gesamtem und freiem Protein S [4]. Gegen Ende der Schwangerschaft werden dabei Werte erreicht, wie sie von heterozygoten Protein-S-Mangel-Patienten mit Thromboseneigung bekannt sind (siehe Abb. 7-1).

Ein Anstieg von C4b-Bindungsprotein wird während der Schwangerschaft nicht beobachtet. Ursächlich für die progrediente Protein-S-Verminderung während der Schwangerschaft sind wahrscheinlich hormonelle Einflüsse. Diese Vermutung wird dadurch unterstützt, daß unter oraler Kontrazeption ähnliche Veränderungen beobachtet werden können.

Veränderungen von Protein C selbst oder von Antithrombin werden während der normalen Schwangerschaft nicht beobachtet.

Die **Resistenz gegen aktiviertes Protein C** (aPC-Resistenz), ausgedrückt als aPC-Ratio, zeigte mit dem „klassischen" Test gemessen einen signifikanten Abfall im Verlauf der Schwangerschaft im Vergleich zur Untersuchung 8 Wochen post partum. Im modifizierten aPC-Test unter Verwendung von Faktor-V-Mangelplasma konnten keine signifikanten Unterschiede festgestellt werden. Die Ursache für diese im klassischen aPC-Test nachweisbare Resistenz gegen aktiviertes Protein C im Verlauf der Schwangerschaft ist bisher nicht geklärt, zumal keine Korrelationen zwischen Veränderungen von aPC Ratio, Protein S, Faktor VIII:c oder Fibrinogen gefunden werden konnten [5]. In diesem Zusammenhang ist jedoch wichtig zu wissen, daß der „klassische" aPC-Test ohne Verwendung von Faktor-V-Mangelplasma während der Schwangerschaft falsch-positive Ergebnisse zeigen kann.

**Extrinsic pathway inhibitor** (EPI) bzw. Tissue factor pathway inhibitor (TFPI), verantwortlich für die Inhibition des „Startkomplexes" der plasmatischen Gerinnung aus Tissue factor und Faktor VIIa, steigt während des Schwangerschaftsverlaufs leicht an und liegt in den letzten Schwangerschaftswochen im Mittel bei 125% der Norm – also noch im Bereich des Normalen.

Im Gegensatz dazu zeigt **Heparin-Cofaktor II** (HC-II) – wie auch Antithrombin und Protein C – keine Veränderungen im Schwangerschaftsverlauf [6].

## 3 Fibrinolytisches System

Die Veränderungen des fibrinolytischen Systems in der Schwangerschaft sind komplex. Neben dem Anstieg von Plasminogen, Urokinase- (u-PA) und Tissue-Plasminogen-Aktivator (t-PA) wird auch ein Anstieg von Plasminogen-Aktivator-Inhibitor 1 und 2 (PAI-1 und PAI-2) sowie D-Dimer beschrieben. PAI-1 ist im wesentlichen endothelialer Herkunft, während PAI-2 von Plazenta und Makrophagen produziert wird. Bei nicht-schwangeren Frauen kann PAI-2 nur selten nachgewiesen werden.

Die genannten Faktoren steigen bis zum Ende der 38. Schwangerschaftswoche an und fallen anschließend – mit Ausnahme von t-PA und D-Dimer – wieder ab [7].

Im Verlauf der Schwangerschaft kommt es demnach sowohl zu einem Anstieg des pro- wie auch des antifibrinolytischen Potentials. **Erhöhte D-Dimer-Spiegel** weisen darauf hin, daß in der Summe eine (kompensierte) Aktivierung des Fibrinolyse-Systems resultiert.

## 4 Thrombozyten

Thrombozyten bleiben bezüglich Anzahl und Überlebenszeit während der normalen Schwangerschaft unverändert – einzelne Autoren beschreiben allerdings einen Trend zu fallenden Thrombozyten-Zahlen, hauptsächlich nach der 32. Schwangerschaftswoche. Ein Thrombozytenabfall gegen Ende der Schwangerschaft wird meist als Zeichen der Thrombozytenaktivierung und dadurch bedingten Thrombozytenverbrauch interpretiert. Der **Anstieg der Thrombozytenaktivierungsmarker Plättchenfaktor 4** und **β-Thromboglobulin** auf ca. das Doppelte der Norm stützen diese Hypothese.

*Im Verlauf der Schwangerschaft kommt es zu einem progressiven Abfall von gesamtem und freiem Protein S!*

Verminderte Thrombozytenwerte in der Schwangerschaft finden sich häufig bei Komplikationen wie Präeklampsie (siehe auch Kap. 3).[1]

## 5 Endothel

Die weitreichenden Veränderungen des Gerinnungssystems, die sich während der Schwangerschaft abspielen, betreffen sicher nicht nur die im Plasma meßbaren Veränderungen, sondern auch Veränderungen am Endothel. Diese sind der direkten Messung natürlich nicht zugängig, sondern können nur indirekt erfaßt werden, z.B. über Messung von löslichem **Thrombomodulin.** Thrombomodulin ist ein Endothel-ständiges Proteoglykan, das als Thrombin-Rezeptor agiert. Am Endothel-ständigen Thrombin-Thrombomodulin-Komplex erfolgt die Aktivierung von Protein C. Eine lösliche Form von Thrombomodulin im Plasma wird als Marker für Endothelzellschädigung bei verschiedenen Erkrankungen interpretiert. Im Verlauf der normalen Schwangerschaft kommt es zu einem progredienten Anstieg von löslichem Thrombomodulin bis zum Zeitpunkt der Entbindung. Drei Tage später sind die Thrombomodulin-Spiegel wieder normalisiert [8].

## 6 Blutungszeit

Als Ausdruck der Hyperkoagulabilität in der Schwangerschaft werden verkürzte Blutungszeiten gemessen [9]. Ursache dafür sind hauptsächlich Veränderungen der Primärhämostase wie der Anstieg des von-Willebrand-Faktors sowie die Thrombozytenaktivierung.

## 7 Zusammenfassung

In der normalen Schwangerschaft werden weitreichende Veränderungen des Gerinnungssystems, die sowohl die plasmatischen Gerinnungsfaktoren und -inhibitoren, als auch das fibrinolytische System, Thrombozyten und Endothel betreffen, beobachtet. In der Summe resultiert ein **Überwiegen des prokoagulatorischen Potentials** bei **Verminderung des Inhibitorpotentials.** Darüber hinaus kommt es zur **Gerinnungsaktivierung,** die sich im Nachweis von TAT (Thrombin-Antithrombin)-Komplexen, D-Dimer und Prothrombin-Fragment F 1+2 widerspiegelt [10, 11].

Ursache der weitreichenden Veränderungen des Gerinnungssystems in der Schwangerschaft sind, soweit bisher bekannt, hormonelle Veränderungen, wie z.B. im Verlauf der Schwangerschaft ansteigende Östrogenkonzentrationen. Ähnliche Veränderungen konnten unter Einnahme oraler Kontrazeptiva beobachtet werden.

Der Sinn der genannten Veränderungen des Gerinnungssystems während der Schwangerschaft ist bisher nicht geklärt, es handelt sich wahrscheinlich um eine Art der **Adaptation** des Organismus an die Schwangerschaft bzw. um eine spezielle Form der Geburtsvorbereitung. Mammen hat dies folgendermaßen formuliert: „During pregnancy, a new physiologic state may be needed to maintain the placental-uterine interface to prepare for the hemostatic challenge associated with delivery."

Die geschilderten (physiologischen) Veränderungen des Gerinnungssystems im Verlauf der normalen Schwangerschaft erklären allerdings das gehäufte Auftreten thromboembolischer Komplikationen in Schwangerschaft und Wochenbett, sind sicher jedoch nicht einzige Ursache dafür.

# Das Gerinnungssystem beim Neugeborenen

Die Diagnostik von Gerinnungsstörungen im Neugeborenenalter gestaltet sich oft schwierig, da die Normalwerte des gesunden Neugeborenen stark von denen des Erwachsenen abweichen. So sind angeborene Mangelerkrankungen einzelner Gerinnungsfaktoren z.B. nicht automatisch an veränderten Globaltests erkennbar, da diese – unter anderem bedingt durch Vitamin-K-Mangel aufgrund mangelnden diaplazentaren Vitamin-K-Transports – physiologischerweise anders ausfallen als beim Erwachsenen.

Gerinnungsproteine werden ab der 10. Fetalwoche synthetisiert, die Konzentration der einzelnen Faktoren steigt ab diesem Zeitpunkt an. Die niedrigen Konzentrationen von Gerinnungsfaktoren und Inhibitoren während der Fetalzeit sind im wesentlichen auf eine reduzierte bzw. unreife Leberproteinsyntheseleistung zurückzuführen.

Während der letzten Schwangerschaftsmonate und der ersten Stunden nach der Geburt kommt es zu erheblichen Veränderungen der Zusammensetzung des zirkulierenden Blutes, speziell des Gerinnungssystems, wobei der Geburtsvorgang selbst als auslösender Mechanismus eine wichtige Rolle zu spielen scheint. Der genaue Mechanismus, der

*[1] Verminderte Thrombozytenwerte in der Schwangerschaft finden sich häufig bei Komplikationen wie Präeklampsie!*

Tabelle 7-1
*Gerinnungsfaktoren und Inhibitoren beim reifen, gesunden Neugeborenen.*

|  | Mittelwert | Bereich | Quelle |
|---|---|---|---|
| Quick-Wert (Sekunden)* | 16,7 | 12,5–23,5 | [12] |
| APTT (Sekunden) | 44,3 | 35–52 | [12] |
| Fibrinogen (g/l) | 1,68 | 0,95–2,45 | [12] |
| Faktor II (% der Norm) | 43,5 | 27–64 | [12] |
| Faktor V (% der Norm) | 89,9 | 50–140 | [12] |
| Faktor VII (% der Norm) | 52,5 | 28–78 | [12] |
| Faktor VIII:c (% der Norm) | 94,3 | 38–150 | [12] |
| vWF (% der Norm) | 166 | 54–312 | [13] |
| Faktor IX (% der Norm) | 31,8 | 15–50 | [12] |
| Faktor X (% der Norm) | 39,6 | 21–65 | [12] |
| Faktor XI (% der Norm) | 37,2 | 13–62 | [12] |
| Faktor XII (% der Norm) | 69,8 | 25–105 | [12] |
| Faktor XIII (% der Norm) | 104 | 62–143 | [13] |
| Antithrombin (% der Norm) | 59 | 42–80 | [12] |
| Protein C Akt. (% der Norm) | 28,2 | 14–42 | [12] |
| Protein S gesamt (% der Norm) | 38 | 22–55 | [12] |
| Protein S frei (% der Norm) | 49 | 33–69 | [12] |
| Extrinsic pathway inhibitor (ng/ml) | 38 | 23–56 | [12] |
| Heparin Cofaktor II (% der Norm) | 52 | 19–99 | [12] |
| Plasminogen (% der Norm) | 58 | 37–78 | [14] |

*Erwachsenen-Normwert: 11,4–14,0 Sekunden, im Mittel 13,5 Sekunden

diese Veränderungen in Gang setzt, ist bisher allerdings nicht aufgeklärt. Als Auslöser werden sowohl Kortikosteroide als auch ganz allgemein Streßreaktionen während der Geburt vermutet. Die Streßhypothese wird dadurch gestützt, daß Kinder, die per vaginaler Entbindung geboren wurden, signifikant höhere von-Willebrand-Faktor-Werte aufweisen als Kinder, die per Sectio caesarea geboren wurden.

## 1 Gerinnungsfaktoren

Die Globaltests der plasmatischen Gerinnung – „Quick-Wert" bzw. Prothrombinzeit (PTZ) sowie die aktivierte partielle Thromboplastinzeit (aPTT) – sind beim Neugeborenen im Vergleich zum Erwachsenen deutlich verändert und spiegeln die Veränderungen der Einzelfaktoren wider. Veränderungen der Faktoren I, V, VII und X gehen dabei in den Quick-Wert, Veränderungen der Faktoren I, V, VIII:c, IX, XI und XII im wesentlichen in die aPTT ein. Der **Quick-Wert** wird beim gesunden, reifen Neugeborenen mit Werten zwischen 12 und 23,5 Sekunden (Mittelwert: 16,7 Sekunden) angegeben. Die entsprechenden normalen Erwachsenenwerte liegen zwischen 11,4 und 14,0 Sekunden, im Mittel bei 13,5 Sekunden. Die **aPTT** beim Neugeborenen liegt zwischen 35 und 52, im Mittel bei 44,3 Sekunden [12]. Diese Angaben entstammen der amerikanischen Literatur und sind nicht direkt in Prozent der Norm umrechenbar (Tab. 7-1).

Die Vitamin-K-abhängigen **Gerinnungsfaktoren II, VII, IX und X** sind beim reifen Neugeborenen im Vergleich zum Erwachsenen deutlich vermindert: Die Mittelwerte für Faktor II werden mit 43,5 %, für Faktor IX mit 31,8 % und für Faktor X mit 39,6 % des normalen Erwachsenenwerts angegeben. Faktor VII liegt mit 52,5 % etwas höher [12]. Das ebenfalls Vitamin-K-abhängige Protein Z zeigt beim Neugeborenen Werte um 30 % des normalen Erwachsenenwerts und steigt – ähnlich wie Protein C – langsam im Verlauf der Kindheit auf normale mittlere Erwachsenenwerte an.

Die **Faktoren V und VIII:c** zeigen – wie beim Erwachsenen – auch beim gesunden Neugeborenen eine breite Spannweite: Für Faktor V werden Werte beim Neugeborenen zwischen 50 und 140 % und für **Faktor VIII:c** zwischen 38 und 150 % des Erwachsenen-Normwerts angegeben.

Die **Faktoren XI und XII** zeigen ebenfalls große Variabilität: Faktor XI liegt beim reifen, gesunden Neugeborenen zwischen 13 und 62 %, Faktor XII zwischen 25 und 105 % des Erwachsenen-Normalwerts.

Der **von-Willebrand-Faktor** (vWF) [13] beträgt beim gesunden Neugeborenen im Mittel 166 % des normalen Erwachsenenwerts.

## 2 Gerinnungsinhibitoren

Die Gerinnungsinhibitoren Antithrombin, Protein C, Gesamt-Protein S und Heparin-Cofaktor II steigen mit zunehmendem Alter des Feten kontinuierlich an, liegen zum Zeitpunkt der Geburt jedoch noch signifikant unter den Erwachsenen-Normalwerten (Tab. 7-1). Insbesondere die Vitamin-K-abhängigen Gerinnungsinhibitoren Protein C und Protein S sind beim Neugeborenen im Vergleich zu den übrigen Inhibitoren sehr niedrig: Die **Protein-C-Aktivität** liegt beim Neugeborenen bei 28 (14–42) % des normalen Erwachsenenwerts, das **Gesamt-Protein S** bei 38 (22–55) %. Da das C4b-Bindungsprotein ebenfalls extrem niedrig liegt, ist jedoch der Anteil an freiem und damit als Gerinnungsinhibitor aktivem Protein S mit 49 (33–69) % des normalen Erwachsenenwerts relativ hoch [12, 14]. In den ersten beiden Lebensmonaten werden signifikant niedrigere Protein-C-Aktivitäts- als Antigen-Spiegel gemessen. Dies ist ein Hinweis auf ein evtl. dysfunktionelles Protein C während der Neugeborenenperiode [15]. Ab dem 3. Lebensmonat ist eine gute Korrelation zwischen Protein-C-Antigen und Aktivität erreicht. Auffallend ist bezüglich Protein C weiterhin, daß die Werte zunächst einen schnellen Anstieg bis zum ca. 6 Lebensmonat zeigen, der mittlere normale Erwachsenenwert aber erst mit ca. 13 Lebensjahren erreicht wird [15].

Die nicht Vitamin-K-abhängigen Gerinnungsinhibitoren Antithrombin und Heparin-Cofaktor II zeigen weniger ausgeprägte Unterschiede: **Antithrombin** liegt beim Neugeborenen bei 59,4% (42–80%), **Heparin-Cofaktor II** bei 52,1% (19–99%) des normalen Erwachsenenwertes [12].

**TFPI** (Tissue factor pathway inhibitor) bzw. EPI (Extrinsic factor pathway inhibitor) liegt beim Neugeborenen ebenfalls niedriger – im Mittel bei 38,1 ng/ml – als beim Erwachsenen (73,0 ng/ml).

Trotz dieser z.T. deutlich niedrigeren Werte von Gerinnungsinhibitoren beim Neugeborenen sind thromboembolische Komplikationen die Ausnahme.[1] Allerdings sind Aktivierungsmarker der plasmatischen Gerinnung wie Fibrinopeptid A **(FPA)**, Prothrombinfragment F 1+2 **(F1+2)** und Thrombin-Antithrombin-Komplexe **(TAT)** beim Neugeborenen als Anzeichen für eine Aktivierung der plasmatischen Gerinnung erhöht.

## 3 Fibrinolytisches System

Die Plasmakonzentrationen der wichtigsten Faktoren des Fibrinolysesystems unterscheiden sich beim gesunden Neugeborenen signifikant von denen des Erwachsenen [16]: Die Plasminogenkonzentration beträgt ca. 50% des normalen mittleren Erwachsenenwertes, Alpha-2-Antiplasmin liegt bei ca. 80% des normalen Erwachsenenwertes, tissue Plasminogen Aktivator (t-PA) und Plasminogenaktivator-Inhibitor (PAI) sind auf das Doppelte des Erwachsenen-Normalwertes erhöht.

In der Summe ist eine verminderte Aktivität des fibrinolytischen Systems beim Neugeborenen zu erwarten, größere Untersuchungen hierzu fehlen jedoch bisher.

## 4 Thrombozyten

Die Anzahl der Thrombozyten beim gesunden Neugeborenen unterscheidet sich nicht von der des Erwachsenen [16]. Es gibt allerdings Hinweise darauf, daß die Thrombozyten **während der Geburt** aktiviert werden [13]. So konnten erhöhte Spiegel von Plättchenfaktor 4 (PF 4), Beta-2-Thromboglobulin und Thromboxan als Indikatoren für eine Thrombozyten-Aktivierung im Nabelschnurblut nachgewiesen werden. Die Ursache für die Thrombozytenaktivierung während der Geburt ist multifaktoriell und wahrscheinlich auf Temperaturänderung, Hypoxie, Azidose und adrenerge Stimulation zurückzuführen.

## 5 Blutungszeit

Die Blutungszeit ist beim gesunden Neugeborenen und in der ersten Lebenswoche **signifikant kürzer** als beim Erwachsenen [13]. Normwerte für die mit einem Spezialschnäpper (Simplate Paediatric®: Schnittlänge 3 mm, Schnitttiefe 0,5 mm) beim Neugeborenen durchgeführte Blutungszeit werden mit 229 ± 47 Sekunden angegeben. Beim Erwachsenen liegt der entsprechende Normalwert unter Verwendung eines Schnäppers (Simplate") mit einer Schnittlänge von 5 mm und einer Schnitttiefe von 0,5 mm bei 330 ± 77 Sekunden [17].

Als Ursache der Blutungszeitverkürzung in den ersten Lebenstagen werden verschiedene Mechanismen diskutiert, so die erhöhte Konzentration von vWF beim Neugeborenen und ein erhöhter Anteil hochmolekularer vWF-Multimere, die Funktionsverstärkung und damit verstärkte Primärhämostase vermuten lassen. Die unter der Geburt beobachtete Thrombozytenaktivierung dürfte darüber hinaus zur Blutungszeitverkürzung beitragen.

## 6 Zusammenfassung

Zusammenfassend ist das fetale Hämostasesystem ein dynamisches System: Während der intrauterinen Reifung werden langsam ansteigende Werte von Gerinnungsfaktoren und Inhibitoren registriert, die zum Geburtszeitpunkt zwischen 25 und 50% des normalen Erwachsenenwertes liegen. Im Alter von 6 Monaten ist bei den meisten Faktoren der Erwachsenen-Normalbereich, wenn auch noch nicht der mittlere Erwachsenen-Normalwert, erreicht. Das Gerinnungssystem ist jedoch offenbar zu jedem Entwicklungszeitpunkt im Gleichgewicht, wenn auch – je nach Entwicklungsstufe – auf einem deutlich niedrigeren Level.

Um Veränderungen des Hämostasesystems beim Neugeborenen diagnostizieren und im Bedarfsfall therapieren zu können, sind genaue Kenntnisse der altersentsprechenden Veränderungen des Hämostasesystems für Gynäkologen und Neonatologen gleichermaßen wichtig.

---

[1] *Trotz z.T. deutlicher Verminderungen von Gerinnungsinhibitoren beim Neugeborenen sind thromboembolische Komplikationen die Ausnahme.*

# Inhalt*

- **Einleitung** .............................. 121
- **Ätiologie und Pathophysiologie** .............. 121
- **Symptomatik und Diagnose** ................. 123
  1. Tiefe Bein- und Beckenvenenthrombose ....... 123
  2. Lungenembolie ......................... 124
- **Therapie** ................................ 125
- **Thromboembolieprophylaxe in der Schwangerschaft** ................... 127
  1. Thromboembolieprophylaxe mit unfraktioniertem Heparin ............... 127
  2. Anwendung von niedermolekularem Heparin zur Thromboembolieprophylaxe ........... 128
- **Thrombose und Thromboembolie im Wochenbett** ......................... 130
- **Thrombose und Thromboembolie nach abdominaler Schnittentbindung** .......... 131
- **Zusammenfassung** ....................... 132

---

*Das Literaturverzeichnis findet sich in Kapitel 24, S. 367.

# 8 Thrombosebehandlung und Thromboembolieprophylaxe in der Schwangerschaft und im Wochenbett

M. Winkler, W. Rath

## Einleitung

Neben Blutungskomplikationen stehen Thromboembolien auch heute noch mit einem Anteil von 25 bis 30% an erster Stelle der Müttersterblichkeit (1/10 000 Schwangerschaften) [15]. Dabei beträgt die Inzidenz der klinisch erfaßten tiefen Venenthrombosen in der Schwangerschaft 0,2 bis 1,8%, bei Einsatz objektiver Untersuchungsverfahren (z. B. Duplexsonographie, Impedanzplethysmographie) 0,05 bis 0,1%. Bedingt durch die schwangerschaftsinduzierte Hämodilution liegt damit die Häufigkeit tiefer Beckenvenenthrombosen nur geringfügig höher als außerhalb der Schwangerschaft.

Während in der Vergangenheit vor allem in der Postpartalperiode über ein höheres Thromboembolierisiko berichtet wurde [14], treten heute 70% der tiefen Venenthrombosen vor der Entbindung auf und nur 30% postpartal [15, 17].

## Ätiologie und Pathophysiologie

**Risikofaktoren** für das Auftreten einer thromboembolischen Erkrankung in der Schwangerschaft und im Wochenbett sind u.a. das mütterliche Alter über 35 Jahre, die Beendigung der Schwangerschaft durch Notfallkaiserschnitt, ein protrahierter Geburtsverlauf, eine vaginal-operative Entbindung, Adipositas (über 80 kg), exzessive Blutverluste und Infektionen. Weitere Risikofaktoren sind Multiparität, Diabetes mellitus und Nikotinabusus in der Schwangerschaft.

Bei Patientinnen mit einem vorbestehenden postthrombotischen Syndrom oder mit rezidivierenden Thrombosen in der Anamnese besteht ein Wiederholungsrisiko in der Schwangerschaft von 9 bis 12% [9, 12].

Die Zunahme der Thromboemboliemorbidität in der Schwangerschaft ist u.a. auf die steigende Sectiofrequenz, die Behandlung der drohenden Frühgeburt mit längerdauernder Immobilisierung der Patientinnen und die zunehmende Inzidenz von Risikofaktoren für thromboembolische Erkrankungen zurückzuführen. Darüber hinaus sollte nicht vergessen werden, daß bei hypertensiven Schwangerschaftserkrankungen (schwere Präeklampsie und HELLP-Syndrom) aufgrund der Hämokonzentration und der „gesteigerten" Hyperkoagulabilität eine erhöhte Thrombosegefährdung besteht (Literaturübersicht bei [12]).

Hinzu kommt die steigende Inzidenz angeborener und erworbener **Gerinnungsdefekte** (thrombophile Faktoren): Die **APC-Resistenz** ist mit einem Anteil von 20 bis 60% die häufigste singuläre Ursache für ein thromboembolisches Geschehen. Die Inzidenz in der normalen Bevölkerung beträgt 1 bis 10%, hat aber eine große geographische Variabilität [7].

**Aktiviertes Protein C (APC)** ist ein integraler Bestandteil der Gerinnung, der zusammen mit dem Kofaktor Protein S und dem Faktor V einen Kom-

Tabelle 8-1
*Inzidenz thromboembolischer Komplikationen in der Schwangerschaft und im Wochenbett bei angeborenen Thrombophilien*

| Erkrankung | Inzidenz thromboembolischer Komplikationen | |
|---|---|---|
| | Schwangerschaft | Wochenbett |
| AT-III-Mangel | 3–68% | 3–33% |
| Protein-C-Mangel | 1,7–25% | bis zu 19% |
| Protein-S-Mangel | bis zu 12% | 6,6–17% |
| APC-Resistenz | 14–28% | keine Angaben |

plex bildet und über eine Proteolyse der aktivierten Faktoren V und VIII die Thrombinbildung verhindert. Unter APC-Resistenz versteht man die unzureichende Verlängerung der aktivierten partiellen Thromboplastinzeit (aPTT) nach der Zugabe von APC. Die Diagnose wird durch die Bestimmung des APC-Sensitivitäts-Quotienten gestellt (bei Werten < 2 liegt eine APC-Resistenz vor). Hierbei ist allerdings zu beachten, daß die APC-Ratio im Verlauf der Schwangerschaft abfällt [12]. Die APC-Resistenz ist assoziiert mit einer Punktmutation des Faktor-V-Gens (Faktor-V-Leiden-Mutation) und hat eine hohe Prävalenz (bis zu 44% [5]) bei Frauen mit einer tiefen Beinvenenthrombose in der Schwangerschaft. Besteht eine APC-Resistenz, ist das Risiko für eine thromboembolische Komplikation in der Schwangerschaft auf das Achtfache erhöht (Tab. 8-1) [7].

> *Bei APC-Resistenz ist das Risiko für eine thromboembolische Komplikation in der Schwangerschaft auf das Achtfache erhöht!*

**Antithrombin III** ist das wichtigste Regulatorprotein des Hämostasesystems. Es hemmt eine Reihe aktivierter Gerinnungsfaktoren (z. B. die Faktoren IIa, IXa und Xa). Der angeborene Antithrombin-III-Mangel wird mit einer Inzidenz von 0,02 bis 0,3% autosomal-dominant vererbt. Die homozygote Form ist ein Letalfaktor. Von den zwei heterozygoten Varianten des Antithrombin-Defekts ist der Typ I (Abfall der funktionellen Aktivität und der Antigen-Konzentration) zu 60% mit einer venösen Thrombose vergesellschaftet, während der Typ II (Abfall der funktionellen Aktivität bei normaler Antigen-Konzentration) ein wesentlich geringeres Risiko für eine tiefe Beinvenenthrombose aufweist [4]. 1982 wurde erstmalig der Zusammenhang von Antithrombin-Mangel und Thrombose in der Schwangerschaft beschrieben: ohne Behandlung entwickelten 68% der Patientinnen eine Thrombose [7].

Weitere angeborene Störungen wie der **Protein-C-** (Inzidenz 0,1–0,3%) und der **Protein-S-Mangel** (Inzidenz 0,2–2%) sind wesentlich seltener. Protein C ist wie sein Kofaktor Protein S ein Vitamin-K-abhängiges Gerinnungsprotein, das zu den wichtigsten Inhibitoren der plasmatischen Gerinnung zählt. Jede angeborene oder erworbene Verminderung ist mit einem erhöhten Thromboserisiko verbunden; z. B. manifestiert sich der Protein-C-Mangel in der Schwangerschaft mit tiefen Beinvenenthrombosen in bis zu 25% der Patientinnen (Tab. 8-1).

Homocystein entsteht infolge metabolischer Umwandlung von Methionin durch Remethylierung (katalysiert durch die Methionin-Synthase und die 5,10-Methylentetrahydrofolat-Reduktase [MTHFR]) oder durch Transsulfatierung. Ein klinisch relevanter Defekt ist der MTHFR-Mangel mit der Folge einer **Hyperhomocysteinämie.** Als mögliche Ursache thromboembolischer Komplikationen bei diesen Patientinnen wird eine Down-Regulation des Protein-C-Stoffwechsels angenommen. Trotz noch unklarer Pathogenese scheint die homozygote Variante des MTHFR-Mangels mit einem

Tabelle 8-2
*Thrombosefördernde Faktoren in Schwangerschaft, Wochenbett und nach Kaiserschnitt (nach Hugo et al. [12])*

| Schwangerschaft | Wochenbett | nach Kaiserschnitt |
|---|---|---|
| ■ Hyperkoagulabilität, AT-III-Abfall, Verminderung der fibrinolytischen Aktivität | ■ Thromboplastin-Einschwemmung sub partu | ■ „gesteigerte" Hyperkoagulabilität |
| ■ verminderter Blutfluß in Bein- und Beckenvenen | ■ akut einsetzende Umstellung der Hämodynamik | ■ Gefäß- und Gewebstraumatisierung |
| ■ Kompression der Vena cava inferior | ■ Gefäßwandschäden | ■ kontraktionsbedingte uterine Minderperfusion |
| ■ verminderter Venentonus | ■ eingeschränkte Mobilisierung | ■ Hypozirkulation in dilatierten periuterinen Venen |
| ■ Entstehung oder Betonung von Gefäßwandläsionen (Varizen) | ■ erhöhte Thrombozytenadhäsivität bei verlangsamtem Blutfluß im kleinen Becken | ■ uterine und periuterine Entzündungen |
| ■ Abnahme der Blutviskosität | ■ hämatogene Fortleitung uteriner Infektionen | ■ Immobilisation |
| ■ Freisetzung von Fibrinolysefaktoren | ■ Faktorenverbrauch bei uteriner Hämostase | ■ Venenveränderungen |
| | ■ Freisetzung von Fibrinolysefaktoren aus der puerperalen Wundfläche | |

2- bis 3fach erhöhten Risiko für eine venöse Thrombose einherzugehen [7]. Untersuchungen bei Patientinnen mit einer Thrombose in der Schwangerschaft zeigten eine höhere Inzidenz dieser Mutation (29%) im Vergleich zu einer Kontrollgruppe (16%) [7].

Weitere angeborene Gerinnungsdefekte sind die **Prothrombin-** und die **Thrombomodulin-Mutation** sowie der **4G/4G-Genotyp** im 4G/5G Längenpolymorphismus des PAI-1-Gens.

Das **Antiphospholipid-Syndrom**, ein erworbener Gerinnungsdefekt, ist definiert als Koexistenz von erhöhten Titern von Antiphospholipid-Antikörpern und klinischen Erkrankungen bzw. Symptomen wie Thrombozytopenien, wiederholten Spontanaborten, Thrombosen und Präeklampsie. Die beiden wichtigsten Antikörper sind das Lupus-Antikoagulans und die Antikardiolipin-Antikörper. Die Inzidenz venöser Thrombosen bei Nachweis von Antiphospholipid-Antikörpern wird mit bis zu 71% angegeben [19].

**Histologisch** sind neben Infarktbereichen in der Plazenta akute Atherosen und intraluminale Thrombosen der Spiralarterien zu beobachten. Auch eine Fusionsstörung des Synzytio- und Zytotrophoblasten sowie eine verminderte Expression des plazentaren Annexins V durch die Trophoblastmembran mit konsekutiver Störung der Vernetzung der Gerinnungsfaktoren in der Plazenta werden als Ursache diskutiert [7].

Tritt ein Antiphospholipid-Syndrom im Zusammenhang mit Autoimmunerkrankungen (z.B. bei der Sklerodermie und beim systemischen Lupus erythematodes) auf, besteht ein sekundäres Antiphospholipidantikörper-Syndrom. Von einem primären Antiphospholipidantikörper-Syndrom spricht man, wenn keine andere Autoimmunerkrankung bekannt ist.

Für das Auftreten einer thromboembolischen Erkrankung spielt die in der Schwangerschaft bestehende **Hyperkoagulabilität** eine entscheidende Rolle, die durch einen Konzentrationsanstieg einzelner Hämostasefaktoren (Fibrinogen, Faktoren VII, VIII und X), eine Verminderung der fibrinolytischen Aktivität (Anstieg der Plasminaktivator-Inhibitor-Konzentration) bei gleichzeitigem Konzentrationsanstieg antifibrinolytisch wirkender Substanzen und durch eine erhöhte Thrombozyten-Adhäsivität und -Aggregabilität verursacht wird [12]. Zusätzlich verursacht die deutliche Gefäßerweiterung in der Schwangerschaft eine mögliche Endothelschädigung mit nachfolgender Aktivierung des extrinsischen Gerinnungssystems.

Hinzu kommen hämodynamische Veränderungen wie Flußverlangsamung und verminderter Venentonus in den Bein- und Beckengefäße sowie eine Kompression der Gefäße durch den wachsenden Uterus und den kindlichen Kopf in der Spätschwangerschaft; stasefördernde Faktoren, die durch die Immobilisation der Patientin noch verstärkt werden können. Liegt zudem noch eine Varikosis mit Venenwandläsionen vor, sind die Bedingungen der **Virchow-Trias** erfüllt.

Im III. Trimenon ist die venöse Blutflußgeschwindigkeit – z.B. in der Vena femoralis communis – bis zu 70% reduziert, verbunden mit einem Anstieg des mittleren venösen Drucks um mehr als 10 mm Hg. Hinzu kommt, daß der venöse Rückstrom schon ab dem I. Trimenon stark lagerungsabhängig ist: in Linksseitenlage ergibt sich eine deutliche Verbesserung des venösen Rückstroms aus dem rechten Bein, während der venöse Fluß auf der linken Seite unabhängig von der eingenommenen Position niedrig bleibt [15]. Der Grund für dieses Phänomen und das Überwiegen der linksseitigen Thrombosen (zu 80% ist in der Schwangerschaft das linke Bein betroffen, außerhalb der Gravidität nur zu 55%) liegt wahrscheinlich in der Kompression der linken Vena iliaca communis durch die kreuzende Arteria iliaca communis.

Kompensiert werden diese thrombosefördernden Faktoren durch die physiologische schwangerschaftsinduzierte Hämodilution mit Vasodilatation und Erhöhung des Herzzeitvolumens (Tab. 8-2). Die daraus resultierende Verbesserung der Mikrozirkulation mit Steigerung der kapillären Perfusion gewährleistet den schnellen Abtransport der aktivierten Gerinnungsfaktoren.

# Symptomatik und Diagnose

## 1 Tiefe Bein- und Beckenvenenthrombose

Die Diagnose (Abb. 8-1) stützt sich auf die klinische Symptomatik und den Palpationsbefund an den Prädilektionsstellen der Thromboseentstehung, der durch typische schwangerschaftsbedingte Veränderungen („geschwollene Beine" durch Ödeme, Wadenschmerzen durch Magnesiummangel) erschwert wird. Die Verdachtsdiagnose sollte gestellt werden bei:

**Abb. 8-1**
*Diagnostisches Vorgehen bei Verdacht auf eine tiefe Bein- oder Beckenvenenthrombose [12].*

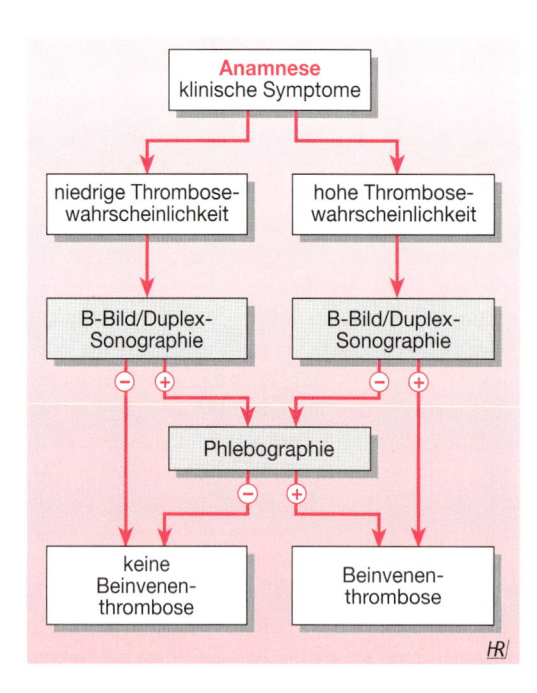

- plötzlich einsetzenden einseitigen Schmerzen
- heftigen Schmerzen beim Auftreten, später Ruheschmerzen
- „Kletterpuls"
- remittierenden Körpertemperaturen zwischen 37,5 und 38,5 °C
- Druckschmerzhaftigkeit der Venenlogen (Leiste [Rielander-Zeichen], Adduktorenkanal, Kniekehle [Tschmarke-Zeichen], Wade [Meyer-Druckpunkte], Innenknöchel und Fußsohle [Payr-Zeichen]).

Zur Vermeidung einer fetalen Strahlenbelastung wird in der Schwangerschaft nicht die Phlebographie, sondern die kombinierte Anwendung von **B-Bild-Ultraschall** und **farbkodierter Duplexsonographie** (fehlendes Strömungssignal) bevorzugt [12, 15], wobei im B-Bild der Nachweis des Thrombus sowie die fehlende Komprimierbarkeit des Gefäßes und bei der farbkodierten Duplexsonographie das fehlende Strömungssignal beweisend für eine Thrombose ist (Abb. 8-2). Im Beinvenenbereich beträgt die Treffsicherheit des kombinierten Verfahrens 80 bis 90%. Im Beckenvenenbereich, wo die Ultraschalldiagnostik eine geringere Sensitivität für den Nachweis einer Thrombose aufweist, stellt die farbkodierte Duplexsonographie die Methode der Wahl dar. Die Computertomographie kann in Ausnahmefällen Anwendung finden, wenn die Vena cava inferior dargestellt werden soll. Nur bei dringendem Verdacht auf eine Ileofemoralvenenthrombose, insbesondere vor einer geplanten Thrombektomie, ist eine Phlebographie in der Schwangerschaft indiziert. Die fetale Strahlenbelastung bei diesem Verfahren beträgt unter Verwendung einer abdominalen Abschirmung < 0,5 mGy (ohne abdominale Abschirmung: > 3 mGy) [15].

Bei tiefen Bein- und Beckenvenenthrombosen kommt es wie bei der Lungenembolie und der disseminierten intravasalen Gerinnungsaktivierung zum Auftreten von Fibrinspaltprodukten im Blut. Da aber auch in der normalen Schwangerschaft erhöhte Konzentrationen von Thrombin-Antithrombin-Komplexen und D-Dimeren als Zeichen der aktivierten Gerinnung beobachtet werden und schwangerschaftsspezifische Grenzwerte bisher fehlen, ist die Bestimmung der Fibrinspaltprodukte als zusätzlicher diagnostischer Marker für eine Thrombose in der Gravidität eher kritisch zu beurteilen.

## 2 Lungenembolie

Diagnostisch muß bei einem sub partu eintretenden Schockzustand mit Dyspnoe und Zyanose neben der Fruchtwasserembolie und einer akuten Lungenkomplikation (Luftembolie, Pneumothorax) an eine Lungenembolie gedacht werden. Die für die Lungenembolie typischen Symptome wie Hustenreiz und Kurzatmigkeit sind in der Schwangerschaft wenig spezifisch. EKG-Veränderungen im Sinne einer Rechtsherzbelastung, eine segmentale Verschattung im Thorax-Röntgenbild sowie Veränderungen der Blutgase treten meistens später nach der akuten Symptomatik auf. Daher sollte zur Sicherung der Diagnose eine Ventilations- bzw. Perfusionsszintigraphie durchgeführt werden, zumal diese mit einer vertretbaren Strahlenbelastung einhergeht (< 0,2 mGy) [15]. In Zweifelsfällen steht die Pulmonalisangiographie zur Verfügung, wobei

**Abb. 8-2**
*Thrombose der V. femoralis communis (c): mittels der Farbkodierung kann die Durchgängigkeit wandnaher Gefäßabschnitte demonstriert werden.*
*a = A. femoralis superficialis,*
*b = A femoralis profunda*
*(Für die Überlassung der Abbildung danken wir Herrn Privatdozent Dr. J. Riehl, Medizinische Klinik II, Universitätsklinikum der RWTH Aachen).*

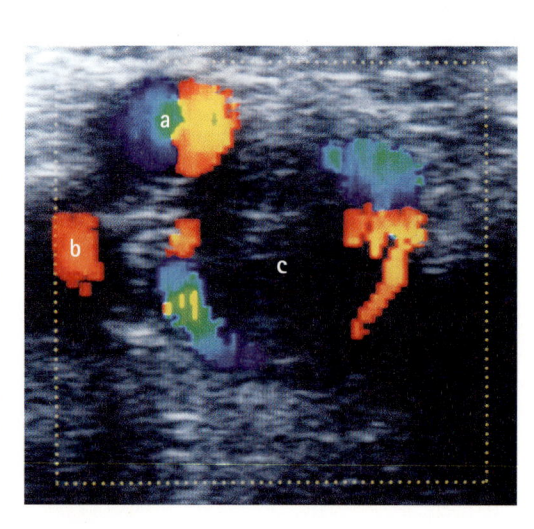

als Zugang für den Angiographiekatheter die Arteria brachialis (fetale Strahlenbelastung: <0,5 mGy, bei Zugang über die Vena femoralis: 2,2–3,7 mGy) gewählt werden sollte.

Bereits bei klinisch begründetem Verdacht empfiehlt es sich, zur Vermeidung tödlicher Lungenembolien therapeutisch so zu verfahren wie bei einer nachgewiesenen Embolie.

# Therapie

Die **oberflächliche Thrombophlebitis** der Beinvenen sollte, wie außerhalb der Schwangerschaft, mittels Anpassung von Kompressionsstrümpfen, nächtlicher Hochlagerung und ggf. Gabe von Antiphlogistika behandelt werden (Tab. 8-3).

Bei gesicherter **Becken- und Beinvenenthrombose** stehen neben der Gabe von Heparin in therapeutischer Dosierung die Thrombolysetherapie und die Thrombektomie zur Verfügung.

Bei der **Lungenembolie** ist die Heparingabe in therapeutischer Dosierung oder eine Lysetherapie indiziert.

Die Indikation zur alleinigen Therapie mit Heparin i.v. besteht bei der **tiefen subfaszialen Phlebothrombose**. Das Ziel der Behandlung ist nicht die Auflösung, sondern die Verminderung der Apposition des Thrombus, der Schutz der Kollateralen vor einer Thrombosierung und die Verminderung der Lungenembolierate. Die Dosierung von **unfraktioniertem Heparin** richtet sich nach der aPTT (Ziel: Verlängerung um das 1,5- bis 2,5fache). Nach Bolusinjektion von 5000 IE i.v. folgt die Gabe von 30 000 bis 40 000 IE/die i.v. für die Dauer von 5 bis 7 Tagen. Initial sollte 2mal täglich eine Bestimmung der aPTT erfolgen. Nach Stabilisierung der Gerinnung ist bis zur Umstellung auf die Low-dose-Heparingabe oder eine Einstellung auf orale Antikoagulanzien die tägliche Kontrolle ausreichend. Die Patientin ist für die Gesamtdauer der i.v.-Heparingabe zu immobilisieren, das Bein hochzulagern und mit einem Kompressionsstrumpf zu versorgen. Nach Abschluß der i.v.-Behandlung muß eine Sekundärprävention mittels Low-dose-Heparingabe s.c. erfolgen (z.B. 2–3 × 5000–7500 IE unfraktioniertes Heparin/die oder 1 × 2500 bis 1 × 7500 Anti-Xa-Einheiten Fragmin®/die).

Als sehr seltene **Komplikation** der Langzeitanwendung von Heparin ist die Osteoporose anzusehen, über die bei Applikation von über 15 000 bis 20 000 IE Heparin/die über einen Zeitraum von mehr als sechs Monaten in der Schwangerschaft berichtet wurde [12, 20, 23]. Bei 36% der Patientinnen, die in der 20. bis 40. Schwangerschaftswoche Heparindosen von 12 000 bis 25 000 IE/die erhielten, wurde eine signifikante Abnahme der Knochendichte beobachtet, die sich 6 Monate post partum nach Absetzen der Therapie wieder normalisierte [12]. Osteoporose-bedingte Frakturen traten nach Langzeitbehandlung mit unfraktioniertem Heparin in bis zu 2,2% der Patientinnen auf [12]. Insbesondere in der Stillzeit kann ein zusätzlicher Kalziummangel diese Nebenwirkung der Langzeit-Heparin-Behandlung verstärken.

Nach Gabe von unfraktioniertem Heparin ist in 1 bis 2 (-10)% der Fälle mit einer heparininduzierten Thrombozytopenie (HIT-Syndrom) zu rechnen [6].

Zu beachten ist weiterhin, daß die Heparingabe in therapeutischer Dosierung eine absolute Kontraindikation gegenüber einer Spinal-/Periduralanästhesie darstellt, die erst nach Beendigung der Heparinapplikation und Normalisierung der Gerinnungswerte durchgeführt werden darf.¹

Über den therapeutischen Einsatz von **niedermolekularem Heparin** (s.u.) in der Schwangerschaft liegen nur einzelne Berichte vor [12]. Die

---

**Tabelle 8-3**
*Richtlinien zur Thrombosebehandlung in der Schwangerschaft*

**Oberflächliche Thrombophlebitis**
- Mobilisation, Kompression
- Antiphlogistika

**Subfasziale Phlebothrombose**
- Immobilisation, Kompression und Hochlagerung des Beins
- Antikoagulanzien (nach der 12. SSW)
- unfraktioniertes Heparin: Injektion von 5000 IE i.v., danach Gabe von 30 000–40 000 IE/die i.v. für 5–7 Tage

**Obliterierende Ileofemoralvenenthrombose**
- Thrombolysetherapie (nach der 14. SSW)
  - Streptokinase: initial: 250 000 IE über 30 min, danach: 200 000 IE/h über 3–4 h, danach: 100 000 IE/h über 16–36 h
  - oder Urokinase: initial: 250 000 IE über 20 min, danach: 80 000 IE/h
  - Kombination mit Heparin (20 000–30 000 IE/die)
  - evtl. rekombinanter Gewebe-Plasminogen-Aktivator (rt-PA)
  - CTG-Überwachung, evtl. Tokolyse, Antibiotika
- Thrombektomie
  - obligate Phlebographie
  - arteriovenöse Fistel (kann 6–12 Wochen postoperativ ligiert werden)
  - Frühmobilisation

---

¹*Da die Heparingabe in therapeutischer Dosierung eine absolute Kontraindikation gegenüber einer Spinal-/Periduralanästhesie darstellt, darf diese erst nach Beendigung der Heparinapplikation und Normalisierung der Gerinnungswerte durchgeführt werden!*

Dosierung zur Behandlung der tiefen Beinvenenthrombose wurde mit 1 × 15000 Anti-Xa-Einheiten Fragmin® subkutan/24 Stunden (etwa 200 Anti-Xa-Einheiten/kg KG/die) angegeben, oder – intravenös über einen Perfusor gesteuert – mit 400 Anti-Xa-Einheiten/Stunde [12]. Es ist allerdings darauf hinzuweisen, daß ausreichende Langzeiterfahrungen zum therapeutischen Einsatz von niedermolekularem Heparin in der Schwangerschaft bisher noch nicht vorliegen.

**Orale Antikoagulanzien** vom Kumarintyp durchdringen mit einem Molekulargewicht von etwa 1000 Dalton die Plazentaschranke und können bei Anwendung in der Schwangerschaft zu fetalen und plazentaren Blutungen führen. Sie sind daher in der Gravidität kontraindiziert. Kommt es während einer Antikoagulation mit Kumarinderivaten zum Eintritt einer Schwangerschaft, ist eine Umstellung auf Heparin erforderlich. Ab der 12. bis zur 36. Schwangerschaftswoche können orale Antikoagulanzien wieder eingesetzt werden [12]. Allerdings ist darauf hinzuweisen, daß bei Anwendung von oralen Antikoagulanzien mit einem deutlich schlechteren „fetal outcome" zu rechnen ist als bei Einsatz von Heparin [12].

**Thrombozytenaggregationshemmer,** wie z.B. Acetylsalicylsäure, sind zur Thrombosebehandlung ebenfalls nicht geeignet; ihre Anwendung in der Schwangerschaft über einen längeren Zeitraum und in höherer Dosierung ist mit dem Risiko fetaler und möglicher teratogener Schäden behaftet. Hinzu kommen mögliche Interaktionen mit dem fetalen Prostaglandinstoffwechsel (fehlender Verschluß des Ductus arteriosus Botalli post natum).

Bei phlebographisch gesicherter **obliterierender Ileofemoralvenenthrombose** ist die Antikoagulanzienbehandlung hinsichtlich einer Wiederherstellung der Gefäßdurchgängigkeit und der Funktion der Venenklappen nicht ausreichend. Es besteht die Gefahr eines postthrombotischen Syndroms, so daß in Zusammenarbeit mit einem Internisten ab der 14. Schwangerschaftswoche eine **Thrombolysetherapie** durchgeführt werden sollte. In der Frühschwangerschaft besteht die Gefahr der Ablösung der Fruchtanlage durch die Auflösung des stabilisierenden Fibrinwalls. Auch 2 bis 3 Wochen vor der zu erwartenden Entbindung sowie innerhalb der ersten fünf Tage post partum sollte wegen der Blutungsgefahr aus der Plazentahaftfläche eine Thrombolysetherapie unterbleiben.

In Abhängigkeit vom Alter der Thrombose (maximal 6-7 Tage) stehen dazu Streptokinase, Urokinase und rekombinanter Gewebe-Plasminogen-Aktivator (rt-PA) zur Verfügung (siehe Tab. 8-3).

Hochgereinigte **Streptokinase** besitzt ein Molekulargewicht von 47000 Dalton, kann die Plazentaschranke nicht passieren und somit nicht zu einer Aktivierung des fibrinolytischen Systems des Feten führen [12]. Es wird mit der Gabe einer Initialdosis von 250000 Einheiten Streptokinase innerhalb von 30 Minuten begonnen und anschließend 200000 Einheiten pro Stunde appliziert. Nach 3 bis 4 Stunden erfolgt eine weitere Dosisreduzierung auf 100000 Einheiten pro Stunde. In den meisten Fällen ist diese Behandlung innerhalb von 16 bis 36 Stunden erfolgreich. In 60 bis 70% der Fälle kann mit einer Restitutio ad integrum gerechnet werden. Für den dauerhaften Erfolg ist die Kombination der Streptokinasetherapie mit der Gabe von Heparin in einer Dosierung von 500 bis 800 IE pro Stunde erforderlich. Die kombinierte Gabe sollte dann beginnen, wenn die Antithrombin-Aktivität der bei der Lyse anfallenden Fibrinspaltprodukte nachläßt und die Thrombinzeit sich verkürzt; sie sollte um das Dreifache der Norm verlängert sein [12].

Die Thrombolyse in der Schwangerschaft ist auch mit **Urokinase** möglich, die ebenfalls die Plazentaschranke nicht passieren kann. Urokinase kann als Therapeutikum der zweiten Wahl bei einem Anstieg des Anti-Streptokinasetiters im Serum von über 1000000 Einheiten/l oder als primäres Therapeutikum aufgrund der besseren Verträglichkeit und der geringeren Nebenwirkungen (insbesondere geringere Häufigkeit an Blutungskomplikationen) eingesetzt werden. Initial sollten 250000 Einheiten innerhalb von 20 Minuten, als Erhaltungsdosis 80000 Einheiten pro Stunde bis zur Thrombolyse gegeben werden. Danach sollte die Remobilisation der Patienten unter Heparingabe in einer Dosierung von zunächst 20000 bis 30000 Einheiten/die für 3 bis 4 Tage erfolgen [12].

Zur Thrombolyse mit **rekombinantem Gewebs-Plasmin-Aktivator (rt-PA)** in der Schwangerschaft liegen nur Einzelfallberichte vor, bei denen im Vergleich zu den Empfehlungen außerhalb der Schwangerschaft geringere Dosierungen gewählt wurden (z.B. eine Gesamtdosis von 60 mg rt-PA über 8 Stunden) [12]. Es traten keine plazentaren Blutungskomplikationen auf.

**Potentielle Komplikationen** der Thrombolyse, insbesondere mit Streptokinase, sind die vorzeitige Plazentalösung, Temperaturanstiege bis 39 °C während der ersten Stunden und in etwa 1% schwere anaphylaktoide Reaktionen, welche die Gabe von Kortison erforderlich machen [12]. Auch könnte eine vorbestehende okkulte Infektion (z.B. der Harnwege) unter der Streptokinasebehandlung zu einer Sepsis exazerbieren. Eine generelle Antibiotikatherapie bei der Thrombolyse in der Gravidität wird daher diskutiert. Als Folge der Thrombolyse kann es zu einer vorzeitigen Wehentätigkeit kommen, die die Anwendung von Tokolytika erforderlich macht [12]. Die genannten Komplikationsmöglichkeiten zeigen, daß eine Intensivüberwachung der Mutter sowie eine kontinuierliche Registrierung der fetalen Herzaktionen und der Uterusmotilität im Kardiotokogramm die Voraussetzungen für eine Thrombolyse in der Schwangerschaft sind.

Die klinische Bedeutung der **operativen Behandlung (Thrombektomie)** der tiefen Becken- und Beinvenenthrombose liegt – analog zur erfolgreichen Lysetherapie – in der Vermeidung eines postthrombotischen Syndroms mit entsprechender Morbidität. Eine absolute Indikation zur Thrombektomie ist die drohende Gangrän der unteren Extremität nach Thrombose. Eine Thrombektomie sollte auch bei ausbleibendem Erfolg der Thrombolyse, bei besonders ausgedehnten ileofemoralen und ileokavalen Thrombosen und bei Kontraindikationen gegen eine Lysetherapie (z.B. hämorrhagische Diathesen, Magen- und Darmulzera, Frühschwangerschaft bis zur 14. Woche) durchgeführt werden. Aus der aktuellen kontroversen Diskussion über den Einsatz dieser Behandlungsmethode [12] ergibt sich die Überlegung, daß bei einer phlebographisch nachgewiesenen frischen Beckenvenenthrombose vor der 34. Schwangerschaftswoche eine Operationsindikation sorgfältig gegen ein konservatives Vorgehen abzuwägen ist. Nach der 34. Schwangerschaftswoche sollte unter ausreichendem Heparinschutz (20 000–30 000 IE/die) eine Thrombektomie mit passagerer arteriovenöser Fistel und vorheriger Sectio caesarea in gleicher Sitzung erwogen werden.

Bereits am ersten postoperativen Tag erfolgt unter Fortsetzung der intravenösen Heparin-Therapie und fester Wickelung des operierten Beins die Frühmobilisierung. Die Umstellung auf eine Low-dose-Heparin-Behandlung bis zum Abstillen und eine anschließende sechsmonatige Therapie mit oralen Antikoagulanzien sind obligat.

Die protektive arteriovenöse Fistel wird nach der Uterusinvolution ca. 6 bis 12 Wochen später ligiert. Allerdings fehlen zu diesem Behandlungsprinzip bisher prospektive Langzeitstudien.

Voraussetzung für die erfolgreiche Durchführung einer Thrombektomie in der Schwangerschaft ist eine gute Kooperation zwischen dem Geburtshelfer, dem Radiologen, dem Hämostaseologen und dem Gefäßchirurgen.

**Tabelle 8-4**
*Indikationen zur Thromboseprophylaxe in der Schwangerschaft und im Wochenbett*

- Rezidivierende Thrombosen in der Anamnese
- Tiefe Bein- und Beckenvenenthrombose in früheren Schwangerschaften
- Varikosis
- Schwangerschaften nach Herzklappenersatz und bei Herzvitien
- Remobilisation nach initialer Thrombolyse, Thrombektomie oder Antikoagulanzientherapie
- Frauen mit einem Protein C-, Protein S- oder Antithrombin-III-Mangel sowie einer Faktor-V-Leiden-Mutation
- Schwangere mit einer Autoimmunerkrankung (z.B. systemischer Lupus erythematodes, Sklerodermie)

# Thromboembolieprophylaxe in der Schwangerschaft

Eine medikamentöse Thromboembolieprophylaxe in der Schwangerschaft und im Wochenbett ist bei Patientinnen mit einer belasteten Anamnese und bei Frauen mit thrombosefördernden Erkrankungen (siehe Abschnitt „Ätiologie und Pathophysiologie") indiziert (Tab. 8-4). Diese schließt physikalische Maßnahmen wie eine ausreichende Bein- und Gefäßgymnastik und die Verordnung von Kompressionsstrumpfhosen für jede Schwangere mit einer Varikosis oder den genannten Risikofaktoren ein [9]. Dies trifft auch für eine Schwangerschaft nach Herzklappenersatz oder einer fortbestehenden kardiovaskulären Erkrankung zu [2]. Ob Patientinnen mit Langzeittokolyse in diese Indikationsliste mit aufgenommen werden sollten, liegt im Ermessen des behandelnden Arztes.

## 1 Thromboembolieprophylaxe mit unfraktioniertem Heparin

Zur medikamentösen Langzeitprophylaxe bietet sich ab der 12. Schwangerschaftswoche Heparin als Mittel der Wahl an. Unfraktioniertes Heparin, das bei mit einem Molekulargewicht von 10 000 bis 20 000 Dalton nicht plazentagängig ist, sollte in einer Dosierung von 2 bis 3 × 5000 bis 7500 IE/die subkutan appliziert werden. Drei Tage nach Therapiebeginn ist neben der Kontrolle der Globalgerinnungsparameter (aPTT, Thrombinzeit, Quick-Wert) die Bestimmung der Thrombozytenzahl zu empfehlen, um eine heparininduzierte Thrombozytopenie nicht zu übersehen. Bei einer Langzeit-Heparinprophylaxe in der Schwangerschaft sind Blutungskomplikationen nicht zu erwarten. Etwa 6 Stunden vor der erwarteten Geburt oder mit dem Einsetzen muttermundswirksamer Wehen sollte die Gabe abgesetzt und 6 Stunden post partum wieder fortgeführt werden. Damit ist bei ausreichender Gabe von Uterotonika und exakter Blutstillung bei der Versorgung eventueller Geburtsverletzungen eine erhöhte Blutungsgefahr unter der Geburt nicht zu befürchten.

Auf die sehr seltene Koinzidenz der Osteoporose mit der Langzeitanwendung von Heparin – in allerdings höherer Dosierung als der zur Thromboembolieprophylaxe üblichen – ist bereits hingewiesen worden.

Bei Patientinnen, die eine Thromboembolieprophylaxe mittels unfraktioniertem Heparin erhalten, sollte vor spinaler/epiduraler Punktion bzw. vor Entfernen eines Epiduralkatheters ein Zeitintervall von 4 Stunden eingehalten werden, anschließend kann eine erneute Heparingabe nach einer Stunde erfolgen.

## 2 Anwendung von niedermolekularem Heparin zur Thromboembolieprophylaxe

Alternativ sind auch niedermolekulare Heparine zur Thromboembolieprophylaxe in der Schwangerschaft zugelassen, die durch verschiedene Methoden aus unfraktioniertem Heparin hergestellt werden und ein mittleres Molekulargewicht von ca. 4000 bis 6000 Dalton besitzen.

Die **Vorteile** der Anwendung von niedermolekularem Heparin gegenüber dem unfraktionierten Heparin ergeben sich aus den folgenden Befunden:
- bessere Bioverfügbarkeit und zweifach längere biologische Halbwertzeit (3–4 Stunden nach subkutaner Injektion)
- dadurch einmalige subkutane Applikation pro Tag zur Thromboseprophylaxe ausreichend (bessere Akzeptanz durch die Schwangere)
- stärkere Hemmwirkung auf den Faktor Xa, geringerer Effekt auf Thrombin [12]; die globalen Gerinnungstests wie aPTT und Thrombinzeit werden daher durch niedermolekulare Heparine weniger als durch unfraktioniertes Heparin beeinflußt
- geringere Beeinflussung der Thrombozytenaggregation und -adhäsion, damit Verminderung des intra- und postoperativen Blutungsrisikos
- verminderte Aktivierung der Lipoproteinlipasen, dadurch keine relevante Beeinflussung der Lipolyse
- bessere Verträglichkeit: geringere Rate allergischer Reaktionen und lokaler Hämatome, geringere Schmerzinzidenz bei der Applikation
- keine Heparinkumulation, auch nicht nach mehrfacher Gabe.

Von klinischer Bedeutung ist, daß sich im Gegensatz zu unfraktioniertem Heparin die gerinnungshemmende Wirkung von niedermolekularem Heparin durch Protaminsulfat bzw. -chlorid nur zu 80% antagonisieren läßt.

Bei der Beantwortung der Frage, ob niedermolekulares Heparin plazentagängig ist, lassen sich der Literatur folgende Daten entnehmen: In zahlreichen Tierversuchen konnte dem Muttertier appliziertes radioaktiv markiertes niedermolekulares Heparin beim Fetus nicht nachgewiesen werden. In lediglich einer Studie kam es bei Applikation von 16 000 IE Heparin/kg zu einem Nachweis der Substanz im Nabelschnurblut [12]. Eine weitere Studie beschrieb eine minimale Hemmwirkung auf den Faktor Xa ohne Nachweis der Substanz selbst. Hinweise auf eine Teratogenität von niedermolekularem Heparin ergaben sich nicht.

Untersuchungen im Rahmen von Schwangerschaftsabbrüchen im II. Trimenon zeigten außerdem, daß nach subkutaner Applikation dieser Substanz keine relevante Anti-Xa-Aktivität beim Fetus nachweisbar ist. Auch nach Langzeitanwendung von niedermolekularem Heparin in der Schwangerschaft konnte im unmittelbar post partum gewonnenen Nabelschnurblut nur eine geringe Anti-Xa-Aktivität gemessen werden.

Schneider et al. [22] überprüften prospektiv-randomisiert die Plazentagängigkeit von unfraktioniertem Heparin (5000 IE) und niedermolekularem Heparin (1500 Anti-Xa-Einheiten, jeweils einmalige subkutane Gabe) bei Schwangeren am Geburtstermin und beobachteten zwei Stunden nach der Applikation keinen diaplazentaren Übertritt beider Heparine. Auch in einem Perfusionsmodell der humanen Plazenta ließ sich kein Übertritt von niedermolekularem Heparin aus dem mütterlichen in den fetalen Kreislauf nachweisen [12].

Damit dürfte als gesichert gelten, daß auch niedermolekulares Heparin die Plazentaschranke nicht passieren kann. Gleiches gilt auch für die Stillzeit: so ließ sich nach Gabe von niedermolekularem Heparin keine relevante Anti-Xa-Aktivität in der Muttermilch nachweisen [12].

### Klinische Anwendung

Die bisher größten klinischen Erfahrungen in der Schwangerschaft bestehen mit den Präparaten

Tabelle 8-5
*Neuere Empfehlungen zur Thromboembolieprophylaxe in der Schwangerschaft (modifiziert nach Heilmann et al. [10])*

| Risiko | Patientinnen | Management |
|---|---|---|
| Niedrig | ■ Thromboembolie in der Familienanamnese<br>■ APC-Resistenz oder Protein C-/S-Mangel ohne Thromboembolie in der Familienanamnese | ■ Prophylaxe mit niedermolekularem Heparin post partum (z.B. 50–100 Anti-Xa-Einheiten Fragmin®/die) |
| Moderat | ■ Thromboembolie in der Eigenanamnese ohne hereditäres thrombophiles Risiko<br>■ wiederholte Spontanaborte, schwere Präeklampsie/HELLP-Syndrom und Thrombophilie ohne Thromboembolie in der Eigenanamnese | ■ niedermolekulares Heparin während der Schwangerschaft und post partum (z.B. 50–100 Anti-Xa-Einheiten Fragmin®/die) |
| Hoch | ■ Thromboembolie in der aktuellen Schwangerschaft<br>■ wiederholte Thrombose in der Eigenanamnese oder laufende Antikoagulation wegen zurückliegender Thromboembolie<br>■ Thrombophilie mit Thromboembolie in der Eigenanamnese | ■ niedermolekulares Heparin therapeutisch während der Schwangerschaft und post partum (z.B. 100–150 [200] Anti-Xa-Einheiten Fragmin®/die)<br>*oder*<br>■ post partum orale Antikoagulation |

Fragmin®P und Fraxiparin®, die vor allem bei Unverträglichkeitsreaktionen gegenüber unfraktioniertem Heparin angewandt wurden.

Die Dosierung hat unter Berücksichtigung des jeweiligen Präparats individuell zu erfolgen. So wurde zur Thromboseprophylaxe in der Schwangerschaft z.B. Fragmin® in Dosierungen zwischen 1 × 2500 und 1 × 7500 Anti-Xa-Einheiten/die, in Einzelfällen aber auch bis zu 1 × 10000 Anti-Xa-Einheiten/die (entspricht 50–100 Anti-Xa-Einheiten/kg KG/die) subkutan appliziert [12].

Seit einiger Zeit stehen zur einfachen und Patientinnen-orientierten Anwendung für einige Präparate (z.B. der Handy-PEN® für Clexane® [Enoxoparin]) Applikationshilfen zur Selbstinjektion zur Verfügung.

### Nebenwirkungen und unerwünschte Begleiteffekte

Im Hinblick auf die Thromboembolieprophylaxe in der Gravidität dürfte nach den bisherigen Erfahrungen die klinische Sicherheit der Anwendung von niedermolekularen Heparinen der von unfraktioniertem Heparin gleichwertig sein.

Nach Langzeitanwendung von niedermolekularen Heparinen ergaben sich bisher keine Hinweise auf die Entwicklung einer heparinassoziierten Osteoporose [18]; ebenso liegen bisher keine Mitteilungen über andere schwerwiegende Nebenwirkungen nach Applikation von niedermolekularen Heparinen in der Schwangerschaft vor. Heparinbedingte Thrombozytopenien sollen nach Anwendung von niedermolekularen Heparinen seltener auftreten.

Möglicherweise trifft dies auch für das White-Clot-Syndrom (Häufigkeit <0,1%) zu, das sich 7 bis 14 Tage nach Heparininjektion unter dem Bild multipler venöser und arterieller Thrombosen manifestieren kann. So wurde über 4 Fälle eines White-Clot-Syndroms unter unfraktioniertem Heparin berichtet, wobei bei allen Patientinnen eine Besserung der Symptomatik nach Umstellung auf niedermolekulares Heparin auftrat [12].

Eigene Vergleichsuntersuchungen in der Schwangerschaft zeigten, daß nach Gabe von niedermolekularen Heparinen signifikant seltener Nachblutungen aus der Injektionsstelle bei gleichzeitiger Verminderung der mittleren Hämatomgröße im Vergleich zu unfraktioniertem Heparin auftraten [3]. Diese Vorteile müssen allerdings durch die um 20 bis 30% höheren Kosten der niedermolekularen Heparine erkauft werden [1].

Bei der Thromboembolieprophylaxe mit niedermolekularen Heparinen muß vor und nach der spinalen/epiduralen Punktion bzw. vor Entfernen eines Epiduralkatheters ein Zeitintervall von 8 bis 12 Stunden eingehalten werden [24].!

Neuere Empfehlungen zur Thromboembolieprophylaxe in der Schwangerschaft [10], deren Effizienz allerdings noch durch klinische Studien bestätigt werden muß, gehen von der Einteilung der Patientinnen in drei Risikogruppen aus (Tab. 8-5).

!*Bei der Prophylaxe mit niedermolekularen Heparinen muß vor und nach spinaler/epiduraler Punktion bzw. vor Entfernen eines Epiduralkatheters ein Zeitintervall von 8 bis 12 Stunden eingehalten werden!*

## Thrombose und Thromboembolie im Wochenbett

Im Vergleich zur Spätschwangerschaft kommt es mit der Geburt zu plötzlichen Veränderungen in der Hämodynamik und der Gerinnungsphysiologie. Diese werden vor allem durch die Einschwemmung von „thromboplastischem" Material in die maternale Zirkulation, die akut einsetzende Umstellung der Hämodynamik (abrupte Verkleinerung des mütterlichen Gefäßbetts, Blutstau in den venösen Plexus des kleinen Beckens) und die unterschiedlich schnellen Aktivitätsveränderungen der Gerinnungs- und Fibrinolysefaktoren während und nach der Geburt hervorgerufen [12] (siehe auch Tab. 8-2).

Im Wochenbett ist nach vaginaler Entbindung gemäß den Sammelstatistiken die Morbidität an Bein- und Beckenvenenthrombosen mit 0,3 bis 2,5% (Mittelwert 1%) im Vergleich zur Schwangerschaft um etwa das Dreifache erhöht. Die Emboliemortalität liegt bei 0,01 bis 0,025% [13]. Nach neueren Untersuchungen zeichnet sich eine Abnahme der Inzidenz im Wochenbett gegenüber derjenigen während der Schwangerschaft ab [15]. Als besondere thrombotische Komplikation ist zusätzlich im Wochenbett die **Ovarialvenenthrombose** zu erwähnen, die mit einer Häufigkeit von 0,05% – überwiegend rechtsseitig – auftritt [25].

Weitaus die meisten Thrombosen treten innerhalb der ersten 5 Tage post partum auf, der Häufigkeitsgipfel der Lungenembolie liegt um den 7. bis 8. Tag [16].

Das Prinzip der **Behandlung der Becken- und Beinvenenthrombose** im Wochenbett entspricht weitgehend dem in der Schwangerschaft (Tab. 8-6); es soll hier nur auf die Unterschiede eingegangen werden. Eine notwendige Antikoagulanzientherapie wird wegen des sofortigen Wirkungseintritts auch im Wochenbett mit Heparin in der oben beschriebenen Dosis von 30 000 bis 40 000 IE/die frühestens 6 Stunden post partum begonnen [8]. Dabei ist die gleichzeitige hochdosierte Gabe von Uterotonika erforderlich. Eine verstärkte Blutung ex utero tritt dann nur in 1 bis 2% der Fälle auf, eine Hämatombildung im Bereich der Episiotomie ist ebenfalls selten [12]. Da Heparin nicht in die Muttermilch übergeht, muß die Stilltätigkeit nicht unterbrochen werden.

Die primäre Antikoagulation mit Heparin kann im weiteren Verlauf mit oralen Antikoagulanzien fortgeführt werden. Kumarinderivate sind nur in geringen Mengen in der Muttermilch nachweisbar [16]; bislang ist keine erhöhte Frequenz an Blutungskomplikationen bei Neugeborenen unter mütterlicher Therapie mit oralen Antikoagulanzien in der Stillperiode bekannt geworden. Die Indikationsstellung in dieser Zeit sollte allerdings mit dem Kinderarzt abgesprochen werden.

Nach komplikationsloser Spontangeburt ist eine Thrombolyse ab dem 6. bis 10. postpartalen Tag möglich [12]. Voraussetzungen sind eine optimale Kontraktion des Uterus, die Vermeidung einer uterinen Infektion durch Antibiotikagabe und die Begrenzung der Lyse auf einen kurzen Zeitraum [12]. Die Kombination und Nachbehandlung mit Heparin über einen Zeitraum von 6 Monaten ist notwendig.

Die **chirurgische Behandlung** der obliterierenden Ileofemoralvenenthrombose bietet sich im Wochenbett als Alternative oder bei Bestehen von Kontraindikationen gegen eine Lyse ebenfalls an, bei einer verstärkten Blutungsgefahr oder bei einer vorbestehenden Infektion ist sie die einzige Möglichkeit [16]. Auch bei der puerperalen Ovarialvenenthrombose ist bei Versagen der Therapie mit Antikoagulanzien und Antibiotika die chirurgische Therapie indiziert [13, 16].

Eine wirksame **Thromboembolieprophylaxe** hat im Wochenbett entsprechend der hohen Thrombosegefahr eine besondere Bedeutung. Die Indikation ist bei jeder Wöchnerin mit erhöhtem Blutverlust sowie größeren vaginalen Eingriffen unter der Geburt und Immobilisation im Wochenbett zu stellen.[!]

Die Prophylaxe muß möglichst bald nach der Entbindung wirksam sein. Mit unfraktioniertem Heparin kann die erste Injektion 6 Stunden post partum erfolgen, die Dosis sollte bei etwa 10 000 bis 20 000 IE (2-3 × 5000-7500 IE subkutan)/die liegen [13]. Zur Thromboembolieprophylaxe im Wochenbett mit niedermolekularen Heparinen bevorzugen wir die einmalige subkutane Injektion von 2500 bis 5000 Anti-Xa-Einheiten Fragmin®/die. Da unfraktioniertes und niedermolekulares Heparin nicht in die Muttermilch übertreten, darf die Mutter während dieser Medikation ihr Kind stillen.

Die **Dauer** der Antikoagulanzientherapie richtet sich nach der Indikation; bis zu einem Zeitraum von 6 Wochen ist das Thromboembolierisiko als erhöht anzusehen. Wurde schon während der Schwangerschaft mit einer Thromboembolieprophylaxe begonnen, ist auf ihre Fortführung postpartal für ebenfalls 6 Wochen zu achten.

Bei Frauen mit erhöhtem Thromboembolierisiko ist die Gabe hochdosierter Steroide zum Abstillen

*Die Indikation zur Thromboembolieprophylaxe ist bei jeder Wöchnerin mit erhöhtem Blutverlust, größeren vaginalen Eingriffen während der Geburt und Immobilisation im Wochenbett zu stellen!*

wegen der damit verbundenen zusätzlichen Thromboemboliegefährdung nicht geeignet, unter der Gabe von Bromocriptin ist nach den bisher vorliegenden Untersuchungen das Risiko nicht erhöht [21].

Bei gefährdeten Frauen sollte eine Tubensterilisation nicht unmittelbar post partum durchgeführt werden. Nach etwa sechs Wochen liegen sowohl die Parameter des Gerinnungssystems als auch die der Hämodynamik wieder im Normbereich und vermindern das Risiko dieses Eingriffs [16].

## Thrombose und Thromboembolie nach abdominaler Schnittentbindung

Nach Kaiserschnitt kombinieren sich die thromboembolischen Gefahrenmomente des Zustands post partum mit denen des postoperativen Verlaufs. Die kontraktionsbedingte uterine Minderperfusion mit Stase in den noch erweiterten periuterinen Venen und die operationsbedingte Gefäß- und Gewebstraumatisierung mit erhöhter Einschwemmung thromboplastischen Materials in die Zirkulation führen neben den postpartalen Gerinnungsveränderungen zu einer deutlichen Erhöhung des Thromboserisikos. Besonders gefährdend für die Patientin sind die auf der Grundlage einer Endomyometritis post partum entstehenden Infektionen der periuterinen, z.T. thrombosierten Gefäßabschnitte, die bei ungünstigem Verlauf zu septischen Thrombosen mit unter Umständen letalem Ausgang führen können. Infolgedessen ist in den Sammelstatistiken ohne generelle Antikoagulanzienprophylaxe bei der Sectio die Morbidität an Bein- und Beckenvenenthrombosen mit 2 bis 7 % etwa fünfmal höher und die Emboliemortalität mit 0,1 bis 0,2 % etwa zehnmal höher als nach vaginaler Entbindung [8]. Dem steht das Risiko von Blutungen aus der Plazentahaftfläche bei mangelhafter Uteruskontraktion und aus dem Operationsgebiet unter Antikoagulanzienprophylaxe gegenüber.

Bei der **Behandlung einer Bein- oder Beckenvenenthrombose** gelten die bereits aufgeführten Maßnahmen, allerdings unter der Voraussetzung, daß die intra- und postoperative Hämostase erhalten bleiben muß. Blutungen aus dem uterinen Wundgebiet können lebensbedrohlich sein. Bei einer notwendigen Heparinbehandlung sollte daher in den ersten sieben postoperativen Tagen eine Dosis von 30 000 IE/die nicht überschritten werden. Im weiteren Verlauf ist eine Dosissteigerung und auch der Übergang auf orale Antikoagulanzien möglich [12]. Bei einer Thrombolyse besteht innerhalb der ersten 7 Tage nach der Sectio ein erhöhtes Blutungsrisiko. Bei einer intra- oder unmittelbar postoperativ aufgetretenen Ileofemoralvenenthrombose ist die Thrombektomie die geeignete Methode [12].

Zur **Thromboembolieprophylaxe** nach Kaiserschnitt kommt neben physikalischen Maßnahmen zur Beeinflussung der Hämodynamik für die prä- oder intraoperative Antikoagulation Heparin in Frage [13]; im postoperativen Verlauf bestehen keine Einschränkungen in der Auswahl der Antikoagulanzien bei Beachtung der Konzentrationen der Kumarinderivate in der Muttermilch [21].

Angesichts der potentiellen Gefährdung jeder Frau im postoperativen Wochenbett sollte nach Kaiserschnitt eine generelle Antikoagulanzienprophylaxe durchgeführt werden [12].

Bisher sind nur wenige Untersuchungen über den Erfolg einer solchen Prophylaxe bekannt. In einer Studie konnte durch die Einführung einer generellen postoperativen Thromboseprophylaxe mit Heparin die Inzidenz tiefer Bein- und Beckenvenenthrombosen nach Kaiserschnitt-Entbindung von 3 bis 8 % auf unter 0,2 % gesenkt werden [12].

---

**Antikoagulation**
- Heparin (Stillen möglich)
- Uterotonika
- Kumarinderivate (Stillen fraglich)

**Thrombolyse**
- Streptokinase oder Urokinase ab dem 6.–10. postpartalen Tag
- Uterotonika
- Kombination mit Heparin/Antibiotika

**Prophylaxe**
- Frühmobilisation, Gefäßgymnastik, Kompression
- großzügige Indikation zur Antikoagulation (nach Sectio obligat, Beginn 6 h post partum):
- – unfraktioniertes Heparin (2–3 × 5000–7000 IE subkutan/die)
  oder
  – niedermolekulares Heparin (1 × 2500 Anti-Xa-Einheiten Fragmin®/die oder 50–100 Anti-Xa-Einheiten Fragmin®/kg Körpergewicht/die)

---

*"Da jede Frau im postoperativen Wochenbett potentiell gefährdet ist, sollte nach Kaiserschnitt eine generelle Antikoagulanzienprophylaxe*

*'Nach Sectio kombinieren sich die thromboembolischen Gefahrenmomente des Zustands post partum mit denen des postoperativen Verlaufs!*

Tabelle 8-6
*Richtlinien zur Thrombosebehandlung und -prophylaxe im Wochenbett*

Die Dosierung von unfraktioniertem Heparin zur postoperativen Thromboembolieprophylaxe (Beginn 6 Stunden post operationem) sollte nach unserer Auffassung 2- bis 3 × 5000–7000 IE subkutan/die betragen. Wird niedermolekulares Heparin eingesetzt, bevorzugen wir die einmalige subkutane Gabe von 2500 Anti-Xa-Einheiten Fragmin®/die bis zur Entlassung der Patientin. Nur in Ausnahmefällen (extreme Adipositas, Varikosis) wird die Dosis auf 1 × 5000 Anti-Xa-Einheiten Fragmin®/die erhöht.

Die Frequenz an lokalen Nachblutungen und Wundheilungsstörungen ist von der Art des verwendeten Heparins unabhängig [12].

Da Venenthrombosen und vor allem Lungenembolien nach Kaiserschnitt in Einzelfällen auch noch nach mehr als 7 bis 10 Tagen post partum auftreten können, sollte bei der Entlassung der Patientin aus der stationären Behandlung geprüft werden, ob ein erhöhtes Risiko für eine thromboembolische Erkrankung besteht und ggf. die Indikation zur medikamentösen Thromboembolieprophylaxe großzügig verlängert werden.

## Zusammenfassung

Schwangerschaft, Wochenbett und Kaiserschnitt gehen mit einer erhöhten Thromboemboliegefährdung einher. Die Behandlung der Becken- und Beinvenenthrombose durch Antikoagulation, Thrombolyse und Thrombektomie sind gerade in diesen Gefahrensituationen mit bestimmten Risiken verbunden. Sie erfordern die genaue Kenntnis und Wertung dieser Risikofaktoren, die Auswahl des geeigneten Medikaments in adäquater Dosierung und eine intensive Überwachung von Mutter und Kind.

# Inhalt*

- **Einleitung** .......................... 135

- **Ätiologie** .......................... 135
1  Hormonelle Einflüsse .................. 135
2  Immunologische und psychische Einflüsse ..... 136

- **Symptomatik** .......................... 137

- **Morphologische und biochemische Veränderungen** .............. 137

- **Therapie** .......................... 139
1  Ambulante Behandlung .................. 139
2  Stationäre Behandlung .................. 139

---

*Das Literaturverzeichnis findet sich in Kapitel 24, S. 368.

# 9 Endokrinologische Aspekte von Emesis und Hyperemesis gravidarum

G. A. Braems, H. Gips

## Einleitung

Übelkeit und Erbrechen sind nicht nur die häufigsten Symptome der Frühschwangerschaft, sondern wahrscheinlich mit die unangenehmsten. Bei 50 bis 70 % aller Schwangerschaften tritt eine Übelkeit auf. Ungefähr die Hälfte der betroffenen Schwangeren leidet an mehr oder weniger ausgeprägtem Erbrechen. Der Beginn der Symptomatik liegt immer im I. Trimenon der Schwangerschaft zwischen der 6. und 8. Schwangerschaftswoche mit beginnender Abschwächung der Symptomatik nach der 12. Schwangerschaftswoche.

Unter **Emesis gravidarum** wird ein neben der Übelkeit auftretendes Erbrechen ohne weitere Beeinträchtigung des Wohlbefindens und ohne Krankheitsgefühl verstanden. Eine isolierte morgendliche Übelkeit tritt bei lediglich 1,8 % der Schwangeren ein, bei 80 % zeigen sich Übelkeit und Emesis über den Tag verteilt [14]. Der Übergang zum persistierenden, quälenden Erbrechen während des ganzen Tages und sogar nachts ist als **Hyperemesis gravidarum** zu bezeichnen. Klinisch bestehen gleitende Übergänge von der Emesis zur Hyperemesis gravidarum. Schwere Fälle von Hyperemesis sind selten geworden. In der Inzidenz bestehen ausgeprägte regionale und zeitliche Unterschiede, die auf den psychosozialen Aspekt dieser Erkrankung hinweisen.

Die Inzidenz der Hyperemesis gravidarum wird in der Literatur zwischen 0,3 und maximal 2 % angegeben [1, 2, 5, 12].

## Ätiologie

Die Ätiologie der Übelkeit und des Schwangerschaftserbrechens ist noch weitgehend ungeklärt. Auch nach den heutigen Erkenntnissen hat die 1933 von Kemp formulierte Bezeichnung der Hyperemesis gravidarum als eine „Krankheit der Theorien" noch ihre Gültigkeit. Zu den Hypothesen gehören biochemische Veränderungen, insbesondere hormonelle sowie immunologische Einflüsse und psychosomatische Aspekte.

### 1 Hormonelle Einflüsse

Während der Schwangerschaft treten zahlreiche Veränderungen im endokrinen System der Frau auf, primär hervorgerufen durch die materno-plazentare endokrine Funktionseinheit. Auffällig ist hier der zeitlich analoge Verlauf von Emesis und Hyperemesis gravidarum mit dem **humanen Choriogonadotropin** (hCG). Das hCG zeigt in der frühen Schwangerschaft einen steilen Anstieg mit einem Maximum der Konzentration zwischen der 8. und 12. Schwangerschaftswoche und dann wiederum folgenden Konzentrationsabfall. Die Korrelation des Konzentrationsverlaufs dieses plazentaren Hormons in der frühen Schwangerschaft mit dem Auftreten, dem Maximum und dem Ausklingen von Emesis und Hyperemesis gravidarum führte immer wieder zu der Vermutung, daß dieses Hormon primär an der Ätiologie beteiligt sei.

Als Argument für einen möglichen ätiologischen Zusammenhang zwischen erhöhter plazentarer hCG-Produktion sowie Übelkeit und Erbrechen während der Schwangerschaft wird das gehäufte Vorkommen der Hyperemesis bei Zwillingsschwangerschaften und Blasenmolen angeführt. Beide gehen mit erhöhten hCG-Konzentrationen einher, jedoch sind die Untersuchungsergebnisse nicht einheitlich [5, 11]. Bei Molenschwangerschaften und Frühaborten ist die Häufigkeit von Übelkeit und Erbrechen geringer. Eine verminderte hCG-Produktion durch das nicht intakte Trophoblastgewebe wird hierfür verantwortlich gemacht [11].

Während das hCG wohl keine direkte Einwirkung auf die Emesis und Hyperemesis gravidarum hat, so mag jedoch seine endokrinologische Wirkung auf die **Östrogenproduktion** und auf die funktionale Regulation der maternalen Schilddrüse von ätiologischer Bedeutung sein. Eine partiell auftretende Übelkeit unter Einnahme oraler Kontrazeptiva ist ein bekanntes Phänomen und wird dem Östrogenanteil im hormonalen Kontrazeptivum zugeschrieben. Das hCG stimuliert in der frühen Schwangerschaft zum einen das Corpus luteum graviditatis mit folgendem Anstieg des Estradiol-17β und des Progesterons. Ein zusätzlicher Wirkmechanismus ist die Stimulation der plazentaren Östrogenproduktion, zum einen über die Induktion der plazentaren Aromataseaktivität, zum anderen auch über die Stimulation der fetalen Nebennierenrinde mit vermehrter Produktion des DHEAS als Vorstufe der plazentaren Östrogenbiosynthese.

Die Folge ist ein steiler Anstieg insbesondere des **Estradiol-17β**, aber auch des Estrons sowie zusätzlich jetzt des Estriols bereits in der frühen Schwangerschaft, mit folgender Übelkeit und Emesis. Teilweise konnten in Gruppen mit Hyperemesis gravidarum im Vergleich zu Kontrollgruppen höhere Konzentrationen des Estradiol-17β in der Frühschwangerschaft nachgewiesen werden [9]. Unter der Einnahme oraler Kontrazeptiva wurde u. a. ein Abfall des Drucks im unteren Ösophagussphinkter mit folgenden Refluxbeschwerden nachgewiesen, ebenso eine Verminderung der Magenmotorik mit verzögerter Magenentleerung sowie erhöhter Kontraktion der Gallenblase als Folge des Abfalls des Cholezystokinins. Diese Symptomatik wird durch den Östrogenanteil bewirkt. Die gleichen Symptome sind auch in der Schwangerschaft bekannt. Die hCG-stimulierte Östrogenbiosynthese in der Frühschwangerschaft mit oben beschriebener Einwirkung auf den Gastrointestinaltrakt mag somit die Ursache der Übelkeit, Emesis und Hyperemesis gravidarum zu diesem Zeitpunkt der Schwangerschaft sein.

Ein weiterer interessanter ätiologischer Aspekt der Pathogenese von Emesis und Hyperemesis gravidarum besteht in der endokrinologischen Wirkung dieses Plazentahormons an der maternalen **Schilddrüse,** wobei das hCG eine passager hyperthyreote Situation bewirkt. Untersuchungen von Goodwin et al. [8, 9] zeigten bei Patientinnen in der Frühschwangerschaft mit Hyperemesis gravidarum signifikant höhere Konzentrationen des hCG sowie des freien Thyroxins und niedrige Konzentrationen des TSH. Bei der Graduierung zeigte sich ein Anstieg des hCG im Vergleich zur Kontrollgruppe in der Gruppe mit Übelkeit mit weiterem Anstieg in der Gruppe der Hyperemesis und nochmaliger signifikanter Konzentrationserhöhung in der Gruppe mit schwerer Hyperemesis gravidarum. Das TSH zeigte in den aufgeführten Untergruppierungen eine inverse Korrelation mit einem Abfall, je nach Schweregrad der Symptomatik, wobei in der Gruppe der ausgeprägten Hyperemesis gravidarum sich sehr niedrige Konzentrationen des TSH zeigten, bei gleichzeitig signifikant erhöhtem fT4, somit die klassische Konstellation der Hyperthyreose. Bereits in früheren Untersuchungen wurde ein thyreotroper Effekt des hCG nachgewiesen, wobei dieser jedoch im Vergleich zum TSH nur gering ist.

HCG besteht ebenso wie **TSH** aus einer α- und einer β-Untereinheit, wobei die α-Untereinheit des hCG mit der des TSH identisch ist. Auch die β-Untereinheiten von hCG und TSH zeigen eine ausgeprägte strukturelle Homologie, wobei die des hCG größer ist, aufgrund zusätzlicher Aminosäuren am C-terminalen Ende [10]. Ob die passagere hyperthyreote Situation der frühen Schwangerschaft der Auslöser einer Emesis oder Hyperemesis gravidarum ist, ist fraglich. Es mag jedoch ein additiv verstärkender Faktor zusätzlich zur östrogeninduzierten Emesis und Hyperemesis gravidarum vorliegen, der insbesondere bei der ausgeprägten Symptomatik der Hyperemesis gravidarum einen negativen Einfluß hervorruft.

Andere endokrine Ursachen der Emesis und Hyperemesis gravidarum, wie eine passagere Unterfunktion der **Nebennierenrinde,** hervorgerufen durch eine verminderte hypophysäre ACTH-Sekretion, wurden diskutiert, jedoch nicht bewiesen [16]. Ein passageres Auftreten einer Nebennierenrindeninsuffizienz im Sinne eines Addison gravidarum [13] aufgrund eines östrogeninduzierten CBG-Anstiegs mit vermehrter Bindung des Cortisols und hierdurch bedingter vorübergehender Verminderung der freien biologisch aktiven Fraktion mit dann später folgender Adaptation mag eventuell verstärkend auf die Übelkeit und das Erbrechen in der frühen Schwangerschaft wirken. In der neuen Literatur wird die Effektivität der Kortikoidtherapie bei therapieresistenten Fällen hervorgehoben.

## 2 Immunologische und psychische Einflüsse

Neben endokrinen Faktoren sollten auch mögliche immunologische Ursachen der Hyperemesis gravidarum in Betracht gezogen werden. In diesem Zusammenhang wird eine erhöhte Empfindlichkeit von Patientinnen mit Hyperemesis gegenüber in das mütterliche Kompartiment eingeschwemmte **Chorionelement** postuliert [17]. Dieser Übertritt soll im I. Trimenon besonders ausgeprägt sein. Für eine immunologische ätiologische Komponente der Hyperemesis spricht das signifikant häufigere Vorkommen bei Patientinnen mit allergischer Anamnese [5, 11]. So unklar die Ätiologie der Übelkeit und des Erbrechens in der Schwangerschaft auch sein mag, so kann sie letztendlich doch als eine adaptive Reaktion auf eine veränderte endokrine, metabolische und/oder immunologische Situation interpretiert werden, deren Intensität durch die psychische und psychosoziale Situation der einzelnen Patientin ihre Modulation erfährt.

Eine Vielzahl von **psychologischen Einflüssen** der Emesis und Hyperemesis gravidarum wurde beschrieben, wobei hier wohl primär eine Triggerwirkung auf die bereits vorliegende Symptomatik besteht. Bekannt ist die Auslösung der Emesis durch visuelle Reize ebenso durch Gerüche, z. B. bei Zubereitung von Mahlzeiten, des weiteren können Lärm- und Hitzeeinwirkungen die Symptomatik verstärken oder auslösen [4].

# Symptomatik

Die ersten Symptome der Übelkeit und des Erbrechens können bereits unmittelbar nach dem Ausbleiben der Regelblutung auftreten. Im Mittel liegt der Beginn zwischen der 6. und 8. Schwangerschaftswoche, das Maximum der Häufigkeit zeigt sich zwischen der 8. und 12. Schwangerschaftswoche. Eine Besserung der Symptomatik ist bei 50 % der Schwangeren bis zur 14. Schwangerschaftswoche aufgetreten, und in der 22. Schwangerschaftswoche sind 90 % beschwerdefrei [14]. 5 % der Frauen geben jedoch weiterhin eine Übelkeit bis zur Entbindung an [20].

Bei länger anhaltendem Erbrechen sind jedoch differentialdiagnostische Ursachen in Betracht zu ziehen[1] (Tab. 9-1). Die Hyperemesis gravidarum erfordert somit eine Ausschlußdiagnostik. Beim überwiegenden Anteil der Patientinnen ist die morgendliche Nahrungsaufnahme beeinträchtigt, während im weiteren Tagesverlauf bei der **leichteren Form** eine Nahrungs- und Flüssigkeitszufuhr möglich ist. Bei diesen Patientinnen bleibt das Gewicht meist stabil oder zeigt lediglich vorübergehend eine leichte Reduktion. Das Allgemein- und Wohlbefinden wird nicht wesentlich beeinträchtigt.

Bei der **schwer verlaufenden Form** der Hyperemesis mit über den Tag und sogar nachts anhaltender Übelkeit, verbunden mit rezidivierendem Erbrechen, kommt es dagegen aufgrund der ausbleibenden Nahrungs- und Flüssigkeitsaufnahme zu einer ausgeprägten Gewichtsabnahme sowie zu Elektrolytverlusten, Dehydratation und Stoffwechselentgleisung. Zudem kann es bei einem länger anhaltenden Mangel an Vitamin-B-Komplex zu den Symptomen einer peripheren Polyneuritis mit ausgeprägter Muskelschwäche sowie zu zerebralen Störungen im Sinne einer Wernicke-Enzephalopathie kommen [21].

# Morphologische und biochemische Veränderungen

An Leber, Niere, Gehirn und peripheren Nerven sind **morphologische** Veränderungen beschrieben worden; die Berichte entstammen einer Zeit, in der die Hyperemesis gravidarum noch mit einer hohen Letalität einherging. In der Leber wurden fettige

Tabelle 9-1
*Differentialdiagnose von Emesis und Hyperemesis gravidarum*

- Thyreotoxikose
- Morbus Addison
- primärer Hyperparathyreoidismus
- Morbus Crohn
- Leber- und Gallenblasenerkrankungen
- Pankreatitis
- Gastroenteritis
- Zwerchfellhernien
- Appendizitis
- Ulcus ventriculi oder duodeni
- Magenkarzinom
- Pyelonephritis
- Lebensmittelvergiftung
- zentralnervöse und vestibuläre Pathologie
- Eisenmedikation

*[1]Bei länger anhaltendem Erbrechen in der Schwangerschaft sind differentialdiagnostische Ursachen in Betracht zu ziehen!*

**Tabelle 9-2**
*Übersicht über das diagnostische und therapeutische Vorgehen bei Hyperemesis gravidarum nach stationärer Aufnahme*

**Diagnostik**

**Anamnese**
- Erbrechen (Frequenz > 5 pro Tag)
- Gewichtsabnahme > 5 %
- Nahrungs- und Flüssigkeitsaufnahme möglich?

**Untersuchung**
- Nachweis einer intrauterinen Schwangerschaft (Cave: Blasenmole, Mehrlinge)
- Dehydratationszeichen (trockene Zunge, Hautfalten, Tachykardie, Hypotonie)
- Foetor ex ore (Ketone)
- Gewicht (Vergleich mit Mutterpaß)
- Zentralnervöse Symptome: Wernicke-Enzephalopathie (Diplopie, abnorme Augenbewegungen, Ataxie, Konfusion); Korsakow-Psychose (retrograde Amnesie, Lernfähigkeit vermindert, Konfabulationen); Hyponatriämie (Lethargie, Konvulsionen, Atemstillstand)

**Labor**
- Urin: erhöhtes spezifisches Gewicht; Ketonurie
- Blut: Hämokonzentration (Hämatokrit und Gesamteiweiß erhöht, bei katabolem Status Gesamteiweiß erniedrigt); Elektrolytstörungen (Hyponatriämie, Hypokaliämie); metabolische hypochlorämische Alkalose; Harnstoff erniedrigt; Transaminasen erhöht (bis 200 IU/l); hyperthyreote Konstellation (Thyroxin erhöht, TSH erniedrigt)

**Ausschluß differentialdiagnostisch relevanter Erkrankungen**
- Hepatitis
- zentralnervöse oder vestibuläre Pathologie (Traumata, Tumor)
- gastrointestinale Erkrankungen (Gastroenteritis, Ulcus ventriculi/duodeni, Appendizitis, Ileus, Pankreatitis, Zwerchfellhernien, Leber-/Gallenblasenpathologie)
- endokrine Erkrankungen (Thyreotoxikose, Morbus Addison)
- Medikamente (Eisenpräparate)

**Therapie**

**Therapiebeginn**
- 1000 ml Kochsalz- oder Ringerlösung + 1000 ml Glucose 5–10 % + Multivitamine (Thiamin = Vitamin $B_1$, Pyridoxin = Vitamin $B_6$, Vitamin C)
- Antiemetika, z. B. Dimenhydrat (Vomex A®)
- Nahrungskarenz, kurzfristig bis zur Besserung der Symptomatik
- Psychologische Führung

**Evaluierung im weiteren Verlauf:**
- Überprüfung des Befindens, Gewichtskontrolle, Labor
- bei Befundbesserung: progressiver Nahrungsaufbau durch kleine, kohlenhydratreiche Mahlzeiten
- bei Persistenz oder Befundverschlechterung: erneuter differentialdiagnostischer Ausschluß relevanter Erkrankungen; Erforschung von Konfliktsituationen, psychosomatisches Konsil; evtl. totale parenterale Ernährung (über zentralen Venenkatheter) und Bilanzierung (Tab. 9-3)

**Entlassung**
- Rat zu mehreren kleinen, kohlenhydratreichen Mahlzeiten
- Regelmäßige Flüssigkeitszufuhr über den Tag verteilt
- Falls notwendig, Eisensubstitution
- Antiemetika nach Bedarf (z. B. Dimenhydrat)
- Kurzfristige Wiedereinbestellung

---

Degenerationen und Nekrosen der zentralen Regionen der Läppchen nachgewiesen. Die Peripherie war von diesen Veränderungen weniger betroffen [5, 17]. Die Nieren wiesen vakuolige Veränderungen im Zytoplasma und Schwellung der Zellen des proximalen Tubulus auf, wie sie bei hypokaliämischen Nephropathien gefunden werden [17]. Der Mangel an Vitaminen des B-Komplexes zeigte sich in einer Degeneration der Myelinscheiden peripherer Nerven [17] sowie in Nekrosen und Degeneration von Gehirnregionen im Sinne einer Wernicke-Enzephalopathie [21].

Durch die ausbleibende Nahrungs- und Flüssigkeitszufuhr sowie durch den Verlust des sauren Magensaftes bei ständigem Erbrechen treten **biochemische** Veränderungen im Wasser- und Elektrolytgleichgewicht sowie im Säure-Basen-Status auf. Der Kohlenhydratmangel führt zu einem kompensatorischen Anstieg freier Fettsäuren und Ketonkörper mit folgender Ketoazidose. Ketonkörper treten hierbei im Urin und im Blut auf, im Urin lassen sich bei der Ketonurie zusätzlich Eiweiß, Urobilinogen und Porphyrin nachweisen.

Die **Dehydratation** manifestiert sich klinisch durch eine trockene Zunge, Hautfalten, Tachykardie, Hypotonie und Gewichtsabnahme (Tab. 9-2). Durch die verminderte Nierenperfusion kommt es zur Oligurie mit Anstieg des spezifischen Gewichts des Urins. Im Blut können Hämatokrit, Gesamteiweiß und die harnpflichtigen Substanzen erhöht sein.

Der Verlust an **Natrium** und **Kalium** führt zur Hyponatriämie und Hypokaliämie. Der Kaliumverlust bewirkt einen kompensatorischen Übertritt dieses Elektrolyts von den intra- in den extrazellulären Raum, so daß die extrazellulären Kaliumkonzentrationen über einen längeren Zeitraum im Normbereich bleiben oder sich nur geringfügig erniedrigt zeigen können. Durch die zunehmende Zellschädigung, verbunden mit einer Niereninsuffizienz, kommt es schließlich zur Hyperkaliämie mit folgender kardialer Gefährdung. Dieses fortgeschrittene Stadium, auch verbunden mit körperlichem Verfall, Apathie, Exsikkose und Hypotonie, dürfte bei dem heutigen Stand der Schwangerenvorsorge jedoch nicht mehr auftreten.

Der Verlust an **Wasserstoff-** und **Chloridionen** führt zur Entwicklung einer metabolischen hypochlorämischen Alkalose, die durch den Austausch von intrazellulärem Kalium gegen extrazelluläre Wasserstoffionen weiter verstärkt wird.

Eine leichte Erhöhung der **Transaminasen,** jedoch unter 200 IU/l, läßt sich häufig nachweisen und weist auf eine abnormale Leberfunktion hin, wobei die Ätiologie derzeit nicht bekannt ist [15].

Auch das Bilirubin kann geringfügig erhöht sein. Mit Besserung der Hyperemesis gravidarum kommt es zu einer schnellen Normalisierung der Leberwerte.

Die Veränderung der **Schilddrüsenfunktion** mit einer Veränderung der Schilddrüsenhormon-Parameter wurde bereits erwähnt.

# Therapie

Die morgendliche Übelkeit, verbunden mit einem zeitweiligen Erbrechen im Sinne einer Emesis gravidarum, kann ambulant behandelt werden. Bei zunehmender Frequenz des Erbrechens, verbunden mit einer Gewichtsabnahme, zeigt sich der Hinweis auf die Entwicklung einer Hyperemesis gravidarum, die dann eine stationäre Therapie erfordert.

## 1 Ambulante Behandlung

Bei der ambulanten Behandlung der leichten Form sollte insbesondere auf die häufige Einnahme kleiner fett- und eiweißarmer Mahlzeiten geachtet werden. Bei Bedarf können zusätzlich niedrig dosiert Antiemetika in Form von Suppositorien verabreicht werden.[!] Bedingt durch die negative Erfahrung der Teratogenität bei Einsatz von Thalidomid mit folgender Embryopathie war die Angst und Skepsis gegenüber dem Einsatz der Antiemetika in der Frühschwangerschaft verständlich. Bei den jetzt vorliegenden Daten und Erfahrungen können eine **Teratogenität** bei Dopaminantagonisten (Metoclopramid, z. B. Paspertin®, Domperidon, z. B. Motilium®) als auch bei Phenothiazinen (Chlorpromazin) und Antihistaminika (Promethazin, z. B. Atosil®; Dimenhydrinat, z. B. Vomex A®) ausgeschlossen werden.

**Nebenwirkungen,** wie Benommenheit, partiell auch extrapyramidale Erscheinungen können bei den Dopaminantagonisten bzw. bei Phenothiazinen auftreten [15].

## 2 Stationäre Behandlung

Jede Schwangere mit einer Frequenz des Erbrechens von mehr als fünfmal pro Tag und einer hiermit verbundenen Gewichtsabnahme von mehr als 5 % des Körpergewichts sowie der Entwicklung einer Ketose und Dehydratation sollte **stationär** aufgenommen werden.[!!] Insbesondere bei übermäßiger Belastung am Arbeitsplatz oder angespannter Situation im häuslichen Milieu kann das vorübergehende Herauslösen der Patientin durch die stationäre Aufnahme bereits eine positive Auswirkung haben.

Das diagnostische und therapeutische Vorgehen bei der Hyperemesis gravidarum ist in Tabelle 9-2 dargestellt.

Die **biochemischen** Veränderungen bei der Hyperemesis gravidarum wurden bereits zitiert. Durch die intravenöse Rehydrierung mit Kochsalzlösung läßt sich der Verlust von Natrium- und Chloridionen bereits korrigieren und somit auch die metabolische hypochlorämische Alkalose. Durch die Mitinfusion von Kalium wird gleichzeitig die Hypokaliämie behandelt. Eine zusätzliche Erhöhung der Natriumzufuhr sollte nicht erfolgen, da eine zu schnelle Korrektur des Natriumspiegels zu einer zentralen pontinen Myelinolyse führen kann.

Durch die zusätzliche **Glukoseinfusion** wird die vorhandene Ketose korrigiert, wobei die 5%-Lösung jedoch nicht mit 200 kcal für den Energiebedarf ausreichend ist. Die Glukosezufuhr führt zu einem erhöhten Bedarf an **Thiamin** mit dem Risiko des Auftretens einer Wernicke-Enzephalopathie, so daß eine zusätzliche intravenöse Gabe von 100 mg Thiamin-HCl/Woche oder, falls möglich, die tägliche orale Zufuhr von Thiamin-HCl (3 × 25–50 mg) eine sinnvolle und ausreichende Prophylaxe darstellt.

Zusätzlich können **Antiemetika** wie Dopaminantagonisten, Phenothiazine und Antihistaminika zur Unterstützung der intravenösen Therapie eingesetzt werden. Wie zitiert konnte bei diesen Präparaten keine Teratogenität nachgewiesen werden. Die partiell auftretenden Nebenwirkungen wurden bereits erwähnt. Auch der Einsatz von Histaminrezeptor-Blockern wie Ranitidin (z. B. Zantic®) wurde beschrieben.

In der Akutphase der Hyperemesis gravidarum sollte eine **Nahrungskarenz** eingehalten werden. Mit Besserung der Beschwerden kann dann ein progressiver Aufbau der oralen Ernährung folgen, wobei über den Tag verteilt kleine kohlenhydratreiche Mahlzeiten sowie eine Flüssigkeitsaufnahme erfolgen sollten.

Bei **Persistenz** der Beschwerden ist eine weitere differentialdiagnostische Abklärung notwendig. Hierzu gehört die Durchführung einer Hepatitisserologie, der Ausschluß einer zentralnervösen und vestibulären Erkrankung sowie die Erfassung oder der Ausschluß von gastrointestinalen Erkrankungen (Tab. 9-2). Auch eine Infektion mit Helicobacter pylori kann eine Hyperemesis gravidarum ver-

---

*[!!] Jede Schwangere mit Erbrechen mehr als fünfmal pro Tag und einer Gewichtsabnahme von mehr als 5 % des Körpergewichts sowie der Entwicklung einer Ketose und Dehydratation sollte stationär aufgenommen werden!*

*[!] Bei der ambulanten Behandlung leichterer Formen der Schwangerschaftsübelkeit sollte auf die häufige Einnahme kleiner, fett- und eiweißarmer Mahlzeiten geachtet werden. Bei Bedarf können zusätzlich niedrig dosiert Antiemetika als Suppositorien verabreicht werden!*

*Bei ausgeprägter anhaltender Hyperemesis gravidarum ist eine vorübergehende totale parenterale Ernährung notwendig!*

ursachen bzw. verstärken [6] und bedarf einer antibiotischen Therapie mit Erythromycin [3].

Bei ausgeprägter anhaltender Hyperemesis gravidarum ist eine vorübergehende **totale parenterale Ernährung** notwendig. Die Zusammenstellung dieser Ernährungsform ist in Tabelle 9-3 aufgeführt. Glucose und Fette sind hierbei die wichtigsten Energieträger. Die zugeführten Aminosäuren stellen ebenfalls eine Energiequelle dar, sollen jedoch primär dem katabolen Zustand im Körper entgegenwirken. Der Ausgleich der Elektrolyte erfolgt durch die intravenöse Zufuhr von Natrium, Kalium, Calcium, Magnesium und Phosphat.

Bei therapieresistenten Formen der Hyperemesis gravidarum kann der zusätzliche Einsatz von **Kortikosteroiden** versucht werden. Unter dem Einsatz von 2 × 100 mg/die Hydrocortison intravenös oder 40–60 mg Prednisolon oral zeigt sich eine schnelle Besserung der Hyperemesis. Im Anschluß wurde über mehrere Wochen die Prednisolondosis abgebaut [16]. Alternativ wurde eine erfolgreiche Therapie mit 2 × 50 mg Hydrocortison i. v. beschrieben mit anschließender oraler Weiterführung der Therapie mit 15 mg/die Prednisolon über zehn Wochen [19]. Auch unter einer oralen Therapie mit 48 mg Methylprednisolon/die zeigte sich innerhalb kurzer Zeit eine Beschwerdefreiheit [18].

Eine teratogene Wirkung dieser Therapie konnte beim Menschen bisher nicht nachgewiesen werden. Der Einsatz einer hochdosierten Kortikoidtherapie sollte jedoch auf therapieresistente Fälle beschränkt bleiben, da durch die Plazentagängigkeit der Kortikosteroide mit einer **Suppression** der fetalen Nebennierenrinde zu rechnen ist. Postnatal ist auf jeden Fall die Untersuchung der Nebennierenrindenfunktion des Neugeborenen sinnvoll, um keine Unterfunktion, bedingt durch eine Atrophie, zu übersehen. Eine Verminderung des fetalen Wachstums, wie sie bei der Induktion der Lungenreife mit Glukokortikoiden im III. Trimenon beschrieben wurde, sollte auch bei dieser Therapie in Betracht gezogen werden. Bei therapierefraktärer Hyperemesis gravidarum sollte in diesem Zusammenhang immer eine Unterfunktion der Nebennierenrinde im Sinne eines Addison-Syndroms in Betracht gezogen werden, die sich häufig primär lediglich in einer isolierten Hyponatriämie zeigt mit folgender Besserung der Beschwerden unter einer Kortikoidtherapie [7].

Tabelle 9-3
*Richtwerte für i. v.-Therapie bei Hyperemesis gravidarum*

| Bestandteile | Tagesbedarf | Spezifische Energie | Tägliche Energiezufuhr |
|---|---|---|---|
| Glucose | 3–7 g/kg KG | 4 kcal/g | 12–28 kcal/kg KG |
| Aminosäuren | 1–2 g/kg KG | 4 kcal/g | 4–8 kcal/kg KG |
| Fette | 1–2 g/kg KG | 9 kcal/g | 9–18 kcal/kg KG |
| Total | | | 25–54 kcal/kg KG/die |

**Elektrolyte** pro Liter Glucose- und Aminosäurenlösung:
- 50 mmol Natrium
- 30 mmol Kalium
- 3 mmol Calcium
- 3 mmol Magnesium
- 15 mmol Phosphat (getrennt von $Ca^{2+}$)

**Zu beachten:**
- 100–400 g Glucose/die (500 ml Glucose 50 % = 1000 kcal)
  Cave: Diabetes mellitus bei persistierender Hyperglykämie (> 180 mg/dl) Insulin i. v. (1 IE Normalinsulin neutralisiert 5 g Glucose)
- 100 g Aminosäurengemisch/Tag (z. B. 1000 ml Aminosteril® 10 %);
  Cave: Leber- und Niereninsuffizienz, internistische Kontrolle
- Fette: Cave: Gerinnungsstörung

# Inhalt*

- **Allgemeines zur Physiologie der endokrinen Organsysteme in der Schwangerschaft** ......... 143

- **Die Hypophyse in der Schwangerschaft** ........ 143
1. Physiologische Veränderungen ............. 143
2. Prolactinom ................................ 144
3. Andere Hypophysentumoren ............. 144
4. Sheehan-Syndrom ........................ 145

- **Die Schilddrüse in der Schwangerschaft** ........ 145
1. Physiologische Veränderungen ............. 145
2. Struma .................................... 146
3. Hyperthyreose ............................ 147
3.1 Diagnostik ................................ 147
3.2 Behandlung .............................. 147
3.3 Einflüsse auf das Kind ................... 148
4. Hypothyreose ............................. 149
4.1 Einfluß der Schwangerschaft auf eine Hypothyreose ................... 149
4.2 Auswirkungen einer Hypothyreose auf die Schwangerschaft ................. 149
4.3 Kindliche Anomalien bei mütterlicher Hypothyreose ............ 150
4.4 Behandlung .............................. 150
5. Konnatale Hypothyreose ................. 150
6. Post-partum-Thyreoiditis (PPT) ........... 150

- **Die Nebenschilddrüse in der Schwangerschaft** ... 151
1. Physiologische Veränderungen ............. 151
2. Hyperparathyreoidismus ................. 152
3. Hypoparathyreoidismus .................. 152

- **Die Nebenniere in der Schwangerschaft** ........ 153
1. Physiologische Veränderungen ............. 153
2. Nebennierenüberfunktion bzw. -unterfunktion .. 153
2.1 Cushing-Syndrom ........................ 153
2.2 Langzeittherapie mit Kortikosteroiden ........ 153
2.3 Nebennierenrindeninsuffizienz ............. 154
3. Nebennierenmark ........................ 154

---
*Das Literaturverzeichnis findet sich in Kapitel 24, S. 368.

# 10 Funktionsänderungen endokriner Organsysteme in der Schwangerschaft

K. Federlin, H. Schatz

## Allgemeines zur Physiologie der endokrinen Organsysteme in der Schwangerschaft

Eine Besprechung endokriner Erkrankungen während der Gravidität sollte nicht ohne eine kurze Anmerkung zu den physiologischen Grundlagen des Plazentatransfers von Hormonen erfolgen.

Ausgedehnte Untersuchungen der letzten Dekaden haben ergeben, daß die Plazenta impermeabel für die Hormone des Hypophysenvorderlappens wie Wachstumshormon, ACTH, Gonadotropine, Vasopressin, Oxytocin und TSH ist. In gleicher Weise gilt, daß nur ganz minimale Mengen von Insulin, Glucagon, Parathormon und Calcitonin die Plazenta durchschreiten (siehe auch Bd. 4, Kap. 5, S. 70). Ferner besteht kein diaplazentarer Transfer für Renin, Erythropoietin und atriales natriuretisches Hormon [9].

Die Plazenta gilt als permeabel für Nebennierenrindensteroide, Katecholamine, TRH und Melatonin [9]. Von dem mütterlichen Cortisol werden 80% in der Plazenta zu Cortison umgewandelt. Auch Aldosteron und Progesteron sowie Androgene und Östrogene können die Plazenta passieren. Demgegenüber passieren nur Spuren von Schilddrüsenhormonen ($T_3$, $T_4$) unter normalen Bedingungen die Plazenta, lediglich bei sehr hohen Blutkonzentrationen der Mutter nimmt der Übertritt zu. Auch für TSH ist die Plazenta weitgehend undurchlässig. Die Hormone der fetalen hypothalamisch-hypophysären Achse werden relativ früh gebildet: TRH ist bereits zwischen der 10. und 12. Schwangerschaftswoche, TSH ab der 12. Schwangerschaftswoche nachweisbar [23].

Untersuchungen bei zahlreichen Tierspezies, insbesondere beim Kaninchen, haben gezeigt, daß die Plazenta eher für lipidlösliche als für lipidunlösliche Substanzen permeabel ist. Aus der minimalen Durchlässigkeit der Plazenta für Schilddrüsenhormone einerseits und der guten Durchlässigkeit von Steroidhormonen andererseits muß geschlossen werden, daß der Schwellenwert für den signifikanten Hormontransfer bei physiologischen Konzentrationen etwa zwischen 350 und 800 Dalton liegt.

## Die Hypophyse in der Schwangerschaft

### 1 Physiologische Veränderungen

Der Hypophysenvorderlappen nimmt während einer Schwangerschaft an Größe um das Zwei- bis Dreifache zu, und zwar vorwiegend durch Hypertrophie und Hyperplasie der prolactinbildenden Zellen. Der Prolactinspiegel im Plasma steigt parallel dazu an. Während bei nichtschwangeren Frauen die obere Normgrenze bei etwa 20 ng/ml liegt, findet man bei Graviden einen Anstieg im III. Trimenon bis auf 200 bis 250 ng/ml. Im Gegensatz dazu nimmt die Zahl der wachstumshormonbildenden Zellen während der Schwangerschaft ab, die mütterlichen Spiegel für Wachstumshormon (STH) sind niedrig und ändern sich während der Schwangerschaft nicht. Der hypoglykämische Stimulationsreiz für STH ist weitgehend unterdrückt. Desgleichen sind die Konzentrationen für LH und FSH während der Schwangerschaft niedrig, und die Reaktion auf eine Gonadotropininfusion ist weitgehend unterdrückt. Als Ursache hierfür gelten die hohen Spiegel für Östrogen und Progesteron. Diese supprimieren auch ACTH in der Frühschwangerschaft, es steigt später an mit einem Maximum zwischen der 26. Woche und dem Geburtstermin. Demgegenüber liegen die TSH-Spiegel im Bereich wie bei nichtschwangeren Frauen, und das Hormon läßt sich durch TRH normal stimulieren.

## 2 Prolactinom

Die häufigste Störung an der Hypophyse im Zusammenhang mit einer Schwangerschaft ist das Wachstum von Tumoren dieses Organs, wobei es sich meistens um **Micro-Prolactinome** handelt (siehe auch Bd. 1, Kap. 12). Im allgemeinen führen Prolactinome zu Amenorrhö, Galaktorrhö oder Infertilität, bei sehr kleinen Prolactinomen kann allerdings eine Schwangerschaft eintreten. Wurde wegen eines vorbestehenden Prolactinoms die Therapie mit einem Dopaminagonisten (z. B. Bromocriptin, Lisurid) bereits begonnen, so empfehlen einige Autoren bei eingetretener Schwangerschaft, diese Therapie abzusetzen und dann im Rahmen klinischer Kontrollen den Prolactinspiegel, der im Schwangerschaftsverlauf noch ansteigen wird, zu überwachen. Andere allerdings setzen die Behandlung mit Dopaminagonisten fort, zumal beim Menschen bisher keine Nebenwirkungen auf den Fetus beobachtet wurden [31]. Mehrere Untersuchungen aus den letzten beiden Jahrzehnten besagen, daß es nur in etwa 7% der mit Bromocriptin behandelten Patientinnen mit einem Micro-Prolactinom zu einem Tumorwachstum in der Gravidität kam. 15 bis 35% der Patientinnen mit einem Macro-Prolactinom erlebten eine Verschlechterung der Symptome nach Absetzen des Bromocriptins [3].

Ist das Prolactinom größer – reicht es z.B. bis zum Sellaeingang und/oder verursacht es deutliche radiologische Veränderungen des Türkensattels –, so ist bei nichtschwangeren Frauen der Prolactinspiegel oft schon höher als in der späten Gravidität. Er kann Werte von 200 bis 300 ng/ml überschreiten. Auch solche Patientinnen sprechen sehr gut auf Dopaminagonisten an und sollten keineswegs immer operiert werden. Selbst nach erfolgreicher selektiver Prolactinomentfernung – und dies gelingt oft nur bei kleinen Adenomen bei einem Prolactinspiegel bis etwa 200 ng/ml – kann es nämlich in einem nicht unbeträchtlichen Prozentsatz zu Rezidiven kommen.[!] Eine Operation ist bei derartigen größeren Micro-Prolactinomen dann ins Auge zu fassen, wenn die Patientin schwanger werden möchte. Wenn auch die hohen Östrogenspiegel der Schwangerschaft bei sehr kleinen Prolactinomen in der Regel zu keinen durch Adenomwachstum bedingten Komplikationen führen, ist doch die Beseitigung oder zumindest Verkleinerung der Tumormasse bei größeren Prolactinomen unter diesem Gesichtspunkt vor einer erwünschten Schwangerschaft ratsam. Nach eingetretener Schwangerschaft verhält man sich meist abwartend und überprüft nur das Ausmaß des Prolactinanstiegs, gegebenenfalls auch das Gesichtsfeld [30].

Ist eine Schwangerschaft nicht mehr erwünscht, so können orale Kontrazeptiva mit niedrig dosiertem Östrogenanteil ohne besonderes Risiko eines Tumorwachstums zusammen mit dem Dopaminagonisten gegeben werden. Bei unbehandelter Hyperprolactinämie mit gestörter Regel besteht nämlich sonst kein sicherer Schwangerschaftsschutz.

Auch bei **Macro-Prolactinomen** (Durchmesser von > 1 cm) senken Dopaminagonisten den Prolactinspiegel in der Regel gut. Häufig bewirken sie auch eine schon innerhalb von Tagen einsetzende Schrumpfung des Adenomgewebes, was man heute zunehmend auch zu präoperativen Tumorverkleinerungen ausnutzt. Sofort operieren muß man naturgemäß bei rasch progredienter Einschränkung des Gesichtsfeldes, wie sie bei Tumoreinblutung auftritt.[!!] Eine Operationsindikation wegen Unverträglichkeit von Dopaminagonisten dürfte seit der Entwicklung sehr gut verträglicher Präparate (z. B. Cabergolin) kaum noch gegeben sein. Bei Patientinnen mit Macro-Prolactinom und Kinderwunsch ist eine Operation nur dann erforderlich, wenn die eingetretene Gravidität zu einer durch Dopaminagonisten nicht zu verhindernden Tumorvergrößerung und Gesichtsfeldeinschränkung geführt hat. Zwar setzt die Mehrzahl der Autoren Dopaminagonisten nach Diagnose einer Gravidität ab [24], jedoch kann nach bisheriger Kenntnis die Behandlung ohne Gefahr für den Fetus fortgeführt werden (Literaturübersicht bei [3]).

## 3 Andere Hypophysentumoren

Andere Hypophysentumoren, die während einer Schwangerschaft auftreten können, betreffen STH- und ACTH-sezernierende Geschwülste.

Eine **Akromegalie** gilt allerdings als sehr seltene Komplikation während einer Schwangerschaft. Bei einigen wenigen Patientinnen führte die Gravidität zu einer Verschlechterung des Krankheitsbildes. Als Behandlung kommt der Versuch einer medikamentösen Therapie (Dopaminagonisten), Bestrahlung oder chirurgische Entfernung in Frage.

---

[!!] *Eine sofortige Operation ist angezeigt bei rasch progredienter Einschränkung des Gesichtsfeldes, wie sie bei Tumoreinblutung auftritt!*

[!] *Auch Patientinnen mit größeren Micro-Prolactinomen sprechen sehr gut auf Dopaminagonisten an und sollten keineswegs immer operiert werden, da es selbst nach erfolgreicher selektiver Prolactinomentfernung in einem nicht unbeträchtlichen Prozentsatz zu Rezidiven kommen kann!*

Eine **exzessive ACTH-Sekretion** aus einem Hypophysentumor ist ebenfalls nur sehr selten mit einer Schwangerschaft vereinbar. Andererseits kann eine Schwangerschaft bei Patientinnen mit einem Nelson-Syndrom infolge einer vorausgegangenen bilateralen Adrenalektomie eintreten. Hier ist wegen der oft erheblichen Hypophysenvergrößerung eine Hypophysektomie erforderlich, die – bei den wenigen beobachteten Fällen – den Verlauf der Schwangerschaft oder den Fetus nicht ungünstig beeinflußte. Die gesteigerte Vaskularisierung des hypophysären Bereichs während der Schwangerschaft kann allerdings zu gesteigertem Blutverlust bei der Operation führen.

Da **Inzidentalome**, d.h. zufällig bei bildgebenden Verfahren gefundene Tumoren von Hypophyse und Nebennieren bei 10% aller untersuchten Personen diagnostiziert werden [33], sind entsprechende Befunde auch bei Schwangeren zu berücksichtigen. Dabei handelt es sich in der Hypophyse fast immer um Mikroadenome, die meistens inaktiv sind, aber z.B. auch Micro-Prolactinome sein können.

## 4 Sheehan-Syndrom

Nach einer Entbindung mit Verbrauchskoagulopathie bei schwerem Blutverlust kann es zur Nekrose des Hypophysenvorderlappens und somit zur postpartalen Hypophysenvorderlappeninsuffizienz kommen. In Mitteleuropa wird das voll ausgeprägte Sheehan-Syndrom heute nur noch selten beobachtet.

Der Ausfall der Hypophysenvorderlappenhormone bewirkt Stillunfähigkeit der Patientin und macht sich auch in einer sekundären Amenorrhö, in Ausfall der Geschlechts- und Axillarbehaarung sowie in Libidoverlust bemerkbar. Die sekundäre Hypothyreose und die sekundäre Nebennierenrindeninsuffizienz äußern sich in Abnahme der Leistungsfähigkeit, Müdigkeit, Kältegefühl, Spontanhypoglykämien, Hypotonie und Anämie. Das Vollbild entwickelt sich oft erst Jahre nach der Entbindung. Diagnostik und Therapie des Sheehan-Syndroms entsprechen der bei Hypophysenvorderlappeninsuffizienz.

# Die Schilddrüse in der Schwangerschaft

## 1 Physiologische Veränderungen

Eine Schwangerschaft beeinflußt den Hormonstoffwechsel der Schilddrüse beträchtlich. Das Organ ist meistens vergrößert und weist eine derart gesteigerte Durchblutung auf, daß sogar ein Strömungsgeräusch hörbar werden kann. Jod wird verstärkt aufgenommen, und die thyreoidale Jod-Clearance ist gesteigert. Die Ursache dieser Veränderungen ist der Jodmangel, der durch eine erhöhte renale Jodausscheidung bedingt ist. Die Gesamthormonkonzentrationen der Schilddrüsenhormone $T_3$ und $T_4$ im Serum der Schwangeren steigen bereits im ersten Monat an, letztere dabei weniger. Der erhöhte $T_4$-Spiegel resultiert aus der Zunahme des thyroxinbindenden Globulins (TBG) in der Leber, was wiederum mit der gesteigerten Östrogenbildung erklärt wird. Freies $T_4$ ($fT_4$) und freies $T_3$ ($fT_3$) sind bei den meisten Schwangeren unverändert, wenngleich nicht gänzlich stabil während der gesamten Schwangerschaft. Am Ende des I. Trimenons und am Ende des III. Trimenons kommt es zu leichten Anstiegen. Reverse-$T_3$ ($rT_3$) ist im Serum schwangerer Frauen mäßig erhöht. Die TSH-(thyreoideastimulierendes Hormon)Spiegel liegen in der Regel innerhalb der Norm. Zu Beginn der Schwangerschaft kommt es meist zu einem leichten Absinken der Werte. Die Serum-Thyreoglobulinspiegel steigen bei der Mehrzahl der Frauen an, und zwar bereits im I. Trimenon. Sie entsprechen etwa der Größenzunahme der Schilddrüse, finden jedoch bisher ihre Erklärung nicht in erhöhten TSH-Spiegeln, so daß andere Regulationsmechanismen bisher unbekannter Art herangezogen werden müssen [29]. Die verschieden genannten Schilddrüsenhormone kehren innerhalb von sechs Wochen nach der Entbindung zur Norm zurück.

Im **Nabelschnurblut** ist zum Geburtstermin die Konzentration von $T_4$ nur geringfügig niedriger als im Serum, jedoch übersteigen wegen des geringen Anteils des TBG relativ zum normalen Serum die freien $T_4$-Konzentrationen diejenigen im mütterlichen Blut. Da die fetalen Enzyme $T_4$ geringer zu $T_3$ umwandeln können, sind Gesamt-$T_3$ und freies $T_4$ im fetalen Blut weitaus niedriger als im mütterlichen Blut. Infolge der niedrigen Aktivität der Jodthyronin-5-Monodejodinase in Feten ist die Konzentration von $rT_3$ zum Zeitpunkt der Geburt im Nabelschnurblut viel höher als im mütterlichen

Serum. Nach der Geburt steigt der TSH-Gehalt in Neugeborenen kurzfristig für 30 Minuten stark an, um im Zeitraum von 48 Stunden allerdings wieder zur Norm abzufallen. Die Zunahme wird als Notfallreaktion auf die Abkühlung des Organismus außerhalb des uterinen Lebensraums gedeutet. $T_3$ und $T_4$ steigen sowohl infolge des genannten TSH-Anstiegs bald nach der Geburt ebenfalls und erreichen hyperthyreote Werte, die sich jedoch innerhalb von fünf Tagen wieder normalisieren. Die $T_3$-Erhöhung ist wohl vor allem wegen der nunmehr höheren Konversion von $T_4$ zu $T_3$ im kindlichen Organismus zu erklären.

Besondere Aufmerksamkeit ist der **Jodversorgung der Schwangeren** zu widmen. Da in der Schwangerschaft allgemein ein erhöhter Jodbedarf besteht, andererseits das gesamte Gebiet Deutschlands als Jodmangelregion zu betrachten ist, weil Trinkwasser und Nahrungsmittel heimischer Produktion zu wenig Jod enthalten, kommt der Jodprophylaxe in der Schwangerschaft besondere Bedeutung zu. Zwar bestehen je nach geologischen Gegebenheiten gewisse regionale Unterschiede (der Jodmangel nimmt vom Norden des Landes nach Süden hin etwas zu, ist jedoch auch im Norden deutlich vorhanden), so daß es prinzipiell für das gesamte Bundesgebiet erforderlich ist, dem Jodmangel zu begegnen. Liegt bei der Mutter eine jodmangelbedingte Unterfunktion der Schilddrüse vor, so muß mit Thyroxin Euthyreose erreicht werden. Jodmangel kann beim Kind eine Unreife des Gehirns zur Folge haben. So zeigte das EEG bei etwa 50 % der unter Jodmangel leidenden Kinder Veränderungen, die man sonst nur bei Frühgeborenen findet. Des weiteren kann es zu einer Reifungsstörung des Skelettsystems in Form von Wachstumsverzögerungen kommen [27].

Zur Vermeidung des Jodmangels läßt sich dieser zum Teil durch die Verwendung von jodiertem Speisesalz, durch regelmäßigen Verzehr von Seefischen beheben. Für die Schwangerschaft reicht dies jedoch nicht aus. Da die Basisversorgung mit Jod in der Bundesrepublik Deutschland etwa zwischen 60 und 90 µg, in manchen Gebieten auch nur bei 50 µg und darunter liegt, und der tägliche Jodbedarf in der Schwangerschaft etwa 250 µg beträgt, sollten daher ca. 200 µg durch Jodidtabletten zugeführt werden.

Neuere Untersuchungen haben gezeigt, daß auch bei marginalem Jodmangel Schwangere ohne Struma während der Gravidität eine ca. 30 %ige Größenzunahme der Schilddrüse erleben und diese sich nur sehr langsam zurückbildet, so daß vor allem bei stillenden Müttern auch postpartal Jodid (200 µg/Tag) verabfolgt werden sollte [10].[!!]

## 2 Struma

Liegt bei der Schwangeren ein schon vorausgegangener Jodmangel vor, so kommt es fast immer zu einer Ausbildung oder zur Verschlimmerung einer schon vorhandenen Struma. Selbst in skandinavischen Ländern mit relativ guter Jodversorgung vergrößert sich die Schilddrüse in der Schwangerschaft [28]. Dennoch sollten differentialdiagnostische Erwägungen nicht außer acht gelassen und muß an die Möglichkeit eines Morbus Basedow, einer Autonomie, einer Thyreoiditis oder sogar einer Struma maligna (sehr selten) gedacht werden.

**Hyperthyreose** oder **Hypothyreose** lassen sich durch In-vitro-Untersuchungen ($fT_3$ und $fT_4$, TSH) diagnostizieren. Die TBG-Erhöhung während der Schwangerschaft führt zu erhöhten Gesamt-$T_4$-Werten, weshalb eine (alleinige) Bestimmung der Gesamthormonfraktionen in der Gravidität in die Irre führen kann. Die Sonographie hat die wichtige Aufgabe, die Morphologie des vergrößerten Organs zu erfassen und unter Umständen auffällige Regionen (echoarm, echoreich, Zysten) weiterer Aufklärung zuzuführen (Feinnadelbiopsie). Eine nuklearmedizinische Diagnostik ist naturgemäß ausgeschlossen.

Wird die Diagnose einer **euthyreoten endemischen Jodmangel-Struma** gestellt und ist diese erstmals in der Schwangerschaft aufgetreten, so wird im allgemeinen nur mit Jodid behandelt, und zwar in einer Dosis von 200 µg (siehe auch Abschnitt 1). Höhere Joddosen sollten in der Schwangerschaft vermieden werden, um eine Jodüberladung des kindlichen Organismus zu vermeiden. Wurde die Struma bereits vor der Schwangerschaft behandelt, so sollte die bisherige Therapie mit L-Thyroxin, Jodid oder auch einer Kombination von beiden fortgeführt werden. Nach Meinung der meisten Autoren sollte die $T_4$-Dosis dabei 150 µg/Tag nicht überschreiten; als adäquate Therapie gilt allgemein 100 µg $T_4$ + 200 µg Jodid.

### Noduläre Schilddrüsenveränderungen

Nach einer neueren Statistik [35] sind noduläre Schilddrüsenveränderungen bei ca. 10 % aller Schwangeren zu finden. Sie sind überwiegend gutartig und funktionell „kalt".[!] Diagnostisch werden Ultraschall, eine sensitive TSH-Bestimmung und eine Feinnadelbiopsie gefordert. Eine solche hat sich als sicher und diagnostisch relevant auch bei Schwangeren erwiesen [12]. Hochauflösender Ultraschall spielt eine zunehmende Rolle und leistet diagnostische Hilfe bei der Abklärung, ob Mikrokalzifizierungen (suspekt auf papilläres oder me-

---

[!] *Noduläre Schilddrüsenveränderungen sind in der Regel gutartig und funktionell „kalt"!*

[!!] *Während der Schwangerschaft und vor allem bei stillenden Müttern postpartal sollte Jodid (200 µg/Tag) verabfolgt werden!*

dulläres Karzinom) vorliegen sowie bei der Frage nach Lymphknoten im Halsbereich („neck exploration").

Aus der Literatur ergibt sich keine klare Devise für das Vorgehen. Unter anderem wird empfohlen, bei Diagnose eines Knotens jenseits der 20. Woche mit der Feinnadelbiopsie bis zur Postpartalperiode zu warten. Andere Autoren empfehlen, bei besorgten Patientinnen auch früher zu punktieren. In jedem Fall gilt die Feinnadelbiopsie als entscheidende diagnostische Maßnahme, deren Resultat das weitere Vorgehen bestimmt. Werden follikuläre Zellen gefunden, so könnte ein Abwarten bis zur Entbindung gerechtfertigt sein; bei papillärem oder medullärem Karzinom plädieren einige Autoren für rasches Handeln. Andere sehen auf der Basis verschiedener Studien auch hier ein Abwarten bis zum Schwangerschaftsende als vertretbar an (Literatur s. [12]). Im individuellen Fall wird die Entscheidung für das Vorgehen von erfahrenen Spezialisten unter Berücksichtigung aller Details – auch der Klinik (rasches Wachstum? Solitärknoten? Konsistenz?) – etc. zu treffen sein.

## 3 Hyperthyreose

Das Auftreten einer Hyperthyreose während einer Schwangerschaft kommt nach neueren Angaben [21] in 2 von 1000 Schwangerschaften vor. Dem entspricht auch die Beobachtung in der Essener Region, wo 41 von 2000 Schwangeren – d.h. 2% – eine Hyperthyreose erlebten [13]. Im Prinzip kommt es während einer Hyperthyreose zwar seltener zu einer Konzeption und auch die Abortrate ist erhöht, jedoch ist eine Schwangerschaft auch während einer Hyperthyreose durchaus möglich. Nicht selten wird das Auftreten einer Schwangerschaft bei einer in Behandlung befindlichen Hyperthyreose gesehen, oder aber diese entwickelt sich nach Eintritt der Gravidität. Ursache ist dabei in der weit überwiegenden Mehrzahl eine immunogene Schilddrüsenerkrankung (Morbus Basedow); Autonomien wurden nur selten beobachtet [7].

Bezüglich des klinischen Verlaufs gibt es unterschiedliche Beobachtungen. Während einige Autoren von einem unveränderten Verlauf der Überfunktion sprechen, berichten andere von einer Verbesserung und wiederum andere von Verschlechterungen. Nach eigener Erfahrung erfährt der Morbus Basedow in der frühen Schwangerschaft und vor allem nach der Entbindung eine Verschlechterung, in der zweiten Hälfte der Schwangerschaft jedoch eher eine Minderung der Symptome oder häufiger sogar eine Remission.

Das Immunsystem der Schwangeren unterliegt jedenfalls komplexen Veränderungen plazentarer, humoraler und zellulärer Natur mit dem Ziel, das fetale „Allotransplantat" trotz seiner paternalen Histokompatibilitätsantigene zu erhalten [8]. Es scheint zu einer Betonung der TH2-Immunantwort zu kommen, da TH1-Zytokine potentiell fetal gefährdend sind [36]. Ferner kommt es bei den Lymphozyten zu einem Abfall der CD4/CD8-Ratio in der späten Schwangerschaft. Der Thymus verkleinert sich in der normalen Schwangerschaft und wird größer bei einem Morbus Basedow [18].

### 3.1 Diagnostik

Die zahlreichen Parallelen, die eine Schilddrüsenüberfunktion und gleichermaßen eine Gravidität im Hinblick auf klinische Erscheinungsbilder betreffen, müssen bei der klinischen Diagnostik sorgfältig in Rechnung gestellt werden. Schweißneigung, innere Unruhe, Herzklopfen und Tachykardien können auch bei der Schwangerschaft einer schilddrüsengesunden Patientin auftreten.

Bei den Laboruntersuchungen ist die Mehrsynthese von TBG in der Schwangerschaft mit dadurch erhöhter Gesamthormonkonzentration zu beachten; weshalb hier der heute ohnehin überwiegend eingesetzten Bestimmung der freien Hormonfraktionen $fT_3$ und $fT_4$ der Vorzug zu geben ist. Dabei ist jedoch zu bedenken, daß die freien Hormonkonzentrationen in der Schwangerschaft von der Bestimmungsmethode abhängig sind. Gesamtkonzentrationen von $T_4$ bis 16 µg/dl und von $T_3$ bis 260 ng/dl bedeuten keineswegs unbedingt eine Hyperthyreose [11]. Das erhöhte $fT_4$ sowie ein negativer TRH-Test bzw. ein supprimiertes sensitives TSH weisen auf die Hyperthyreose hin [16]. Allerdings findet man auch bei schwerer Hyperemesis gravidarum erhöhte Konzentrationen für freies $T_4$ und ein niedriges Serum-TSH. Schließlich kann die Bestimmung von TSH-Rezeptorantikörpern (TRAK) für die Diagnose hilfreich sein. Im übrigen ist unter Umständen das sonographische Echomuster, das bei Morbus Basedow eine typische echoarme Binnenstruktur der Schilddrüse aufweist, eine wesentliche diagnostische Hilfe. Bei der farbcodierten Duplexsonographie der Schilddrüse weist eine diffuse Hyperperfusion des Organs ebenfalls auf eine Autoimmunhyperthyreose hin.

### 3.2 Behandlung

Ziel der Behandlung einer Hyperthyreose in der Schwangerschaft ist es, einen Abort zu vermeiden, desgleichen eine drohende Frühgeburt sowie das Risiko von Fehlbildungen, obwohl ein echter Kausalzusammenhang nach den verschiedenen Beobachtungen in der Literatur nicht ohne weiteres angenommen werden kann.

Anstelle einer Radiojodtherapie, die streng kontraindiziert ist, kommt nur entweder eine medikamentöse oder eine operative Therapie in Frage. Erstere gilt als die Therapie der Wahl, letztere besitzt ihre Indikation in Ausnahmesituationen.[I]

Eine Schwangere mit klinisch ausgeprägter, laborchemisch geklärter Hyperthyreose ist mit **Thyreostatika als Monotherapie** zu behandeln. Thiamazol 10 mg (entspricht etwa 15 mg Carbimazol) gelten heute als Initialdosis. Eine Erhöhung auf 20 mg oder sogar auf 40 mg Thiamazol, wie es früher von einigen wenigen Autoren bevorzugt wurde, bedingt keinen rascheren Erfolg, weswegen die niedrige Dosis in diesem Fall anzustreben ist. Neuere Empfehlungen bevorzugen Propylthiouracil (PTU, z. B. Propycil® in einer Dosis von 200 mg) wegen der allerdings äußerst seltenen Beobachtung einer Aplasia congenita cutis des Neugeborenen nach Thiamazol [21]. Obgleich größere Studien eine entsprechende Beziehung nicht bestätigt haben, wird als Argument für PTU die Tatsache angeführt, daß nach dieser Therapie bisher eine solche kindliche Schädigung nicht beschrieben wurde. Außerdem ist die Konzentration an PTU in der Muttermilch niedriger als nach Thiamazolgabe.

Eine **Kombinationstherapie mit L-Thyroxin**, wie oft bei nichtschwangeren Patientinnen empfohlen, sollte nicht durchgeführt werden, da $T_4$ im Unterschied zum Thyreostatikum kaum plazentagängig ist (siehe auch Abschnitt „Allgemeines zur Physiologie der endokrinen Organsysteme in der Schwangerschaft") und der Fetus trotz mütterlicher Euthyreose in eine Hypothyreose mit Strumabildung usw. gerät; abgesehen davon, daß dadurch auch der Thyreostatikabedarf erhöht würde. Eine klinische Besserung und Überprüfung der Anfangsdosis im Abstand von zwei Wochen läßt sich häufig durch eine niedrige Erhaltungsdosis (Methimazol 2,5–7,5 mg, Propylthiouracil 50–150 mg) erreichen. Jodid sollte abgesetzt werden.

**Propranolol** ist eine wirksame Unterstützung bei der Therapie der Hyperthyreose, wobei jedoch vor einer routinemäßigen Anwendung gewarnt wird, da die Substanz Wehen erzeugen kann und den Muttermund beeinflußt.[II] Es sollte nur kurzfristig eingesetzt werden. Aus der Hochdrucktherapie der Graviden ist der Hinweis bekannt, anstelle von Propranolol kardioselektiv wirksame Betarezeptorenblocker einzusetzen, da sie keine Uteruswirkung entfalten. Prinzipiell wird man diesen Rat auch für die Betarezeptorenblockade bei einer Hyperthyreose geben können, obwohl unseres Wissens entsprechende Studien, die den Vorteil belegen, bisher noch nicht bekannt sind.

Die Indikation zur **Operation** ist gegeben, wenn schwere mechanische Symptome (Trachealeinengung) vorliegen oder aber eine Unverträglichkeit der thyreostatischen Medikamente besteht. Als optimaler Termin für eine subtotale Thyreoidektomie gilt das II. Trimenon, im I. Trimenon sollte insbesondere keine Narkose erfolgen.

### 3.3 Einflüsse auf das Kind

Gefahren für das Kind bestehen einerseits in der Grundkrankheit der Mutter und andererseits, wenngleich weniger gravierend, in der thyreostatischen Therapie. TSH-rezeptorstimulierende Autoantikörper können die Plazenta passieren und damit auch die kindliche Schilddrüse stimulieren, so daß eine **angeborene Hyperthyreose** auftreten kann. Letzteres ist vor allem dann anzunehmen, wenn die Titer der Antikörper bei der Mutter sehr hoch waren. Da neben den thyreoideastimulierenden Antikörpern auch solche mit blockierendem Charakter bei Morbus Basedow auftreten, ist prinzipiell auch ein Übertritt dieser Immunglobuline auf den Fetus denkbar. Tatsächlich sind in sehr seltenen einzelnen Fällen auch Hypothyreosen bei Neugeborenen auf dieser Grundlage beobachtet worden [37]. Da die mütterliche Therapie mit Thyreostatika die Antikörperkonzentration nach bisherigem Wissen nicht beeinflußt, ist eine Neugeborenenhyperthyreose auch denkbar, wenn die Schilddrüsenüberfunktion der Mutter durch die thyreostatische Therapie in eine Euthyreose umgewandelt werden konnte.

In einem geringen Prozentsatz blieb nach einer neueren Statistik [13] bei 300 neugeborenen Kindern von Müttern mit Morbus Basedow in elf Fällen, d.h. bei 3%, eine konnatale Struma als Auswirkung der thyreostatischen Therapie zurück und bei drei Kindern (1%) eine konnatale Hypothyreose. Es ist daher dringend erforderlich, den **Schilddrüsenstoffwechsel des Neugeborenen** einer Mutter mit vorausgehender Hyperthyreose zu analysieren und dies auch über einige Monate nach der Geburt fortzusetzen.[III]

Als **klinische Zeichen einer neonatalen Hyperthyreose** gelten: Tachykardie, Arrhythmien, Diarrhö, Erbrechen, Hyperaktivität, Wachstumsretardierung, fortgeschrittenes Knochenalter, Struma (in manchen Fällen), prämature Kraniosynostose sowie erhöhte Mortalität und Morbidität. Dabei ist daran zu denken, daß bei der Therapie der Mutter mit Thyreostatika das Kind während der ersten

---

[I] *Therapie der Wahl bei der Hyperthyreose ist die medikamentöse Therapie. Eine operative Behandlung ist nur in Ausnahmesituationen (z. B. Trachealeinengung, Unverträglichkeit thyreostatischer Medikamente) indiziert, eine Radiojodtherapie ist streng kontraindiziert!*

[III] *Bei einer Mutter mit vorausgehender Hyperthyreose sollte der Schilddrüsenstoffwechsel des Neugeborenen unbedingt analysiert und diese Analyse auch über einige Monate nach der Geburt mehrmals wiederholt werden.*

[II] *Vor einer routinemäßigen Anwendung von Propranolol wird gewarnt, da die Substanz Wehen erzeugen kann und den Muttermund beeinflußt!*

Tage noch vor der Hyperthyreose geschützt ist, so daß die Erkrankung erst einige Zeit später zur Entwicklung kommen kann. Sie dauert meistens zwei bis drei Monate und sollte in gleicher Weise wie die mütterliche Erkrankung therapiert werden: z.B. Methimazol 0,5 bis 1 mg/kg/Tag (aufgeteilt in drei Dosen über 24 Stunden) oder Propylthiouracil 5 bis 10 mg/kg/Tag, ebenfalls verteilt. Propylthiouracil hat den Vorzug, daß es die Konversionsrate von $T_4$ in $T_3$ in den peripheren Geweben herabsetzt [22]. In den schwersten Fällen einer Neugeborenenhyperthyreose wird die Gabe von einer gesättigten Lösung Kaliumjodid empfohlen (d.h. ca. 1000 mg/ml, so daß ein Tropfen ungefähr 50 mg enthält). Die Gabe von einem Tropfen ist vollkommen ausreichend, um akut die Hormonsekretion der Schilddrüse zu vermindern. Bei Tachykardien ist Propranolol in einer Dosis von 1 bis 2 mg/kg/Tag die Therapie der Wahl. Die Jodidgabe sollte nicht länger als drei Wochen erfolgen, sorgfältigste Funktionskontrolle ist erforderlich.

Inwieweit fetale Fehlbildungen durch die Grunderkrankung der Hyperthyreose oder eine thyreostatische Therapie bedingt sind, ist nach wie vor in der Diskussion. Dennoch scheint neben dem retardierten fetalen Wachstum die Fehlbildungsrate am höchsten bei Kindern unbehandelter hyperthyreoter Frauen zu sein und auch keine Dosisabhängigkeit von Thyreostatika vorzuliegen. Eine deutsche Umfrage hat bei insgesamt 332 Berichten über die Kinder von Basedow-Müttern lediglich drei Fälle ergeben, bei denen man im weiteren Sinne von Fehlbildungen sprechen kann: einmal Beckenniere und Leistenhoden beidseits, eine gespaltene Uvula und einmal eine Osteogenesis imperfecta (Totgeburt) bei unbehandelter Mutter [13].

## 4 Hypothyreose

Bei eindeutiger unbehandelter Hypothyreose liegt meist Sterilität vor (oft auch erloschene Libido). Die Rate der Aborte und der neonatalen Todesfälle ist hoch. Andererseits sind in der Literatur wiederholt Fälle beschrieben worden, bei denen von „mütterlicher Hypothyreose" berichtet wurde, wobei es häufig schwierig ist, den Grad der Hypothyreose zu beurteilen, wenn konkrete Laborparameter fehlen. Hinweise lassen sich lediglich aus vorausgegangenen chirurgischen Interventionen bei früherer Hyperthyreose oder Behandlung mit Thyreostatika, Phenylhydantoin und anderen Substanzen, welche die Sekretion, Bindung oder Dejodierung von Schilddrüsenhormonen beeinträchtigen, entnehmen. Weiterhin kann eine Hypothyreose auch durch eine Immunthyreoiditis bedingt sein, die darüber hinaus eine neonatale Hypothyreose des Kindes bewirken kann.

### 4.1 Einfluß der Schwangerschaft auf eine Hypothyreose

Hat die Hypothyreose bereits vor der Schwangerschaft bestanden und ist bereits eine Substitutionstherapie mit Thyroxin vorgenommen worden, so ist meist eine Erhöhung während der Gravidität erforderlich. Der gesteigerte Bedarf an $T_4$ wird typischerweise im I. Trimenon beobachtet und kann während der Schwangerschaft weiter ansteigen. Eine regelmäßige TSH-Kontrolle ist daher erforderlich. In der Regel wird nach der Entbindung der frühere $T_4$-Bedarf wieder erreicht.

Die Ursachen für den Mehrbedarf sind multifaktoriell. Neben einer reduzierten $T_4$-Absorption (u.U. Interferenz mit Eisensubstitution) wird u.a. für das I. Trimenon die Auffüllung des erhöhten TBG-Pools, für das II. und III. Trimenon eine gesteigerte Inaktivierung der Schilddrüsenhormone durch Typ-III-Dejodinase der vergrößerten Plazenta diskutiert [1].

Daneben ist vor allem das Ausmaß der residualen Schilddrüsenfunktion wesentlich für den $T_4$-Bedarf in der Gravidität und die auslösende Ursache, d.h. ob eine Hashimoto-Thyreoiditis oder eine Schilddrüsenresektion bzw. Radiojodtherapie für die Unterfunktion verantwortlich waren. Ersteres scheint eher eine Anpassung an den Mehrbedarf zu erlauben (Lit. s. [1]). Die Schwangerschaft selbst kann dazu führen, daß die anfangs stark erhöhten TSH-Werte im III. Trimenon auf Normalwerte abfallen und postpartal wieder ansteigen (Literatur über entsprechende Einzelfälle bei [2]).

### 4.2 Auswirkungen einer Hypothyreose auf die Schwangerschaft

Trotz mehrerer älterer Publikationen über unkomplizierte Schwangerschaften auch bei ausgeprägter Hypothyreose weisen neuere größere Beobachtungsserien auf die eindeutig erhöhte Inzidenz von Aborten, Frühgeburten und Totgeburten hin, ferner auf die maternale Hypertension und das niedrige Geburtsgewicht der Kinder [20]. Auch wurde von einem erhöhten Präeklampsie-Risiko, vorzeitiger Plazentalösung und postpartalen Blutungen berichtet (Literatur bei [2]).

### 4.3 Kindliche Anomalien bei mütterlicher Hypothyreose

Das Geburtsgewicht von Neugeborenen hypothyreoter Mütter, bei denen man mit der Thyroxinbehandlung erst im II. Trimenon begonnen hatte, lag bei einem Drittel unter 2000 g [5]. Bezüglich der Gefährdung für kindliche Fehlbildungen gibt es keine genauen Angaben. Sie soll je nach Autor zwischen 7 und 19,2 % liegen. Eine kindliche Euthyreose bei Geburt und auch das Fehlen von kongenitalen Fehlbildungen schließen nicht aus, daß nicht doch die körperliche und geistige Entwicklung gestört ist [2]. Kürzlich wurde in einer großen Studie bei 25 000 nicht hypothyreoten Frauen postpartal TSH gemessen, das bei 0,25 % leicht erhöht war. Deren Kinder zeigten in der Entwicklung eine leicht verminderte Intelligenz (Wechsler-Test) im Alter von 7 bis 9 Jahren. 11 Jahre nach der Gravidität hatten 64 % der Mütter aus der o.g. Studie (48 % im Kontrollkollektiv) eine manifeste Hypothyreose. Die Autoren empfehlen im Hinblick auf ausreichende mütterliche Schilddrüsenfunktion vor allem im I. Trimenon in dieser Periode ein TSH-Screening [11].

### 4.4 Behandlung

Frauen mit Hinweisen oder Symptomen einer Hypothyreose, einer Struma oder einer Vorgeschichte, die auf eine Schilddrüsenerkrankung schließen läßt, vorausgegangenen Schilddrüsenoperationen und Entzündungen oder Radiojodtherapien sollten in jedem Fall bereits **vor der Schwangerschaft** auf ihre Serum-TSH-Konzentration überprüft werden. Kann eine adäquate Schilddrüsenhormontherapie somit vor Beginn der Schwangerschaft begonnen werden, so besteht kein erhöhtes Risiko für Mutter und Kind. Setzt die Behandlung erst während der Schwangerschaft ein, so reduziert sich das Risiko, ohne jedoch die Rate stoffwechselgesunder Frauen zu erreichen [2]. Die Gabe von Schilddrüsenhormonen sollte so weit gesteigert werden, daß die TSH-Spiegel im Normbereich liegen; anschließend ist regelmäßig der TSH-Spiegel zu kontrollieren.

## 5 Konnatale Hypothyreose

Die **pränatale Diagnose** einer konnatalen Hypothyreose aus Untersuchungen des Fruchtwassers ist auch heute noch nicht mit Sicherheit möglich. Eine konnatale Hypothyreose auf dem Boden einer Dys- oder Agenesie der Schilddrüse entsteht bereits während der Embryogenese in den ersten Schwangerschaftswochen. Diese Entwicklung geschieht unabhängig von der Funktion der mütterlichen Schilddrüse. Fetaler Jodmangel kann nicht die Ursache für eine Hypothyreose sein, da Jodid die Plazenta gut überschreitet. Andererseits sollen exzessive Jodgaben an die Mutter während der Gravidität unterbleiben, um eine jodinduzierte Hypothyreose (Plummer-Effekt) zu vermeiden. Da die fetale Schilddrüse bereits von der 12. Woche an Jod speichert, wäre bei Gabe von Radiojod in der Schwangerschaft eine Schilddrüsenalteration mit der Folge einer Hypothyreose praktisch nicht zu vermeiden. Es muß daher bei einer Frau im gebärfähigen Alter vor jeder Radiotherapie unbedingt eine Schwangerschaft ausgeschlossen werden.

Durch das heute generell durchgeführte **Hypothyreose-Screening bei Neugeborenen** ist es möglich geworden, auch klinisch nicht sofort diagnostizierte konnatale Hypothyreosen innerhalb der ersten beiden Lebenswochen festzustellen. Anschließend muß sofort eine Therapie mit Schilddrüsenhormonen eingeleitet werden.

Auch hier sollte nochmals die Rolle maternaler Immunglobuline mit TSH-blockierender Wirkung bei der Entstehung der sporadischen konnatalen Hypothyreose erwähnt werden.

## 6 Post-partum-Thyreoiditis (PPT)

Autoimmune Schilddrüsenerkrankungen verlaufen während einer Schwangerschaft im Schweregrad reduziert, exazerbieren aber in der Postpartalperiode. Als Ursache wird die temporäre Anpassung des Immunsystems an das „fetale Transplantat" mit einer Verminderung vor allem der zellulären Immunreaktionen angesehen. Bis zu 60 % der Frauen mit Morbus Basedow geben den Beginn der Erkrankung nach Ende einer Schwangerschaft an [6]. Daneben kann in bis zu 30 % aller Graviden eine „eigentliche" Post-partum-Thyreoiditis auftreten. Auch sie ist autoimmuner Genese mit transienten oder persistierenden Schilddrüsendysfunktionen. Ihr Verlauf ist überwiegend milde und asymptomatisch, jedoch kann sie alle Formen einer Schilddrüsendysfunktion aufweisen, am häufigsten ist dabei die Hypothyreose.

Man unterscheidet eine Früh- und eine Spätform [19]. Die **Frühform** tritt innerhalb der ersten 14 Wochen post partum, die **Spätform** ab der 14. Woche auf. Letztere weist sehr viel häufiger chronische Dysfunktionen als die Frühform auf und verläuft dabei meist initial transient hyperthyreot mit späterem Umschlagen in eine Hypothyreose. Nur selten ist die Reihenfolge umgekehrt.

Circa 10 % aller Schwangeren weisen ab etwa der 16. SSW PPT-typische Schilddrüsenantikörper (TPO oder „mikrosomale" AK) auf (eigene Untersuchungen an 361 Patientinnen bestätigten diese Zahlen [33]), aber nur etwa die Hälfte von ihnen, also ca. 5 % des Gesamtkollektivs, erkrankten postpartal an einer Thyreoiditis (3,94 % des Kollektivs unserer Untersuchungen – Patientinnen aus Kiel und Gießen/Wetzlar ohne signifikantes Jodmangelgefälle). Die Antikörperinzidenz ist nicht konstant, sondern sinkt im Schwangerschaftsverlauf und innerhalb der ersten 3 Monate post partum kontinuierlich ab (von ca. 10,5 auf 4,8 %), um dann bis zum Auftreten der ersten Spätformen wieder anzusteigen und noch später sogar wieder abzufallen. In den Untersuchungen unseres Kollektivs wurden neben den TPO-AK auch Thyreoglobulin- sowie Rezeptor-AK mit gleichem Verlaufsmuster bestimmt.

Die **Prädiktionskraft positiver Antikörper** (TPO und TG) hinsichtlich einer PPT schwankt zwischen 30 und 65 %. Schwangere mit Diabetes mellitus Typ 1 sind gehäuft von PPT oder an Autoimmunthyreoiditiden (z. B. Hashimoto-Thyreoiditis) betroffen und stellen deshalb eine Risikogruppe dar.

Untersuchungen zur zellulären Immunität, die die o.g. Prädiktionskraft erhöhen sollten [15], zeigten, daß aktivierte T-Lymphozyten, sog. CD3-positive Zellen, bei den TPO-AK-positiven Patientinnen, die postpartal tatsächlich eine Thyreoiditis entwickelten, ebenfalls signifikant erhöht waren, so daß sich durch die parallele Bestimmung humoraler und zellulärer Parameter die Prädiktionskraft steigern läßt (einschränkend ist anzufügen, daß in diese Studie auch AK-negative Patientinnen eingeschlossen waren, die postpartal eine nicht-immunogene Thyreoiditis entwickelten und solche, die trotz negativen AK-Status an Morbus Basedow erkrankten. Für die PPT besteht eine genetische Prädisposition über die Expression bestimmter HLA-Gene (HLA-DQA1, HLA-DQ7, HLA-DR3, HLA-DR5). Für HLA-DR2 scheint eine negative Assoziation zu bestehen [25].

Für die Praxis ist wichtig, daß die Störungen der Schilddrüsenfunktion in den meisten Fällen subklinisch oder höchstens mild und uncharakteristisch sind und die Patientinnen häufig nur eine Leistungsminderung, Abgeschlagenheit oder andere Symptome wie Wärmeintoleranz, Nervosität oder Palpitationen aufweisen, Symptome, die in der postpartalen Periode sowieso häufig angegeben werden. Ferner limitiert sich die Erkrankung, so daß sie nach einem Jahr bei fast allen Patientinnen als abgeklungen gelten kann.[!] Nur etwa 0,2 % haben mit einer dauerhaften Hypothyreose zu rechnen. Es ist jedoch zu empfehlen, bei Schwangeren mit positivem Schilddrüsenautoantikörpernachweis auch nach der Geburt die Kontrolle der Schilddrüsenfunktion mittels basalem TSH und sechs bis zwölf Monate lang durchzuführen. Bei Vorliegen einer Hypothyreose ist eine Jodid-/Thyroxintherapie vorzunehmen.

Wie eigene Untersuchungen erkennen lassen [33], scheint ein Antikörper-Screening post partum nicht indiziert zu sein. Eine in zwei verschiedenen Regionen der Bundesrepublik durchgeführte Untersuchung zeigte, daß 3,9 % von insgesamt 470 Frauen thyreoidale Dysfunktionen in der postpartalen Periode mit dem Auftreten von entsprechenden Antikörpern aufwiesen. Die Prävalenz liegt niedriger als in Ländern wie Japan oder den USA. Als vorwiegend subklinisch verlaufende Schilddrüsenerkrankung bedarf sie aufwendiger Suchtests nicht.

# Die Nebenschilddrüse in der Schwangerschaft

## 1 Physiologische Veränderungen

Während einer Gravidität entwickeln sich verschiedene physiologische Mechanismen in der Nebenschilddrüse, die erforderlich sind, um eine schnelle Calciumresorption durch den Fetus zu erreichen. Zunächst steigt die Calciumabsorption bei der Mutter von rund 150 auf 400 mg/Tag zum Zeitpunkt der 20. Woche an. Diese Adaptation ist Folge quantitativer Verschiebungen der Beziehungen zwischen PTH und 1,25(OH)$_2$ Vitamin D. Dagegen wird die Calciumhomöostase des Feten durch PTHrP gesteuert, das den aktiven Calciumtransfer durch die Plazenta und den Calciumtransport über Niere und Knochen reguliert. Hauptquelle für PTHrP ist die fetale Nebenschilddrüse, ein Teil wird von der Plazenta geliefert [14]. Die Plazenta entwickelt einen sehr effektiven Calciumtransportmechanismus, so daß der Calciumspiegel im Serum des Feten höher liegt als bei der Mutter (siehe auch Bd. 4, Kap. 5, S. 69). Regelmäßig steigt der Parathormonspiegel im mütterlichen Serum im letzten Trimenon an, da hier der fetale Calciumbedarf am höchsten ist. Demgegenüber ist die Produktion von Calcitonin reduziert. Auch die Konzentration von doppelthydroxyliertem Vitamin D (1,25 [OH]$_2$-Vitamin D) ist im mütterlichen Serum in der Schwangerschaft erhöht, vor allem während des III. Trimenons.

*[!] In den meisten Fällen tritt die Post-partum-Thyreoiditis subklinisch oder höchstens mild und uncharakteristisch in Erscheinung. Darüber hinaus ist sie selbstlimitierend, so daß sie nach einem Jahr in der Regel als abgeklungen gelten kann!*

## 2 Hyperparathyreoidismus

Bei bereits vorhandener Hyperplasie der maternalen Epithelkörperchen oder eines Epithelkörperchenadenoms kann die zusätzliche Stimulierung durch die Erfordernisse des Kindes dazu führen, daß sich bei der Mutter ein Hyperparathyreoidismus entwickelt, oder daß die Gravidität einen bis dahin klinisch latent gebliebenen Hyperparathyreoidismus mit Nierensteinen, Knochenbeteiligung und Hyperemesis manifest werden läßt. In manchen Fällen zeigt sich das Krankheitsbild sogar erst postpartal. Die sich aus einem Hyperparathyreoidismus entwickelnde Hyperkalzämie kann sich im fetalen Organismus deletär auswirken (intrauteriner Fruchttod, Abort oder neonataler Tod in über 30 % der Fälle). Nach der Geburt können sich eine Trinkstörung des Neugeborenen sowie eine verzögerte Hypokalzämie entwickeln, und eine neonatale Tetanie kann der erste Hinweis auf die mütterliche Störung sein. Sogar im normalen Fetus ist die Parathormonsekretion unterdrückt und setzt nicht vor Ablauf von 48 Stunden nach der Geburt ein.

Die **Diagnose** eines Hyperparathyreoidismus in der Schwangerschaft stützt sich auf die gleichen Untersuchungen wie bei nichtschwangeren Personen, d.h. auf den Nachweis für erhöhte PTH-Werte und Calciumspiegel. Ein Computertomogramm oder auch bereits die ultrasonographische Untersuchung der Schilddrüsenregion sollten den Tumor entdecken.

Die **operative Entfernung** des Adenoms (der Adenome) wird am besten im II. Trimenon erfolgen, jedoch muß ein schwerer Hyperparathyreoidismus der Mutter in jedem Fall rechtzeitig behandelt werden.[!] In diesem Zusammenhang ist daran zu erinnern, daß bei Vorliegen eines Epithelkörperchenadenoms das Krankheitsbild multipler endokriner Adenome zu bedenken ist und eine gründliche allgemein-endokrinologische Untersuchung in jedem Fall erforderlich wird.

Die **Risiken** eines pränatalen Todes und neonataler Tetanie liegen zwischen 25 und 50 %. Dieser hohe Prozentsatz wird durch die Suppression der fetalen Nebenschilddrüsen durch die lang anhaltende intrauterine Hyperkalzämie erklärt. Eine Hypomagnesiämie kann ebenfalls auftreten und bei der Hemmung der Parathormonsekretion zusätzlich mitwirken.

Handelt es sich um eine Frühgeburt, so kann die Unreife des Nierengewebes und eine eventuell phosphatreiche Diät (Kuhmilch!) die Hyperphosphatämie und Hypokalzämie noch unterstützen. Der Calciumspiegel sollte raschestmöglich durch Calciumsalze über einige Tage oder Wochen angehoben werden, wobei Untersuchungen der Phosphatausscheidung während der ersten drei Monate als Überprüfung für die Erholung der normalen Schilddrüsenfunktion des Neugeborenen herangezogen werden müssen.

Ein Hyperparathyreoidismus beim **Neugeborenen** ist ein äußerst seltenes Ereignis. Er ist durch Hypotonie, schlechtes Trinken, Obstipation und Atmungsstörungen charakterisiert. Ferner wurden erhebliche Hyperkalzämie, Hypophosphatämie und schwere Knochendemineralisationen, aber erstaunlicherweise keine Nephrokalzinose beobachtet. Auch hier muß an eine polyglanduläre Hyperplasie gedacht werden (multiple endokrine Adenome) und eine gründliche allgemeine endokrinologische Untersuchung erfolgen.

## 3 Hypoparathyreoidismus

Eine Epithelkörperchenunterfunktion während einer Gravidität kommt außerordentlich selten vor und führt meist nicht zu einer gesteigerten fetalen Morbidität. Ursache ist meist eine frühere Schilddrüsenresektion. Über einige wenige Beispiele eines maternalen Hypoparathyreoidismus mit nachfolgendem fetalen Hyperparathyreoidismus ist in der älteren Literatur berichtet worden. Bei diesen Müttern wurde die vorher bestehende Tendenz zur Hypokalzämie während der Schwangerschaft mitigiert. Bei einem der beschriebenen Fälle lagen eine schwere Hypotonie, Hyperkalzämie, generalisierte Knochendemineralisation und subperiostale Knochenresorption vor. In anderen Fällen wurden bei minimaler neonataler Morbidität Skelettveränderungen im Sinne einer Ostitis fibrosa cystica gefunden. Interessanterweise scheinen die Kinder meistens keine Hyperkalzämie zu haben, jedenfalls nicht in den ersten Lebenswochen. Diese relative Hypokalzämie könnte durch einen Rückgang der Hypersekretion von Parathormon in der neonatalen Phase bedingt sein, und im übrigen verschwinden die Knochenläsionen innerhalb weniger Monate nach der Geburt.

---

*! Ein schwerer Hyperparathyreoidismus der Mutter muß in jedem Fall rechtzeitig behandelt werden, die operative Entfernung des Adenoms erfolgt jedoch am besten im II. Trimenon!*

# Die Nebenniere in der Schwangerschaft

## 1 Physiologische Veränderungen

Im Gegensatz zu früheren Auffassungen wird die Morphologie der mütterlichen Nebenniere für unverändert gehalten [3]. Zwar steigen die Plasmaspiegel der adrenalen Steroide mit zunehmender Schwangerschaftsdauer an, jedoch ist die Sekretionsrate für Cortisol nicht gesteigert [4]. Vielmehr ist die Clearancerate vermindert und daher die Halbwertszeit verlängert. Ferner trägt der drei- bis vierfache Anstieg des cortisolbindenden Globulins (CBG, Transcortin) zum globalen Steroidanstieg bei. Insgesamt kommt es zu einem leichten Ansteigen des freien Plasma-Cortisols und des freien Cortisols im Harn, jedoch entwickeln schwangere Frauen keine manifesten Zeichen eines Hypercortisolismus. Der Tagesrhythmus der Cortisolsekretion bleibt während der ganzen Schwangerschaft unverändert mit einer Tendenz zu einem etwas größeren Morgengipfel bei zunehmender Schwangerschaftsdauer. Die niedrigen Spiegel des ACTH im Serum sind wahrscheinlich Ausdruck der leichten Erhöhung des freien Cortisols bzw. Folge der erhöhten Estrogen- und Progesteronspiegel.

Ferner steigen die Aldosteronspiegel während der Schwangerschaft an. Auch die Spiegel von Renin und Angiotensinogen sind erhöht, mit der Folge gesteigerter Angiotensin-II-Spiegel und als deren Folge mit erheblicher Erhöhung der Aldosteronspiegel verbunden. Auch Deoxycorticosteron ist im Serum schwangerer Frauen erhöht.

## 2 Nebennierenüberfunktion bzw. -unterfunktion

Bei Verdacht auf Gravidität bei einer sekundären Amenorrhö muß bei negativem Schwangerschaftstest auch daran gedacht werden, daß eine sekundäre Amenorrhö sowohl mit einer Überfunktion (Cushing-Syndrom) als auch einer Unterfunktion der Nebennierenrinde (Morbus Addison, sekundäre Nebennierenrindeninsuffizienz) einhergehen kann.

### 2.1 Cushing-Syndrom

Die **klinische Diagnose** eines Morbus Cushing in der Schwangerschaft ist deswegen schwierig, weil Schwangere auch abdominelle Striae aufweisen, ebenso Gewichtszunahme, Flüssigkeitsretention, gelegentlich eine Hypertonie und auch eine gestörte Glucosetoleranz.

Die **Labordiagnostik** sollte in der Bestimmung des freien Cortisols im 24-Stunden-Harn, des Plasma-ACTH-Spiegels und der Kernspintomographie der Sella sowie der Nebennieren-Ultraschalldiagnostik bestehen. Ein Nebennieren-Computertomogramm ist wegen der relativ hohen Strahlenexposition für den schwangeren Uterus kontraindiziert.

Für die Schwangere ist die Erkrankung besonders gefährlich. Abort, Früh- und Totgeburten werden häufig gefunden. Beim Neugeborenen kann sogar eine Addison-Krise zum Tod führen, da eine Atrophie der Nebennierenrinde bei Kindern von Müttern mit Cushing-Syndrom infolge des hohen, von der Mutter stammenden Cortisolspiegels auftreten kann. Ist bei einer schon fortgeschrittenen Schwangerschaft die Cushing-Symptomatik bei der Mutter ausgeprägt bzw. durch konservativ symptomatische Maßnahmen wie Blutdrucksenkung, Regulation des Elektrolyt- und Wasserhaushaltes nicht beherrschbar, so besteht bei zentralem Cushing-Syndrom die Möglichkeit der transnasal-transsphenoidalen Hypophysenoperation, bei peripherem Cushing-Syndrom die einer operativen Entfernung des Nebennierenrindentumors. Wenn möglich, sollte jedoch die Therapie bis zum Entbindungszeitraum hinausgeschoben werden.

### 2.2 Langzeittherapie mit Kortikosteroiden

Wie beim Cushing-Syndrom ist bei (höher dosierter) Langzeitbehandlung mit Nebennierenrindensteroiden die Graviditätsrate vermindert. Bei eingetretener Schwangerschaft sollte eine Kortikoidmedikation vermieden werden. Insbesondere im I. Trimenon ist sie nur bei vitaler Indikation zu verabfolgen, etwa zur Substitutionstherapie nach Hypophysektomie. Während eine immer wieder diskutierte Schädigung bzw. Wachstumsretardierung des Feten bei niedriger Dosierung nicht oder kaum relevant sein dürfte, liegen Berichte über eine Häufung von Plazentainsuffizienz mit Frühaborten vor. Unter Kortikoidtherapie kann beim Fetus auch – ebenso wie beim Cushing-Syndrom – infolge ACTH-Suppression eine sekundäre Nebennierenrindeninsuffizienz auftreten, die beim Neugeborenen zu Komplikationen führt. Bei der Mutter kann nach Langzeiteinnahme von Kortikoiden eine sekundäre Nebennierenrindeninsuffizienz mit entsprechenden klinischen Symptomen durch den Geburtsstreß ausgelöst werden, so daß in der Geburtsperiode eine höhere Cortisolgabe nötig wird.[!]

*Eine Kortikoidmedikation ist – insbesondere im I. Trimenon – ausschließlich bei vitaler Indikation (z. B. Substitutionstherapie nach Hypophysektomie) durchzuführen!*

## 2.3 Nebennierenrindeninsuffizienz

Im Gegensatz zum seltenen gemeinsamen Auftreten einer Schwangerschaft und eines Morbus Cushing kommt es sehr viel häufiger zu einer Nebenniereninsuffizienz (Morbus Addison) während einer Schwangerschaft. Wurde bei der Mutter eine ausreichende Substitutionstherapie durchgeführt, so ließ sich häufig im Verlauf der Schwangerschaft eine leichte Verbesserung der Symptome und eine verminderte Dosiserfordernis für den Kortikosteroidersatz beobachten. Tritt die Erkrankung erstmals während der Schwangerschaft auf, so kann die Diagnose durch den Übertritt von fetalen Steroiden der Nebenniere in den mütterlichen Blutkreislauf verzögert werden. Darüber hinaus sind Übelkeit, Erbrechen und Abgeschlagenheit auch Symptome einer normalen Schwangerschaft.

Für die Mutter besteht eine **besondere Gefährdung** im I. Trimenon als Folge einer Hyperemesis gravidarum, aber auch durch den Geburtsstreß sowie im Puerperium infolge der jetzt nicht vorhandenen Hormonbildung in der Plazenta und in der Nebennierenrinde des Feten.[I] Bei nachgewiesener Schwangerschaft sollte die Glukokortikoiddosis um etwa die Hälfte, die der Mineralkortikoide etwa auf das Doppelte gesteigert werden; bei Hypertonie, Ödemen oder Eklampsie müssen jedoch die Mineralkortikoide reduziert oder sogar abgesetzt werden. Am Tag vor der Geburt ist eine orale Gabe von 100 bis 200 mg Cortisol und während der Geburt die intravenöse Cortisol-Dauerzufuhr (insgesamt etwa 200–400 mg/24 h) anzuraten. Am Ende des Puerperiums sollte nach stufenweiser Reduktion der oralen Cortisolgabe wieder die normale Tagesdosis (z. B. 30 mg Hydrocortison) erreicht werden.

Eine sekundäre Nebennierenrindeninsuffizienz kann auch im Rahmen eines Sheehan-Syndroms (siehe „Die Hypophyse in der Schwangerschaft", Teil 4) oder – heute wesentlich häufiger – bei (operierten) Hypophysentumoren vorliegen. Auch bei totaler Hypophysenvorderlappeninsuffizienz ist unter Substitutionstherapie mit Cortisol oder Cortison und Thyroxin durch entsprechende hCG-hMG-Gabe die Induktion von Schwangerschaften möglich, die in der Regel problemlos verlaufen. Während der Entbindung gelten prinzipiell die gleichen Richtlinien wie bei primärer Nebennierenrindeninsuffizienz.

Auch im **Wochenbett** kann es zum ersten Auftreten einer Nebennierenrindeninsuffizienz kommen. Hierbei handelt es sich entweder um eine primäre Nebennierenrindeninsuffizienz (Morbus Addison; über zehn derartige Fälle sind beschrieben) oder es liegt eine sekundäre Nebennierenrindeninsuffizienz (Morbus Sheehan) vor. Letztere wird heute freilich seltener beobachtet als in früheren Zeiten. An eine Erstmanifestation einer Nebennierenrindeninsuffizienz im Wochenbett sollte man bei folgenden Symptomen denken: Hypotonie, Kreislaufkollaps, Muskelschwäche, Adynamie, präkomatöser Zustand.

## 3 Nebennierenmark

Das Auftreten eines **Phäochromozytoms** während einer Schwangerschaft ist für Mutter und Kind lebensbedrohlich. Nach einer großen älteren Statistik [34] lag die mütterliche Mortalität bei 48 % und die des Kindes bei 54 %, wenn die Diagnose nicht rechtzeitig gestellt wurde. Wo dies gelang, ließ sich die mütterliche Mortalität auf 17 % senken. Eine große neuere Studie aus Australien besagt, daß während 20 Jahren (1976–1996) bei 140 000 Geburten drei Fälle von mütterlichem Phäochromozytom beobachtet wurden, darunter ein mütterlicher Todesfall bei undiagnostiziertem Tumor und zwei erfolgreich behandelte Schwangere mit günstigem Ausgang für Mutter und Kind [17].

Für die Mutter bestehen die Risiken vor allem in zerebrovaskulären Blutungen, Herzinfarkt, akutem Lungenödem, Herzrhythmusstörungen oder Schock. Die fetale Mortalität liegt in der spontanen Abortneigung. Der Anstieg der Katecholamine im mütterlichen Blut kann eine fetale Anoxie als Folge der Kontraktion der Uterinarterien sowie auch durch gesteigerte uterine Kontraktionen herbeiführen. Weniger als 10 % des Noradrenalins gelangen über die plazentare Barriere in den fetalen Kreislauf.

Die **klinischen Symptome** sind wie bei Personen ohne Schwangerschaft in der gelegentlichen hypertensiven Krise zu sehen, die dadurch ausgelöst werden kann, daß bei Rückenlage eine Kompression der Nebenniere durch den vergrößerten Uterus zustande kommt. Die entsprechende Hypothese wird vor allem deswegen formuliert, da zahlreiche Patientinnen mit einem vorher unentdeckten Phäochromozytom die Symptome erst während der Schwangerschaft entwickeln.[II] Hierbei können auch stimulierende Effekte der Östrogene auf das Tumorgewebe bzw. eine gesteigerte Nebennierendurchblutung (entsprechend den übrigen Geweben in der Schwangerschaft) auslösend wirken.

Bei der Verdachtsdiagnose sind besonders viele **differentialdiagnostische Überlegungen** anzustellen. Die Diagnose wird durch Messung von Adrenalin und Noradrenalin im Plasma und der verschiedenen Katecholaminfraktionen und -metabo-

---

[I] *Eine besondere Gefährdung für die Mutter besteht im I. Trimenon als Folge einer Hyperemesis gravidarum, aber auch durch den Geburtsstreß sowie im Puerperium infolge der jetzt nicht vorhandenen Hormonbildung in der Plazenta und in der Nebennierenrinde des Feten!*

[II] *Zahlreiche Patientinnen mit einem vorher unentdeckten Phäochromozytom entwickeln erst während der Schwangerschaft Symptome!*

lite im Sammelurin gestellt, die Lokalisation durch Kernspintomographie bestimmt. Auf Provokationstests sollte verzichtet werden. Zur Lokalisationsdiagnostik ist die Ultraschalldiagnostik gut geeignet. Nutzen und Risiko einer Diagnostik mit ionisierenden Strahlen sind insbesondere im I. Trimenon stets sorgfältig abzuwägen.

Das **therapeutische Vorgehen** wird individuell unter Berücksichtigung aller Umstände des Falls festzulegen sein; die Empfehlungen in der Literatur sind nicht einheitlich. Ein Teil der Autoren empfiehlt, den Tumor in der frühen Schwangerschaft (d.h. vor der 20. Woche) zu entfernen. Der chirurgische Eingriff kann zwar einen Spontanabort induzieren, jedoch ist er insofern gerechtfertigt, als maternale und fetale Mortalität in gleicher Weise zu berücksichtigen sind.

Wird die Diagnose erst während der 2. Schwangerschaftshälfte gestellt, so sollte versucht werden, durch medikamentöse Therapie den Geburtstermin zu erreichen bzw. die Reife des Feten abzuwarten, die einen Kaiserschnitt erlaubt mit nachfolgender Tumorexstirpation während der gleichen Operation. Eine vaginale Entbindung sollte wegen des Geburtsstresses und der Gefahr einer akuten hypertensiven Krise vermieden werden.[!] Hat man sich zum Abwarten entschlossen, muß unter Gabe von Alpharezeptorenblockern zusammen mit Betablockern unter sorgfältiger Kontrolle der Herzfrequenz eine strenge Überwachung von Mutter und Kind erfolgen.

Kommt es zu einer hypertensiven Krise während der Operation, so ist diese mit Phentolamin oder Nitroprussidnatrium zu behandeln. Nach Entfernung des Tumors ist die Gefahr einer plötzlichen Hypotonie durch rasche intravenöse Gabe von Volumenersatz- oder Elektrolytlösungen zu bekämpfen. Hat man sich zu einer medikamentösen Therapie entschlossen, so muß bedacht werden, daß Betablocker perinatale Probleme herbeiführen können, einschließlich gestörter Reaktion auf anoxischen Streß, Blutdruckabfall bei der Geburt, kleiner Plazenta sowie intrauteriner Wachstumsretardation, postnataler Bradykardie und postnataler Hypoglykämie (Literatur bei [34]).

> [!]*Eine vaginale Entbindung bei Phäochromozytom sollte wegen des Geburtsstresses und der Gefahr einer akuten hypertensiven Krise vermieden werden!*

# Inhalt*

- **Einleitung** .......................... 157
- **Physiologie und Pathophysiologie des Kohlenhydrat- und Fettstoffwechsels der Mutter in der Schwangerschaft** .................. 158
- **Aufdeckung einer pathologischen Glucosetoleranz** ...................... 159
  - 1 Indikationen für die Glucosetoleranztestung ... 159
  - 2 Methoden der Glucosetoleranztestung ........ 160
  - 2.1 Oraler Glucosetoleranztest mit 75 g Glucose ... 160
  - 2.2 Oraler Glucose-Screening-Test mit 50 g Glucose .......................... 160
  - 2.3 Intravenöser Glucosetoleranztest ........... 160
  - 2.4 Bewertungskriterien des oralen Glucosetoleranztests ................... 161
  - 2.5 Bestimmung der Insulinkonzentration im Fruchtwasser ...................... 162
  - 2.6 Glucosebestimmungsmethoden ........... 162
- **Manifester Diabetes mellitus in der Schwangerschaft** .................. 162
  - 1 Überwachung bei Gestationsdiabetes ........ 162
  - 2 Einfluss des manifesten Diabetes mellitus auf die Schwangerschaft ................. 164
  - 2.1 Embryopathia diabetica .................. 164
  - 2.2 Abortrate, Hydramnie ................... 164
  - 2.3 Pyelonephritis, Nephropathia diabetica, Angiopathia diabetica ................... 165
  - 2.4 Fetopathia diabetica ..................... 165
  - 3 Einfluss der Schwangerschaft auf den Diabetes mellitus der Mutter ............. 165
  - 3.1 Stoffwechseleinstellung der Diabetikerin ...... 165
  - 3.2 Diät .................................. 166
  - 3.3 Orale Antidiabetika ..................... 166
  - 3.4 Insulintherapie ......................... 167
  - 3.5 Überwachung unter der Geburt ........... 167
- **Probleme des Feten und Neugeborenen bei Diabetes der Mutter** .............. 167
  - 1 Überwachung des Feten .................. 167
  - 2 Versorgung des Neugeborenen und Betreuung der Wöchnerin ........................ 168
  - 3 Abruptio, Sterilisation, Kontrazeption ........ 169
- **Genetik des Diabetes mellitus** ............... 169
- **Zusammenfassung** ....................... 170
  - 1 Vor der Schwangerschaft ................. 170
  - 2 In der Schwangerschaft .................. 171
  - 3 Am Termin ............................ 172
  - 4 Ein gesundes Kind rechtfertigt alle Anstrengungen ...................... 172

---

*Das Literaturverzeichnis findet sich in Kapitel 24, S. 369.

# 11 Diabetes mellitus und Gravidität

U. Lang, A. Feige

## Einleitung

Die Koinzidenz eines anamnestisch bekannten Diabetes mellitus mit einer Gravidität ist in einer **Häufigkeit** von 1 bis 5 ‰, bezogen auf die Gesamtzahl der Graviditäten anzunehmen [74]. In Hessen wurden von 1990 bis 1998 1650 Diabetikerinnen entbunden [45]; das entspricht mit geringen Schwankungen 0,3 bis 0,5 % der jährlichen Gesamtgeburtenzahl in Hessen. Hochgerechnet auf etwa 800 000 Geburten in Gesamtdeutschland werden demnach jährlich ca. 2400 bis 4000 Diabetikerinnen entbunden.

Ein **Gestationsdiabetes**, der erst in der bestehenden Schwangerschaft auftritt oder diagnostiziert wird, wird je nach Spezifität der Untersuchungsmethode und nach untersuchter Population in 1 bis 20 % der Schwangerschaften diagnostiziert. Die großen Unterschiede erklären sich durch die Häufigkeit des Typ-2-Diabetes in unterschiedlichen Populationen und das Vorhanden- oder Nichtvorhandensein eines generellen Screenings. Ein Gestationsdiabetes tritt also deutlich häufiger als ein primär manifester Diabetes auf. Nach Angaben der Hessischen Perinatalerhebung von 1990 bis 1998 ist das Risikomerkmal des Gestationsdiabetes allerdings lediglich in 0,3 bis 0,9 % aller Schwangerschaften dokumentiert worden [45]. Dies zeigt, dass ohne generelles Screening ein Gestationsdiabetes häufig nicht erkannt und deshalb nicht behandelt wird [92]. Die Häufigkeit eines Typ-2-Diabetes-mellitus in der Bevölkerung liegt bei etwa 5 bis 8 %, ebenso erscheint eine Häufigkeit des Gestationsdiabetes in diesem Prozentbereich unter Berücksichtigung epidemiologischer Daten zur Häufigkeit von Glucosetoleranzstörungen im Reproduktionsalter adäquat [41].

Die **perinatale Mortalität der Kinder von Müttern mit Diabetes mellitus** liegt – je nach Schweregrad des Diabetes, der Güte der ambulanten und stationären Überwachung sowie der Leistungsfähigkeit des geburtshilflich-pädiatrischen Teams – mehr oder weniger deutlich über der perinatalen Mortalität der Kinder stoffwechselgesunder Mütter. In allen Zentren wird eine deutliche Senkung der perinatalen Mortalität über die letzten 20 Jahre berichtet (Abb. 11-1). Diese Senkung wurde vor allem durch eine verbesserte Überwachung des Feten in der Spätschwangerschaft sowie durch die genauere Kenntnis über die Zusammenhänge im Kohlenhydrat- und Fettstoffwechsel der Mutter und über die metabolische Beziehung zwischen Mutter und Fetus erreicht. Die Angaben über die perinatale Mortalität schwanken je nach Zentrum und nach Unterteilung in gereinigte und ungereinigte perinatale Mortalität [47, 51, 84]. Im Bereich der Hessischen Perinatalerhebung zeigen sich in den Jahren 1990 bis 1998 Werte zwischen 1,5 und 3 %. Dies liegt deutlich höher als die perinatale Mortalität des Gesamtkollektivs, die zwischen 0,4 und 0,6 % pendelt.

Die beschriebene höhere perinatale Mortalität wird zu etwa 50 % durch nicht mit dem Leben vereinbare **Fehlbildungen** erklärt [32, 45]. Da die erhöhte Fehlbildungsrate und die Frühgeburtlichkeit ursächlich mit der Stoffwechsellage der Mutter in Verbindung stehen, sollte zum besseren Vergleich der Ergebnisse der perinatalen Mortalität in der Literatur immer die ungereinigte Mortalität unter Einbeziehung der Kinder ab 500 g angegeben werden. Die Ursache der erhöhten Embryopathierate ist in der nicht normoglykämischen Einstellung des Diabetes der Mutter in der präkonzeptionellen Phase und während der Organogenese zu sehen [31, 55, 80]. Eine entscheidende weitere Senkung der perinatalen Mortalität kann deshalb nur dadurch erreicht werden, dass eine Patientin mit Typ-1-Diabetes möglichst nur geplant bei normoglykämischer Stoffwechsellage die Schwangerschaft beginnen sollte.[!] Sie hierauf aufmerksam zu machen ist Aufgabe des behandelnden Kinderarztes, Hausarztes, Internisten oder Gynäkologen. Auch in den Selbsthilfegruppen sowie in den Laienmedien sollte auf diese Problematik hingewiesen werden.

*[!] Eine Patientin mit Typ-1-Diabetes sollte nur geplant bei normoglykämischer Stoffwechsellage die Schwangerschaft beginnen!*

Da die Embryopathierate der Diabetikerinnen gegenüber der normalen Embryopathierate von etwa 2 % um das 3- bis 4fache erhöht ist [55, 64, 80], kommt den in der Bundesrepublik Deutschland in den Mutterschaftsrichtlinien verankerten **Ultraschalluntersuchungen** in der 8. bis 12. sowie zwischen der 16. und 20., spätestens in der 19. bis 22. Schwangerschaftswoche eine besondere Bedeutung zu. Der Gynäkologe, der diese Untersuchung durchführt, ist bei einer Diabetikerin zu besonderer Sorgfalt verpflichtet, da die präzise Festlegung des Gestationsalters (Frühschall) zur Einschätzung von Wachstumsveränderungen im weiteren Schwangerschaftsverlauf (intrauterine Wachstumsrestriktion, Makrosomie), sowie zur Auffindung und Beurteilung von Fehlbildungen (16. bis 20. Schwangerschaftswoche) hier erhöhte Bedeutung haben.

Die sorgfältige **Überwachung des Feten in der Perinatalphase** durch den behandelnden Gynäkologen und Pädiater ist selbstverständlich. Die Senkung der perinatalen Mortalität der Kinder diabetischer Mütter in den Bereich der gesamten perinatalen Mortalität sollte bei Beachtung folgender Punkte möglich sein:

- normoglykämische Einstellung der Diabetikerin prä- und perikonzeptionell sowie in der Phase der Organogenese (Nüchternblutzucker im Tagesprofil < 90 mg/dl), postprandiale Blutzuckerwerte nach 1 Stunde < 120, höchstens 140 mg/dl oder höchstens 120 mg/dl nach 2 Stunden, der mittlere Blutzuckerspiegel im Tagesprofil < 100 mg% (siehe Tab. 11-1)
- sorgfältige Ultraschalluntersuchungen in der 8. bis 12. Schwangerschaftswoche zur Festlegung des Gestationsalters, in der 16. bis 20., spätestens in der 19. bis 22. Schwangerschaftswoche zur Aufdeckung fetaler Fehlbildungen und im weiteren Verlauf zur Kontrolle des fetalen Wachstums
- sorgfältige fetomaternale Überwachung in der Perinatalphase

Die Senkung der erhöhten perinatalen Mortalität der Kinder von Diabetikerinnen ist mittlerweile weniger ein medizinisches als vielmehr ein organisatorisches Problem.

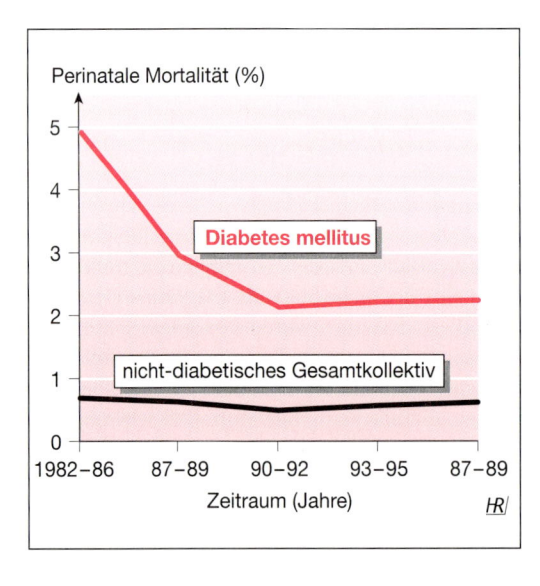

**Abb. 11-1**
*Die perinatale Mortalität bei Kindern von Müttern mit anamnestisch bekanntem manifestem Diabetes mellitus in der Schwangerschaft in den Hessischen Perinatalerhebungen der Jahre 1982 bis 1998. Seit Beginn der 90er Jahre stagniert die Reduktion der Mortalitätsziffer.*

# Physiologie und Pathophysiologie des Kohlenhydrat- und Fettstoffwechsels der Mutter in der Schwangerschaft

Schon in der Gravidität einer stoffwechselgesunden Frau ist die B-Zelle des Pankreas einer starken Belastung ausgesetzt. Die im **Intermediärstoffwechsel der Mutter** stattfindenden Veränderungen während der Schwangerschaft sind darauf ausgerichtet, dem wachsenden Fetus in ausreichender Menge energiereiche Substrate zuzuführen. Der Glucose als wichtigster Energiequelle des Feten kommt hier eine besondere Bedeutung zu: Die mütterliche Glucose passiert die Plazenta durch erleichterte Diffusion, die fetalen Glucosekonzentrationen liegen etwa 30 % unter den mütterlichen Konzentrationen [26]. Der tägliche fetale Glucosebedarf beträgt am Ende der Schwangerschaft etwa 30 bis 50 g [17], den kontinuierlichen Abfluss von

Glucose aus dem mütterlichen Metabolismus spiegelt die tendenzielle Abnahme der Glucosekonzentration im Lauf der Schwangerschaft wider [27, 46]. Diese Abnahme der Glucosekonzentration weist auf einen dem Hungern ähnlichen Zustand hin, die Mutter befindet sich aufgrund des unablässlich vorhandenen Substratabflusses zum Fetus in der Schwangerschaft in einer dauernden katabolischen Stoffwechsellage.

Diese Veränderungen werden durch das im Synzytiotrophoblasten der Plazenta gebildete humane **Plazentalaktogen (HPL)** gesteuert. HPL wirkt bei der Mutter lipolytisch [86], die freien Fettsäuren und Triglyzeridkonzentrationen im mütterlichen Serum steigen in der Schwangerschaft an. Damit ist zum einen gewährleistet, dass die Mutter ihre benötigte Energie aus Fettstoffwechselsubstrat bezieht, zum anderen wird durch die im peripheren Blut vorliegenden erhöhten Fettspiegel der Einbau von Glucose in die mütterliche Zelle mittels Insulin erschwert (periphere Insulinresistenz) [13]. Zur Verstoffwechselung einer gleichen Menge Glucose benötigt die Mutter am Ende der Schwangerschaft also wesentlich mehr Insulin als zu Beginn [48]. Eine gesunde B-Zelle im Pankreas toleriert diesen Stress und reagiert in der Schwangerschaft mit einer Hyperplasie und Hypergranulation [7, 23].

Wachstumshormon, Estriol und Prolactin wirken in ihrem lipolytischen Einfluss synergistisch zum HPL. Da sich die Mutter in der Schwangerschaft bei der konstanten Substratnachfrage des wachsenden Feten in einer chronisch katabolen Stoffwechsellage befindet, ist die B-Zelle des Pankreas gezwungen, sich den wechselnden Veränderungen, die durch Nahrungsaufnahme und Nahrungskarenz entstehen, bei gleichzeitig zunehmenden HPL-Spiegeln im Blut in ihrer Insulinsynthese und Sekretion exakt den jeweiligen Verhältnissen anzupassen. Dieser Zustand wird am Besten mit dem Begriff des **angepassten Hyperinsulinismus** beschrieben [27]. Auf diese Weise wird dem wachsenden Fetus ein zunehmendes Substratangebot gesichert. Eine gesunde B-Zelle passt sich diesen Veränderungen auch über mehrere Schwangerschaften hin an, eine nicht oder nicht mehr voll funktionsfähige B-Zelle stellt zu wenig Insulin zur Assimilation der Glucose zur Verfügung. Die Folge ist eine maternale Hyperglykämie, die zahlreiche Veränderungen bei der Mutter und beim Feten verursacht (Abb. 11-2).

# Aufdeckung einer pathologischen Glucosetoleranz

## 1 Indikationen für die Glucosetoleranztestung

Häufigkeit und Schwere mütterlicher und kindlicher Komplikationen stehen in einem direkten Zusammenhang mit den mütterlichen Blutglucosewerten, ein echter Schwellenwert existiert nicht. So findet man bereits bei eingeschränkter Glucosetoleranz [95], d.h. nur einem erhöhten Wert im Glucosetoleranztest eine ansteigende Morbidität [49, 78]. Optimal ist es daher, bei jeder Schwangeren eine Untersuchung auf Gestationsdiabetes durchzuführen.[1] Da der **orale Glucosetoleranztest** gegenwärtig der definitorische Goldstandard für die eingeschränkte Glucosetoleranz ist, bieten sich folgende Verfahren an:

- Alle Schwangeren werden zwischen der 24. und 28. Schwangerschaftswoche mit einem 75-g oralen Glucosetoleranztest (oGTT) bedacht.
- Eine zweizeitige Vorgehensweise lässt zunächst ebenfalls zwischen der 24. und 28. Schwangerschaftswoche einen Screening-Test mit 50 g Glucose durchführen, der bei pathologischem Ausfall durch einen 75-g-oGTT komplettiert werden muss.

Es besteht Einigkeit darüber, dass der derzeit nach den Mutterschaftsrichtlinien geforderte Nachweis von Glucose im Urin allein ungeeignet ist, Glucosetoleranzstörungen in ausreichendem Maße auf-

[1] *Optimal ist es, bei jeder Schwangeren eine Untersuchung auf Gestationsdiabetes durchzuführen!*

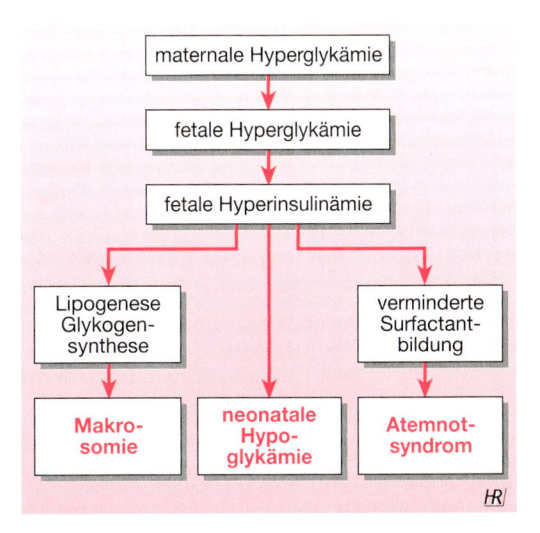

Abb. 11-2
*Pedersen-Hypothese zu Auswirkungen maternaler Hyperglykämie auf den Fetus (nach Pedersen [64]).*

[1]Der derzeit nach den Mutterschaftsrichtlinien geforderte Nachweis von Glucose im Urin ist allein ungeeignet, Glucosetoleranzstörungen in ausreichendem Maße aufzudecken!

zudecken[1] [1, 48]. Ebenso hat sich ein Screening durch oGTT nur bei Risikogruppen als unzureichend erwiesen. Das generelle Screening aller Schwangeren auf Glucosetoleranzstörungen ist nach derzeitigem Kenntnisstand die Methode der Wahl und sollte daher dringend verbindlich in die Mutterschaftsrichtlinien aufgenommen werden.

Ist eine Schwangerschaft mit besonderen Risikofaktoren verknüpft, so sollte der orale Glucosetoleranztest bereits im I. Trimenon der Schwangerschaft durchgeführt werden [4], insbesondere bei:
- Übergewicht (Body-mass-Index vor der Schwangerschaft > 27,0 kg/m$^2$)
- Diabetes bei Eltern oder Geschwistern
- Gestationsdiabetes in einer vorangehenden Schwangerschaft
- Geburt eines Kindes > 4500 g
- einer vorausgegangenen Totgeburt
- schweren kongenitalen Fehlbildungen in einer Vorschwangerschaft
- habitueller Abortneigung (≥ 2 Fehlgeburten hintereinander)

Sollte die Glucosetoleranztestung in den oben genannten Situationen im I. Trimenon ohne auffälliges Ergebnis sein, so sollte erneut in der 24. bis 28. Schwangerschaftswoche, wie für alle Schwangeren vorgesehen, getestet werden.

Treten unabhängig von den genannten Diagnosezeiträumen während der Schwangerschaft Diabetes-spezifische Symptome (Durst, Polyurie, etc.) auf, wird eine Makrosomie des Feten oder ein Polyhydramnion festgestellt, so ist ein oraler Glucosetoleranztest ebenso erforderlich. Dies gilt auch bei Auftreten einer Glukosurie in der Frühschwangerschaft.

## 2 Methoden der Glucosetoleranztestung

### 2.1 Oraler Glucosetoleranztest mit 75 g Glucose

Der 75-g-oGTT sollte morgens nach einer mindestens 8-stündigen Nahrungskarenz vorgenommen werden. Die Patientin sollte sich vorher über drei Tage normal ernähren. Während des Tests sollte die Schwangere keine Anstrengungen unternehmen und nicht rauchen. Blutentnahmen erfolgen vor der Applikation der Glucose und nach 60 und 120 Minuten, auch ein erweiterter Test mit einer Blutabnahme nach 180 Minuten ist möglich. Bei einem nüchternen Blutzuckerwert der ≥ 126 mg/dl (≥ 7,0 mmol/l) ist, sollte keine Glucosebelastung durchgeführt werden, da bei dieser Schwangeren der Verdacht auf eine erhebliche Störung der Glucosetoleranz vorliegt, ggf. ein nicht bekannter manifester Diabetes. Hier sollte die weitere Abklärung durch Blutzuckertagesprofile und HbA$_{1C}$-Bestimmung erfolgen.

### 2.2 Oraler Glucose-Screening-Test mit 50 g Glucose

Dieser Test (50-g-GST) kann zu jeder Tageszeit, auch unabhängig von der vorangegangen Nahrungszufuhr der Schwangeren durchgeführt werden. Auch hier sollte die Testlösung (50 g wasserfreie Glucose gelöst in 200 ml Wasser oder 200 ml eines entsprechenden Oligosaccharidgemisches) innerhalb von fünf bis zehn Minuten langsam getrunken werden. Die Schwangere sollte sich während des Tests keinen Anstrengungen unterziehen und nicht rauchen, ebenso ist Koffeingenuss im Vorfeld zu vermeiden. Eine Stunde nach Ende der Glucoseaufnahme wird der Blutglucosewert im kapillären Vollblut oder im venösen Plasma bestimmt. Ist dieser 1-Stunden-Wert ≥ 140 mg/dl (≥ 7,8 mmol/l), so besteht der Verdacht auf einen Gestationsdiabetes, ein diagnostischer Test mit 75 g Glucose muss angeschlossen werden. Liegt beim GST der 1-Stunden-Wert über 200 mg/dl (≥ 11,1 mmol/l), so muss vor der Applikation eines 75-g-oGTT ein nüchterner Blutzuckerwert bestimmt werden, um eine schwere Glucosestoffwechselstörung, ggf. einen manifesten Diabetes, der bisher nicht diagnostiziert war, auszuschließen. Ist auch der nüchterne Blutzuckerwert pathologisch, so sollte an Hand von Tagesprofilen und HbA$_{1C}$ Messungen die Diagnose abgesichert werden [54].

### 2.3 Intravenöser Glucosetoleranztest

Da möglicherweise die Glucoseresorption in der Schwangerschaft verzögert ist und die B-Zellen des mütterlichen Pankreas in der Schwangerschaft individuell höchst unterschiedlich auf einen gastrointestinalen Stimulus zu reagieren scheinen [50], wird gelegentlich für den intravenösen Glucosetoleranztest plädiert.

Der Test kann in der gesamten Schwangerschaft durchgeführt werden. Die Patientin sollte sich ebenfalls, wie beim oGTT, in den Tagen vorher normal ernährt haben und zum Zeitpunkt des Tests nüchtern sein. Der liegenden Patientin wird innerhalb von zwei bis drei Minuten 0,8 ml/kg Körpergewicht einer 40 %igen Glucoselösung injiziert. Blutzuckerbestimmungen erfolgen vor dem Test sowie nach 10, 20, 30, 45 und 60 Minuten.

Als Maß für die pro Zeit verstoffwechselte Glucose

wird der Glucoseassimilationskoeffizient (KG) gebildet [24], die Dimension ist Prozent pro Minute (%/min). Werte über 1,2 %/min gelten als normal. Werte zwischen 1,0 % und 1,2 %/min zeigen eine Störung im Kohlenhydratstoffwechsel an, Werte unter 0,99 %/min weisen auf einen manifesten Diabetes mellitus hin.

Der Test kann in der gesamten Schwangerschaft nach den oben angegebenen Grenzwerten durchgeführt werden, außerhalb der Schwangerschaften im Wochenbett liegen die KG-Werte deutlich unter den in der Schwangerschaft gemessenen Werte.

In Anbetracht der komplizierteren Auswertung und der notwendigen i.v. Gabe von Glucose hat sich der intravenöse Glucosetoleranztest als Massen-Screeningmethode **nicht durchgesetzt**. Im deutschen Sprachraum findet der orale Glucosetoleranztest die größte Verbreitung, da er einfach durchzuführen und auszuwerten ist.

## 2.4 Bewertungskriterien des oralen Glucosetoleranztests

Die jüngste Stellungnahme der Arbeitsgemeinschaft Schwangerschaft und Diabetes der deutschen Diabetesgesellschaft (2001) [4] empfiehlt, die Blutglucose-Messergebnisse vor dem Test (nüchtern) sowie eine und zwei Stunden nach Ende des Trinkens der 75-g-Glucose enthaltenden Testlösung zu bewerten. Als Grenzwerte werden die aus den Untersuchungen von O'Sullivan [61] umgerechneten Grenzwerte von Carpenter und Coustan [14] angegeben (Tab. 11-1).

Definitionsgemäß liegt ein **Gestationsdiabetes** vor, wenn mindestens zwei der angegebenen Grenzwerte erreicht oder überschritten werden. Wird nur ein Wert erreicht oder überschritten, so liegt definitionsgemäß eine eingeschränkte Glucosetoleranz (impaired glucose tolerance, IGT) vor, da auch in dieser Situation eine dem Gestationsdiabetes vergleichbare fetale und neonatale Morbidität auftreten kann [87, 78].

International einheitliche und allgemein akzeptierte **Kriterien zur Beurteilung der diagnostischen Grenzen** beim oGTT existieren zur Zeit nicht. O'Sullivan und Mahan etablierten 1964 ihre Grenzwerte im Hinblick auf das Risiko der Mutter, nach der Indikatorschwangerschaft im weiteren Verlauf des Lebens einen Typ-2-Diabetes zu entwickeln. Gegenwärtig ist eine weltweite multizentrische Studie „Hyperglycemia and pregnancy outcome" (HAPO-Studie) [2, 34] im Gange. Gegenstand dieser Studie ist, die Grenzwerte im Screening durch den oGTT im Hinblick auf eine erhöhte kindliche Morbidität festzulegen. Zum gegenwärtigen Zeitpunkt wird mit einem Ende dieser Studie im Jahre 2004 gerechnet.

Aus dem vor genannten ergibt sich, dass die oben angeführten, ursprünglich von O'Sullivan und Mahan konzipierten und nach Carpenter und Coustan abgewandelten Grenzwerte nicht unumstritten sind. Weiss [91] bezieht den in seinen Untersuchungen gewonnenen Grenzwert von 160 mg/dl (8,9 mmol/l) nach einer Stunde ausschließlich auf die fetale Situation, unabhängig vom langfristigen Diabetesrisiko der Mutter. Erhöhte Insulinspiegel in Fruchtwasser und Nabelschnurblut dienten in seinen Untersuchungen als Marker für die glucosebedingte Gefährdung des Feten und somit als Grundlage, um geburtshilflich relevante Grenzwerte zu definieren, die spezifisch Störungen der fetalen Stoffwechselsituation aufzeigen sollen. Im Vergleich zwischen den Blutglucosewerten des oralen Glucosetoleranztests und den Fruchtwasserinsulinspiegeln als Marker für einen fetalen Hyperinsulinismus stellten sich im 75-g-oGTT Grenzwerte von 90 mg/dl (5,0 mmol/l) nüchtern, 160 mg/dl (8,9 mmol/l) nach einer Stunde und 140 mg/dl (7,8 mmol/l) nach zwei Stunden in der 24. bis bis 28. Schwangerschaftswoche heraus [91, 92]. Weiss fand, dass ein über 160 mg/dl (8,9 mmol/l) erhöhter Ein-Stunden-Wert beim 75-g-oGTT mit 98 % die höchste Sensitivität für die Diagnose eines fetalen Hyperinsulinismus hat. Die Tabelle 11-2 zeigt den Zusammenhang zwischen Ein-Stunden-Wert nach Glucosebelastung und Auftreten eines fetalen Hyperinsulinismus. Der Grazer Vorschlag geht demzufolge dahin, einen verkürzten oGTT im Sinne einer Gabe von 75-g-Glucose und Bestim-

Tabelle 11-1
*Gegenwärtige Grenzwerte des 75-g oralen Glucosetests (oGTT)*

| Messzeitpunkt | kapilläres Vollblut (mg/dl) | (mmol/l) | venöses Plasma (mg/dl) | (mmol/l) |
|---|---|---|---|---|
| ■ nüchtern | ≥ 90 | 5,0 | ≥ 95 | 5,3 |
| ■ nach 1 Stunde | ≥ 180 | 10,0 | ≥ 180 | 10,0 |
| ■ nach 2 Stunden | ≥ 155 | 8,6 | ≥ 155 | 8,6 |

Tabelle 11-2
*1-h-Wert nach 75-g oralem Glucosetoleranztest und fetaler Hyperinsulinismus (Grazer Diabetesanalysen, nach Weiss [91])*

| Glucose (mg/dl) | Fallzahl (n) | fetaler Hyperinsulinismus (n) | (%) |
|---|---|---|---|
| 160–169 | 226 | 18 | 8,0 |
| 170–179 | 118 | 14 | 11,9 |
| 180–189 | 78 | 14 | 17,9 |
| 190–198 | 44 | 15 | 34,1 |
| 200–209 | 33 | 12 | 36,4 |
| 210–229 | 20 | 10 | 50,0 |
| > 230 | 23 | 17 | 73,9 |
| Total > 160 | 542 | 100 | 18,5 |

**Abb. 11-3**
*Die perinatale Mortalität bei Kindern von Müttern mit bekanntem Gestationsdiabetes in den Hessischen Perinatalerhebungen der Jahre 1990 bis 1998. Sowohl ante-, als auch sub- und postpartuale Mortalitätsraten liegen höher als im nicht-diabetischen Gesamtkollektiv.*

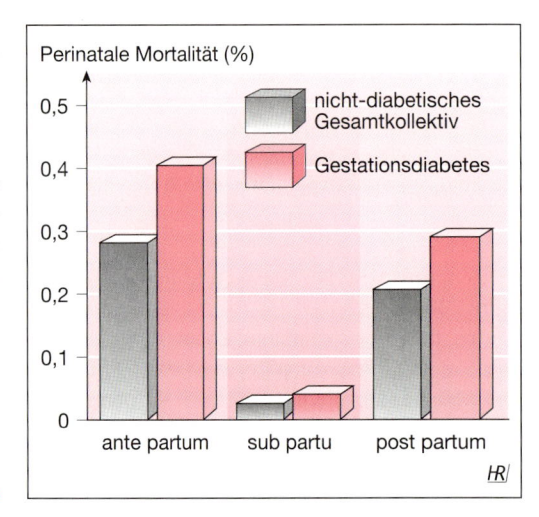

*!In der gynäkologischen Praxis wird die sofortige kapilläre Blutglucosebestimmung als Primärmaßnahme zur Diagnostik und zum Screening des Gestationsdiabetes empfohlen!*

mung des Ein-Stunden-Wertes mit dem Grenzwert 160 mg/dl vorzunehmen.

### 2.5 Bestimmung der Insulinkonzentration im Fruchtwasser

Ein **direkter Nachweis einer mütterlichen Kohlenhydratstoffwechselstörung** ist durch die Insulinbestimmung im Fruchtwasser möglich [89, 90, 91]. Kinder, die auf die Stoffwechsellage der Mutter mit einem Hyperinsulinismus reagieren, weisen erhöhte Fruchtwasserinsulinwerte auf; postpartal kann die unbehandelte oder unzureichend behandelte Stoffwechselstörung der Mutter durch den Nachweis einer erhöhten Nabelschnurinsulinkonzentration geführt werden [89, 91].

Der Nachweis der fetalen Stoffwechselstörung mit Hilfe der Fruchtwasser-Insulinbestimmung erscheint präziser als mit Hilfe des oGTT. Dem gegenüber steht die Invasivität der Methode, sodass sie **spezifischen Fragestellungen** oder einer Therapiekontrolle vorbehalten bleiben dürfte.

### 2.6 Glucosebestimmungsmethoden

Blutglucosemessungen bei Screening und Diagnostik mit den heute verfügbaren **enzymatischen Methoden** (Glucosedehydrogenase, Hexokinase, Glucoseoxydase) ergeben, wenn sie mit einer qualitätsgesicherten Methode durchgeführt werden, reproduzierbare Ergebnisse. Die zur Patientenselbstkontrolle verwendeten Handmessgeräte sind ungeeignet [40].

Nach Entnahme einer Blutprobe unterliegt die Glucose auch weiterhin der Glykolyse. Daher wird die **sofortige kapilläre Blutglucosebestimmung** in der gynäkologischen Praxis als Primärmaßnahme zur Diagnostik und zum Screening des Gestationsdiabetes empfohlen.!

**Ist die sofortige Bestimmung nicht möglich,** so muss zur Verhinderung von präanalytischen Fehlern durch Transport und Zeitverzögerung [16] die Probe zentrifugiert, auf Eis gelagert oder einer Proteinausfällung unterzogen werden. Das Blut kann auch in speziellen Behältern mit EDTA, Natriumfluorid, Natriumoxalat oder Natriumjodacetat konserviert werden. Auch dies unterbindet die Glukolyse allerdings nicht vollständig, sodass eine Abnahme des Glucosespiegels in den ersten zwei Stunden von etwa 5 bis 10 % anzunehmen ist [91]. Daher sind zusammenfassend bei nicht sofort möglicher Bestimmung entweder Kapillarblut als Hämolysat oder venöses Plasma in Natriumfluorid und EDTA ausgekleideten Versandbehältern geeignet. Diese Behälter müssen jedoch bei 4 °C gelagert werden.

**Ungeeignet** zum Screening und zur Diagnostik des Gestationsdiabetes sind HbA$_{1C}$ und Fructosaminbestimmungen.

# Manifester Diabetes mellitus in der Schwangerschaft

## 1 Überwachung bei Gestationsdiabetes

Das **Embryopathierisiko** ist bei Patientinnen mit Gestationsdiabetes nach Angaben einiger Autoren erhöht, andere wiederum fanden keine erhöhte Fehlbildungsrate [36, 37]. Hier könnte die Tatsache, dass definitionsgemäß jeder in der Schwan-

**Tabelle 11-3**
*Geburtsrisiken für Kinder von Schwangeren mit Gestationsdiabetes, anamnestisch bekanntem Diabetes mellitus und im nichtdiabetischen Gesamtkollektiv (Kontrollen) der Hessischen Perinatalerhebungen 1990 bis 1998 [45].*

| Komplikation | Gestationsdiabetes (n = 2750) | Diabetes mellitus (n = 1650) | Kontrollen (n = 478526) |
|---|---|---|---|
| ■ Terminüberschreitung | 7,4 % | 7,5 % | 12,6 % |
| ■ Gestose/Eklampsie | 8,7 % | 11,0 % | 2,9 % |
| ■ pathologisches CTG | 19,0 % | 25,8 % | 14,5 % |
| ■ protrahierter Geburtsverlauf | 12,6 % | 14,6 % | 11,9 % |
| ■ Missverhältnis | 8,3 % | 6,0 % | 3,8 % |

gerschaft erstmals entdeckte Diabetes mellitus, auch wenn er bereits präexistent gewesen sein sollte, als Gestationsdiabetes klassifiziert wird, eine Rolle spielen, sodass die hier erhöhte Fehlbildungsrate wahrscheinlich derjenigen des manifesten Diabetes mellitus zuzuordnen ist. In jedem Fall sollte eine Patientin, bei der ein Gestationsdiabetes aus einer früheren Schwangerschaft schon bekannt ist, perikonzeptionell und während der Organogenese normoglykämisch eingestellt sein.[1]

Eine **erhöhte perinatale Mortalität** wird von einigen Untersuchern insbesondere bei Vorliegen eines nicht erkannten Gestationsdiabetes beschrieben, da es bei unbehandeltem Gestationsdiabetes zum intrauterinen Fruchttod kommen kann. Nach einigen älteren Arbeiten soll in 28% der pränatalen intrauterinen Todesfälle ein unerkannter Gestationsdiabetes die Ursache sein [44, 64]. Die Daten der Hessischen Perinatalerhebung geben für die Jahre 1990 bis 1998 auch bei bekanntem Gestationsdiabetes ein erhöhtes Risiko an (Abb. 11-3)

Die **perinatale Morbidität** dagegen ist bei Kindern von Schwangeren mit Gestationsdiabetes sicher erhöht, vor allem durch die Stoffwechselkomplikationen der über 4000 g schweren Kinder peri- und postpartal [44, 45]. Atemnotsyndrom, Hypoglykämie und Hyperbilirubinämie sowie andere typische Problematiken treten gehäuft auf [45, 53]. Einzelheiten sind den Tabellen 11-3 und 11-4 zu entnehmen. Diätetische Behandlung und Insulintherapie senken die Morbidität [62].

Bei Kenntnis eines Gestationsdiabetes soll daher die Mutter diätetisch **behandelt** werden. Zusätzliche Insulingaben sind erforderlich, wenn sich das angestrebte Ziel der Aglucosurie bei Fehlen von Ketonkörpern im Harn und Normoglykämie (postprandialer Blutzucker < 120 mg/dl (6,66 mmol/l), mittlere Blutzuckerkonzentration im Tagesprofil von weniger als 100 mg/dl (5,55 mmol/l)) nicht erreichen lässt. Das $HbA_{1C}$ sollte im Normbereich liegen.

Die Patientin muss in der Technik der Selbstkontrollen zum Nachweis von Glucose und Aceton im Harn sowie in der Technik der **Blutzucker-Selbstkontrolle** ausgebildet werden. Die Blutzucker-Selbstkontrolle mit einem Handmessgerät soll zur Bestimmung von Blutglucosewerten vor den drei Hauptmahlzeiten und eine Stunde nach den Mahlzeiten (6–8 Werte pro Tag) verwandt werden. Häufigkeit und Zeitpunkt dieser Selbstkontrollen sind dem Verlauf der Schwangerschaft und der Erkrankung anzupassen. Wichtig ist es, die mit den Handmessgeräten erhobenen Befunde immer wieder mit den qualitätskontrollierten Befunden eines entsprechend ausgerichteten Labors zu vergleichen. Eine Besprechung der Blutglucoseprotokolle sollte nicht seltener als alle zwei Wochen stattfinden, ggf. auch in kürzeren Abständen. Die Harnzuckerselbstkontrolle allein ist ungeeignet zur Beurteilung der Stoffwechseleinstellung.

Ist das Ziel der Einstellung diätetisch nicht zu erreichen, so ist die **Gabe von Insulin indiziert.** Orale Antidiabetika haben in der Behandlung des Diabetes mellitus in der Schwangerschaft nach gegenwärtigem Kenntnisstand keinen Platz. Die Insulinbehandlung sollte nach Ausschöpfung aller konservativen Maßnahmen wie diätetische Einstellung und körperliche Aktivität im Rahmen von etwa zwei Wochen unzureichender Einstellung begonnen werden. Nach der Empfehlung der Arbeitsgemeinschaft Diabetes und Schwangerschaft der Deutschen Diabetesgesellschaft ist der Anhaltspunkt zum Beginn der Insulintherapie in mehrfachen (mindestens 2-mal präprandial und/oder postprandial nachgewiesenen) Überschreitungen der Zielwerte für die Einstellung der Schwangeren zu sehen. Auch das Vorhandensein weiterer Variablen wie das Vorliegen einer fetalen Makrosomie im Zusammenhang mit grenzwertigen Blutzuckerwerten sollte Indikation zur Insulintherapie sein. Wie bereits erwähnt, wird auch die Höhe des fetalen Fruchtwasserinsulins [88] (siehe Abschnitt „Aufdeckung einer pathologischen Glucosetoleranz", Teil 2.5) sowie die Perzentile des fetalen Abdominalumfanges im Ultraschall [11] als Kriterium zur Einleitung der Insulintherapie gesehen.

Diese **Insulintherapie sollte individuell** am Insulinbedarf der jeweiligen Schwangeren ausgerichtet sein. Sowohl eine intensivierte konventionelle Insulintherapie wie auch die kontinuierliche subkutane Insulininfusion (Insulinpumpe) können eingesetzt werden. Entscheidend ist die zum Erfolg, d. h. in den gewünschten Blutzuckerbereich führende Methode. Die Insulintherapie sollte mit den zur Verfügung stehenden Humaninsulinen

[1] *Eine Patientin, bei der ein Gestationsdiabetes aus einer früheren Schwangerschaft schon bekannt ist, sollte perikonzeptionell und während der Organogenese des Feten normoglykämisch eingestellt sein!*

Tabelle 11-4

*Neonatale Morbidität für Kinder von Schwangeren mit Gestationsdiabetes, anamnestisch bekanntem Diabetes mellitus und im nichtdiabetischen Gesamtkollektiv (Kontrollen) der Hessischen Perinatalerhebungen 1990 bis 1998 [45].*

| Komplikation | Gestationsdiabetes (n = 2750) | Diabetes mellitus (n = 1650) | Kontrollen (n = 478526) |
|---|---|---|---|
| ■ Frühgeburt | 17,2 % | 25,5 % | 7,5 % |
| ■ Hypoxie, Schock | 3,1 % | 5,8 % | 1,4 % |
| ■ kardiopulmonale Störung | 3,3 % | 3,8 % | 1,3 % |
| ■ Atemnotsyndrom | 1,3 % | 2,4 % | 0,6 % |
| ■ Stoffwechselstörung | 11,8 % | 31,0 % | 0,3 % |

durchgeführt werden. Das Insulinanalogon lispro (Humalog®) sollte nur nach strenger Indikation und frühestens nach Abschluss der Organogenese bei Bedarf eingesetzt werden [39], für die Insulinanaloga Insulin Aspart® und Insulin Glargin® liegen zur Zeit keine Erfahrungen vor.

Die **Überwachung des Feten** unterscheidet sich nicht von der üblichen Überwachung bei Risikoschwangerschaften, insbesondere auch der bei manifestem Diabetes mellitus.

**Entbindungsmodus und Zeitpunkt** hängen vom fetalen und mütterlichen Zustand ab. Der Gestationsdiabetes allein ist für sich genommen weder eine Indikation zur geplanten Sectioentbindung noch zur vorzeitigen Geburtseinleitung.[!] Bei unbefriedigender Stoffwechseleinstellung kann eine Einleitung vor dem Termin indiziert sein, eine Übertragung sollte vermieden werden. Insbesondere insulinpflichtige Schwangere mit Gestationsdiabetes sollten in einer Klinik entbunden werden, die mit dem Problem des Diabetes mellitus vertraut und zusätzlich zur erfahrenen geburtshilflichen Betreuung eine leistungsfähige Neonatologie und Diabetologie anzubieten haben. Bei der Schwangeren mit Gestationsdiabetes ist insbesondere auf Anzeichen von schwangerschaftsinduzierter Hypertonie zu achten.

Bei **Frühgeburtsbestrebungen** kann der Einsatz von Glukokortikoiden zur Induktion der fetalen Lungenreife eine erhebliche Erhöhung des Insulinbedarfes bedingen. Bei notwendig werdender Tokolyse ist einer Magnesiumtokolyse der Vorzug vor Betamimetica, die ebenfalls eine kurzfristige Steigerung des Insulinbedarfs nach sich ziehen, zu geben. In solchen Situationen muss der Insulinbedarf bzw. eine eventuelle Umstellung von Diät auf Insulin individuell abgewogen werden.

Das bereits erwähnte Risiko, dass sich aus einem Gestationsdiabetes im späteren Lebensalter ein manifester Diabetes entwickeln kann [10], weist auf die große Bedeutung der Diagnostik und Therapie des Gestationsdiabetes hin. Per definitionem bildet sich der Gestationsdiabetes **nach der Schwangerschaft** meist, jedoch nicht immer, wieder zurück. Daher sollten auch Wöchnerinnen, insbesondere solche mit insulinpflichtigem Gestationsdiabetes, weiterhin stoffwechselkontrolliert werden. Ergeben sich dabei im Sinne diabetologischer Kriterien auffällige Werte, so ist eine unmittelbare diabetologische Weiterbetreuung notwendig. Sind die postpartalen Blutzuckerwerte unauffällig, so sollten in Anbetracht des späteren Erkrankungsrisikos ca. sechs bis zwölf Wochen nach der Entbindung ein oraler Glucosetoleranztest stattfinden, auch eine längerfristige Betreuung mit Kontrollen in mehrjährigen Abständen ist angemessen.

Frauen mit Gestationsdiabetes sollten **stillen.**

## 2 Einfluss des manifesten Diabetes mellitus auf die Schwangerschaft

### 2.1 Embryopathia diabetica

Übereinstimmend wird in der Literatur davon ausgegangen, dass die Fehlbildungsrate bei Kindern von diabetischen Müttern erhöht ist. Ursächlich scheint die Hyperglykämie während der Organogenese zu sein, dies konnte tierexperimentell nachgewiesen werden [8, 22]. Auch bei Menschen besteht eine enge Korrelation zwischen der Fehlbildungsrate und der Hyperglykämie in der Frühschwangerschaft [55]. Für die Hypoglykämie konnte eine ähnliche Beziehung nicht nachgewiesen werden [65].

Die **Prävention von Fehlbildungen** besteht also in der Normalisierung der Blutglucose während der Organogenese, besser schon in der Zeit vor der Konzeption. Durch Normoglykämie vor und während der Konzeption sowie in den ersten Wochen der Gravidität kann die Fehlbildungsrate bis auf 0,8 % gesenkt werden [30]. Nicht nur durch diätetische Therapie, sondern vor allem durch eine früh einsetzende Insulintherapie kann darüber hinaus das Embryopathierisiko vermindert werden [76]. Dennoch auftretende schwere Fehlbildungen sollten mit Hilfe der Ultraschalldiagnostik in der 16. bis 20., spätestens in der 19. bis 22. Schwangerschaftswoche diagnostiziert werden [18, 68].

### 2.2 Abortrate, Hydramnie

Ursache **vermehrter Aborte** bei Diabetikerinnen könnte eine Plazentationsstörung sein. Wahrscheinlich besteht auch hier eine Korrelation zur Güte der Diabeteseinstellung.

Ursache der häufig sonographisch diagnostizierten **Polyhydramnie** dürfte eine schlechte Stoffwechseleinstellung der Mutter sein. Die erhöhten Glucosekonzentrationen der Mutter führen zur Hyperglykämie beim Fetus, worauf es zur fetalen Glucosurie und Polyurie kommt. Diese Vermutung wird auch durch tierexperimentelle Untersuchungen bestätigt [37]. Unabhängig davon sollte bei Vorliegen einer Hydramnie sorgfältig sonographisch nach fetalen Fehlbildungen vor allem im Bereich von Ösophagus, Magen und Darm gefahn-

---

[!] *Der Gestationsdiabetes allein ist für sich genommen weder eine Indikation zur geplanten Sectioentbindung noch zur vorzeitigen Geburtseinleitung!*

det werden. Bereitet die Fruchtwasservermehrung der Patientin klinisch Beschwerden, dann sollte eine Entlastungspunktion durchgeführt werden. Immer sollte bei einer solchen Maßnahme auch der fetale Karyotyp bestimmt werden.

## 2.3 Pyelonephritis, Nephropathia diabetica, Angiopathia diabetica

Glukosurie ist ein idealer Nährboden für die Keimbesiedlung, weshalb **Pyelonephritiden** bei Diabetikerinnen gehäuft auftreten [64]. Die Therapie mit dem Ausheilen der Pyelonephritis ist wichtig, um auf jeden Fall die Entstehung einer chronisch rezidivierenden Pyelonephritis mit daraus resultierender Nephropathie mit Gestoserisiko zu verhindern.

Gute Stoffwechseleinstellungen und Normalisierung des Blutdruckes vermindern das Risiko einer **diabetischen Nephropathie** [93].

Als Zeichen einer chronisch schlechten Stoffwechseleinstellung bildet sich bei Diabetikerinnen eine **Angiopathie** aus, die am einfachsten am Augenhintergrund als Retinopathia diabetica zu diagnostizieren ist. Da die gleichen Veränderungen aber auch in den Nierenarterien zu finden sind, wird bei den Patientinnen eine eingeschränkte Creatinin-Clearance und/oder ein erhöhter Creatininspiegel vorliegen. Die Angiopathie an den Spiralarterien des Uterus führt zur uteroplazentaren Mangelversorgung mit sich daraus ergebender Hypotrophie des Feten. Auch vor diesem Hintergrund ist die sorgfältige Überwachung des fetalen Wachstums durch klinische und sonographische Untersuchung von hoher Bedeutung: Die Überprüfung der Gefäßverhältnisse der Diabetikerin durch den Augenarzt sowie die Untersuchungen der Nierenfunktion gehören deshalb zu den ersten Untersuchungen, die bei einer schwangeren Diabetikerin durchgeführt werden müssen. Sie geben wichtige prognostische Aufschlüsse über die Entwicklung der Schwangerschaft; die Ergebnisse müssen mit der Patientin im Hinblick auf eine eventuelle, aus maternaler Indikation erforderliche Abruptio graviditatis möglichst frühzeitig besprochen werden.

## 2.4 Fetopathia diabetica

Bei den Patientinnen, deren Diabetes mellitus schlecht eingestellt ist, verursacht die Hyperglykämie des Feten eine vorzeitige Reifung des endokrinen Pankreas. Die physiologisch erst im postpartalen Leben auf einen Glucosestimulus einsetzende Insulinsekretion wird nach intrauterin vorverlegt. Die vorhandene Glucose wird mittels Insulin verstoffwechselt und als Fett im subkutanen Gewebe des Feten eingelagert. Die durch die schlechte Stoffwechseleinstellung der Mutter hervorgerufene makrosome Entwicklung wird als **Fetopathia diabetica metabolica** bezeichnet. Diese Form der Fetopathie kann durch eine frühzeitig einsetzende Normalisierung des Blutzuckers weitgehend verhindert werden [70].

Anders verläuft die Entwicklung des Feten einer Patientin mit diabetischen Angiopathien. Hier entsteht durch die uteroplazentare Mangelversorgung mit nachfolgender Ausbildung einer Gestose eine Retardierung des Feten, die als **Fetopathia diabetica vasalis** bezeichnet wird. Diese Schwangeren sind in noch höherem Maße durch schwangerschaftsinduzierte Hypertonie und fetale Wachstumsrestriktion gefährdet. Wegen der hohen perinatalen Mortalität muss die Schwangerschaft einer Diabetikerin mit intrauterin wachstumsrestringiertem Feten besonders sorgfältig überwacht werden.

## 3 Einfluss der Schwangerschaft auf den Diabetes mellitus der Mutter

### 3.1 Stoffwechseleinstellung der Diabetikerin

Voraussetzung für eine gute Stoffwechseleinstellung einer Diabetikerin ist die **Kenntnis des Insulinbedarfs in der Schwangerschaft** (Abb. 11-4). Nach Eintritt der Schwangerschaft wird ein leichter Abfall, gelegentlich auch ein leichter Anstieg des Insulinbedarfs beobachtet, gefolgt von einer Phase eines steilen Anstiegs von der 24. bis zur 32. Schwangerschaftswoche. Um die 34. Schwangerschaftswoche wird ein Plateau erreicht. Der Insulinbedarf sinkt dann physiologisch ab und beträgt postpartal in den ersten beiden Tagen im Mittel nur 85 % des Bedarfs vor der Gravidität, um sich dann auf den ursprünglichen Bedarf wieder einzupendeln. Vermutlich auf Grund einer stärker ausgeprägten mütterlichen peripheren Insulinresistenz, also einer herabgesetzten biologischen Wirksamkeit des Insulins, ist der Insulinbedarf bei Müttern weiblicher Feten von der 28. Woche an signifikant höher als bei Müttern männlicher Feten [56].

Ist keine präkonzeptionelle Betreuung und Stoffwechseleinstellung vorgenommen worden, so sollte spätestens anlässlich des Bekanntwerdens der Schwangerschaft ein so genanntes „**Staging" der Stoffwechsellage** erfolgen. Zu diesem Zeitpunkt muss ggf. eine erste stationäre Aufnahme der Patientin vorgenommen werden, falls sich die

*Wegen der hohen perinatalen Mortalität muss die Schwangerschaft einer Diabetikerin mit intrauterin wachstumsrestringiertem Feten besonders sorgfältig überwacht werden!*

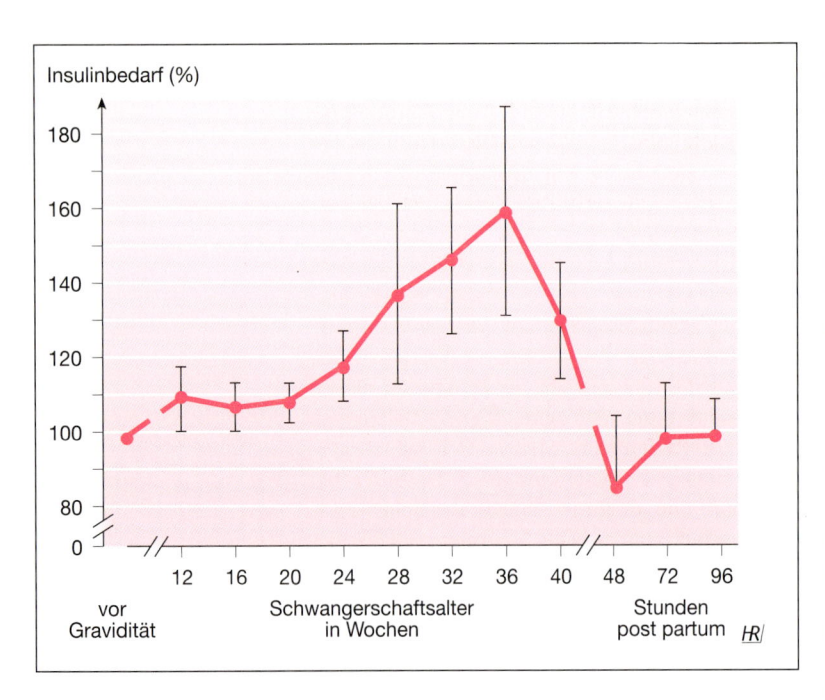

**Abb. 11-4**
*Der Insulinbedarf insulinpflichtiger Diabetikerinnen in der Schwangerschaft und im Wochenbett (n = 106). Die exogene Insulinzufuhr vor Eintritt der Schwangerschaft ist als 100%-Wert angegeben*

Untersuchungen in Abhängigkeit vom Schweregrad des Diabetes mellitus der Mutter nicht ambulant vornehmen lassen. Zu diesem Zeitpunkt sollte die Patientin auch nochmals auf die Notwendigkeit einer engen Zusammenarbeit mit dem Arzt und auf die erforderliche Bereitschaft, in ihrer Schwangerschaft unter Umständen längere stationäre Aufenthalte mit zusätzlichen Belastungen ertragen zu müssen, hingewiesen werden.

Das Staging umfasst folgende **Untersuchungen:**
- Überprüfung der Gefäßverhältnisse durch eine Augenhintergrunduntersuchung
- Überprüfung der Nierenfunktion
- Überprüfung der Stoffwechseleinstellung:
  Nüchternblutzucker 60–70 mg/dl (3,33–3,89 mmol/l), höchstens 90 mg/dl (5,0 mmol/l);
  postprandialer Blutzucker < 120 mg/dl (6,66 mmol/l);
  mittlerer Blutzuckerspiegel < 100 mg/dl (5,55 mmol/l);
  Urin: Aceton und Glucose negativ;
  Bestimmung der Fructosamin- und $HbA_{1C}$-Konzentrationen

Ferner wird die Patientin, sofern das noch nicht geschehen ist, mit der **Technik der Blutzucker-Selbstkontrolle** vertraut gemacht. Die Rezeptur eines entsprechenden Blutzuckermessgerätes wird von den Krankenkassen übernommen. Die Schwangere sollte über die täglich gemessenen sechs bis acht Werte sowie über die mittels Teststreifen nachgewiesene Acetonurie bzw. Glukosurie Buch führen und dieses dem behandelnden Arzt zu den in wöchentlichen bis zweiwöchentlichen Abständen stattfindenden Visiten mitbringen. Diese Selbstkontrollen ersparen stationäre klinische Aufenthalte und ermöglichen der Schwangeren, bestimmend auf den Verlauf der Schwangerschaft Einfluss zu nehmen. Sie bringen daher der Schwangeren mehr Lebensqualität bei nachgewiesenem Nutzen für den Fetus [52].

### 3.2 Diät

Die Patientin soll bei angenommener mittlerer körperlicher Belastung 30 bis 35 kcal/kg Sollgewicht erhalten. Diese Diät sollte zu 40 bis 50 % aus Kohlenhydraten, zu 20 bis 25 % aus Eiweißen und zu 30 bis 35 % aus Fett bestehen. Die Gesamtkohlenhydratmenge beträgt in etwa 150 bis 200 g pro Tag, der Tagesbedarf an Eiweiß etwa 100 g und an Fett 70 g. Bei Frauen mit einem Body-mass-Index über 27 $kg/m^2$ sollte die Kalorienmenge auf 25 kcal/kg Körpergewicht reduziert werden [3]. Die Gewichtszunahme einer übergewichtigen Patientin sollte in der Schwangerschaft nicht unter der physiologischen Zunahme einer stoffwechselgesunden Patientin liegen.

In der Praxis hat sich bewährt, die Ernährungsberatung durch eine entsprechend ausgebildete Fachkraft (Diätassistentin) vornehmen zu lassen. Entsprechende schriftliche Unterlagen und Wiederholung der Schulungen können die Wirksamkeit intensivieren.

### 3.3 Orale Antidiabetika

Die schwangere Diabetikerin sollte keine oralen Antidiabetika erhalten. Eine teratogene Wirkung ist beim Menschen durch orale Antidiabetika zwar nicht nachgewiesen worden. Die Stoffe haben jedoch eine lange Halbwertszeit, sodass der Diabetes mellitus der Patientin vor allem peripartal schlecht steuerbar ist. Postpartal besteht auf Grund des vorangegangenen diaplazentaren Übertritts auf den Fetus die Gefahr prolongierter Hypoglykämie. Trotz der durch neuerliche Publikationen wieder aufgekommenen Diskussion gibt es derzeit keine gesicherten Anhaltspunkte, die die Verwendung oraler Antidiabetika während der Schwangerschaft erlauben.

## 3.4 Insulintherapie

Die exogene Insulinzufuhr wird durch den in Abbildung 11-4 wiedergegebenen **Bedarf** bestimmt. Bei geringem Insulinbedarf reicht selten die einmalige morgendliche Gabe eines Verzögerungsinsulins. Bei steigendem Insulinbedarf kann die morgendliche und abendliche Gabe eines Intermediärinsulins erforderlich werden; unter Umständen muss mittags zusätzlich Altinsulin hinzugefügt werden. Patientinnen mit hohem Insulinbedarf oder schlecht einstellbarem Diabetes mellitus mit starken Schwankungen im täglichen Insulinbedarf müssen auf Altinsulin umgestellt werden. Insgesamt ist die intensivierte konventionelle Insulintherapie oder aber der Einsatz einer kontinuierlichen subkutanen Insulininfusion (Insulinpumpe) oft nötig und bei den hoch motivierten Patientinnen auch möglich.

Generell gilt, dass die Therapie, die die Erreichung der Therapieziele, d. h. die erwünschte Einstellung des Blutzuckers garantiert, auch die geeignete Therapie ist.

Voraussetzung zur Applikation einer so genannten **Insulinpumpe** ist eine kooperative Patientin, die die Technik der Selbstkontrollen beherrscht, und die ständige Bereitschaft eines mit der Pumpentechnik vertrauten Arztes [38]. Der Vorteil der Insulinpumpe besteht darin, dass auftretende Änderungen des Insulinbedarfs mit Hilfe eines leicht justierbaren Abrufsystems ausgeglichen werden können. Damit können kooperative Patientinnen länger ambulant kontrolliert werden.

Eine weitere Verbesserung der Stoffwechseleinstellung dürften kontinuierlich, **in vivo verbleibende Glucosemesssysteme** erbringen, die jedoch im Zusammenhang mit der diabetischen Schwangerschaft noch nicht ausreichend überprüft wurden.

## 3.5 Überwachung unter der Geburt

Auch unter der Geburt ist eine absolute **Normoglykämie der Mutter** auf der Grundlage engmaschiger Blutglucose-Messwerte von hoher Bedeutung, da antipartuale maternale Hyperglykämien in Verbindung mit postpartalen fetalen Hypoglykämien gebracht werden. Je nach Stoffwechselsituation und Vertrautheit der Mutter mit der Blutzucker-Selbstkontrolle ist der Modus der Insulinapplikation (subkutan, intravenös mit Glucose-Insulin-Gemisch, oder über Insulinpumpe) zu wählen. Eventuell auftretende Elektrolytstörungen sollten korrigiert werden. Bei Infusion eines Glucose-Insulin-Gemisches erfolgt die Umrechnung von Intermediär- oder Depotinsulin auf Altinsulin zum Erreichen einer Äquivalenzdosis im Verhältnis von 1 : 1,5 [58]. Über eine Bypassinfusion kann 5%ige Glucose sowie eine Elektrolytlösung gegeben werden.

Die **fetale Überwachung** erfolgt wie üblich während der gesamten Geburt mittels CTG und bei entsprechenden Risikosituationen mit Hilfe der fetalen Blutgasanalyse. Nach der Expression der Plazenta sinkt der Insulinbedarf drastisch ab, auch hier kann individuell nach den von der Diabetikerin erstellten Blutzuckertagprofilen agiert werden.

Einer **Geburtseinleitung mit Prostaglandin-Gel oder Tablette** steht bei Diabetikerinnen außer den üblichen Kontraindikationen [71] nichts im Wege. Die unkontrolliertere und individuell unterschiedlich verlaufende Resorption bei Vaginaltabletten lässt allerdings einen Vorteil zu Gunsten des etwas besser steuerbaren Vaginalgels erkennen.

# Probleme des Feten und Neugeborenen bei Diabetes der Mutter

## 1 Überwachung des Feten

Die ambulante Überwachung des Feten im I. und II. Trimenon wurde bereits besprochen (siehe „Einleitung" und „Manifester Diabetes mellitus in der Schwangerschaft", Teil 1). Entsprechende Kooperationsbereitschaft der Patientin vorausgesetzt und je nach Möglichkeit, den fetalen Zustand mit Hilfe der Doppler-Sonographie und des Wehenbelastungstestes ambulant überwachen zu können, kann die endgültige stationäre Aufnahme letztlich um den errechneten Termin herum erfolgen [33].

Eine Fetopathia diabetica metabolica oder vasalis wird durch regelmäßige **sonographische Beurteilungen** der fetalen Wachstumsparameter diagnostiziert. Die erste Ultraschalluntersuchung sollte zwischen der 8. und 12. Schwangerschaftswoche zur Feststellung des Schwangerschaftsalters erfolgen, in der 16. bis 20., spätestens 19. bis 22. Schwangerschaftswoche erfolgt die subtile Fehlbildungsdiagnostik (siehe auch Bd. 4) unter Einschluss der Echokardiographie. Weiterhin werden Ultraschalluntersuchungen im Abstand von vier Wochen, in der Spätschwangerschaft 14-tägig empfohlen.

Eine direkte Methode des Nachweises einer diabetischen metabolischen Fetopathia ist die Bestimmung der **Insulinkonzentration im Fruchtwasser** (siehe Abschnitt „Aufdeckung einer pathologischen Glucosetoleranz", Teil 2.5). Bei einem Teil normoglykämisch eingestellter Patientinnen wurden erhöhte Fruchtwasser-Insulinkonzentrationen gefunden [88]. Neuere Untersuchungen mit in vivo arbeitenden, kontinuierlichen Glucose-Messvorrichtungen zeigen, dass die durch sechs bis acht Blutzuckermessungen im Tagesverlauf dokumentierte Normoglykämie dieser Patientinnen in den Intervallen gelegentlich heftigen Blutzuckerschwankungen ausgesetzt ist, sodass hier eine Ursache des fetalen Hyperinsulismus zu suchen ist.

**Vorzeitige Wehen** treten in den Perinatalerhebungen bei Diabetikerinnen häufiger auf, allerdings erscheint bei ausgeglichener Stoffwechsellage eine Reduktion in den Bereich der Frequenz bei Nicht-Diabetikerinnen möglich [75]. Zur **Tokolyse** sollte neben der Gabe von Betamimetika vor allem die intravenöse Magnesiumgabe in Erwägung gezogen werden, da Betamimetika zu einer Veränderung der Stoffwechsellage führen, die kurzfristig eine höhere Insulindosierung erforderlich machen kann.

Dies gilt auch für die Gabe von **Glukokortikoiden zur Lungenreifung,** auch hier ist eine Anpassung der Insulindosis notwendig. Die Applikation von Kortikoiden zur Lungenreifung wird bis zur 34. Schwangerschaftswoche vorgenommen. Die Bestimmung des Lecithin/Sphingomyelin-Quotienten (L/S-Ratio) scheint entbehrlich zu sein [20]. Generell gilt, dass Tokolyse, Bettruhe und Lungenreifeinduktion sowie bei allen anderen Schwangeren mit Frühgeburtsbestrebungen auch bei der Betreuung schwangerer Diabetikerinnen zur Anwendung kommen [71].

Die Bestimmung von Estriol sowie humanem plazentarem Laktogen (HPL) im Serum der Mutter zur Überwachung des fetalen Zustandes wird nicht mehr vorgenommen.

Der zuverlässigste Parameter zur Überwachung des Feten ist die **Kardiotokographie.** Bei stationärem Aufenthalt überwachen wir drei bis vier Mal täglich bei einwandfrei auswertbarer Aufzeichnung über 30 Minuten. Bei Anzeichen einer Gefährdung des Feten oder nicht eindeutig auswertbarem Kardiotokogramm wird ein **Wehenbelastungstest** durchgeführt, der ggf. in größeren Abständen wiederholt werden kann.

Bei Verdacht auf plazentare Insuffizienz kommt ab der 24. Schwangerschaftswoche die **Doppler-Sonographie** zum Einsatz. Diese hat ihren festen Stellenwert auch in der Spätschwangerschaft, insbesondere bei intrauteriner Wachstumsrestriktion und bei schwangerschaftsinduziertem Hypertonus. Sie stellt allerdings keinen Ersatz für das CTG dar [71].

Die **CTG-Schreibung in der klinischen Routine** wird bei normal verlaufender Schwangerschaft der Diabetikerin ab der 28. Schwangerschaftswoche empfohlen, ab der 32. Schwangerschaftswoche zwei Mal wöchentlich, ab der 35. Schwangerschaftswoche drei Mal wöchentlich bzw. täglich und ab der 38. Schwangerschaftswoche bzw. während eines Klinikaufenthaltes bis zu drei Mal täglich, immer ergänzt durch die Möglichkeit eines Wehenbelastungstests. Dieser lässt sich unter Verwendung von Oxytocin-Nasenspray einfach durchführen.

Für **Entbindungszeitpunkt und Entbindungsmodus** gelten bei Diabetikerinnen keine besonderen Empfehlungen. Grundsätzlich sollte versucht werden, möglichst nah am errechneten Termin und möglichst vaginal zu entbinden. Der Diabetes mellitus der Mutter ist per se keine Indikation zur Sectio caesarea und ebenfalls nicht zur vorzeitigen Entbindung. Zusammengefaßt unterscheiden sich die präpartale Überwachung des Feten sowie Entbindungszeitpunkt und Entbindungsmodus bei Diabetikerinnen nicht von Vorgängen bei anderen Risikoschwangeren, bei denen Verdacht auf eine Fetopathie besteht.

Die gängigen lokalen und allgemeinen Anästhesieverfahren können unter den üblichen Indikationen und Kontraindikationen auch bei Diabetikerinnen durchgeführt werden.

## 2 Versorgung des Neugeborenen und Betreuung der Wöchnerin

Die neonatale Morbidität von Kindern diabetischer Mütter ist erhöht [45] (siehe Tab. 11-4). Neben Frühgeburtlichkeit und kardiopulmonalen Störungen ist eine postpartale Stoffwechselstörung häufig.

Die **letzte Blutzuckeruntersuchung bei der Mutter** sollte daher etwa eine Stunde vor der Geburt erfolgen und die Blutzuckerkonzentration sollte bei dieser Bestimmung um 100 mg/dl (5,55 mmol/l) liegen. Ggf. muss mit Hilfe der Glucose-Insulin-Infusion die Höhe des Blutzuckerspiegels kontrolliert werden. Hypo- wie Hyperglykämien der Mutter zu diesem Zeitpunkt sind nach Möglichkeit zu vermeiden. Die fetale Blutzuckerkonzentration liegt dann bei etwa 60 mg/dl (3,33 mmol/l) sodass unmittelbar postpartal keine Hypoglykämie befürchtet werden muss.

**Postpartal** werden aus dem Nabelschnurblut Blutzucker, Hämoglobin, pH, Calcium und Bilirubin bestimmt. Als Grenzwerte der Hypoglykämie gelten Blutzuckerwerte von 35 mg/dl beim reifen und 25 mg/dl beim unreifen Kind während der ersten drei Lebenstage. Klinische Symptome der Hypoglykämie sind Blässe, Hyperexzitabilität, Zyanoseanfälle, Schwitzen und Apathie, allerdings sind viele Kinder auch asymptomatisch. Die niedrigsten Blutzuckerwerte sind in den ersten Stunden postpartal zu erwarten. Daher sollten Messungen nach einer halben sowie einer und zwei Stunden nach der Geburt vorgenommen werden [59]. Auffällige Blutzuckerwerte unter 40 mg/dl (< 2,2 mmol/l) sollten kontrolliert werden und bei Bestätigung zu einer frühzeitigen Zufuhr von Glucoselösung führen. Dabei ist durch eine orale Glucosesubstitution ein gleichmäßigerer und stabilerer Blutzuckerspiegel zu erreichen als durch parenterale Gabe. Eine i.v. Zufuhr wird daher nur bei ausgeprägter Hypoglykämie und zusätzlichen Komplikationen empfohlen. Eine ggf. vorliegende Hyperkalziämie oder eine wegen einer Unreife der Leber vorliegende Bilirubinämie wird vom Pädiater korrigiert, der möglichst bei der Geburt anwesend sein sollte. Die Behandlung anderer Komplikationen wie Atemnotsyndrom oder Azidose erfolgt in üblicher Weise.

Auf die **Verlegung des Neugeborenen** kann verzichtet werden, wenn eine ständige neonatologische Präsenz mit entsprechenden Überwachungsmöglichkeiten des Neonaten in der Frauenklinik gegeben ist. Ist dies nicht der Fall oder ist die postpartale Stoffwechsellage instabil, so ist eine Verlegung in die Kinderklinik indiziert. Die Patientin wird nicht abgestillt. Die Diabeteseinstellung der Mutter wird durch das Stillen nicht erschwert. Sollte eine Indikation zum Abstillen bestehen, so ist durch die Gabe von Cabergolin oder Bromocriptin kein Einfluss auf den Kohlenhydratstoffwechsel zu erwarten.

## 3 Abruptio, Sterilisation, Kontrazeption

Der Diabetes mellitus der Mutter allein ist keine medizinische Indikation zur **Abruptio graviditatis**. Die mütterliche Mortalität ist bei Diabetikerinnen nicht erhöht [64]. Bei zusätzlichen Gefäßschäden sind tödliche Urämie und Myokardinfarkt beschrieben worden. Deshalb kann bei Vorliegen einer Nephropathie, einer proliferierenden Retinopathie oder einer Kardiomyopathie eine materne Indikation zur Abruptio gegeben sein. Hier ist immer individuell im Einvernehmen mit den diabetologischen Betreuern zu entscheiden.

Für die **Sterilisatio** sollten bei einer Diabetikerin die gleichen Kriterien angewandt werden wie bei Stoffwechselgesunden: Erfüllter Kinderwunsch, ausführliche Aufklärung, Alter möglichst über 30 Jahre. Nur in Ausnahmefällen wird man einer Diabetikerin wegen der Schwere ihrer Erkrankung von einer weiteren Schwangerschaft abraten und ihr eine Sterilisation empfehlen müssen.

**Kontrazeption:** Bei jungen, insulinbedürftigen Diabetikerinnen besteht keine Kontraindikation zur Einnahme von niedrig dosierten Ovulationshemmern [12, 81]. Der Nachweis einer Angiopathie sowie das Ansteigen des Blutdruckes oder das Auftreten einer thromboembolischen oder ischämischen Erkrankung zwingen zum Absetzen des oralen Kontrazeptivums. In solchen Fällen oder aber bei älteren Patientinnen, die hinsichtlich des weiteren Kinderwunsches unentschlossen sind, ist auch die Einlage eines kupfer- oder gestagenhaltigen Intrauterinpessars akzeptabel.

# Genetik des Diabetes mellitus

Der **Typ-1-Diabetes** ist eine multifaktorielle (polygene) Erkrankung, für deren genetische Einschätzung und Beratung empirische Erbprognoseziffern erforderlich sind. Da Patientinnen mit Typ-1-Diabetes meist relativ früh erkranken, stellen sie den Hauptanteil unter den genetisch zu beratenden Diabetikerinnen dar. Das Risiko für Kinder, bis zum 25. Lebensjahr an einem Typ-1-Diabetes zu erkranken, beträgt bei einem erkrankten Elternteil ca. 2,5%. Sind beide Eltern am Typ-1-Diabetes erkrankt, so ist dieses Erkrankungsrisiko bis zum 25. Lebensjahr bei 15 bis 20% einzuschätzen. Hat ein Elternteil Typ-1-Diabetes, der andere Elternteil ist gesund und ein Kind aus dieser Verbindung leidet bereits am Typ-1-Diabetes, so ist für ein folgendes Kind das Morbiditätsrisiko bei 13% anzusetzen. In der Konstellation gesunder Vater, gesunde Mutter und erstes Kind mit Typ-1-Diabetes ist von einem Morbiditätsrisiko von 3% auszugehen [83].

Nach neueren **ätiologischen Diabetesklassifikationen** wird der Typ-1-Diabetes in eine immunologisch vermittelte und in eine idiopathische Form unterteilt. Der immunologisch vermittelte Typ-1-Diabetes ist eine T-zellabhängige Autoimmunerkrankung mit multifaktoriellem

**Abb. 11-5**
*Der Gestationsdiabetes ist in den Perinatalerhebungen eine unterdiagnostizierte und -dokumentierte Erkrankung. Selbst eine konservative Schätzung der Häufigkeit des Krankheitsbildes mit 3 bis 5 % (schraffierter Bereich) liegt weit über den tatsächlich dokumentierten Fällen – eine Folge des unzureichenden Screenings.*

menden Inzidenz und Prävalenz des Typ-2-Diabetes zu erklären.

Die **Frage nach der Realisierbarkeit der Schwangerschaft** und dem damit verbundenen Risiko sollte deshalb sowohl bei der Patientin mit Typ-1- als auch bei Typ-2-Diabetes an Hand der Dringlichkeit des Kinderwunsches und der daraus resultierenden Belastbarkeit des Ehepaares sowie nach dem Schweregrad des Diabetes der Mutter individuell diskutiert werden.

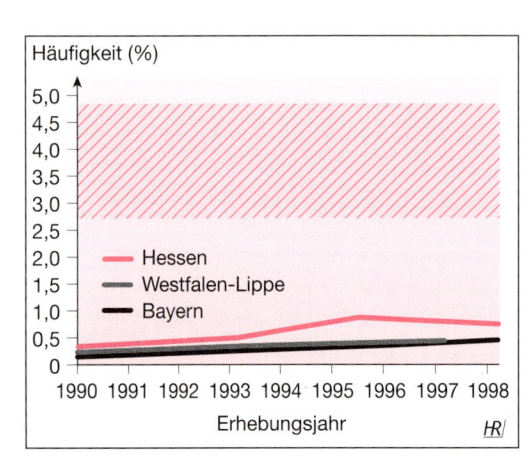

Erbgang, d. h., dass genetische Faktoren und Umweltfaktoren eine Rolle in der Ätiologie spielen.

Die häufigste Form des Diabetes mellitus stellt der **Typ-2-Diabetes** dar. Auch der Typ-2-Diabetes ist eine Erkrankung mit multifaktoriellem Erbgang, auch hier spielen genetische und Umweltfaktoren eine Rolle in der Auslösung der Erkrankung. Starke Hinweise auf die genetische Determinierung des Typ-2-Diabetes kommt von den Studien zur Diabetesprävalenz in unterschiedlichen Populationen, etwa den Pima-Indianern im Südwesten der USA. Der Einfluss einer intrauterinen Schädigung des endokrinen Pankreas durch Exposition an erhöhte oder erniedrigte Glucosespiegel wird im Rahmen der Barker-Hypothese diskutiert, die im Zuge des „fetal programming" einen nicht primär genetisch determinierten Mechanismus zur Diabetesentstehung sieht [9].

Während im Hinblick auf die genetischen Faktoren des Typ-2-Diabetes noch weitgehend Unklarheit herrscht, gilt ein **Lebensstil mit Überernährung und Mangel an körperlicher Arbeit** als wichtigster Umweltfaktor zur Entstehung eines Typ-2-Diabetes. Durch diesen so genannten westlichen Lebensstil und die steigende Lebenserwartung ist vermutlich ein Teil der weltweit zuneh-

# Zusammenfassung

Die weitere Senkung der perinatalen Mortalität und Morbidität setzt geplante Schwangerschaften voraus. Die Betreuung der schwangeren Diabetikerin erfordert großen personellen und apparativen Aufwand, der da sinnvoll eingesetzt werden kann, wo die anstehenden Probleme bekannt sind und gelöst werden können. Die Senkung der perinatalen Mortalität und Morbidität der Kinder von Diabetikerinnen in den Bereich der Gesamtmortalität und Gesamtmorbidität ist deshalb mittlerweile weniger ein medizinisches als vielmehr ein organisatorisches Problem.

Neben dem bereits vor der Schwangerschaft manifesten Diabetes mellitus entwickelt sich der Gestationsdiabetes zu einem immer größeren geburtshilflichen Problem. Schon der nachgewiesene und behandelte Gestationsdiabetes ist mit prä-, peri- und postnatalen Risiken für Mutter und Kind behaftet. Dies gilt umso mehr für den nicht erkannten Gestationsdiabetes, der im deutschen Sprachraum den überwiegenden Anteil darstellt, da er auf Grund unzureichender Suche unterdiagnostiziert wird (Abb. 11-5). Von daher ist ein generelles Diabetes-Screening mit den genannten Methoden und Grenzwerten eine Notwendigkeit.[1]

*[1] Ein generelles Diabetes-Screening mit den genannten Methoden und Grenzwerten ist eine Notwendigkeit!*

## 1 Vor der Schwangerschaft

Die Planung der Schwangerschaft einer Diabetikerin und die Beratung der Schwangeren muss unter dem Gesichtspunkt erfolgen, die Embryopathie und Fetopathie zu vermeiden. Daraus ergeben sich bestimmte **Ratschläge für die Planung einer Schwangerschaft und den Untersuchungsrhythmus im Verlaufe der Gravidität.** Eine konsequente Verfolgung führt zu vermehrter Sicherheit für Mutter und Kind.

**Tabelle 11-5**
*Ungenügende Stoffwechseleinstellung und resultierende Komplikationen im Schwangerschaftsverlauf*

| Zeitabschnitt | Komplikationen |
|---|---|
| ■ perikonzeptionell | Aborte |
| | Fehlbildungen |
| ■ I. Trimenon | Fehlbildungen |
| ■ II. Trimenon | vorzeitige Wehen |
| | Gestose |
| ■ III. Trimenon | Makrosomie |
| | Gestose |
| ■ Geburt | neonatale Hypoglykämie |
| | perinatale Asphyxie |

Tabelle 11-6
*Beratung und Betreuung der Diabetikerin vor und während der Gravidität*

| A. Präkonzeptionell | B. In der Schwangerschaft | | |
|---|---|---|---|
| Ambulant | I. Trimenon | II. Trimenon | III. Trimenon |
| 1. Allgemeine gynäkologische Untersuchung zur Feststellung der Fertilität | 1. Ggf. stationäre Aufnahme nach Eintritt der Gravidität Beratung und Betreuung wie unter A, ggf. Korrektur der Diabeteseinstellung | 1. Beratung und Betreuung wie im I. Trimenon | 1. Übliche Betreuung nach den Mutterschaftsrichtlinien bei eutropher fetaler Entwicklung und normoglykämischer Stoffwechsellage der Mutter, Doppler-Sonographie, CTG |
| 2. Unterweisung in der Technik der Selbstkontrollen | 2. Wichtig: Gestationsalterbestimmung mit Ultraschall, danach ambulant 14-tägige Kontrollen nach A5 | 2. Bei Ultraschalluntersuchung in der 16.–20., spätestens 19.–22. Schwangerschaftswoche auf Fehlbildung achten! | 2. Stationäre Aufnahme spätestens am errechneten Entbindungstermin, Kontrolle des fetalen Zustandes mit Hilfe eines Wehenbelastungstests in zweitägigen Abständen, evtl. Doppler-Sonographie, CTG-Überwachung täglich, zeitliche Dauer und Häufigkeit in Abhängigkeit vom fetalen Zustand |
| 3. Unterweisung über Insulintherapie und Diät | 3. Übliche gynäkologisch-geburtshilfliche Untersuchung nach den Mutterschaftsrichtlinien | 3. Auf schwangerschaftsinduzierte Hypertonie, Makrosomie und intrauterine Wachstumsrestriktion achten! | |
| 4. „Staging" (Nierenfunktion, Augenhintergrund) | 4. Bei pathologischen Befunden: stationäre Aufnahme | | 3. Entbindung möglichst nahe am Termin, Neonatologe bei der Entbindung anwesend, Entbindung im Zentrum mit entsprechender Erfahrung und Kapazität |
| 5. Überprüfung der Diabeteseinstellung bei Normoglykämie: Nüchternblutzucker 60–70 mg/dl (3,33–3,89 mmol/l), postprandialer Blutzucker < 120 mg/dl (6,5 mmol/l), mittlerer Blutzucker < 100 mg/dl (6,60 mmol/l) Urinaceton negativ, Glucose im Urin negativ, $HbA_{1C}$ < 5 % | | | |
| 6. Beratungsgespräch führen über Konzeptionsoptimum und Ablauf der Schwangerschaft, Aufbau einer „Compliance" | | | |
| 7. Bei schlechter Stoffwechsellage: Kontrazeption und Korrektur der DiabeteseinstellungKonzeption verschieben | | | |

Bei der Planung der Schwangerschaft sollte die Diabetikerin auf die Bedeutung der normoglykämischen Diabeteseinstellung für die Vermeidung von Fehlbildungen hingewiesen werden. Eine schlechte Diabeteseinstellung erfordert Kontrazeption.[1]

Ferner sollte der **Schweregrad des Diabetes** ermittelt werden, um das Risiko einer Schwangerschaft von Mutter und Kind quantifizieren zu können. Dieses „Staging" umfasst neben der Prüfung der Güte der Stoffwechseleinstellung, eine Untersuchung des Augenhintergrundes, der Nierenfunktion, eine Klärung der Frage, ob die Patientin Selbstkontrollen beherrscht und ein Gespräch mit der Patientin über das hohe Maß an Kooperationsbereitschaft und Belastbarkeit, welche eine Diabetikerin zum Austragen der Schwangerschaft mitbringen muss. Eine Diabetikerin, die sich zu einer Schwangerschaft entschließt, muss wissen, dass sie zum Erfolg oder Misserfolg wesentlich beiträgt. Jeder Arzt, der eine Diabetikerin im reproduktionsfähigen Alter betreut, sollte – ob Gynäkologe, Diabetologe, Pädiater oder Allgemeinmediziner – immer wieder darauf hinweisen, dass die geplante und unter optimalen Bedingungen angestrebte Schwangerschaft die besten Voraussetzungen für einen erfolgreichen Ausgang bietet.

[1] *Eine schlechte Diabeteseinstellung erfordert Kontrazeption!*

## 2 In der Schwangerschaft

Ist die Patientin schwanger, erfolgt eine engmaschige Überprüfung der Stoffwechsellage und der andern genannten Variablen; ggf. muss dies zu Beginn der Schwangerschaft stationär erfolgen. Das Schwangerschaftsalter wird sonographisch objektiviert, in der Folgezeit wird die Patientin in 14-tägigen Abständen ambulant einbestellt. Das

Hauptaugenmerk gilt der **Diabeteseinstellung** (Tab. 11-5). Das Therapieziel sind mittlere Blutglucosespiegel < 100 mg/dl sowie postprandiale Werte < 120 mg/dl, Nüchtern-Blutzuckerwerte < 90 mg/dl. Das $HbA_{1C}$ sollte je nach Labor unter 5 % liegen. Stationäre Aufnahmen sollten bei Abweichungen von dieser Stoffwechselsituation großzügig indiziert und zur Neueinstellung des Stoffwechsels genutzt werden.

Auf die Problematik des vermehrten Auftretens von Hypoglykämien, insbesondere im I. Trimenon sollte hingewiesen werden. In der 16. bis 20., spätestens in der 19. bis 22. Woche sollte eine sorgfältige Ultraschalluntersuchung zum Ausschluss von Fehlbildungen erfolgen. Ab der 24. Schwangerschaftswoche wird die Sonographie zum Nachweis einer regelrechten Größenzunahme des Feten eingesetzt. Bei der Diabeteseinstellung muss der ansteigende Insulinbedarf korrigiert werden. Auch hier erfolgt bei Vorliegen von pathologischen Befunden die stationäre Aufnahme. Die üblichen Schwangerschaftsvorsorgeuntersuchungen erfolgen nach den Mutterschaftsrichtlinien (Tab. 11-6).

*[1] Spätestens am errechneten Entbindungstermin sollte die schwangere Diabetikerin stationär aufgenommen werden!*

## 3 Am Termin

Unauffällige Untersuchungsbefunde in der Schwangerschaft und regelmäßige Kontrolluntersuchungen bei kooperativen Patientinnen vorausgesetzt, halten wir eine frühzeitige stationäre Aufnahme der schwangeren Diabetikerin nicht mehr für erforderlich. Eine Übertragung sollte allerdings nach Möglichkeit vermieden werden. Spätestens am errechneten Entbindungstermin sollte deshalb die schwangere Diabetikerin stationär aufgenommen werden.[1] Bei unauffälligen mütterlichen und kindlichen Befunden kann dann die Induktion der Wehentätigkeit mit Prostaglandin erfolgen und die nachfolgende Geburtsleitung in üblicher Weise stattfinden.

## 4 Ein gesundes Kind rechtfertigt alle Anstrengungen

Die konsequente, möglichst schon präkonzeptionelle Betreuung und Beratung ermöglicht Diabetikerinnen heute, eine Schwangerschaft auszutragen und ein gesundes Kind zur Welt zu bringen. Diese Möglichkeit zu nutzen und das immer noch erhöhte Risiko weiter abzusenken, erfordern während und schon vor der Schwangerschaft die koordinierte Zusammenarbeit aller an der Betreuung von Diabetikerinnen beteiligten Therapeutinnen und Therapeuten.

# Inhalt*

- **Einleitung** .......................... 175

- **Der Gastrointestinaltrakt während der Schwangerschaft** ............. 175
1 Physiologische Veränderungen des Gastrointestinaltrakts ................. 175
2 Gastroösophageale Refluxkrankheit .......... 175
2.1 Komplikationen ........................ 176
2.2 Allgemeine Behandlungsmaßnahmen ......... 176
2.3 Medikamentöse Therapie ................. 176
3 Colitis ulcerosa und Morbus Crohn .......... 177
3.1 Fertilität ............................. 177
3.2 Schwangerschaftsverlauf bei chronisch-entzündlichen Darmerkrankungen ... 178
3.3 Einfluß der Schwangerschaft auf den Verlauf von Colitis ulcerosa und Morbus Crohn ....... 179
3.3.1 Colitis ulcerosa ........................ 179
3.3.2 Morbus Crohn ......................... 179
3.3.3 Medikamentöse Therapie ................. 179
3.3.4 Schlußfolgerungen ...................... 181
4 Obstipation ........................... 181
4.1 Allgemeine Behandlungsmaßnahmen ......... 182
4.2 Medikamentöse Therapie ................. 182

- **Die Leber während der Schwangerschaft** ...... 183
1 Physiologische Veränderungen der Leberfunktion ...................... 183

2 Nicht-schwangerschaftsspezifische Lebererkrankungen ...................... 184
2.1 Virushepatitis ......................... 184
2.1.1 Hepatitis A ........................... 184
2.1.2 Hepatitis B ........................... 185
2.1.3 Hepatitis C ........................... 186
2.1.4 Hepatitis Delta ........................ 187
2.1.5 Hepatitis E ........................... 187
2.1.6 Hepatitis G ........................... 187
2.1.7 Fulminante Hepatitis .................... 187
2.1.8 Herpes-simplex-Hepatitis ................. 187
2.2 Chronische Hepatitis .................... 188
2.3 Autoimmune Hepatitis ................... 188
2.4 Morbus Wilson ........................ 188
2.5 Leberzirrhose ......................... 189
2.6 Lebertransplantation .................... 190
3 Schwangerschaftsspezifische Lebererkrankungen ...................... 190
3.1 Intrahepatische Schwangerschaftscholestase ... 190
3.1.1 Klinik ............................... 190
3.1.2 Therapie ............................. 191
3.2 Akute idiopathische Schwangerschaftsfettleber, Präeklampsie/Eklampsie und HELLP-Syndrom .. 192
3.2.1 Akute idiopathische Schwangerschaftsfettleber . 192
3.2.2 Präeklampsie/Eklampsie .................. 194
3.2.3 HELLP-Syndrom ....................... 195
3.3 Spontane Leberruptur ................... 196

---
*Das Literaturverzeichnis findet sich in Kapitel 24, S. 371.

# 12 Gastrointestinale Störungen während der Schwangerschaft aus internistischer Sicht

H. Heckers

## Einleitung

Der Geburtshelfer wird keineswegs selten mit gastroenterologischen Fragestellungen konfrontiert. Oft sind diese wie bei der häufigen banalen gastroösophagealen Refluxkrankheit ohne besondere klinische Relevanz. Manchmal betreffen sie aber auch prognostisch sehr ernste schwangerschaftsspezifische gastroenterologische Erkrankungen wie die seltene idiopathische Schwangerschaftsfettleber, die von anderen mit Ikterus einhergehenden Lebererkrankungen abgegrenzt werden muß. Unsicherheit herrscht selbst bei Internisten über die Bedeutung präexistenter oder auch erst in der Schwangerschaft erstmals manifest werdender chronisch-entzündlicher Erkrankungen wie Morbus Crohn, Colitis ulcerosa oder chronische Hepatitis für Mutter und Kind. Nachfolgend sollen die wichtigsten gastroenterologischen Erkrankungen aus internistischer Sicht in ihrer Bedeutung für die Schwangerschaft dargestellt werden. Diese Darstellung kann jedoch nicht den in den meisten Fällen erforderlichen engen Kontakt zwischen Geburtshelfer und Gastroenterologen ersetzen.

## Der Gastrointestinaltrakt während der Schwangerschaft

### 1 Physiologische Veränderungen des Gastrointestinaltrakts

Bedingt durch den mit fortschreitender Schwangerschaftsdauer kontinuierlich ansteigenden Serum-Progesteronspiegel – essentiell zur Aufrechterhaltung der Schwangerschaft – als wahrscheinlich wesentlichste Teilkomponente, kommt es zu einer generalisierten gastrointestinalen Tonusminderung der glatten Muskulatur. Diese führt zur Tonusminderung des unteren Ösophagussphinkters, zur Erschlaffung der Gallenblase mit Zunahme des Gallenvolumens und erhöhtem Residualvolumen nach Gallenblasenkontraktion und zu einer Verlängerung sowohl der intestinalen Gesamtpassagezeit wie der Dünndarmpassagezeit.

Relevante Veränderungen der exokrinen gastrointestinalen Sekretion sind nicht bekannt.

### 2 Gastroösophageale Refluxkrankheit

Über **Sodbrennen**, als Symptom von ca. 90%iger Sensitivität und Spezifität für das Vorliegen einer gastroösophagealen Refluxkrankheit, oftmals verbunden mit saurer Regurgitation, klagen bis zu 72% aller Schwangeren [57]. Es ist damit das häufigste gastrointestinale Symptom in der Gravidität.

Sodbrennen ist Ausdruck eines pathologisch gesteigerten gastroösophagealen Refluxes infolge eines verminderten Ruhedrucks des unteren Ösophagussphinkters bei gleichzeitig erhöhtem intragastralen Druck. Möglicherweise spielt auch eine verminderte ösophageale Clearance von refluiertem Material infolge Abnahme der ösophagealen Peristaltik eine Rolle. Verantwortlich wird hierfür die hormonelle Umstellung in der Schwangerschaft gemacht, insbesondere der **massive Anstieg des Progesteron-**

spiegels. Da die Progesteronspiegel bei Schwangeren mit Reflux ebenso hoch sind wie bei Schwangeren ohne Reflux, sind zusätzliche, vermeintlich endogene, pathogenetische Faktoren erforderlich. Ob ursächlich auch eine unzeitgemäße Erschlaffung des unteren Ösophagussphinkters mit im Spiel ist – ein Mechanismus, der außerhalb der Schwangerschaft als Ursache der gastroösophagealen Refluxkrankheit viel häufiger ist als ein verminderter Ruhetonus –, ist bisher nicht untersucht worden.

Daß Sodbrennen – nicht die Regurgitation – mit zunehmender Dauer der Schwangerschaft immer häufiger und heftiger wird [57], wird darauf zurückgeführt, daß das Maximum der Drucksenkung des unteren Ösophagussphinkters parallel zum Progesteronanstieg erst in der späten Schwangerschaft erreicht wird, und auch darauf, daß der intragastrale Druck mit der Größenzunahme des Uterus weiter ansteigt. Ein alleiniger intragastraler Druckanstieg, wie beispielsweise bei Aszites, hat keinen pathologischen gastroösophagealen Reflux zur Folge [101]. Weitere unabhängige Prädiktoren einer gastroösophagealen Refluxkrankheit in der Schwangerschaft sind präexistentes Sodbrennen, die Zahl früherer Schwangerschaften und – invers assoziiert – das Alter der Schwangeren. Keinen Einfluß haben Body-Mass-Index und Gewichtszunahme in der Schwangerschaft und ebensowenig die ethnische Zugehörigkeit [57].

## 2.1 Komplikationen

Bei anhaltendem und stark ausgeprägtem, unbehandeltem Reflux kann sich durchaus eine **massive Refluxösophagitis mit entzündlicher Stenose** entwickeln, erkennbar an Odynophagie und Dysphagie, die dann im Rahmen einer proximalen Intestinoskopie dilatiert werden muß. Die Indikation zur Endoskopie in der Schwangerschaft sollte wegen limitierter Datenlage [15] streng gestellt werden. Andere seltene Komplikationen der Refluxkrankheit infolge meist nächtlicher Aspiration von Magensaft wie chronische Laryngitis, chronischer Husten, Asthma bronchiale und rezidivierende Pneumonien sind selten. Studien hierzu in der Schwangerschaft fehlen. Nach der Entbindung verschwindet mit der Normalisierung des Sphinkterdrucks die Refluxsymptomatik meist vollständig.

## 2.2 Allgemeine Behandlungsmaßnahmen

Die Behandlung der gastroösophagealen Refluxkrankheit erfolgt in erster Linie durch **nichtmedikamentöse** Maßnahmen. Die Einnahme kleiner, dafür häufigerer Mahlzeiten, der Verzicht auf Bettruhe innerhalb von 3 Stunden nach Nahrungsaufnahme sowie die Erhöhung des Bettkopfteils um 30 cm, z.B. durch die Verwendung eines Keilkissens oder die Benutzung eines Bettes mit verstellbarer Aufliegefläche oder durch das Unterstellen von Holzklötzen, führen meist schon zu einer deutlichen Linderung der Beschwerden. Alkohol, Nikotin, Kaffee, der reichliche Verzehr von süßen Kohlenhydraten und von Fett ebenso wie Stress können die Refluxsymptomatik begünstigen und sollten entsprechend vermieden werden. Auf beengende Kleidung sollte verzichtet, eine Obstipation sollte behandelt werden. Auch sollten Medikamente (Anticholinergika, Sedativa/Tranquilizer, Theophyllin, Prostaglandine und Calcium-Antagonisten), die eine Refluxkrankheit auslösen oder verstärken können, gemieden werden.

## 2.3 Medikamentöse Therapie

Reichen diese Maßnahmen nicht aus, so muß zusätzlich die Einnahme von Medikamenten erwogen werden, die je nach fetalen Schädigungsmöglichkeiten (Tab. 12-1) verschiedenen Risikoklassen zugeordnet werden [12]. Mittel der ersten Wahl bei gastroösophagealer Refluxkrankheit sind üblicher-

Tabelle 12-1
*US-Food-and-Drug-Administration(FDA)-Klassifikation\* der während der Schwangerschaft bei gastroösophagealer Refluxkrankheit verwendeten Medikamente*

| Wirkstoff | FDA-Klasse | Kommentar |
| --- | --- | --- |
| Antazida | keine | überwiegend akzeptabel in der Schwangerschaft und zur Aspirationsprophylaxe während der Geburt |
| Sucralfat | B | nicht-teratogen im Tierversuch; da nur minimal absorbiert, in der Schwangerschaft akzeptiert |
| Metoclopramid | B | keine Teratogenität bei Mensch und Tier bekannt |
| Cisaprid | C | embryo- und fetotoxisch im Tierversuch; nach aktueller kontrollierter Prospektivstudie in der Schwangerschaft akzeptabel |
| Cimetidin | B | prospektive kontrollierte Studien legen die Verwendung und Effektivität in der Schwangerschaft nahe mit Ausnahme von Nizatidin |
| Ranitidin | B | |
| Famotidin | B | |
| Nizatidin | B | |
| Omeprazol | C | embryo- und fetotoxisch im Tierversuch; unklares Sicherheitsprofil in der Schwangerschaft; akzeptabel zur Aspirationsprophylaxe während der Geburt |
| Lanzoprazol | B | nicht teratogen im Tierversuch; Studien zur Anwendung in der Schwangerschaft nicht vorhanden; akzeptabel zur Aspirationsprophylaxe während der Geburt |

\* Definition der FDA-Klasse siehe Tab. 12-4

weise **Antazida** und **Sucralfat**. Weniger empfehlenswert in der Schwangerschaft ist das prokinetisch wirkende Metoclopramid, da es nicht selten zu zentralnervösen Störungen und Dyskinesien führt. Nicht empfehlenswert ist Cisaprid, für das im Tierversuch bei hoher Dosierung fetale Schäden nachgewiesen wurden.

In einer prospektiven Fallkontrollstudie mit 129 Frauen nach Cisaprid-Therapie (Dosierung 25 ± 17 mg/d, Bereich 5–120 mg/d; Therapiedauer 4,6 ± 7,6 Wochen, Bereich 0,14–41 Wochen) in der Schwangerschaft, darunter 88 Fälle mit Exposition selbst während der hochsensiblen Periode der fetalen Organogenese, wurden keine Unterschiede hinsichtlich Geburtsgewicht, Gestationsalter bei Geburt, Rate der Lebendgeburten bzw. spontaner oder therapeutischer Aborte, fetaler Disstreß-Syndrome oder Fehlbildungen nachgewiesen [4]. Da das untersuchte Kollektiv zu klein war, um nach biostatistischen Kriterien ausreichend sichere Aussagen zu begründen, sind weitere umfangreichere Studien zur Absicherung erforderlich.

Falls Antazida und/oder Sucralfat nicht ausreichen, können **$H_2$-Rezeptorantagonisten** wie Cimetidin, Ranitidin und Famotidin – nicht jedoch Nizatidin – und nur bei sorgfältiger Nutzen-Risiko-Abwägung, insbesondere bei dritt- und viertgradiger Refluxösophagitis, die meist auf $H_2$-Rezeptorantagonisten nur unzureichend ansprechen, auch Protonenpumpenblocker wie Omeprazol und Lansoprazol erforderlich werden. Zu Pantoprazol, für das eine geringe Fetotoxizität im Tierversuch beschrieben wurde, existieren lediglich extrem limitierte klinische Erfahrungen während Schwangerschaft und Laktation, so daß eine Einnahme während der Schwangerschaft grundsätzlich nicht empfohlen werden kann.

Alle hier aufgeführten Medikamente mit Ausnahme von Antazida und Sucralfat gehen transplazentar auf den Fetus über und werden in der Muttermilch ausgeschieden. Besonders gilt dies für Cimetidin und Ranitidin – weniger für Famotidin – die im Vergleich zur mütterlichen Serumkonzentration in der Muttermilch mehrfach konzentriert werden. Dennoch hält die American Academy of Pediatrics das Stillen während einer mütterlichen Cimetidin-Einnahme für vertretbar [10, 18].

Die Wirkung der besonders häufig in der Schwangerschaft, vielfach als Selbstmedikation angewandten Antazida, gegen die keine Einwände bestehen, weil es sich um eine nicht-systemische Therapie handelt, ist meist nur kurzdauernd und vielfach unzureichend. Höhere Dosen aluminium- oder calciumhaltiger Antazida fördern die ohnehin in der Schwangerschaft häufigere Obstipation, während magnesiumhaltige Antazida eher laxierend wirken. Wenn auch von keinem der aufgeführten Klasse-B-Pharmaka embryotoxische oder teratogene Effekte bekannt sind, erscheint es in Anbetracht der begrenzten Erfahrungen bei Schwangeren, unter Einschluß der 50%, die in Unkenntnis einer bestehenden Schwangerschaft derartige Medikamente eingenommen haben, geboten, die Indikation eng zu stellen und denjenigen Substanzen den Vorzug zu geben, die wie Ranitidin und Cimetidin schon lange verfügbar sind, und Präparate mit nur kurzer Markterprobung zu meiden.

Weitere **grundsätzliche Verhaltensmaßnahmen** der medikamentösen Therapie in der Schwangerschaft sind: Die Dosis so niedrig wie möglich zu halten, parenterale Therapie nur bei zwingender Indikation anzuwenden und möglichst das I. Trimenon auszusparen, was bei unbeabsichtigter Schwangerschaft allerdings nicht vermeidbar ist, da in diesen Fällen die Diagnose frühestens erst in der 5. Schwangerschaftswoche gestellt werden kann.

## 3 Colitis ulcerosa und Morbus Crohn

Die **Ätiologie** der chronisch-entzündlichen Darmerkrankungen Colitis ulcerosa und Morbus Crohn ist unbekannt. Eine Heilung beider Erkrankungen ist bisher nicht möglich. Der chronische Krankheitsverlauf ist durch eine Vielzahl von Komplikationsmöglichkeiten geprägt und individuell nicht vorhersehbar. Beide Erkrankungen sind relativ selten. Die **Inzidenzen** der Colitis ulcerosa variieren zwischen 5,1 und 15,1, die des Morbus Crohn zwischen 2,7 und 6,0 Neuerkrankungen im Jahr pro 100 000 Einwohner. Die Prävalenzen beider Erkrankungen betragen etwa das Zehnfache der jeweiligen Inzidenzraten. Beide Erkrankungen kommen bei Männern und Frauen in etwa gleich häufig vor. Der Altersgipfel der Erstdiagnose bei beiden Erkrankungen und beiden Geschlechtern ist zwischen dem 2. und 4. Lebensjahrzehnt zu finden. Dadurch ergibt sich bei vielen der erkrankten Frauen die Möglichkeit einer andauernden wechselseitigen Beeinflussung von Colitis ulcerosa und Morbus Crohn mit Fertilität und Schwangerschaft.

### 3.1 Fertilität

Anders als in vielen früheren Arbeiten wird die Fertilität von Frauen mit chronisch-entzündlichen Darmerkrankungen, möglicherweise infolge der heute optimierten konservativen Therapie, als weitgehend normal eingeschätzt [35]. In früheren anderslautenden Studien, die insbesondere Frauen mit Morbus Crohn eine deutlich reduzierte Fertilität zusprachen, war oftmals unberücksichtigt geblieben, daß Kinderlosigkeit auch durch männliche Zeugungsunfähigkeit erklärt werden kann, daß im akuten Stadium der Erkrankung die Frauen einen schlechten Allgemeinzustand, oftmals verbunden mit sekundärer Amenorrhö, aufweisen, und daß Frauen auch deshalb kinderlos bleiben, weil sie wegen ihrer Erkrankung Angst vor einer Schwangerschaft haben, weil sie eine reduzierte Vita sexualis aufweisen oder aus anderen Gründen kein Kinderwunsch besteht. Andere Ursachen eines unerfüllten Kinderwunsches kann Mangelernährung sein oder auch ein uni- oder bilateraler Tubenverschluß infolge entzündlicher Verwachsungen oder Fistelbildungen im kleinen Becken, speziell bei Ileitis terminalis oder nach großen Bauchoperationen wie z. B. Proktokolektomie mit ileoanaler Pouchanlage. Die Bedeutung des körperlichen Allgemeinzustands wird durch die Beobachtung gestützt, daß Frauen nach chirurgischer Therapie, die in aller Regel zumindest vorübergehend zu einer deutlichen Besserung des Allgemeinbefindens führt, häufiger schwanger werden als nach alleiniger medikamentöser Therapie. Dabei bestehen keine Hinweise für negative Einflüsse einer medikamentösen Therapie mit Salazosulfapyridin, 5-Aminosalicylsäure oder Glukokortikoiden auf die Konzeptionsfähigkeit von Frauen mit chronisch-entzündlichen Darmerkrankungen.

Im Gegensatz dazu wurden bei Männern in 64% unter Salazosulfapyridin bei Karenz dieses Medikaments innerhalb von 2 Monaten reversible, Samenschäden und vereinzelt Infertilität beobachtet. Andere Studien beschrieben trotz mindestens dreimonatiger Salazosulfapyridinpause persistierende Oligospermien oder Spermaveränderungen, die eine höhere Korrelation zur Aktivität des Morbus Crohn aufweisen als zur Therapie mit Salazosulfapyridin. In einer jüngeren, sehr umfassenden Studie konnte zwar gezeigt werden, daß die Schwangerschaftsrate bei Paaren, wenn der männliche Partner eine chronisch-entzündliche Darmerkrankung hatte, sowohl bei Morbus Crohn wie bei Colitis ulcerosa niedriger lag als in einer Kontrollgruppe, daß dies aber nicht Folge der Grunderkrankung oder der Therapie mit Salazosulfapyridin war, sondern vermutlich durch Nichtkrankheitsfaktoren wie die bewußte Entscheidung, eine Schwangerschaft zu vermeiden, bedingt war [102]. Die heute favorisierten 5-Aminosalicylsäurepräparate (Mesalazin, Olsalazin) rufen keine Spermaveränderungen hervor.

Summa summarum bleibt also die Fertilität sowohl bei Frauen wie bei Männern, die an einer chronisch-entzündlichen Darmerkrankung leiden, von Ausnahmen abgesehen, unbeeinflußt.

### 3.2 Schwangerschaftsverlauf bei chronisch-entzündlichen Darmerkrankungen

Die in Tabelle 12-2 dargestellte Sammelstatistik über 1155 bzw. 388 Schwangerschaftsverläufe bei Colitis ulcerosa und Morbus Crohn läßt erkennen, daß die kindliche Prognose bei beiden Erkrankungen insgesamt gut ist [38]. Frühgeburten, Fehlgeburten, Totgeburten und spontane Aborte sind nicht häufiger als bei der Normalbevölkerung [38, 67]. Das **Risiko fetaler Komplikationen** steigt jedoch bei:
- schweren Verlaufsformen [104]
- aktiver Erkrankung, besonders zu Beginn der Schwangerschaft [38, 67]
- Erstmanifestation eines Morbus Crohn während der Schwangerschaft [38].

Das fetale Risiko ist bei Schwangeren mit aktivem Morbus Crohn größer als bei denen mit aktiver Colitis ulcerosa.

Es ist nützlich, bei Frauen mit chronisch-entzündlichen Darmerkrankungen vor einer geplanten

*Das Risiko für den Fetus ist bei Schwangeren mit aktivem Morbus Crohn größer als bei Schwangeren mit aktiver Colitis ulcerosa!*

Tabelle 12-2

*Fetale Prognose bei Colitis ulcerosa oder Morbus Crohn der Mutter. Sammelstatistik aus 18 Publikationen für die Colitis ulcerosa und aus 6 Publikationen für den Morbus Crohn (nach Järnerot [38])*

| Erkrankung | Schwangerschaften | Lebendgeburten termingerecht ohne Frühgeburt | Fehlbildungen | Spontane Aborte | Therapeutische Aborte | Totgeburten |
|---|---|---|---|---|---|---|
| Colitis ulcerosa | 1155 | 962 (83,3%) | 13 (1,1%) | 105 (9,1%) | 55 (4,8%) | 22 (1,9%) |
| Morbus Crohn | 388 | 281 (83,1%) | 4 (1,2%) | 37 (10,9%) | 9 (2,7%) | 8 (2,4%) |

Konzeption eine adäquate Darmdiagnostik durchzuführen, z. B. zum Ausschluß relevanter, klinisch noch inapparenter Darmstenosen, da eine in der Schwangerschaft erforderliche chirurgische Intervention für Mutter und Kind gefährlich ist. Im Gegensatz dazu haben frühere Operationen, z. B. eine totale Kolektomie, keinen Einfluß auf den Schwangerschaftsverlauf [53].

Die Art der Entbindung richtet sich nach gynäkologischen Kriterien. Nur in Ausnahmefällen, wie z. B. beim Vorliegen von Fistelbildungen, sollten gastroenterologische Aspekte mitberücksichtigt werden.

## 3.3 Einfluß der Schwangerschaft auf den Verlauf von Colitis ulcerosa und Morbus Crohn

### 3.3.1 Colitis ulcerosa

Der Verlauf einer Colitis ulcerosa während der Schwangerschaft korreliert meist mit der Krankheitsaktivität zum Zeitpunkt der Konzeption. Bei zu diesem Zeitpunkt inaktiver Colitis ulcerosa kommt es nur in einem Drittel der Fälle zu einer Aktivierung. Somit sind Exazerbationen während der 12 Monate von Schwangerschaft und Puerperium nicht häufiger als außerhalb derselben [67]. Kommt es jedoch zu einem Kolitisrezidiv bzw. zur möglichen Erstmanifestation einer Colitis ulcerosa während einer Schwangerschaft, dann erfordert dies wegen der andernfalls eher ungünstigen Prognose die Einleitung einer intensiven medikamentösen Therapie. Rezidive können zu jedem Zeitpunkt der Schwangerschaft bzw. des Puerperiums auftreten.

Bei drei von vier Frauen mit aktiver Colitis ulcerosa zum Zeitpunkt der Konzeption bleibt die entzündliche Aktivität unverändert während der gesamten Schwangerschaft oder nimmt sogar – meistens – an Intensität zu, so daß zur Verbesserung der kindlichen Prognose (Literatur bei [104]) eine medikamentöse Therapie eingeleitet oder intensiviert werden muß.

Aus früheren Schwangerschaftsverläufen lassen sich keine Rückschlüsse auf den voraussichtlichen Verlauf einer Colitis ulcerosa in zukünftigen Schwangerschaften ziehen.

### 3.3.2 Morbus Crohn

Drei von vier Frauen mit inaktivem Morbus Crohn zum Zeitpunkt der Konzeption bleiben während des gesamten Schwangerschaftsverlaufs rezidivfrei. Dies entspricht dem Spontanverlauf von nicht-schwangeren Frauen. Eine zum Zeitpunkt der Konzeption mäßig floride oder hochfloride Crohn-Erkrankung erfordert in ca. 60% der Fälle (Literatur bei [106]) zur Verbesserung der Prognose eine medikamentöse Therapie.

Eine Schwangerschaft beeinflußt also den Verlauf präexistenter chronisch-entzündlicher Darmerkrankungen nicht. Einzig die entzündliche Aktivität zum Zeitpunkt der Konzeption bestimmt relevant die entzündliche Aktivität von Colitis ulcerosa und Morbus Crohn während Schwangerschaft und Puerperium.[I] Frauen mit chronisch-entzündlichen Darmerkrankungen und Kinderwunsch sollten dementsprechend beraten werden.

Da bei Morbus Crohn häufig schlecht heilende und kompliziert verlaufende perianale Fisteln mit Beteiligung von Perineum und Vagina vorkommen und in 18% erstmals nach vaginaler Entbindung meist mit Episiotomie aufgetreten sind [9], sollte bei entsprechend aktivem oder auch inaktivem Fistelleiden sowie möglicherweise auch bei fehlendem perianalem Fistelleiden, aber distaler Kolonmanifestation eine Schnittentbindung ernsthaft erwogen werden. Bei hochaktiver Colitis ulcerosa zum Zeitpunkt der Geburt sollte ebenfalls die Schnittentbindung favorisiert werden.[II]

### 3.3.3 Medikamentöse Therapie

Typisch für chronisch-entzündliche Darmerkrankungen ist, daß Phasen erhöhter entzündlicher Aktivität mit Remissionsphasen abwechseln. Ziel jeder Therapie muß es sein, eine Remission zu erzielen und möglichst lange zu erhalten. Für die meisten der dabei erforderlichen Medikamente existieren umfangreiche tierexperimentelle und klinische Erfahrungen, die ihre sichere Anwendung in der Schwangerschaft trotz global fehlender kontrollierter Studien hinreichend begründen.

#### Salazosulfapyridin

Salazosulfapyridin (SASP) kann bei milder bis mäßig aktiver Colitis ulcerosa sowie bei milder bis mäßig aktiver Kolitis und Ileo-Kolitis Crohn eine Remission herbeiführen und diese bei Colitis ulcerosa im Rahmen einer Langzeittherapie aufrechterhalten. SASP ist nicht teratogen und auch nicht mit einem erhöhten fetalen Risiko behaftet [64]. Frauen, die unter einer Dauertherapie mit SASP eine Schwangerschaft planen und solche, die darunter ungewollt konzipiert haben, sollten wegen Interferenz der SASP mit der Folsäureresorption mit Folsäure substituiert werden, um Neuralrohrdefekte zu vermeiden [84]. Ein Übertritt von SASP oder seines Spaltprodukts Sulfapyridin in die Muttermilch ist vernachlässigbar gering.

---

[I] *Die entzündliche Aktivität von Colitis ulcerosa und Morbus Crohn während Schwangerschaft und Puerperium wird bestimmt durch die entzündliche Aktivität zum Zeitpunkt der Konzeption!*

[II] *Eine Schnittentbindung sollte bei Morbus Crohn im Fall von Fistelleiden und distaler Kolonmanifestation sowie bei hochaktiver Colitis ulcerosa zum Zeitpunkt der Geburt erwogen werden!*

### Mesalazin und Olsalazin

Mesalazin und Olsalazin sind in gleicher Weise wie SASP in der Lage, bei mäßig aktiver Colitis ulcerosa eine Remission einzuleiten und aufrechtzuerhalten. Auch bei mäßig aktiver Kolitis Crohn ist Mesalazin in einer Dosis von 3,2 bis 4,0 g täglich wirksam und hält, wirksamer als Plazebo, bei Dauertherapie eine Remission speziell bei Ileitis Crohn aufrecht.

**Mesalazin** hat anders als SASP keinen negativen Einfluß auf die männliche Fertilität. Aus Tierversuchen ergaben sich keine Hinweise auf Teratogenität. Die klinischen Erfahrungen mit Mesalazin in der Schwangerschaft und während der Laktationsperiode sind derzeit noch sehr limitiert (Literatur bei [22]). Ein mitgeteilter Fall von Niereninsuffizienz bei einem Neugeborenen, dessen Mutter wegen Morbus Crohn während des 3. bis 5. Schwangerschaftsmonats initial über 6 Wochen mit täglich 4 g Mesalazin (Pentasa®) und danach absteigend auf täglich 2 g behandelt worden war, sollte bis auf weiteres zur Vorsicht mahnen, in der Schwangerschaft Mesalazindosen über 2,0 g/d mit möglicher hoher systemischer Konzentration und Übertritt über die Plazenta zu meiden [17]. Möglicherweise kann die Entwicklung einer mittels Ultraschall nachweisbaren erhöhten Echogenität beider Nieren, wie im dargestellten Fall beschrieben, die sich entwickelnde tubulointerstitielle Nierenschädigung anzeigen. Da 5-Aminosalicylsäure in die Muttermilch übertreten kann, sind allergische Reaktionen des Säuglings möglich. Diese manifestieren sich als wässerige Diarrhö, die nach Absetzen des Medikaments abklingt.

Klinische Angaben zur Sicherheit von **Olsalazin** in der Schwangerschaft sind gegenwärtig sehr limitiert [22].

### Glukokortikoide

Glukokortikoide sind das wichtigste Therapeutikum zur Behandlung einer floriden chronisch-entzündlichen Darmerkrankung, die oral, rektal oder im hochfloriden Krankheitsstadium intravenös verabreicht werden. Ihre Anwendung – im Bedarfsfall auch langfristig – in der Schwangerschaft [64] und der Laktationsperiode [18] gilt als sicher. Bei Neugeborenen von Müttern unter fortlaufender Glukokortikoidtherapie besteht ein ausschließlich theoretisch begründetes Risiko für eine Nebennierenrindeninsuffizienz. Während der Entbindung sollten Schwangere unter Glukokortikoidtherapie eine zusätzliche Dosis erhalten.

### Immunsuppressiva

**Azathioprin** und sein Metabolit **6-Mercaptopurin** werden bei chronisch-entzündlicher Darmerkrankung als Steroide sparende Medikamente und zur Verhinderung von Rezidiven eingesetzt [69].

Die meisten klinischen Erfahrungen mit diesen Medikamenten in der Schwangerschaft stammen von Patientinnen mit Zustand nach Organtransplantation, weniger von Schwangeren mit chronisch-entzündlichen Darmerkrankungen. Da Azathiopin und 6-Mercaptopurin **plazentagängig** sind und beim Tier zu Totgeburten, fetalen Fehlbildungen und fetaler Wachstumsverzögerung geführt haben, galt ihr Einsatz in der Schwangerschaft lange Zeit als kontraindiziert. Obwohl die Einnahme von Azathioprin in der Schwangerschaft häufig mit Untergewicht und Unreife sowie mit einem allenfalls geringen, nicht ausreichend dokumentierten Risiko für Fehlbildungen sowie mit fetaler Immunsuppression und Myelotoxizität assoziiert ist, zeigen klinische Studien, daß das fetale Risiko nicht ausreicht, um Frauen, die unter Azathioprin schwanger geworden sind und diese Therapie gut begründet zur Aufrechterhaltung einer Schwangerschaft benötigen, zu einem Abbruch der Schwangerschaft zu raten (Literatur bei [19] und [46]). Bei dem Entscheidungsprozess, ob die Schwangerschaft aufrechterhalten bleiben soll oder nicht, sollten die Kindeseltern jedoch nach genauer Information über die aktuelle Datenlage entscheidend beteiligt werden.

Da Azathioprin in geringen Mengen in die Muttermilch übertritt, wird Müttern in Ermangelung ausreichender klinischer Erfahrungen davon abgeraten, ihre Kinder zu stillen.

Die Behandlung mit **Ciclosporin** bei chronisch-entzündlichen Darmerkrankungen ist beschränkt auf den vorübergehenden Einsatz bei Fällen mit hochflorider Colitis ulcerosa, die nicht auf intravenöse Glukokortikoide ansprechen und bei denen eine totale Kolektomie droht. Andererseits können Frauen, die aus anderen Gründen – meist Organtransplantationen – unter Therapie mit Ciclosporin stehen, schwanger werden. Ciclosporin erwies sich im Tierversuch als nicht-teratogen, bewirkte aber bei hoher Dosierung fetales Untergewicht. Abgesehen von einem Fall bei hochflorider Colitis ulcerosa mit Ciclosporin-Therapie ab der 29. Schwangerschaftswoche [8] existiert ein noch limitiertes Schrifttum bei Schwangerschaft mit Zustand nach Organtransplantation (Literatur bei [3]). Danach scheint Ciclosporin in der Schwangerschaft nicht mit einem erhöhten teratogenen Risiko behaftet zu sein, wohl aber mit einer höheren

Wahrscheinlichkeit für **Untergewicht** und **Unreife** der Neugeborenen, insbesondere bei relativ hoher Dosierung, und zusätzlich mit einem minimalen Risiko für eine passagere Immundefizienz des Neugeborenen. Wegen signifikanten Übertritts von Ciclosporin in die Muttermilch sollten Säuglinge von Müttern unter Ciclosporin-Therapie nicht gestillt werden.

**Methotrexat**, das als Reservetherapeutikum insbesondere bei Patienten mit Morbus Crohn gilt und auch in der Tumortherapie sowie bei bestimmten Hauterkrankungen Verwendung findet, ist insbesondere im **I. Trimenon** wegen seiner abortiven und teratogenen Wirkung [60, 72] kontraindiziert, obwohl es viele Mitteilungen über normal entwickelte Kinder gibt, deren Mütter während des I. Trimenons mit Methotrexat behandelt worden waren. Besonders kritisch im Hinblick auf mögliche Fehlbildungen scheint die 6. bis 8. Woche nach Konzeption zu sein [28] und ebenso die Höhe der Dosis.

**Metronidazol**, das als potentiell teratogen und karzinogen gilt und das auch immunsuppressive Eigenschaften besitzt, ist hinsichtlich seiner Nebenwirkungen auf die Schwangerschaft wenig untersucht, so daß sein Einsatz, entgegen dem vermehrten Einsatz bei Morbus Crohn mit Fistelbildung, nur in besonders indizierten Ausnahmefällen zu rechtfertigen sein wird. Bei Infektionen mit Anaerobiern und insbesondere bei vaginaler Trichomoniasis im I. Trimenon der Schwangerschaft über 7 bis 10 Tage verabreicht, erwies es sich als ungefährlich für Mutter und Kind, obwohl es die Plazenta passiert und in hohen Konzentrationen im fetalen Gewebe nachgewiesen werden kann [14, 23]. Dennoch ist Vorsicht geboten, wie drei Neugeborene mit angeborenen Gesichtsdefekten zeigen, deren Mütter in der 5. bis 7. Schwangerschaftswoche mit Metronidazol behandelt worden waren [14].

**Antidiarrhoika**

**Diphenoxylat**, das sich in Tierversuchen als teratogen erwiesen hat, war in Einzelfällen bei Anwendung im I. Trimenon mit kindlichen Fehlbildungen assoziiert. Da auch die Sicherheit von **Loperamid** – im Tierversuch ohne Teratogenität – in der Schwangerschaft unzureichend untersucht ist, sollten beide Wirkstoffe möglichst nicht in der Schwangerschaft und wegen Übertretens in die Muttermilch auch nicht während der Laktationsperiode verwendet werden (Literatur bei [63]). Die Therapie der Diarrhö sollte auf symptomatische Behandlungsmaßnahmen beschränkt werden. Nur bei dringlicher Indikation ist Loperamid vertretbar.[!]

### 3.3.4 Schlußfolgerungen

Colitis ulcerosa und Morbus Crohn erfordern bei Schwangeren oder bei Frauen mit Kinderwunsch eine enge und andauernde Zusammenarbeit zwischen Frauenarzt und Gastroenterologen. Beide Erkrankungen stellen in der Regel keine Kontraindikation für eine Schwangerschaft und auch keine Indikation für eine Interruptio dar. Frauen mit chronisch-entzündlichen Darmerkrankungen können und dürfen schwanger werden. Sie und ihr Kind sind dadurch nicht besonders gefährdet. Schwere, aktive Verlaufsformen sollten allerdings vor Planung einer Schwangerschaft erst in eine wenig aktive oder inaktive Phase zurückgeführt werden. Dabei können die in der Standardtherapie besonders bewährten Medikamente (Glukokortikoide, Salazosulfapyridin sowie neuerdings auch Mesalazin in einer Dosis von 2,0 g/d) eingesetzt und ggf. auch von der Konzeption bis zum Puerperium beibehalten werden. Eine Schädigung oder Gefährdung des Kindes ist dadurch nicht zu erwarten. Entzündliche Schübe in der Schwangerschaft sollten genau so behandelt werden wie außerhalb einer Schwangerschaft, da die Notfalloperation insbesondere für den Fetus gefährlich ist. Nur in absoluten Ausnahmefällen, bei Perforation, komplettem Ileus, toxischem Megakolon und schwerer, konservativ nicht beherrschbarer Blutung ist eine Operationsindikation gegeben.[!!] Da eine Schwangerschaftsunterbrechung den weiteren Verlauf der Erkrankung nicht begünstigt, sollte dabei immer versucht werden, die Schwangerschaft zu erhalten.

## 4 Obstipation

Im offensichtlichen Gegensatz zum ärztlichen, empirisch begründeten Standardwissen, daß während der Schwangerschaft eine Obstipation auftreten oder sich eine präexistente Obstipation verstärken kann, ist das wissenschaftliche Fundament hierzu erstaunlich begrenzt. Soweit überhaupt wissenschaftliche Daten vorliegen, sind diese meist unbestätigt, unkontrolliert und vielfach auch noch methodisch anfechtbar.

Als wesentliche Teilkomponente in der komplexen Ätiologie der schwangerschaftsbedingten Obstipation gilt eine infolge erhöhten Progesteronspiegels ausgelöste, nach der Geburt schnell reversible, allgemeine Tonusminderung der glatten Muskulatur, die im Gastrointestinaltrakt infolge Tonusminderung zu einer Zunahme der orozökalen Passagezeit [20] sowie der intestinalen Gesamtpassagezeit führt. Da ein erhöhter Progesteronspiegel aber bei allen Schwangeren besteht, müssen wei-

---

*[!!] Eine Operationsindikation während der Schwangerschaft ist nur in absoluten Ausnahmefällen, z. B. bei Perforation, komplettem Ileus, toxischem Megakolon und schwerer, konservativ nicht beherrschbarer Blutung gegeben!*

*[!] Die Therapie der Diarrhö sollte nur symptomatisch erfolgen. Bei dringlicher Indikation ist Loperamid vertretbar!*

tere Manifestationsfaktoren vorhanden sein, die nur unzureichend untersucht sind.

Voraussetzung für die möglichst kausale Behandlung einer Obstipation ist ihre **differentialdiagnostische Abklärung.** Nicht jede Obstipation in der Schwangerschaft ist zugleich auch eine schwangerschaftsspezifische Obstipation. Für die durch eine Schwangerschaft ausgelöste oder durch eine Schwangerschaft verstärkte, weil präexistente, habituelle Obstipation gelten die gleichen allgemeinen therapeutischen Prinzipien wie für die sonstigen funktionellen Störungen des Dickdarms, jedoch erheblich eingeschränkte medikamentöse Behandlungsmaßnahmen.

### 4.1 Allgemeine Behandlungsmaßnahmen

Hierzu gehört das ausführliche Gespräch, bei dem auf die Harmlosigkeit des Beschwerdebildes hingewiesen wird. Empfohlen werden sollen voluminöse, ballaststoffreiche Mahlzeiten, insbesondere ein ballaststoffreiches Frühstück, das ohne Zeitdruck eingenommen werden soll, sowie eine reichliche Flüssigkeitszufuhr, ergänzt durch vermehrte körperliche Aktivität.

### 4.2 Medikamentöse Therapie

Falls die allgemeinen Maßnahmen nicht ausreichen, müssen medikamentöse Maßnahmen erwogen werden. Die Anwendung von Laxantien über längere Zeit, die grundsätzlich im Hinblick auf

Tabelle 12-3

*Empfehlungen für die Verordnung von Laxantien in Schwangerschaft und Stillperiode (modifiziert nach American College of Gastroenterologys Vommitee on FDA-Related Matters [1])*

| Medikament | FDA-Risiko-Klasse[a] | I. Trimenon | II. u. III. Trimenon | Stillperiode[b] |
|---|---|---|---|---|
| ■ Füll- und Quellstoffe | C2 | N > R | N > R | I |
| ■ Stuhlaufweichende Medikamente | | | | |
| Paraffinöl | C2 | R > N | R > N | IV |
| Natrium-Dioctylsulfosuccinat | C2 | R vs. N? | R vs. N? | III-B |
| ■ Darmirritierende Laxantien (sog. Stimulantien) | | | | |
| a) Rizinusöl | D | R > N | R » N | III-B |
| b) Anthrachinon-Derivate | | | | |
| Folia sennae | B1 | R vs. N? | R > N | III-A |
| Cascara sagrada | C2 | R vs. N? | R vs. N? | IV-B |
| Danthron | C2 | R > N | R > N | IV |
| c) Diphenylmethan-Derivate | | | | |
| Bisacodyl | B1 | R vs. N? | N > R | I |
| Phenolphthalein | B1 | R vs. N? | N > R | II |
| ■ Osmotisch wirksame Laxantien | | | | |
| Mg(OH)$_2$-haltige Emulsionen | C2 | R vs. N? | R vs. N? | III-B |
| Laktulose | C2 | R vs. N? | R vs. N? | III-B |

Definitionen:
R vs. N?, das Verhältnis von Risiko zu Nutzen ist ungeklärt. Vorsicht ist angebracht.
R > N, das erwiesene oder potentielle Risiko überwiegt den potentiellen Nutzen. Verwendung nicht zu empfehlen.
N > R, die potentiellen Vorteile überwiegen die potentiellen Risiken.
[a] Bezüglich der Einteilung des fetalen Risikos in Klassen siehe Tabelle 12-4
[b] Gruppe I: Das Medikament gelangt nicht in die Muttermilch.
Gruppe II: Das Medikament gelangt in die Muttermilch, hat aber wahrscheinlich keinen Einfluß auf das Neugeborene bei normaler Dosierung.
Gruppe III: Es ist unbekannt, ob das Medikament in die Muttermilch gelangt; A, negative Auswirkungen auf das Neugeborene werden nicht erwartet; B, Stillen wird nicht empfohlen, da das Medikament aus der Muttermilch absorbiert wird.
Gruppe IV: Das Medikament gelangt in die Muttermilch. Wegen potentieller Risiken für das Neugeborene wird vom Stillen abgeraten.

durch Laxantien induzierte Störungen ohnehin auf den Gebrauch weniger Stoffklassen beschränkt ist [1], ist während der Schwangerschaft wegen potentieller teratogener Risiken noch weiter eingeengt. Aus der Vielzahl in Frage kommender Abführmittel hat das American College of Gastroenterology's Committee on FDA-Related Matters [52] einige herausgegriffen und zu ihrer Anwendung in Schwangerschaft und Stillphase Stellung bezogen (Tab. 12-3). Dabei wurde eine von der FDA 1979 erarbeitete Einteilung resorptionsfähiger Medikamente in fünf Klassen mit steigendem fetalem Risiko benutzt (Tab. 12-4). Diese Einteilung stellt nur einen vorläufigen Kompromiß dar, der so lange gültig ist, bis es bessere Methoden gibt, um ein teratogenes Risiko zu erkennen.

Das höchste **Risikopotential** wird dem Rizinusöl zugesprochen, weil es vorzeitige Uteruskontraktionen auszulösen vermag [27]. Auch von verschiedenen Anthrachinonderivaten wird abgeraten. Sie werden mit fetalen Fehlbildungen in Verbindung gebracht. Dies gilt nicht für Folia Sennae und ebenso nicht für die Diphenylmethanderivate Phenolphthalein und Bisacodyl bei allerdings nur gelegentlichem Gebrauch ab dem II. Trimenon [27]. Über Natriumdioctylsulfosuccinat enthaltende, als Weichmacher eingestufte Laxantien sind keine systematischen Untersuchungen bekannt. Dennoch werden sie vielfach in der Schwangerschaft verwendet, ohne daß bisher über Nebenwirkungen berichtet wurde.

Als in jeder Hinsicht **sicher** zur Behandlung einer Obstipation in der Schwangerschaft gelten Füll- und Quellstoffe wie Weizenkleie, Haferkleie und Zubereitungen aus Plantago ovata (Psyllium) [27], die sich auch in der Praxis zur Behandlung der Obstipation in der Schwangerschaft als wirksam erwiesen haben. Bevorzugt man jedoch anstelle industriell gefertigter Ballaststoffe – als wirksam hat sich schon eine Menge von drei gehäuften Eßlöffeln Weizenkleie täglich erwiesen – eine natürliche ballaststoffangereicherte Diät, dann sollte man die Schwangere darauf hinweisen, daß dies am einfachsten dadurch zu erreichen ist, daß sie zukünftig anstelle der üblichen zweieinhalb Scheiben Vollkornbrot sechs Scheiben ißt. Die auch in der Schwangerschaft äußerst wirksame Laktulose, für die zumindest im Tierversuch kein teratogenes Risiko gefunden werden konnte, wird von der amerikanischen Expertengruppe deshalb nicht empfohlen, weil unbekannt ist, ob sie die Plazentaschranke überschreitet (siehe Tab. 12-3).

# Die Leber während der Schwangerschaft

## 1 Physiologische Veränderungen der Leberfunktion

Bei etwa zwei Drittel aller Schwangeren treten Spider naevi und Palmarerythem auf, die sich 4 bis 6 Wochen post partum zurückbilden. Sie werden weniger auf hormonelle Veränderungen in der Schwangerschaft als vielmehr auf ein hyperdynames Syndrom zurückgeführt, das, beginnend etwa mit der 10. Schwangerschaftswoche, u.a. in einer kontinuierlichen Zunahme des Blut- bzw. Plasmavolumens von bis 50% bzw. über 50% zum Ausdruck kommt. Während der Schwangerschaft treten **typische laborchemische Veränderungen** auf (Tab. 12-5).
- Der um 10 bis 60% erniedrigte Albuminspiegel ist Folge der Hämodilution.
- Die Aktivitäten der alkalischen Phosphatase und Leucinaminopeptidase steigen, in der Plazenta gebildet, auf das Zwei- bis Vierfache der sonst üblichen Normalwerte kontinuierlich an.

Tabelle 12-4

*Medikamente und Schwangerschaft. Einteilung nach fetalen Schädigungsmöglichkeiten (nach FDA 1979 [73])*

| | |
|---|---|
| Klasse A | Gut dokumentierte, kontrollierte Studien sprechen gegen die Möglichkeit einer fetalen Schädigung, schließen sie jedoch keineswegs sicher aus. Deshalb gilt auch für diese Medikamente der Grundsatz, sie nur dann zu verwenden, wenn ihr Einsatz erforderlich ist |
| Klasse B | Es liegen die Ergebnisse von Studien an Tieren vor, die kein fetales Risiko für diese Medikamente aufzeigten. Adäquate Studien beim Menschen fehlen (B1). Tierstudien ergaben ein gewisses Risiko, das sich jedoch in kontrollierten Studien an schwangeren Frauen nicht bestätigte (B2) |
| Klasse C | Tierversuche ergaben fetale Schädigungsmöglichkeiten. Entsprechende kontrollierte Studien an schwangeren Frauen fehlen (C1). Studien bei Mensch und Tier fehlen (C2) |
| Klasse D | Medikamente dieser Kategorie haben ein fetales Risikopotential für den Menschen. Dennoch sind sie bei lebensbedrohlichen Situationen oder ernsten Erkrankungen indiziert, für die weniger riskante, wirksame Medikamente nicht verfügbar sind. Frauen, die während der Einnahme dieser Medikamente schwanger werden, und Schwangere, die solche Medikamente benötigen, sollten über das potentielle fetale Risiko informiert werden |
| Klasse X | Der Einsatz dieser Medikamente in der Schwangerschaft ist absolut kontraindiziert, da ihr bei Mensch und Tier nachgewiesenes teratogenes Risiko größer ist als ihr potentieller Nutzen. Schwangere, die solche Medikamente irrtümlicherweise verwenden, müssen vom Arzt darüber informiert werden |

- Alpha-Fetoprotein, in der Leber des Feten gebildet, erreicht im letzten Trimenon Werte bis 400 ng/dl. Höhere Werte lassen auf Erkrankungen des Feten (Anenzephalie, Spina bifida) oder der Mutter (hepatozelluläres Karzinom) schließen.

## 2 Nicht-schwangerschaftsspezifische Lebererkrankungen

Lebererkrankungen in der Schwangerschaft sind mit einer Häufigkeit von weniger als 1‰ selten. Sie können schwangerschaftsspezifisch oder zufällig während der Schwangerschaft auftreten oder schon zum Zeitpunkt der Konzeption präexistent sein.

### 2.1 Virushepatitis

Die häufigste Ursache einer Gelbsucht in der Schwangerschaft stellt mit 40% die Gruppe der Virushepatitiden dar, die bei Schwangeren nicht häufiger als in der Allgemeinbevölkerung auftreten. Dazu gehören die serologisch und virologisch differenzierbaren Hepatitiden durch die primär hepatotropen Viren A, B, C, D, E und G, im weiteren Sinne aber auch die seltenen Hepatitiden durch Infektion mit den sekundär hepatotropen Viren Herpes-simplex-Virus, Zytomegalievirus oder Epstein-Barr-Virus. Morbidität und Mortalität während der Schwangerschaft werden durch die meisten Virushepatitiden nicht erhöht. Lediglich die Hepatitis E geht mit einer sehr hohen Rate an letalen Verläufen einher, vor allem bei Schwangeren im III. Trimenon. Da der natürliche Krankheitsverlauf einer Hepatitis durch eine Schwangerschaft nicht beeinflußt wird, auch nicht bei fulminanter Verlaufsform – auch die Fehlgeburtsrate ist nicht erhöht –, hat die Interruptio keinen Einfluß auf den weiteren Krankheitsverlauf. Bei Virushepatitis in der Schwangerschaft besteht jedoch eine mit 16% auf den gesamten Zeitraum der Schwangerschaft berechnete erhöhte Frühgeburtenrate. Bei Auftreten der Virushepatitis in der Spätschwangerschaft steigt diese auf 28% an und geht dann auch mit einer 9,5%igen Totgeburtenrate einher [34].

#### 2.1.1 Hepatitis A

Die Erkrankung ist selbstlimitierend. Chronische Träger und Ausscheider des Hepatitis-A-Virus (HAV) sind nicht bekannt. In Gebieten mit hoher Durchseuchung erwerben Frauen in der Regel vor Erreichen des gebärfähigen Alters in Folge natürlicher Infektion eine Immunität, erkennbar am Nachweis von anti-HAV-IgG. Da diese Antikörper die Plazentaschranke passieren können, sind die Neugeborenen während der ersten 6 bis 9 Monate geschützt. Spätere HAV-Infektionen, die stets ab ano ad os erfolgen, sind meist mild oder gänzlich inapparent. Die akute Erkrankung einer Schwangeren ist immer erkennbar am schon mit Krankheitsbeginn nachweisbaren anti-HAV-IgM. Jedoch ist dieser Antikörper noch viele Monate nach ausgeheilter Hepatitis-A-Infektion nachweisbar, wodurch Fehldiagnosen entstehen können [86].

**Neonatale HAV-Transmission:** Die Erkrankung soll bei Neugeborenen auftreten können, deren Mütter zum Zeitpunkt der Geburt akut an Hepatitis A erkrankt waren, jedoch scheint dies – wenn überhaupt – extrem selten vorzukommen. Da das Virus die Plazentaschranke höchstwahrscheinlich nicht passiert und eine Virämie zum Zeitpunkt der Erkrankung meist nicht mehr nachweisbar ist, müßte es sich in erster Linie um eine **fäkale Schmierinfektion** handeln, die bei der Geburtspassage erfolgen kann oder bei unzureichender Toilettenhygiene der das Kind versorgenden Mutter, wenn das Virus noch über den Stuhl ausgeschieden wird. Dies ist der Fall 1 bis 2 Wochen vor Auftreten der ersten klinischen Erscheinungen, wenn das Virus in hoher Konzentration im Stuhl ausgeschieden wird, und mit schon drastisch rückläufiger Konzentration in den ersten 2 Wochen nach Beginn der

Tabelle 12-5
*Physiologische Veränderungen klinisch-chemischer Serumparameter während der Schwangerschaft (nach Freund und Arvan [30] und Huchzermeyer [34])*

| Keine Änderung bis zum Geburtstermin | Abnahme bis zum Geburtstermin | Erhöhung bis zum Geburtstermin |
|---|---|---|
| Transaminasen (SGOT, SGPT, GLDH, LDH) | Cholinesterase | alkal. Phosphatase |
| | γ-GT | Leucinaminopeptidase |
| | | Lipase, α-Amylase |
| Bilirubin | Gesamteiweiß | Gerinnungsfaktoren (I, II, VII, VIII, IX, X) |
| Gallensäuren | Albumin | α-Globuline |
| Thrombozyten | γ-Globuline | β-Globuline |
| | Haptoglobin | Coeruloplasmin |
| | Eisen | Transferrin |
| | Hämoglobin | α$_1$-Fetoprotein |
| | Hämatokrit | α$_1$-Antitrypsin |
| | | Cholesterin (VLDL-C, LDL-C, HDL-C) |
| | | Triglyzeride (VLDL-TG) |
| | | Leukozyten |
| | | Retikulozyten |
| | | BSG (bis 10/30 mm n.W.) |
| | | Kupfer |

Erkrankung. In diesem Fall empfiehlt sich eine einmalige passive Post- bzw. Präexpositionsprophylaxe mit Standardimmunglobulin in einer Dosis von 0,2 bis 0,5 ml/kg Körpergewicht. Für die aktive Immunisierung des Neugeborenen mit einer inaktivierten Virusvakzine (Havrix®) liegen ausreichende Erfahrungen nicht vor. Dies gilt ebenso für die Wirkung dieser Vakzine auf schwangere oder stillende Frauen.

In seltenen Fällen kann eine neonatale Hepatitis-A-Infektion auch durch eine **Bluttransfusion** erfolgen [83]. Dabei erfolgte durch zwei derartig infizierte Frühgeborene eine Endemie, die 13 weitere Kinder, 22 Krankenschwestern, 8 weitere Personen des medizinischen Personals und 4 Personen im häuslichen Milieu der infizierten Neugeborenen betraf. Die Exkretion der Viren hielt bei den Frühgeborenen, anders als im späteren Lebensalter, 4 bis 5 Monate an.

Die Brusternährung von Neugeborenen infizierter Mütter ist erlaubt.

### 2.1.2 Hepatitis B

Das Hepatitis-B-Virus (HBV) wird in erster Linie sexuell, daneben aber auch parenteral übertragen. Die Erkrankung betrifft in 75% junge Erwachsene im Alter von 15 bis 39 Jahren. Etwa 10% der Infektionen im Erwachsenenalter gehen in ein chronisches Stadium über mit der Möglichkeit der Entwicklung einer Leberzirrhose und eines primären Leberzellkarzinoms. Im Gegensatz dazu beträgt die Chronifizierungsrate bei perinataler Infektion mehr als 90%.

Die Häufigkeit von HBV-Dauerträgerinnen in der deutschen Bevölkerung beträgt – regional unterschiedlich – 0,3 bis 0,8%, in Südeuropa 2 bis 6% und in Südostasien bis über 10% [49]. Dementsprechend besteht für Neugeborene von Ausländerinnen, die aus diesen Ländern stammen, ein statistisch deutlich erhöhtes Infektionsrisiko.

Als Zeichen der Viruspersistenz findet sich im Serum HBs-Antigen (Ag) neben anti-HBc. HBe-Ag und HBV-DNA (mittels PCR) zeigen eine akute Virusreplikation an, wobei der HBV-DNA-Nachweis sensitiver ist. Anti-HBe und eine nicht nachweisbare (evtl. auch unter der Nachweisgrenze liegende) PCR auf HBV-DNA bedeuten Fehlen von Virusreplikation oder Virusreplikation auf niedrigem Niveau und damit fehlende oder geringe Infektiosität mit entsprechend verbesserter Prognose.

#### Übertragungswege der HBV-Infektion

Die **vertikale Transmission** der Hepatitis-B-Viren kann auf verschiedenen Wegen zustande kommen; oral-fäkal während der Entbindung (benötigt die 50fache Dosis des parenteralen Infektionsweges) oder – am häufigsten – sub partu, wenn mütterliches Blut mit Haut- oder Schleimhautläsionen des Neugeborenen in Berührung kommt. Weiterhin wird in 2 bis 10% eine **transplazentare** Transmission von Hepatitis-B-Virus diskutiert [55]. Frühere widersprüchliche Annahmen, daß auch die Brusternährung des Säuglings eine perinatale Transmission verursachen könnte, werden überwiegend nicht für sehr wahrscheinlich gehalten, obwohl die Milch HBs-Ag-positiver Mütter ebenfalls oft HBs-Ag-positiv gefunden wird. Grundsätzlich muß aber auch mit einer perinatalen Infektion durch die potentiell infektiöse Mutter zu einem späteren Zeitpunkt immer gerechnet werden **(horizontale Transmission)**. In Deutschland wird die Zahl der Neugeborenen, die jährlich durch das HBV gefährdet werden, auf mindestens 3500 bis 6500 geschätzt [13].

Die Infektion tritt bei den Kindern mehrheitlich innerhalb der ersten 6 Lebensmonate auf. Sie bleibt meist asymptomatisch, also auch anikterisch. Es finden sich meist leicht erhöhte Serum-Transaminasen sowie die virologischen Parameter der HBV-Infektion. Histologisch entwickeln die betroffenen Kinder eine chronische Hepatitis, die später in eine Leberzirrhose oder ein sich oft früh entwickelndes primäres Leberkarzinom übergehen kann, woraus sich jährlich in Deutschland 200 bis 400 Todesfälle ergeben [13].

#### Hepatitisprophylaxe

Voraussetzung für eine sinnvolle Hepatitisprophylaxe ist ein generelles **Schwangerenscreening** auf HBs-Ag, das seit 1994 auch in Deutschland für Schwangere nach der 32. Schwangerschaftswoche eingeführt wurde. Frühere Richtlinien, nur Schwangere aus klassischen Risikogruppen zu testen, hatten sich als unzureichend erwiesen [13].

Zur Unterbrechung eines andernfalls verhängnisvollen Circulus vitiosus ist eine **simultane passiv-aktive Immunprophylaxe** mit einem hochtitrigen anti-HBs enthaltenden Hepatitis-B-Immunglobulin (200 IE/ml; 0,2 ml/kg i.m.) und mit einer gentechnologisch hergestellten Hepatitis-B-Vakzine (5 μg HBs-Ag i.m.) erforderlich. Diese sollten möglichst frühzeitig, am besten noch im Kreißsaal, jedoch nicht später als 6 bis 12 Stunden post partum verabreicht werden. Erfolgt die passive Immunisierung erst 48 Stunden oder später postexpositionell, so ist ihre Wirkung sehr zweifelhaft. Die aktive Immunisierung ist nach 1 und 6 Monaten zu wiederholen.[!]

---

*Die simultane passiv-aktive Immunprophylaxe sollte nicht später als 6 bis 12 Stunden post partum erfolgen. Erfolgt die passive Immunisierung erst 48 Stunden postexpositionell oder sogar später, so ist ihre Wirkung sehr zweifelhaft. Die aktive Immunisierung ist nach 1 und 6 Monaten zu wiederholen!*

Einen Monat nach der dritten Impfung ist eine Analyse des anti-HBs-Ag-Status erforderlich. Nur Antikörperkonzentrationen über 10 IE/ml gelten als protektiv. Gegebenenfalls muß jetzt oder später eine Nachimpfung (Booster) erfolgen. Die Nachimpfung muß umso früher stattfinden, je niedriger der anti-HBs-Titer 4 Wochen nach vollständiger Immunisierung gefunden wird. Der mit diesem Impfschema erzielte Schutz des Neugeborenen wird mit 85 bis 100% angegeben. Neugeborene mit transplazentarer HBV-Transmission, die bei Geburt schon HBs-Ag-positiv sind – es wird angenommen, daß mütterliches HBs nicht plazentagängig ist –, reagieren auf die aktive Vakzination schlecht [50].

**Seronegative Schwangere,** deren Ehemänner HBs-Ag-Carrier sind, sollten ebenfalls simultan passiv-aktiv geimpft werden. Da die Immunisierung 6 Monate dauert, kann es bei weiblichen Impflingen vorkommen, daß eine Schwangerschaft auch erst während der Impfung eintritt. Die Impfung muß in diesem Fall nicht unterbrochen werden.

### 2.1.3 Hepatitis C

Die Gruppe der Non-A-Non-B-Hepatitiden hat 1989 mit der Identifizierung [16] eines für etwa 85% der parenteral posttransfusionell assoziierten Hepatitiden verantwortlichen Hepatitis-C-Virus eine neue Dimension erhalten. Die Labordiagnostik der Hepatitis-C-Infektion besteht im Nachweis spezifischer Antikörper gegen HCV-Proteine mittels ELISA. Bei einem anti-HCV-positiven Befund ist eine HCV-RNA-Bestimmung mittels PCR zur Bestätigung oder zum Ausschluß einer Virämie/Infektiosität erforderlich. Der Antikörpernachweis gelingt in der Regel 3 bis 4 Wochen nach einer HCV-Infektion, im Einzelfall aber auch erst nach einigen Monaten.

Die Hepatitis C ist weit weniger infektiös als die Hepatitis B. Dementsprechend beträgt das Risiko einer HCV-Übertragung durch eine Stichverletzung mit einer Kanüle, die mit nachweislich HCV-infiziertem Blut kontaminiert war, durchschnittlich nur 2 bis 3%. Auch ist das Infektionsrisiko durch ungeschützten Sexualverkehr im Vergleich zu Hepatitis B und HIV gering, so daß für stabile monogame Partnerschaften ein geschützter Sexualverkehr nicht generell empfohlen wird. Dies ist darin begründet, daß in den meisten Studien weder im Samen noch im Vaginalsekret virämischer Patienten mittels hochsensitiver PCR HCV-Virusgenomäquivalente nachgewiesen werden konnten. Erst durch Blut (genitale Ulzera, Hämaturie, Menstrualblut) steigt das Risiko einer sexuellen HCV-Übertragung.

Die Mehrzahl der akuten Infektionen verläuft klinisch blande und anikterisch, so daß die meisten nicht diagnostiziert werden. Die akute Hepatitis C zeigt bei einer sehr begrenzten klinischen Erfahrung (Literatur bei [81]) einen von der Schwangerschaft unbeeinflußten Verlauf. Das außerhalb der Schwangerschaft zugrunde gelegte Chronifizierungsrisiko beträgt ca. 80%. Die Behandlung mit **Interferon,** die bei der akuten Hepatitis C vom National Institutes of Health Consensus Penal empfohlen wird [71], gilt in der Schwangerschaft als kontraindiziert, obwohl in 16 publizierten Fällen mit Interferon-Therapie in der Schwangerschaft ausnahmslos gesunde Kinder geboren wurden [81].

**Vertikale Hepatitis-C-Transmission:** Die zur vertikalen Transmission von Hepatitis-C-Virus existierenden widersprüchlichen Daten sind zu einem erheblichen Teil methodisch bedingt. Eine vertikale Transmission kann in utero transplazentar zu jedem Zeitpunkt der Schwangerschaft, während der Entbindung oder postpartal, z. B. durch das Stillen erfolgen. Aus großen Prospektivstudien lassen sich hierzu derzeit folgende Schlüsse ziehen:

- Die HCV-Prävalenz in der Schwangerschaft ist mit < 2% in Europa, USA und Japan niedrig.
- Auch bei HCV-positiven Schwangeren finden sich neben den bekannten parenteralen Risikofaktoren (i.v.-Drogenkonsum, Bluttransfusion, Operation, Piercing, Tätowieren u.a.) auch viele Frauen ohne entsprechende Risikoanamnese.
- Die Rate der vertikalen HCV-Transmission beträgt < 10% bei nicht-selektierten HIV-negativen Müttern, ist aber höher bei HIV-/HCV-Koinfektion.
- Die Transmission erfolgt nahezu ausschließlich bei Schwangeren mit nachgewiesener Virämie (mittels HCV-RNA PCR). Sie steigt mit der Viruslast an, ist aber grundsätzlich auch bei niedriger Viruslast möglich. Dabei ist unbekannt, ob der HCV-Genotypus prognostisch von Bedeutung ist. Die sonstige Laborchemie der Mutter (z. B. Transaminasenaktivität) und der Schweregrad einer chronischen Hepatitis sind für das Transmissionsrisiko ebenso ohne Bedeutung wie der kindliche Reifegrad bzw. das Geburtsgewicht.
- In den meisten Studien findet sich keine Assoziation zwischen kindlichem Infektionsrisiko und Art der Entbindung bzw. in Abhängigkeit zum Stillen. Eine hierzu erfolgende europäische Metaanalyse ist in Vorbereitung.
- 70% der infizierten Neugeborenen werden nach Ablauf eines Monats und 90% nach Ablauf von 3 Monaten virämisch. Dies geht in der Regel mit dem Nachweis von anti-HCV-Antikörpern einher.

- Bei nicht infizierten Kindern verlieren sich die mütterlichen anti-HCV-Antikörper nach etwa 1 Jahr.
- Infizierte Kinder neigen zur Chronifizierung der Erkrankung mit meist gutartigem Verlauf in Form einer histologisch milden bis mäßigen chronischen Hepatitis. Langzeitstudien hierzu stehen aus.
- Die Wertigkeit einer Interferon-Therapie bei Kindern ist unbekannt (Literatur bei [109]).

Solange eine der Hepatitis B vergleichbare effektive Prä- und Postexpositionsprophylaxe für die Hepatitis C nicht verfügbar ist, wird eine routinemäßige Kontrolle von Schwangeren auf eine Hepatitis-C-Infektion nicht empfohlen.

### 2.1.4 Hepatitis Delta

Das inkomplette Delta-Virus (HDV) benötigt zu seiner Komplettierung als Hüllprotein das HBs-Antigen, das durch HBV kodiert ist. Es kann daher nur bei gleichzeitiger HBV-Infektion replizieren. Dies kann bei gleichzeitiger (Simultaninfektion) oder späterer Infektion (Superinfektion) bei Persistenz des HBs-Ag geschehen. Bei Simultaninfektionen, die wie eine akute HBV-Infektion verlaufen, sind fulminante Verläufe häufig, Superinfektion ist mit höherem Chronifizierungsrisiko und höherer Letalität verknüpft.

Die Erkrankung ist in Mittel- und Nordeuropa, in Nordamerika und China sehr selten, häufig in Süditalien, auf dem Balkan, im Vorderen Orient und Teilen Afrikas und Südamerikas. Eine besondere Risikogruppe stellen intravenös Drogenabhängige sowie Hämophile dar. Verläßliche Daten zur Prävalenz der Hepatitis Delta bei Schwangeren sind ebenso spärlich wie Daten zur perinatalen Transmission [74]. Da eine spezielle Vakzine nicht zur Verfügung steht, ist bei einer gesicherten Hepatitis Delta der Mutter wegen der unabdingbaren Abhängigkeit von einer HBV-Infektion analog dem Prophylaxeschema der Hepatitis B zu verfahren.

### 2.1.5 Hepatitis E

Die Hepatitis E, die in Indien, Nepal und Rußland endemisch ist und auch in einigen Staaten Afrikas sowie in Mexiko gehäuft vorkommt, ist in Europa selten und dann meist – aber nicht immer – mit einer entsprechenden **Reiseanamnese** verknüpft. Die Infektion mit Hepatitis-E-Virus (HEV) erfolgt wie die Hepatitis A fäkal-oral und wird ebenso wie diese nie chronisch. Auch wird HEV wie HAV im Stuhl ausgeschieden, in dem es mittels PCR auf HEV-RNA nachgewiesen werden kann [40, 75]. Häufigste Infektionsquelle ist kontaminiertes Trinkwasser. Eine parenterale Übertragung ist nicht gesichert. In endemischen Gebieten erkranken häufig junge Erwachsene, im Gegensatz zu Hepatitis A, die bei Kindern häufig ist. Eine hohe Inzidenz der Erkrankung findet sich in Endemiegebieten bei Schwangeren. Während die Sterblichkeit nicht-schwangerer Patienten mit 0,5 bis 4% angegeben wird, beträgt die mütterliche Sterblichkeit bei Infektion im III. Trimenon 20% [62]. Weiterhin wurde bei Schwangeren mit unkompliziertem Verlauf einer HEV-Infektion eine mit 12,4% erhöhte Rate an Aborten und intrauterinem Fruchttod beschrieben [43] sowie eine häufige vertikale Transmission [44].

Eine eigenständige Therapie der HEV-Infektion ist nicht bekannt.

### 2.1.6 Hepatitis G

Vorläufige Ergebnisse sprechen dafür, daß das Risiko der vertikalen Transmission mit 30 bis 60% hoch zu sein scheint und von der **Höhe der mütterlichen Viruslast** abhängt [54]. Dabei bleibt zunächst aufgrund unzureichender Dokumentation offen, welche klinische Bedeutung einer HGV-Infektion zukommt.

### 2.1.7 Fulminante Hepatitis

Die fulminante Hepatitis stellt eine unstrittige Indikation zur umgehenden Lebertransplantation dar, die auch nicht durch eine Schwangerschaft in Frage gestellt wird, wenn diese im III. Trimenon operationstechnisch schwieriger wird.[1] Eine vorherige Entbindung wird wegen der mit der fulminanten Hepatitis einhergehenden schweren Koagulopathie und der meist noch bestehenden Unreife des Feten nicht empfohlen.

### 2.1.8 Herpes-simplex-Hepatitis

Noch häufiger als die Hepatitis E führt die seltene disseminierte Herpes-simplex-Infektion in der Schwangerschaft über eine fulminante Hepatitis mit massivem Leberzellzerfall – in 40 bis 50% der Fälle – zum Tode von Mutter und Kind. Da mit Aciclovir heute eine kausale antivirale Therapie verfügbar ist, gilt es, zukünftig die Diagnose ausreichend früh zu stellen.

Folgende **Charakteristika** sollten an die Erkrankung denken lassen:
- Beginn meist im III. Trimenon (frühester publizierter Fall in der 25. Woche)
- meist einige Tage vor Lebermanifestation beginnende Prodromi mit anhaltendem Fieber, Unwohlsein, Trockenheitsgefühl in der Kehle, Myalgie, Atemnot, anhaltendem meist trockenem Husten, Bauchschmerzen (meist im Unterbauch), Übelkeit und Erbrechen, Dysurie

*[1] Die fulminante Hepatitis stellt auch während der Schwangerschaft eine unstrittige Indikation zur umgehenden Lebertransplantation dar!*

- oftmals wird zunächst die Diagnose einer Infektion der oberen Atemwege oder der Harnwege gestellt und erfolglos mit Antibiotika therapiert
- nur selten Nachweis von typischen Effloreszenzen, z. B. vulvovaginal oder oropharyngeal
- hohe Transaminasenaktivität mit Werten über 1000 U/l (GOT > GPT)
- im Vergleich dazu besonders auffallend normale oder niedrig pathologische Bilirubinwerte
- fast regelmäßiger Nachweis von Gerinnungsstörungen.

### Diagnostik

Eine schnelle Diagnose ist, da bei den meisten Fällen weder typische Haut- oder Schleimhauteffloreszenzen vorliegen, noch ein Antikörpernachweis im Serum zu führen ist, nur möglich im Leberzylinder nach Leberbiopsie, die erfolgen muß, bevor eine schwere Koagulopathie dies verhindert, durch den Nachweis von Einschlußkörperchen, HSV-DNA PCR und die HSV-DNA-in-situ-Hybridisierung.

### Medikamentöse Therapie

Obwohl die systemische Anwendung von Aciclovir in der Schwangerschaft bisher nicht empfohlen wird [2], ist ihr Einsatz bei Fällen mit Herpes-simplex-Hepatitis in der Schwangerschaft unverzichtbar und durch einzelne eindrucksvolle Verläufe bei rechtzeitigem Therapiebeginn belegt (Literatur bei [45] und [105]).

## 2.2 Chronische Hepatitis

Die meisten chronischen Hepatitiden sind Folge nicht ausgeheilter Hepatitis-B- oder -C-Infektionen. Sie gehen definitionsgemäß mit mütterlicher Virämie einher und daraus abgeleitetem Risiko für eine vertikale/horizontale Transmission. Während früher in chronisch persistierende und chronisch aktive (aggressive) Hepatitiden histologisch unterschieden wurde mit daraus abgeleiteter unterschiedlicher Prognose, erfolgt die histologische Differenzierung heute nach einem sehr viel genaueren numerischen Klassifikationssystem, in dem die nekroinflammatorische Aktivität als Grading und der Umfang der Faservermehrung als Staging in Punktwerten definiert werden.

Verbindliche Aussagen über die wechselseitige Beeinflussung von Schwangerschaft und chronischer Hepatitis sind aus dem höchst beschränkten Schrifttum nicht ausreichend begründet ableitbar. Bei der kompensierten chronischen Hepatitis ist jedoch weder mit einer Progression der Leberkrankheit durch die Schwangerschaft noch mit einem Einfluß der chronischen Hepatitis auf die fetale Entwicklung zu rechnen, so daß sich Gründe für eine Antikonzeption bei chronischer Hepatitis ebensowenig ableiten lassen wie für eine Interruptio.

## 2.3 Autoimmune Hepatitis

Nur über die Auswirkungen der Schwangerschaft bei autoimmuner Hepatitis liegen relativ verläßliche Daten vor, wenngleich auch hier nicht unterschieden wurde zwischen Schwangeren mit und ohne Leberzirrhose, mit und ohne portale Hypertension.

Steven und Mitarbeiter [98, 99] berichteten, daß die Langzeitverläufe von 16 Frauen mit autoimmuner Hepatitis, die insgesamt 30 Schwangerschaften ausgetragen hatten, sich nicht unterschieden von der Verlaufsform bei 21 Frauen eines Vergleichskollektivs, die nicht schwanger waren. Während drei Jahre nach Ende der Schwangerschaft noch alle 16 Frauen lebten, waren nach weiteren fünf Jahren vier verstorben. Diese gute Prognose wurde darauf zurückgeführt, daß alle 16 Frauen schon seit vielen Jahren mit Glukokortikoiden behandelt wurden, in zehn Fällen in Langzeitkombination mit Azathioprin. Während der gesamten Schwangerschaft wurde diese Therapie beibehalten. In zwei Fällen wurde wegen Verschlechterung des klinischen und laborchemischen Befundes die Glukokortikoiddosis sogar erhöht. Entgegen den theoretischen Erwartungen wies keines der 30 Kinder eine kongenitale Fehlbildung auf. Jedoch war die perinatale Todesrate der Gesamtgruppe mit 18%, überwiegend infolge von Frühgeburt und niedrigem Geburtsgewicht, erhöht, seit 1970 aber infolge verbesserter perinataler Therapie in allen 11 Schwangerschaften auf 0 zurückgegangen.

Frauen mit autoimmuner Hepatitis weisen zwar wahrscheinlich eine verminderte Fertilität auf [98], können aber ohne Gefahr für sich und mit etwas erhöhtem Risiko für das Kind eine Schwangerschaft austragen. Dabei muß und darf die Behandlung mit Glukokortikoiden, auch in Kombination mit Azathioprin, falls erforderlich, beibehalten werden. Eine vorübergehende Aussetzung von Azathioprin kann möglicherweise die Konzeptionschancen verbessern [98].

## 2.4 Morbus Wilson

Es liegen Berichte über mehr als 120 Schwangerschaften bei Patientinnen mit Morbus Wilson vor

[24], die belegen, daß bei unbehandelten Frauen vermehrt Spontanaborte, Frühgeburten und Totgeburten beobachtet wurden, während Schwangerschaftsverläufe bei behandelten Patientinnen in der Regel komplikationslos blieben. Auch ist das Risiko einer akuten Verschlechterung der Leberfunktion der Schwangeren bei fortlaufender medikamentöser Therapie nicht erhöht.

Obwohl sich in Tierversuchen D-Penicillamin, das Mittel der Wahl bei Morbus Wilson, als teratogen erwiesen hat, wurden bei mehr als 80 Schwangerschaften unter Behandlung mit D-Penicillamin nur in 3 Fällen Fehlbildungen nachgewiesen, für die jedoch ein direkter Zusammenhang mit der Einnahme dieses Medikaments nicht nachweisbar war [25, 26]. Insgesamt liegen drei Berichte über Feten mit Cutis laxa nach Behandlung mit D-Penicillamin vor, die möglicherweise über eine Störung der fetalen Kollagensynthese erklärt werden können [96] und die Frage nach der geeigneten Dosis aufwerfen, die 6 Wochen vor Geburt auf 250 mg/d reduziert werden soll, falls eine Sectio geplant ist, um möglichen Wundheilungsstörungen vorzubeugen [108].

## 2.5 Leberzirrhose

Schwangerschaften bei Leberzirrhose mit Pfortaderhochdruck sind selten, weil die Zirrhose überwiegend in höheren Lebensabschnitten auftritt und weil bei aktivem Krankheitsverlauf daraus resultierende Störungen des Hormonhaushalts zu Anovulation und Infertilität führen können. Die Verbesserung der Therapie der Komplikationen der Leberzirrhose hat dazu geführt, daß Frauen mit Leberzirrhose zunehmend Schwangerschaften erfolgreich beenden können trotz eines grundsätzlich erhöhten mütterlichen und fetalen Morbiditäts- und Mortalitätsrisikos, was eine **engmaschige interdisziplinäre Überwachung** derartiger Risikoschwangerschaften erforderlich macht. Wie bei anderen chronischen Erkrankungen sollte eine Schwangerschaft möglichst erst dann realisiert werden, wenn der zugrundeliegende Krankheitsprozess stabil ist oder nach erfolgreicher Lebertransplantation. Das Management der Komplikationen während der Schwangerschaft entspricht weitgehend dem Vorgehen nicht-schwangerer Frauen mit Leberzirrhose, wobei potentiell teratogene Medikamente zu meiden sind (Literatur bei [85]).

Die Hauptgefährdung chronisch leberkranker Frauen geht von der **portalen Hypertension** aus und der daraus resultierenden **Ösophagusvarizenblutung** mit ihren klinischen Folgeerscheinungen [97]. Begünstigend sollen dabei wirksam werden: der Anstieg des intraabdominalen und des Pfortaderdrucks durch den sich vergrößernden Uterus, der weitgehende Verschluß der Vena cava inferior in Rückenlage, wobei der venöse Abfluß dann über die Azygosvenen erfolgt, die auch das Blut aus dem Ösophagus aufnehmen, die Schwangerschaftshypervolämie und evtl. die funktionelle Inkompetenz des unteren Ösophagussphinkters mit gastroösophagealem Reflux.

In einer umfangreichen Studie zur Inzidenz von **Ösophagusvarizenblutungen in der Schwangerschaft** [11] kam es während 21 Schwangerschaften von Frauen mit Varizen bei Leberzirrhose in 13 Fällen sowie während 54 Schwangerschaften bei Frauen mit Varizen ohne Leberzirrhose in 25 Fällen zur akuten Varizenblutung. Die Blutungen ereigneten sich in beiden Gruppen weit überwiegend im II., selten im III. Trimenon und nur in einem Fall von insgesamt 34 vaginalen Risikoentbindungen während der Geburt in der Austreibungsperiode. Eine Indikation zur Schnittentbindung mit dem Ziel der Verminderung des Blutungsrisikos aus Varizen stellt sich also nicht. Das Blutungsrisiko war nicht größer bei Frauen mit Blutungsanamnese vor der Schwangerschaft – andere beschrieben eine Assoziation [68] – und stieg auch nicht während wiederholter Risikoschwangerschaften an. An den Folgen der Varizenblutung starben in der Leberzirrhose-Gruppe drei Frauen und in der Gruppe ohne Zirrhose eine Frau. Damit lag die Mortalitätsrate der Ösophagusvarizenblutung in der Schwangerschaft deutlich unter dem Letalitätsrisiko bei nicht schwangeren Frauen mit Leberzirrhose. Die Studie zeigte ferner, daß auch Frauen mit Zustand nach portokavaler und splenorenaler Shunt-Operation konzipieren können.

Nachdem sich die endoskopische Sklerosierung und/oder die Gummibandligatur von Ösophagusvarizen als wirksame Behandlungsmaßnahmen der akuten Varizenblutung etabliert haben und diese Methoden bei großer individueller Erfahrung auch prophylaktisch eingesetzt werden können, gibt es keinen ersichtlichen Grund dafür, bei der Schwangeren mit Ösophagusvarizen erst auf die mit einer Wahrscheinlichkeit von um 50% [11] eintretende Blutung zu warten. Vielmehr sollte man die Ösophagusvarizen so früh wie möglich, am besten vor Eintritt der Konzeption, prophylaktisch sklerosieren, zumal die Sicherheit der dabei erforderlichen Medikamente in der Schwangerschaft nicht ausreichend dokumentiert ist.!

Vor oder adjuvant zur Sklerosierungs- oder Ligaturtherapie von blutenden Ösophagusvarizen können zur Pfortaderdrucksenkung geeignete **Medikamente** auch in der Schwangerschaft verwandt werden. Als geeignet, wenn auch bei schwangeren

*!Ösophagusvarizen sollten so früh wie möglich, am besten vor Eintritt der Konzeption, prophylaktisch sklerosiert werden!*

Zirrhotikerinnen nicht ausreichend dokumentiert, gelten Beta-Blocker wie Propranolol oder das Sandostatinderivat Octreotid, für die im Tierversuch keine Teratogenität nachgewiesen werden konnte. Als ungeeignet gelten Vasopressin-Analoga, die über einen allgemeinen Arteriolenspasmus zur Plazentaablösung und auch zu Nekrosen und Amputationen von Fingern und Gliedmaßen des Feten sowie bei der Mutter zu vielfältigen ebenfalls vasospastischen Komplikationen führen können.

Ein mit einer Häufigkeit von um 20% bei Schwangeren mit Leberzirrhose auftretender **Aszites**, der die kindliche Prognose mit 40% Totgeburten und 28% Frühgeburten massiv beeinträchtigt, wird nach den üblichen Kriterien der Aszitestherapie behandelt. Da die Therapie mit Spironolacton in der Schwangerschaft mit genitalen Fehlbildungen assoziiert ist, wird sein Einsatz nicht empfohlen.[I]

Im Einzelfall kann bei einer Schwangeren mit dekompensierter Leberzirrhose mit Ösophagusvarizen und Aszites eine Interruptio wegen der damit verbundenen Verbesserung der hämodynamischen Situation zur Diskussion stehen.

## 2.6 Lebertransplantation

Menstruationsstörungen und Infertilität als Folge progredienter chronischer Lebererkrankungen verlieren sich in der Regel schon bald nach erfolgter Lebertransplantation. Deshalb ist eine frühzeitige Beratung bezüglich einer geeigneten Kontrazeption wünschenswert. Wegen des erhöhten Infektionsrisikos unter Immunsuppressiva wird von der Verwendung eines Intrauterinpessars abgeraten. Gleiches gilt für orale Kontrazeptiva, da diese möglicherweise die bei Lebertransplantierten ohnehin schon erhöhte Hypertonierate noch weiter anheben können und sie infolge Interaktion mit Ciclosporin dessen Lebertoxizität steigern können [21, 89].

Durch eine Schwangerschaft nach Lebertransplantation wird das Einjahres-Abstoßungsrisiko im Vergleich zu sonstigen Lebertransplantationen drastisch reduziert (35% vs. 4,5%), ohne daß Gründe hierfür bekannt sind.

Schwangere mit Zustand nach Lebertransplantation gelten wegen der erhöhten Inzidenz von Präeklampsie (10-20%, bei Mehrlingsschwangerschaften, Multiparität und Diabetes mellitus bis 32,5%, gegenüber sonst 3-8%), von fetaler Wachstumsverzögerung (bis 60%) und Neigung zur Frühgeburt (> 50%) als risikoreich und erfordern eine enge interdisziplinäre Betreuung [107].[II]

Umfangreiche Erfahrungen liegen inzwischen über die Effekte einer **immunsuppressiven Therapie** in der Schwangerschaft vor, insbesondere von Frauen mit Zustand nach Nierentransplantation und zunehmend auch nach Lebertransplantation. Diese zeigen, daß Frauen in der Schwangerschaft bei gleicher Dosierung niedrigere Ciclosporin- oder Tacrolimus-Blutspiegel aufweisen, Folge der Zunahme des Blut- und Plasmavolumens sowie des Körpergewichts in der Schwangerschaft sowie evtl. auch infolge hormonal bedingter Änderungen des Stoffwechsels [107]. In gleicher Weise wie Ciclosporin erwies sich auch Tacrolimus, für das insgesamt noch relativ wenige klinische Erfahrungen bei lebertransplantierten Schwangeren vorliegen [39], in Übereinstimmung mit den Ergebnissen von Tierversuchen als nicht teratogen. Als Folge der immunsuppressiven Therapie besteht ein potentiell **erhöhtes Infektionsrisiko**, insbesondere für opportunistische Infektionen wie kongenitale Infektion mit Zytomegalievirus, weshalb die Einstellung niedrig-normaler Blutspiegel empfohlen wird [107]. Bei heranwachsenden Kindern transplantierter Mütter wurden bisher weder somatische noch psychische Besonderheiten beobachtet.

# 3 Schwangerschaftsspezifische Lebererkrankungen

## 3.1 Intrahepatische Schwangerschaftscholestase

Die intrahepatische Schwangerschaftscholestase ist nach der akuten Virushepatitis mit 20% der Fälle die zweithäufigste, mit Ikterus einhergehende Lebererkrankung in der Schwangerschaft. Sie kommt am häufigsten in Chile (12-22%), in Bolivien (9%) und Schweden (2-3%) vor, weniger häufig in Italien (0,2-1,7%), Australien (0,2-0,8%), Frankreich (0,2%) und Kanada (0,1%) und selten bei schwarzen Frauen, während sie bei Chinesinnen, Japanerinnen und Koreanerinnen überhaupt nicht vorkommen soll. Für die meisten westlichen Länder fehlen Studien zur Inzidenzrate.

### 3.1.1 Klinik

Das **Leitsymptom** der Erkrankung ist der intensive und besonders nachts quälende, oft ubiquitäre Pruritus, der meist im III. Trimenon allmählich einsetzt, aber auch zu jedem früheren Zeitpunkt beginnen kann. Dieser hat der Erkrankung auch den Namen **Pruritus gravidarum** eingetragen. Zwei bis 22 Wochen später tritt dann in etwa 25% der Fälle ein **Ikterus** hinzu, der ähnlich wie bei akuter Virushepatitis oder bei mechanischem Verschluß zu bierbrauner Urinverfärbung und Entfärbung des Stuhls führt. Im auffallenden Gegensatz dazu

---

[I] *Der Einsatz von Spironolacton zur Aszitestherapie wird nicht empfohlen, da es unter Spironolacton während der Schwangerschaft zu genitalen Fehlbildungen kommen kann!*

[II] *Schwangere mit Zustand nach Lebertransplantation gelten wegen der erhöhten Inzidenz von Präeklampsie, fetaler Wachstumsverzögerung und Neigung zur Frühgeburt als risikoreich und erfordern eine enge interdisziplinäre Betreuung!*

bleibt das lediglich durch den generalisierten Pruritus beeinträchtigte Wohlbefinden der Patientin erhalten. Leber und Milz sind fast nie vergrößert. Bei schweren Fällen kann eine Steatorrhö und ebenso eine Malabsorption von Vitamin K mit nachfolgender Koagulopathie auftreten. Das Krankheitsbild persistiert ohne wesentliche Veränderungen bis zur Geburt, verliert sich dann regelmäßig völlig innerhalb von 1 bis 4 Wochen. Diese rasche und stets vollständige Rückbildung sowie das (nicht immer) rezidivierende Auftreten im Verlauf weiterer Schwangerschaften sind charakteristisch für die Erkrankung.

**Laborchemisch** sind die Marker der Cholestase nachweisbar. So ist das überwiegend konjugierte Bilirubin erhöht, wenn auch selten auf mehr als 5 bis 6 mg/dl (85–103 µmol/l). Die alkalische Phosphatase in Form ihres hepatischen Isoenzyms ist ebenfalls erhöht, entspricht aber nur dem durch die Schwangerschaft erhöhten Anstieg. Im Gegensatz dazu steht die meist normale oder nur gering erhöhte γ-GT-Aktivität. Die Transaminasen können erhöht sein, meist nicht über 150 U/l. Der DeRitis-Quotient (GOT/GPT-Quotient) beträgt weniger als 1. Die GLDH-Aktivität ist normal. Neben einer unspezifischen Vermehrung der Lipoproteinfraktionen VLDL (triglyzeridreich) und LDL (cholesterinreich) kommt es, spezifisch für ein Cholestase-Syndrom, zum Auftreten von Lipoprotein X (phospholipidreich) im Serum. Als sensitivster Laborbefund für die Diagnose einer intrahepatischen Schwangerschaftscholestase, schon zum Zeitpunkt des beginnenden Pruritus nachweisbar, gelten um bis 100fach erhöhte Serum- und Urinkonzentrationen von Gallensäuren, weit überwiegend Cholsäure und Chenodeoxycholsäure, während die sekundären Gallensäuren Deoxycholsäure und Lithocholsäure mit zunehmender Cholestase sogar abnehmen [56, 90].

Der **Pathomechanismus** des Schwangerschaftspruritus ist letztlich ungeklärt. Das gehäufte familiäre Auftreten und die ethnisch begründete, sehr variable Inzidenz sprechen für eine nicht näher definierte genetische Prädisposition bei der Manifestation der Erkrankung. Auch Östrogene sind möglicherweise involviert [47, 77], da Frauen, die unter Therapie mit Antikonzeptiva oder Östrogenen eine intrahepatische Cholestase entwickeln, auch häufiger von einer intrahepatischen Schwangerschaftscholestase betroffen werden.

Die Leber bietet **histologisch** das Bild einer läppchenzentralen Cholestase mit Gallenpigment in den Hepatozyten und Gallenthromben in dilatierten Gallenkapillaren. Als wesentlicher Unterschied zur akuten Hepatitis weisen die Leberläppchen und Portalfelder weder Nekrosen noch Entzündungen auf. Eine Leberbiopsie ist jedoch zur Diagnosestellung nicht erforderlich.

Im Gegensatz zur immer guten **Prognose** für die Mutter ist die kindliche perinatale Mortalität fünffach erhöht [29, 42, 76]. Auch muß mit einer bis 20% erhöhten Frühgeburtenrate gerechnet werden. Die Abort- und Fehlbildungsrate ist jedoch nicht erhöht. Da maternes Bilirubin die Plazenta nicht passieren kann, tritt ein Ikterus beim Neugeborenen nicht auf. Eine Indikation zur Interruptio besteht nicht, jedoch sollte wegen der fetalen Gefährdung die Einleitung der Geburt nach der 37. Woche erwogen werden [76].

### 3.1.2 Therapie

Zur **symptomatischen** Therapie des Pruritus empfiehlt sich als Mittel der ersten Wahl die Gabe der Anionenaustauscher Cholestyramin oder Colestipol. Eine ausreichend hohe Dosierung ist infolge Auftretens oder Verstärkung einer hartnäckigen Obstipation, die bis zu ileusartigen Zuständen führen kann, manchmal ohne gleichzeitige Verordnung von Laxantien nicht möglich. Darüber hinaus kann es bei hoher Dosierung zur Malabsorption von fettlöslichen Substanzen – z. B. von Vitamin K – kommen. Barbiturate senken zwar den Bilirubinspiegel, haben aber keinen Einfluß auf die Symptome der Kranken [48]. Gleiches gilt für Antihistaminika. Die prophylaktische Gabe von Vitamin K wird empfohlen, da die erhöhte, wiederholt berichtete Inzidenz postpartaler Blutungen [76, 100] möglicherweise Folge einer Malabsorption dieses Vitamins ist. Auch das Neugeborene wäre dann durch die Folgen eines Vitamin-K-Mangels gefährdet.

In der jüngeren Literatur wird über den erfolgreichen und nebenwirkungsfreien Einsatz von **Ursodeoxycholsäure**, für das tierexperimentell keine Embryotoxizität nachgewiesen werden konnte – u.a. in einer ersten kleinen kontrollierten und randomisierten Studie – berichtet (Literatur bei [66]), wodurch auch die kindliche Prognose deutlich gebessert werden soll [58], wahrscheinlich infolge Reduktion toxischer, die Plazenta frei passierender Gallensäuren. Eine Therapie mit Ursodeoxycholsäure in der Schwangerschaft und Stillzeit erscheint unter Abwägung des Nutzen-Risiko-Verhältnisses unbedenklich und vertretbar. Widersprüchliche Ergebnisse liegen zum S-Adenosylmethionin vor.

## 3.2 Akute idiopathische Schwangerschaftsfettleber, Präeklampsie/Eklampsie und HELLP-Syndrom

Die akute idiopathische Schwangerschaftsfettleber, die Präeklampsie/Eklampsie und das HELLP-Syndrom gehen alle mit Veränderungen hämatologischer, hämostaseologischer und enzymologischer Parameter einher. Schwangerschaften, die durch diese Erkrankungen kompliziert werden, gelten als **Hochrisikoschwangerschaften.** Ohne frühzeitige Diagnosestellung und adäquate Therapie ist das Leben von Mutter und Fetus massiv gefährdet. Die Ätiologie und Pathogenese der Erkrankungen beginnen sich zu lichten, so daß möglicherweise definitiv geklärt werden kann, ob es sich um verschiedene klinische Manifestationen eines einheitlichen komplexen Syndroms [61, 78] handelt.

### 3.2.1 Akute idiopathische Schwangerschaftsfettleber

**Pathogenese**

Die Pathogenese der bislang als idiopathisch eingestuften Schwangerschaftsfettleber wurde inzwischen in wesentlichen Teilen entschlüsselt. Demnach besteht ein fetaler Enzymdefekt der mitochondrialen Betaoxidation für langkettige Fettsäuren in Form eines autosomal-rezessiv vererbten LCHAD (Long-chain-3-hydroxyacyl-CoA-Dehydrogenase)-Mangels, wodurch die intramitochondriale Betaoxidation gehemmt wird.

Angenommen wird, was zukünftig noch zu beweisen ist, daß als Folge dieses Defekts vermehrt anfallende Fettsäuren-Metaboliten die Plazentaschranke passieren und sich hochtoxisch auf die mütterliche Leber auswirken, möglicherweise zusätzlich verstärkt durch eine infolge der Schwangerschaft seit längerem bekannte Abnahme des Fettsäure-Metabolismus [32] oder durch andere die Betaoxidation hemmende Stressoren wie Präeklampsie oder Infekte [37, 95].

Die 3-Hydroxyacyl-CoA-Dehydrogenase ist in vier Alpha-Untereinheiten des trifunktionalen Enzymkomplexes in der inneren Mitochondrienmembran lokalisiert und katalysiert die ersten drei der vier Schritte der Betaoxidation.

Bei Kindern mit isoliertem LCHAD-Mangel kommt es im Neugeborenen- oder Kleinkindesalter nach mehr als zwölfstündigem Fasten zu Episoden von hypoketotischer Hypoglykämie (als klassisches Merkmal) und hepatischer Enzephalopathie, die über ein Koma zum Tode führen können. Weitere prognostisch ernste klinische Manifestationen neben der akuten hepatischen Dysfunktion sind eine dilatative Kardiomyopathie, eine langsam progrediente periphere Neuropathie, eine Myopathie der Skelettmuskulatur oder der plötzliche unerwartete Kindstod [82].

Für das die Alpha-Untereinheit des trifunktionalen Enzymkomplexes kodierende Gen (Chromosom 2) konnten in einer Untersuchung an 19 Kindern mit LCHAD-Mangel 10 verschiedene autosomal-rezessiv vererbte Mutationen bei völligem Fehlen des Wildtyps nachgewiesen werden, darunter in allen Fällen auf einem (11 Kinder) oder beiden Allelen (8 Kinder) die Mutation Glu474Gln.

Eine Frau, deren Kind eine Homozygotie oder Compound-Heterozygotie für die Mutation Glu474Gln aufweist, ist bei einer erneuten Schwangerschaft gefährdet, eine akute Schwangerschaftsfettleber oder ein HELLP-Syndrom zu entwickeln. Um das Wiederholungsrisiko zu bestimmen, muß auch der Vater mit untersucht werden [36]. Unter 351 Normalpersonen ließ sich in zwei Fällen Heterozygotie für die Glu474Gln-Mutation nachweisen [95].

**Epidemiologie**

Unter den mit Ikterus in der Spätschwangerschaft auftretenden Lebererkrankungen spielt die akute idiopathische Schwangerschaftsfettleber eine besondere Rolle. Das Krankheitsbild wurde 1940 erstmals von Sheehan umfassend dargestellt und gegen andere Erkrankungen in der Schwangerschaft abgegrenzt, nachdem es bereits 1934 beschrieben worden war [98]. Bisher sind mehr als 250 Fälle im Schrifttum bekannt geworden mit einer geschätzten Inzidenz von 1 : 6700 bis 1 : 15 900. Die Erkrankung beginnt stets im letzten Trimenon zwischen der 28. und 40. Woche mit einem Maximum jenseits der 35. Woche, in einem Fall allerdings schon in der 24. Woche, ausnahmsweise aber auch erst im Wochenbett. Sie kann Erst- und Mehrgebärende ohne besondere Bevorzugung eines bestimmten Lebensalters befallen. Am häufigsten tritt sie bei Mehrlingsschwangerschaften und Erstgebärenden auf.

**Klinik**

Die ersten **Krankheitssymptome,** die aus voller Gesundheit heraus beginnen, sind Übelkeit, wiederholtes Erbrechen, Inappetenz und Oberbauchschmerzen. Sie verstärken sich zunehmend, bis etwa eine Woche später eine Gelbsucht hinzutritt, in der Regel ohne Pruritus, mit einem Anstieg des überwiegend direkten Bilirubins auf bis zu 15 mg/dl (257 µmol/l), selten auf 20 bis 30 mg/dl

(342–513 µmol/l). Dann wird die Kranke zunehmend komatös (hepatische Enzephalopathie und/oder Hypoglykämie).

Andere zum Leberversagen komplizierend hinzutretende **Folgeerscheinungen** können das klinische Erscheinungsbild zunehmend prägen (obere gastrointestinale Blutung, Sepsis, akute Niereninsuffizienz, akute hämorrhagische Diathese infolge disseminierter intravasaler Gerinnung bei massivem Abfall von Antithrombin III, akute hämorrhagisch-nekrotisierende Pankreatitis, schwere Hypoglykämie infolge verminderter hepatischer Gluconeogenese [70]). Die Kombination der gestörten Leberfunktion mit diesen extrahepatischen Komplikationen weist die akute idiopathische Schwangerschaftsfettleber als eine generalisierte Erkrankung mit **Multiorganversagen** aus.

Die geringfügigen **laborchemischen**, auf die Leber hinweisenden Befunde stehen in einem auffallenden Widerspruch zur Schwere des klinischen Bildes. So sind die Transaminasenaktivitäten im Serum meist nur auf Werte bis 300 U/l erhöht und überschreiten selten 500 U/l [70]. Die gemessene GOT-Aktivität übertrifft die der GPT. GLDH und γ-GT bleiben meist normal oder sind selten leicht erhöht. Lediglich die alkalische Phosphatase steigt oft auf das Drei- bis Fünffache des Normwertes an. Meist besteht eine Leukozytose, oftmals mit über 15 000 Zellen/mm³.

**Morphologische Leberbefunde:** Nur die histologische Untersuchung von Lebergewebe beweist die Verdachtsdiagnose und ermöglicht die Abgrenzung vom HELLP-Syndrom und anderen Formen des fulminanten Leberversagens wie die fulminante Herpes-simplex-Hepatitis [5].

Man findet bei der akuten Schwangerschaftsfettleber das Zytoplasma der Leberzellen mit kleinen Fett-Tröpfchen ausgefüllt. Im Gegensatz zur üblichen Verfettung, bei der anfangs kleine Fetttropfen zu immer größeren zusammenfließen und dabei den Zellkern zunehmend an den Zellrand verdrängen, findet sich bei der akuten Schwangerschaftsfettleber der Zellkern immer mittelständig. Die feintropfige Verfettung beginnt im Zentrum der Azini und erfaßt schließlich das ganze Leberläppchen mit Ausnahme eines scharf begrenzten Randes von normalen Leberzellen im periportalen Bereich. Eine nur mäßig ausgeprägte feintropfige Verfettung kann leicht übersehen werden.

Die zuverlässige pathologisch-anatomische Diagnose erfordert den Gefrierschnitt in Verbindung mit einer speziellen Fettfärbung wie Ölrot, oder, noch zuverlässiger, den elektronenmikroskopischen Untersuchungsbefund [5, 6]. Der Grad der Leberzellverfettung korreliert nicht mit der Prognose. Typisch ist auch das weitgehende Fehlen von Leberzellnekrosen und entzündlichen Reaktionen. Nur ausnahmsweise finden sich massive, zentral gelegene Leberzellnekrosen. Die Kupffer-Zellen sind nicht aktiviert. Gallenthromben und intrazelluläres Gallenpigment sind selten in den Läppchenzentren nachweisbar. Dieser pathologisch-anatomische Befund ist nicht spezifisch, sondern kann in ähnlicher Weise auch bei anderen Erkrankungen auftreten, denen die mikrovesikuläre Verfettung gemeinsam ist.

Wegen der meist gestörten Hämostase unterbleibt oft die die Erkrankung definitiv klärende Gewebsentnahme mittels konventioneller perkutaner **Leberbiopsie**. Als eine mögliche alternative Methode kann dann auf die aufwendige Methode der transvenösen Leberbiopsie zurückgegriffen werden, die nach Berichten von über mehr als tausend Punktionen als risikoarm angesehen werden muß [51]. Falls die histologische Absicherung fehlt, muß sich die Diagnose auf die klinische Symptomatik und die Abgrenzung gegenüber anderen Lebererkrankungen in der Schwangerschaft stützen. Als nicht-invasive Methode zum Fettnachweis in der Leber kann die Computertomographie, die wesentlich besser geeignet ist als die Sonographie, hilfreich sein.

**Differentialdiagnostisch** gehört die akute idiopathische Schwangerschaftsfettleber wahrscheinlich zu einer Gruppe von Erkrankungen (microvascular fat disease), die sich klinisch und pathologisch-anatomisch außerordentlich ähnlich sind. Dazu gehören das Reye-Syndrom (differentialdiagnostische Abgrenzung mittels Elektronenmikroskopie [41, 88]), schwere Leberschädigungen nach intravenöser Gabe von Tetrazyklinen oder nach Einnahme des Antiepileptikums Valproat, die sog. „vomiting disease of Jamaica", ausgelöst durch Früchte, die Hypoglycin A enthalten, und angeborene Defekte des Harnstoffzyklus [91]. Außerordentlich schwierig kann die differentialdiagnostische Abgrenzung zu Leberschädigungen infolge Präklampsie/Eklampsie und HELLP-Syndrom sein.

### Therapie

Die Therapie ist **symptomatisch** und folgt den Regeln der Intensivtherapie für das Leberversagen und ihre Begleiterkrankungen. Besonders wichtig ist hier die Behandlung der Hypoglykämie sowie die adäquate Substitutionstherapie mit Gerinnungsfaktoren und Antithrombin III. Als wichtigste therapeutische Maßnahme gilt, in ihrer Ursächlichkeit unbewiesen und höchstwahrscheinlich nicht beweisbar [41] die möglichst **umgehende**

*Wichtigste therapeutische Maßnahme ist die möglichst umgehende Entbindung, wobei wegen des erhöhten Blutungsrisikos die Verbrauchskoagulopathie besonders zu berücksichtigen ist!*

Entbindung erkrankter Frauen auf vaginalem Wege oder durch abdominale Sectio, wobei wegen des erhöhten Blutungsrisikos die Verbrauchskoagulopathie besonders zu berücksichtigen ist.

Nur hierdurch ist die ansonsten sehr schlechte mütterliche und kindliche Prognose zu verbessern. Das Neugeborene weist häufig eine behandlungsbedürftige Hypoglykämie auf. Nach der Entbindung kommt es in der Regel zu einer schnell eintretenden Besserung der klinischen Symptomatik. Nur in Einzelfällen kann die Besserung aber auch erst nach einigen Tagen eintreten. Viel häufiger als bisher bekannt gibt es neben den prognostisch sehr ernsten Krankheitsverläufen quasi als Spitze des Eisberges, auch zahlreiche milde Verlaufsformen, die bei sehr sorgfältiger Verlaufskontrolle durch besonders erfahrene Spezialisten auch ein zunächst abwartendes, konservatives Verhalten erwägen lassen [59, 80]. Das Wiederholungsrisiko einer akuten Schwangerschaftsfettleber bei erneuter Schwangerschaft liegt nach Literaturangaben, basierend auf der Genanalytik, aber bei 15 bis 25% [6, 36, 79, 87].

### Prognose

Die akute idiopathische Schwangerschaftsfettleber, die meist einen fulminanten Verlauf aufweist, birgt auch heute noch für Mutter und Kind ein beachtliches **Mortalitätsrisiko.** Während von Ober und Le-Compte 1955 eine Mortalität der Mütter von über 90% angegeben wurde, ist aus dem Schrifttum bis zum Jahre 1965 ein Rückgang der Sterberate auf 75%, für die Zeit von 1965 bis 1978 auf 45% und inzwischen auf 0 bis 18% zu verzeichnen. Parallel dazu stiegen auch die kindlichen Überlebenschancen erheblich an.

Als Gründe für die Verbesserung der Prognose werden die heute frühzeitige Diagnosestellung und möglichst umgehende Entbindung angeführt, evtl. noch die Erfassung von früher nicht diagnostizierten, leichter verlaufenden Fällen ebenso wie die erheblich verbesserte Intensivtherapie der Begleiterkrankungen, die das Leben der Erkrankten wesentlich mehr bedrohen als die kranke Leber.

#### 3.2.2 Präeklampsie/Eklampsie

Zur ausführlichen Darstellung der Präeklampsie/Eklampsie siehe Kapitel 3 „Schwangerschaftsinduzierte Hypertonie" in diesem Band.

### Definition

Die **Präeklampsie** ist charakterisiert durch Hypertonie (systolischer Blutdruck ≥ 140 mm Hg oder diastolischer Blutdruck ≥ 90 mm Hg oder Blutdruckanstieg in der Schwangerschaft systolisch ≥ 30 mm Hg oder diastolisch ≥ 15 mm Hg bei mindestens zweimaliger und mindestens 6 Stunden auseinanderliegender Blutdruckmessung), Proteinurie (> 300 mg/24 h oder 100 mg/dl in mindestens zwei Urinproben im Abstand von mindestens 6 Stunden) und nicht näher quantifizierte Ödeme. Bei der Messung des Blutdrucks nach Riva-Rocci bei Schwangeren ist zu beachten, daß der diastolische Blutdruckwert in der Phase IV und nicht wie außerhalb der Schwangerschaft in der Phase V der Korotkoff-Geräusche definiert ist. Steigen der Blutdruck auf > 160/100 mm Hg und die Proteinurie auf > 5 g/24 h an oder treten Symptome der fortschreitenden Schädigung des zentralen Nervensystems, der Nieren oder der Leber auf, dann wird der **Übergang in die prognostisch ernstere Eklampsie** unterstellt, welche die Hauptursache der mütterlichen und fetalen Morbidität und Mortalität in der Schwangerschaft darstellt. Letztere ist hauptsächlich verursacht durch zentralnervöse Komplikationen, aber in 10 bis 15% auch durch die Lebermanifestation, die bei allen Fällen von Präeklampsie in Form mikrovaskulärer Leberzellverfettung und subkapsulärer Leberblutungen nachweisbar ist. Trotz dieser scheinbar klaren Definition ist der Übergang von der Präeklampsie in die Eklampsie wegen der verschiedenartigen Organbeteiligungen und der sehr variablen Schwere klinischer und laborchemischer Befunde fließend und somit in einer gewissen Weise willkürlich. Das Verteilungsmuster der Organmanifestationen kann sich bei einer Zweiterkrankung völlig anders darstellen als bei der Erstmanifestation.

### Epidemiologie und Risikofaktoren

Eine Präeklampsie/Eklampsie kommt in 5 bis 7% aller Schwangerschaften vor. Die Erkrankung beginnt in der Regel nach der 20. Schwangerschaftswoche. Ebenso wie bei der akuten idiopathischen Schwangerschaftsleber sind besonders Erstgebärende und Zwillingsgebärende betroffen, aber auch Frauen mit präexistenter Hypertonie, Diabetes mellitus und Kollagenosen. Das Wiederholungsrisiko scheint besonders hoch zu sein, wenn sich die Gestose vor der 30. Schwangerschaftswoche manifestiert hatte, ein HELLP-Syndrom nachweisbar war oder wenn es zu einem Krampfanfall gekommen war.

### Klinik

Neben den typischen **Gestosezeichen** mit ihren klinischen Folgen können je nach Schwere und Dauer einer hepatischen Durchblutungsstörung, meist im III. Trimenon nahe dem Geburtstermin und damit spät im Verlauf der Präeklampsie/Eklampsie, klinische Symptome wie Schmerzen im Epigastrium oder rechten Oberbauch, Übelkeit und Erbrechen sowie Druckschmerzhaftigkeit der zunächst meist normal großen Leber vorkommen. Diese müssen differentialdiagnostisch auch an eine akute Cholezystitis, ein peptisches Ulkus, eine Hepatitis oder eine akute Pankreatitis denken lassen.

Der früheste pathologische **Laborbefund** der Präeklampsie ist die Thrombozytopenie, die schon Wochen vor dem Auftreten klinischer Symptome nachweisbar ist. Auf die Lebermitbeteiligung weisen erhöhte Transaminasenaktivitäten zwischen 50 und 3000 U/l, in der Regel < 500 U/l, hin. Ein Ikterus, meist ohne Pruritus vorkommend, tritt in zwei von fünf Fällen auf. Der Bilirubinwert überschreitet meist nicht 5 mg/dl (86 µmol/l). Die alkalische Phosphatase, in der Schwangerschaft ohnehin bis zur Entbindung um das Zwei- bis Vierfache ansteigend, kann ebenfalls absolut erhöht gefunden werden. Die klinische Symptomatik kann von unspezifischen Oberbauchbeschwerden und Erbrechen in ein akutes Abdomen mit Schockzustand bei ausgeprägten Leberhämorrhagien bzw. bei Leberruptur übergehen. Parallel dazu steigen dann noch die Transaminasenaktivitäten und die Aktivität der leberspezifischen LDH5 massiv an. Neben dem Auftreten eines Ikterus gelten die Entwicklung von Anämie, Leukozytose, Verbrauchskoagulopathie und Hepatomegalie als prognostisch ungünstige Zeichen.

**Makroskopisch** ist die erkrankte Leber meist normal groß, von regelrechter Konsistenz und blasser Farbe. In fortgeschrittenen Fällen kann die Leber erheblich vergrößert sein. Sie kann ausgedehnte Hämorrhagien, die bei subkapsulärer Lage als irregulär geformte rote Flecke imponieren, aber auch gelbliche oder weiße Zonen infolge ischämischer Infarzierung aufweisen.

In gleicher Weise wie bei der akuten idiopathischen Schwangerschaftsfettleber findet man auch bei Leberschädigungen im Verlauf einer Präeklampsie/Eklampsie ein weitgehendes Fehlen von Leberzellnekrosen und entzündlichen Veränderungen, jedoch, wenn man die Lebergewebszylinder im Gefrierschnitt mit Ölrot anfärbt oder elektronenmikroskopisch untersucht, regelmäßig eine feintropfige Leberzellverfettung unterschiedlichen Ausmaßes, so daß eine histopathologische Abgrenzung von der akuten idiopathischen Schwangerschaftsfettleber nicht möglich sein soll [61]. Einige Autoren sind jedoch der Meinung, daß eine lichtmikroskopische Unterscheidung möglich sei, da Frauen mit Schwangerschaftsfettleber eine größere Anzahl von Fetttröpfchen in ihren Hepatozyten aufwiesen und häufiger vorhandene Leberzellnekrosen im Gegensatz zur läppchenzentralen Lage bei Schwangerschaftsfettleber im Rahmen einer schweren hepatischen Toxikose periportal gelegen sind [5]. Hinzu kommen sinusoidale Fibrinverschlüsse und Blutungen in die Disse-Räume mit nachfolgender Zellnekrose.

### Therapie

Die mit fortschreitender Eklampsie in bis zu 80% auftretende klinisch relevante Leberschädigung kann als solche den Tod von Mutter und Fetus verursachen. Sind die frühzeitige Diagnosestellung und adäquate Therapie der Präeklampsie versäumt worden und ist eine fortgeschrittene Eklampsie eingetreten, dann vermag nur eine **umgehende Entbindung** unter supportiver intensivmedizinischer Therapie [31] das Leben von Mutter und Fetus zu retten. Dabei ist eine vorherige genaue differentialdiagnostische Abgrenzung zur akuten idiopathischen Schwangerschaftsfettleber oder zum HELLP-Syndrom unerheblich, weil auch für diese Erkrankungen die unverzügliche Entbindung die wichtigste Therapiemaßnahme darstellt [5].

### 3.2.3 HELLP-Syndrom

Zur ausführlichen Darstellung des HELLP-Syndroms siehe Kapitel 3 „Schwangerschaftsinduzierte Hypertonie" in diesem Band.

### Definition

Die Kombination von Hämolyse (hemolysis), erhöhten Leberenzymen (elevated liver enzymes) und Thrombozytopenie (low platelet count) ist, obwohl schon 1976 beschrieben, seit 1982 [103] unter dem Akronym HELLP-Syndrom in die Literatur eingegangen. Obwohl mit einer Inzidenz von 0,1 bis 0,6% häufig und weltweit publiziert, steht eine übereinstimmende Definition des Syndroms aus, das von verschiedenen Autoren als Variante der akuten Schwangerschaftsfettleber bzw. der Präeklampsie, als frühe Form einer schweren Eklampsie, als Fehldiagnose Präeklampsie oder als milde Form einer Verbrauchskoagulopathie angesehen wird. Die Wiederholungswahrscheinlichkeit bei nachfolgenden Schwangerschaften wird mit 4 bis 25% angegeben, kann im Einzelfall aber wesentlich höher sein, wie der Fall einer Patientin zeigt, die in vier aufeinanderfolgenden Schwangerschaften ein HELLP-Syndrom entwickelte [7]. Pathogenetisch scheint eine enge

Beziehung zur akuten Schwangerschaftsfettleber zu bestehen.

### Klinik

Das Syndrom ist sehr facettenreich und deshalb nicht einfach zu diagnostizieren. Die Schwangeren klagen über allgemeines Krankheitsgefühl, über Schmerzen im Epigastrium oder rechten Oberbauch, über Kopfschmerzen, Übelkeit und/oder Erbrechen. Hochdruck und Albuminurie können fehlen oder nur leicht ausgeprägt sein. Laborchemisch finden sich die Zeichen der Hämolyse (erniedrigtes Haptoglobin, erhöhte LDH-Aktivität und erhöhtes indirektes Bilirubin) und der Leberschädigung (Transaminasen bis 6000 U/l). Es besteht eine Thrombozytopenie (bis minimal 6000/mm$^3$), auch Harnstoff und Kreatinin können erhöht sein, während Fibrinogen, PT und PTT oft normal gemessen werden, es sei denn, es besteht eine disseminierte intravaskuläre Gerinnung [92, 93, 94, 103].

### Prognose

Die Identifikation von Schwangeren mit HELLP-Syndrom ist wichtig, da unabhängig vom Grad der Leberbeteiligung die mütterliche und fetale Prognose ohne umgehende Entbindung schlecht sind.

In einer Studie von 442 Fällen entwickelte sich ein HELLP-Syndrom in 70% ante partum und in 30% post partum. In der ersteren Gruppe trat das Syndrom in 2,5% (11 Fälle) zwischen der 17. und 20. und in 8,6% (38 Fälle) zwischen der 21. und 26. Woche, also schon im II. Trimenon, auf. Ernste mütterliche Komplikationen waren neun Fälle mit Laparotomie wegen intraabdominaler Blutung, darunter vier Fälle mit subkapsulärer Blutung und Leberruptur, 92 Fälle (21%) mit disseminierter intravaskulärer Gerinnung, 68 Fälle (16%) mit Plazentalösung, 33 Fälle (8%) mit akutem Nierenversagen, von denen zehn dialysiert werden mußten, 26 Fälle (6%) mit Lungenödem, vier Fälle mit massivem Larynxödem, vier Fälle mit Hirnödem und drei Fälle mit ARDS. Vier mütterliche Todesfälle waren zu beklagen, in einem Fall infolge rupturierten Leberhämatoms und in drei Fällen mit diffuser hypoxischer Enzephalopathie, darunter zwei mit massivem Larynxödem und Schwierigkeiten bei der Intubation [94].

Dies unterstreicht nachdrücklich, daß bei allen Schwangeren mit Übelkeit, Brechreiz, Schmerzen im Oberbauch und allgemeinem Krankheitsgefühl auch ein HELLP-Syndrom differentialdiagnostisch erwogen werden muß.[I] In den sich post partum entwickelnden Fällen trat die Manifestation überwiegend in den ersten 48 Stunden, im Einzelfall aber bis zum 7. postpartalen Tag auf. Bei 80% dieser Frauen bestand ante partum eine Präklampsie, bei 20% jedoch nicht. Frauen dieser Gruppe zeigten zwar ein erhöhtes Risiko für das Auftreten einer akuten Niereninsuffizienz oder eines Lungenödems, boten aber keine Unterschiede hinsichtlich der Häufigkeit von Eklampsie, Plazentaablösung und Verbrauchskoagulopathie. Differentialdiagnostisch waren ein exazerbierter Lupus erythematodes, ein hämolytisch-urämisches Syndrom und eine thrombotisch-thrombozytopenische Purpura auszuschließen [92, 93].

Bei Verdacht auf ein HELLP-Syndrom sollte eine Patientin möglichst umgehend in ein Zentrum verlegt werden, in dem Erfahrungen mit diesem Krankheitsbild bestehen. Eine möglichst baldige Entbindung vermag in Verbindung mit intensivmedizinischen Behandlungsmaßnahmen die ansonsten schlechte Prognose für Mutter und Fetus zu verbessern.

## 3.3 Spontane Leberruptur

Seit der Erstbeschreibung durch Abercrombie 1844 sind mehr als 150 Fälle von spontaner Leberruptur in der Schwangerschaft beschrieben worden. Sie ereigneten sich mehrheitlich im letzten Trimenon, manchmal auch während oder früh nach der Geburt und nur ausnahmsweise in einer früheren Phase der Schwangerschaft. Betroffen waren weit überwiegend **ältere Mehrgebärende,** die in über 75% der Fälle eine Präklampsie, Eklampsie oder ein HELLP-Syndrom aufwiesen.

Als Ausdruck des auftretenden Hämatoms im Leberparenchym oder unter der Leberkapsel, dessen Ursache nicht bekannt ist, treten zu den meist schon länger bestehenden Symptomen der Spätgestose plötzlich sehr heftige, über Stunden unverändert anhaltende Schmerzen im Epigastrium oder im rechten Oberbauch, selten auch links oder in Projektion auf beide Leberlappen auf. Kommt es schnell oder auch verzögert zur Leberruptur, so entwickelt sich rasch eine Schocksymptomatik, die wesentlich stärker ausgeprägt sein soll, als man nach der Menge des Blutes in der freien Bauchhöhle erwarten würde.

Entscheidend für das Überleben von Mutter und Kind, die beide sehr gefährdet sind, ist die Diagnosestellung möglichst schon im Stadium des subkapsulären Hämatoms, wozu sich Sonographie und Angiographie, aber auch die Computertomographie und die Kernspintomographie eignen, und falls die Ruptur schon erfolgt ist, die Blutaspiration aus der Bauchhöhle den Beweis liefert.[II]

---

[I] *Bei allen Schwangeren mit Übelkeit, Brechreiz, Schmerzen im Oberbauch und allgemeinem Krankheitsgefühl muß differentialdiagnostisch auch ein HELLP-Syndrom in Betracht gezogen werden!*

[II] *Entscheidend für das Überleben von Mutter und Kind ist die Diagnosestellung möglichst schon im Stadium des subkapsulären Hämatoms!*

Die **Therapie** besteht in der Behandlung des hämorrhagischen Schocks, der Schnittentbindung [65] und danach der operativen Versorgung des Leberrisses. Danach ist eine sorgfältige abdominale Exploration erforderlich, um eine begleitende spontane Ruptur der Milz oder einen zusätzlichen Leberriß im linken Leberlappen nicht zu übersehen.

Die operative Versorgung des Leberrisses stellt größte Anforderungen an das Wissen und Können des Chirurgen [33]. Als Ursache einer Blutung aus der Leber in der Schwangerschaft kommen noch seltener ein kavernöses Hämangiom, ein Amöbenabszeß, ein primäres Leberkarzinom und eine Abdominalschwangerschaft, aber auch Syphilis und Malaria in Frage.

# Inhalt*

- Einleitung ............................. 199

- Schwangerschaftstypische Veränderungen ...... 199
  1. Veränderungen der Darmmotilität .......... 199
  2. Veränderungen der Darmlage ............. 199

- Akutes Abdomen ....................... 200

- Laparoskopische Eingriffe bei schwangeren Frauen ..................... 200

- Akute Appendizitis ..................... 201
  1. Häufigkeit, Symptomatik und Differentialdiagnose ................. 201
  2. Therapie ............................ 201
  3. Kindliche und mütterliche Letalität ........ 201
  4. Beendigung der Schwangerschaft .......... 202

- Ileus ................................. 202
  1. Häufigkeit und Ursache ................. 202
  2. Diagnose ............................ 202
  3. Therapie ............................ 202

- Gastroduodenalulkus .................... 203

- Gallenwegserkrankungen ................. 203

- Pankreatitis ........................... 204

- Spontane intraabdominelle Blutung ......... 204
  1. Epidemiologie und Pathogenese ........... 204
  2. Symptomatik und Therapie ............... 204

- Hiatusgleithernie ....................... 205

- Entzündliche Dickdarmerkrankungen ........ 205
  1. Divertikulitis ......................... 205
  2. Enterocolitis regionalis Crohn ............ 205
  3. Colitis ulcerosa ....................... 206

- Maligne Tumoren ...................... 206

*Das Literaturverzeichnis findet sich in Kapitel 24, S. 373.

# 13 Gastrointestinale Störungen während der Schwangerschaft aus chirurgischer Sicht

K. Schwemmle

## Einleitung

Chirurgische Eingriffe wegen gastrointestinaler Erkrankungen während einer Schwangerschaft sind selten. Die Diagnostik ist erschwert, weil die intraabdominellen Organe durch den wachsenden Uterus verdrängt werden und dadurch ihre anatomische Lage ändern. Hinzu kommt, daß schwangerschaftstypische Beschwerden oft die lehrbuchhafte Symptomatik maskieren.

Die Gravidität verändert die Regeln für Indikation und Durchführung der Operation nicht. Jeder Eingriff ist jedoch mit doppelter Verantwortung für Mutter und Kind belastet. Mehr als durch die Operation selbst wird das ungeborene Kind durch die Komplikationen chirurgischer Krankheitsbilder gefährdet: Blutung, Sepsis, Schock, Endotoxinwirkung und schwere allgemeine Veränderungen der Mutter. Ein allein aus mütterlicher Indikation dringlicher Eingriff kommt daher auch dem Fetus zugute.

Da durch eine Operation Wehen ausgelöst werden können, muß der Eingriff mit dem Geburtshelfer abgesprochen werden. Er hat zu entscheiden, ob eine Tokolyse notwendig ist oder ob die Schwangerschaft beendet werden sollte. Alle nicht dringlichen Eingriffe wird man besser auf die Zeit nach der Schwangerschaft verschieben.

Die Frequenz extragenitaler operativer Eingriffe wird auf 1 : 500 Schwangerschaften geschätzt [17]. In einer geburtshilflichen Abteilung mit 1000 Geburten muß man also mit zwei Eingriffen pro Jahr rechnen.

## Schwangerschaftstypische Veränderungen

### 1 Veränderungen der Darmmotilität

Verschiebungen im Wasser- und Elektrolythaushalt während einer Gravidität können die Motilität des Darms stören. Zu nennen sind ein niedriger Serum-Kalium-Spiegel, eine Alkalose infolge einer Hyperemesis sowie eine Wasseranreicherung im Gewebe.

### 2 Veränderungen der Darmlage

Durch den wachsenden Uterus werden die intraabdominellen Organe in ihrer Lage und in ihrer Zuordnung zueinander verändert. Die Dünndarmschlingen werden nach oben verdrängt. Sie liegen gegen Ende der Gravidität auf dem Uterusfundus und vor allem links hinter der Gebärmutter. Auch der Magen wird angehoben und seine Längsachse quer ausgerichtet.

Das linke Kolon, vor allem Sigma und Rektum, kann dem größer werdenden Uterus nicht ausweichen und wird daher eingeengt. Eine komplette Obstruktion entsteht dadurch nicht. Auf der rechten Seite können Zoekum mit Appendix angehoben und die Appendizitisdiagnostik erschwert werden. Die Verlagerung des Blinddarms ist aber keineswegs obligat.

**Tabelle 13-1**
*Mögliche Ursachen eines akuten Abdomens in der Schwangerschaft*

- Appendizitis
- mechanischer Ileus (Volvulus, Inkarzeration, Tumorstenose)
- Gallensteinleiden (Cholezystitis, Empyem, Stauungsikterus, akute Pankreatitis)
- intraabdominelle Blutung
- Mesenterialarterienembolie, Mesenterialvenenthrombose
- entzündliche Darmerkrankungen (M. Crohn, Colitis ulcerosa, Divertikulitis)
- Verletzungen
- Schwangerschaftskomplikationen (Tubarruptur, septischer Abort, vorzeitige Plazentalösung, Uterusruptur)

## Akutes Abdomen

Dieser Terminus faßt Krankheiten unterschiedlicher Genese zusammen, die durch plötzlich einsetzende oder rasch zunehmende abdominelle Beschwerden gekennzeichnet sind. Bei der Untersuchung findet man ausgeprägte Druckschmerzen in Kombination mit lokalisierter und generalisierter Abwehrspannung. Sehr bald kommen Störungen der Darmfunktion im Sinne einer Paralyse, Schockzeichen und Fieber bis zum Vollbild einer Sepsis hinzu. Die häufigsten Ursachen sind in Tabelle 13-1 zusammengefaßt.

**Diagnostische Schwierigkeiten** entstehen, weil Uteruskontraktionen peritoneale Schmerzen vortäuschen können und sich Leukozytose oder Erhöhung der Blutsenkungsgeschwindigkeit kaum von schwangerschaftstypischen Veränderungen abgrenzen lassen (Tab. 13-2). Zudem ist die Bauchdeckenspannung bei Mehrgebärenden trotz Peritonitis oft wenig ausgeprägt. Bei unklarem Untersuchungsbefund sollte man auf die Röntgenaufnahme des Abdomens im Stehen mit Abbildung beider Zwerchfelle nicht verzichten.! Subphrenische Luftsicheln beweisen die Perforation eines Hohlorgans, Spiegelbildungen einen Ileus.

Wenn sich die Indikation zur Laparotomie ergibt, sollte eine Schnittführung gewählt werden, die eine Revision der gesamten Bauchhöhle erlaubt. Dafür ist unseres Erachtens der Mittelschnitt am besten geeignet, da er je nach intraoperativem Befund nach oben oder unten verlängert werden kann.

## Laparoskopische Eingriffe bei schwangeren Frauen

Die Laparoskopie, als diagnostisches Verfahren seit langem bekannt, wurde 1981 durch den Gynäkologen Semm für die Appendektomie und 1985 durch den Chirurgen Mühe (Böblingen) für die Cholezystektomie in die operative Behandlung intraabdomineller Erkrankungen eingeführt. Zur rasanten Entwicklung minimal-invasiver Operationstechniken trugen originelle Konstruktionen miniaturisierter Instrumente bei.

Da für die videoendoskopische Besichtigung der Bauchhöhle auch bei schwangeren Frauen ein Gas ($CO_2$) insuffliert wird, müssen mögliche Gefahren für den Embryo berücksichtigt werden (Azidose, Tachykardie). Trotzdem etablierte sich die laparoskopische Technik auch in der Gravidität. Laparoskopien ohne Gasfüllung der Bauchhöhle sind zwar möglich, sie konnten sich jedoch nicht durchsetzen.

Eingriffe im II. Trimenon gefährden das ungeborene Kind am wenigsten.!! In der ersten Phase der Schwangerschaft könnte die Organogenese ungünstig beeinflußt werden [14]. Operationen im letzten Drittel erhöhen die Gefahr einer Frühgeburt und sind wegen des großen Uterus technisch schwierig [1, 6]. Auch wenn inzwischen laparoskopische Operationen in allen Schwangerschaftsstadien ohne erkennbare Risiken für Mutter und Kind vorgenommen worden sind [10], gelten das II. und das frühe III. Trimenon als günstigster Zeitpunkt [18, 27].

Für die neue Technik gelten die gleichen Regeln wie für die offene Laparotomie. Als mögliche **Vorteile** des laparoskopischen Vorgehens gelten der geringere Schmerzmittelverbrauch, die geringere postoperative Hypoventilation der Mutter, die frühere Normalisierung der Nahrungsaufnahme und die kürzere Verweildauer im Krankenhaus. Als Nachteile werden neben den Risiken der $CO_2$-Insufflation der erhöhte intraabdominelle Druck genannt, der bei Werten über 12 mm Hg den uterinen Blutfluß negativ beeinflussen könnte und daher

**Tabelle 13-2**
*Schwangerschaftsveränderungen, welche die Diagnose eines akuten Abdomens erschweren*

- Leukozytose bis etwa 15 000/µl
- erhöhte Blutsenkung
- Emesis und Hyperemesis gravidarum
- rezidivierende abdominelle Schmerzen
- Tonusverminderung der Bauchmuskulatur (vor allem bei Pluriparae)

möglichst niedriger einreguliert werden sollte [27]. Um das Risiko für Mutter und Kind zu minimieren, werden der intraabdominelle Druck und die Blutgase fortlaufend gemessen [10] und eine Kompression der V. cava durch entsprechende intraoperative Lagerung vermieden.

# Akute Appendizitis

## 1 Häufigkeit, Symptomatik und Differentialdiagnose

Die Appendizitis ist die häufigste gastrointestinale Erkrankung während der Gravidität mit einer Frequenz von 1 : 1000 bis 1 : 2000 [22]. Da sich die Appendizitis-Häufigkeit bei Graviden und Nichtgraviden nicht unterscheidet, kann man einen kausalen Zusammenhang ausschließen. Die Gravidität provoziert weder eine Appendizitis, noch schützt sie davor. Allerdings wird der Verlauf ungünstig beeinflußt, und der Anteil fortgeschrittener Stadien ist höher als außerhalb der Gravidität.

Die vielfach zitierte Erfahrung, daß die komplizierte Appendizitis im III. Trimenon häufiger sei [22], wird nicht von allen Autoren geteilt. In einer Studie über 485 Fälle fand man eine gleichmäßige Verteilung während der Gravidität [23]. Sicherlich ist die hohe Anzahl perforierter Appendiziten bei Graviden auch Folge diagnostischer Irrtümer. Es gibt eine ganze Reihe von Störungen und Krankheiten, die sich von einer Appendizitis nicht eindeutig abgrenzen lassen, z.B. die Pyelonephritis und im letzten Trimenon die Cholezystitis. Eine Salpingitis scheidet als Ursache der Beschwerden weitgehend aus, da sie während einer Schwangerschaft selten auftritt.

Lokale oder diffuse Abwehrspannung ist in der Schwangerschaft ein wenig verläßliches Symptom. Auch die Leukozytenzahl ist nicht sehr aussagefähig und erst bei über 15 000 Leukozyten/µl verdächtig. Abgesehen von der typischen axillär-rektalen Temperaturdifferenz ist Fieber ein Spätsymptom. Es entsteht erst, wenn sich die Entzündung ausgebreitet und zum perityphlitischen Infiltrat, zum Abszeß oder zur diffusen Peritonitis geführt hat. In Zweifelsfällen sollte man sich nicht scheuen, die Indikation zur diagnostischen Laparoskopie zu stellen. Der Eingriff im Frühstadium schadet Mutter und Kind wenig. Verhängnisvoll kann sich aber die verzögerte Operation in fortgeschrittenen Entzündungsstadien auswirken. Die Aussage von Babler [3] aus dem Jahre 1908 gilt noch heute: The mortality of appendicitis complicating pregnancy is mortality of delay.

## 2 Therapie

Die klassischen Inzisionen für die Appendektomie, Wechselschnitt und Pararektalschnitt, lassen allenfalls im I. Trimenon eine ausreichende Übersicht zu. Besser ist ein **Mittelschnitt** oder in späteren Schwangerschaftsstadien ein **Querschnitt** in Höhe des Nabels oder über dem maximalen Schmerzpunkt. Durch leichte Drehung der Patientin nach links sinkt der Uterus auf die Gegenseite und erleichtert den Zugang zum Operationsgebiet.

Die laparoskopische Appendektomie hat sich inzwischen bewährt, und sie kann mit geringer Komplikationsrate durchgeführt werden, auch von mit der Technik vertrauten Gynäkologen [21].

Wenn sich bei Laparotomie oder Laparoskopie die Verdachtsdiagnose einer Appendizitis nicht bestätigt, stellt sich die Frage, ob man appendektomieren soll oder nicht. Letale Ausgänge nach prophylaktischer Appendektomie [23] sind sicher sehr selten und als Argument wenig hilfreich. Trotzdem würden wir wegen der nur geringen Gefahr einer Appendizitis im späteren Leben davon absehen, eine „unschuldige" Appendix zu entfernen.

Bei begründetem Verdacht auf eine fortgeschrittene Appendizitis empfiehlt sich eine **präoperative Antibiotikaprophylaxe** als One-shot-Prophylaxe. Nach der Operation erfordert nur eine Peritonitis eine antibiotische Behandlung, die dann auch gegen Anaerobier wirksam sein sollte. Eine Drainage halten wir nach Appendektomie für entbehrlich und allenfalls bei einem umschriebenen perityphlitischen Abszeß für sinnvoll.

## 3 Kindliche und mütterliche Letalität

Die Letalität der Appendizitis in der Schwangerschaft ist mit bis zu 4 % im Vergleich zu Nichtgraviden immer noch inakzeptabel hoch. In chirurgischen Kollektiven liegt die Sterblichkeit unter 0,5 % und steigt selbst bei fortgeschrittener Appendizitis auf maximal 3 % an. Je später sich die Wurmfortsatzentzündung während einer Gravidität entwickelt, umso höher ist das Risiko für Mutter und Kind.[1] Eine Senkung der Sterblichkeit ist wohl nur möglich, wenn das Prinzip der Frühappendektomie konsequent auch während der Gravidität durchgesetzt wird.

*[1] Je später sich die Appendizitis während einer Gravidität entwickelt, umso höher ist das Risiko für Mutter und Kind!*

## 4 Beendigung der Schwangerschaft

Die früher recht großzügig angewandte operative Entleerung des Uterus, manchmal nur einer besseren Übersicht willen, ist heute obsolet. Selbst eine eitrige Bauchfellentzündung muß nicht den Tod des Feten bedeuten. Auch wenn die Uteruswand in einen perityphlitischen Abszeß einbezogen ist, sollte die Schwangerschaft erhalten werden. Nach der 32. Schwangerschaftswoche kann ohnehin die Spontangeburt abgewartet werden, wenn während oder nach einer Appendektomie Wehen einsetzen.

Wird eine Appendizitis erst im Verlauf der Geburt manifest, richtet sich das Vorgehen nach dem geburtshilflichen Befund: Appendektomie bei geschlossenem Muttermund und Verschiebung des Eingriffs bis unmittelbar nach der Geburt, wenn voraussichtlich das Kind innerhalb weniger Stunden geboren sein wird.

# Ileus

## 1 Häufigkeit und Ursache

Ein Darmverschluß während der Gravidität ist selten. In der Mayo-Klinik wurden in 17 Jahren unter über 25 000 Entbindungen nur vier Patientinnen mit einem Ileus beobachtet [13]. In der ehemaligen DDR war unter 1910 mütterlichen Sterbefällen bei 90 Schwangeren ein Ileus die Todesursache [19].

Früher unterschied man einen **Ileus in graviditate** und einen **Ileus e graviditate.** Letztere Bezeichnung impliziert eine kausale Beziehung zwischen Schwangerschaft und Darmverschluß entweder durch mechanischen Druck des vergrößerten Uterus auf Rektum und Sigma oder eine Eskalation der physiologischen Darmatonie bis zur kompletten Darmparalyse. Die Existenz eines Ileus e graviditate ist umstritten. Er kommt, wenn überhaupt, extrem selten vor. Wahrscheinlich muß man ihn der Gruppe der paralytischen Ileusfälle zuordnen, die etwa 10% aller Passagestörungen während der Schwangerschaft ausmachen. Die Darmlähmung ist dann Symptom einer anderen, meist entzündlichen Erkrankung (Peritonitis, komplizierte Cholezystitis, Kolondivertikulitis, Perforation eines Gastroduodenalulkus, intraabdominelle Blutung).

Der mechanische Ileus (90% aller Ileusfälle während der Gravidität) entsteht wie außerhalb der Schwangerschaft überwiegend durch Briden und Adhäsionen. Die Obstruktion wird oft in der ersten Schwangerschaft nach einem chirurgischen Eingriff manifest, vor allem im III. Trimenon, wenn wegen der Vergrößerung des Uterus die Darmschlingen in ihrer Lage verändert werden.

Weitere Ileus-Ursachen sind entzündliche Prozesse im kleinen Becken (Enterokolitis Crohn, Divertikulitis) oder kongenitale Strangbildungen, weniger Volvuli, Invaginationen oder stenosierende Karzinome. Inkarzerierte Hernien sind selten. Offenbar deckt der wachsende Uterus die Bruchlücken ab.

## 2 Diagnose

Führendes Symptom des Ileus ist die schmerzhafte Obstipation mit Blähungen, gefolgt von Erbrechen bis zum Miserere. Unbehandelt treten sehr rasch Sekundärfolgen auf, die das Leben von Mutter und Kind gleichermaßen gefährden (Hypovolämie, Elektrolytstörungen, Eiweißverlust). An einen Darmverschluß muß man vor allem denken, wenn Schmerzen und Erbrechen in der 2. Schwangerschaftshälfte auftreten. Eine Abgrenzung gegenüber einer Appendizitis kann schwierig sein. Sehr sorgfältig sollte man nach Narben früherer Laparotomien suchen, da dann die Wahrscheinlichkeit eines Adhäsionsileus steigt.

Die Diagnose ist ziemlich eindeutig, wenn sich **auskultatorisch** die typischen akustischen Phänomene eines mechanisches Hindernisses nachweisen lassen: Hyperperistaltik mit spritzenden und plätschernden Geräuschen. Der paralytische Ileus, meist Symptom einer Peritonitis, ist demgegenüber durch das Fehlen der Darmperistaltik gekennzeichnet (Totenstille). Die Bauchdecken sind gebläht. Ein tympanitischer Klopfschall außerhalb der Uterusgrenzen beweist die starke Luftfüllung. Die Sonographie gibt wichtige Hinweise: verdickte luftgefüllte Darmschlingen, freie Flüssigkeit im Abdomen. Zur Präzision der Operationsindikation kann trotz der Gravidität eine **Abdomenübersichtsaufnahme** im Stehen angezeigt sein. Die Gefahr der Strahlenbelastung ist geringer einzuschätzen als der Schaden einer späten Diagnose.

## 3 Therapie

Wie bei jeder akuten abdominellen Situation muß als **Sofortmaßnahme** der Magen über eine Nasenverweilsonde entleert werden, um die gefährliche Aspiration zu verhindern. Außerdem wird ein zentraler Venenkatheter gelegt, um den zentralen

Venendruck messen und einen Elektrolyt- und Volumenmangel rasch ausgleichen zu können. Die Intensivbehandlung der Ileuskrankheit ist ebenso wichtig wie der chirurgische Eingriff.

Für die **operative** Therapie ziehen wir einen Mittelschnitt vor. Je nach Ileusursache werden Verwachsungen gelöst, Briden durchtrennt, ein Volvulus retorquiert und irreversibel geschädigte Dünndarmabschnitte reseziert. Beim eher seltenen Dickdarmileus wird situationsangepaßt entschieden, ob ebenfalls das Hindernis, z.B. ein stenosierender Tumor, reseziert oder zunächst nur eine entlastende Kolostomie angelegt wird. Nach der 32. Schwangerschaftswoche kann in Absprache mit dem Geburtshelfer eine Sectio indiziert sein.[I]

# Gastroduodenalulkus

Operationsbedürftige Komplikationen von Magen- und Zwölffingerdarmgeschwüren in der Schwangerschaft sind selten, und bis 1971 waren weltweit nur 31 Fälle mit Perforationen und 30 Fälle mit Blutungen beschrieben. In der neueren Literatur finden sich keine entsprechenden Berichte mehr. Die Prävalenz dieser Erkrankung ging deutlich zurück, seitdem man die Ursache der Antrumgastritis (Gastritis B) und der Duodenalulzera kennt, nämlich die Infektion mit Helicobacter pylori. Diese Erreger lassen sich mit großer Sicherheit mit einer Triple-Therapie durch Ionenpumpenhemmer (Omeprazol) und zwei Antibiotika (z.B. Clarithromycin und Metronidazol) eliminieren.

Eine **absolute Operationsindikation** ergibt sich bei einer Perforation mit den Symptomen eines akuten Abdomens. Blutungen, die sich durch Bluterbrechen (Hämatemesis) oder Melaena äußern, werden überwiegend mit endoskopischen Methoden (Clip, Unterspritzung, Laserkoagulation) gestillt. Die Indikation zur Operation stellt sich nur, wenn diese Maßnahmen erfolglos bleiben. Bei der Operation beschränkt man sich auf den kleinstmöglichen Eingriff: Verschluß einer Perforation durch Naht, bzw. Umstechung der Blutungsquelle intraluminal und der zuführenden Arterien extraluminal. Resektionen oder gastrale Vagotomien gehören der Vergangenheit an. Ein Blutdruckabfall der Mutter ist eine tödliche Bedrohung für das Kind ($O_2$-Mangel).

# Gallenwegserkrankungen

Zwischen 2 bis 4% der Schwangeren haben Gallensteine und/oder Gallenblasenentzündungen. Die Frequenz der Cholezystektomie liegt bei 1 bis 6 pro 10 000 Schwangerschaften [17]. Es gibt Hinweise dafür, daß die Schwangerschaft die Bildung von Gallensteinen fördert, wahrscheinlich durch Änderung der Phospholipidzusammensetzung und wegen eines vermehrten Cholesteringehalts der Galle. Dies mag der Grund dafür sein, daß bei ungewöhnlich vielen Patientinnen die ersten Symptome einer Gallensteinerkrankung innerhalb des ersten Jahres nach einer Schwangerschaft auftreten. Beschwerden werden am häufigsten nach dem ersten Schwangerschaftsdrittel manifest. Sie äußern sich wie auch außerhalb der Gravidität in kolikartigen, manchmal kontinuierlichen Schmerzen mit Ausstrahlung in die rechte Seite, in den Rücken und in die rechte Schulter.

Für die **Diagnose** spielt heute neben der klinischen Untersuchung die Sonographie eine dominierende Rolle. Auf eine Cholangiographie kann man immer verzichten.

Eine **abwartende konservative Therapie** mit Spasmolytika und mit gallengängigen Antibiotika ist durchaus gerechtfertigt. Die Cholezystektomie ist geboten, wenn die Symptomatik trotzdem zunimmt oder wenn Komplikationen auftreten wie Gallenblasenhydrops, Empyem, Begleitpankreatitis, Stauungsikterus, Gallensteinileus.[II] Das Risiko einer Cholezystektomie für das Kind liegt unter 5%. Die fetale Sterblichkeit steigt aber auf über 50% an, wenn sich unter abwartender Strategie eine biliäre Pankreatitis entwickelt.

Choledochussteine sind nur in etwa 10% für einen in der Gravidität auftretenden Ikterus verantwortlich. Eine wesentlich größere Bedeutung haben Hepatitis und Schwangerschaftsikterus im Rahmen einer schweren EPH-Gestose. Choledochussteine kann man auch in der Gravidität nach endoskopischer Spaltung der Papille instrumentell extrahieren oder nach der Papillotomie den spontanen Abgang abwarten. Nach der Entbindung sollte dann die Cholezystektomie nachgeholt werden.

Obwohl es noch keine Studien gibt, die die offene Cholezystektomie mit dem laparoskopischen Vorgehen vergleichen, wird in den letzten Jahren die laparoskopische Cholezystektomie vor allem im mittleren Schwangerschaftsdrittel favorisiert [30]. Im III. Trimenon wird die Laparoskopie wegen des vergrößerten Uterus eher zurückhaltend angewandt.

---

[I] *Nach der 32. Schwangerschaftswoche kann in Absprache mit dem Geburtshelfer eine Sectio bei Ileus indiziert sein!*

[II] *Die Cholezystektomie ist indiziert bei trotz konservativer Therapie zunehmender Symptomatik oder bei Komplikationen wie Gallenblasenhydrops, Empyem, Begleitpankreatitis, Stauungsikterus, Gallensteinileus.*

# Pankreatitis

Die **chronische** Pankreatitis spielt während der Gravidität kaum eine Rolle. Auch die meist biliär bedingte **akute** Pankreatitis ist selten. Sie kann jedoch bei Schwangeren jeden Alters und in allen Schwangerschaftsstadien auftreten. Die Diagnose ergibt sich aus den typischen Beschwerden (gürtelförmige Schmerzen mit Ausstrahlung nach links und in den Rücken) und der Erhöhung von Lipase und Amylase im Serum. Das Serum-Kalzium ist oft erniedrigt. Mit der Sonographie lassen sich ohne Schaden für Mutter und Kind die Größe der Bauchspeicheldrüse, ein Pankreasödem, peripankreatische Abszesse und Pseudozysten erkennen. Eine zusätzliche Kernspintomographie kann sinnvoll sein.

Die Behandllung der **Begleitpankreatitis** eines Gallensteinleidens ist meist unproblematisch. Sie klingt unter vorübergehender Nahrungskarenz und parenteraler Ernährung rasch ab. Um Rezidive zu vermeiden, muß die Cholezystektomie trotz der Schwangerschaft ernsthaft erwogen und sie sollte bis zum II. Trimenon möglichst laparoskopisch durchgeführt werden.

Die schwere **hämorrhagische Pankreatitis**, auch als Pankreasapoplex bezeichnet, erfordert das ganze Rüstzeug der intensivmedizinischen Betreuung. Sekundärfolgen, wie Niereninsuffizienz, Sepsis und respiratorische Störungen sind für die hohe mütterliche Letalität und für die extreme Gefährdung des Kindes verantwortlich. Häufig wird ein Abort oder eine vorzeitige Wehentätigkeit ausgelöst. Die Behandlung der schwerkranken Mutter kann und darf jedoch auf das Kind keine Rücksicht nehmen. Eine operative Intervention sollte wohlüberlegt sein, und sie ist nur indiziert, wenn sich trotz adäquater Behandlung der Zustand verschlechtert oder eine infizierte Pankreasnekrose angenommen werden muß. Auch akute Komplikationen wie rupturierte Pseudozysten oder intraabdominelle Blutungen erzwingen die Laparotomie. Dabei sollte man sich auf die Ausräumung von Nekrosen und Abszessen und die ausgiebige Drainage des Oberbauches beschränken. Anastomosen zwischen Pseudozyste und Dünndarm, die sog. innere Drainage wird man möglichst auf die Zeit nach der Schwangerschaft verschieben. Eine Pankreasresektion scheidet wegen des hohen Operationsrisikos aus.

Für eine aktive Unterbrechung der Schwangerschaft besteht keine Notwendigkeit. Nur wenn die Pankreatitis am Ende der Gravidität auftritt, kann die Einleitung der Geburt oder ein Kaiserschnitt angezeigt sein.

Es wurde spekuliert, daß hormonelle und metabolische Veränderungen während einer Gravidität die akute Pankreatitis verursachen können. Die **Gestationspankreatitis** kann aber nicht als gesichert gelten.

# Spontane intraabdominelle Blutung

## 1 Epidemiologie und Pathogenese

Bei den sehr seltenen Spontanblutungen ist vor allem die **Leber** Blutungsquelle. In einer Zusammenstellung von immerhin 120 Fällen aus der Literatur [2] fand man als Ursachen geplatzte subkapsuläre Hämatome, eingerissene oberflächliche Hämangiome und rupturierte Hepatome. Leberhämatome können auf dem Boden einer arteriellen Hypertonie entstehen, die durch die Zunahme des Blutvolumens während der Gravidität verstärkt wird. Gefährdet sind vor allem Patientinnen mit Eklampsie und Präklampsie. Wahrscheinlich lagert sich zunächst Fibrin in den Lebersinusoiden und -arteriolen ab, wodurch eine periportale hämorrhagische Nekrose verursacht wird. Eine Verbrauchskoagulopathie im Rahmen einer Präklampsie kann diesen Pathomechanismus verstärken. Andere Faktoren kommen hinzu, die in ihrer Summation die Ruptur auslösen: verstärkte Bauchdeckenspannung durch Erbrechen und Wehen mit Erhöhung des intraabdominellen Drucks und Volumenvermehrung im prähepatischen Raum um etwa 300 ml während der Geburt. Spontane Leberblutungen aus rupturierten Hämatomen werden daher vor allem am Ende der Schwangerschaft beobachtet.

## 2 Symptomatik und Therapie

Die Patientinnen werden plötzlich von Bauchschmerzen überrascht. Sehr schnell entwickelt sich ein Volumenmangel bis zum schweren Blutungsschock. Proteinurie als Ausdruck einer Präklampsie, Pleuraergüsse, Thrombozytopenien werden beobachtet. Die richtige Diagnose ergibt sich oft erst nach der notfallmäßigen Laparotomie. Sie ist gleichzeitig die einzig mögliche therapeutische Konsequenz. Eine zuwartende konservative Be-

*Gefährdet sind vor allem Patientinnen mit Eklampsie und Präklampsie.*

handlung führt regelmäßig zum Tod, aber auch die Operation hilft nur knapp einem Drittel der Patientinnen [2].

Für die **intraoperative Strategie** gibt es keine Patentrezepte. Eine vorübergehende Verringerung der Blutung erreicht man durch digitale Kompression oder durch Abklemmen (Gefäßklemme!) des Ligamentum hepatoduodenale. Als einfachste Maßnahme ist die durchgreifende Naht mit Kollagenband zu empfehlen. Tamponaden mit Bauchtüchern sind unbefriedigend, oft aber der einzig mögliche Ausweg. Resektionen bieten sich bei Hämangiomen und Hepatomen an. Sie setzen jedoch spezielle Erfahrungen in der Leberchirurgie voraus. Nur in verzweifelten Fällen sollte man sich zur Ligatur der Leberarterie entschließen. Sie ist bei Patientinnen mit einer vorgeschädigten Leber gefährlich und wegen des Pfortaderzuflusses oft ineffektiv. Die Schwangerschaft sollte bei schweren transfusionsbedürftigen Blutungen beendet werden, da mit ischämiebedingten Schäden des Feten zu rechnen ist.

# Hiatusgleithernie

Hiatushernien entwickeln sich bei etwa 13% der schwangeren Frauen infolge des erhöhten intraabdominellen Drucks und des verringerten Zwerchfelltonus. Sie bilden sich nach der Entbindung wieder zurück und bedürfen kaum einmal einer operativen Behandlung. Refluxbeschwerden wie Sodbrennen und retrosternale Schmerzen sind häufig und werden konservativ behandelt: Verzicht auf die abendliche Mahlzeit, Hochlagerung des Oberkörpers auch beim Schlafen, Antazida, H2-Rezeptoren-Blocker und Ionenpumpenhemmer. Da vor allem adipöse Frauen betroffen sind, ist eine Gewichtsreduktion anzustreben, zumindest eine weitere Zunahme des Körpergewichts zu vermeiden. Eine Operation (Fundoplikatio) ist allenfalls dann indiziert, wenn sich besonders ausgeprägte Refluxbeschwerden konservativ nicht beeinflussen lassen. Eine Unterbrechung der Gravidität ist nicht notwendig.

# Entzündliche Dickdarmerkrankungen

## 1 Divertikulitis

Die Kolondivertikulose betrifft am häufigsten das Sigma, sie kann aber in wechselnder Ausprägung überall im Dickdarm vorkommen. Als Erkrankung überwiegend älterer Menschen ist sie bei geschlechtsreifen Frauen selten. Behandlungsbedürftigkeit besteht erst, wenn sich die Divertikel entzünden, also aus der Divertikulose eine Divertikulitis geworden ist. Bei der Untersuchung tastet man im linken Unterbauch eine dem Sigma entsprechende schmerzhafte, oft walzenförmige Resistenz. Die Symptomatik ähnelt einer Appendizitis, was zur Bezeichnung **Linksappendizitis** geführt hat.

Die unkomplizierte Divertikulitis wird ausschließlich konservativ behandelt. Eine Indikation für einen operativen Eingriff stellt sich erst bei Komplikationen: entzündliche Stenose bis zum manifesten Ileus, gedeckte Perforation mit Abszeß, freie Perforation mit eitriger Peritonitis. Am häufigsten wird eine Sigmaresektion notwendig.

## 2 Enterocolitis regionalis Crohn

Eine Crohn-Erkrankung ist am häufigsten im unteren Ileum lokalisiert (Ileitis terminalis). Darüber, ob sich der Morbus Crohn während einer Gravidität verschlechtert oder nicht, sind die Meinungen geteilt. Der akute Schub wird konservativ behandelt.

Eine Operation ist während einer Gravidität selten notwendig und nur bei den Komplikationen wie Dünn- und Dickdarmstenose, Abszeß, von Fisteln ausgehende Beckenphlegmone oder freie Perforation angezeigt.

Kaiserschnitte werden bei Frauen mit einem Morbus Crohn häufiger durchgeführt, vor allem, wenn eine akute perianale Entzündung besteht, die zu Schwierigkeiten bei vaginaler Entbindung führen kann [14]. Um die nicht unbeträchtlichen Risiken für einen Fetus zu vermeiden, empfiehlt es sich während eines behandlungsbedürftigen akuten Schubs, eine Konzeption zu verhindern (siehe auch Kap. 12 dieses Bandes).

*Bei schweren transfusionsbedürftigen Blutungen sollte die Schwangerschaft beendet werden, da mit ischämiebedingten Schäden des Feten zu rechnen ist!*

## 3 Colitis ulcerosa

Sie bevorzugt Frauen zwischen dem 20. und 40. Lebensjahr und ist daher während einer Schwangerschaft durchaus zu erwarten. Die Fertilität ist nicht herabgesetzt und vorzeitige Lebendgeburten und Spontanaborte sind nicht häufiger als bei Schwangeren ohne Colitis ulcerosa. Ebenso muß man nicht damit rechnen, daß die Krankheit besonders schwer verläuft, wenn der erste Entzündungsschub während einer Schwangerschaft einsetzt. Allerdings sollte wie beim Morbus Crohn während eines akuten Schubs eine Konzeption vermieden werden.

Die konservative Behandlung unterscheidet sich nicht von den sonst üblichen Regeln. Die chirurgische Intervention bleibt auf wenige Fälle beschränkt. Wenn Komplikationen wie schwere Blutungen, schlechter Allgemeinzustand, Sepsis, Perforationen, toxisches Megakolon und andere Sekundärfolgen zur Operation zwingen, muß sie ohne Rücksicht auf das Schwangerschaftsstadium vorgenommen werden, auch wenn dadurch Mutter und Kind gleichermaßen gefährdet sind. Bei Befall des gesamten Dickdarms läßt sich eine Proktokolektomie mit Ileostomie kaum vermeiden. Am Ende der Schwangerschaft sollte vorher oder synchron das Kind mit einem Kaiserschnitt entbunden werden.

Wenn eine Colitis ulcerosa mit einer **Proktokolektomie** behandelt werden mußte, können Schwierigkeiten während Schwangerschaft und Geburt auftreten. Bei einer Ileostomie gibt es die geringsten Probleme. Bei einer kontinenten Ileostomie (Kock-Pouch) können Entleerungsschwierigkeiten auftreten, die sogar die vorübergehende Stent-Versorgung des Ileostomie-Ventils erforderlich machen [8]. Am häufigsten wird heute nach einer Proktokolektomie wegen Colitis ulcerosa eine Sphinkter- und damit kontinenzerhaltende ileoanale Pouch-Plastik angelegt. Nach den Erfahrungen der Mayo-Klinik [16] sind schwangerschaftsbedingte Komplikationen bei den mit dieser Technik operierten Frauen eher selten. Normale vaginale Entbindungen sind durchaus möglich, auch wenn die Indikation zum Kaiserschnitt etwas häufiger als bei Frauen mit einer Ileostomie gestellt wird. Erhöhte Stuhlfrequenz und Kontinenzverschlechterung bilden sich nach der Entbindung wieder zurück (siehe auch Kap. 12 dieses Bandes).

# Maligne Tumoren

Malignome des Gastrointestinaltrakts sind während der Gravidität glücklicherweise selten. Die Literaturberichte beziehen sich überwiegend auf Einzelfälle.

**Magenkarzinome** entstehen zu etwa 10 % bei jungen Menschen unter 40 Jahren und sie sind daher auch in der Gravidität zu erwarten. Bis 1999 wurden 92 Fälle beschrieben [15], davon alleine 61 in Japan [28]. Die Symptome wie Übelkeit, Druckgefühl im Oberbauch oder Appetitlosigkeit werden fast regelmäßig als schwangerschaftsbedingte Störungen verkannt und die Diagnose dadurch verzögert [7]. Die Prognose ist für Mutter und Kind gleich schlecht. Einzige sinnvolle Maßnahme ist die Operation. Allerdings ist eine Gastrektomie wegen des fortgeschrittenen Tumorleidens in weniger als der Hälfte möglich [[28].

Die Frequenz **kolorektaler Karzinome** nimmt insgesamt zu. Da aber überwiegend höhere Altersklassen betroffen sind, kommen Dickdarmkarzinome bei Graviden sehr selten vor. Die Tumoren verteilen sich auf alle Schwangerschaftsstadien und sie können auch bei sehr jungen Frauen auftreten. Die Prognose ist schlecht [5, 11, 12].

Nur acht Fälle von **Pankreaskarzinomen** bei Schwangeren wurden bisher beschrieben und in Einzelfällen sogar erfolgreich operiert [25]. Gelegentlich werden während Schwangerschaft und Geburt Tumoren im kleinen Becken wie **Sarkome** oder **Teratome** entdeckt [26].

Die Frage, ob eine Gravidität die Wachstumstendenz eines Malignoms steigert und die Gefahr einer Metastasierung erhöht, ist nicht entschieden. Obwohl viele Autoren diese Möglichkeit ablehnen, halten andere eine Stimulierung der Proliferation für durchaus möglich. Eine Metastasierung in Plazenta und Fetus wurde bisher nicht beobachtet.

# Inhalt*

- **Physiologische renale Veränderungen während der Schwangerschaft** ............. 209

- **Schwangerschaftsassoziierte De-novo-Erkrankungen der Nieren** ........... 210
  1. Akutes Nierenversagen während der Schwangerschaft ............. 210
  2. Postpartales idiopathisches Nierenversagen (hämolytisch-urämisches Syndrom) ......... 210
  3. Prävention und Therapie des akuten Nierenversagens ............... 211

- **Schwangerschaft bei präexistenten Nierenerkrankungen** ......... 211
  1. Chronische Niereninsuffizienz ............. 211
  1.1 Einfluß der Schwangerschaft auf die mütterliche Nierenfunktion .......... 211
  1.2 Neonatale Komplikationen bei Niereninsuffizienz .................. 212
  2. Primäre Glomerulonephritis ................ 212
  3. Systemischer Lupus erythematodes .......... 212
  4. Diabetische Nephropathie .................. 213
  5. Autosomal-dominante polyzystische Nierenkrankheit ............. 213

- **Schwangerschaft bei Nierenersatztherapie** ...... 213
  1. Schwangerschaft bei Dialysepatientinnen ...... 214
  2. Schwangerschaft nach Nierentransplantation ... 214

---

*Das Literaturverzeichnis findet sich in Kapitel 24, S. 373.

# 14 Schwangerschaft und Nierenkrankheiten

V. Wizemann

## Physiologische renale Veränderungen während der Schwangerschaft

Eine Schwangerschaft führt zu erheblichen Veränderungen physiologischer Systeme. Die Kenntnis dieser Anpassungsvorgänge ist bei der klinischen Interpretation wichtig, da sich häufig auch „Normalwerte" verschieben (Tab. 14-1). An den **Nieren** treten schwangerschaftsbedingt ausgeprägte morphologische und funktionelle Änderungen auf. Die Nieren gesunder schwangerer Frauen vergrößern sich, wobei der Längsdurchmesser um ca. 1 cm zunimmt. Die Erweiterung der ableitenden Harnwege wird in Kapitel 15 beschrieben.

**Funktionell** kommt es ca. acht Wochen nach der Konzeption zu einer Zunahme des Plasmavolumens um 0,5 bis 2 l, mit einem Maximum am Ende des II. Trimenons [5]. Da die Erythrozytenmasse nicht proportional ansteigt, resultiert ein Hämatokritabfall. Das Herzzeitvolumen steigt ebenfalls um rund 20% an, wobei in der frühen Schwangerschaft Veränderungen des linksventrikulären Schlagvolumens, später der Herzfrequenz im Vordergrund stehen. Da der periphere vaskuläre Widerstand während der Schwangerschaft abfällt, bleibt der Blutdruck konstant oder wird geringfügig niedriger.

Entsprechend der zentralen ändert sich auch die **renale Hämodynamik**. Der renale Plasmafluß steigt um 50 bis 85% an, erreicht ein Maximum in der 30. Schwangerschaftswoche und fällt dann langsam ab, wobei auch am Ende der Schwangerschaft erhöhte Werte bestehen bleiben. Ähnlich verhält sich die glomeruläre Filtrationsrate, die um ca. 50% gegenüber dem Wert vor der Schwangerschaft ansteigt, dieses Maximum am Ende des I. Trimenons erreicht und bis zum Ende der Schwangerschaft auf diesem erhöhten Niveau verbleibt. Der Anstieg der glomerulären Filtrationsrate beruht vorwiegend auf einer renalen Vasodilatation und der daraus folgenden Zunahme des renalen Plasmaflusses.

Eine **klinische Konsequenz** der in der Schwangerschaft gesteigerten exkretorischen Nierenfunktion besteht in der Erniedrigung der Normwerte für das Plasma-Creatinin. Werte über 75 μmol/l (0,85 mg/dl) können bereits auf eine renale Funktionseinschränkung hinweisen und bedürfen einer weiteren Abklärung.[1]

Eine normale Schwangerschaft führt zu einer durchschnittlichen **Gewichtszunahme** von 12,5 kg, wobei eine Wassereinlagerung von ca. 8 l, davon ca. 6 l extrazellulär, die Hauptursache darstellt. Entsprechend steigt auch das mütterliche Plasmavolumen während der Schwangerschaft kontinuierlich an und liegt im III. Trimenon ca. 40% über der Norm [17]. Eine Folge davon ist, daß die Serum-Albuminkonzentration physiologischerweise erniedrigt ist (30–35 g/l). In Anbetracht dieser ausgeprägten Anpassungsvorgänge ist es erstaunlich, wie wenig klinische Komplikationen aus der veränderten Volumenregulation während der Schwangerschaft resultieren.

[1] *Plasma-Creatininwerte über 75 μmol/l (0,85 mg/dl) können während der Schwangerschaft bereits auf eine renale Funktionseinschränkung hinweisen und bedürfen einer weiteren Abklärung!*

**Morphologisch:**
- Zunahme der Nierengröße
- Dilatation der Nierenbecken und der Harnleiter

**Funktionell:**
- Anstieg des renalen Plasmaflusses
- Anstieg der glomerulären Filtrationsrate
- Zunahme des Körperwassers (um 6–8 l)
- Zunahme des Gesamtkörper-Natriums (auf ca. 500–900 mmol)
- Zunahme des extrazellulären Volumens und Plasmavolumens

Tabelle 14-1
*Physiologische Anpassungen der Niere an die Schwangerschaft*

# Schwangerschafts-assoziierte De-novo-Erkrankungen der Nieren

## 1 Akutes Nierenversagen während der Schwangerschaft

Während noch vor 30 Jahren ein akutes Nierenversagen in der Schwangerschaft relativ häufig war, liegt die **Inzidenz** gegenwärtig in den westlichen Industrieländern bei ca. 4% aller Fälle von akutem Nierenversagen, wobei mit einem akuten Nierenversagen bei 20 000 (Literatur bei [15]) bis 30 000 Schwangerschaften und einer mütterlichen Mortalität von weniger als 5% gerechnet werden kann. In Entwicklungsländern liegen auch heutzutage Inzidenz und Mortalität erheblich höher.

Die **Hauptursachen** des akuten Nierenversagens in den ersten zwei Dritteln der Schwangerschaft sind septische Aborte und Hypovolämien. Hauptkeime bei Sepsis sind gramnegative Bakterien, z. B. Escherichia coli; sepsisbedingt kann es zu einer Rhabdomyolyse (Myoglobinnachweis im Urin), Hämolyse, Hämoglobinurie und einer disseminierten intravasalen Gerinnung kommen. Weiterhin können abortifaziente Chemikalien, z. B. Seife oder Phenole, neben einer direkten Nierenschädigung auch über eine Hämolyse ein akutes Nierenversagen verursachen. Hypovolämie durch Erbrechen bei Hyperemesis gravidarum, oft durch einen Kaliumverlust aggraviert, kann in einer prärenalen Azotämie und bei Persistenz in einem akuten Nierenversagen resultieren. Parenterale Volumen- und Kaliumzufuhr wirken präventiv. Ein akutes Nierenversagen mit relativ schlechter Nierenprognose kann bei aggravierten Verläufen von Eklampsie und HELLP-Syndrom auftreten. Eine bessere renale Prognose hat ein akutes Nierenversagen durch Komplikationen wie prä- und postpartale uterine Blutungen, bei denen ein Ausgleich der Hypovolämie prophylaktisch und therapeutisch entscheidend ist.

Eine **bilaterale Nierenrindennekrose,** die aus einer irreversiblen Infarzierung (vorwiegend des Nierenkortex) besteht, ist eine gefürchtete Komplikation während des III. Schwangerschaftstrimenons oder post partum. Klinisch am häufigsten gehen eine Abruptio placentae, seltener andere Komplikationen wie eine puerperale Sepsis oder eine postpartale Blutung voraus. An eine Nierenrindennekrose muß immer bei länger bestehender Oligo-/Anurie gedacht werden. Die Nachweismethode der Wahl besteht in einer selektiven renalen Arteriographie, die typischerweise einen Perfusionsstop der kleinen Arterienäste in der Nierenrinde aufzeigt. Die Läsionen können regional verschieden ausgeprägt sein und nicht den ganzen Kortex betreffen. In diesem Fall ist mit einer Teilerholung der Nierenfunktion zu rechnen. Oft resultiert eine chronische Niereninsuffizienz, die häufig mit erheblichen Hochdruckproblemen assoziiert ist. Präeklampsie kann bei einem schweren Verlauf mit Nierenfunktionsstörungen einhergehen und in selteneren, oft spät behandelten Fällen zu einem akuten Nierenversagen führen. Auch Fälle von akuter Leberverfettung und hepatischer Dysfunktion, die typischerweise im III. Trimenon oder im Puerperium auftreten, können mit einem akuten Nierenversagen vergesellschaftet sein. Durch die frühe Diagnosestellung und frühzeitige Entbindung entstehen Nierenversagen nur noch in sehr seltenen Fällen [14].

## 2 Postpartales idiopathisches Nierenversagen (hämolytisch-urämisches Syndrom)

Dieses Syndrom, das mit den unterschiedlichsten Namen belegt wurde, tritt kurz nach der Entbindung bzw. bis einige Wochen postpartal bei vorher unauffälligen Frauen auf. Zugrunde liegt eine **mi-**

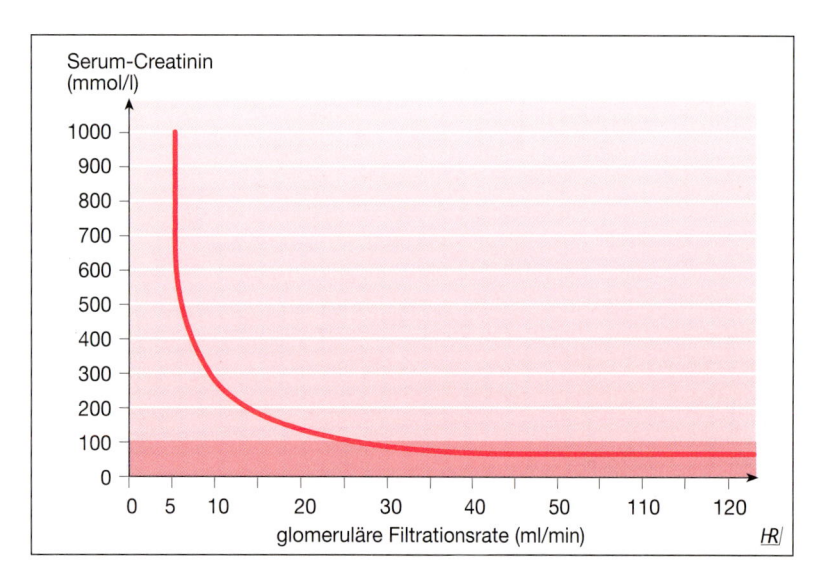

**Abb. 14-1**
*Beziehung zwischen glomerulärer Filtrationsrate und Serum-Creatinin*
*Rot = Normbereich.*

kroangiopathische hämolytische Anämie, deren Pathogenese unklar ist. Sehr schnell entwickelt sich eine zunehmende Niereninsuffizienz, die in den seltensten Fällen reversibel ist und die oft eine Nierenersatztherapie benötigt. Ähnlich wie bei der thrombotischen thrombozytopenischen Purpura (TTP), mit der das Syndrom große Ähnlichkeiten aufweist bzw. deren Variante es ist, gibt es keine gesicherte Therapie. Anekdotische Erfahrungen mit der Anwendung von Acetylsalicylsäure bzw. Plasmaaustausch und eventuelle Gabe von Frischplasma sind beschrieben worden.

## 3 Prävention und Therapie des akuten Nierenversagens

Im Prinzip besteht die gleiche Situation wie bei Nichtschwangeren, wobei Nierenfunktionsstörungen bei akuter Leberverfettung und Auftreten eines postpartalen hämolytisch-urämischen Syndroms schwangerschaftsspezifisch sind. Eine frühe Diagnose dieser beiden Zustände erleichtert auch das **Management** der renalen Komplikationen. Hat sich ein akutes Nierenversagen etabliert, sollte frühzeitig ein Dialyseverfahren (Hämo- bzw. Peritonealdialyse) zur Anwendung kommen, da nur durch Dialyse eine Hyperhydratation vermieden werden und der gestörte Elektrolyt- und Säure-Basen-Haushalt kompensiert werden kann.

# Schwangerschaft bei präexistenten Nierenerkrankungen

Die beschriebenen schwangerschaftsassoziierten Änderungen der Nierenhämodynamik könnten zu der Schlußfolgerung führen, daß eine Schwangerschaft per se zu einer Nierenschädigung führe. Tierexperimentelle Untersuchungen haben jedoch gezeigt, daß die ausgeprägte Erhöhung der glomerulären Filtrationsrate zu Beginn und in der Mitte der Schwangerschaft mit einem erhöhten renalen Plasmafluß und nicht mit erhöhten renalen Kapillardrücken einhergeht. Die „Gestationshyperfiltration" scheint somit kein glomerulärer Risikofaktor zu sein [11]. Tierversuche mit repetitiven Schwangerschaften zeigten weder morphologische noch funktionelle Nierenschäden, selbst wenn ein Uni-

Tabelle 14-2

*Querschnittsuntersuchung von 1914 Schwangerschaften (modifiziert nach Davison u. Bayliss [6])*

| Creatinin vor der Schwangerschaft | Schwangerschaftsprobleme | Erfolgreiche Geburt | Probleme mit der Nierenfunktion |
|---|---|---|---|
| < 125 µmol/l | 27 % | 95 % | <5 % |
| > 125 µmol/l | 49 % | 90 % | 25 % |
| > 250 µmol/l | 84 % | 48 % | 53 % |

nephrektomiemodell mit hoher Proteinzufuhr gewählt wurde [2]. Die **Schwangerenberatung** von Frauen mit präexistenten Nierenerkrankungen konzentriert sich auf die folgenden klinischen Fragen [7]:
- ob eine Schwangerschaft anzuraten ist
- ob die Schwangerschaft kompliziert verlaufen wird
- ob das Kind gesund wird
- ob die Schwangerschaft einen negativen Einfluß auf die Gesundheit der Mutter ausübt

Die Identifizierung von potentiellen **Risikoschwangerschaften** hängt vorwiegend von der Beurteilung des bisherigen Verlaufs der Nierenerkrankung sowie vom Grad der Kooperation zwischen Gynäkologen und Nephrologen ab.

## 1 Chronische Niereninsuffizienz

Dieses Syndrom kennzeichnet den Folgezustand vieler Nierenerkrankungen, die zu einem renalen Funktionsverlust führen. Selbst bei Ausheilung der renalen Grundkrankheit führt der einmalige Verlust von Nierenparenchym in der Regel zu einer weiter zunehmenden Nierenfunktionseinschränkung (Autoprogression). Die serielle Messung des **Serum-Creatinins** ist der übliche Labortest zur Einschätzung der exkretorischen Nierenfunktion. Dabei ist zu bedenken, daß der Serum-Creatininwert exponentiell ansteigt, wenn die Nierenfunktion abnimmt (Abb. 14-1). Anderseits ist aus der Abbildung 14-1 abzuleiten, daß das Serum-Creatinin erst dann auf pathologische Werte ansteigt, wenn mehr als die Hälfte der exkretorischen Nierenfunktion schon verloren wurde.

### 1.1 Einfluß der Schwangerschaft auf die mütterliche Nierenfunktion

Aus einer Querschnittuntersuchung [7] (Tab. 14-2) einer großen Zahl von Patientinnen sowie aus einer neueren Längsschnittuntersuchung mit einem

> *¹Hat sich ein akutes Nierenversagen etabliert, sollte frühzeitig ein Dialyseverfahren zur Anwendung kommen!*

> *"Das Serum-Creatinin steigt erst dann auf pathologische Werte an, wenn mehr als die Hälfte der exkretorischen Nierenfunktion schon verloren wurde!*

Tabelle 14-3
*Neonatale Komplikationen nach 82 Schwangerschaften, bei denen die Mütter einen Creatininwert von > 1,4 mg/dl aufwiesen (Längsschnittuntersuchung; modifiziert nach Jones u. Hayslett [12])*

| | |
|---|---|
| ■ vorzeitige Entbindung | 59 % |
| ■ Tod | 7 % |
| ■ Verlegung auf eine neonatale Intensivstation | 37 % |
| ■ Geburtsgewicht | 2,2 ± 0,8 kg |

Follow-up bis 12 Monate nach der Geburt [12] wird deutlich, daß bei mittel- und höhergradiger Niereninsuffizienz der Mutter mit einer deutlichen Verschlechterung der Nierenfunktion gerechnet werden muß. Bereits bei den Frauen mit initialen Creatininwerten zwischen 1,4 und 1,9 ml/dl trat bei ca. 40 % ein schwangerschaftsinduzierter Abfall der Creatinin-Clearance von mindestens 25 % auf. Bei Frauen mit einem initialen Creatinin von 2 mg/dl oder höher war dies bei zwei Dritteln der Fall und hielt noch post partum an, so daß ein Drittel davon dialysepflichtig wurde [12]. Der Verlust von exkretorischer Nierenfunktion war assoziiert mit dem Schweregrad der arteriellen Hypertonie und Proteinurie. Obwohl Ausnahmen von dem ungünstigen Verlauf der Niereninsuffizienz auftreten, ist bei der präkonzeptionellen Beratung von niereninsuffizienten Patientinnen auf das erhebliche **renale Risiko** hinzuweisen [8].¹

> ¹*Bei der präkonzeptionellen Beratung von niereninsuffizienten Patientinnen ist auf das erhebliche renale Risiko hinzuweisen!*

### 1.2 Neonatale Komplikationen bei Niereninsuffizienz

Im Gegensatz zu älteren Publikationen [7] zeigen neuere Studien [12] – wahrscheinlich bedingt durch Fortschritte in der Neonatalmedizin – eine deutliche Verbesserung des Kindesüberlebens auf 93 %. Aus Tabelle 14-3 wird ersichtlich, daß mit einer **Wachstumsretardierung** gerechnet werden muß. Je höher das Serum-Creatinin zu Beginn der Schwangerschaft war, um so häufiger war eine vorzeitige Entbindung und um so ausgeprägter war die Wachstumsretardierung.

## 2 Primäre Glomerulonephritis

In einer kumulativen Auswertung von sechs Studien (1984–1989) mit 906 Schwangerschaften bei 558 Frauen mit primärer Glomerulonephritis (IgA-Nephritis, membranoproliferative Glomerulonephritis, membranöse Glomerulonephritis, fokale Glomerulosklerose und mesangial-proliferative Glomerulonephritis) kamen Imbasciati und Ponticelli [11] zu dem Schluß, daß die histologische Diagnose von geringer klinischer Relevanz war. Die hohe Rate perinataler **kindlicher Todesfälle** (13 %) ergab sich vorwiegend bei Vorliegen von arterieller Hypertonie, nephrotischem Syndrom und Niereninsuffizienz. Eine reversible Verschlechterung der Nierenfunktion trat bei 8 % der Frauen auf, eine auf die Schwangerschaft beschränkte Erhöhung des Blutdrucks immerhin bei 27 %.

Neuere Untersuchungen zeigen, daß eine Schwangerschaft allein den natürlichen Verlauf von maternen primären Glomerulonephritiden eher nicht beeinflußt (Übersicht bei [13]). Das Bestehen einer primären Glomerulonephritis ist also nicht per se eine Kontraindikation für eine Schwangerschaft, sondern die klinischen Begleitumstände bzw. der (relativ leicht meßbare) Grad der Nierenfunktionseinschränkung sind für die Entscheidungsfindung ausschlaggebend. Obwohl das Risiko einer diagnostischen **Nierenpunktion** durch einen erfahrenen Untersucher bei Schwangeren nicht höher zu sein scheint als bei Nichtschwangeren, dürfte in den meisten Fällen ein klinischer Nutzen dieses Eingriffes nur bei sich rasch verschlechternder Nierenfunktion oder großer Proteinurie vor der 32. Schwangerschaftswoche gegeben sein.

## 3 Systemischer Lupus erythematodes

Ein **systemischer Lupus erythematodes** (SLE) ist typischerweise eine Erkrankung von Frauen im gebärfähigen Alter, was sicher ein Grund für die umfangreiche Literatur zu diesem Thema ist. Nach einer Sammelstatistik aus den 80er Jahren [11] ergibt sich eine fetale Verlustrate von 26 %, die sich erstaunlicherweise im Vergleich zum Zeitraum von 1952 bis 1980 nicht wesentlich geändert hat. Ein Review von Studien aus den letzten 20 Jahren zeigt jedoch, daß diese früher beobachtete kindliche Prognose von Müttern mit SLE nicht mehr zutrifft [9]. Unter der Voraussetzung einer Remissionsfreiheit von mindestens einem Jahr und normaler Nierenfunktion kann – unter Ausschluß von Frühaborten – mit einer Erfolgsrate von 80 bis 90 % gerechnet werden [16]. Ein Parameter für die fetale Prognose scheint der Nachweis von Anticardiolipin-Antikörpern bei Müttern mit SLE zu sein, wobei bei positivem Befund mehr als die Hälfte der Feten – vorwiegend im II. und III. Trimenon – absterben sollen [3].

Der Effekt einer Schwangerschaft auf den Verlauf einer Lupus-Nephritis ist im Einzelfall nicht vorherzusagen. Generell scheint eine Schwangerschaft zu einer Exazerbation des Lupus zu führen, insbesondere in der unmittelbaren postpartalen Periode (Literatur bei [16]). Trotz bestehender Diskrepanzen sollen einige Richtlinien für die **Schwangerenberatung** gegeben werden [4, 11].

- Ein vor der Konzeption ruhiger Verlauf des SLE läßt einen eher unkomplizierten Schwangerschaftsverlauf erwarten.
- Aktivitätszeichen des SLE zu diesem Zeitpunkt sprechen für Komplikationen, so daß eine Verschiebung der Schwangerschaft in eine mehr stationäre SLE-Periode anzuraten wäre.
- Patientinnen mit SLE müssen während und nach der Schwangerschaft engmaschig nephrologisch und gynäkologisch beobachtet werden.
- Wird der SLE erst während der Schwangerschaft diagnostiziert, besteht eine hohe Komplikationswahrscheinlichkeit für Mutter und Kind.
- Ein aktiver Schub eines SLE in der Schwangerschaft sollte unbedingt behandelt werden, auch im Hinblick auf postpartale Komplikationen (Nierenversagen). Die Basisbehandlung besteht aus Glukokortikoiden, eventuell in Kombination mit Azathioprin. Kurzfristig sollte post partum die medikamentöse Behandlung intensiviert werden.

## 4 Diabetische Nephropathie

Ungefähr die Hälfte aller Patientinnen mit Diabetes mellitus entwickelt eine **diabetische Nephropathie,** die je nach Diabetesdauer in verschiedenen Stadien vorliegen kann. Eine Mikroalbuminurie kann als erster Hinweis für eine beginnende Nephropathie bei Diabetes mellitus dienen. Da die hämodynamischen Folgen von Diabetes mellitus und Schwangerschaft an der Niere ähnlich sind (Hyperfiltration), kann es zu einer Aggravierung der Proteinurie kommen.

Nach neueren Untersuchungen ist die Erfolgsrate hinsichtlich des **Schwangerschaftsverlaufs** bei Diabetikerinnen unabhängig von der Anwesenheit einer diabetischen Nephropathie (Literatur bei [11, 13]), wobei sich bei einem Drittel der Patientinnen die Nierenfunktion verschlechterte und bei mehr als der Hälfte der Frauen Probleme mit der Hypertonieeinstellung auftraten (siehe auch Kap. 11).

Unklar bleibt bei Fehlen von entsprechenden Kontrollgruppen, ob die beobachteten Verschlechterungen der Nierenfunktion dem natürlichen Verlauf der diabetischen Nephropathie entsprechen. Neuere Studien bei nicht schwangeren Diabetikerinnen betonen die Wichtigkeit einer Einstellung

| Nierenkrankheit | Vererbungsrisiko |
|---|---|
| ■ autosomal-dominante polyzystische Nierenerkrankung | 50 % |
| ■ Alport-Syndrom | variabel |
| ■ medulläre Schwammniere | nicht bekannt |

Tabelle 14-4
*Vererbung von Nierenkrankheiten auf das Kind*

auf möglichst niedrige Werte des systolischen und diastolischen **Blutdrucks.**

Bei einer **overten diabetischen Nephropathie** mit Niereninsuffizienz scheint ein deutlich verschlechternder Einfluß der Schwangerschaft auf die mütterliche Nierenfunktion zu bestehen [12], der bei weitgehend normaler exkretorischer Nierenfunktion nicht nachweisbar ist (Übersicht bei [13]). Eine enge multidisziplinäre Kooperation zwischen Gynäkologen, Diabetologen und Nephrologen sowie eine Planung der Schwangerschaft sind hilfreich.

## 5 Autosomal-dominante polyzystische Nierenkrankheit

Aufgrund der charakteristischen Familienanamnese ist die autosomal dominante polyzystische Nierenkrankheit (ADPKD) den Patientinnen meist bekannt. Da in der Regel Frauen mit dieser Erkrankung erst nach der Menopause höhergradig niereninsuffizient werden, bestehen bei einer Schwangerschaft keine gesteigerten kindlichen oder mütterlichen **Probleme.** Eine begleitende arterielle Hypertonie kann mit einer Präklampsie assoziiert sein [4]. Die bei ADPKD überproportional häufig vorkommenden intrakranialen Aneurysmen legen den Verzicht auf eine vaginale Entbindung nahe. Auf genetische Aspekte dieser und anderer seltener hereditärer Nierenkrankheiten weist Tabelle 14-4 hin.

# Schwangerschaft bei Nierenersatztherapie

Das Auftreten einer Schwangerschaft bei Nierenersatztherapie ist relativ **selten.** So wurden z.B. nach der Statistik der Europäischen Gesellschaft für Dialyse und Transplantation (EDTA) im Zeitraum von 1977 bis 1988 in Europa 490 Schwangerschaften mit insgesamt 500 geborenen Kindern registriert.

**Tabelle 14-5**
*Voraussetzungen zur Schwangerschaftsplanung bei nierentransplantierten Frauen*

- Schwangerschaft frühestens zwei Jahre nach Nierentransplantation, stabile Erhaltungsdosis von Immunsuppressiva
- guter Allgemeinzustand
- stabile, gute exkretorische Nierenfunktion (Serumkreatinin < 2 mg/dl = < 180 µmol/l)
- fehlende oder gut kontrollierbare arterielle Hypertonie
- gut eingestellter Diabetes mellitus
- keine oder minimale Proteinurie
- gute Compliance hinsichtlich häufiger multidisziplinärer ärztlicher Kontrollen und der Weitereinnahme von Immunsuppressiva während der Schwangerschaft

Obwohl der Anteil von nierentransplantierten Patientinnen gegenüber dem von Patientinnen mit Dialysetherapie deutlich geringer ist, wurden 88 % dieser Kinder von Müttern mit funktionierendem Nierentransplantat geboren. Nur 12 % der Kinder stammten von Müttern mit Hämodialysetherapie.

## 1 Schwangerschaft bei Dialysepatientinnen

*Die Fortführung der immunsuppressiven Therapie während der Schwangerschaft ist unbedingte Voraussetzung für eine stabile Transplantatfunktion, die wiederum einen entscheidenden Einfluß auf das kindliche Überleben hat!*

Wie aus den obigen Zahlen hervorgeht, ist eine Schwangerschaft bei Patientinnen mit chronischer Hämodialysetherapie ein eher **seltenes Ereignis**. Eine neuere Untersuchung [10] von 1281 Dialysepatientinnen im gebärfähigen Alter ergab 60 Schwangerschaften mit 22 lebend geborenen Kindern. Wahrscheinlich aufgrund von Fortschritten der Dialysetherapie und besserem Management nach 1990 lag die Rate von überlebenden Kindern bei 52 %.

Die **Diagnose** einer Schwangerschaft ist aufgrund der ovariellen Dysfunktion, sinnloser Urintestung und nicht aussagekräftigem Serum-β-hCG-Spiegel bei Dialysepatientinnen schwierig und erfolgt meist spät, gewöhnlich durch Ultraschall [13]. Die Empfehlungen zum Management einer Schwangerschaft bei Dialysepatientinnen beinhalten eine enge Kooperation zwischen Gynäkologen und Nephrologen, eine intensivierte, sanfte Dialysetherapie, ausreichende Eiweiß-, Kalorien- und Vitaminzufuhr und eine ausreichende Kompensation der renalen Anämie durch Erythropoietin.

## 2 Schwangerschaft nach Nierentransplantation

Eine erfolgreiche Nierentransplantation beseitigt die meisten urämieassoziierten Organstörungen und führt im Gegensatz zur Dialysesituation zu einer weitgehenden Restitution der Fertilität. Besteht kein Kinderwunsch, so ist daher eine Kontrazeption dringend anzuraten. Auf der Basis von mehreren tausend publizierten Schwangerschaften bei Nierentransplantierten in Westeuropa und in den USA [1, 6] lassen sich klare Aussagen hinsichtlich des kindlichen und mütterlichen **Risikos** treffen.

Der Effekt der Schwangerschaft auf die **Transplantatfunktion** wurde in mehreren Studien mit gematchten Kontrollen untersucht. Die weitgehend konkordanten Aussagen beschreiben – zumindest bei guter Transplantatfunktion – einen fehlenden Schwangerschaftseffekt auf Überleben bzw. Funktion des Nierentransplantats [1, 13]. Trotz verständlicher Vorbehalte der Patientinnen gegen die Einnahme von Immunsuppressiva ist den Schwangeren dringend zu vermitteln, daß die immunsuppressive Therapie unbedingte Voraussetzung für eine stabile Transplantatfunktion ist, die wiederum einen entscheidenden Einfluß auf das kindliche Überleben hat. Erfahrungsgemäß muß bei 15 bis 40 % der Schwangeren wegen der veränderten Situation (verändertes Verteilungsvolumen, andere Bioverfügbarkeit, mütterlicher und kindlicher Metabolismus) die Immunsuppressionsdosis erhöht werden.

Die Auswirkungen der Immunsuppression auf das **Kind** scheinen keine höhere Inzidenz von Fehlbildungen zu beinhalten, wobei vorwiegend Daten über Azathioprin und Cyclosporin A vorliegen (Übersicht bei [1, 2, 11]). Bei über 3000 Schwangerschaften kam es bei 93 % der Patientinnen zu einer erfolgreichen Entbindung, wenn die 20. Schwangerschaftswoche erfolgreich überschritten wurde [6]. In einer neueren Untersuchung von 421 Schwangerschaften unter Cyclosporin-A-Therapie kam es bei 13 % zu Spontanaborten [1]. In Analogie zu den Verhältnissen bei Niereninsuffizienz haben präkonzeptioneller mütterlicher Hochdruck sowie eingeschränkte exkretorische Nierenfunktion (Creatinin > 1,8 mg/dl) einen negativen Einfluß auf das kindliche Überleben [6]. Bei der Hälfte der lebendgeborenen Kinder bestand eine Wachstumsretardierung, das mittlere Geburtsgewicht lag bei 2,4 kg. In Anbetracht der spärlichen Datenlage zur Brustfütterung durch immunsupprimierte Mütter besteht ein Konsens für die Empfehlung zur Flaschenernährung von Kindern nierentransplantierter Frauen.

# Inhalt*

| | | |
|---|---|---|
| ■ **Physiologie der ableitenden Harnwege** | | 217 |
| 1 | Nierenhohlsystem und Harnleiter | 217 |
| 2 | Harnblase und Harnröhre | 217 |
| ■ **Harnentleerungsstörungen** | | 218 |
| ■ **Abnormitäten der ableitenden Harnwege** | | 219 |
| 1 | Angeborene Fehlbildungen | 219 |
| 2 | Gravidität bei künstlicher Harnableitung | 220 |
| ■ **Bakterielle Infektionen der ableitenden Harnwege** | | 220 |
| 1 | Banale Infektion der unteren Harnwege | 221 |
| 2 | Asymptomatische Bakteriurie | 221 |
| 3 | Pyelonephritis | 222 |
| 3.1 | Akute Pyelonephritis | 222 |
| 3.2 | Chronische Pyelonephritis | 222 |
| 4 | Urogenitaltuberkulose | 223 |
| ■ **Urolithiasis** | | 223 |

*Das Literaturverzeichnis findet sich in Kapitel 24, S. 374.

# 15 Die ableitenden Harnwege während der Schwangerschaft

D. Kranzfelder

## Physiologie der ableitenden Harnwege

### 1 Nierenhohlsystem und Harnleiter

Radiologische sowie sonographische Untersuchungen während der Schwangerschaft können eine unterschiedlich ausgeprägte **Erweiterung** der Nierenbecken und der Harnleiter oberhalb der Linea terminalis zeigen [5, 10, 11]. Von diesen Veränderungen sind mehr als zwei Drittel aller Schwangeren betroffen. Zusätzlich findet sich bei ca. 20% von ihnen noch eine Nierenkelcherweiterung.

Die Dilatation entwickelt sich während des zweiten Schwangerschaftsdrittels und nimmt mit dem Schwangerschaftsalter zu. Das Ausmaß der Dilatation verringert sich vom Nierenbecken über die Nierenkelche zum Ureter hin. Einheitlich wird eine Bevorzugung der rechten Seite gefunden. Erstgebärende sind häufiger betroffen als Mehrgebärende. Post partum ist diese Entwicklung sehr rasch rückläufig: spätestens nach 12 Wochen sollte keine Dilatation mehr nachweisbar sein. Ein längeres Fortbestehen ist in aller Regel pathologisch.[1] Ursächlich hierfür kann eine entzündliche bzw. bakteriell-toxische Wandschädigung von Ureter und Nierenbecken mit konsekutiver Minderung der Harntransportleistung sein. Für diesen Fall ist eine weiterführende diagnostische Abklärung dringend indiziert.

Die Ätiologie der Dilatation der ableitenden Harnwege in der Gravidität ist nicht eindeutig. Obwohl vor allem mechanische Faktoren verantwortlich zu sein scheinen, ist auch ein hormoneller Einfluß möglich.

Für eine **mechanische Genese** der Dilatation spricht, daß die Erweiterung erst mit einer gewissen Uterusgröße auftritt, der Uterus während seines Wachstums eine Rechtstorsion erfährt und damit lageabhängig die Entleerung der Harnleiter behindern kann. Weiterhin erscheint es möglich, daß eine Abflußbehinderung durch den ebenfalls rechts besonders ausgebildeten Ovarialvenenplexus verursacht werden kann. Dieser dilatiert in graviditate auf das bis zu Fünffache seines ursprünglichen Durchmessers. Diese rein mechanische Erklärung wird auch dadurch gestützt, daß die Ureteren nur oberhalb der Beckeneingangsebene erweitert und auch nur in diesem Bereich ab Schwangerschaftsmitte erhöhte basale Druckwerte feststellbar sind. Nach Lagewechsel (Seitenlagerung, Einnahme von Knie- und Brustlage, Stehen) sowie nach Kaiserschnitten kommt es zu einer deutlichen Abnahme des zuvor in Rückenlage erhöht gemessenen intraureteralen Drucks.

Die Beobachtung, daß der linke Ureter seltener gestaut ist, ist damit zu erklären, daß die anatomischen Veränderungen dort schwächer ausgebildet sind und das Sigma den Ureter zusätzlich schützt.

Die Annahme einer **hormonellen Ätiologie** der Dilatation stützt sich auf die relaxierende Wirkung des Progesterons an der glatten Uretermuskulatur. Es läßt sich bereits ein erweitertes Hohlraumsystem im 3. Schwangerschaftsmonat nachweisen, wo eine uterusbezogene mechanische Komponente noch zu vernachlässigen ist.

Die Grenzziehung zwischen einer noch physiologischen Dilatation und einer bereits beginnend pathologischen Veränderung ist im Einzelfall nicht möglich. Die Therapiebedürftigkeit wird in hohem Maße durch die klinische Symptomatik mit auftretendem Fieber, Flankenschmerz, klopfschmerzhaftem Nierenlager sowie einer Bakteriurie bestimmt (Abb. 15-1).

### 2 Harnblase und Harnröhre

Lage und Form der Harnblase ändern sich mit der Schwangerschaftsdauer. Der Blasenfundus wird eingeengt, der Raumverlust durch Ausdehnung der Harnblase nach beiden Seiten ausgeglichen. Die Größenzunahme des Uterus und das steigende Uterusgewicht belasten zunehmend die Blase, den ve-

---

[1] *Spätestens 12 Wochen post partum sollte keine Dilatation mehr nachweisbar sein. Ein längeres Fortbestehen ist in aller Regel pathologisch!*

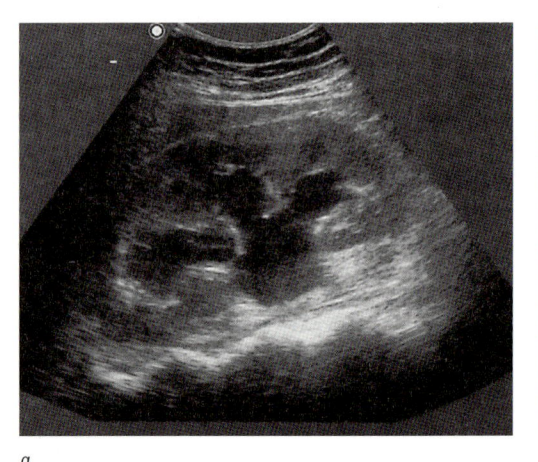

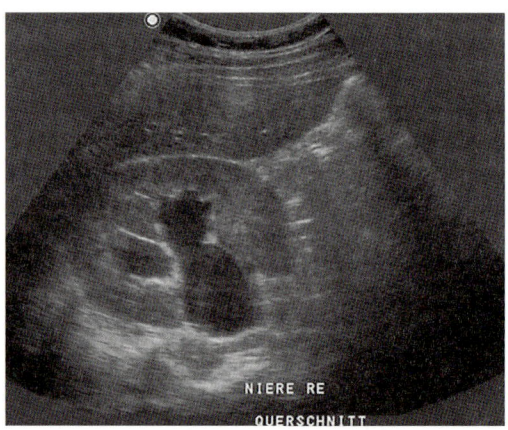

*a*  *b*

**Abb. 15-1**
*Sonographiebefund der rechten Niere bei einer 18jährigen Primipara in der 18. Schwangerschaftswoche mit signifikanter Bakteriurie, Flankenschmerzen und Fieber. Gestautes Nierenbecken Grad II in einem Längs- (a) und Querschnitt (b).*

sikourethralen Bandapparat und den gesamten Beckenboden. Dies führt nicht selten bei fortschreitender Schwangerschaft und vor allem am Ende bei Erstgebärenden, aber verstärkt bei Mehrgebärenden, zu unwillkürlichem Urinverlust [3, 20]. Eine zusätzliche Beeinträchtigung und Überdehnung erfährt die Harnblase und Harnröhre in Verbindung mit der Geburt und hier besonders durch eine schwere operative vaginale Entbindung.

Obgleich sich der Beckenboden nach der Schwangerschaft wieder regeneriert und die Harninkontinenz meist verschwindet, müssen die betroffenen Frauen als potentielle Risikopatientinnen für die Entwicklung einer späteren dauerhaften Harninkontinenz gelten.

Gerade bei diesen Frauen ist es wichtig, sie auf die positive Wirkung einer konsequenten Beckenbodengymnastik, einer richtigen Diät, die Nachteile von Übergewicht und auf die richtigen Trink- und Miktionsgewohnheiten hinzuweisen.

## Harnentleerungsstörungen

Die meisten Harnabflußbehinderungen sind nicht schwangerschaftsspezifisch, können jedoch während der Gravidität manifest werden.

Da es für die Abgrenzung einer noch physiologischen oder bereits beginnend pathologischen Erweiterung der oberen Harnwege in der Schwangerschaft keine Grenzwerte gibt, bestimmt die klinische Symptomatik des Einzelfalls die Therapiebedürftigkeit. Als **Symptome** werden beobachtet: Fieber, Flankenschmerz, klopfschmerzhaftes Nierenlager und im Falle einer Steinobstruktion spastische kolikartige Schmerzen. Mögliche **Ursachen** für eine Abflußbehinderung sind neben der Schwangerschaft, eine Steinobstruktion, eine eigenständige Ureterpathologie, Myome oder Adnextumoren.

### Diagnostik

Mit Hilfe der **Sonographie** lassen sich heute Veränderungen der ableitenden Harnwege in der Schwangerschaft sicher und problemlos beschreiben. Für die sonographische Bewertung des Nierenbeckenkelchsystems erweist sich ein **Längsschnittbild** am günstigsten. Hieraus kann der Längen- und Querdurchmesser der Niere, der Parenchymsaum und die Pyelonbreite abgelesen werden. Die Erweiterung des Nierenhohlsystems wird meist wie folgt **eingeteilt** [9]:

- Grad 0 = normale bis geringgradige Dilatation der Kelche bis 5 mm
- Grad I = leichte Dilatation, Kelchweite 6 bis 10 mm
- Grad II = mittelgradige Dilatation, Kelchweite 11 bis 15 mm
- Grad III = schwere Dilatation, Kelchweiten über 15 mm

Die zusätzliche Bestimmung des Parenchym-Pyelon-Index (Quotient aus der Summe des ventralen und dorsalen Parenchymsaums und der Pyelonweite in Höhe der halben Nierenlänge) hat für die klinische Bewertung keine weitere Bedeutung.

Das Sonogramm mit dem statischen Bild eines erweiterten Nierenbeckenkelchsystems erlaubt keine Aussage über die Urodynamik des oberen Harntraktes. Für die Schwangerschaft bekommt ein erweitertes Nierenbecken erst dann Bedeutung, wenn die Stauungszeichen bei Verlaufskontrollen ständig zunehmen oder die Kelchdilatation II bis III durch subjektive Symptome wie Fieber, Flankenschmerz, Leukozytose und positivem Bakteriennachweis kompliziert werden (Abb. 15-1).

### Therapie

Eine invasive Therapie der Harnabflußstörung ist nur bei persistierender klinischer Symptomatik angezeigt, wenn medikamentöse und physikalische Maßnahmen zu keiner ausreichenden Beschwerdebesserung geführt haben. Bereits einfache Veränderungen, wie die Lageverschiebung des Uterus durch Halbseitenlagerung, kann die Kompression des Harnleiters beseitigen. Bei beidseitiger Harnstauung mit Druckgefühl in beide Flanken empfiehlt sich eine Druckentlastung durch die passagere Einnahme einer Knie-/Ellenbogenlage.

Fieber und eine persistierende Bakteriurie stellen eine absolute Therapieindikation dar. Führt eine Antibiotikagabe kurzfristig zu keiner Besserung, müssen weitergehende therapeutische Maßnahmen ergriffen werden.

Zuallererst ist abhängig vom Schwangerschaftsalter zu prüfen, ob durch eine Beendigung der Schwangerschaft eine bestehende Harnabflußbehinderung beseitigt werden kann. Ist dies ausgeschlossen, stehen **drei invasive Verfahren** für die therapeutische Harnableitung zur Verfügung:
- die retrograde Sondierung mit Einlage eines Ureterenkatheters
- die perkutane Nephrostomie
- die Einlage eines versenkten Splints (Pigtail-Katheter)

Die Einlage eines Ureterenkatheters und die perkutane Nephrostomie eignen sich für die Therapie des Akutstadiums. Nach Abklingen der akuten Symptomatik und bei Gefahr eines Rezidivs ist das Einlegen eines versenkten Pigtail-Katheters zu befürworten. Wegen der von jeder Form der Harnableitung ausgehenden subjektiven Beeinträchtigung, Risiken und Gefahren wie Dislokation, Aufhebung des Antirefluxmechanismus und aufsteigende Infektionen soll nach Entfieberung und Beseitigung des Harnstaus der Ureterenkatheter unmittelbar wieder entfernt werden.[!] Da die Therapie der obstruktiven Erkrankungen der ableitenden Harnwege durch die Urologen erfolgt, ist es sinnvoll,

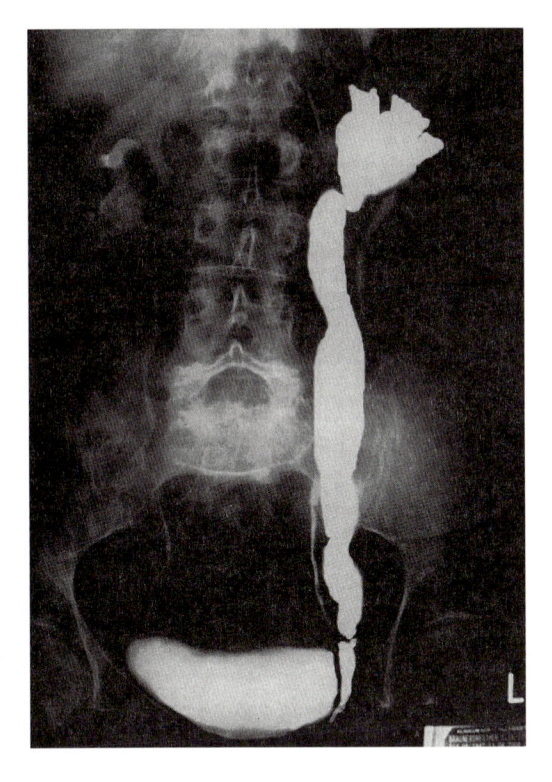

**Abb. 15-2**
*Doppelanlage der linken Niere mit ektoper Uretermündung in die Vagina (Urogramm mit retrograder Darstellung des ektopen Ureters).*

klinisch auffällige Schwangere schon frühzeitig einem Urologen konsiliarisch vorzustellen.

# Abnormitäten der ableitenden Harnwege

## 1 Angeborene Fehlbildungen

Aufgrund der gemeinsamen Entwicklungsgeschichte der Harn- und Geschlechtsorgane betreffen Fehlbildungen häufig beide Organsysteme, oder Fehlbildungen des einen Systems haben Rückwirkungen auf das andere. Fehlbildungen der Harnorgane und der Genitale werden meist schon im Kindesalter, bei Frauen spätestens bei unerfülltem Kinderwunsch im Rahmen der Sterilitätsdiagnostik aufgedeckt.

Mögliche Anomalien der Harnleiter sind Doppelbildungen wie Ureter duplex und Ureter fissus

*[!] Nach Entfieberung und Beseitigung des Harnstaus sollte der Ureterenkatheter unverzüglich wieder entfernt werden!*

sowie eine ektope Uretermündung (Abb. 15-2). Der diagnostische Nachweis der Ureterdoppelbildungen erfolgt häufig eher zufällig durch Sonographie und Infusionsurogramm. Ektope Uretermündungen außerhalb der Blase werden aufgrund klinischer Symptome meist schon vor der Pubertät diagnostiziert und operativ therapiert.

In der Regel haben die genannten Fehlbildungen keine praktische Bedeutung für Gravidität, Geburt und Wochenbett. Auf den Zusammenhang Nierenanomalien und Schwangerschaft wird in Kapitel 14 eingegangen.

## 2 Gravidität bei künstlicher Harnableitung

Kongenitale Anomalien und neurogene Blasenfunktionsstörungen werden heute in Einzelfällen mit der Verwendung eines Eingeweidesegments, entnommen aus Ileum, Zökum oder Colon, operativ therapiert [8]. Da die Indikation zu einer rekonstruktiven Blasenchirurgie aufgrund verbesserter Techniken und zunehmender Erfahrung immer häufiger gestellt wird, nimmt die Anzahl schwangerer Frauen mit künstlicher Harnableitung stetig zu.

Bei bis zu 80 % der Patientinnen mit künstlicher Harnableitung läßt sich eine **intermittierende** oder **chronische Bakteriurie** nachweisen. Daraus ergibt sich ein gehäuftes Auftreten von Harnwegsinfekten und Pyelonephritiden. Eine prophylaktische Antibiotikagabe für die Dauer der Gravidität wird deshalb empfohlen. Weitere auf Einzelfälle bezogene Komplikationen der künstlichen Harnableitung sind: Harnleiterobstruktionen, Harninkontinenz, Frühgeburtlichkeit sowie Ereignisse, die sich aus der Grunderkrankung der Schwangeren ableiten.

Mehr als die Hälfte der Frauen mit künstlicher Harnableitung werden nach einer weitgehend unauffälligen Schwangerschaft vaginal entbunden. Ob eine elektive Sectio durchgeführt werden muß, ist neben der geburtshilflichen Situation abhängig vom Ausmaß der rekonstruierten Anatomie und den in der Schwangerschaft aufgetretenen Komplikationen. Auf alle Fälle sollte bei einer notwendig werdenden Sectio ein Urologe anwesend sein, der mit der Technik der künstlichen Harnableitung vertraut ist [21, 22].!

**Ureter-Reimplantationen** zur Korrektur eines vesikoureteralen Refluxes, meist in der Kindheit durchgeführt, stellen ebenfalls bei Eintritt einer Schwangerschaft ein erhöhtes Risiko für Harnwegsinfektionen und Pyelonephritiden dar [1, 2]. Regelmäßige bakteriologische Untersuchungen des Harntrakts sind deshalb erforderlich. Betroffene Schwangere profitieren von einer prophylaktischen Antibiotikagabe. Der Entbindungsmodus richtet sich nach dem geburtshilflichen Verlauf, eine primäre Sectioindikation besteht nicht.

# Bakterielle Infektionen der ableitenden Harnwege

Klinisch und therapeutisch von den banalen Infektionen der unteren Harnwege zu trennen sind der rezidivierende Blaseninfekt und – besonders in der Schwangerschaft – die asymptomatische Bakteriurie sowie die akute und chronische Pyelonephritis [4, 13, 14, 20]. Da bakterielle Infektionen der ableitenden Harnwege abhängig vom Schweregrad die Schwangerschaft komplizieren können, müssen sie besonders beachtet werden.

Harnwegsinfekte zählen zu den **häufigsten Infektionen gynäkologischer Patientinnen.** Es ist deshalb nicht verwunderlich, daß gerade in der Schwangerschaft mit der in vielen Fällen zu beobachtenden Dilatation der ableitenden Harnwege, der Verminderung des Harnflusses, der vermehrten Beladung des Urins mit Glucose, Aminosäuren und Albumin, eine größere Gefahr für eine Harnwegsinfektion besteht.

Im Laufe der Gravidität erkranken etwa 1 % der Schwangeren an einer manifesten Zystitis und 1 bis 2 % an einer Pyelonephritis. Größer ist die Anzahl der Schwangeren mit 2 bis 8 %, bei denen eine sog. asymptomatische Bakteriurie nachgewiesen wird. Bei Schwangerschaftsdiabetikerinnen oder Schwangeren, aus deren Anamnese frühere Harnwegsinfektionen bekannt sind, muß mit einer noch höheren Erkrankungsrate gerechnet werden.

Harnwegsinfektionen bei Frauen sind fast ausschließlich auf **rezidivierende,** d.h. stets neu aszendierende **Infekte** zurückzuführen. Das Hauptkeimreservoir ist hierbei der Enddarm und der häufigste Keim E. coli (ca. 80 %). Die Bakterien aszendieren vom Darm über den Damm zur Blase. Für eine lymphogene oder hämatogene Keimverschleppung gibt es keine gesicherten Beweise. Vieles spricht dafür, daß die Anfälligkeit für Harnwegsinfekte auf einem immunologisch/biologischen Abwehrdefekt beruht. Eine Aszension der Keime über die Blase hinaus in die Harnleiter und zur Niere wird gerade

*! Bei einer notwendig werdenden Sectio sollte in jedem Fall ein Urologe anwesend sein, der mit der Technik der künstlichen Harnableitung vertraut ist!*

in der Schwangerschaft durch die physiologischen Veränderungen mit der Dilatation der ableitenden Harnwege und dem verminderten Harnfluß begünstigt. Häufig im Zusammenhang mit Infektionen der ableitenden Harnwege finden sich ein vesikoureteraler Reflux, eine Ureterstenose, Kelchanomalien sowie intraparenchymale Hindernisse.

## 1 Banale Infektion der unteren Harnwege

In der Mehrzahl der Fälle einer akuten bakteriellen Infektion der unteren Harnwege handelt es sich um eine **Zystitis**, selten um eine Urethritis. Das klinische Bild mit Pollakisurie, Dysurie und Schmerzen über der Symphyse ist abhängig von der Schwere der Infektion. Besteht der Verdacht auf eine isolierte Erkrankung der Urethra, dann ist mittels eines Urethraabstrichs bzw. auch durch Untersuchung des Zervixsekrets die Diagnose einer Gonorrhö, einer Trichomonaden-, Chlamydien- oder Mykoplasmeninfektion zu sichern. Der einfache banale Harnwegsinfekt scheint keinen Einfluß auf eine vorzeitige Wehentätigkeit und frühzeitige Schwangerschaftsbeendigung zu haben [19].

Bei Beachtung der Kontraindikationen verschiedener Antibiotika in der Schwangerschaft ist die banale Infektion der unteren Harnwege ebenso zu behandeln wie außerhalb der Gravidität. In den letzten Jahren hat sich die Ein- bzw. Kurzzeitbehandlung (1–3 Tage) bei unkomplizierten Verläufen ohne nachweisbare Nierenparenchymbeteiligung durchgesetzt. Eine für die Schwangerschaft geeignete Antibiotikaauswahl mit Dosisangaben ist in Tabelle 15-1 zusammengefaßt. Andere hier nicht genannte Antibiotika (Aminoglykoside, Doxycyclin, Co-trimoxazol, Nitrofurantoin, Gyrasehemmer) sollen wegen der bisher nicht ausreichend dokumentierten Unschädlichkeit oder möglicher Nebenwirkungen nur bei strenger Indikation gegeben werden.

Bei Nachweis einer spezifischen Urethrainfektion wird folgende Therapie unter Berücksichtigung der Gravidität empfohlen:
- **Chlamydieninfektion und Gonorrhö:** Erythromycin oral viermal täglich 0,5 g, 10 bis 14 Tage lang
- **Trichomonas-Urethritis:** Co-trimoxazol oder Natamycin lokal

Zur Sicherung des Therapieerfolgs sowie zum Ausschluß eines Infektionsrezidivs sind eine erste Urinkontrolle bzw. Abstrichentnahme nach 48 Stunden und anschließend weitere periodische Nachuntersuchungen unerläßlich.

Tabelle 15-1
*Antibiotikatherapie von Harnwegsinfektionen in der Gravidität (nach Simon und Stille [18])*

| Mittel | Mittlere Tagesdosis bei kontinuierlicher Therapie (g) | Dosierungsintervall (h) | Dosis bei Einmal-Therapie (g) |
|---|---|---|---|
| **Breitbandpenicilline:** | | | |
| Amoxicillin (Amoxypen®, Clamoxyl® u.a.) | 1–1,5 (–3) oral | 8 | 2–3 |
| Azlocillin (Securopen®) Mezlocillin (Baypen® u.a.) Piperacillin (Pipril® u.a.) | 6 (–15) i. v. | 8–12 | 2–5 |
| **Cephalosporine:** | | | |
| Cefaclor (Panoral® u.a.) | 1,5 | 8 | 2 |
| Cefalexin (Oracef® u.a.) | 1,5 (–3) oral | 8 | 2 |
| Cefotaxim (Claforan® u.a.) | 3–6 | 8–12 | 1 |
| Cefuroxim (Zinacef® u.a.) | 3–6 i. v. | 8–12 | 2 |

## 2 Asymptomatische Bakteriurie

Die asymptomatische Bakteriurie spielt eine zentrale Rolle für die Entstehung der akuten Pyelonephritis während der Schwangerschaft. Screening-Untersuchungen ergeben bei 2 bis 8 % aller Schwangeren eine signifikante Bakteriurie [7]. Da eine Bakteriurie häufig bereits schon in der Frühschwangerschaft vor den schwangerschaftsbedingten physiologischen Veränderungen der ableitenden Harnwege zu beobachten ist, muß für einen Teil der Schwangeren eine Bakterienbesiedelung schon vor der Gravidität angenommen werden. Ursächlich dafür könnte eine klinisch stumme, chronische Pyelonephritis sein, die von einer früher durchgemachten Harnwegsinfektion herrührt. Während eine asymptomatische Bakteriurie außerhalb der Schwangerschaft keiner Therapie bedarf, muß eine wiederholt festgestellte signifikante Bakteriurie auch ohne klinische Symptomatik in der Schwangerschaft behandelt werden.¹ Es konnte gezeigt werden, daß eine gezielte Therapie der asymptomatischen Bakteriurie zu einem deutlichen Rückgang der Pyelonephritisfälle in der Schwangerschaft führt.

Ein Einfluß einer signifikanten Bakteriurie auf den Schwangerschaftsverlauf, insbesondere auf eine **vermehrte Frühgeburtlichkeit,** scheint nach neuen Untersuchungsergebnissen gesichert [14, 17].

Bei asymptomatischer Bakteriurie ist **Amoxicillin** das Mittel der Wahl. Weitere geeignete Antibio-

*¹Während eine asymptomatische Bakteriurie außerhalb der Schwangerschaft keiner Therapie bedarf, muß eine während der Schwangerschaft wiederholt festgestellte signifikante Bakteriurie auch bei fehlender klinischer Symptomatik behandelt werden!*

tika sind der Tabelle 15-1 zu entnehmen. Wegen der in der Schwangerschaft häufiger vorliegenden Obstruktion der Ureteren ist die Einmaltherapie weniger wirksam. Die Dauer der Antibiotikaeinnahme hat sich am Urinbefund zu orientieren, Therapiezeiträume von 3 bis 14 Tagen werden empfohlen. Sollte sich bei **regelmäßigen Urinuntersuchungen** mit Keimzahlbestimmung eine persistierende Bakteriurie zeigen, ist nach Ausschluß einer akuten Abflußbehinderung eine gezielte Langzeitbehandlung, unter Umständen während der gesamten Schwangerschaft, erforderlich.

## 3 Pyelonephritis

Infolge der konsequenten Behandlung klinischer Harnwegsinfektionen und der asymptomatischen Bakteriurie treten akute Pyelonephritiden in der Schwangerschaft heute sehr viel seltener auf.

### 3.1 Akute Pyelonephritis

**Symptome und Diagnostik**

Die akute Pyelonephritis in der Gravidität tritt bevorzugt im II. und III. Trimenon auf. Symptome und Diagnostik sind die gleichen wie außerhalb der Gravidität.

Das **Vollbild** der akuten Pyelonephritis beinhaltet kolikartige Flankenschmerzen (vorwiegend rechts), hohes Fieber, Schüttelfrost, Pollakisurie und Dysurie. Eine regelmäßige **Wehentätigkeit** kann hinzutreten. Ein pathologischer Harnbefund mit hoher Keimzahl, hohem Leukozytengehalt, Proteinurie und Leukozytenzylindern sowie erhöhte Entzündungsparameter im Serum sichern die Diagnose.

**Therapie**

Die Antibiotikatherapie ist durch Bettruhe, Lagerung auf die kontralaterale Seite, Anregung der Darmtätigkeit und verstärkte Diurese zu unterstützen. Die bei akuter Symptomatik oft blind begonnene antibiotische Therapie muß evtl. nach Erhalt des bakteriologischen Befundes umgesetzt werden. Die Therapiedauer richtet sich nach dem klinischen Verlauf, sie sollte mindestens 2 Tage über die Entfieberung und die Symptomfreiheit hinaus erfolgen und hierbei eine Therapiedauer von einer Woche nicht unterschreiten. Der Therapieerfolg muß durch regelmäßige Urinuntersuchungen kontrolliert werden. Klingen die Beschwerden unter gezielter Therapie nicht ab, besteht die Gefahr einer Urosepsis oder nekrotisierenden Pyelonephritis mit bleibender Nierenschädigung. In diesen Fällen ist die Entlastung der Nieren durch Schienung bzw. perkutane Nephrostomie erforderlich.

### 3.2 Chronische Pyelonephritis

Über die Häufigkeit der chronischen Pyelonephritis in der Schwangerschaft gibt es keine genauen Zahlenangaben. Unabhängig von der hämatogenen oder aszendierenden Entstehung handelt es sich meist um primär akute Pyelonephritiden, die nur scheinbar ausgeheilt ohne subjektive Beschwerden allmählich in das chronische Stadium übergegangen sind. Eine Schwangerschaft mit den infektionsbegünstigenden physiologischen Veränderungen der ableitenden Harnwege kann ein Rezidiv auslösen bzw. das Fortschreiten des chronischen Entzündungsprozesses begünstigen. Die Vorstellung, daß eine chronische Pyelonephritis während der Schwangerschaft entsteht, kann heute nicht mehr aufrechterhalten werden. Nach experimentellen Ergebnissen muß davon ausgegangen werden, daß den Bakterien bei der chronischen Pyelonephritis nur die Bedeutung eines Startphänomens zukommt. Die Aufrechterhaltung der Entzündungsreaktion in einer morphologisch veränderten Niere ist nicht mehr obligat an die Anwesenheit von Bakterienerregern gebunden, was die Diagnostik häufig erschwert.

**Symptome**

Die Symptome einer chronischen Pyelonephritis sind eher uncharakteristisch; symptomarme Krankheitsverläufe überwiegen. Mit der chronischen Pyelonephritis einhergehende Beschwerden sind:
- Rückenschmerzen mit Druck in der Lendengegend
- Kopfschmerz
- intermittierende, kurzdauernde Fieberschübe
- Appetitlosigkeit
- Obstipation
- Hypertonie
- Schmerzen bzw. Brennen beim Wasserlassen

**Diagnostik**

Anamnestisch finden sich bei fast allen Schwangeren mit einer chronischen Pyelonephritis Hinweise auf eine früher abgelaufene Infektion der ableitenden Harnwege oder andere **präexistente urologische Erkrankungen.** Bei der Mehrzahl der Schwangeren mit chronischer Pyelonephritis lassen sich im Urin Bakterien regelmäßig oder im Intervall nachweisen. Bei negativer Kultur müssen Urinuntersuchungen an mehreren aufeinanderfolgenden Tagen wiederholt werden. Eine Pyurie und Leukozytenzylinder im Sediment sind charakteristisch. Blutdruckanstieg, Anstieg der harnpflichtigen Substanzen wie Verminderung der Creatinin-Clearance sind nur im fortgeschrittenen Stadium zu beobachten. Die mit der chronischen Entzündung einhergehenden morphologischen Veränderungen des Nierenparenchyms sind in der Regel sonographisch nicht zu erfassen. Die Anfertigung eines Infusionsurogramms im Rahmen der weiterführenden Diagnostik während der Schwangerschaft ist von der Schwere des Krankheitsbildes abhängig.

### Therapie

Die Exazerbation einer chronischen Pyelonephritis in der Schwangerschaft muß wie eine akute Erkrankung unter Berücksichtigung alter Urinbefunde therapiert werden. **Regelmäßige Urinkontrollen** sind wegen häufig zu beobachtender Reinfektionen, Infektionswechsel, sekundärer Resistenz sowie Erregerpersistenz besonders wichtig. Jedes Rezidiv bedarf einer erneuten gezielten Behandlung; eine Langzeittherapie über mehrere Monate kann erforderlich sein.

Bei ausgeprägter Ureterdilatation und chronischer Pyelonephritis ist abhängig vom Schwangerschaftsalter eine vorzeitige Geburtseinleitung zu erwägen.

## 4 Urogenitaltuberkulose

Im Jahr 1987 wurden in der Bundesrepublik Deutschland bei beiden Geschlechtern nur noch 688 Fälle von Urogenitaltuberkulose (Uro-Tbk) registriert [12]. Aufgrund der weiter rückläufigen Erkrankungstendenz von Tuberkulose war es nicht verwunderlich, daß Uro-Tbk während der Schwangerschaft immer seltener gesehen wurde und dann zumeist anamnestisch bekannt und bereits behandelt worden war. Jetzt ist die Krankheit vor allem in Großstädten und industriellen Ballungszentren wieder im Ansteigen begriffen.

### Diagnostik und Symptome

Diagnostische Maßnahmen und Symptome bei Schwangeren sind die gleichen wie außerhalb der Gravidität. Meist manifestiert sich eine Urogenitaltuberkulose mit einer Latenzzeit von vielen Jahren nach einer hämatogenen Streuung einer pulmonalen oder extrapulmonalen Tuberkulose. Schmerzen im Nierenlager, Dysurie, Hämaturie und Fieber sind die häufigsten Symptome, sterile Pyurie und Mikrohämaturie charakteristische Befunde. Positive Tuberkulinreaktion, morphologischer Nachweis einer epitheloidzelligen Granulomatose sowie der färberische und kulturelle Nachweis von Tuberkulosebakterien sichern die Diagnose.

### Therapie

Die medikamentöse Behandlung der Urotuberkulose unterscheidet sich nicht von dem Behandlungsschema der Lungentuberkulose. Bei der medikamentösen Therapie sind einige **graviditätsbedingte Einschränkungen** zu beachten [18]: Ohne größere Gefährdung des Feten kann Isoniazid (INH) und Ethambutol während der gesamten Tragzeit gegeben werden, Rifampicin nur in der zweiten Schwangerschaftshälfte. Zu vermeiden sind Streptomycin, Amikacin, Pyrazinamid, Ethionamid und Prothionamid. Wegen der großen Rezidivgefahr der Urogenitaltuberkulose ist eine langfristige tuberkulostatische Behandlung erforderlich.

### Entbindung

Schwangere mit nicht mehr behandlungsbedürftiger Uro-Tbk können in ihrer Entbindungsklinik entbunden werden. Auch bei unter Chemotherapie stehenden Kreißenden ist die Isolierung nicht unbedingt erforderlich, sofern das seltene gleichzeitige Auftreten von Lungen- und sekundärer Organtuberkulose ausgeschlossen ist und die Behandlung schon 3 Wochen läuft. Unabhängig vom Aktivitätsgrad der Uro-Tbk sollte die Austreibungsperiode durch Forzeps oder Vakuumextraktion verkürzt werden. Eine notwendige Indikation zur primären Sectio caesarea besteht nicht [6].

# Urolithiasis

Zur Ätiologie der Harnsteinentstehung in der Schwangerschaft werden drei Faktoren diskutiert: Ein verlangsamter Harntransport, eine Zunahme von Harnwegsinfektionen und Veränderungen im Elektrolythaushalt. Insgesamt finden sich Harnsteine in der Schwangerschaft sehr selten, zwischen 0,03 und 0,8 %.

### Symptome

Die klinische Symptomatik unterscheidet sich nicht von der außerhalb der Gravidität. Meist sind es Koliken oder eine Hämaturie, die auf einen Stein hindeuten. Nieren- bzw. Ureterkoliken setzen ohne Prodromalsymptome plötzlich ein. Der scharfe, stechende Schmerz verläuft wellenartig mit wechselnder Dauer von Minuten bis zu Tagen. Die Steinkolik beginnt meist im Bereich des Nierenlagers. Das Nierenlager der betroffenen Seite ist häufig stark klopf- und druckschmerzhaft. Außerdem stehen Übelkeit und Erbrechen im Vordergrund. Auch bei schwerer Pyelonephritis und rezidivierenden Harnwegsinfektionen sollte an eine renale Steinerkrankung gedacht werden.

Die relative Erweiterung der ableitenden Harnwege während der Schwangerschaft läßt die Harnkonkremente häufig schneller in tiefere Harnleiterabschnitte gelangen. Die hier hervorgerufenen stechenden Schmerzen, verbunden mit imperativem Harndrang und Pollakisurie, sind mit den Schmerzangaben bei Urethritis oder Zystitis vergleichbar. Auch die Differentialdiagnose zur Appendizitis oder Wehentätigkeit in der Spätschwangerschaft ist häufig schwierig. Die typische Steinkolik ergibt die Verdachtsdiagnose.

### Diagnostik

Grob orientierende Hinweise für das Vorliegen eines Konkrements im Harnstrahl liefert der Harnbefund (Makro-/Mikrohämaturie, Leukozyturie, Kristallurie). Bereits in die Blase abgegangene oder im Ureterostium steckende Steine können zystoskopisch diagnostiziert werden. Die **Sonographie** ist heute der sicherste und sensitivste diagnostische Test [15]. Mit Hilfe der Sonographie lassen sich Nierensteine größer als 3 bis 6 mm Durchmesser nachweisen. Insbesondere im Seitenvergleich kommt hierbei der unterschiedliche Grad der Harnstauung im Nierenbeckenkelchsystem zur Darstellung.

Ist das klinische, sonographische und endoskopische Untersuchungsergebnis unklar, dann ist trotz der Gravidität eine **Röntgendiagnostik** erforderlich. Wegen der niedrigen Gonadendosis sind im I. Trimenon die Harnleitersondierung und die retrograde Pyelographie besser geeignet als eine Abdomenübersichtaufnahme oder ein Pyelogramm, um Größe, Form und Lage eines Steins zu erkennen.

### Therapie

Kleine Konkremente gehen meist spontan ab, eine starke Diurese fördert die spontane Entleerung. Uretersteine, die im Ostium stecken oder bereits in die Blase abgegangen sind, können in der Regel zystoskopisch entfernt werden. Bei blockierenden Steinen wird das aktive therapeutische Vorgehen durch die Komplikationen Harnstau und Harnwegsinfektion bestimmt. Im I. und II. Trimenon sollte die operative Intervention in gleicher Weise wie außerhalb der Schwangerschaft erfolgen. Im letzten Schwangerschaftsdrittel wird mittels einer Ureterverweilschiene oder mittels einer perkutanen Nephrostomie eine vorübergehende Entlastung bis nach der Geburt herbeigeführt [6, 16].

Eine **Harnsteinzertrümmerung** durch die extrakorporale Stoßwellenlithotripsie wird in der Schwangerschaft unter anderem wegen der mit dem Eingriff verbundenen Strahlenbelastung und der möglichen Streuung der energiereichen Stoßwellen nicht durchgeführt.

# Inhalt*

- **Einleitung** .............................. 227
- **Immunologische Reaktionen zwischen Mutter und Fetus** ............. 227
- 1 Immunologie der fetomaternalen Einheit ...... 227
- 2 Bedeutung der Zytokine in der Schwangerschaft ................ 228
- **Immunologische Aspekte von Schwangerschaftskomplikationen** ......... 229
- 1 Der habituelle Abort ..................... 229
- 1.1 Immunologische Theorien zum habituellen Abort ................ 229
- 1.1.1 Antipaternale Immunreaktionen ........... 229
- 1.1.2 HLA-Übereinstimmung .................. 229
- 1.1.3 Theorie des Immunotropismus ............ 230
- 1.1.4 Blockierende Antikörper ................. 230
- 1.1.5 Deziduale Faktoren ..................... 231
- 1.1.6 Autoantikörper ........................ 231
- 1.1.7 Antiphospholipid-Antikörper ............. 231
- 1.2 Diagnose des immunologisch bedingten Abortes .......... 232
- 1.3 Grundlagen und Möglichkeiten einer Therapie immunologisch bedingter Aborte ..... 233
- 1.3.1 Therapie mit Aspirin und Heparin bei Antiphospholipid-Syndrom .............. 234
- 1.3.2 Immuntherapie ........................ 235
- 2 Schwangerschaftsinduzierte Hypertonie ...... 236
- 2.1 Theorien einer immunologischen Genese ...... 236
- 2.2 Zellvermittelte Immunantwort .............. 236
- 2.2.1 HLA und Präeklampsie ................... 237
- 2.2.2 Zytokine bei Präeklampsie ................ 237
- 3 Vorzeitige Wehentätigkeit und Frühgeburtlichkeit ...................... 237
- 4 Trophoblasterkrankungen ................. 238
- **Schlußbetrachtung und Ausblick** ............. 238

---

*Das Literaturverzeichnis findet sich in Kapitel 24, S. 374.

# 16 Der Fetus als Transplantat

P. Mallmann, D. Rein

## Einleitung

Der Befruchtungsvorgang muß aus immunologischer Sicht als der erfolgreiche Verlauf einer Toleranzreaktion verstanden werden.[1] Die weitere Toleranz des haplodifferenten Feten über die gesamte Gestationsdauer von 40 Wochen hat Transplantationsimmunologen seit Jahrzehnten fasziniert, werden doch üblicherweise haplodifferente Transplantate spätestens nach 45 Tagen abgestoßen. Die Mechanismen, die dieser selektiven Immuntoleranz im Rahmen der Reproduktion zugrunde liegen, sind bis heute weitgehend ungeklärt. Während einer normal verlaufenden Schwangerschaft kommt es zu keinem direkten Kontakt zwischen mütterlichem und embryonalem Gewebe. Eine Verbindung wird hergestellt über den Trophoblasten, der wie der Embryo einen haploiden paternalen Chromosomensatz trägt. Für das Verständnis der immunologisch privilegierten Situation der fetoplazentaren Einheit spielt dies eine besondere Rolle.

Im Laufe der Schwangerschaft entwickelt sich der heranreifende Fetus zu einem immunologisch kompetenten Organismus. Im Rahmen der immunologischen Betrachtung der Schwangerschaft muß somit nicht nur die Interaktion zwischen Mutter und Fetus, sondern auch umgekehrt diejenige zwischen Fetus und Mutter berücksichtigt werden. Verschiedene Schwangerschaftskomplikationen werden inzwischen Störungen der immunologischen Aktivität zwischen Mutter und Fetus zugeschrieben. Der unmittelbare Kontakt zwischen der Mutter und dem Trophoblasten eröffnet eine Vielzahl von Möglichkeiten für afferente und efferente immunologische Reaktionen. Eine immunologische Genese wird insbesondere bei schwangerschaftsinduzierter Hypertonie (SIH), habituellen Aborten und bestimmten Formen der Wachstumsretardierung vermutet. Von einem grundlegenden Verständnis ist die Immunologie der Schwangerschaft trotz faszinierender Einzelbeobachtungen und Konzepte weit entfernt.

[1] *Voraussetzung für eine erfolgreiche Befruchtung ist eine immunologische Toleranzreaktion!*

## Immunologische Reaktionen zwischen Mutter und Fetus

Bereits mit der Fertilisation beginnt die aktive immunologische Auseinandersetzung der Mutter mit dem Fetus. Mediatoren der allogenen Erkennung des Transplantates sind **Zytokine,** die entweder selbst oder über Induktion wachstumsstimulierender Faktoren die frühe Embryonalentwicklung unterstützen. Die immunologische Toleranz des Feten ist nach aktuellen Vorstellungen also keineswegs die Folge einer maternalen Immunsuppression. Eine unabdingbare Voraussetzung für die ungestörte Entwicklung des fetalen Transplantates ist die antigene Erkennung des Feten und die hierdurch induzierte Immunantwort.

Während immunologische Vorgänge in der **frühen Schwangerschaft** entweder nur lokal oder, z.B. in Form des Early-Pregnancy-Factors (EPF), nur indirekt nachweisbar sind, ist die mütterliche Immunantwort gegenüber dem Fetus in der **späteren Schwangerschaft** in vielfältiger Form nachweisbar. Potentiell können hierbei alle von der Mutter differenten antigenen Determinanten des Feten eine Immunantwort auslösen, wobei verhältnismäßig wenige spezifische Reaktionen tatsächlich nachgewiesen werden können. Hierzu gehören die T-Zell-Reaktionen in vitro gegen fetale Antigene.

### 1 Immunologie der fetomaternalen Einheit

Ein entscheidender Mechanismus für die Verhinderung einer mütterlichen Sensibilisierung gegen-

**Abb. 16-1** *Bedeutung von HLA-G bei der Regulation der feto-maternalen Immuntoleranz*

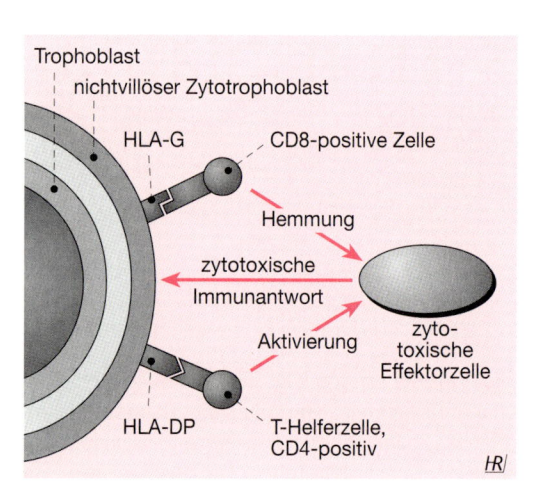

über fetalen Antigenen ist die Art der Antigenexpression des Trophoblasten. Es konnte gezeigt werden, daß der **Synzytiotrophoblast** keine Major-Histocompatibility-Complex(MHC)-kodierten Antigene, also auch keine Human Leucocyte Antigens (HLA) der Klasse I oder II exprimiert. Diese Zellen sind somit resistent gegenüber einer HLA-vermittelten zytotoxischen Immunantwort. Aufgrund der fehlenden HLA-I- und -II-Expression führt das Ausschwemmen von Zellen des fetalen Synzytiotrophoblasten in den mütterlichen Kreislauf nicht zur Induktion einer entsprechenden Immunantwort.

**Interstitielle Zytotrophoblasten** hingegen, die innerhalb der Dezidua unmittelbar in das mütterliche Gewebe einwachsen, vermögen mit verschiedenen Antikörpern gegen monomorphe HLA-Epitope zu reagieren. Hierbei handelt es sich um ein nicht klassisches Klasse-I-HLA-Antigen ohne die bekannten polymorphen Varianten in der $\alpha$-1- und $\alpha$-2-Domäne. Dieses HLA-G-Antigen [17] zeigt eine ähnliche Struktur wie die bekannten Klasse-I-HLA-Antigene A, B und C. HLA-G konnte bislang nicht im Gewebe von Erwachsenen nachgewiesen werden. Es entgeht dem Zugriff maternaler zytotoxischer T-Zellen, da es nicht als fremd erkannt wird, und spielt eine wichtige Rolle durch seine Fähigkeit, antigene Strukturen zu binden und CD-8-positiven zytotoxischen T-Zellen als Antigen zu präsentieren. Daneben liegen Hinweise vor, nach denen HLA-G eine entscheidende Rolle beim Schutz des Zytotrophoblasten vor einer NK-Zell-abhängigen Zytolyse bietet. NK-Zellen sind für die Erkennung und Zerstörung von Nicht-Klasse-I-HLA-exprimierenden Zellen verantwortlich (Abb. 16-1). Durch die selektive Expression von HLA-G auf dem Zytotrophoblasten könnte dieser möglicherweise gegenüber einer NK-Zell-Aktivität geschützt sein. Auch der Ablauf einer zytotoxischen Immunantwort gegenüber fetalen Antigenen wird durch fehlende Expression klassischer Klasse-I-Antigene blockiert.

Derzeit kann es also als wahrscheinlich gelten, daß der Ablauf einer maternalen Immunantwort gegenüber dem Fetus durch die **fehlende Expression** klassischer Klasse-I- und Klasse-II-HLA-Antigene auf den humanen Trophoblasten verhindert wird. Zusammen mit der selektiven Expression von HLA-G durch den extravillösen Zytotrophoblasten wird dies derzeit dafür verantwortlich gemacht, daß fetales Gewebe vor einem mütterlichen Immunangriff geschützt wird.

## 2 Bedeutung der Zytokine in der Schwangerschaft

Die Entwicklung und der erfolgreiche Verlauf einer Schwangerschaft bedürfen einer effizienten Kommunikation zwischen der Mutter und dem sich entwickelnden Fetus. Dieser Informationsaustausch geschieht über unterschiedliche Signale, wobei Zytokinen und Wachstumsfaktoren eine besondere Rolle zugeschrieben wird [10, 11]. Dieses sog. **Zytokin-Netzwerk** scheint eine Schlüsselrolle bei der Regulation der Implantation [12], Trophoblast-Invasion [17], Entwicklung der Plazenta [33] sowie der Immuntoleranzmechanismen [18] gegenüber dem semiallogenen Fetus einzunehmen.

Der **Synzytiotrophoblast** stellt die zelluläre Grenzregion zwischen der Mutter und dem sich entwickelnden Fetus dar. Dieses Gewebe fetalen Ursprungs ist daher von zentralem Interesse bei Untersuchungen des privilegierten immunologischen Status des sich entwickelnden Fetus. In einigen neueren Untersuchungen [12] wurde bereits die Bedeutung der Trophoblastzellen als integrativer Bestandteil des bidirektionalen Zytokin-Netzwerkes, an dem maternales und fetales Gewebe beteiligt sind, untersucht.

Die Regulation und Steuerung der Trophoblastzell-Invasion wird gesteuert über adhäsive Membranproteine, sogenannte **Integrine.** Diese Proteine werden sowohl von den Trophoblastzellen selbst als auch von Endometriumzellen exprimiert. Bei einer Präeklampsie ist die Ausbildung der Adhäsionsmoleküle gestört [34]. Gleichzeitig ist bekannt, daß verschiedene Zytokine (IL-1, TNF-$\alpha$) die zelluläre Expression der Integrine zu unterdrücken vermögen [30].

# Immunologische Aspekte von Schwangerschaftskomplikationen

Immunologische Mechanismen spielen bei einer Reihe unterschiedlicher Schwangerschaftskomplikationen eine große Rolle. Diese These wird untermauert durch unterschiedliche morphologische Befunde. So konnten in histologischen Untersuchungen an Plazenten von Präeklampsie-Patientinnen durch Brosens et al. [3] sowie Kitzmiller und Benirschke [15] ähnliche Veränderungen beobachtet werden wie bei Patienten mit akuter **Transplantat-Abstoßungsreaktion.** Hierzu gehören vor allen Dingen die schwangerschaftsinduzierte Hypertonie, intrauterine Wachstumsretardierungen und bestimmte Formen der vorzeitigen Wehentätigkeit.[I]

## 1 Der habituelle Abort

### 1.1 Immunologische Theorien zum habituellen Abort

Störungen der mütterlichen Immuntoleranz führen zu einer Reaktion der Frucht mit immunkompetenten mütterlichen Zellen und damit zum Abort.[II] Histologische Untersuchungen an Plazenten von Patientinnen mit habituellen Aborten bestätigen die Hypothese der veränderten immunologischen Auseinandersetzung mit der Frucht.

Die **Antigenexpression** des Trophoblasten spielt in diesem Zusammenhang eine wichtige Rolle. Im Gegensatz zu fast allen anderen menschlichen Zellen exprimiert die Trophoblastzelle nicht die klassischen Klasse-I-Antigene HLA-A und -B bzw. Klasse-II-Antigene HLA-DR, -DQ und -DP, statt dessen sind lediglich die HLA-Antigene HLA-G und HLA-Cw nachweisbar. HLA-G ähnelt als membrangebundenes Polypeptid anderen HLA-Klasse-I-Antigenen. Es zeigt jedoch keinen nachweisbaren Polymorphismus und ist daher unfähig zur Antigenpräsentation. Die Rolle von HLA-Cw ist noch nicht abschließend geklärt. Andere von Trophoblastzellen exprimierten Antigene haben vermutlich ebenfalls eine Schutzfunktion vor der drohenden Zerstörung durch das mütterliche Immunsystem. So kann das **Membrane Cofactor Protein (MCP)** auf allen Zyto- und Synzytiotrophoblastzellen nachgewiesen werden.

#### 1.1.1 Antipaternale Immunreaktionen

Untersuchungen an Patientinnen mit rezidivierenden Spontanaborten konnten zeigen, daß eine Gruppe dieser Frauen Antikörper gegen Lymphozyten ihrer Partner gebildet hatte. Der Nachweis lymphozytotoxischer Antikörper im Serum von Multiparae wird als Hinweis für eine maternale Erkennung paternaler HLA-Antigene gewertet. Gerichtet sind diese Antikörper gegen Antigene, die sowohl von Lymphozyten als auch Trophoblasten exprimiert werden. Diese Beobachtungen führten zur Definition des **Trophoblast-Lymphozytenkreuzreagierenden (TLX-) Antigensystems.** Zugleich besteht eine strukturelle Verwandtschaft dieser TLX-Antigene mit MCP, das eine Schutzfunktion der Zellmembran vor der Komplementkaskade darstellt. Inadäquate immunologische Reaktionen gegen TLX-Antigene können also pathologische Schwangerschaftsverläufe, wie habituelle Aborte, auslösen. Voraussetzung für den ungestörten Ablauf einer normalen Schwangerschaft ist eine Regulation der Immunantwort. Eine Erklärung dieser Regulationsmechanismen bietet die Theorie des Idiotypen-Antiidiotypen-Netzwerkes.

Nach der **Idiotypen-Antiidiotypen-Netzwerk-Theorie** ist bei Patientinnen mit habituellen Aborten die Produktion idiotypischer Antikörper (Ab-1) gegen fetale Antigene gestört. Dieser primäre Antikörper stellt normalerweise für den mütterlichen Organismus ein neues Protein und damit einen immunologischen Stimulus dar. Folge ist eine weitere Immunantwort, die Produktion eines antiidiotypischen Antikörpers (Ab-2), d. h. ein Autoantikörper, der gegen die Antigenbindungsstelle des primären Antikörpers gerichtet ist. Kommt es nun zu einer verminderten Produktion der idiotypischen Antikörper, so ist die konsekutive Produktion des antiidiotypischen Antikörpers (Ab-2) ebenfalls gestört. Der Komplex aus Ab-1 und Ab-2 ist in der Lage, die zytotoxische Anti-TLX-Aktivität zu blockieren (Abb. 16-2). Bei Abwesenheit von Ab-2 wird die allogene mütterliche Abstoßungsreaktion nicht unterdrückt. Zytotoxische antipaternale Antikörper führen dann zu einer Abstoßung des Feten. Bei Patientinnen mit unauffälligem Schwangerschaftsverlauf kann der Ab-1-Ab-2-Komplex im Serum nachgewiesen werden. Die Gabe von Ab-2 führt bei habituell abortierenden Frauen zu einer Blockade der Zytotoxizität und damit zu einem ungestörten Schwangerschaftsverlauf.

#### 1.1.2 HLA-Übereinstimmung

Eine erhöhte HLA-Übereinstimmung der Eltern kann bedeuten, daß die Schwangerschaft einen **verminderten antigenen Stimulus** auslöst. Dies

---

[I] *Schwangerschaftsinduzierte Hypertonie, intrauterine Wachstumsretardierungen und bestimmte Formen vorzeitiger Wehentätigkeit sind immunologisch bedingte Schwangerschaftskomplikationen!*

[II] *Störungen der mütterlichen Immuntoleranz führen zu einer Reaktion des Feten mit immunkompetenten mütterlichen Zellen und zum Abort!*

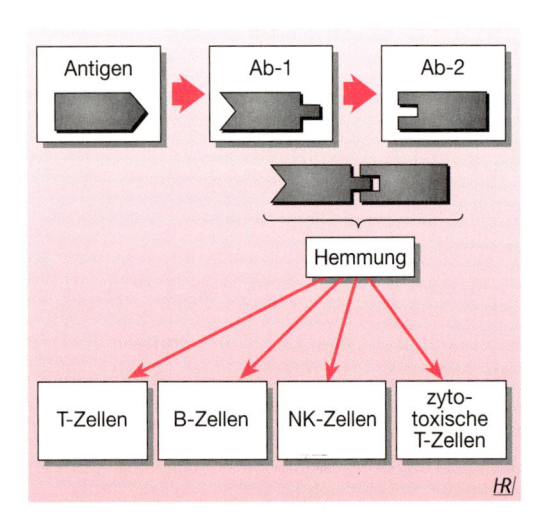

**Abb. 16-2**
*Idiotypen-Antiidiotypen-Netzwerktheorie des immunologisch bedingten Aborts.*
*Das Antigen führt zur Bildung eines ersten Antikörpers (Ab-1). Dieser Ab-1 induziert wiederum die Bildung eines zweiten Antikörpers (Ab-2), der entweder selbst oder als Immunkomplex (Ab-1-Ab-2) an T-Zellen binden und die maternale T-Zell-Antwort steuern kann. Bei fehlendem antigenem Reiz und sukzessive gestörter Produktion von Ab-2 findet die zytotoxische T-Zell-Antwort der Mutter ungestört statt.*

führt zu einer Unterdrückung wichtiger allogener Reaktionen der Mutter, z. B. die verminderte Produktion wachstumsstimulierender Zytokine und blockierender Antikörper.

Bezüglich der Korrelation zwischen HLA-Übereinstimmung und habituellen Aborten liegen unterschiedliche Arbeiten mit zum Teil widersprüchlichen Ergebnissen vor [9].

**Abb. 16-3**
*Theorie des Immunotropismus beim ungestörten Schwangerschaftsverlauf und beim Abort.*

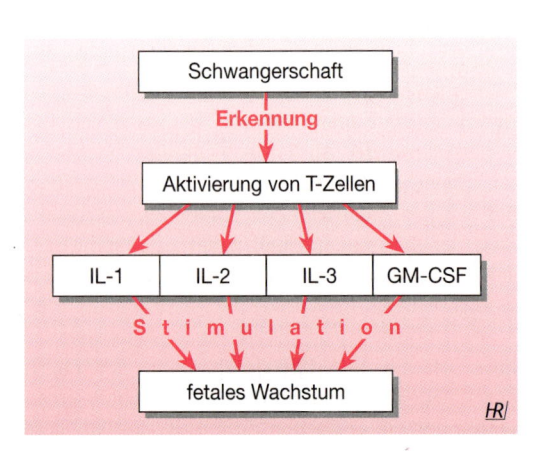

### 1.1.3 Theorie des Immunotropismus

Es wird vermutet, daß die Bedeutung des Immunotropismus vor allem in der Kontrolle der **fetalen Blutversorgung** besteht. Für die ungestörte Entwicklung des fetalen Transplantates spielen seine antigene Erkennung durch die Mutter und die dadurch ausgelöste Immunantwort eine entscheidende Rolle. Voraussetzung hierfür ist eine effiziente Kommunikation in der fetoplazentaren Einheit durch einen Informationsaustausch über Zytokine und Wachstumsfaktoren [17]. Nach der Theorie des Immunotropismus führt eine insuffiziente Immunantwort zu einer erhöhten Abortrate. Die Erkennung der fetalen antigenen Determinanten verläuft über maternale T-Zellen (Abb. 16-3). Tierexperimentelle Untersuchungen konnten zeigen, daß die Gabe von Anti-T-Zell-Antikörpern zu einer erhöhten Abortrate führt. Voraussetzung für eine erfolgreiche Schwangerschaft ist demnach das Gleichgewicht zwischen einer stimulierenden und einer blockierenden Immunantwort, die eine Transplantat-Abstoßungsreaktion durch maternale Effektorzellen unterdrückt.

Anhand ihrer **Zytokinprofile** können Th-Zellen in Th1- und Th2-Zellen differenziert werden. Bei unauffälligem Schwangerschaftsverlauf ist das Gleichgewicht zwischen Th1- und Th2-Zytokinen zugunsten der Th2-Immunantwort verschoben. Es kommt zur erhöhten Sekretion von IL-4, IL-5, IL-6, IL-10 und TNF-β und zur verminderten Sekretion der abortiven Zytokine IL-2, IFN-γ und TNF-α. Bei pathologischen Schwangerschaftsverläufen überwiegt eine Th1-abhängige Immunantwort.

### 1.1.4 Blockierende Antikörper

Neben der Induktion der Zytokinsekretion vermögen fetale Antigene die Produktion sog. blockierender Antikörper zu stimulieren. Es handelt sich hierbei um **spezifische IgG-Antikörper,** die sich an antigenspezifische Rezeptoren mütterlicher Lymphozyten binden und damit zytotoxische Reaktionen gegen embryonales und extraembryonales Gewebe verhindern. Eine weitere wichtige Funktion erfüllen blockierende Antikörper durch die Fähigkeit, Antigene des fetalen Allotransplantates zu maskieren. Dies erschwert die Erkennung durch maternale Lymphozyten. Trotz dieser Hypothese sind blockierende Antikörper jedoch teilweise bei Frauen mit habituellen Aborten nicht nachweisbar.

Nach einem anderen Mechanismus wirkt der **Progesteron-induced blocking factor (PIBF),** nämlich durch Induktion mütterlicher T-Suppressorzellen. Bei Patientinnen mit habituellen Aborten ist eine verminderte Konzentration von PIBF im peripheren Blut nachweisbar.

> *Voraussetzung für eine erfolgreiche Schwangerschaft ist das Gleichgewicht zwischen einer stimulierenden und einer blockierenden Immunantwort!*

## 1.1.5 Deziduale Faktoren

Auch die mütterliche Seite der fetomaternalen Grenzregion zeigt einige charakteristische Besonderheiten. So zeigt sich eine große Zahl sogenannter **Large Granulated Lymphocytes (LGLs)** nicht nur in der frühen Dezidua des I. Trimenons, sondern bereits in der sekretorischen Phase des Endometriums. Im weiteren Verlauf einer Schwangerschaft sind LGLs in der Dezidua fast nicht mehr nachweisbar. Die Akkumulation dieser Zellen in der Frühschwangerschaft bzw. der Präimplantationsphase spricht dafür, daß sie eine Rolle bei der Implantation der Eizelle und der frühen Entwicklung der Trophoblastzellen spielen.

Bei In-vitro-Untersuchungen zeigen LGLs zytotoxische Aktivität gegenüber verschiedenen Zellen, nicht aber gegen Trophoblastzellen [8]. Werden LGLs gemeinsam mit Interleukin 2 (IL-2) kultiviert, so kommt es zur Transformation in Lymphokin-aktivierte Killerzellen (LAK) mit der Fähigkeit, Trophoblastzellen zu zerstören.

## 1.1.6 Autoantikörper

Als ein möglicher Pathomechanismus des idiopathischen habituellen Abortes wird ein **Autoimmunmechanismus** diskutiert. Grundlage dieser Vermutung sind Beobachtungen, nach denen bei Patientinnen mit habituellen Aborten vermehrt antinukleäre, antimitochondriale und Anti-DNS-Antikörper gefunden werden.

## 1.1.7 Antiphospholipid-Antikörper

Seit Jahren wird beobachtet, daß bei Frauen mit Autoimmunerkrankungen wie Lupus erythematodes eine erhöhte Inzidenz zu habituellen Aborten besteht. Mittlerweile konnte gezeigt werden, daß Antiphospholipid-(APL-)Antikörper auch bei ansonsten asymptomatischen Patientinnen gehäuft auftreten. Während sie bei Frauen mit normalen Schwangerschaften nur in Einzelfällen nachweisbar sind, finden sie sich bei bis zu 50 % der Patientinnen mit habituellen Aborten. Diese Patientinnen zeigen gehäuft Thrombopenien und haben ein erhöhtes Risiko für arterielle und venöse Thrombosen. Diese Befundkonstellation ohne weitere Kriterien einer Kollagenose wird als **primäres Antiphospholipid-Syndrom** bezeichnet (Tab. 16-1). In Plazenten von Frauen mit APL-Antikörpern können vermehrt Infarkte nachgewiesen werden. Die Vermutung, daß APL-Antikörper ursächlich mit Schwangerschaftsverlusten assoziiert sind, wird weiter unterstützt durch tierexperimentelle Untersuchungen, in denen durch die Gabe von Serum von Frauen mit habituellen Aborten und nachweisbaren Antiphospholipid-Antikörpern auch bei schwangeren Mäusen Frühaborte induziert werden konnten. Man vermutet, daß es hier unter dem Einfluß von Antiphospholipid-Antikörpern zu einer Vaskulopathie der Spiralarterien und zu einer intervillösen Thrombose kommt, die letztendlich zu Plazentainfarkten führen.

Der **Lupus-Anticoagulant-Factor (LAC, Lupus-Antikoagulans)** gehört zu einer Gruppe von Antikörpern, die an Phospholipide binden. Diese Antikörper sind Anticardiolipin-IgG- oder -IgM-Antikörper, die im Verlauf der Gerinnungskaskade auf der Ebene des Prothrombin-Konversionskomplexes eingreifen. Weiterhin hemmen Anticardiolipin-Antikörper die Freisetzung von Arachidonsäure aus dem Endothel von Blutgefäßen. Hierdurch wird die Prostaglandinsynthese gestört, was die Aggregation von Thrombozyten erleichtert und zur Ausbildung von Plazentainfarkten führt (Abb. 16-4). In Untersuchungen waren 80 bis 90 % aller Schwangerschaften von Patientinnen mit nachweisbarem LAC mit Komplikationen wie Aborten, Wachstumsretardierung oder intrauterinem Fruchttod verbunden. Als Pathomechanismus wird

- keine anamnestischen Kriterien für definierte Kollagenosen
- Antikörper gegen Phospholipide
- verlängerte partielle Thromboplastinzeit (PTT)
- gehäuftes Vorkommen von Thrombopenien
- gehäuftes Vorkommen rezidivierender Spontanaborte
- gehäuftes Vorkommen intrauteriner Wachstumsretardierung

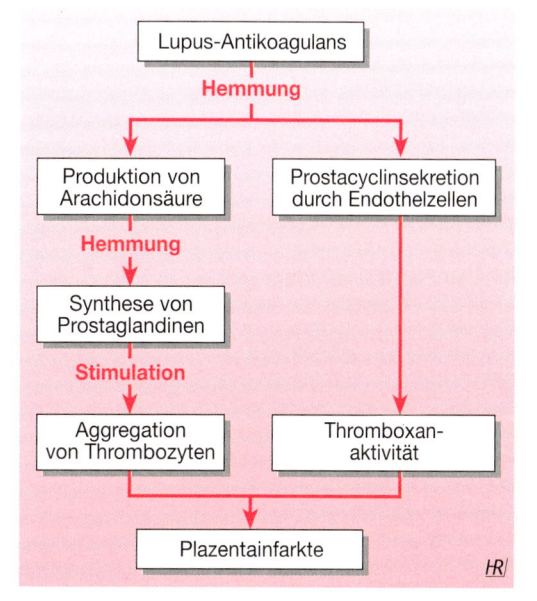

**Tabelle 16-1**
*Kennzeichen des primären Antiphospholipid-Syndroms*

**Abb. 16-4**
*Pathomechanismus des gestörten Schwangerschaftsverlaufs bei Frauen mit Antiphospholipid-Antikörpern.*

**Tabelle 16-2**
*Mögliche Hinweise auf immunologisch bedingten Abort in der Anamnese*

- drei oder mehr Aborte mit demselben Partner
- eine Lebendgeburt gefolgt von drei oder mehr Aborten mit demselben Partner
- anamnestischer Ausschluß von Autoimmunkrankheiten

*!! Die Diagnose des immunologischen Abortes setzt den Ausschluß aller sonstigen Abortursachen voraus!*

*! Der Nachweis verschiedener Autoantikörper korreliert mit der Neigung zu habituellen Aborten!*

*!!! Die HLA-Typisierung besitzt keine diagnostische Bedeutung!*

vermutet, daß LAC die **Prostacyclinproduktion** der Endothelzellen hemmt, was dann über eine Stimulation der Thromboxanaktivität zur Thrombosierung in der plazentaren Zirkulation führt.

Daneben konnte für eine ganze Reihe **anderer Autoantikörper** eine erhöhte Korrelation mit habituellen Aborten nachgewiesen werden.[!] Dies betrifft sowohl Autoantikörper gegen nukleäre Antigene wie Histone und Polynukleotide als auch organspezifische Antigene.

Beim **Nachweis** von Antiphospholipid-Antikörpern und LAC zeigen sich aufgrund größerer Standardisierungsprobleme erhebliche Abweichungen zwischen unterschiedlichen Laboratorien. Als gebräuchlichstes Antigen zum Nachweis von Antiphospholipid-Antikörpern empfiehlt sich Cardiolipin. Als Bezugseinheit für Anticardiolipin der IgG-Klasse wurde GPL-U/ml definiert. Das sensitivste Verfahren zur Identifikation des Lupus-Antikoagulans ist die Dilute Russels viper venom time (DRVVT). Bei Nachweis erhöhter Anticardiolipin-Antikörper (< 12,0 GPL-U/ml) sollte zunächst eine Kontrolle des Befundes nach sechs bis acht Wochen erfolgen. Bei Bestätigung der Werte bzw. einer verlängerten DRVVT sollte während der nächsten Schwangerschaft eine Therapie erfolgen.

## 1.2 Diagnose des immunologisch bedingten Abortes

Die Diagnose des immunologisch bedingten Abortes wird im Ausschlußverfahren gestellt. Das grundsätzliche Problem des immunologischen Abortes besteht darin, daß kein valides Verfahren zur Verfügung steht, mit dem diese Diagnose eindeutig gestellt werden kann. Vorbedingung zur Diagnosestellung ist die Erfüllung bestimmter anamnestischer Voraussetzungen (Tab. 16-2), nämlich mindestens drei aufeinanderfolgende Aborte im I. Trimenon oder eine initiale Lebendgeburt, gefolgt von mindestens drei Frühaborten in den weiteren Schwangerschaften. Zusätzlich müssen im Rahmen einer gezielten, obligatorischen Ausschlußdiagnostik alle übrigen Abortursachen ausgeschlossen werden[!!] (Tab. 16-3).

Die labordiagnostischen Maßnahmen zur Erkennung eines immunologischen Abortes versuchen zu differenzieren, ob der frühe Schwangerschaftsverlust die Folge einer gestörten oder insuffizienten Immunantwort gegenüber dem Fetus ist (Tab. 16-4). Obwohl Untersuchungen zur HLA-Übereinstimmung beider Elternteile beim habituellen Abort unterschiedliche, teilweise widersprüchliche Ergebnisse erbrachten, wurde von einigen Arbeitsgruppen eine erhöhte HLA-Übereinstimmung in mehreren HLA-Antigenen als diagnostisches Kriterium genutzt. Mittlerweile zeigte sich aber, daß die technisch aufwendige und kostenintensive **HLA-Typisierung** im Einzelfall keine diagnostische Bedeutung besitzt.[!!!]

Der Nachweis einer gestörten oder insuffizienten Immunantwort der Mutter gegenüber fetalen Antigenen erfolgt über den Nachweis **blockierender Antikörper**. Auch dieses Verfahren ist nicht unumstritten. Der Nachweis dieser Antikörper wird zwar allgemein als Kontraindikation einer Immuntherapie angesehen, deren Ziel ja die Induktion dieser Antikörper sein soll; umgekehrt ist jedoch der fehlende Nachweis allein auch nicht zur Diagnose eines immunologischen Abortes geeignet. Eine Nachweismöglichkeit blockierender Antikörper in Form lymphozytotoxischer Antikörper gegen paternale Lymphozyten besteht in der gemischten Lymphozytenkultur (MLC). Alternativ wurde von einigen Gruppen der Erythrocyte agglutination inhibition (EAI) test propagiert. Im EAI-Test werden IgG-sensibilisierte Schaferythrozyten mit paternalen B-Zellen inkubiert, wobei Erythrozytenagglutinate gebildet werden. Durch Zugabe maternalen Serums kann eine Hemmung dieser Agglutination erreicht werden. Beide Tests zeigen zwar eine verminderte Inzidenz dieser Antikörper bei habituell abortierenden Frauen, doch gibt es einen unterschiedlich hohen Prozentsatz von Frauen, bei denen sie auch nach erfolgreich durchlaufenen Schwangerschaften nicht nachweisbar sind.

Das Problem besteht somit vor allem in der **mangelnden Spezifität** der Testverfahren, die darin begründet ist, daß blockierende Faktoren bislang zwar vielfach postuliert, aber noch nicht charakterisiert und definiert sind. Der EAI-Test wird zudem offenbar durch eine große Reihe zytotoxischer und nicht-zytotoxischer Antikörper beeinflußt, so daß bis zum heutigen Tag nicht eindeutig

**Tabelle 16-3**
*Obligatorische Diagnostik zur Abklärung des habituellen Abortes*

- Erhebung des gynäkologischen Status
- Abklärung des uterinen Faktors mittels Hysteroskopie
- Chromosomenanalyse beider Eltern
- Anticardiolipin-Antikörper
- Lupus-Antikoagulans
- Abklärung einer Thrombophilie

geklärt werden konnte, was mit der Hemmung der Erythrozytenagglutination genau gemessen wird.

### 1.3 Grundlagen und Möglichkeiten einer Therapie immunologisch bedingter Aborte

Noch in den 40er Jahren wurde die **Prognose** von Patientinnen mit habituellen Aborten als sehr schlecht dargestellt. Malpas [19] beschrieb 1938 für diese Patientengruppe eine Wahrscheinlichkeit von 73 %, erneut einen Abort zu erleiden. In der Folge wurden alle therapeutischen Konzepte mit einer Erfolgsrate zwischen 50 und 70 % als erfolgreich angesehen, oft empfohlen, aber in keiner prospektiven plazebokontrollierten Studie untersucht. Inzwischen gilt eine spontane Livebirth-Rate von ca. 70 % bei Patientinnen mit drei konsekutiven Aborten als realistisch.[1] Während also die Prognose für die meisten Patienten wesentlich günstiger ist als ursprünglich angenommen, hat die beschriebene historische Entwicklung möglicherweise die Entwicklung effektiver **Therapieformen** für die Minderheit der Patienten mit schlechter Prognose behindert. Daneben gibt es deutliche Hinweise dafür, daß eine Interventionstherapie im Sinne des „Tender-loving-care"-Konzeptes [26] die Prognose von Patientinnen mit habituellen Aborten (WSA) zu bessern vermag.

#### 1.3.1 Therapie mit Aspirin und Heparin bei Antiphospholipid-Syndrom

Die Grundlage der Antikoagulanzientherapie bei Patientinnen mit habituellen Aborten basiert auf der Beobachtung, daß bei WSA-Patientinnen eine erhöhte Prädisposition gegenüber Plazentainfarkten besteht. Die Gabe von niedrigdosierter Acetylsalicylsäure (ASS 60–100 mg/die) vermag die Thromboxanproduktion zu unterdrücken, ohne den Prostacyclinmetabolismus zu beeinträchtigen. Die Behandlung der WSA-Patientinnen mit ASS erfuhr eine weite Verbreitung. Plazebokontrollierte randomisierte Studien zum Nutzen der ASS-Therapie existieren jedoch nicht. In sechs verschiedenen prospektiven, nicht randomisierten Untersuchungen [5], in denen Patientinnen mit APL-Antikörpern mit und ohne ASS-Therapie verglichen wurden, konnten keine statistischen Unterschiede zwischen beiden Gruppen nachgewiesen werden.

Ein neuer Therapieansatz leitet sich vom Einfluß der APL-Antikörper auf das Gerinnungssystem ab. Patientinnen mit persistierenden APL-Antikörpern der IgG-Klasse haben ohne Therapie eine außerordentlich ungünstige Prognose, das Risiko eines weiteren Schwangerschaftsverlustes liegt für sie bei ca. 80 %. Diese Patientinnen werden von Beginn der Schwangerschaft an bis nach der Geburt mit **Low-dose-Heparin** behandelt. Das Heparin wurde in unterschiedlichen Untersuchungen sowohl als Monotherapie als auch in Kombination mit niedrigdosierter ASS eingesetzt. Hierbei konnte eine Rate lebend geborener Kinder von 74 bis 88 % erreicht werden. Zur Vermeidung potentieller Nebenwirkungen der Heparintherapie sind zu Beginn engmaschige Thrombozytenkontrollen indiziert. Die Risiken und Nebenwirkungen der Heparintherapie scheinen durch Verwendung niedermolekularer Heparine, die mittlerweile in der Schwangerschaft zugelassen sind, reduziert zu sein.

Neuerdings werden bei WSA-Patientinnen mit APL-Antikörpern Untersuchungen zur Wirksamkeit gepoolter polyvalenter **Immunglobulinpräparate** durchgeführt. Neue Daten zeigen, daß die Therapie mit Immunglobulinpräparaten während der Schwangerschaft mit APL-Syndrom eine effektive Behandlung darstellt. Die Therapie bei Nachweis von Lupus-Antikoagulans oder Anticardiolipin-Antikörpern ist in Tabelle 16-5 dargestellt. Ergebnisse prospektiv randomisierter Untersuchungen liegen jedoch noch nicht vor.

**Tabelle 16-4**
*Immundiagnostik beim habituellen Abort*

- Crossmatch nach zytotoxischen Antikörpern gegen T- und B-Lymphozyten und Monozyten des Partners
- EAI-Test gegen B-Lymphozyten des Partners
- gemischte Lymphozytenkultur (MLC)

[1] *Bei Patientinnen mit drei Aborten beträgt die Wahrscheinlichkeit einer erfolgreichen Schwangerschaft 70 %!*

**Tabelle 16-5**
*Therapie bei Nachweis von Antiphospholipid-Syndrom (APS)*

| | |
|---|---|
| Bei APS und intrauterinem Fruchttod oder habituellen Aborten in der Anamnese: ASS low-dose (60 mg/die) und/oder prophylaktische Heparinisierung mit 15 000 bis 20 000 IE/die oder äquivalente Dosis niedermolekulares Heparin | Therapiebeginn mit Feststellung der Schwangerschaft bis zur Entbindung |
| Bei APS ohne Aborte / ohne Thrombose in der Anamnese: Optimale Therapie nicht gesichert, daher keine Therapie oder Low-dose-Aspirin | |
| Experimenteller Ansatz: Immunglobuline 400 mg/kg KG, Wiederholung alle 28 Tage | Therapie vom Beginn der Schwangerschaft bis zur 24. SSW |

### 1.3.2 Immuntherapie

Obwohl der immunologische Pathomechanismus des Abortes noch kontrovers diskutiert wird, wurde eine große Zahl immuntherapeutischer Konzepte entwickelt, deren übereinstimmendes Prinzip in einer **Stimulation des afferenten Armes des mütterlichen Immunsystems** besteht.

#### Aktive Immuntherapie

Das Prinzip der aktiven Immuntherapie basiert auf dem Konzept, durch eine andere Art der Präsentation paternaler Antigene eine schwangerschaftsprotektive Immunantwort der Mutter auszulösen. Dieses Konzept konnte tierexperimentell in Studien an Mäusen bestätigt werden, wo nach einer Immuntherapie eine deutlich gesteigerte deziduale Suppressorzellaktivität nachgewiesen werden konnte. Bezüglich der immunologischen Grundlagen der Therapie existieren verschiedene Modelle.

Die erste aktive Immunisierung durch Applikation **allogener Leukozyten** erfolgte nach Studien durch Taylor und Faulk [28]. Ihrer Theorie zufolge sollte durch Verwendung von Fremdspenderlymphozyten eine Immunantwort der Mutter gegen TLX-Antigene der Fremdspender induziert werden, von denen man sich eine Kreuzreaktivität mit paternalen Lymphozyten erhoffte. Grundlage dieser Hypothese war die Annahme, daß bei einer Übereinstimmung der Partner in mehreren TLX-Antigenen fetale TLX-Antigene durch das maternale Immunsystem nicht erkannt werden und somit keine schwangerschaftsprotektive Immunantwort ausgelöst werden kann.

In **nachfolgenden Untersuchungen** wurden zunächst diese hypothetischen Grundlagen übernommen. Die Arbeitsgruppe um Beer et al. [1] ging davon aus, daß bei einer erhöhten Histokompatibilität zwischen Mutter und Fetus die Stimulation der maternalen Immunantwort nicht ausreicht und die protektive maternale Immunantwort daher unzureichend ist. In der Mehrzahl der durchgeführten Studien wurde die Therapie Patientinnen mit habituellen Frühaborten im I. Trimenon angeboten. In einigen Untersuchungen wurden ausschließlich Patientinnen mit primären Aborten und/oder nicht nachweisbaren Autoantikörpern berücksichtigt. Zumeist erfolgte die intradermale Applikation entsprechend präparierter Lymphozyten des Partners. Die Rate erfolgreich ausgetragener Schwangerschaften nach aktiver Immunisierung reicht von 50% [24] bis 88% [31].

Eine **Metaanalyse** aller plazebokontrollierten Studien zum Nutzen einer Immuntherapie mit allogenen Lymphozyten wurde 1994 von der American Society for Reproductive Immunology durchgeführt. Hierbei zeigten sich knapp signifikant bessere Ergebnisse bei den Patientinnen mit paternaler Leukozytenimmunisierung. Hieraus ließ sich ein prozentualer Anstieg der Lebendgeburten im Vergleich zur Kontrollgruppe von 8% errechnen, der aber nur die Patientinnen mit primären habituellen Aborten betraf. Diese geringe Verbesserung der Ergebnisse muß man gegen die gute Prognose der Patientinnen ohne therapeutische Intervention abwägen.

Die **Indikation** zur Immuntherapie sollte, wenn überhaupt, nur bei Patientinnen mit mindestens drei aufeinanderfolgenden Aborten im I. Trimenon und keiner über die 14. Schwangerschaftswoche ausgetragenen Schwangerschaft erfolgen.[1] Voraussetzung ist der Ausschluß anderer Abortursachen. Im Rahmen der immunologischen Diagnostik wird zunächst im Crossmatch nach zytotoxischen Antikörpern gegen paternale Lymphozyten gesucht. Zum Nachweis Fc-blockierender Faktoren wird im EAI-Test das Patientenserum gegen B-Lymphozyten getestet. Vor Beginn der Therapie erfolgt ein Infektionsausschluß der Partner durch Bestimmung von CMV-, HIV- und HbS-Antigen. Für die Immuntherapie werden mittels Dichtegradienten-Zentrifugation die Lymphozyten des Partners aus 50 ml Blut isoliert, gewaschen und resuspendiert in zehn bis zwölf Quaddeln am Unterarm intrakutan appliziert. Anschließend wird die Patientin bei negativer CMV-Antigen-Bestimmung zur Schwangerschaft geraten. Unmittelbar nach Verifizierung einer Gravidität erfolgt eine Auffrischimpfung in der 6. bis 8. Schwangerschaftswoche.

#### Passive Immuntherapie

Als Alternative zur aktiven Immunisierung mit allogenen Lymphozyten wurde in verschiedenen Untersuchungen die passive Immuntherapie mit **Immunglobulinen** geprüft. In drei plazebokontrollierten Studien zeigte sie ähnliche therapeutische Effekte wie die aktive Immunisierung. Immunglobuline besitzen eine Reihe immunologischer Eigenschaften, die eine potentielle Wirksamkeit auch bei der Behandlung des immunologisch bedingten Abortes nahelegen. Hierzu gehören die Blockade von Fc-Rezeptoren, die Komplementbindung und die Induktion von Suppressorzellen. Der Vorteil der Immunglobulintherapie im Vergleich zur aktiven Immuntherapie ist der gleichzeitige Einfluß auf die Konzentration von zirkulierenden Autoantikörpern. Die bisherigen Erfahrungen mit dem Einsatz der passiven Immunthe-

---

[1] *Die Indikation zur aktiven Immuntherapie muß streng gestellt werden. Voraussetzungen sind der Ausschluß aller anderen Abortursachen und eine kritische Diskussion mit der Patientin!*

rapie sind daher vielversprechend, aufgrund der widersprüchlichen Ergebnisse der bisherigen Studien sind jedoch weitere plazebokontrollierte Untersuchungen notwendig.

Bislang wurden drei größere **Untersuchungen** zur Wirksamkeit einer Therapie mit intravenösen Immunglobulinen durchgeführt. Hierbei zeigten sich widersprüchliche Ergebnisse, die sich aus dem unterschiedlichen Design der jeweiligen Studien erklären. So zeigte eine Untersuchung der German RSA/IVIG Group [29] in der Therapiegruppe eine Rate erfolgreich ausgetragener Schwangerschaften von 74 gegenüber 70 % in der Plazebogruppe. Wesentlich größere Unterschiede zwischen Therapie- und Kontrollgruppe zeigte hingegen eine Untersuchung von Coulam et al. [6] mit einer Erfolgsrate von 62 gegenüber 34 %. In die deutsche Untersuchung wurden nur Patientinnen mit Frühaborten vor der 16. Schwangerschaftswoche mit nachweisbarer Herzaktion im Ultraschall eingeschlossen und einer Therapie zugeführt. Patientinnen mit habituellen Aborten in der Frühschwangerschaft und nachweisbarer fetaler Herzaktion haben jedoch per se eine Chance von ca. 70 %, eine Schwangerschaft erfolgreich auszutragen. In der Studie von Coulam et al. begann die Immunglobulintherapie bereits Monate vor der Konzeption und wurde in der Frühschwangerschaft fortgesetzt. Diese Untersuchung beinhaltete also auch Patientinnen mit sehr frühen Aborten, was die deutlich niedrigere Schwangerschaftsrate in der Plazebogruppe erklären würde. Die deutliche Steigerung der Erfolgsrate in der Verumgruppe spricht für mögliche Erfolge einer präkonzeptionellen Therapie zur Prävention sehr früher Aborte.

### Zukünftige Möglichkeiten

Wie bereits beschrieben, spielen Zytokine als Mediatoren immunologischer Vorgänge eine wichtige Rolle im Rahmen der Immuntoleranz gegenüber dem Fetus. Neuere Ansätze zur Immuntherapie habitueller Aborte versuchen daher, die **Zytokinkaskade** direkt zu beeinflussen. In tierexperimentellen Untersuchungen konnte gezeigt werden, daß bei schwangeren Mäusen durch Injektion von rekombinantem IL-10 Aborte verhindert werden konnten. Umgekehrt führte die Injektion von Anti-IL-10-Antikörpern zu einem Anstieg der Abortrate. Auch durch Gabe von Wachstumsfaktoren wie GM-CSF können zumindest tierexperimentell Aborte verhindert werden. Hierdurch werden natürliche Suppressorzellen im Knochenmark zur Sekretion von TNF-β angeregt, das seinerseits die Aktivierung von NK- und die Generierung von LAK-Zellen und Makrophagen an der fetomaternalen Kontaktstelle hemmt.

### Risiken und Nebenwirkungen der Immuntherapie

Während die passive Immuntherapie lediglich mit den üblichen Risiken eines kommerziell erhältlichen Immunglobulinpräparates verbunden ist, bestehen bei Durchführung der **aktiven Immuntherapie** eine Reihe potentieller Risiken.

Das größte Risiko für die **Mutter** besteht bei der aktiven Immuntherapie in der potentiellen Übertragung von Infektionen, insbesondere mit Hepatitis B, Zytomegalie und HIV. Durch die Immunisierung mit Partnerlymphozyten und entsprechende serologische Untersuchungen kann dieses Risiko jedoch auf ein vertretbares Minimum reduziert werden. Weiterhin besteht das potentielle Risiko, daß durch die gewünschte Induktion lymphozytotoxischer Antikörper das Abstoßungsrisiko bei eventuellen späteren Organtransplantationen erhöht ist. Auch dieses Risiko erscheint bei Immunisierungen mit Partnerlymphozyten vernachlässigbar, da bis zu 60 % aller Schwangeren bereits per se zytotoxische Antikörper gegen paternale Lymphozyten entwickeln. Theoretisch kann nicht ausgeschlossen werden, daß durch Applikation allogener Lymphozyten eine Aktivierung des Immunsystems derart erfolgt, daß hierdurch latente Autoimmunerkrankungen, wie z. B. ein Lupus erythematodes, exazerbieren. In den bislang vorliegenden Studienergebnissen ist jedoch auch bei Frauen mit erhöhten Titern antinukleärer Antikörper nicht über erhöhte Erkrankungsraten berichtet worden.

Im Rahmen der aktiven Immunisierung mit Lymphozyten können immunkompetente maternale Zellen in den fetalen Kreislauf gelangen, dort überleben und im Sinne einer Graft-versus-host-Reaktion zu einer immunologischen Reaktion gegen das **Kind** führen, die sich klinisch als Wachstumsretardierung oder Immundefekt bemerkbar machen kann.[1] Weltweit wurden bislang im Rahmen von Studien mehrere tausend Patientinnen mit habituellen Aborten immunisiert, wobei keine erhöhte kindliche Komplikationsrate beobachtet werden konnte.

### Psychosomatische Aspekte

Die Erfolgsraten der aktiven Immuntherapie habitueller Aborte sind in den einzelnen Arbeitsgruppen relativ einheitlich, unabhängig davon, ob Partner- oder Fremdlymphozyten zur Immunisierung verwendet wurden. Dies erscheint erstaunlich im

[1] *Risiken der aktiven Immuntherapie sind nicht endgültig geklärt. Potentielle Gefahren für die Mutter sind Übertragung von Infektionen, für das Kind eine Graft-versus-host-Reaktion mit Immundefekt oder Wachstumsretardierung!*

Hinblick auf die unterschiedlichen Hypothesen, die diesen Therapien zugrunde liegen. Der TLX-Hypothese zufolge müßte eine Immunisierung mit paternalen Lymphozyten erfolglos sein, umgekehrt sollte bei einer postulierten Partnerspezifität der Immunantwort eine Fremdspenderimmunisierung ohne Erfolg sein. Die Frage, ob die Immuntherapie des habituellen Abortes eine erfolgreiche Therapie oder ein Plazeboeffekt ist, wird intensiv diskutiert. Die Bedeutung einer empathischen Betreuung von Abortpatientinnen im Rahmen weiterer Schwangerschaften konnte bereits 1983 in einer Studie von Stray-Pedersen [18] belegt werden. Patientinnen mit habituellen Aborten wurden in der nachfolgenden Schwangerschaft neben wöchentlichen Untersuchungen und Bettruhe zusätzlich engmaschig psychisch betreut. Diese begleitende Therapie wurde als „Tender loving care" umschrieben. Durch diese Maßnahmen trugen 86% aller Patientinnen die Schwangerschaft erfolgreich aus. In der unbehandelten Kontrollgruppe betrug die Erfolgsrate lediglich 3%.

## 2 Schwangerschaftsinduzierte Hypertonie

### 2.1 Theorien einer immunologischen Genese

Da die schwangerschaftsinduzierte Hypertonie (SIH, Präeklampsie) gehäuft bei Patientinnen mit Autoimmunerkrankungen [13] wie dem Lupus erythematodes auftritt, wird bereits seit einiger Zeit die Hypothese einer immunologischen Genese oder Beteiligung der Erkrankung vertreten. Untersuchungen führten zu dem Schluß, daß es sich bei der Präeklampsie um einen **Defekt in den Immuntoleranzmechanismen** handelt, die bei einer normalen Schwangerschaft die Invasion der Trophoblastzellen in das mütterliche plazentare Gewebe ermöglichen.

Eine wichtige Rolle in diesem Zusammenhang spielt die Produktion **blockierender Antikörper.** Diese im Serum schwangerer Frauen nachweisbaren Faktoren vermögen eine Reihe von T-Zell-abhängigen Funktionen zu blockieren [20]. Eine erhöhte Produktion blockierender Antikörper, wie sie z.B. bei Mehrgebärenden zu beobachten ist, scheint die Plazenta zu schützen. Diese Mechanismen erklären epidemiologische Beobachtungen wie die erhöhte Inzidenz der Erkrankung bei Erstgraviden oder bei Mehrgraviden nach Partnerwechsel [22]. Die gleichen Befunde zeigen sich bei Patientinnen mit regelmäßigen Kohabitationen während einer bestehenden Schwangerschaft [27]. Derartige Untersuchungen legen den Schluß nahe, daß die Exposition gegenüber Fremd- oder paternalen Antikörpern eine gewisse Schutzfunktion gegenüber der Entwicklung einer Präeklampsie darstellt.

Von pathophysiologischer Bedeutung scheint auch die **Antigenmenge** zu sein. So ist bei Frauen mit Zwillingsschwangerschaften und Trophoblasterkrankungen, die immunologisch als Antigenüberschuß interpretiert werden können, das Gestoserisiko erhöht. Eine erniedrigte Prävalenz der Präeklampsie zeigt sich hingegen bei Patientinnen, bei denen eine frühere Sensibilisierung, z.B. in Form einer heterologen Bluttransfusion durchgeführt worden war [21].

Das plazentare Bett stellt eine einzigartige immunologische Umgebung dar, die gekennzeichnet ist durch Koexistenz zweier antigenetisch unterschiedlicher Gewebe. Untersuchungen haben gezeigt, daß es im Verlauf einer Schwangerschaft zu umfangreichen **immunologischen Veränderungen** kommt. So nimmt der Anteil von T-Lymphozyten, insbesondere der CD-4-positiven T-Helferzellen, im peripheren Blut ab. Gleichzeitig kommt es zu einem Anstieg der CD-8-positiven T-Suppressorzellen, was eine Verminderung des Helferzell-Suppressorzell-Verhältnisses zur Folge hat [7]. Eine wichtige Rolle für die Modulation von Immuntoleranzmechanismen scheinen lokale Veränderungen in der Plazenta zu spielen [2]. Hier befindet sich eine große Zahl immunkompetenter Zellen, die für die plazentare Produktion von Antikörpern und Zytokinen verantwortlich ist. Unter den immunkompetenten Zellen scheint die Gruppe der „Large granular lymphocytes" eine wichtige Rolle zu spielen. Diese Lymphozyten mütterlicher Herkunft finden sich bereits in der Frühschwangerschaft in hoher Konzentration in der Dezidua.

### 2.2 Zellvermittelte Immunantwort

Im Rahmen der Präeklampsie werden sowohl der Trophoblast als auch die maternale Endothelzelle zum potentiellen Ziel für die mütterliche zelluläre Immunabwehr, da der in die mütterliche Dezidua vorwachsende Trophoblast und die Spiralarterien für den mütterlichen Organismus schließlich semiallogenes Gewebe sind. Das mütterliche Gefäßendothel ist zwar immunologisch isogenes Gewebe, als ausgedehnte Barriere zwischen zirkulierenden Immunozyten und dem peripheren Gewebe jedoch häufiges Ziel von Immunkomplexen und Autoantikörpern. Die eigentlichen Mechanismen, die während einer Schwangerschaft zu der **erhöhten**

**Endothelvulnerabilität** führen, sind bislang nicht bekannt. Die erhöhte Exazerbation von Kollagenosen in der Schwangerschaft sowie die erhöhte Sensibilität gegenüber Antiphospholipid-Antikörpern verdeutlichen zumindest die ausgedehnten hämodynamischen, auto- und parakrinen Veränderungen, die sich im Laufe einer Schwangerschaft abspielen. Verantwortlich für den immunologisch privilegierten Status der Plazenta ist die Expression des immunologisch neutralen HLA-G-Antigens. Dieses ermöglicht der invasiven Trophoblastzelle, unter Erhalt wichtiger Zell-Zell-Kontakte einer mütterlichen Immunantwort zu entgehen.

### 2.2.1 HLA und Präeklampsie

Zur Bestätigung der immunologischen Genese der Präeklampsie tragen eine Reihe weiterer Befunde bei. So findet man bei Müttern mit Präeklampsie eine erhöhte HLA-Homozygotie. Weiterhin besteht eine Assoziation zwischen dem Nachweis von HLA-DR4 und dem Auftreten einer Präeklampsie [23]. Es wird vermutet, daß **HLA-DR4** im Sinne eines Immunantwortgens wirksam ist und im Falle der Homozygotie eine gestörte Immunantwort der Mutter gegenüber fetalen Antigenen bewirkt. Untersuchungen konnten zeigen, daß das größte Risiko für das Auftreten einer Präeklampsie dann besteht, wenn eine mütterliche Sensibilisierung gegenüber fetalen HLA-DR-Antigenen unterbleibt.

Diese Beobachtung führte zu folgender **Hypothese** [32]: Kommt es zur verminderten Produktion antipaternaler Antigene und einer verminderten lokalen Unterdrückung einer Abstoßungsreaktion, dann passieren mütterliche allogene HLA-DR-Antigene die Plazentaschranke, und es kommt zur Auslösung einer fetalen Immunreaktion mit Produktion von Antikörpern gegen die mütterlichen HLA-DR-Antigene. Diese IgG-Antikörper passieren dann erneut die Plazentaschranke, wo es auf mütterlicher Seite nun zur Bildung von Antikörpern gegen paternale Antigene und zur lokalen Zytokinproduktion kommt. Fetale und maternale Antikörper bilden Immunkomplexe aus, wenn diese präzipitieren, kommt es zur Aktivierung der Komplementkaskade. Ablagerungen von Komplement, Immunkomplexen und Fibrin führen zu einer Lumeneinengung uteroplazentarer Gefäße. Derartige Ablagerungen können auch in anderen Gefäßen des mütterlichen Organismus gefunden werden, z. B. in Niere oder Leber.

### 2.2.2 Zytokine bei Präeklampsie

Die für inflammatorische Prozesse verantwortlichen Zytokine, Tumornekrosefaktor-$\alpha$ (TNF-$\alpha$) und Interleukin 1$\beta$ (IL-1$\beta$) spielen bekanntermaßen eine Rolle bei der Ausbildung einer endothelialen Dysfunktion. Für TNF-$\alpha$ konnten in Untersuchungen bereits direkte zytotoxische Effekte auf die Endothelzelle nachgewiesen werden [25]. Beide Substanzen führen außerdem zu einer verminderten Expression von Thrombomodulin in der Membran der Endothelzellen, so daß eine erhöhte lokale Zytokinkonzentration zu einer **verstärkten Koagulation** führen kann. Der Mechanismus verläuft über eine Störung der Interaktion zwischen der antikoagulatorischen Funktion des Thrombomodulins und dem Protein C. Die Synthese dieser Zytokine konnte bereits an Trophoblastzellen der normalen Plazenta nachgewiesen werden [4].

## 3 Vorzeitige Wehentätigkeit und Frühgeburtlichkeit

Die vorzeitige Wehentätigkeit wird auf den Einfluß verschiedener Prostaglandine, speziell Prostaglandin $E_2$ und $F_2$, zurückgeführt. Der eigentliche Mechanismus der lokalen uteroplazentaren Prostaglandinproduktion ist in wesentlichen Teilen bekannt. Unbekannt ist jedoch, wodurch die metabolische Kaskade ausgelöst wird, die zur lokalen Freisetzung von Arachidonsäure, zur Aktivierung entsprechender Enzyme und über die Synthese von Prostaglandinen letztlich zur Induktion der vorzeitigen Wehentätigkeit führt (Abb. 16-5).

Eine wesentliche auslösende Funktion wird dem Interleukin 1 (IL-1) zugeschrieben. IL-1 und **weitere Zytokine** wie das TNF-$\alpha$ können vermehrt im Fruchtwasser von Frauen mit vorzeitiger Wehentätigkeit gefunden werden. Die Bedeutung der unterschiedlichen Zytokine bei der Pathophysiolo-

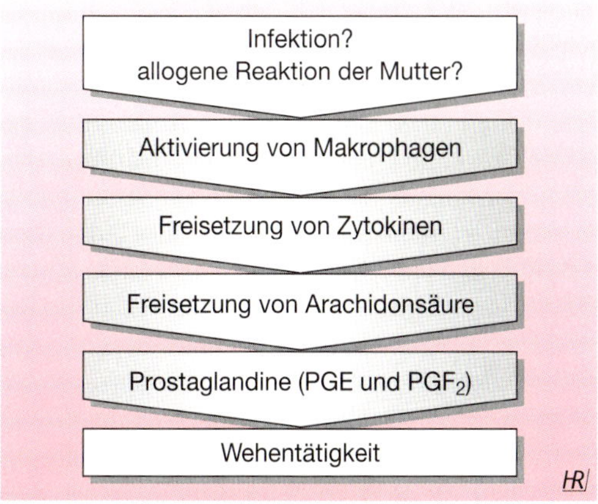

**Abb. 16-5**
*Immunologische Genese der vorzeitigen Wehen.*

gie der vorzeitigen Wehentätigkeit wird durch eine große Zahl unterschiedlicher Beobachtungen unterstrichen. Bei Applikation von IL-1 auf deziduale und myometrane Zellen kommt es zu einer gesteigerten Prostaglandinproduktion. Interleukin 2 (IL-2) verstärkt den Gewebefaktor in der Plazenta, der die Gerinnungskaskade und damit die Fibrinbildung auslöst. Die Bildung von Fibrin wiederum stimuliert die Umwandlung von Plasminogen zu Plasmin. **Plasminogen** wird ursächlich mit der Entstehung eines vorzeitigen Blasensprungs in Verbindung gebracht. Nach spontanem vorzeitigem Blasensprung findet man im Amnionepithel hohe Konzentrationen von Plasminogen. Anders ist die Situation bei iatrogen geöffneten Fruchtblasen. Hier ist die Plasminogenkonzentration wie auch in den Fällen, in denen eine vorzeitige Wehentätigkeit dem Blasensprung vorausgeht, deutlich geringer. Möglicherweise stellt die Produktion von Plasminogen das entscheidende Ereignis in der Pathophysiologie des vorzeitigen Blasensprungs dar, da Plasminogen ausgeprägte proteolytische Aktivitäten besitzt, die für die Auflösung des Chorions verantwortlich gemacht werden.

**IL-1** ist somit wesentlich an der Induktion der Vorgänge beteiligt, die schließlich zur Auflösung der Fruchthöhle und damit zum Blasensprung führen. Faktoren, die zu einer verstärkten IL-1-Produktion führen, sind letztlich damit auch für die Entstehung eines vorzeitigen Blasensprungs verantwortlich. Zu diesen Ursachen gehören Infektionen, die über eine Stimulierung der Makrophagen zu einer erhöhten IL-1-Sekretion führen. Dennoch ist die Bedeutung der Infektion in der Ätiologie des vorzeitigen Blasensprungs nicht endgültig geklärt. Es ist unklar, ob die frühe Amnionitis Ursache oder Folge des Blasensprungs ist.

**Weitere Faktoren,** die in einen Zusammenhang mit der Entstehung der vorzeitigen Wehentätigkeit gebracht werden, sind noch immer Gegenstand der Diskussion. Zu ihnen gehört das Major basic protein (MBP), das von Trophoblastzellen gebildet wird. MBP kann einige Wochen vor dem Auftreten einer vorzeitigen Wehentätigkeit im Serum nachgewiesen werden und stimuliert die Produktion von IL-1 und plättchenaktivierendem Faktor. Auch Dehydroepiandrosteronsulfat (DHEA-S), das in der fetalen Leber produziert wird und dessen Serumspiegel vor dem Auftreten von Wehen ansteigt, wird in einen ursächlichen Zusammenhang mit der Entstehung vorzeitiger Wehen gebracht. Die Konzentration von DHEA-S und Estriol im Fruchtwasser nimmt ab der 34. Schwangerschaftswoche signifikant zu. Möglicherweise führt die erhöhte Östrogenkonzentration zu einer Freisetzung von MDP aus dem Trophoblasten, was letztlich die Sekretion von plättchenaktivierendem Faktor und IL-1 stimuliert.

## 4 Trophoblasterkrankungen

Bei der immunologischen Betrachtung der Schwangerschaft sind Trophoblasterkrankungen von besonderem Interesse, da bei diesen genetischen Untersuchungen zufolge das Gewebe vollständig vom Vater stammt und damit für das mütterliche Immunsystem komplett allogen ist. Das **Chorionkarzinom** stellt das einzige natürliche Beispiel eines allogenen Tumors dar, der in einem histoinkompatiblen Wirt wächst und metastasiert. Vielfältige immunologische Untersuchungen lassen erwarten, daß Trophoblasterkrankungen bei der Mutter die gleichen immunologischen Reaktionen induzieren wie eine normale Schwangerschaft. Tatsächlich finden sich diese Befunde beim Chorionkarzinom nicht. Obwohl Trophoblasterkrankungen keine HLA-Klasse-1-Antigene exprimieren, findet man ungewöhnlich hohe Serumspiegel antipaternaler HLA-Alloantikörper, so daß die Quellen der antigenen Sensibilisierung möglicherweise Stromazellen der plazentaren Chorionvilli sind. Man findet bei Patientinnen mit Chorionkarzinomen eine erhöhte HLA-Kompatibilität der Partner, wobei auch die Abhängigkeit vom Blutgruppensystem eine immunologische Ursache nahelegt. So ist die Inzidenz des Chorionkarzinoms bei Partnerschaften zwischen Frauen mit Blutgruppe A und Männern mit Blutgruppe 0 erhöht, während AB0-kompatible Partner offenbar relativ vor der Entstehung eines Chorionkarzinoms geschützt sind. Da der Trophoblast selbst keine AB0-Blutgruppenantigene exprimiert, vermutet man die Beteiligung eines mit dem AB0-System assoziierten Gens.

# Schlußbetrachtung und Ausblick

Die Schwangerschaft stellt für den mütterlichen Organismus eine spezielle Situation dar, die keine Toleranzreaktion im eigentlichen Sinne ist, sondern das Ergebnis einer aktiven immunologischen Auseinandersetzung zwischen der Mutter und dem sich entwickelnden Fetus. Eine große Anzahl von

Daten belegt das Modell des Feten als Transplantat. Störungen der mütterlichen schwangerschaftsprotektiven Reaktionen können in Zusammenhang mit Störungen im Schwangerschaftsverlauf gebracht werden. Hierzu gehören insbesondere der immunologisch bedingte Abort, die schwangerschaftsinduzierte Hypertonie, die vorzeitige Wehentätigkeit und spezielle Aspekte der Frühgeburtlichkeit. Doch trotz einer großen Zahl von Einzelbeobachtungen ist das Konzept in sich noch nicht schlüssig. Insbesondere bei den habituellen Aborten fallen die Widersprüche im Konzept des „Feten als Transplantat" auf. Die Widersprüche beginnen damit, daß die Herkunft der postulierten antigenen Sensibilisierung der Mutter unklar ist. Da der Trophoblast keine HLA-Klasse-I- oder -II-Antigene exprimiert, ist die Induktion einer T-Zell-abhängigen zytotoxischen Reaktion hiergegen ausgeschlossen. Auch der fehlende Nachweis blockierender Antikörper bei Frauen mit erfolgreichen Schwangerschaften oder der ungestörte Schwangerschaftsverlauf bei immunsupprimierten Frauen erscheint schwer verständlich. Häufig ist unklar, welche praktischen Konsequenzen aus den unterschiedlichen Beobachtungen folgen. Die einzige tatsächliche klinische Konsequenz hat sich bislang bezüglich der Immuntherapie des habituellen Abortes ergeben, ohne daß die klinische Wertigkeit exakt definiert werden konnte. Die diskrepante Diskussion über die Ergebnisse der Immuntherapie zeigt jedoch, wie wenig eigentlich über die Pathomechanismen einer immunologischen Störung in der Schwangerschaft bekannt ist. Vielleicht wird es durch die ständige Weiterentwicklung immunologischer Methoden in Zukunft möglich sein, differenziertere Einblicke in die immunologischen Veränderungen im Verlauf einer Schwangerschaft zu entwickeln.

# Inhalt*

| | | | |
|---|---|---|---|
| ■ **Blutgruppen-Alloimmunisation** | 241 | 4.2.1 Serologische Blutgruppenbestimmung | 250 |
| 1 Einleitung | 241 | 4.2.2 Invasive fetale Rhesus-Genotypisierung | 250 |
| 2 Historisches | 242 | 4.2.3 Nicht-invasive fetale Rhesus-Genotypisierung | 251 |
| 3 Pathophysiologie | 242 | 4.3 Diagnostisch-therapeutisches Management | 251 |
| 3.1 Feto-maternale Hämorrhagie | 242 | 4.3.1 Klinisches Vorgehen | 251 |
| 3.1.1 Inzidenz und Quantität | 242 | 4.3.2 Intrauterine Transfusion | 251 |
| 3.1.2 Diagnostik | 242 | 4.4 Prophylaxe | 252 |
| 3.2 Erythrozyten-Alloimmunisation | 243 | 5 Zusammenfassung und Ausblick | 253 |
| 3.2.1 Blutgruppensysteme | 243 | | |
| 3.2.2 Mechanismus der Alloimmunisation | 243 | ■ **Immunthrombozytopenien** | 254 |
| 3.2.3 Inzidenz der Rhesus-D-Alloimmunisation | 244 | 1 Einleitung | 254 |
| 3.3 Die hämolytischen Erkrankungen des Feten und des Neugeborenen | 245 | 2 Autoimmunthrombozytopenie | 254 |
| | | 2.1 Klinik und Diagnostik | 254 |
| 3.3.1 Neonatale Hyperbilirubinämie und Kernikterus | 245 | 2.2 Management bei nicht-schwangeren Patientinnen | 255 |
| 3.3.2 Anämie und Hydrops fetalis | 245 | 2.3 Management während der Schwangerschaft | 255 |
| 4 Klinisches Management | 247 | 3 Alloimmunthrombozytopenie | 256 |
| 4.1 Diagnostik | 247 | 3.1 Klinik und Komplikationen | 256 |
| 4.1.1 Bei der Mutter | 247 | 3.2 Management | 256 |
| 4.1.2 Beim Fetus | 248 | 4 Lupus-erythematodes-assoziierte Thrombozytopenie | 256 |
| 4.2 Fetale Genotypisierung | 250 | 5 Zusammenfassung und Ausblick | 257 |

*Das Literaturverzeichnis findet sich in Kapitel 24, S. 375.

# 17 Immunologische Störungen im blutbildenden System

D. V. Surbek, E. Danzer, W. Holzgreve

## Blutgruppen-Alloimmunisation

D. V. Surbek, W. Holzgreve

### 1 Einleitung

Die **hämolytische Erkrankung** des Feten und des Neugeborenen ist ein Zustand, bei dem die Erythrozytenlebensdauer des Feten oder des Neugeborenen signifikant reduziert ist. Dies kommt durch die Wirkung mütterlicher Antikörper zustande, die nach Kontakt des mütterlichen Immunsystems mit einem Oberflächenantigen der fetalen Erythrozyten gebildet werden, die Plazentaschranke überschreiten, sich an die fetalen Erythrozyten binden und damit deren Zerstörung durch das fetale Immunsystem selbst einleiten. Die Folgen können schwere fetale Anämie, Hypoxämie und Azidose, Hydrops fetalis und intrauteriner Fruchttod sein oder schwere Hyperbilirubinämie und Kernikterus mit konsekutivem Tod oder irreversibler Hirnschädigung des Neugeborenen. Das weitaus am häufigsten betroffene Blutgruppenantigen ist das Rhesus D, aber schwere hämolytische Erkrankungen kommen auch bei anderen Systemen vor wie Rhesus E, Kell (K), Duffy (Fy) oder Kidd (Jk).

In den letzten 25 Jahren ist die **Inzidenz** der schweren hämolytischen Erkrankung des Feten und Neugeborenen wegen der Anti-D-Immunglobulin-Prophylaxe bei Rhesus-D-negativen Frauen nach Fehlgeburten und nach Geburt eines Rhesus-D-positiven Kindes stark gesunken. Vor deren Einführung 1971 lag die perinatale Mortalität in England aufgrund der Rhesus-Alloimmunisation bei 120/100 000 Geburten; im Jahre 1992 waren es noch 1,3/100 000 Geburten [17, 19]. Trotz dieses Erfolges gibt es immer noch viele „Versager" dieser Präventionsmethode. Gründe dafür sind einerseits das Vergessen oder die insuffiziente Dosis einer Anti-D-Prophylaxe, andererseits die Möglichkeit der unerkannten Alloimmunisation in den letzten Wochen der Schwangerschaft. Hier scheint eine generelle Anti-D-Prophylaxe aller Rhesus-D-negativen Schwangeren zu Beginn des letzten Trimenons vorteilhaft zu sein und die Inzidenz der Erkrankung noch weiter zu reduzieren [97].

Die **Reduktion der perinatalen Mortalität** durch die schwere hämolytische Erkrankung des Feten und Neugeborenen ist jedoch nicht nur der Anti-D-Prophylaxe zuzuschreiben, sondern auch den Fortschritten in der Behandlung betroffener Feten und Neugeborenen in den letzten Jahrzehnten. Insbesondere die Einführung des hochauflösenden Ultraschalls und der damit möglich gewordenen minimal-invasiven Bluttransfusion beim Fetus hat wesentlich dazu beigetragen, daß selbst bei schwerer intrauteriner Erkrankung ein gutes Ergebnis erreicht werden kann. Dennoch ist die hämolytische Erkrankung des Feten und des Neugeborenen auch heute noch Ursache signifikanter perinataler Morbidität.

## 2 Historisches

Nach der initialen Beschreibung des Symptomenkomplexes Erythroblastose, Hydrops fetalis, neonataler Ikterus und Anämie durch Diamond et al. 1932 [28] hat Wallerstein bereits 1941 [100] den ursächlichen Zusammenhang mit der Isoimmunisation erkannt. Die Basis zum Durchbruch in der Behandlung haben 20 Jahre später die Arbeiten von Liley geschaffen. Er hat die Amniozentese zur Fruchtwasseruntersuchung als wichtiges Kriterium im Management der Erythroblastose eingeführt [47]. Er war es auch, der als erster die intrauterine Transfusion beschrieben hat [46, 47]. Die Injektion wurde mit Hilfe von Fluoroskopie und Kontrastradiographie intraperitoneal durchgeführt. Mit dieser bahnbrechenden Therapie hat das **Zeitalter der fetalen Medizin** begonnen, indem von da an nicht nur Ursache und Pathophysiologie einer fetalen Erkrankung verstanden wurden, sondern auch die Diagnose gestellt und eine Behandlung des Feten eingeleitet werden konnte [56]. Bis heute ist diese Behandlung eine der effektivsten im ganzen Bereich der Fetalmedizin. Das Verfahren wurde später weiterentwickelt, indem die Bluttransfusionen nun intravaskulär – in die Umbilikalvene – durchgeführt werden. Dies war zunächst nur unter fetoskopischer Steuerung möglich [81]. Parallel mit der technischen Entwicklung der Ultraschallgeräte wurde in der Folge das heute als Standardtherapie geltende ultrasonographisch gesteuerte Verfahren möglich [24].

## 3 Pathophysiologie

### 3.1 Feto-maternale Hämorrhagie

#### 3.1.1 Inzidenz und Quantität

Während jeder Schwangerschaft gerät eine kleine Menge fetaler Zellen durch die Plazentaschranke hindurch in den mütterlichen Blutkreislauf. Diese Menge nimmt im Verlauf der Schwangerschaft zu. Wird die Nachweismethode von Kleihauer-Betke verwendet (siehe Teil 3.1.2), können bei 75 % aller schwangeren Frauen irgendwann während der Schwangerschaft fetale Erythrozyten nachgewiesen werden [13]. Im letzten Trimenon wurden fetale Blutmengen von bis zu 5 ml bei 0,5 % [35] und von über 10 ml bei 0,27 % aller Schwangeren [11] gefunden. Unter der Geburt kommt es physiologischerweise zum Übertritt größerer Mengen fetalen Blutes. Bei 1 % der Mütter können postpartal über 3 ml, bei 0,3 % über 10 ml transplazentare Hämorrhagie nachgewiesen werden [53].

Gewisse spezielle Umstände in der Schwangerschaft bzw. Komplikationen während der Schwangerschaft und sub partu führen nachgewiesenermaßen zu einer **Begünstigung des fetomaternalen Blutübertrittes.** Sie sind in Tabelle 17-1 zusammengefaßt. Diese klinischen Faktoren müssen für die Betreuung Rhesus-D-negativer Frauen mit entsprechenden Schwangerschaftskomplikationen unbedingt berücksichtigt werden.

#### 3.1.2 Diagnostik

Die Quantität des sich in der mütterlichen Zirkulation befindlichen fetalen Blutvolumens läßt sich auf verschiedene Arten messen. Standardtechnik ist die Methode nach **Kleihauer-Betke**[1] [42]. Dabei wird das HbA (Hämoglobin A) aus den Zellen mittels Säureelution herausgelöst und das HbF (fetales Hämoglobin) angefärbt. Diese Methode ist einfach und in der Regel ausreichend, um die fetalen Erythrozyten unter den mütterlichen nachzuweisen und die Quantität des fetomaternalen Bluttransfers abzuschätzen. Dies geschieht grob, indem die Prozentzahl von HbF-Zellen – unter Annahme eines mütterlichen Blutvolumens von 5000 ml – mit 5 multipliziert wird, um das fetale Blutvolumen im mütterlichen Kreislauf in Millilitern zu erhalten. Nachteilig wirkt sich dabei aus, daß einige Erythrozyten im adulten Blut persistierendes HbF aufweisen. Dies ist jedoch in der Regel im Zytoplasma mit HbA vermischt und deshalb mit der Kleihauer-Betke-Anfärbung oft nicht als HbF zu erkennen.

Als genauere, aber auch aufwendigere Methode steht heute die **Flowzytometrie** zur Verfügung. Dabei werden die fetalen Zellen mittels fluoreszieren-

---

[1] *Die Quantität des sich in der mütterlichen Zirkulation befindlichen fetalen Blutvolumens wird standardmäßig mit der Methode nach Kleihauer-Betke bestimmt!*

**Tabelle 17-1**
*Umstände, welche die fetomaternale Hämorrhagie begünstigen*

- Spontanabort
- induzierter Abort (medikamentös, instrumentell)
- Extrauteringravidität
- Trophoblasterkrankung (z. B. Blasenmole)
- Blutungen in der Schwangerschaft
- invasive intrauterine Eingriffe (z. B. Amniozentese, Chorionzottenbiopsie, Cordozentese)
- schwere Präklampsie
- Plazentationsstörung: Placenta praevia, vorzeitige Plazentalösung, Placenta accreta/increta/percreta
- geburtshilfliche Eingriffe (vaginal-operative Entbindung, Sectio caesarea, äußere Wendung, Cerclage, manuelle Plazentalösung)
- stumpfes Bauchtrauma

der Antikörper gekennzeichnet und anschließend im vollautomatisierten, lasergestützten Flowzytometer ausgezählt. Ob der Gebrauch dieser Methode im klinischen Alltag gerechtfertigt ist, bleibt umstritten.

**Weitere Methoden** wie die Rosettentechnik (lichtmikroskopische Beurteilung) oder Solidphasenimmunfluoreszenz sind noch weniger standardisiert und für die Routine nicht geeignet.

Die **Abbaurate fetaler Erythrozyten im mütterlichen Blut** nach fetomaternaler Hämorrhagie beträgt 1 bis 2 % pro Tag, weshalb Ergebnisse einer Untersuchung mit wenigen Tagen zeitlicher Verzögerung repräsentativ sind und verwertet werden können.

## 3.2 Erythrozyten-Alloimmunisation

### 3.2.1 Blutgruppensysteme

Die sog. Blutgruppeneigenschaften bestehen aus zahlreichen **Oberflächenantigenen der Erythrozyten.** Das AB0- und das Rhesus-D-System sind die bekanntesten Eigenschaften; es gibt aber zahlreiche weitere, die teilweise ebenfalls schwere hämolytische Erkrankungen des Feten oder Neugeborenen auslösen können. In der Regel sind diese Alloimmunisationen jedoch aufgrund der geringeren Immunogenität weniger ausgeprägt als bei Rhesus D, welches das Antigen mit der größten Immunogenität und somit auch mit dem größten Alloimmunisations- und Hämolyserisiko ist. Tabelle 17-2 gibt eine kurze Übersicht über einige weitere wichtige Blutgruppenantigensysteme [98].

Weitaus die meisten schweren hämolytischen Erkrankungen des Feten und des Neugeborenen werden durch das Rhesus-D-System verursacht.¹ Man spricht von einer **Rhesuskonstellation,** wenn die Mutter das Rhesus-D-Antigen nicht besitzt, also „Rhesus-negativ" ist, der Fetus aber dieses Antigen in der hetero- oder homozygoten Form aufweist. Bei der weißen Bevölkerung beträgt der Anteil Rhesus-D-negativer Individuen 15 %. Bei Afrikanern (5 %) und insbesondere bei Asiaten (< 1 %) ist dieser Anteil beträchtlich geringer.

Die **Rhesus-Blutgruppenantigene** befinden sich als mindestens drei verschiedene Transmembranproteine auf der Erythrozytenoberfläche. Zwei dieser drei Antigene haben jeweils zwei immunologisch verschiedene Isoformen: C oder c bzw. E oder e. Das dritte Antigen, Rhesus D, besitzt keine zweite Isoform. Der Rhesus-Genlokus ist auf dem kurzen Arm des Chromosoms 1 lokalisiert (1p34-p36) [15]. Er besteht aus zwei nahe beieinander liegenden, hochgradig homologen Genen; das eine für die Antigene Cc und Ee, das andere für D [20]. Ein Individuum kann homozygot für Rhesus D sein, hetero- oder homozygot für Rhesus d, was das Fehlen des Rhesus-D-Gens bedeutet. Selten kann das Rhesus-D-Gen auch mutiert sein, was phänotypisch ebenfalls zur Rhesus-D-Negativität führt [14]. Ein kleiner Anteil der Bevölkerung hat eine Variante des Rhesus-D-Gens, die Rhesus-Dµ-positiv genannt wird. Hier fehlt ein Teil des normalen Rhesus-D-Antigens, was dazu führt, daß diese Personen nach Exposition Anti-D-Antikörper bilden können [43]. Es gibt heute klare Hinweise, daß diese Individuen genau wie die Rhesus-D-negativen ggf. eine Anti-D-Prophylaxe erhalten sollten [36].

Das **AB0-Blutgruppensystem** ist aus verschiedenen Gründen für die intrauterine hämolytische Erkrankung des Feten weniger relevant, obwohl eine AB0-Konstellation (Mutter 0, Fetus A oder B) bei 20 % aller Schwangerschaften vorkommt. Anti-A und Anti-B kommen als IgM-Antikörper natürlicherweise vor, können aber die Plazentaschranke nicht passieren. Trotzdem kann es in der Schwangerschaft zu einer AB0-Alloimmunisation mit Bildung von spezifischem IgG kommen. Da jedoch die AB0-Antigene auf der Erythrozytenoberfläche erst relativ spät in der Schwangerschaft exprimiert werden und weil sich zudem diese IgG-Antikörper bevorzugt an extrafetale Antigene, z.B. auf Trophoblastzellen, anlagern, kommt es in der Regel erst postpartal zu einer signifikanten Hämolyse. Dann kann sich jedoch sehr bald, d.h. innerhalb der ersten 36 Lebensstunden, eine manifeste hämolytische Erkrankung mit Erythroblastose und Hyperbilirubinämie einstellen, die mit Phototherapie, selten sogar mit Austauschtransfusion therapiert werden muß. Umgekehrt führt eine AB0-Konstellation in aller Regel zu einer schwächeren Ausprägung der Rhesus-D-bedingten Hämolyse (siehe Teil 3.2.3).

### 3.2.2 Mechanismus der Alloimmunisation

Aufgrund der in Teil 3.2.1 erwähnten ursächlichen Dominanz des Rhesus-D-Antigens bei der schweren hämolytischen Erkrankung des Feten und des Neugeborenen werden wir uns in den nachfolgen-

---

- AB0
- Rhesus D*
- Rhesus Cc*
- Rhesus Ee*
- Kell (K)*
- [Duffy (Fy$^a$)*]
- [Kidd (Jk$^a$)*]

*können hämolytische Erkrankung des Feten oder des Neugeborenen auslösen (nach Walker u. Hartrick [98])

*¹Die meisten schweren hämolytischen Erkrankungen des Feten und des Neugeborenen werden durch das Rhesus-D-System verursacht!*

Tabelle 17-2
*Wichtige Blutgruppenantigen-Systeme*

den Ausführungen auf die Rhesus-D-Alloimmunisation beschränken. Nach transplazentarem Übertritt fetaler Erythrozyten in den mütterlichen Kreislauf können diese eine **Reaktion des mütterlichen Immunsystems** auslösen, die in die Produktion spezifischer Antikörper verschiedener Typen (IgG, IgA, IgM) gegen diese Antigene durch maternale B-Zellen mündet. Dieser Vorgang wird Alloimmunisation genannt und kann analog bei nichtschwangeren Individuen bei einer Bluttransfusion mit allogenem Spenderblut ablaufen.[I]

Der genaue **Mechanismus** dieser Alloimmunisation ist inzwischen weitgehend bekannt. Die initiale Exposition fetaler Erythrozytenantigene führt zunächst zu einer schwachen primären Immunantwort des mütterlichen Organismus, bei der nach einer Latenzperiode von einigen Wochen vor allem IgM gebildet wird. Da Antikörper vom Typ IgM die Plazentaschranke nicht überwinden können, ist der Fetus von dieser Immunantwort nicht betroffen. Bei einem erneuten Kontakt mit diesem Erythrozytenantigen jedoch, üblicherweise im Verlauf einer nächsten Schwangerschaft, reagieren die B-Zellen auf die wiederholte Stimulation mit einer robusten Immunantwort in Form von IgG-Antikörpern. Hierbei wird auf einen viel geringeren antigenen Stimulus hin eine bedeutend größere Menge Antikörper gebildet. Die mütterlichen IgG-Antikörper passieren die Plazentaschranke durch aktiven Transport mit Hilfe von Rezeptoren des Immunglobulin-Fc-Fragments auf Synzytiotrophoblastzellen. Die IgG im fetalen Kreislauf binden an fetale Erythrozyten, die das spezifische Antigen exprimieren und als Folge dieser Bindung sequestriert werden. Offensichtlich führen nur die Subtypen IgG1 und IgG3 zur Destruktion der Erythrozyten [105]. Die so sensibilisierten Erythrozyten binden anschließend, vermittelt durch das Fc-Fragment des membrangebundenen Immunglobulins, an Fcγ-Rezeptoren auf mononukleären Zellen im retikuloendothelialen System des Feten. Dies führt dann letztendlich zur Destruktion, Phagozytose und/oder Zytolyse der fetalen Erythrozyten [106].

Von den verschiedenen Klassen der Fcγ-Rezeptoren [85] scheint insbesondere der **Fcγ-Rezeptor 1** eine zentrale Funktion bei der Anti-Rhesus-D-vermittelten Phagozytose durch Monozyten zu besitzen [105]. Die Möglichkeit zur Fcγ-Rezeptor-1-vermittelten Phagozytose scheint im fetalen Immunsystem bereits früh im II. Trimenon entwickelt zu sein, also vor dem Zeitpunkt der Entstehung der frühesten, schwersten hämolytischen Erkrankung des Feten in der 17. bis 18. Schwangerschaftswoche.

Obwohl **maternale IgG** bereits ab der ca. 6. bis 10. Schwangerschaftswoche beim Fetus gefunden werden können, findet eine transplazentare Passage größerer Mengen IgG von der Mutter zum Fetus erst im vorgerückten II. Trimenon der Schwangerschaft statt, weswegen vorher keine signifikante Hämolyse fetaler Erythrozyten eintritt. Gegen Ende der Schwangerschaft hingegen findet sich eine Akkumulation von IgG1 beim Fetus, d. h. die fetalen Serumspiegel sind höher als die maternalen, während die anderen IgG-Subklassen keine Akkumulation zeigen [49]. Insbesondere anämische, Rhesus-D-sensibilisierte Feten scheinen diese Akkumulation noch zu begünstigen. Die IgG-Bestimmungen bei der Mutter berücksichtigen diese Unterschiede zwischen den Subklassen IgG1 und IgG3 bei mütterlichem bzw. fetalem Serum in der Regel nicht. Dies ist relevant, denn neuere Untersuchungen zeigen, daß die quantitative Bestimmung der Anti-D-spezifischen IgG-Subklassen mit dem Schweregrad der fetalen Hämolyse korreliert [30, 92]. Hierbei ist zu beachten, daß, obwohl die IgG3 in vitro ein größeres Potential zur Induktion der Phagozytose durch Monozyten besitzen, die IgG1 in vivo besser mit dem Schweregrad der fetalen hämolytischen Erkrankung korrelieren.

### 3.2.3 Inzidenz der Rhesus-D-Alloimmunisation

In den USA wird die Anzahl Schwangerschaften mit Erythrozyten-Alloimmunisation auf 3,5/1000 geschätzt. Die Wahrscheinlichkeit einer Rhesus-D-Sensibilisierung bei Rhesus-D-negativer Mutter und Rhesus-D-positivem Fetus hängt von verschiedenen Faktoren ab. Der wichtigste Faktor scheint die Menge des transplazentar übertragenen Fetalblutes zu sein, also die **Größenordnung der Antigenexposition**.[II] Bei Transfusion von 0,1 ml Fetalblut wird mit 3 %, bei 1 ml mit 15 % Sensibilisierungsrate gerechnet. Umgekehrt findet auch bei massiver Exposition (z. B. bei Transfusion von 500 ml Spenderblut) nur zu etwa 80 % eine Sensibilisierung statt [71]; bei den übrigen (etwa 20 % aller Rhesus-D-negativen) Individuen scheint keine Sensibilisierungsbereitschaft vorhanden zu sein; diese werden als Non-responder bezeichnet. Bei den sog. Good responders reichen für eine Sensibilisierung bereits kleinste Mengen fetalen Blutes in der Größenordnung von 0,1 ml [39].

Als **weitere relevante Faktoren** beeinflussen das Gestationsalter (zunehmende Sensibilisierungswahrscheinlichkeit mit zunehmendem Gestationsalter), die Parität (zunehmend bei höherer Parität) und die AB0-Blutgruppenkompatibilität zwischen Mutter und Fetus die Sensibilisierungswahrscheinlichkeit. Bei AB0-Inkompatibilität

---

[I] *Unter Erythrozyten-Alloimmunisation in der Schwangerschaft versteht man die mütterliche Produktion spezifischer Antikörper gegen Oberflächenantigene fetaler Erythrozyten, die transplazentar in den mütterlichen Kreislauf gelangt sind!*

[II] *Der wichtigste Faktor für eine Rhesus-Sensibilisierung scheint die Menge des transplazentar übertragenen Fetalblutes zu sein!*

findet sich eine etwa 20% geringere Inzidenz der Sensibilisierung, vermutlich aufgrund der beschleunigten Elimination fetaler Erythrozyten durch die natürlich vorhandenen IgM der Mutter gegen A oder B [22]. Eine AB0-Konstellation schützt demnach bis zu einem gewissen Grad vor einer Rhesus-Alloimmunisation.

Die **Inzidenz** der vorgeburtlichen Rhesus-Sensibilisierung während einer ersten Schwangerschaft mit einem Rhesus-D-positiven Kind beträgt ohne Anti-D-Prophylaxe etwa 1% [52]. Ein halbes Jahr nach Geburt zeigen weitere 7 bis 9% der Frauen Rhesus-D-Antikörper, und weitere 7–9% weisen Antikörper im Verlauf der zweiten Schwangerschaft auf. Eine Schwangerschaft mit einem Rhesus-D-positiven Kind führt also bei insgesamt etwa 17% aller Frauen zu einer Rhesus-Alloimmunisation, wenn keine Anti-D-Prophylaxe durchgeführt wird.

## 3.3 Die hämolytischen Erkrankungen des Feten und des Neugeborenen

**Inzidenz:** Von den Rhesus-D-alloimmunisierten Schwangeren haben 50% ein nur leicht betroffenes Neugeborenes mit lediglich milder Anämie. Von den restlichen Schwangerschaften sind gut zwei Drittel von einer mittelschweren, postnatal therapiebedürftigen Hämolyse des Feten betroffen und nur knapp ein Drittel von einer schweren, intrauterinen Erkrankung mit schwerer Anämie, Hydrops fetalis und eventuell intrauterinem Fruchttod. Insgesamt etwa 10% aller alloimmunisierten Schwangerschaften sind vor der 34. Schwangerschaftswoche transfusionsbedürftig [8].

### 3.3.1 Neonatale Hyperbilirubinämie und Kernikterus

Die progrediente, Anti-D-Antikörper-vermittelte Hämolyse fetaler Erythrozyten führt einerseits zur Anämie des Feten, andererseits entstehen durch den erhöhten Abbau der Erythrozyten unphysiologische Mengen Bilirubin. Das fetale Bilirubin kann während der Schwangerschaft problemlos die Plazentaschranke überwinden, gelangt so in den mütterlichen Kreislauf und wird dort in üblicher Weise ausgeschieden. Während der Schwangerschaft besteht also von Seiten der Hyperbilirubinämie keine Gefahr für den Fetus. Nach der Geburt fällt jedoch dieses Ausscheidungsorgan für die Stoffwechselprodukte des Feten weg. Sehr rasch, d. h. innerhalb von Stunden, kann dann eine massive Hyperbilirubinämie beim Neugeborenen entstehen.¹ Sie wird durch die im Blut des Neugeborenen nach wie vor vorhandenen Anti-D-Antikörper und die konsekutive Hämolyse unterhalten. Bleibt die Hyperbilirubinämie unbehandelt, führt sie zu einer Ablagerung von Bilirubin in den Basalganglien, dem sog. **Kernikterus.** Dem entspricht klinisch ein Syndrom mit Lethargie, Spastizität und Opisthotonus. Es führt entweder zum Tod des Neugeborenen oder zu schweren, irreversiblen zerebralen Schäden.

### 3.3.2 Anämie und Hydrops fetalis

Die progrediente fetale Anämie führt initial zu **Kompensationsmechanismen beim Fetus.** Dazu gehört einerseits die vermehrte Blutbildung, die u. a. über die erhöhte Produktion von Erythropoetin gesteuert wird. Die dabei vermehrt ins periphere Blut ausgeschwemmten Erythroblasten sind für das Krankheitsbild typisch und gaben ihm den Namen Erythroblastosis fetalis. Andererseits entstehen kardiovaskuläre Kompensationen, um die Gewebeoxygenation aufrechtzuerhalten. Hierbei kommt es zu einer Steigerung des Herzzeitvolumens (cardiac output) als Folge des aufgrund der peripheren Vasodilatation und der verminderten Blutviskosität verringerten peripheren Widerstandes [37]. Dies zeigen Doppler-Studien, die den Zusammenhang zwischen dem Grad der fetalen Anämie (fetaler Hämoglobinwert) und der maximalen Flußgeschwindigkeit in der fetalen Aorta nachwiesen [41, 77]. Eine ähnliche Korrelation wurde mit der maximalen Blutflußgeschwindigkeit in der A. cerebri media gefunden [96], ein Parameter, der heute ein wichtiges Instrument zur nicht-invasiven Überwachung des alloimmunisierten anämischen Feten zu werden verspricht (siehe Teil 4.1) [51].

Werden die fetalen Kompensationsmechanismen insuffizient, kommt es zur Ausbildung eines **Hydrops fetalis** (Abb. 17-1). Dieser ist gekennzeichnet durch eine Flüssigkeitsansammlung in verschiedenen Körperhöhlen, vor allem in Form von Aszites, Perikard- und Pleuraerguß, und im subkutanen Gewebe. Zusätzlich wird die Plazenta hydropisch, d. h. Volumen und Eigengewicht nehmen aufgrund der Wassereinlagerung stark zu. Diese klinischen Zeichen der schweren, dekompensierten Anämie sind ultrasonographisch einfach zu erkennen (Abb. 17-2).

Der Hydrops entsteht nur bei sehr ausgeprägter **Anämie.** Bei leichter bis mittelschwerer Anämie, definiert durch ein fetales, Gestationsalter-korrigiertes Hämoglobindefizit von 2 bis 7 g/100 ml, kommt es zunächst zu einer Erhöhung der Anzahl fetaler Retikulozyten ohne begleitende Erythroblastose [60]. Eine excessive und prolongierte Hämolyse führt dann zu einer erythroiden Hyperplasie des fetalen Knochenmarks. Mit der Entwicklung einer schweren Anämie (fetales Gestationsalter-korrigiertes Hämoglobindefizit von > 7 g/100 ml)

---

¹*Nach der Geburt fällt die transplazentare Bilirubinausscheidung des Feten durch den mütterlichen Kreislauf weg; es kann sehr rasch zu einer massiven Hyperbilirubinämie beim Neugeborenen kommen mit Bilirubinablagerung in den Stammganglien, dem Kernikterus!*

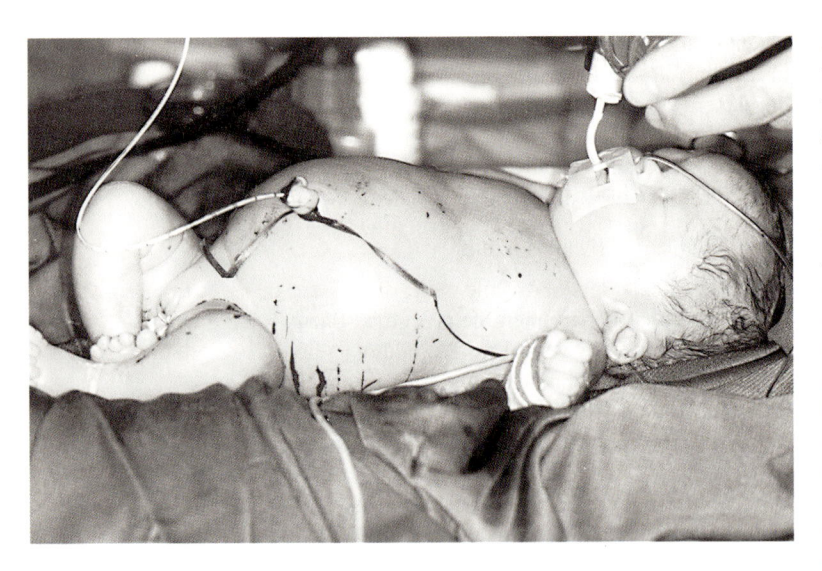

**Abb. 17-1**
*Neugeborenes mit Hydrops.*

*Der Schweregrad der fetalen Anämie sollte als Gestationsalter-korrigiertes Hämoglobindefizit angegeben werden!*

**Abb. 17-2**
*Ultraschallbild bei Hydrops fetalis. Querschnitt des Abdomens mit Aszites und ausgeprägtem subkutanem Ödem. Die Plazenta ist ebenfalls hydropisch verdickt.*

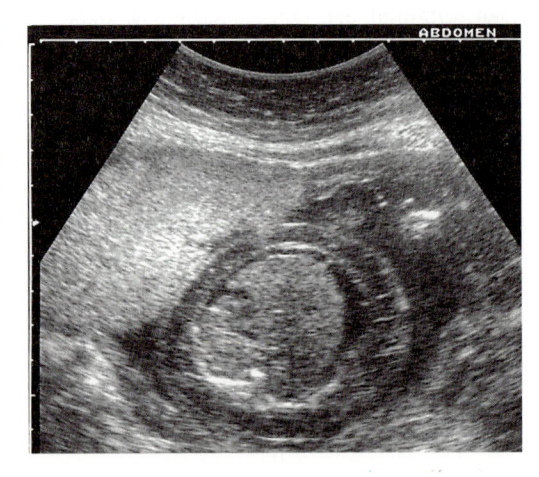

kommt es zur extramedullären Hämatopoese in Leber und Milz und zur oben beschriebenen Erythroblastose [87]. Eine begleitende Leukozytose kann als Ausdruck der hohen Aktivität des retikuloendothelialen Systems ebenfalls vorhanden sein. Es kann zudem eine Thrombozytopenie bestehen, die jedoch in aller Regel nicht ausgeprägt ist. Bei einem schwer hydropischen Fetus kann sich ein hämatopoetisches Versagen einstellen, das durch ein Fehlen der Erythroblastose und Retikulozytose und eine Leukopenie gekennzeichnet ist [82].

Generell sollte der Schweregrad der Anämie als **Gestationsalter-korrigiertes Hämoglobindefizit** angegeben werden, weil einerseits die fetalen Hämoglobinwerte im Verlauf der Schwangerschaft zunehmen und andererseits der fetale Hydrops mit zunehmendem Gestationsalter bereits bei höheren Hämoglobinwerten auftritt [63]. Bei anämiebedingtem Hydrops fetalis beträgt das Hämoglobindefizit über 7 g/100 ml, was im II. Trimenon der Schwangerschaft einem Hämoglobinwert von unter 4 bis 5 g/100 ml oder einem Hämatokrit von unter 15 % entspricht [59]. Umgekehrt muß bei dieser schweren Anämie keineswegs immer ein Hydrops vorhanden sein.

Es gibt verschiedene **Erklärungen** für die Entstehung eines Hydrops bei einer derart schweren Anämie. Diese beinhalten die Herzinsuffizienz, eine erhöhte kapilläre Permeabilität aufgrund chronischer Gewebehypoxie und einen erniedrigten kolloidosmotischen Druck bei Leberinsuffizienz-bedingter Hypoproteinämie. Ob die extreme Hepatosplenomegalie und portale Hypertension selbst zur Aszitesbildung führen, ist umstritten, insbesondere im Lichte der Doppler-sonographisch nachgewiesenen hyperdynamen Zirkulation [40]. Obwohl bei Hydrops oft eine Hepatosplenomegalie mit Hypoproteinämie und Hypalbuminämie besteht, kann diese auch bei schwerer Anämie ohne Hydrops vorhanden sein [64, 66, 78]. Auch eine Erhöhung der hepatischen Transaminasen kann sowohl bei hydropischen wie auch bei nicht-hydropischen Feten vorkommen [6].

Trotz der kompensatorischen Mehrdurchblutung des Gewebes bei leichter bis mittelschwerer Anämie entwickelt sich bei Progression des Hämoglobinabfalls eine verminderte Gewebeoxygenation. Unterhalb einer gewissen Schwelle beginnt die kompensatorische Kreislaufredistribution **(Zentralisierung)**, bei der die primär vitalen Organe wie Herz und Hirn bevorzugt versorgt werden. Dabei kommt es zu einer Verstärkung der Gewebehypoxie in den anderen Organen, die sich im Säure-Basen-Haushalt niederschlägt [86]. Weil zudem das Hämoglobin wichtigster Puffer im fetalen Blut ist, entstehen eine metabolische Azidose und Hyperlaktatämie [87]. Zu diesem kritischen Zeitpunkt scheint die myokardiale Schädigung mit konsekutiver Herzinsuffizienz und Ödembildung zu dominieren. Die Herzinsuffizienz kann möglicherweise aber auch schon vorher eine Rolle spielen, wie neuere Studien suggerieren, die mittels Doppler-Untersuchungen des Ductus venosus eine erhöhte kardiale Preload zeigten [69]. Andererseits kann eine Hypoxie selbst zur Schädigung der Endothelzellen mit daraus folgender erhöhter Permeabilität führen.

Die **Hypervolämie** mit hyperdynamem Kreislauf und konsekutiver Herzinsuffizienz ist ebenfalls ein möglicher Mechanismus für die Ödementstehung. Hohe Spiegel des ANF (atrialer natriuretischer Faktor) und initial oft vorhandene Polyhydramnie (aufgrund der erhöhten Urinproduktion) scheinen die Hypervolämie zu reflektieren [79]. Schätzungen des fetoplazentaren Blutvolumens bei schwerer Anämie mit oder ohne Hydrops haben jedoch keine Unterschiede gezeigt, was diese Hypothese eher unwahrscheinlich macht [55].

Der Hydrops fetalis führt in der Regel zum intrauterinen **Fruchttod**, wenn keine adäquate Therapie erfolgt. Bei frühzeitiger, korrekt durchgeführter intrauteriner Transfusion kann er sich jedoch zurückbilden, im Gegensatz zu den meisten Formen des nicht-immunologisch bedingten Hydrops.

## 4 Klinisches Management

### 4.1 Diagnostik

#### 4.1.1 Bei der Mutter

**Bestimmung der Blutgruppen und irregulärer Antikörper**

Eine Bestimmung der **ABO- und Rhesus-Blutgruppen** sollte zu Beginn jeder Schwangerschaft durchgeführt werden, sofern diese nicht bereits bekannt sind. Zudem wird generell eine Bestimmung **irregulärer Erythrozytenantikörper** während des I. und zu Beginn des III. Trimenons empfohlen; auch bei Rhesus-D-positiven Schwangeren, um auch eine Nicht-Rhesus-D-bedingte Alloimmunisation zu entdecken.[I] Bei Rhesus-D-negativen Schwangeren wird eine Wiederholung dieses Antikörpersuchtests einige Wochen vor dem Geburtstermin empfohlen, falls während der Schwangerschaft keine Anti-D-Prophylaxe durchgeführt wurde. Bei gesicherter Vaterschaft kann eine Rhesus-D-Blutgruppenbestimmung beim Partner eventuell dazu genutzt werden, um bei entsprechender Rhesus-D-Negativität auf repetitive Antikörperbestimmungen bei der Schwangeren zu verzichten. Ist eine Rhesus-D-Alloimmunisation bei einer Frau einmal bekannt, können verschiedene Faktoren verwendet werden, um den Verlauf einer Schwangerschaft mit einem Rhesus-D-positiven Kind vorherzusagen, und dies in der Regel unabhängig vom Typus (Blutgruppe) der Alloimmunisation.

**Anamnese**

Bei der ersten Schwangerschaft mit Alloimmunisation ist die Wahrscheinlichkeit einer schweren fetalen Erkrankung äußerst klein. Mit jeder weiteren Schwangerschaft hingegen besteht eine Tendenz zur schwereren fetalen Erkrankung, oft mit drohendem Hydrops. Zudem beginnt die fetale Anämie mit jeder Schwangerschaft zu einem früheren Zeitpunkt im Verlauf der Schwangerschaft. In der Regel kommt es nach einer Schwangerschaft mit alloimmunisationsbedingtem Hydrops fetalis in der nächsten Schwangerschaft mit entsprechender Blutgruppenkonstellation erneut zum Hydrops, falls nicht zuvor eine Therapie (intrauterine Transfusion) durchgeführt wird. Das Auftreten eines Hydrops fetalis oder eines intrauterinen Fruchttodes vor der 18. Schwangerschaftswoche aufgrund einer Alloimmunisation ist jedoch extrem selten.

Als Grundregel gilt, daß nach einer Schwangerschaft mit schwerer Erkrankung des Feten oder des Neugeborenen die **invasive Diagnostik** in der nachfolgenden Schwangerschaft etwa zehn Wochen vor dem Zeitpunkt des Eintretens einer schweren Anämie in der letzten Schwangerschaft (Hydrops fetalis, intrauteriner Fruchttod, intrauterine Transfusion) durchgeführt werden sollte, da zu diesem Zeitpunkt eine Anämie oft schon vorhanden, aber noch nicht schwer ausgeprägt ist.[II]

**Antikörperbestimmung**

Die routinemäßige Antikörperbestimmung im mütterlichen Serum geschieht nach der indirekten Coombs-Methode.[III] Dazu wird das Serum mit Erythrozyten inkubiert, die das gesuchte Oberflächenantigen exprimieren. Anschließend werden antihumane Antiglobulin-Antikörper dazugegeben, was zu einer Erythrozytenagglutination führt, wenn sich entsprechende Antikörper im mütterlichen Serum befinden. Der Titer wird als Reziprok der größten Serumverdünnung angegeben, bei der eine Agglutination stattfindet. Viele Laboratorien wenden heute allerdings eine etwas besser standardisierte Methode an, bei der die Menge der Anti-Rhesus-D-Antikörper quantifiziert wird.

Die serielle **Antikörperspiegel-Bestimmung** (Titerbestimmung) ist ein wichtiger Bestandteil der Überwachung alloimmunisierter Schwangerschaften. Einschränkend gilt jedoch, daß die Antikörperwerte nicht immer mit dem Schweregrad der fetalen Erkrankung (d. h. mit dem Grad der fetalen Anämie) korrelieren. Diese Korrelation läßt sich möglicherweise in Zukunft verbessern, indem die IgG-Subklassen (v. a. IgG1 und IgG3) separat bestimmt und berücksichtigt werden. Generell gilt, daß die Steilheit des Anstieges der Antikörperwerte wichtiger ist als deren Absolutwerte, insbesondere bei schwerer fetaler Anämie. Im Gegensatz dazu sind die Antikörperwerte bei erstmalig betroffenen Schwangeren und bei denjenigen mit vorausgegangener lediglich leichter neonataler Anämie zuverlässig und sollten in zwei- bis vierwöchentlichem Intervall kontrolliert werden.

---

[II] *Nach einer Schwangerschaft mit schwerer hämolytischer Erkrankung des Feten oder des Neugeborenen sollte die invasive Diagnostik in der nachfolgenden Schwangerschaft etwa 10 Wochen vor dem Zeitpunkt des Eintretens einer schweren Anämie in der letzten Schwangerschaft durchgeführt werden!*

[III] *Die routinemäßige Antikörperbestimmung im mütterlichen Serum geschieht nach der indirekten Coombs-Methode!*

[I] *Eine Bestimmung der ABO- und Rhesus-Blutgruppen und eine Bestimmung irregulärer Erythrozytenantikörper sollten zu Beginn jeder Schwangerschaft durchgeführt werden!*

Ein Antikörperspiegel unter 10 bis 15 IU/ml allein rechtfertigt in der Regel keine invasive Diagnostik zur Bestimmung des fetalen Hämoglobinwertes, da bei diesen Werten höchstens eine milde, nicht-transfusionsbedürftige Anämie vorhanden ist [57]. Dieser Wert entspricht je nach Labor einem Titer von 1:16 bis 1:32. Das Problem bei der Annahme eines solchen „Cut-off"-Wertes ist, daß jenseits dieser Grenze der Antikörperwert nicht mit dem Grad der fetalen Anämie korreliert. Bei plötzlichem Anstieg der Werte jedoch besteht eine hohe Wahrscheinlichkeit der progressiven mäßigen bis schweren Anämie, weshalb dann je nach Schwangerschaftswoche eine Cordozentese mit intrauteriner Transfusion oder die Entbindung stattfinden sollte.

Mit Vorsicht sollte bei **Anti-Kell-Antikörpern** vorgegangen werden, da es hier bereits bei einem Titer von 1:4 zu einem fetalen Hydrops kommen kann [12]. Auch die Analyse von Fruchtwasser nach Amniozentese ist bei der Kell-Alloimmunisation wegen schlechter Korrelation mit den fetalen Hämoglobinwerten wenig hilfreich [13a].

### 4.1.2 Beim Fetus

#### Ultraschalluntersuchung

Die **B-Bild-Untersuchung** bei alloimmunisierten Schwangerschaften stellt ein weiteres wichtiges diagnostisches Mittel zur Beurteilung des Schweregrades der fetalen Erkrankung dar.¹ In erster Linie können damit Zeichen eines Hydrops fetalis erkannt oder ausgeschlossen werden. Die Flüssigkeitsansammlung in Peritoneum, Perikard, Pleuraraum oder Subkutis kann leicht, mittelschwer oder ausgeprägt sein.

Es existiert keine einheitliche Einteilung der **Schweregrade des fetalen Hydrops.** Definiert wird er im allgemeinen durch das Vorhandensein einer signifikanten Flüssigkeitsansammlung in mindestens zwei der obigen fetalen Kompartimente.

Ist einmal ein Hydrops vorhanden, muß von einer schweren **Anämie** mit gestationskorrigiertem Hämoglobindefizit von über 7 g/100 ml ausgegangen werden; umgekehrt weisen nur zwei Drittel aller Feten mit derart tiefen Hämoglobinwerten Aszites auf, das Kardinalsymptom bei anämiebedingtem Hydrops.

Als **Frühzeichen** vor der Ausbildung eines Hydrops gelten der hyperechogene Darm als sonomorphologisches Korrelat des beginnenden Aszites oder der leichte, grenzwertige Perikarderguß [2]. Ein weiteres wichtiges sonographisches Frühzeichen der fetalen Anämie ist die Dilatation des fetalen Herzens, insbesondere des rechten Vorhofs, die durch die anämiebedingte Volumenbelastung entsteht [75]. Das fetale Herz erscheint im Zyklus oftmals auch als sog. floppy heart, vermutlich bedingt durch den hyperdynamen Kreislauf mit erhöhtem Herzzeitvolumen. Auch die Polyhydramnie ist oftmals vor den Zeichen des fetalen Hydrops erkennbar, möglicherweise ebenfalls als Folge der Hypervolämie mit gesteigerter fetaler Diurese. Die sonographische Morphometrie von Leber (Längsausdehnung) und Milz (Zirkumferenz) korreliert ebenfalls bis zu einem gewissen Grad mit dem Ausmaß der fetalen Anämie, bedingt durch die extramedulläre Hämatopoese [68, 78, 95].

Die Verwendung der **Doppler-Technik** zur Beurteilung des Feten bei hämolytischer Erkrankung scheint aufgrund der in Teil 3.3 beschriebenen pathophysiologischen Veränderungen äußerst attraktiv. Insbesondere der Zusammenhang zwischen Anämie und gesteigerter Blutflußgeschwindigkeit bei verringerter Blutviskosität respektive erhöhtem Herzzeitvolumen legt die Möglichkeit der nicht-invasiven Abschätzung des Grades der fetalen Anämie nahe. Tatsächlich haben viele Studien den Zusammenhang zwischen Doppler-Blutflußmessungen in verschiedenen fetalen Gefäßen wie Umbilikalvene, Aorta thoracica, A. cerebri media und A. carotis communis untersucht [32, 41, 54, 67, 77, 90, 96]. Erst kürzlich jedoch wurde die klinische Wertigkeit dieser Methode gezeigt [51].

In dieser Multicenterstudie wurde bei 111 alloimmunisierten Schwangerschaften zwischen der 15. und 36. Schwangerschaftswoche vor einer Cordozentese zur Bestimmung des fetalen Hämoglobins respektive zur intrauterinen Bluttransfusion die maximale Flußgeschwindigkeit in der A. cerebri media gemessen. Bezogen auf eine mäßige und schwere fetale Anämie, die hier in Vielfachen des Medians ausgedrückt wurde, fand sich eine 10%ige Sensitivität bei einem falsch-positiven Wert von 12%.

Dies ist die erste Studie, die den möglichen klinischen Benefit dieser Methode zeigt, nämlich den teilweisen Ersatz der risikobehafteten invasiven Eingriffe wie Amniozentese und Cordozentese durch wiederholte Doppler-Messungen.

#### Amniozentese

Das bei einer Alloimmunisation und Hämolyse entstehende Endprodukt ist Bilirubin. So wurden bei hämolytischer Anämie beim Fetus erhöhte fetale Bilirubinspiegel gemessen [102]. Der größte Anteil dieses Bilirubins wird durch die Plazenta aus dem fetalen Kreislauf entfernt; ein kleiner Teil

---

¹ *Die Ultraschalluntersuchung bei alloimmunisierten Schwangerschaften ist ein wichtiges diagnostisches Mittel zur Beurteilung des Schweregrades der fetalen Erkrankung!*

jedoch gerät durch die fetale Nieren (Urinproduktion) und die pulmonale Flüssigkeit ins Fruchtwasser. Die Konzentration des Bilirubins im Fruchtwasser spiegelt das Ausmaß der fetalen Hämolyse wider.[I] Es war das Verdienst von Liley, diesen Zusammenhang bereits Anfang der 60er Jahre des vergangenen Jahrhunderts klinisch auszunutzen [47].

Dabei wurde die Bilirubinkonzentration im Fruchtwasser spektrophotometrisch quantifiziert, da es bei einer Wellenlänge von 450 nm in Abhängigkeit von der Bilirubinkonzentration zu einer Änderung der optischen Dichte kommt. Dieser Parameter, auch ΔOD450 genannt, wurde dann mit dem klinischen Outcome der Neugeborenen korreliert. Es wurden die sog. Liley-Kurven konstruiert, welche die ΔOD450 in Beziehung zum Gestationsalter (ab 27. Schwangerschaftswoche) setzen und den kritischen Bereich aufzeigen, bei dem eine Gefährdung durch die fortgeschrittene Hämolyse und Anämie besteht und der Fetus in der Regel transfusionsbedürftig wird. Die Kurven wurden in drei Zonen eingeteilt, die eine unterschiedliche fetale Gefährdung anzeigen. Die untere Zone (Zone 3) gibt einen nicht oder nur sehr mild betroffenen Fetus an. In der mittleren Zone (Zone 2) findet sich eine milde bis mäßige Anämie, und in der oberen Zone (Zone 1) muß bei bis zu 96 % der Feten mit einer schweren Beeinträchtigung gerechnet werden [9], die mittels pränataler Transfusion oder Entbindung behandelt werden sollte. Extrem hohe ΔOD450-Werte sagen regelmäßig einen sich entwickelnden Hydrops fetalis vorher. In Zone 2 gibt es jedoch infolge der möglichen Diskrepanz zwischen Grad der Hämolyse und Grad der Anämie (die durch die kompensatorisch gesteigerte Hämatopoese des Feten mit beeinflußt ist) eine recht breite Überlappung zwischen milder und schwerer Anämie [29, 50, 74], was eine Beurteilung schwierig machen kann. Serielle Amniozentesen zur ΔOD450-Bestimmung sind in dieser Situation von Nutzen.

Ein wichtiger **Nachteil** der Methode ist die notwendige Amniozentese, die an sich ein Risiko für die Schwangerschaft darstellt. Zudem kann es dabei zur fetomaternalen Transfusion kommen, die sich wiederum ungünstig auf den Verlauf der fetalen Erkrankung auswirkt. Eine transplazentare Amniozentese ist deshalb unbedingt zu vermeiden, um das Risiko bzw. den Grad der fetomaternalen Transfusion niedrig zu halten. Schlußendlich ist auch zu beachten, daß diese ΔOD450-Methode empfindlich ist; es können sich z.B. falsche Meßwerte durch Blut- oder Mekoniumspuren im Fruchtwasser oder durch zu starke Lichtexposition während der Zeit zwischen Entnahme und Untersuchung ergeben.

Da sich die Liley-Kurven auf Schwangerschaften jenseits der 27. Woche beziehen, stellt sich die Frage, ob diese Kurven auch auf das **II. Trimenon** anwendbar sind. Es wurde klar gezeigt, daß dies nicht der Fall ist: es wurden falsch-negative Werte der ΔOD450-Messung bezüglich schwerer fetaler Erkrankung zu inakzeptablen 68 % zwischen der 18. und 25. Schwangerschaftswoche gefunden [58]. Es wurden mittlerweile modifizierte Liley-Kurven für das II. Trimenon erstellt [1, 76], wobei der Nachweis der klinischen Nützlichkeit noch aussteht. Aus diesem Grunde wird im II. Trimenon heute eher die Cordozentese angewandt.

### Cordozentese

Der hauptsächliche Vorteil der Cordozentese besteht in der Möglichkeit der direkten Bestimmung des fetalen Hämoglobins und Hämatokrits. Nachdem die ersten Cordozentesen fetoskopisch gesteuert durchgeführt wurden [80], wurde dank Fortschritten in der Auflösung der Ultraschallgeräte die ultrasonographisch gesteuerte Methode eingeführt [23], die sich rasch zur Standardmethode entwickelt hat[II] [24, 101]. Die so durchgeführte Punktion der Umbilikalvene kann etwa ab der 18. Schwangerschaftswoche durchgeführt werden.

Dabei wird, je nach Lage der Plazenta, des plazentaren Nabelschnuransatzes und der Kindslage mit einer Nadel der Größe 20–22 G eine transplazentare oder transamniale Punktion der Nabelvene an deren plazentarer oder fetaler Insertion vorgenommen und eine geringe Menge (1–2 ml) fetales Blut aspiriert. Mit einem im Punktionsraum vorhandenen Coulter-Counter kann umgehend der fetale Hämatokrit bestimmt werden. Bei transfusionsbedürftiger Anämie kann dann sogleich durch die liegende Nadel das berechnete Transfusionsvolumen verabreicht werden.

Es ist der wahrscheinlich größte **Vorteil** gegenüber der Amniozentese, daß beim gleichen Eingriff auch eine allfällige Therapie vorgenommen werden kann. Ein weiterer Vorteil ist, daß gleichzeitig weitere hämatologische und biochemische Parameter im Fetalblut bestimmt werden können [62, 102]. Wichtig ist z.B. der Grad der Retikulozytose, anhand derer der weitere Verlauf der Erkrankung abgeschätzt werden kann, oder der direkte Coombs-Test, bei dem Alloantikörper nachgewiesen werden, die bereits an das auf der Erythrozytenoberfläche exprimierte Antigen angelagert sind.

Das **Risiko** der Cordozentese ist etwas größer als dasjenige der Amniozentese und beträgt in geübten Händen 1 bis 2 % [24]. Von der Erkrankung schwer betroffene Feten haben dabei ein etwas

---

[I] *Die Konzentration des Bilirubins im Fruchtwasser spiegelt das Ausmaß der fetalen Hämolyse wider!*

[II] *Die ultrasonographisch gesteuerte Cordozentese mit der Möglichkeit der direkten Bestimmung des fetalen Hämoglobins und Hämatokrits ist heute die Standardmethode zur Diagnostik der alloimmunisierten Schwangerschaft!*

größeres Risiko [101]. Die hauptsächlichsten Komplikationen sind Exsanguination, intraamniale Blutung, fetale Bradykardie und Nabelschnurtamponade. Zusätzlich besteht wie bei der Amniozentese ein Risiko der Aggravierung der fetalen Alloimmunisation durch eine feto-maternale Transfusion, insbesondere bei der transplazentaren Technik [4, 65].

## 4.2 Fetale Genotypisierung

### 4.2.1 Serologische Blutgruppenbestimmung

Die klassische Methode zur Blutgruppenbestimmung des Feten besteht in der serologischen Blutgruppendiagnostik (Phänotyp). Hierzu ist fetales Blut notwendig, das bei einer Cordozentese gewonnen wird. Sie stellt die einfachste und am besten etablierte Methode dar und wird bevorzugt, wenn auch aus anderen Gründen (Verdacht auf schwere Anämie, vor intrauteriner Transfusion) eine erstmalige Cordozentese durchgeführt wird. Der Nachteil sind die entsprechenden Risiken der Cordozentese (siehe Teil 4.1.2).

### 4.2.2 Invasive fetale Rhesus-Genotypisierung

Es ist heute möglich, das Rhesus-D-Gen mittels Polymerasekettenreaktion (polymerase chain reaction = PCR) an geringen Mengen **fetaler DNA aus Fruchtwasser oder Chorionzotten** zu bestimmen [3]. In initialen Studien wurden zwei Paare von DNA-Primer verwendet: ein Paar für gemeinsame Rhesus-CcEe- und -D-Sequenzen, das zweite Paar für eine Rhesus-D-spezifische Sequenz im Exon 10. Unter 135 untersuchten Fruchtwasserproben fanden sich mit dieser Methode 1,5% falsch-negative Ergebnisse, d.h. Rhesus-D-positive Feten wurden als Rhesus-D-negativ beurteilt [45].

Falsche Ergebnisse sind einerseits durch die Kontamination der Fruchtwasserprobe mit mütterlichen Zellen denkbar, umgekehrt kann auch eine geringe Menge Genmaterial, das die nachzuweisende Rhesus-D-Gensequenz enthält, bei Kontamination der Probe zu falsch-positivem Ergebnis führen, weshalb mit diesen Proben äußerst vorsichtig umgegangen werden muß. Andererseits kann auch eine Diskrepanz zwischen dem serologischen Phänotyp und dem mit besagtem Primer nachgewiesenen Genotyp bestehen, was auf einer Variation in der Struktur des Rhesus-D-Gens zurückzuführen ist.

Aus diesem Grund werden heute von den meisten Gruppen zwei verschiedene, voneinander unabhängige **Primer-Sets** verwendet [83]. Auch für die Rhesus-Cc- und -Ee-Antigene sind inzwischen Primer entwickelt worden, die eine Diagnostik aus Fruchtwasser erlauben [44, 88].

Die Technik der fetalen Rhesus-Genotypisierung aus Fruchtwasser hat entscheidende **Vorteile** gegenüber der herkömmlichen serologischen fetalen Blutgruppentestung. Anstelle einer Cordozentese muß lediglich eine Amniozentese durchgeführt werden, was mit einem erheblich geringeren Risiko für den Fetus und einer geringeren fetomaternalen Transfusion einhergeht [89]. Die Amniozentese kann zudem zu einem früheren Zeitpunkt durchgeführt werden als die Cordozentese und bei Bedarf gleichzeitig mit einer ΔOD450-Messung, was Vorteile im klinischen Management alloimmunisierter Schwangerschaften mit sich bringt. Einer schwangeren Frau mit einer schweren Rhesus-D-Alloimmunisation in der Vorgeschichte und einem heterozygoten Partner kann in der 15. Schwangerschaftswoche eine Amniozentese zur fetalen Genotypisierung angeboten werden; bei einem Rhesus-D-negativen Fetus kann auf weitere diagnostische Interventionen verzichtet werden. Umgekehrt kann bei Rhesus-D-positivem Fetus die Diagnostik und Therapieplanung optimal durchgeführt werden.

### 4.2.3 Nicht-invasive fetale Rhesus-Genotypisierung

Neuere Untersuchungen in den letzten Jahren zeigen, daß **im mütterlichen Blut** vorhandene fetale Zellen angereichert, identifiziert, isoliert und für die Diagnose chromosomaler Anomalien [34], Einzelgendefekten [16, 27] oder für eine Rhesus-Genotypisierung [94] verwendet werden können. Eine weitere Methode basiert auf der Tatsache, daß während der Schwangerschaft freie fetale DNA im mütterlichen Blut vorhanden ist [48]. Diese DNA kann mittels hochsensitiver quantitativer Multiplex-PCR zum Nachweis fetaler Gensequenzen verwendet werden. Da Rhesus-D-Gensequenzen bei Rhesus-D-negativen Individuen nicht vorkommen, bietet gerade die Rhesus-D-Eigenschaft die optimale Voraussetzung, um eine DNA-Sequenz des Feten vor dem Hintergrund der mütterlichen DNA im Blut der schwangeren Frau im II. Trimenon nachzuweisen, was heute zuverlässig gelingt [107].

Wenn auch diese Technik zunächst noch in die klinische Routine eingeführt werden muß, bietet sie natürlich die beste Methode zur fetalen Rhesus-Genotypisierung, weil sie ohne Risiko für den Fetus und ohne Gefahr der fetomaternalen Transfusion durchgeführt werden kann.

---

*Es ist heute möglich, das Rhesus-D-Gen mittels Polymerasekettenreaktion an geringen Mengen fetaler DNA aus Fruchtwasser oder Chorionzotten zu bestimmen!*

## 4.3 Diagnostisch-therapeutisches Management

### 4.3.1 Klinisches Vorgehen

Bei (Rhesus-D-)Blutgruppen-Alloimmunisation können die Schwangerschaften zum sinnvollen klinischen Management in verschiedene **Gruppen** eingeteilt werden. Als Entscheidungskriterien dienen in erster Linie die Anamnese, die Blutgruppe des Kindsvaters, die Antikörpermenge bzw. der Titerverlauf im mütterlichen Serum und die Ultraschallbefunde (Zeichen eines beginnenden oder bereits ausgebildeten Hydrops, maximale Flußgeschwindigkeit in der A. cerebri media).

**Schwangeren mit einem Rhesus-D-heterozygoten Partner** kann eine invasive fetale Rhesus-Genotypisierung mittels diagnostischer Amniozentese, in Zukunft eventuell auch eine nicht-invasive fetale Genotypisierung angeboten werden. Bei Rhesus-D-negativem Fetus sind keine weiteren diagnostisch-therapeutischen Maßnahmen erforderlich.

**Schwangere mit einem Rhesus-D-homozygoten Partner und einer vorausgegangenen milden Verlaufsform der Rhesus-Alloimmunisation:** Bei niedriger Antikörpermenge (bzw. niedrigem Antikörpertiter) und normalem Ultraschallbefund kann die Schwangerschaft vorerst zuwartend mittels wiederholter Antikörper- und Ultraschallkontrollen (inklusive A.-cerebri-media-Doppler) betreut werden. Bei steigender Antikörpermenge (Cut-off 15 IU oder Titer 1:32 bis 1:128, je nach Labor) ist ein invasives Management gerechtfertigt. Dessen Modalität ist abhängig vom Gestationsalter: Nach der 36. Schwangerschaftswoche wird man sich in der Regel für eine Entbindung mit anschließender postpartaler Therapie (Phototherapie und/oder Austauschtransfusion) entscheiden. Zwischen der etwa 27. und 36. Schwangerschaftswoche kann entweder eine Amniozentese zur Bestimmung des ΔOD450 oder direkt eine Cordozentese zur Bestimmung des fetalen Hämoglobins, Hämatokrits, der Retikulozytenzahl und des direkten Coombs-Tests durchgeführt werden. Vor der 27. Schwangerschaftswoche scheint die Cordozentese die zuverlässigere Maßnahme zu sein und sollte der Amniozentese vorgezogen werden. Bei entsprechend pathologischen Werten, d. h. bei einem Hämoglobin zwei Standarddifferenzen unter dem Gestationsalter-korrigierten Normwert oder einem Hämatokrit unter 30%, muß eine intrauterine Bluttransfusion mittels Cordozentese vorgenommen werden. Findet sich ein grenzwertiger Befund, sollte aufgrund der Retikulozytenzahl und des direkten Coombs-Tests entschieden werden. Bei normalem Befund ist eine Wiederholung dieser Messungen in regelmäßigen Abständen notwendig, wobei hier Doppler-Messungen eine Rolle bei der Verringerung dieser wiederholten invasiven Eingriffe spielen könnten.

**Schwangere mit einem Rhesus-D-homozygoten Partner und einer vorausgegangenen schweren Verlaufsform der Rhesus-Alloimmunisation:** In dieser Situation sollte im voraus eine Cordozentese ca. zehn Wochen vor dem erstmaligen Auftreten von Hämolysezeichen des Feten während der letzten Schwangerschaft (bzw. der ersten intrauterinen Transfusion) geplant werden, jedoch nicht vor der 20. Schwangerschaftswoche, außer bei Hydropszeichen. Die regelmäßigen sonographischen Verlaufskontrollen sollten in der 16. Schwangerschaftswoche beginnen. Bei der ersten Cordozentese wird in der Regel eine erste Bluttransfusion bereitgestellt, die dann im Verlauf der Schwangerschaft in 10- bis 14-tägigen Abständen wiederholt wird.

**Schwangere mit einer schweren Verlaufsform der Rhesus-Alloimmunisation mit intrauterinem Fruchttod vor der 20. Schwangerschaftswoche in der Vorgeschichte:** In dieser Situation ist eine intrauterine Bluttransfusion bereits vor der 20. Schwangerschaftswoche notwendig, die in der Regel intraperitoneal durchgeführt wird.

### 4.3.2 Intrauterine Transfusion

**Indikation** zur intrauterinen Bluttransfusion ist die fetale Anämie oder der Alloimmunisations-bedingte Hydrops fetalis.[1]

Die **Technik** ist dabei abhängig von der Erfahrung des Untersuchers, von der Lage von Plazenta und Fetus und vom Gestationsalter. Während die von Liley bereits 1963 beschriebene intraperitoneale Transfusion fast 20 Jahre Standard war, wurde später die ultraschallgesteuerte intravaskuläre Technik entwickelt, die heute jenseits der 20. Schwangerschaftswoche in der Regel bevorzugt wird. Das Blut wird dabei durch die Umbilikalvene am fetalen (intrahepatischer Verlauf) oder am plazentaren Ansatz transfundiert [25, 61]. Alternativ kann auch eine Infusion nach direkter Punktion des fetalen Herzens vorgenommen werden [104], wobei hier Perikardtamponade und Herzrhythmusstörungen gefürchtete Komplikationen sind. Vor der 20. (oder mancherorts 18.) Schwangerschaftswoche wird nach wie vor die intraperitoneale Technik verwendet.

Die **Vorteile** der intravaskulären Transfusion sind hauptsächlich folgende:
- fetale Blutgruppe bestimmbar
- fetales Hämoglobin und fetaler Hämatokrit vor und nach der Transfusion meßbar

[1] *Indikation zur intrauterinen Bluttransfusion ist die schwere fetale Anämie oder der Alloimmunisations-bedingte Hydrops fetalis!*

- zur Transfusion notwendiges Blutvolumen berechenbar aufgrund des geschätzten fetoplazentaren Blutvolumens und des gemessenen Hämoglobins
- effektivere Therapie bei Hydrops fetalis [31]
- kein intraabdominales Viszeraltrauma
- Timing der nächsten Bluttransfusion möglich

Mehrere Gruppen haben nach wiederholten intrauterinen Bluttransfusionen bis jeweils zur 36. Schwangerschaftswoche mit nachfolgender Entbindung in der 37. bis 38. Schwangerschaftswoche über eine perinatale **Überlebensrate** von 76–96% berichtet, mit bei adäquater postpartaler Betreuung entsprechend niedriger Rate an schwerer Morbidität [61, 70, 84]. In Anbetracht der hohen Morbidität und Letalität der unbehandelten schweren hämolytischen Erkrankung des Feten belegen diese Zahlen den Erfolg der Therapie.

### Durchführung

Eine intrauterine Transfusion kann ambulant erfolgen. Eine Prämedikation der Mutter ist nur in Ausnahmefällen notwendig. Bei sehr lebhaftem Fetus und posteriorer Plazenta besteht die Gefahr, daß die fetalen Bewegungen zu einer Dislokation der Nadel führen; ggf. kann der Fetus z. B. mittels Pancuroniumbromid i. m. oder i. v. (Cordozentese) relaxiert werden, was jedoch selten notwendig ist.

Bei der **intravaskulären Technik** wird unter Ultraschallsicht die 20-G-Nadel (eventuell Teflon-beschichtet) in die Umbilikalvene am entsprechend ausgesuchten Ort eingeführt. Initial wird dann durch eine zweite Person ca. 1 ml fetales Blut für die Laboruntersuchungen gewonnen. Eine dritte Person führt die Zellzählung z. B. mittels Coulter-Counter durch. Das zu transfundierende Blut wird dann von der zweiten Person mit Hilfe eines Dreiwegehahns injiziert, wobei der Operator, der während des ganzen Procedere die Nadel führt, auf deren korrekte Position, auf den richtigen Fluß des injizierten Blutes in der Umbilikalvene und auf fetale Herzaktion achten muß. Die Injektionsgeschwindigkeit sollte 5 bis 10 ml pro Minute nicht überschreiten. Die Berechnung des notwendigen Transfusionsvolumens stützt sich auf das fetale Hämoglobin (Hämatokrit), den Hämatokrit des Spenders und das geschätzte, Gestationsalter-korrigierte fetoplazentare Blutvolumen. Sie kann mit Hilfe eines Nomogrammes [61] oder mit einer einfachen Formel berechnet werden. Das Ziel der Transfusion ist die Anhebung des fetalen Hämatokrits auf supranormale Werte, also 35 bis 40% im frühen II. Trimenon und 45 bis 50% später in der Schwangerschaft. Unmittelbar nach der Transfusion kann eine kleine Blutprobe zur Untersuchung des fetalen Post-Transfusions-Hämatokrits (und eventuell für einen Kleihauer-Betke-Test zur Feststellung des Restanteils an fetalem Blut) entnommen werden. Da der fetale Hämatokrit in der Regel um 1% pro Tag fällt, wird üblicherweise ein Transfusionsintervall von 10 bis 14 Tagen gewählt, in ganz schweren Fällen u. U. von nur einer Woche. Initial ist der Abfall des Hämatokrits nach einer Transfusion schwierig einzuschätzen; nach drei bis vier Transfusionen ist das fetale Blut meist ganz durch adultes Blut ersetzt und die fetale Erythropoese supprimiert (Retikulozyten < 1%); dann stellt sich in der Regel ein konstanter Hämatokritabfall ein.

Bei der **intraperitonealen Transfusion** (vor der 20. Schwangerschaftswoche) wird eine 20-G-Nadel unter Ultraschallsicht in die Peritonealhöhle vorgeschoben. Vor der Transfusion wird eine kleine Flüssigkeitsmenge injiziert, um die korrekte Lage der Nadel zu bestätigen. Bei der anschließenden Transfusion sollte das infundierte Volumen folgendermaßen berechnet werden:

Volumen = (Gestationsalter in [Wochen] – 20) × 10 ml

### Spenderblut

Für die Bluttransfusion werden üblicherweise Erythrozytenkonzentrate mit einem Hämatokrit von 75 bis 85% von Rhesus-D-negativen adulten **Spendern** der Blutgruppe 0 verwendet; adultes Hämoglobin erhöht dabei die $O_2$-Transportkapazität des Blutes. Das Blut sollte frisch und auf die üblichen infektserologischen Parameter wie Hepatitis B und C, CMV und HIV getestet sein. Zudem sollte es bestrahlt sein, um eine Graft-versus-Host-Erkrankung beim Fetus zu vermeiden.

### Risiken

Vor der 20. Schwangerschaftswoche beträgt das Risiko einer intravaskulären Transfusion über 10%; danach zwischen 0,6 und 4% [31, 65]. Hauptkomplikation stellt die fetale Bradykardie dar, die bei ca. 8% der Feten vorkommt und meist passager ist [103]. Andere relevante Komplikationen wie Nachblutungen, Nabelschnurtamponade, endotheliale Dissektion der Umbilikalvene, Spasmus der A. umbilicalis, Chorioamnionitis und vorzeitige Wehentätigkeit sind selten.

## 4.4 Prophylaxe

**Postpartale Prophylaxe:** Bereits 1961 wurde gezeigt, daß die Antikörperbildung nach Rhesus-D-

Antigen-Exposition durch die gleichzeitige Gabe von Anti-D-Antikörper verhindert werden kann[I] [91]. Die Wirksamkeit der Anti-D-Gabe wurde speziell auch postpartal nachgewiesen [21, 73]. Allein mit der Anti-D-Prophylaxe nach der Geburt und bei Schwangerschaftskomplikationen kann die Inzidenz der Rhesus-D-Alloimmunisation um 90% auf etwa 1% gesenkt werden, was der präpartalen Sensibilisierungsrate entspricht [93].

**Antepartale Prophylaxe:** Obwohl einige Sensibilisierungen der unterlassenen Prophylaxe post partum und bei Schwangerschaftskomplikationen zuzuschreiben sind, entsprechen die meisten dennoch einer antepartalen Alloimmunisation. Es wurde denn auch gezeigt, daß die zusätzliche antepartale **Anti-D-Prophylaxe** die Inzidenz der Alloimmunisation um weitere 90% bis auf ca. 0,1% senken kann [7, 53]. In der größten publizierten Serie, einer Studie aus Kanada, bei der fast 10000 Rhesus-D-negative Schwangere in der 28. Schwangerschaftswoche 300 μg Anti-D i. m. erhielten, fand sich eine Alloimmunisationsrate von 0,1% im Vergleich zu der historischen Kontrollgruppe mit lediglich postpartaler Anti-D-Gabe, wo 1,8% der Frauen alloimmunisiert wurden [10]. Die Bedenken, daß antepartal verabreichtes Anti-D in der empfohlenen Dosis (100–300 mg Anti-D) nach der Passage der Plazentaschranke zu einer signifikanten Destruktion fetaler Erythrozyten führen kann, sind nach mehreren Studien unberechtigt [5, 33]. Trotz des Fehlens großer randomisierter kontrollierter Studien ist deshalb die antepartale Prophylaxe inzwischen in den meisten westlichen Ländern zum Standard avanciert.[II]

**Prophylaxe bei Schwangerschaftskomplikationen:** In sämtlichen Situationen, in denen eine Einschwemmung von allogenen Erythrozyten in den mütterlichen Kreislauf **(fetomaternale Transfusion)** vorkommen kann, ist eine Prophylaxe mit Anti-D indiziert. Tabelle 17-1 gibt einen Überblick über die wichtigsten klinischen Situationen. Eine Wiederholung der Anti-D-Gabe ist in der Regel frühestens nach 12 Wochen notwendig, außer bei Geburt.

Der **Wirkungsmechanismus der prophylaktischen Anti-D-Gabe** ist nicht bekannt. Die Suppression der Alloimmunisation könnte allein aufgrund der raschen Entfernung der antigenen Erythrozyten aus dem Kreislauf stattfinden, bevor diese immunkompetente lymphoretikuläre Gewebe erreichen. Wahrscheinlicher ist, daß es sich um komplexere Mechanismen im Zusammenhang mit der Antigenpräsentation handelt. Ist einmal eine Alloimmunisation vorhanden, so schwach sie auch sein mag, hat die Gabe von Anti-D keine Wirksamkeit mehr [7, 8, 26].

### Dosis, Zeitpunkt und Verabreichung des Anti-D

Es gilt generell, daß 20 mg Anti-D eine Menge von 1 ml Erythrozyten oder 2 ml Blut antagonisieren kann, d.h. die Alloimmunisation zu supprimieren vermag [72]. Die Empfehlungen für die routinemäßige Anti-D-Gabe **(Standarddosis)** schwanken demnach zwischen 100 und 300 μg.

**Verabreichungsweg:** In den meisten Ländern wird das Anti-D intramuskulär gegeben. In einigen Ländern sind auch Präparate für die intravenöse Gabe vorhanden, z.B. in der Schweiz. Bei der intravenösen Gabe wird ein rascherer Wirkungseintritt mit größerem Plasmapeak erreicht, weshalb hier eine etwas geringere Dosis ausreicht. Bei intramuskulärer Gabe wird der maximale Plasmaspiegel erst nach etwa zwei Tagen erreicht.

Der **Zeitpunkt** der Anti-D-Gabe ist optimalerweise kurz vor bzw. zum Zeitpunkt der Einschwemmung der allogenen Erythrozyten. Aus diesem Grund wird eine Gabe innerhalb von 72 Stunden empfohlen. Es besteht somit bei der postpartalen Prophylaxe genügend Zeit, zunächst die Blutgruppe des Neugeborenen zu bestimmen, um anschließend das Anti-D ausschließlich den Müttern Rhesus-D-positiver Kinder zu verabreichen. Wird die Prophylaxe vergessen, kann das Anti-D noch bis zu 14 Tage nach Exposition mit einer gewissen Wirksamkeit verabreicht werden. Einige Autoren empfehlen die Kontrolle der HbF-Zellen drei Tage postpartal mittels Kleihauer-Betke-Test, um bei größerer fetomaternaler Transfusion (> 2‰ HbF-Zellen) eine zweite Anti-D-Gabe vorzunehmen. Die antepartale Prophylaxe wird entweder als Einmaldosis (200–300 μg Anti-D) in der 28. Schwangerschaftswoche oder in zwei Dosen à 100 μg Anti-D in der 28. und 34. Schwangerschaftswoche i. m. verabreicht.

Die Anti-D-Prophylaxe ist sicher ein gutes Beispiel für den Triumph der modernen präventiven Medizin. Dies zeigen epidemiologische Studien, die z.B. in England eine Reduktion der Rhesus-D-bedingten perinatalen **Mortalität** von 1:2180 (1953) auf 1:5400 (1970) und nun auf 1:62500 (1990) aller Geburten belegen [18, 38, 99].

## 5 Zusammenfassung und Ausblick

Die Prävention, Diagnostik und Therapie der Blutgruppen-alloimmunisationsbedingten hämolytischen Erkrankung des Feten und des Neugeborenen können als Erfolgsgeschichte in der feto-maternalen Medizin betrachtet werden. Auf allen drei Ebenen, der Vorbeugung, der frühzeitigen Erken-

*[I] Die Antikörperbildung nach Rhesus-D-Antigen-Exposition kann durch die rechtzeitige Gabe von Anti-D-Antikörper verhindert werden!*

*[II] Die antepartale Anti-D-Prophylaxe ist in den meisten westlichen Ländern zum Standard avanciert!*

nung und der effektiven Behandlung des Leidens, sind in den letzten 40 Jahren große Erfolge erzielt worden. Nichtsdestotrotz ist es von absoluter Notwendigkeit, die Zusammenhänge zu kennen, um die Prävention mit Erfolg durchzuführen. Betroffene Risikopatientinnen müssen rechtzeitig erkannt und in ein spezialisiertes Perinatalzentrum für die weitere Diagnostik und Therapie überwiesen werden. Nur so kann das medizinische Potential im Bereich dieser Erkrankung voll ausgeschöpft werden.

# Immunthrombozytopenien
E. Danzer, W. Holzgreve

## 1 Einleitung

Unter Thrombozytopenien versteht man eine signifikante **Verminderung der absoluten Thrombozytenzahl** auf weniger als 100 000 Thrombozyten/mm$^3$. Verschiedene Erkrankungen des Knochenmarks, wie Leukämien, megaloblastische Anämien oder auch metastasierende Tumoren sowie medikamentös-toxische Ereignisse können im Kindes- und Erwachsenenalter mit einer verminderten Bildung der Thrombozyten einhergehen und somit Ursachen einer Thrombozytopenie sein.

Thrombozytopenien während der **Schwangerschaft** können Folge immunologischer und nicht-immunologischer Mechanismen sein. Nicht-immunologische Ursachen für eine Thrombozytopenie während der Schwangerschaft sind in Tabelle 17-3 zusammengefaßt. Bei den immunologischen Thrombozytopenien kann eine mütterliche und/oder fetale Thrombozytopenie bestehen, da sie durch Antikörper bedingt sind und diese im Falle von IgG die Plazentaschranke überwinden können.

Zu den **immunologischen,** durch Antikörper vermittelten Thrombozytopenien zählen die idiopathische Thrombozytopenie, die Alloimmunthrombozytopenie, die durch das Antiphospholipidsyndrom verursachte Thrombozytopenie sowie die Lupus-erythematodes-assoziierte Thrombozytopenie.

Tabelle 17-3
*Erkrankungen der Thrombozyten während der Schwangerschaft (nach Biswas et al. [113])*

**Primäre Thrombozytopenien der Mutter**
- schwangerschaftsinduzierte Hypertonie
- Autoimmunthrombozytopenie
- medikamenteninduzierte Thrombozytopenie (Ampicillin, Theophyllin, Procain, Digitoxin, Thiazide, Barbiturate u. a.)
- systemischer Lupus erythematodes
- disseminierte intravasale Gerinnung
- allergische Thrombozytopenie
- infektionsinduzierte Thrombozytopenie
- Hepatitis, Leukämie
- hereditäre Thrombozytopenie (May-Hegglin-Syndrom)

**Primäre Thrombozytopenien des Feten**
- Alloimmunthrombozytopenie
- primäre Thrombozythämie

**Thrombozytopathien**
- Bernard-Soullier-Syndrom
- von-Willebrand-Jürgens-Syndrom
- Morbus Glanzmann

## 2 Autoimmunthrombozytopenie

Die Autoimmunthrombozytopenie, auch idiopathische Thrombozytopenie (ITP) genannt, zählt mit einer Inzidenz von 1 zu 1000 zu den häufigsten nicht malignen hämatologischen Erkrankungen während der Schwangerschaft. Ursache für die ITP sind **IgG-Autoantikörper,** die durch Bindung an die Oberflächenantigene der Thrombozyten und deren Vorstufen zu einem vermehrten Abbau der mütterlichen und in der Folge auch der kindlichen Thrombozyten (diaplazentare Übertragung) im retikuloendothelialen System führen [123].

### 2.1 Klinik und Diagnostik

Patientinnen mit chronischer ITP weisen in ihrer Anamnese zahlreiche Blutungsepisoden auf wie Zahnfleisch- und Nasenblutungen, Petechien, Ekchymosen und Menorrhagien. Um die ITP eindeutig von anderen Ursachen einer Thrombozytopenie in der Schwangerschaft zu differenzieren, wurden verschiedene direkte und indirekte **Nachweismethoden** entwickelt [124]. Bei den meisten Patientinnen mit ITP lassen sich sowohl thrombozytenassoziierte Immunglobuline wie auch frei zirkulierende Thrombozytenantikörper nachweisen. Eine hohe Konzentration der thrombozytenassoziierten Immunglobuline im fetalen Blut ist mit einer niedrigen Thrombozytenzahl assoziiert [123].

Als **Folgen** der erniedrigten Thrombozytenzahl des Feten können Blutungen und intrakranielle Hämorrhagien auftreten. Jedoch ist die Wahrscheinlichkeit dieser Komplikationen um ein Vielfaches geringer als bei der Alloimmunthrombozytopenie (siehe Teil 3). Burrows und Kelton zeigten in einer Metaanalyse von 688 Neugeborenen mit ITP, daß Blutungskomplikationen bei nur 22 Kindern auftraten, und intrakranielle Hämorrhagien entwickelten nur sechs Kinder (0,87 %) [115].

Das ideale Management bei der ITP der Mutter und der kritische Thrombozytenwert für eine Gefährdung des Feten werden aufgrund folgender neuer Erkenntnisse über **pathophysiologische Zusammenhänge** von ITP und Schwangerschaft kontrovers diskutiert [123, 130, 137]:

- Die Thrombozytenzahl der Mutter korreliert nicht mit der Thrombozytenzahl des Feten.
- Die ITP der Mutter ist nicht beweisend für eine Thrombozytopenie des Feten.
- Eine fetale Immunthrombozytopenie kann auch ohne Beteiligung der Mutter auftreten.
- Auch wenn eine Behandlung der Mutter erfolgreich verläuft, kann der Fetus weiter unter der ITP leiden.
- Die Konzentration der Antikörper im mütterlichen Serum korreliert nicht mit der Konzentration der Antikörper im fetalen Blutkreislauf.
- Schwerwiegende Komplikationen wie intrakranielle Hämorrhagien sind extrem selten.

### 2.2 Management bei nicht-schwangeren Patientinnen

Primär wurde durch Behandlung der Patientinnen mit **Kortikosteroiden** (1–2 mg/kg/d) versucht, sowohl die Antikörperbildung wie auch den vorzeitigen Thrombozytenabbau im retikuloendothelialen System zu blockieren [113]. Bei nicht-schwangeren und asymptomatischen Frauen wird der Therapiebeginn bei einer Thrombozytenzahl unter 20 000/mm$^3$ empfohlen [123]. Bei erfolgreicher Therapie steigt die Thrombozytenzahl innerhalb der ersten sieben Tage an und erreicht innerhalb von drei Wochen einen Wert von mehr als 50 000/mm$^3$ [137].

Neben den Kortikosteroiden kommen auch **andere Immunsuppressiva** wie Azathioprin oder Cyclophosphamid zum Einsatz [111]. Von einer Anwendung während der Schwangerschaft ist aufgrund der toxischen Nebenwirkungen abzuraten. Als Alternative zur Steroidtherapie werden ITP-Patientinnen mit Immunglobulinen behandelt. Die Hochdosis-Immunglobulintherapie (400 mg/kg/d für 2–5 Tage) führt bei 80 % der Patientinnen innerhalb weniger Tage zu einem Anstieg der Thrombozytenzahl auf mehr als 50 000/mm$^3$ [137].

Eine **Transfusion von Thrombozyten** sollte sich nur auf die kurzzeitige Therapie von lebensbedrohlichen Blutungen beschränken, da die Antikörper im weiteren Verlauf neben den körpereigenen auch die Spenderthrombozyten zerstören können. Eine Splenektomie ist bei therapierefraktären ITPs und einer chronischen Plättchenzahl von unter 10 000/mm$^3$ angezeigt.

### 2.3 Management während der Schwangerschaft

Der Empfehlung der Amerikanischen Gesellschaft für Hämatologie folgend, sollte die Therapie der ITP während der Schwangerschaft **bei einer mütterlichen Thrombozytenzahl von weniger als 30 000/mm$^3$ begonnen** werden [110].

Neben Steroidtherapie und Thrombozytentransfusionen verbessert eine pränatale Applikation von Immunglobulinen die Ausgangssituation betroffener Kinder[1] [119]. Eine Abschätzung der kindlichen Prognose und die Definition der geeigneten therapeutischen Maßnahmen sind zwar prinzipiell durch eine Kontrolle der Thrombozytenzahl aus dem Kapillarblut der kindlichen Kopfschwarte während der Geburt möglich, diese Methode ist jedoch ungenau, und falsch-positive Ergebnisse führen zu einer unnötigen Gefährdung von Mutter und Kind durch eine Sectio caesarea [128, 138].

Ob bei einer Thrombozytenzahl des Feten unter 50 000/mm$^3$ eine generelle Indikation zur Entbindung durch Sectio caesarea besteht, ist bis heute strittig [128]. In einer Studie von 474 Neugeborenen, deren Mütter während der Schwangerschaft an ITP erkrankten, zeigten 29 % der vaginal geborenen Kinder mit ITP geburtstraumatische Schäden und Blutungen, verglichen mit 30 % der Kinder mit Sectio caesarea [120].

---

[1] *Die Autoimmunthrombozytopenie wird verursacht durch IgG-Autoantikörper, die zu einem vermehrten Abbau der mütterlichen und in der Folge auch der kindlichen Thrombozyten führen!*

## 3 Alloimmunthrombozytopenie

Im Gegensatz zu den eher geringen Risiken des Feten bei der mütterlichen ITP zählt die fetale bzw. neonatale Alloimmunthrombozytopenie zu den **potentiell lebensbedrohlichen Erkrankungen des Feten.** In der Literatur wird die Inzidenz mit 1 zu 1000 bis 2000 Lebendgeburten angegeben [118, 139].

In Analogie zu der **Pathogenese** der Rhesus-Sensibilisierung werden bei der Alloimmunthrombozytopenie mütterliche Alloantikörper gegen fetale Plättchenantigene gebildet, die nach transplazentarem Übertritt in den fetalen Blutkreislauf zu einer direkten Zerstörung der fetalen Thrombozyten führen.[I] Fetale Thrombozyten, die spezifische Antigene tragen und im Verlauf der Schwangerschaft in den mütterlichen Blutkreislauf gelangen, lösen bei den Müttern, deren Thrombozyten dieses Antigen nicht aufweisen, eine humorale Immunantwort gegen das fremde Thrombozytenantigen aus. Am häufigsten sind die Antikörper gegen die Thrombozytenantigene $PL^{a1}$ (HPA-1a) gerichtet, die vom Vater auf das Kind vererbt worden sind [118, 122]. Offenbar stehen auch weitere Thrombozyten-Alloantigene, z.B. $PL^{a2}$, $BAK^a$, $Br^a$, in einem direkten Zusammenhang mit der Ausbildung der Alloimmunthrombozytopenie [112].

### 3.1 Klinik und Komplikationen

Innerhalb weniger Stunden nach der Geburt wird die neonatale Alloimmunthrombozytopenie durch petechiale Blutungen, Ekchymosen und Schleimhautblutungen klinisch manifest [114]. Bis zu 20% der unter der Alloimmunthrombozytopenie leidenden Neugeborenen entwickeln **massive intrakranielle Hämorrhagien,** wobei bei etwa 50% dieser Kinder die intrakraniellen Blutungen bereits während des II. Trimenons auftreten können und eine Letalität von 15% aufweisen[II] [125, 136]. Für das frühe Auftreten der intrakraniellen Hämorrhagien wird neben der verminderten Thrombozytenzahl auch eine direkte Schädigung der Endothelzellen der Hirngefäße diskutiert. Kay et al. konnten nachweisen, daß insbesondere Endothelzellen der Blutgefäße einen ähnlichen molekularen Aufbau zeigen wie die Thrombozytenantigene $PL^{a1}$ und somit direkt eine Immunantwort auslösen können [129].

Bei entsprechender Anamnese und klinischen Befunden sollten **differentialdiagnostisch** andere Ursachen einer Thrombozytopenie (Infektionen, Erythroblastosis fetalis etc.) ausgeschlossen werden. Die endgültige Differenzierung gelingt dem Nachweis der spezifischen Antikörper im mütterlichen und kindlichen Serum [135].

Das **Wiederholungsrisiko** bei erneuter Schwangerschaft wird für sensibilisierte Mütter zwischen 77 und 100% angegeben [118, 134, 139].

### 3.2 Management

Aufgrund des hohen Risikos und der damit verbundenen Gefahr einer frühzeitigen fetalen intrakraniellen Blutung wurden besonders in den letzten Jahren neue **Behandlungsstrategien** vorgestellt [113]. Dazu zählen neben einer bereits pränatal begonnenen Steroidtherapie [116, 121] die intrauterine Transfusionstherapie mit mütterlichen Thrombozyten durch Cordozentese [127, 133] oder auch die frühzeitige Entbindung des kranken Feten durch Sectio caesarea [117]. Jedoch konnte die Inzidenz der Thrombozytopenie-assoziierten intrakraniellen Hämorrhagien nicht signifikant vermindert werden. Ein weiterer Nachteil besteht in dem für die Cordozentese notwendigen invasiven Eingriff und dessen Komplikationen.

Weniger invasiv und in den ersten klinischen Untersuchungen erfolgversprechend ist die intravenöse **Immunglobulintherapie** der Mutter (IVIG) [119]. Bereits 1988 behandelten Bussel und Mitarbeiter sieben Patientinnen mit bekannter fetaler Alloimmunthrombozytopenie in der ersten Schwangerschaft [116].

Während alle Neugeborenen aus der ersten Schwangerschaft eine Thrombozytenzahl von unter $30\,000/mm^3$ aufwiesen und bei drei Kindern intrakranielle Blutungen auftraten, zeigten die Feten nach IVIG nur eine Thrombozytenverminderung auf $72\,500/mm^3$, und keines der Kinder entwickelte intrakranielle Blutungen.

In weiteren klinischen Untersuchungen konnte die Wirksamkeit der IVIG der Mutter bestätigt werden [132, 139, 140]. Da das $PL^{a1}$(HPA-1a)-Antigen bereits vor der 20. Schwangerschaftswoche nachweisbar ist und die Gefahr einer intrakraniellen Blutung direkt mit dem Ausmaß und der Dauer der Thrombozytopenie korreliert, empfehlen verschiedene Autoren unter Umständen einen Therapiebeginn bereits um die 14. Schwangerschaftswoche [119].

## 4 Lupus-erythematodes-assoziierte Thrombozytopenie

Beim systemischen Lupus erythematodes (SLE) handelt es sich um eine Autoimmunkrankheit, die sich gegen nahezu jedes Organ richten kann. Während der Schwangerschaft entwickeln ca. 30% der Patientinnen mit SLE eine Immunthrombozy-

---

[I] *Die Therapie der ITP während der Schwangerschaft sollte bei einer mütterlichen Thrombozytenzahl von $< 30\,000/mm^3$ begonnen werden und umfaßt neben Steroiden und Thrombozytentransfusionen Immunglobuline!*

[II] *Die neonatale Alloimmunthrombozytopenie wird klinisch manifest durch petechiale Blutungen, Ekchymosen und Schleimhautblutungen und bei bis zu 20% der betroffenen Neugeborenen durch massive intrakranielle Hämorrhagien!*

topenie, wobei eine Verminderung der Thrombozyten auf weniger als 30 000/mm$^3$ nur bei etwa 5% auftritt [126]. Für die Prognose des Schwangerschaftsverlaufes ist das Vorhandensein von zusätzlichen Antiphospholipidantikörpern von entscheidender Bedeutung [108, 137]. Obwohl auch bei der SLE-assoziierten Immunthrombozytopenie die Gefahr der fetalen intrakraniellen Hämorrhagie besteht, sind als die häufigsten und schwerwiegenderen **Komplikationen** der intrauterine Fruchttod und die vaskulären Thrombosen von Mutter und Kind zu nennen. Medikamente der Wahl sind Glukokortikoide und/oder Acetylsalicylsäure [109].

## 5  Zusammenfassung und Ausblick

Thrombozytopenien während der Schwangerschaft sind auf verschiedene Ursachen zurückzuführen. Für die Definition geeigneter therapeutischer Maßnahmen sind differentialdiagnostische Überlegungen von entscheidender Bedeutung. Während die ITP durch die mütterliche Morbidität während und nach der Schwangerschaft gekennzeichnet ist, wird das Outcome des Feten bei der Alloimmunthrombozytopenie vor allem durch die Entwicklung der pränatalen intrakraniellen Hämorrhagie bestimmt. Eine pränatale Abschätzung der Prognose gestaltet sich bei beiden Formen der Immunthrombozytopenie schwierig. Sowohl bei der ITP wie auch bei der Alloimmunthrombozytopenie besteht keine Korrelation zwischen der mütterlichen und fetalen Thrombozytenzahl bzw. der Konzentration der Antikörper und dem Ausmaß der Thrombozytopenie bzw. der Komplikationen. Die korrekte Abschätzung der kindlichen Prognose ist daher nur über die direkte Analyse, d. h. über fetales Blutsampling möglich. Da verschiedene Therapieansätze erfolgversprechend sind, muß das Management der Immunthrombozytopenie individuell angepaßt werden. Das Outcome von betroffenen Kindern scheint nicht in einem direkten Zusammenhang mit dem Entbindungsmodus zu stehen.

# Inhalt*

|   | ■ Einführung | 259 |
|---|---|---|
|   | ■ **Neurologische Folgen** schwangerschaftsbedingter Erkrankungen | 259 |
| 1 | Präeklampsie/Eklampsie | 259 |
| 2 | HELLP-Syndrom | 260 |
| 3 | Fruchtwasserembolie | 260 |
| 4 | Akute Hypophyseninsuffizienz | 260 |
|   | ■ **Vorbestehende Erkrankungen** | 260 |
| 1 | Epilepsien | 260 |
| 2 | Multiple Sklerose | 261 |
| 3 | Myasthenie | 262 |
| 4 | Erbkrankheiten des Nervensystems und der Muskulatur | 262 |
| 5 | Querschnittslähmungen | 263 |
| 6 | Migräne | 263 |
|   | ■ **Neurologische Erkrankungen während der Schwangerschaft** | 263 |
| 1 | Ischämischer zerebraler Insult | 264 |
| 2 | Intrazerebrale Blutungen | 264 |
| 3 | Subarachnoidalblutung | 264 |
| 4 | Hirnvenen- und Sinusthrombosen | 264 |
| 5 | Hirntumoren | 265 |
| 6 | Bewegungsstörungen | 265 |
| 6.1 | Chorea gravidarum | 265 |
| 6.2 | Restless-legs-Syndrom | 265 |
| 7 | Engpaßsyndrome peripherer Nerven | 265 |
| 8 | Idiopathische Fazialisparese | 266 |

*Das Literaturverzeichnis findet sich in Kapitel 24, S. 378.

# 18 Neurologische Erkrankungen in der Schwangerschaft

O. Busse

## Einführung

Unter dem Einfluß einer Schwangerschaft können sich bereits manifeste neurologische Erkrankungen in Symptomatik und Verlauf verändern. Sie werfen vor allem therapeutische Probleme auf. Selten sind schwangerschaftsbedingte neurologische Erkrankungen. Meist treffen neurologische Krankheiten und Schwangerschaft zufällig zusammen, wobei diese aber in der Schwangerschaft eine erhöhte Inzidenz aufweisen können.

Neurologische Erkrankungen in der Schwangerschaft erfordern stets eine enge Zusammenarbeit zwischen dem Geburtshelfer und dem Neurologen. Das Ausmaß diagnostischer und therapeutischer Maßnahmen ist im Hinblick auf das mütterliche und fetale Risiko gemeinsam abzuwägen.

## Neurologische Folgen schwangerschaftsbedingter Erkrankungen

### 1 Präeklampsie/Eklampsie

**Epileptische Anfälle** vor, während und unmittelbar nach der Geburt lassen stets an das Vorliegen einer Eklampsie (siehe Kap. 3) denken. Eklamptische epileptische Anfälle entstehen auf dem Boden einer Präeklampsie, die durch Hypertonie, Proteinurie und generalisierte Ödeme gekennzeichnet ist. Unmittelbare Vorläufer einer Eklampsie sind Kopfschmerzen, Verwirrtheitszustände und Sehstörungen, die sowohl retinal als auch kortikal verursacht sein können. Aus einer Präeklampsie kann sich jederzeit eine Eklampsie entwickeln, die durch das Auftreten von meist generalisierten, selten auch fokal-motorischen Anfällen definiert ist. Der Blutdruck muß nicht immer deutlich erhöht sein. Vorübergehende neurologische Ausfälle wie Paresen, Sensibilitätsbeeinträchtigungen, Sprach- oder Sehstörungen sind möglich. Wichtige Differentialdiagnosen sind bei den peripartal auftretenden epileptischen Anfällen die Hirnvenen- und Sinusthrombose, zerebrale Ischämien und Blutungen. Das MRT zeigt bei der Eklampsie meist okzipital beidseits mehr oder weniger ausgedehnte Hyperintensitäten (posteriore Leukenzephalopathie). Im weiteren Verlauf bilden sich die MRT-Veränderungen meist vollständig zurück.

Die **Pathophysiologie** der Präeklampsie/Eklampsie ist nach wie vor nicht geklärt. Es handelt sich nicht, wie früher vermutet, ausschließlich um eine hypertensive Enzephalopathie, zumal häufiger die Blutdruckwerte kaum erhöht sind. Möglicherweise verursachen immunologische Vorgänge eine endotheliale Dysfunktion mit konsekutiven Vasospasmen.

Die **Therapie** eklamptischer Anfälle muß rasch und effektiv erfolgen, um das Leben der Mutter und des Feten nicht zu gefährden.[1] Neben der Blutdruckbehandlung ist Magnesiumsulfat die Therapie der Wahl und hat eine bessere Wirksamkeit als die üblichen Antikonvulsiva [6]. Die Wirkungsweise von Magnesium ist nicht genau bekannt, wahrscheinlich spielen vasodilatatorische Eigenschaften dieser Substanz eine wichtige Rolle. Man beginnt mit einer Loading-dose von 5 g Magnesiumsulfat in 200 ml NaCl über 20 Minuten intravenös und verabreicht dann eine kontinuierliche Dauerinfusion mit 2 g/Stunde. Regelmäßige Kontrollen des Serumspiegels sind erforderlich, der therapeutische Bereich liegt bei

[1] *Eklamptische Anfälle müssen sofort behandelt werden!*

*Bei nur 20 % der Patientinnen kommt es zu einer Zunahme epileptischer Anfälle während der Schwangerschaft!*

2-3 mmol/l. In schweren Fällen der Eklampsie muß die Indikation zur Geburtseinleitung großzügig gestellt werden.

Ein Überblick findet sich bei [11].

## 2 HELLP-Syndrom

Das HELLP-Syndrom (**h**emolysis, **e**levated **l**iver enzymes, **l**ow **p**latelet count) ist eine schwere Komplikation der **Präeklampsie/Eklampsie.** Neurologischerseits kann das HELLP-Syndrom intrazerebrale Blutungen verursachen.

## 3 Fruchtwasserembolie

Die Fruchtwasserembolie ist eine vor allem bei Multiparae über 30 Jahren vorkommende schwere Schwangerschaftskomplikation, die überwiegend während der Geburt auftritt. Charakteristisch ist eine **Lungenembolie,** nicht selten ist eine Verbrauchskoagulopathie. Sekundäre neurologische Ausfälle und Bewußtseinsstörungen resultieren. Paradoxe zerebrale Embolien bei offenem Foramen ovale können einen Schlaganfall verursachen.

## 4 Akute Hypophyseninsuffizienz

Die akute Hypophyseninsuffizienz infolge einer peripartalen **Ischämie** oder **Blutung** in die Hypophyse (Sheehan-Syndrom) ist heutzutage bei verbesserter Geburtsführung selten geworden. Neben den hormonellen Veränderungen kann es zu raumfordernden Effekten durch die vergrößerte Hypophyse kommen. Die Diagnose wird durch die Magnetresonanztomographie gesichert.

# Vorbestehende Erkrankungen

## 1 Epilepsien

Entsprechend der allgemeinen Prävalenz leidet fast 1 % aller Schwangeren an einer Epilepsie. Manchmal werden Frauen trotz Einnahme oraler Kontrazeptiva schwanger, da diese durch Interaktion der Antiepileptika vermindert wirksam sind. Lediglich bei 20 % der schwangeren Frauen ist eine **Zunahme**

*"Über das Fehlbildungsrisiko muß die Schwangere mit einer Epilepsie informiert werden!*

**der Anfälle** zu erwarten. Ursache für eine Zunahme der Anfallsfrequenz ist meist eine mangelnde Compliance aus Sorge um mögliche teratogene Schäden durch die Medikamente. Weitere Ursachen sind ein Abfall der Plasmakonzentration der Antikonvulsiva durch Änderungen der Pharmakokinetik des Antikonvulsivums, hormonelle und metabolische Veränderungen sowie Schlafentzug durch die Schwangerschaft. Wiederholte neurologische Kontrollen mit Bestimmung der Serumspiegel (freier und eiweißgebundener Anteil) und Überwachung der Medikation im Verlauf der Schwangerschaft sind obligat, ggf. muß die Dosis des Antikonvulsivums erhöht werden, wenn ein Abfall der Plasmakonzentration mit einem Anfallrezidiv einhergeht. Im Anschluß an die Geburt kann es zu einem Anstieg der Serumkonzentration des Antikonvulsivums kommen, vor allem wenn vorübergehend eine Dosiserhöhung erfolgte. Eine erneute Dosisanpassung ist dann notwendig.

**Schwangerschaft** und **Geburt** verlaufen bei Frauen mit einer Epilepsie zumeist nicht komplizierter als bei nichtepileptischen Frauen. Etwas häufiger sind Blutungen, Hyperemesis, vorzeitige Plazentalösung, Gestosen und Frühgeburten. Spontane Fehlgeburten treten nicht gehäuft auf. Ein protrahierter Geburtsvorgang als Folge einer durch Antiepileptika verminderten Kontraktilität des Uterus ist möglich. Die peripartale Sterblichkeit einer an Epilepsie erkrankten Schwangeren ist bis auf das Doppelte erhöht.

Epileptische Anfälle verursachen zwar selten **Komplikationen** bei der Mutter oder dem Kind. Treten sie aber im I. Trimenon auf, so erscheint das Risiko angeborener Fehlbildungen leicht erhöht. Unmittelbar nach einem generalisierten epileptischen Anfall kann es zu einem vorübergehenden Abfall der fetalen Herzfrequenz kommen, bei Mutter und Kind können eine Hypoxie sowie eine Azidose beobachtet werden. Ein Status epilepticus ist in fast einem Drittel der Fälle letal für die Mutter und in der Hälfte für den Fetus. Er kann Grund für eine Schwangerschaftsunterbrechung sein.

Das Risiko von **Fehlbildungen** ist bei Kindern von Frauen mit Epilepsie zwei- bis dreimal höher als bei gesunden Frauen. Dabei handelt es sich um große und kleine Fehlbildungen. Das erhöhte kindliche Fehlbildungsrisiko kann genetisch bedingt sein, Dosis und Anzahl der Medikamente spielen ebenfalls eine Rolle. Die Schwangere muß bei geplanter oder eingetretener Gravidität über das Fehlbildungsrisiko ausführlich informiert werden.

Zu den **großen Fehlbildungen** gehören Herzfehlbildungen, Lippen-Kiefer-Gaumen-Spalten und insbesondere Neuralrohrdefekte. Unter der Behandlung mit Valproinsäure wurden bei 1 bis 2 %, unter Carbamazepintherapie bei 0,5 % der Schwangerschaften Neuralrohrdefekte beobachtet. Die Tagesdosis von Valproinsäure soll auf drei bis vier Einzeldosen verteilt werden, um hohe Plasmaspiegel, die mit einer erhöhten Rate von Neuralrohrdefekten assoziiert sind, zu verhindern. Ursächlich für die Neuralrohrdefekte verantwortlich gemacht wird ein Folsäuremangel. Nicht nur bei Einnahme von Valproinsäure, sondern auch anderer Antiepileptika soll bereits zwei Monate vor geplanter sowie während des I. Trimenons der Schwangerschaft eine Folsäuresubstitution in einer Dosierung von 4 mg täglich durchgeführt werden. Unter diesen Voraussetzungen ist es nicht zwingend erforderlich, bei geplanter Schwangerschaft wegen des Spina-bifida-Risikos Valproinsäure und Carbamazepin durch ein anderes Medikament zu ersetzen. Wenn eine familiäre Belastung mit Neuralrohrdefekten vorliegt, sollen auf jeden Fall bei jungen Frauen Valproinsäure und Carbamazepin vermieden werden. Eine geeignete Screeningmethode zum Nachweis von Neuralrohrdefekten ist die Bestimmung der mütterlichen α-Fetoprotein-Konzentration im Serum um die 16. Schwangerschaftswoche. Sie sollte bei schwangeren Frauen, die Antiepileptika einnehmen, routinemäßig durchgeführt werden. Am sichersten (95%ige Genauigkeit) ist die Amniozentese um die 16. bis 18. Schwangerschaftswoche mit Bestimmung des α-Fetoproteins und der Acetylcholinesterase im Fruchtwasser.

**Kleine Fehlbildungen** wie Dysmorphien des Gesichtes, Epikanthus, Hypertelorismus, verlängertes Philtrum, verbreiterte Nasenbasis sowie Verkürzung der Endphalangen und Nägel sind meistens nur kosmetisch relevant.

Das **teratogene Risiko** der neueren Antiepileptika wie Gabapentin, Felbamat, Vigabatrin, Lamotrigin oder Topiramat ist bisher noch nicht abschätzbar. Wenn diese neuen Medikamente während der Schwangerschaft verabreicht wurden, so wurde keine erhöhte Fehlbildungsrate beobachtet. Derzeit sollten sie aber während der Schwangerschaft gemieden werden.

Wegen eines antiepileptikainduzierten Vitamin-K-Mangels kann es unmittelbar post partum zu **Neugeborenenblutungen** kommen. Als wirksame Prophylaxe empfiehlt sich die Substitution von 20 mg Vitamin K peroral in den letzten vier Wochen der Schwangerschaft. Unmittelbar nach der Geburt soll das Neugeborene 1 mg/kg Körpergewicht Vitamin K intramuskulär oder intravenös erhalten.

Bei Neugeborenen kann die Antiepileptikaeinnahme der Mutter zu einem **Sedierungseffekt** mit Schläfrigkeit, muskulärer Hypotonie und Trinkschwäche führen.

Gegen das **Stillen** bestehen grundsätzlich keine Einwände.[!] Antiepileptika gehen in Abhängigkeit von ihrer Eiweißbindung in unterschiedlichem Ausmaß in die Muttermilch über. Bei einer Behandlung mit Phenytoin, Carbamazepin und Valproinsäure kann der Mutter ohne weiteres zum Stillen geraten werden. Mütter, die Primidon oder Phenobarbital erhalten, müssen mit starken Sedierungserscheinungen und konsekutiver Trinkschwäche der Neugeborenen rechnen.

Ein Überblick findet sich bei den Literaturstellen [2] und [17].

## 2 Multiple Sklerose

Bei der **multiplen Sklerose (MS)** handelt es sich um eine demyelinisierende Autoimmunerkrankung, die zu entzündlich bedingten Entmarkungen des zentralen Nervensystems mit disseminierter Lokalisation führt. Die Krankheit nimmt einen schubförmigen oder chronisch progredienten Verlauf. Die verbesserten diagnostischen Möglichkeiten (Liquor, MRT, evozierte Potentiale) machen es möglich, auch Erkrankungen mit günstigem Verlauf frühzeitig zu erkennen.

Schätzungsweise findet sich unter 4000 Schwangeren eine Frau mit einer MS. Die Schubrate der MS während der Schwangerschaft nimmt im II. und III. Trimenon ab, während sie in den ersten sechs Monaten nach der Geburt ein wenig ansteigt [1]. Auf den Langzeitverlauf der Erkrankung haben eine oder mehrere Schwangerschaften keinen negativen Einfluß.

Beim **ärztlichen Gespräch** müssen Ängste und Befürchtungen der schwangeren MS-Patientin abgebaut werden. Fragen nach dem Einfluß von Schwangerschaft und Entbindung auf den Krankheitsverlauf, nach dem Erkrankungsrisiko der Nachkommen sowie nach Nebenwirkungen der eingenommenen Medikamente sind eingehend zu beantworten. Nach einem akuten Schub soll man eine angemessene Zeit, etwa ein Jahr, mit einer Schwangerschaft warten. Keinesfalls ist es berechtigt, MS-Kranken von einer Schwangerschaft abzuraten.[!!]

Mit vermehrten **Komplikationen** der MS während der Schwangerschaft ist meist nicht zu rechnen. Eine erhöhte Fehlbildungsrate bei Kindern von MS-Kranken ist nicht bekannt. Auch die Geburt verläuft bei leichter betroffenen Schwangeren im allgemeinen ohne Komplikationen. Bei Frauen mit schwerer motorischer

*[!] Gegen das Stillen unter antiepileptischer Therapie bestehen grundsätzlich keine Einwände!*

*[!!] Es ist nicht berechtigt, MS-Kranken grundsätzlich von einer Schwangerschaft abzuraten!*

Behinderung kann eine Sectio notwendig werden. Ein **Schwangerschaftsabbruch** infolge einer MS kommt nur ausnahmsweise bei schwerer körperlicher Behinderung und psychosozialer Belastung in Betracht, ggf. auch nach Einnahme von immunsuppressiven Substanzen.

Wie in jeder Schwangerschaft sind **Medikamente** nach Möglichkeit zu vermeiden. Die kurzfristige Gabe von Kortikosteroiden ist ausnahmsweise vertretbar, wenn die Dauer eines schweren Krankheitsschubes abgekürzt werden soll. Größte Zurückhaltung wird allerdings im I. Trimenon empfohlen wegen der Teratogenität und der Möglichkeit einer Virilisierung des weiblichen Feten. Immunsuppressive bzw. zytotoxische Substanzen wie Azathioprin, Cyclophosphamid, Methotrexat oder Mitoxantron sind in der Schwangerschaft wegen des Fehlbildungsrisikos kontraindiziert. Allerdings ist zu berücksichtigen, daß für Azathioprin ausreichende Erfahrungen beim Menschen nicht vorliegen; bei einzelnen Schwangerschaften konnten nach Nierentransplantation keine teratogenen Nebenwirkungen beobachtet werden, wohl aber im Tierversuch. Wenn im Verlauf dieser Therapie eine Schwangerschaft auftritt, so muß im Hinblick auf eine Schwangerschaftsunterbrechung jeweils eine individuelle Einzelfallentscheidung getroffen werden. Für die seit neuestem zugelassenen immunmodulierenden Substanzen zur Prophylaxe der MS (Interferon-β 1 B, Interferon-β 1 A, Copolymer 1) liegen bisher zu wenig Erfahrungen vor, um eine Behandlung während der Schwangerschaft zu empfehlen.! Bei geplanter Schwangerschaft sind diese Substanzen frühzeitig abzusetzen; dasselbe gilt, wenn unter einer solchen Prophylaxe eine Schwangerschaft auftritt.

Von den Präparaten für die bei MS häufigen **Blasenstörungen** ist Phenoxybenzamin kontraindiziert, ebenso das zur symptomatischen Behandlung der Detrusorhyperaktivität eingesetzte Oxybutynin, zumindest bis zur 20. Schwangerschaftswoche. Sämtliche Anticholinergika bedürfen einer besonders strengen Indikationsstellung. Das an der glatten Muskulatur angreifende Spasmolytikum Flavoxat sowie Cholinergika können eingesetzt werden. Von den zur Verfügung stehenden Antispastika kann allenfalls Baclofen bei sehr strenger Indikationsstellung gegeben werden.

Ein Überblick findet sich bei [3].

## 3 Myasthenie

Bei der **Myasthenia gravis** handelt es sich um eine Autoimmunerkrankung mit einer Störung der Impulsübertragung vom Nerv auf den Muskel. Leitsymptom ist eine krankhafte Muskelschwäche, die unter körperlicher Belastung auftritt oder zunimmt. Die Myasthenie wird in der Regel langfristig mit immunsuppressiven Substanzen (vorzugsweise Azathioprin) behandelt, deshalb kommen Schwangerschaften bei ausreichender Konzeptionsverhütung wegen der Embryopathiegefährdung kaum noch vor.

Etwa je ein Drittel der Patientinnen mit Myasthenie bleibt unter den Bedingungen einer **Schwangerschaft** klinisch unverändert, verbessert oder verschlechtert sich. Postpartal überwiegen Verschlechterungen [9]. Etwa 10 bis 15% der Neugeborenen von an Myasthenie erkrankten Müttern leiden an einer neonatalen Myasthenie.

Die **Therapie** der Myasthenie in der Schwangerschaft entspricht den üblichen Richtlinien. Immunsuppressiva wie Azathioprin oder Ciclosporin A sind wegen möglicher teratogener Effekte kontraindiziert. Kortikosteroide sollten so niedrig wie möglich dosiert werden, Cholinesterasehemmer können bedenkenlos gegeben werden. Bei krisenhafter Verschlechterung sind die Plasmapherese oder hochdosierte intravenöse Immunglobuline therapeutische Maßnahmen der ersten Wahl.

Die Myasthenie hemmt nicht die **Wehenentwicklung,** da die glatte Muskulatur des Uterus nicht betroffen ist."Durch Beteiligung der quergestreiften Bauchmuskulatur kann es allerdings zu Verzögerungen in der Austreibungsphase kommen. Bei geburtshilflichen operativen Eingriffen sind Muskelrelaxantien oder Narkotika kontraindiziert, so daß eine Spinal- oder Periduralanästhesie zu bevorzugen ist. Unter der Geburt sollte regelmäßig die Vitalkapazität kontrolliert werden. Grundsätzlich müssen während der Schwangerschaft alle Substanzen vermieden werden, die zu einer Zunahme der Muskelschwäche führen können. Beispielhaft sei Magnesiumsulfat genannt, welches üblicherweise zur Behandlung der Präeklampsie und Eklampsie verwandt wird.

Ein Überblick findet sich bei [10].

## 4 Erbkrankheiten des Nervensystems und der Muskulatur

Erkrankungen wie die spinozerebellären Ataxien, die hereditären motorisch-sensiblen Neuropathien, die spastische Spinalparalyse oder die spinale Muskelatrophie erfahren durch eine Schwangerschaft **keine Verschlechterung.**

**Schwangerschaften** bei Frauen mit Muskeldystrophien sind sehr selten [4]. Am häufigsten sieht

---

*"Die Myasthenie hemmt nicht die Wehenentwicklung!*

*!Bei Einnahme immunmodulierender Substanzen ist eine Kontrazeption notwendig!*

man Schwangerschaften bei der myotonischen Dystrophie Curschmann-Steinert. Die glatte Muskulatur ist mitbetroffen, so daß eine Kontraktionsschwäche des Uterus resultieren kann. Fehl- und Frühgeburten sind bei der myotonischen Dystonie nicht selten. Die Neugeborenen können unter einer kongenitalen myotonen Dystrophie leiden. Eine Schwangerschaftsunterbrechung aus mütterlicher Indikation ist selten erforderlich.

## 5 Querschnittslähmungen

Bei der Querschnittslähmung ist die Fertilität nicht eingeschränkt. Der **Schwangerschaftsverlauf** kann durch Harnwegsinfekte und Dekubitalgeschwüre kompliziert sein. Die Geburt verläuft meist komplikationslos, und trotz Unterbrechung der nervalen Versorgung kontrahiert sich der Uterus normal. Wenn die Läsion oberhalb des 10. Thorakalsegments liegt, erfolgt die Geburt ohne Schmerzen. Gefürchtet während der Schwangerschaft sind vegetative Fehlsteuerungen (autonome Hyperreflexie), die bei Blasen- und Darmdehnung und Kontraktionen des graviden Uterus ausgelöst werden. Im Vordergrund stehen pulsatile Kopfschmerzen, Gesichtsrötung, Pupillenerweiterung, Schwitzen, Bradykardie, Herzrhythmusstörungen, einhergehend mit einer extremen Blutdrucksteigerung, so daß Verwechslungen mit einer Präeklampsie möglich sind. Ursächlich liegt dem Syndrom eine plötzliche Freisetzung von Katecholaminen zugrunde.

## 6 Migräne

Bei etwa 60 bis 70 % der Patientinnen bessert sich oder verschwindet eine vorbestehende **Migräne** im Verlauf einer Schwangerschaft, sie kann sich allerdings in diesem Zeitraum ebenso wie im Wochenbett erstmals manifestieren.

Sowohl während des Migräneanfalls als auch zur Prophylaxe sollten so wenig **Medikamente** wie möglich gegeben werden. Bei der Beratung ist nach rezeptfreien Analgetika zu fragen, die erfahrungsgemäß von Migränekranken nicht selten eingenommen werden. Beim Migräneanfall verbieten sich Ergotaminderivate wegen ihrer uterotonischen Wirkung, auch die neuen Triptane sind nicht indiziert, da hinsichtlich ihrer teratogenen Wirkung zu wenig Erfahrungen vorliegen.[I] Wenn Medikamente unumgänglich sind, so sollen die Attacken mit Paracetamol (1000 mg) nach vorheriger Gabe von Metoclopramid (10 mg) kupiert werden. Acetylsalicylsäure in analgetischer Dosierung (500–1000 mg) ist ebenfalls zu vertreten, allerdings nicht im III. Trimenon der Schwangerschaft wegen ihrer wehen- und blutungsfördernden Eigenschaften.

Selten ist eine medikamentöse **Prophylaxe** notwendig. Als Mittel der Wahl gelten die Betablocker Metoprolol (50–200 mg/die) und Propranolol (40–160 mg/die). Metoprolol ist vorzuziehen, weil für Propranolol ganz vereinzelt fetale Nebenwirkungen wie Fehlbildungen, Wachstumsretardierungen, Bradykardie, Hyperglykämie, Hyperbilirubinämie sowie Induktionen einer frühzeitigen Wehentätigkeit beschrieben wurden.

# Neurologische Erkrankungen während der Schwangerschaft

Grundsätzlich können alle neurologischen Erkrankungen auch während der Schwangerschaft auftreten. Erkrankungen mit einer erhöhten Inzidenz in der Schwangerschaft werden genannt. Die diagnostischen und therapeutischen Maßnahmen weisen grundsätzlich keine Unterschiede zu den Erkrankungen außerhalb der Schwangerschaft auf. Die besondere Situation der Schwangerschaft sowie das teratogene Risiko müssen allerdings bei sämtlichen Maßnahmen Berücksichtigung finden.

In der **Diagnostik** haben neuroradiologische Untersuchungen einen besonders großen Stellenwert. Die kraniale Computertomographie (CCT) mit Abschirmung des Uterus ist selbst im I. Trimenon der Schwangerschaft bedenkenlos möglich.[II] Meistens wird man der Magnetresonanztomographie (MRT) den Vorzug geben, besonders wenn es um spinale Erkrankungen oder um eine Gefäßdarstellung geht. Bislang gibt es keine Hinweise auf ein teratogenes Risiko der MRT [12]. Auf die Gabe von Kontrastmitteln sollte wenn möglich sowohl bei der CCT als auch bei der MRT verzichtet werden, andererseits ist in besonderen Fällen, z. B. bei einer Subarachnoidalblutung, auch eine digitale Subtraktionsangiographie (DSA) indiziert. Das jodhaltige Kontrastmittel kann einen fetalen Hypothyreoidismus erzeugen, der postpartal gut zu behandeln ist.

**Ultraschallverfahren** der hirnversorgenden Gefäße sind nach derzeitigem Kenntnisstand unproblematisch.

*[II] Eine Bildgebung ist bei neurologischen Erkrankungen in der Schwangerschaft grundsätzlich möglich!*

*[I] Im Migräneanfall während der Schwangerschaft verbieten sich Ergotaminderivate und Triptane!*

## 1 Ischämischer zerebraler Insult

Das **Risiko** eines ischämischen zerebralen Insults in der Schwangerschaft ist nicht nennenswert erhöht, wohl aber im Wochenbett [5]. Die häufigste Ursache einer zerebralen Ischämie, die Arteriosklerose, spielt in der Schwangerschaft eine untergeordnete Rolle. Ursächlich spielen hämostaseologische Störungen, ebenso vorbestehende (Klappenvitien, offenes Foramen ovale) oder erworbene Herzerkrankungen (Endokarditis) als Emboliequelle eine Rolle. Etwa ein Viertel der Schlaganfälle ist durch arterielle Veränderungen bedingt, wobei im wesentlichen Dissektionen der hirnversorgenden Arterien und Vaskulitiden, aber auch eine vorzeitige Arteriosklerose bei Risikoprofilpatienten vorkommen [7].

Die Thrombolyse mit Gewebeplasminogenaktivatoren, eine derzeit für den ischämischen Hirninfarkt begrenzt zugelassene Therapie, kommt wegen der erhöhten Blutungsgefahr für Schwangere nicht in Betracht.[I] Die **Therapie** in der akuten, instabilen Phase beschränkt sich auf Basismaßnahmen, die am besten auf einer Stroke Unit vorgenommen werden. Wenn Antikoagulantien unbedingt erforderlich sind, z.B. bei kardiogen-embolischen Insulten durch eine mechanische Herzklappe oder bei rheumatischem Vorhofflimmern, bietet sich Heparin an, das die Plazenta nicht passiert und gut steuerbar ist. Das Blutungsrisiko unter Heparin ist bei Schwangeren nicht erhöht. Kumarinderivate dürfen im I. Trimenon wegen der Teratogenität nicht gegeben werden, wohl aber in niedrigen und mittleren Dosen im weiteren Schwangerschaftsverlauf. Gegen Ende der Schwangerschaft steigt das Blutungsrisiko allerdings wieder. Folgende Empfehlungen für eine dringliche Antikoagulation können gegeben werden: Heparin während der gesamten Schwangerschaft bzw. bis zur 13. Woche, gefolgt von Kumarinderivaten bis zur Mitte des III. Trimenons, anschließend erneut Heparin, das unmittelbar vor der Geburt wegen erhöhter Blutungsgefahr abgesetzt werden soll.

Niedrig dosierte **Acetylsalicylsäure** (bis 150 mg/die) ist im II. und III. Trimenon eine sichere und gefahrlose Sekundärprophylaxe. Zurückhaltung ist wegen eines allerdings geringen teratogenen Risikos im I. Trimenon geboten; absolut kontraindiziert ist Acetylsalicylsäure aber in diesem Zeitraum nicht.

## 2 Intrazerebrale Blutungen

Das Risiko für primär intrazerebrale Blutungen ist mit 1 bis 5 pro 10 000 Schwangerschaften erhöht und mit einer Letalität von 30 bis 40 % verbunden. Ursächlich kommen überwiegend arterielle Aneurysmen und arteriovenöse Fehlbildungen in Betracht, schwangerschaftsspezifisch vor allem die Eklampsie, selten auch eine disseminierte intravasale Koagulation (DIC) oder ein metastasierendes Chorionkarzinom. Hauptrisikofaktor ist wie auch außerhalb der Schwangerschaft die Hypertonie. Die Entscheidung über eine operative Entlastung der intrazerebralen Blutungen erfolgt weitgehend unabhängig von der Schwangerschaft.

Ein Überblick findet sich bei [7].

## 3 Subarachnoidalblutung

Infolge rupturierter Aneurysmen oder arteriovenöser Fehlbildungen sind Subarachnoidalblutungen die dritthäufigste nichtgynäkologische Todesursache von Schwangeren. Insbesondere wenn ein **Aneurysma** vorliegt, muß die Behandlung genauso wie außerhalb der Schwangerschaft in einer operativen Ausschaltung bestehen und darf wegen der erhöhten Gefahr einer Rezidivblutung nicht hinausgezögert werden.[II] Zur genauen Lokalisierung der Aneurysmen ist oft eine digitale Subtraktionsangiographie mit Verwendung von jodhaltigen Kontrastmitteln nicht zu vermeiden.

Ein Überblick findet sich bei [7].

## 4 Hirnvenen- und Sinusthrombosen

Aseptische Hirnvenen- und Sinusthrombosen treten vor allem im frühen Puerperium auf, ursächlich kommt eine schwangerschaftsbedingte **Hyperkoagulabilität** in Betracht. Durch die Thrombose der Sinus und der Hirnvenen kommt es zu einer Abflußbehinderung mit konsekutivem Hirnödem und Stauungsblutungen. Typisch sind akut oder subakut einsetzende Kopfschmerzen mit Übelkeit und Erbrechen, gefolgt von neurologischen Herdzeichen mit zunehmender Bewußtseinstrübung und fokalen oder generalisierten Anfällen. Die Diagnose ist heutzutage rasch mit dem Magnetresonanztomogramm zu stellen.

**Therapie** der Wahl ist die Vollheparinisierung. Bereits nachgewiesene intrazerebrale Blutungen, die Schwangerschaft selbst oder das Wochenbett sind bei dieser vital äußerst bedrohlichen Erkrankung keine Gegenindikation. Die Behandlung des Hirnödems sowie der epileptischen Anfälle richtet sich nach den üblichen Grundsätzen.

Ein Überblick findet sich bei [7].

---

[I] *Eine Thrombolyse ist in der Schwangerschaft wegen der erhöhten Blutungsgefahr kontraindiziert!*

[II] *Nach einer Subarachnoidalblutung darf die operative Ausschaltung eines Aneurysmas nicht wegen der Schwangerschaft verzögert werden!*

## 5 Hirntumoren

Primäre Hirntumoren treten während der Geschlechtsreife der Frau und damit auch während der Schwangerschaft selten auf. Durch vermehrte Flüssigkeitseinlagerung in der Schwangerschaft können bislang asymptomatische Tumoren auffällig werden. Meist handelt es sich um Meningeome oder maligne Gliome. Das **Vorgehen** ist nicht anders als außerhalb der Schwangerschaft. Kortikoide zur Behandlung des Hirnödems können verwandt werden. Die Entscheidung für therapeutische Maßnahmen wie Operation, Bestrahlung oder Chemotherapie muß im individuellen Einzelfall geprüft werden. Dasselbe gilt für eine eventuelle Schwangerschaftsunterbrechung.

## 6 Bewegungsstörungen

### 6.1 Chorea gravidarum

Die sehr seltene Chorea gravidarum manifestiert sich meist bei Erstgebärenden im I. Schwangerschaftstrimenon. Akut bis subakut entwickeln sich **choreatische Hyperkinesen** der Extremitäten sowie der Gesichts-, Zungen- und Schlundmuskulatur. Vielfach findet sich in der Vorgeschichte eine abgelaufene Chorea minor Sydenham. Der Verlauf ist meist gutartig, und die Hyperkinesen sistieren in der Regel nach Beendigung der Schwangerschaft. Eine Behandlung ist oft nicht erforderlich. Neuroleptika und Benzodiazepine sollen im I. Trimenon vermieden, können aber im weiteren Schwangerschaftsverlauf verabreicht werden. Unbedingt auszuschließen ist die Manifestation eines systemischen Lupus erythematodes. Rezidive bei erneuter Schwangerschaft sind möglich.

### 6.2 Restless-legs-Syndrom

Das Restless-legs-Syndrom (RLS) ist gekennzeichnet durch einen Bewegungsdrang der Extremitäten, assoziiert mit sensiblen Symptomen und einer allgemeinen **motorischen Unruhe.** Die Symptome treten überwiegend in Ruhe auf und verschlechtern sich am Abend oder in der Nacht. Zusätzliche Zeichen sind Schlafstörungen mit erhöhter Tagesmüdigkeit und unwillkürliche Beinbewegungen vorwiegend im Schlaf [16]. Etwa bei 10% der Patientinnen soll es in der Spätschwangerschaft zu einem RLS kommen, das sich nach der Geburt rasch zurückbildet. Verschiedene Ursachen wie erhöhter Östrogenspiegel, Magnesium- oder Folsäuremangel werden diskutiert. Nach Möglichkeit sollte in der Schwangerschaft keine medikamentöse Therapie des RLS durchgeführt werden. Eine Aufklärung über Natur und Verlauf der Störung ist meist ausreichend. Ein vorbestehendes RLS kann sich während der Schwangerschaft verschlimmern.

## 7 Engpaßsyndrome peripherer Nerven

Unter einem **Engpaßsyndrom** versteht man eine lokale Schädigung peripherer Nerven in knöchern oder bindegewebig vorgebildeten Kanälen. Durch vermehrte Flüssigkeitseinlagerung während der Schwangerschaft kommt es zu einer Kompression peripherer Nerven. Den schwangerschaftsbedingten Engpaßsyndromen gemeinsam ist, daß die Beschwerden im allgemeinen postpartal wieder abklingen. Zwei Engpaßsyndrome, das Karpaltunnelsyndrom und die Meralgia paraesthetica, sind besonders mit der Schwangerschaft assoziiert.

Das **Karpaltunnelsyndrom** manifestiert sich meist im III. Trimenon der Schwangerschaft und bildet sich in der Regel innerhalb von drei Monaten nach der Entbindung zurück[!] [14]. Deshalb ist grundsätzlich eine konservative Behandlung zu bevorzugen. Durch die Kompression des N. medianus im Karpalkanal zwischen den Handwurzelknochen und dem Lig. carpi transversum kommt es zu heftigen und brennenden Schmerzen, die bevorzugt in der Nacht auftreten und nicht nur in die jeweilige Hand, sondern auch in den Unter- und Oberarm ausstrahlen (Brachialgia paraesthetica nocturna). Die Diagnose ist wegen der typischen Anamnese bereits klinisch zu stellen und läßt sich durch eine elektromyoneurographische Untersuchung bestätigen. Die Therapie der Wahl ist die nächtliche Ruhigstellung mit einer Schiene, in schweren Fällen kann eine lokale Injektion von Steroiden in den Karpalkanal eine allerdings meist nur vorübergehende Beschwerdefreiheit bringen. Selten ist eine Operation erforderlich.

Die **Meralgia paraesthetica** äußert sich in brennenden Mißempfindungen an der Außenseite eines Oberschenkels mit objektiven Gefühlsstörungen. Sie entsteht durch Kompression des N. cutaneus femoris lateralis an seiner Durchtrittsstelle durch das Leistenband, manifestiert sich meist gegen Ende der Schwangerschaft und bildet sich nach der Geburt in der Regel zurück [8]. Bei starken Schmerzen wird eine Linderung durch Infiltration mit einem Lokalanästhetikum erreicht. Alternativ kommt eine Therapie mit Amitriptylin (25–75 mg/die) in Betracht, für das keine teratogenen Effekte beschrieben wurden [15].

*[!] Das Karpaltunnelsyndrom bildet sich in der Regel innerhalb von 3 Monaten nach der Entbindung zurück!*

Gegen Ende einer Schwangerschaft und vor allem unter der Geburt während der Austreibungsperiode kann es zu einer Kompression des **Plexus lumbosacralis** durch den kindlichen Kopf kommen [8]. Meist sind ein besonders großes Kind oder ein enges Becken die Ursache. Im Vordergrund stehen neuralgische Schmerzen und Paresen meist der Fuß- und Zehenheber, die sich oft erst nach der Geburt manifestieren. Nicht immer ist die Prognose der Lähmung günstig, während sich die Schmerzen im allgemeinen gut zurückbilden.

## 8  Idiopathische Fazialisparese

Die **Inzidenz** der idiopathischen Fazialislähmung ist während der Schwangerschaft um das Dreifache erhöht. Sie manifestiert sich überwiegend im III. Trimenon. Mit einer guten, spontanen Rückbildung ist in der überwiegenden Mehrzahl der Fälle zu rechnen. Steroide, die wahrscheinlich die Rückbildung beschleunigen, sind während der Schwangerschaft erlaubt.

# Inhalt*

| | | |
|---|---|---|
| ■ **Depression** | | 269 |
| 1 | Häufigkeit und Ursachen | 269 |
| 2 | Auftreten und Formen | 270 |
| 2.1 | Depression und Schwangerschaft | 270 |
| 2.2 | „Heultage" im Wochenbett | 270 |
| 2.3 | Postpartale Depression | 271 |
| 3 | Therapiekonzepte | 271 |
| 3.1 | Therapie während der Schwangerschaft | 271 |
| 3.1.1 | Psychotherapie | 271 |
| 3.1.2 | Lichttherapie | 271 |
| 3.1.3 | Antidepressiva | 272 |
| 3.2 | Therapie im Wochenbett | 273 |
| 3.2.1 | Nicht-medikamentöse Maßnahmen | 273 |
| 3.2.2 | Antidepressiva in der Stillperiode | 273 |
| ■ **Puerperalpsychosen** | | 274 |
| 1 | Affektive Puerperalpsychosen | 274 |
| 1.1 | Depressive Formen | 274 |
| 1.2 | Maniforme Formen | 274 |
| 1.3 | Risikofaktoren und Prognose | 275 |
| 2 | Schizophreniforme Puerperalpsychosen | 275 |
| ■ **Sucht und Schwangerschaft** | | 276 |
| 1 | Allgemeine Aspekte | 276 |
| 2 | Auswirkungen spezieller Substanzen und Substanzklassen | 277 |
| 2.1 | Benzodiazepine und andere Sedativa | 277 |
| 2.2 | Coffein | 277 |
| 2.3 | Nikotin | 278 |
| 2.4 | Alkohol | 278 |
| 2.5 | Inhalationsstoffe | 278 |
| 2.6 | Cannabis | 278 |
| 2.7 | Cocain, „Crack", Methamphetamin und Phencyclidin | 278 |
| 2.8 | LSD | 279 |
| 2.9 | Heroin und andere Opiate | 279 |

*Das Literaturverzeichnis findet sich in Kapitel 24, S. 378.

# 19 Psychiatrische Erkrankungen in der Schwangerschaft

B. Gallhofer

## Depression

### 1 Häufigkeit und Ursachen

Änderungen der Gemütslage können während des ganzen Lebens erfolgen. In der Frauenheilkunde werden sie ab dem Eintritt in die Pubertät beschrieben. Sie reichen von einer reaktiven Dysphorie bei schmerzhaften Menses über im letzten Drittel der Periode auftretende Stimmungsschwankungen bis hin zu puerperalen und klimakterischen Depressionen.

Depressionen sind die häufigste psychiatrische Erkrankung bei Frauen. Sie erfordern enge Zusammenarbeit zwischen Gynäkologen und Psychiatern. Während 15 % aller Menschen im Lauf ihres Lebens eine behandlungsbedürftige Depression erleiden, beträgt die Häufigkeit bei Frauen 25 % [19]. Weltweite epidemiologische Studien zeigen, dass die Lebenszeitprävalenz affektiver Störungen höher bei Frauen als bei Männern liegt, das Verhältnis beträgt 2 : 1. Außerdem ist die Prävalenz besonders hoch bei Frauen, die sich im gebärfähigen Alter befinden [45].

Die **Ursachen** für die hohe Inzidenz der Depression bei Frauen sind trotz intensiver Forschung noch nicht ganz geklärt. Wie bei den meisten psychischen Störungen ist das heute best akzeptierte Konzept das der multifaktoriellen Genese der Depressionen.

Groß angelegte prospektive Zwillingsstudien haben gezeigt, dass für die Entstehung depressiver Erkrankungen zwei wesentliche Faktoren bedeutsam sind. Zum einen sind dies biologische Faktoren wie genetische Prädisposition, metabolische Balanceveränderungen und Störungen in der natürlichen hormonalen Rhythmik. Zum anderen sind psychologische und soziale Probleme im Sinne wichtiger Lebensereignisse (Life events) sowie Störungen in der Partnerschaftsbeziehung und des familiären Umfelds wichtige Einflussfaktoren. Auch von außen kommende Probleme sozialer Natur, z. B. berufliche Schwierigkeiten, durch politische Veränderungen bedingte erschwerte Lebensumstände und der Umgang mit in Veränderung befindlichen zivilisatorischen und kulturellen Normen, können sehr belastend wirken und im Zusammenhang mit einer entsprechenden inneren Neigung zur Manifestation einer Störung führen.

Es ist damit verständlich, dass es in den unterschiedlichen Lebensepochen der Frau immer wieder zum Auftreten mehrerer dieser Faktoren kommen kann, wodurch ein erhöhtes Depressionsrisiko entsteht. Ein wesentlicher Forschungs-, Diagnostik- und Therapieschwerpunkt, der die Psychiatrie und die Frauenheilkunde verbindet, umfasst daher die **Klärung des Zusammenhanges zwischen hormonellen Dysrhythmien und der Manifestation affektiver Störungen.** Zahlreiche hormonelle Balancesysteme in Sinne eines subtil ineinander greifenden Stellwerks sind daran beteiligt, Antrieb, Stimmung und Lebensgefühl aufrecht zu halten und gegen Einbrüche zu verteidigen. Der lange Zeit angenommene monokausale Zusammenhang zwischen Östrogendefizit und Depression ist zunehmend unwahrscheinlich.

Im Mittelpunkt der Depressionsforschung steht die **limbisch-hypothalamisch-hypophysär-adrenokortikale (LHPA-)Achse,** die die Drehscheibe zwischen der Stimmungslage und dem endokrinen Tagesrhythmus darstellt. Der Tagesrhythmus gesunder Menschen zeigt ein Sekretionsmaximum in den frühen Morgenstunden und ein Sekretionsminimum um Mitternacht. Bei der Mehrzahl depressiver Patienten ist diese Rhythmik dahingehend verändert, dass die Kurve abflacht und die Plasma-Cortisolwerte rund um die Uhr erhöht sind. Der Ursprung dieses Phänomens liegt in einer erhöhten CRH- und ACTH-Sekretion im Hypothalamus und ist somit suprahypophysär [3].

Die zentrale Östrogensekretion ist für die Pathogenese der Depression dahingehend relevant, als sie mit den für Stimmungslage und Antrieb wichtigen Neurotransmittern Noradrenalin, Dopamin und Serotonin zu interagieren scheint [42]. Estradiol senkt die Synthese von Noradrenalin, führt zu einer Verminderung beta-adrenerger und serotonerger Rezeptoren in der Hirnrinde und hat im

Bereich des extrapyramidal-motorischen Systems und der Hypophyse einen antidopaminergen Effekt. Östrogene senken die für den Abbau der erwähnten Neurotransmitter verantwortliche Monoaminoxydaseaktivität, während Progesteron das Gegenteil bewirkt [5]. Aus der dargestellten Komplexität der Zusammenhänge ist abzuleiten, dass keine linearen Zusammenhänge zwischen einzelnen Hormonspiegeln und dem Gemütszustand von Frauen ableitbar sind.

## 2 Auftreten und Formen

### 2.1 Depression und Schwangerschaft

Im Allgemeinen wird der Eintritt der Schwangerschaft mit dem Erreichen eines erwünschten Zieles assoziiert und deshalb positiv belegt. Voraussetzung dafür ist jedoch die Einbettung der Schwangeren in ein harmonisches Umfeld. Wie sich in der Forschung gezeigt hat, ist jedoch die Schwangerschaft – ebenso wie die Mutterschaft – für manche Frauen mit erhöhter Vulnerabilität für **psychische Störungen** gekoppelt. Die häufigsten sind:
- Depression
- Angst- und Panikzustände sowie
- Zwangsstörungen.

Während der Schwangerschaft ist es oft schwierig wenn nicht unmöglich, veränderte Schlafrhythmen und Essgewohnheiten von depressiven Symptomen zu unterscheiden [2]. Etwa 70 % aller Frauen berichten über Gemütsschwankungen während der Schwangerschaft, aber nur etwa 10 bis 16 % erfüllen die Kriterien einer schweren klinisch manifesten Depression[1] [26]. Der typische Verlauf zeigt ein Erstauftreten im I., eine Besserung im II. und eine erneute Verschlechterung im III. Trimenon [23].

Angst- und Panikattackensyndrome sowie Zwangsstörungen treten meist dann auf, wenn sie bereits zuvor bekannt waren. Die Hoffnung, dass das Eintreten der Schwangerschaft zu einer Verbesserung der Syndrome führen könnte, lässt sich wissenschaftlich nicht erhärten [7]. Oftmals sind sie mit den Symptomen einer klinisch manifesten Depression verbunden.

**Therapeutisch** muss bei nicht vitaler Indikation so lange wie möglich von medikämentöser Therapie abgesehen werden. Therapie der ersten Wahl sind stützende psychotherapeutische Strategien und Lichttherapie, verbunden mit Phytopharmaka. Bei ausgeprägten Symptomen muss jedoch auf Antidepressiva zurückgegriffen werden.

### 2.2 „Heultage" im Wochenbett

Nahezu alle Mütter neugeborener Kinder zeigen schwankende Affekte in den ersten Tagen nach der Geburt eines Kindes. Kennzeichnend sind anfallartiges Auftreten von Tränen und das Bedürfnis, weinen zu müssen, Traurigkeit, und starke Irritabilität. Diese fast physiologischen Zustände können jedoch durch Angstgefühle und Schlafstörungen akzentuiert werden. Meist treten sie entweder unmittelbar oder am 3. bis 7. Tag nach der Geburt auf und werden oft von unerfahrenen Angehörigen nur ungern wahrgenommen, da sie nicht der allgemeinen freudigen Stimmung des Umfeldes entsprechen. Vielfach versuchen die Mütter diesen Zustand zu unterdrücken, da sie sich dessen selbst schämen. Es ist daher wichtig, dass aufmerksame Ärzte, Pflegepersonal und nahe Angehörige ihn wahrnehmen und darauf angemessen reagieren. Ein entscheidender Punkt ist die Aufklärung vor der Geburt. In der Regel ist außer empathischer Stütze seitens der Vorgenannten keine weitere therapeutische Intervention erforderlich, da der Zustand zumeist ebenso rasch wieder abklingt wie er aufgetreten war. Spätestens bis zum 10. Tag nach der Geburt sollte er wieder vorbei sein. Ein unterstützendes Gespräch, bei dem die Mutter über die physiologische Natur der Stimmungstrübung als Bestandteil der Geburtserfahrung aufgeklärt wird, ist förderlich und wird in den meisten Fällen genügen; eine psychiatrische Intervention ist nur in Ausnahmefällen erforderlich.

Der **physiologische Hintergrund** dieses Phänomens ist in einer durch die Geburt bedingten, abrupten und erheblichen Umstellung der hormonalen Balance der Östrogene und Gestagene sowie von FSH und LH begründet. So fällt der Östrogenspiegel z. B. in den ersten fünf postpartalen Tagen von durchschnittlich 21 000 ng/l auf 140 ng/l ab. Die Gestagen-Plasmaspiegel fallen in der selben Zeitperiode von 1600 auf 30 ng/l. Auslenkungen seelischer Befindlichkeit scheinen angesichts dieser ausgeprägten Veränderungen nicht erstaunlich.

Wenngleich einige Studien auf eine Störung des Tryptophanstoffwechsels bei postpartalen emotionalen Störungen hinweisen, ist der Zusammenhang mit dem Abfallen der Hormonspiegel nicht eindeutig. Dennoch zeigen sich auf einen solchen Zusammenhang Hinweise in Form von Prädiktoren. Ein prämenstruelles Syndrom in der Anamnese, eine depressive Stimmung ante partum und eine Erstlingsschwangerschaft haben sich epidemiologisch als **Risikofaktoren** für das Entstehen postpartaler depressiver Zustände statistisch nachweisen lassen.

---

[1] *Etwa 70 % aller Frauen berichten über Gemütsschwankungen während der Schwangerschaft, aber höchstens 16 % erfüllen die Kriterien einer schweren klinisch manifesten Depression!*

An dieser Stelle sollten **psychosoziale Faktoren** nicht außer Acht gelassen werden. Bei einer depressiven Verfärbung der Stimmungslage der Mutter, die mehr als fünf Tage anhält, ist nachzufragen, ob die soziale Situation der Betroffenen ihren Bedürfnissen adäquat ist. Multiple Gründe können die Zukunft der Mutter und des Kindes beeinträchtigen. Ledige Mütter mögen bei absentierten Vätern das Zurückgelassenwerden mit dem Kind nicht ohne Hilfe verkraften. Neben familiärer Hilfe ist jene des Sozialarbeiters nicht selten auch deshalb erforderlich, weil notwendige Amtsgänge von der jungen Mutter aus Ressourcen- und Wissensmangel oftmals nicht selbst zufriedenstellend unternommen werden können [35].

## 2.3 Postpartale Depression

Wie aus den Studien der letzten 15 Jahre hervorgeht, ist die Vulnerabilität für psychische Störungen im Wochenbett erhöht. Etwa 12 bis 16 % aller Wöchnerinnen erleiden eine depressive Episode, wobei diese Zahlen bei jugendlichen Wöchnerinnen noch um etwa ein Drittel höher liegen [36, 50]. Psychiatrische Krankenhausbehandlungen sind in den ersten drei Monaten nach einer Geburt etwa viermal häufiger als in der Durchschnittsbevölkerung. Dieser Anstieg bleibt noch für zwei weitere Jahre nach der Geburt bestehen. Das Spektrum der diagnostizierten Störungen reicht dabei von den so genannten „Heultagen", die als durch den nahezu physiologisches Phänomen angesehen werden (siehe Teil 2.2), bis zur klinisch manifesten Depression und zur postpartalen affektiven Psychose (siehe Abschnitt „Puerperalpsychosen").

Für das Auftreten einer postpartalen Depression gibt es zwei wesentliche Gruppen von **Risikofaktoren:**
- **Psychosoziale Faktoren** umfassen das Vorliegen einer schwierigen sozialen Situation, fehlender Unterstützung seitens des Partners oder des Umfeldes, das Gefühl, eingesperrt und unverstanden zu sein und der Verlust beruflicher Wünsche [35]. Das Angebot des Gesetzgebers zu partnerschaftlicher Aufteilung des Erziehungsurlaubes bietet hier eine Perspektive, die jedoch nicht ausreichend häufig genutzt wird.
- **Biologisch prädisponierende Faktoren** wie das Vorliegen einer depressiven Grunderkrankung weisen ca. 30 % aller an postpartaler Depression leidende Frauen [35] oder deren engste Verwandte [23, 36] in der Vorgeschichte auf. Sollte eine postpartale Depression nach einer früheren Schwangerschaft aufgetretene sein, besteht eine Wahrscheinlichkeit von über 50 %, dass eine derartige postpartale Episode erneut auftreten wird [26]. Ein weiterer, erst kürzlich beschriebener Risikofaktoren für das Auftreten einer postpartalen Depression scheint das Vorliegen einer Zwangskrankheit zu sein [43]; umgekehrt scheint die postpartale Periode ein erhöhtes Erst- und Wiederauftrittsrisiko für Zwangsstörungen darzustellen [52].

Es sei an dieser Stelle erwähnt, dass **in ihrer Kindheit missbrauchte Frauen** in dieser Phase starke Ängste entfalten und Schwierigkeiten bei der Einstufung der Adäquatheit ihres Umgangs mit ihren Kindern erleben [10]. Nicht selten ist dies ein Zeitpunkt, zu dem lange verschwiegenes Leid aufgrund dieser aufkeimenden Schwierigkeiten das erste Mal kundgetan wird.

Der **Auftrittszeitraum** für die postpartalen Depression wird unterschiedlich angegeben, wobei biologisch orientierte Ärzte sie eher knapp mit 6 Wochen, während ihn psychosozial fokussierte Ärzte und Psychologen den Zeitraum bis zu 12 Wochen ausdehnen.

Die **Prognose** isoliert auftretender postpartaler Depressionen ist bei adäquater Behandlung als gut anzusehen.

## 3 Therapiekonzepte

### 3.1 Therapie während der Schwangerschaft

#### 3.1.1 Psychotherapie

Die Psychotherapie der Depression in der Schwangerschaft sollte von Empathie geprägt sein. Stützende Gespräche, verhaltenstherapeutische Unterstützung und familiäre Krisenintervention sind die Methoden der Wahl. Auf eine lange Periode der Aufdeckung entwicklungsbedingter Defizite ausgerichtete Methoden gelten im Rahmen einer Depression während und unmittelbar nach einer Schwangerschaft nicht als Therapiemethode der ersten Wahl; gegebenenfalls sollten sie auf einen späteren Zeitpunkt verlegt werden.

#### 3.1.2 Lichttherapie

Die Lichttherapie ist in den letzten Jahren als harmlose biologische Therapievariante bei Depressionen zunehmend eingesetzt worden. Ihre Effizienz und das Freisein von Nebenwirkungen lassen sie als sinnvolles Remedium in der Schwangerschaft erscheinen, wiewohl bislang keine ausreichenden Daten vorliegen [39]. Lichttherapie ist völlig unschädlich und wird vor allem in der dunklen Jahreszeit ein- bis zweimal pro Tag (morgens und abends für eine halbe bis zu einer ganzen Stunde) durchgeführt. Dabei muss immer wieder für eine halbe bis zu einer ganzen Minute direkt in das UV-freie Licht eines speziell zu diesem Zweck entwickelten Gerätes geblickt werden, während in der Zwischenzeit unmittelbar vor dem Gerät gelesen oder anderes getan werden kann.

### 3.1.3 Antidepressiva

Es ist wichtig zu wissen, dass nahezu alle psychotropen Substanzen durch die Plazenta in den fetalen Kreislauf gelangen und auch später über die Muttermilch das Kind erreichen können. Der Beobachtungspflicht unterworfene Risiken durch Exposition mit Psychopharmaka während der Schwangerschaft sind Malformationen, Fehl-, Tot- oder Frühgeburten sowie zu geringes Geburtsgewicht. Ein weiteres zu beobachtendes Problem ist das neonatale-infantile Entzugssyndrom. Es wird für mehrere Serotonin-Wiederaufnahmehemmer (SSRIs) beschrieben [33].

Die amerikanische Arzneimittelzulassungsbehörde FDA (Food and Drug Administration) hat ein fünf Kategorien umfassendes Beurteilungssystem geschaffen, nach dem die Sicherheit einzelner Substanzen für den Fetus eingestuft wird. Die darin festgelegten Richtlinien sind sehr umfassend, gut verständlich und richtungweisend. Natürlich sind sie außerhalb der Vereinigten Staaten nicht bindend. Die Kategorien sind in Tabelle 19-1 dargestellt. Grundsätzliche Informationen über die Einnahme von Arzneimittel in der Schwangerschaft finden sich in Band 4, Kapitel 11 („Ökologische Schwangerenberatung").

Wenn in der Schwangerschaft aufgrund des Schweregrades und der vitalen Gefährdung von Mutter und Kind Antidepressiva verwendet werden müssen, so sollten **Serotonin-Wiederaufnahmehemmer (SSRIs)** aufgrund ihrer geringeren Toxizität und Nebenwirkungen den Vorzug haben. Literatur ist verfügbar zu den Substanzen Sertralin, Fluvoxamin, Fluoxetin, Paroxetin und Citalopram.

Zu **Fluoxetin**, das am längsten am Markt befindliche SSRI, gibt es eine hohe Anzahl an beobachteten Fällen. Die FDA hat Fluoxetin in die Kategorie B eingestuft.

Bereits 1994 hatte der Hersteller 1446 freiwillige prospektive Schwangerschaftsreports erhalten. Unter den auswertbaren Daten befanden sich 476 normale Geburten, 20 Frühgeburten, 105 therapeutisch indizierte und 81 Spontanaborte, ferner 3 Totgeburten, 14 Zwillingsschwangerschaften, 14 perinatale schwere und 10 postperinatale Malformationen. 38 retrospektiv berichtete Schwangerschaften wurden als Malformationen eingestuft. Da jedoch die Wahrscheinlichkeit eines einseitig höheren Berichts von Fehlbildungen in dieser auf Freiwilligkeit basierenden Epidemiologie ohne Kontrollkollektiv [16] anzunehmen war, können daraus keine gültigen Schlüsse über das wirkliche Vorliegen eines erhöhten Risikos gezogen werden.

In einer unabhängigen Studie wurden daher 256 Frauen prospektiv untersucht. Die Ergebnisse dieser Studie zeigen kein erhöhtes Fehlbildungsrisiko durch Fluoxetinexposition gegenüber der Kontrollpopulation. Es konnte jedoch gezeigt werden, dass die gemeinsame Gabe von Fluoxetin und trizyklischen Antidepressiva vermehrt Fehlgeburten zur Folge hatten [40].

> Daraus muss geschlossen werden, dass Kombinationen von alten und neuen Antidepressiva in der Schwangerschaft risikoerhöhend wirken.

Allerdings beschrieb der Bericht einer Studie, in der Fluoxetinexposition im I. und III. Trimenon untersucht wurde, das vermehrte Auftreten von drei oder mehr geringfügigen Anomalien bei Neugeborenen in beiden Gruppen. Angaben über die Art dieser Anomalien wurden nicht gemacht. Gleichzeitig wurde auch das vermehrte Auftreten von Frühgeburten, Atemnotprobleme, Zyanose, Irritibilität mit schnellem Hochschrecken im Sinne einer allgemeinen Hyperreagibilität und geringem Geburtsgewicht festgestellt [6].

Eine weitere richtungweisende, Studie, die sich mit dem Langzeitergebnis der In-utero-Exposition mit Fluoxetin beschäftigte, fand keinen Unterschied gegenüber der Kontrollgruppe in Bezug auf Intelligenzgrad, Sprachentwicklung und Verhaltensentwicklung in den Vorschuljahren [34].

Die Substanz mit der zahlenmäßig eindeutigsten Dokumentation in Bezug auf die zuvor genannten Beobachtungsmerkmale ist **Citalopram**. Bei 375 Citalopramexpositionen, die im staatlichen schwedischen Geburtenregister untersucht wurden, ergab sich keine erhöhtes Auftreten von Fehlbildungen [12].

Sehr sorgfältig erhobene Daten existieren mittlerweile auch zu **Sertralin**. Hier konnte bei einer in den Vereinigten Staaten und Kanada durchgeführten Studie bei 147 schwangeren Frauen kein Unterschied zur Kontrollgruppe gefunden werden [22]. Auch diese Substanz befindet sich in der Kategorie B. Aus derselben Studie sind auch Daten mit gleichen Ergebnissen zu **Paroxetin** verfügbar, wenngleich hier nur 97 schwangere Frauen beobachtet werden konnten. Auch Paroxetin ist als Substanz der B-Kategorie eingestuft.

Dem Fluoxetin nahestehende **Fluvoxamin** ist in der Kategorie C eingestuft, da Tierversuche bei Ratten eine hohe Geburtensterblichkeit und eine starke Reduktion des Gewichts und der Überlebensfähigkeit ergeben hatten [38].

Keine ausreichenden Information sind zur Zeit erhältlich zu **Venlafaxin**, einer Substanz, die sowohl ein noradrenerger als auch serotonerger Wiederaufnahmehemmer ist. Daher kann keine Empfehlung für ihre Verwendung in der Schwangerschaft gegeben werden.

Es ist wichtig zu wissen, dass einige SSRIs nach der Geburt kurz dauernde **Entzugssymptome beim Neugeborenen** auslösen können. Ein solcher Fall ist für Sertralin beschrieben worden [20].

## 3.2 Therapie im Wochenbett

### 3.2.1 Nicht-medikamentöse Maßnahmen

Bei der postpartalen Depression stehen einfühlsame Rücksichtnahme seitens des Umfeldes verbunden mit Lichttherapie [8] und Psychotherapie als Therapie im Vordergrund.

### 3.2.2 Antidepressiva in der Stillperiode

Bei Eintreten klassischer schwerer Symptome, wie z.B. eine Störung des zirkadianen Rhythmus mit gravierenden Schlafstörungen, Antriebsverlust, Inappetenz und schließlich Schuldgefühlen und nihilistischen Symptomen, sollte nicht gezögert werden, nach sofortigem Abstillen wirksame Antidepressiva einzusetzen. Im Falle psychotischer Symptome, wie z.B. eines Schuldwahns, vor allem, wenn erstere mit Suizidideen verbunden sind, kann es darüber hinaus notwendig werden, Antidepressiva im Rahmen einer stationären Therapie mit Antipsychotika zu ergänzen, um die Gefahr eines Suizidversuchs zu mindern (siehe auch Abschnitt „Puerperalpsychosen").

Frauen, die im Puerperium an einer schweren Depression erkranken, brauchen die gleichen **Mengen** an Antidepressiva zu ihrer Besserung wie zu jeder anderen Zeit in ihrem Leben. Entscheidet man sich für die Notwendigkeit einer Antidepressivatherapie, so sollte man unter keinen Umständen den Versuch unternehmen, mit geringen, d.h. subklinischen Dosen auszukommen. Dies würde nur zur Verschleppung des Abklingens der depressiven Episode führen und so unnötig das Leiden der jungen Mutter und ihrer Umgebung führen und die Gafahr von unbehandelter Suizidalität heraufbeschwören.

Alle Antidepressiva finden sich in variablen Dosen in der **Brustmilch** der stillenden Mutter wieder und damit ihren Weg in den Organismus des Neugeborenen.

Tabelle 19-1
*Risikokategorien für Pharmaka nach den Richtlinien der FDA (nach Lacy et al. [24])*

| | |
|---|---|
| A | Kontrollierte Studien an schwangeren Frauen ergeben kein Risiko für den Fetus im I. Trimenon und kein augenscheinliches Risiko in den beiden weiteren Trimena. |
| B | Alternativ:<br>a) Tier-Reproduktionsstudien ergaben kein fetales Risiko, aber es sind keine kontrollierten Studien an schwangeren Frauen bekannt.<br>b) Tier-Reproduktionsstudien ergaben adverse Effekte, die in kontrollierten Studien bei Frauen im I. Trimenon nicht bestätigt werden konnten, und kein augenscheinliches Risiko in den beiden weiteren Trimena ist bekannt. |
| C | Alternativ:<br>a) Tierstudien haben adverse Effekte am Fetus ergeben und es sind keine kontrollierten Studien an schwangeren Frauen bekannt.<br>b) Es sind keine Tierstudien und keine Studien an schwangeren Frauen bekannt. |
| D | Es sind manifeste Risken für den menschlichen Fetus bekannt, aber der Anwendungsnutzen bei schwangeren Frauen kann trotz des Risikos als akzeptabel eingestuft werden. |
| X | Alternativ:<br>a) Tierstudien oder solche am menschlichen Fetus zeigten fetale Fehlbildungen auf.<br>b) Ein fetales Risiko ist von Erfahrungen am menschlichen Fetus bekannt.<br>c) Sowohl a) als auch b) treffen zu, und das Anwendungsrisiko der Substanz ist deutlich größer als ein möglicher Nutzen. |

Es ist daher sehr wichtig abzuwägen, ob in der Stillzeit die Gabe von Antidepressiva indiziert ist und, falls dies der Fall ist, ob **Abstillen** das kleinere oder größere Risiko für das Neugeborene darstellt. In vielen Fällen wird das Abstillen von jungen Müttern abgelehnt, da sie darin ein wichtiges Band zum Neugeborenen sehen und beim Gedanken an das Abstillen Schuldgefühle gegenüber ihrem Kind entwickeln. Es ist daher von entscheidender Bedeutung, diese jungen Mütter einfühlsam über das Riskio beim Transport der – von der depressiven Mutter benötigten – Antidepressiva in das Neugeborene aufzuklären und damit Entscheidungshilfe anzubieten.

**Symptome beim Neugeborenen**, die auf eine Einwirkung von Antidepressiva hinweisen können, sind Übelkeit, Erbrechen, Unruhe und Schlafstörungen als exzitatorische Zeichen. Andere Symptome sind Müdigkeit, Unaufmerksamkeit und verlangsamtes Reagieren.

Die **Muttermilchspiegel von Fluoxetin** und seinem Hauptmetaboliten, Norfluoxetin, betragen weniger als 10% der Erwachsenendosis und lassen sich im Serum der Kinder nachweisen [48, 55]. Wiewohl in einigen Fallstudien Irritabilität, Erbrechen und kurze epilepsieartige Aktivität [25] berichtet wurden, scheint das Toxizitätsrisiko für das Kind gering zu sein, zumal eine weitere Studie nach einem Jahr bei über die Brustmilch Fluoxetin-exponierten Kindern keine neurologischen oder Entwicklungsrückstande fand [34].

Die Auswirkungen der **Sertralinexposition** durch die Muttermilch wurden in zwei prospektiven Studien und zahlreichen Fallstudien untersucht. Insgesamt liegen die Daten von 30 Kindern vor [11, 29, 47, 53]. Bei den meisten Kindern wurden niedrige Serumspiegel von Sertralin und seinem Hauptmetaboliten, n-Desmethylsertralin, gemessen, ohne dass ihnen zuordenbare Nebenwirkungen gefunden wurden.

Zu **Paroxetin** liegen insgesamt drei Publikationen mit 32 beschriebenen Kindern vor [4, 37, 46]. Die darin beschriebene Exposition betrug 3 % der mütterlichen Dosis und verursachte keine Symptome.

Von den fünf in der Literatur beschriebenen Kindern, die gegenüber **Citalopram** exponiert wurden, ist ein Fallübersicht von Interesse. Hier war es beim Kind zu einer Verschlechterung des Schlafes gekommen, die sich nach Reduktion der mütterlichen Citalopramdosis besserte [18, 41, 44].

Von **Fluvoxamin** in der Laktationsperiode existiert lediglich ein einziger Bericht, aus dem keine negativen Auswirkungen auf den betroffenen Säugling hervorgehen [54].

Wenn man von den besser dokumentierten Substanzen ausgeht, so erscheint das Risiko für den Säugling bei dringender Indikation einer antidepressiven Mutter nicht ausgeprägt genug, um ihr bei dringendem Stillwunsch davon energisch abzuraten. Es sollte allerdings darauf geachtet werden, dass der Säugling regelmäßig in Bezug auf mögliche Nebenwirkungen durch das Medikament der Mutter beobachtet und untersucht wird. Sollten Symptome wider Erwarten eintreten, so sollten entweder Abstillen, ein Substanzwechsel oder eine Substanzreduktion ins Auge gefasst werden. Das Risiko von spät auftretenden Entwicklungsdefiziten ist zwar nur für einige wenige Substanzen gut untersucht. Es darf aber davon ausgegangen werden, dass es bei SSRIs nicht alarmierend hoch ist.

# Puerperalpsychosen

Puerperalpsychosen können sowohl dem schizophrenen als auch dem affektiven Formenkreis angehören. Sie treten bei 1 bis 2 ‰ aller Geburten auf und stellen eine existenzielle Gefährdung für Mutter und Kind dar. Etwa 60 % dieser Störungen gehen mit depressiven Symptomen einher. Jeweils weitere 20 % der Erkrankten zeigen die Symptome einer Manie respektive jene einer schizophreniformen Psychose.

## 1 Affektive Puerperalpsychosen

### 1.1 Depressive Formen

Bereits während der Schwangerschaft können als **Prodrom** Zeichen einer Depression vorhanden sein.

Der **Ausbruch** der affektiven Psychose erfolgt in der Regel vor der 3. postpartalen Woche. Ihr Kennzeichen besteht darin, dass sich das nach der Geburt eintretende Stimmungstief immer weiter verstärkt und zunehmend in eine schwere, oft von Nihilismus, Rückzug vom Kind mit völligem Interesseverlust und den klassischen Zeichen einer von negativen, wahnhaften Inhalten gekennzeichnete affektive Psychose übergeht.

In der Regel werden hier Abstillen, Einleitung einer gemischt antidepressiv-antipsychotischen **Therapie** nach den Richtlinien für die Behandlung der endogenen Depression und – bei Suizidideen – vorübergehende Aufnahme in eine diese Situation versorgende psychiatrische Akutstation erforderlich sein. Oftmals fühlt sich die Kranke durch die Versorgungspflicht gegenüber dem Neugeborenen völlig überfordert und bedarf der Entlastung durch andere Familienmitglieder oder entsprechende öffentliche Einrichtungen. Neben der möglichen Suizidgefährdung der Betroffenen muss therapeutisch aber auch der nicht zu unterschätzenden Gefahr für das Neugeborene – die Kindestötungsrate liegt bei 4 % – Rechnung getragen werden. Nach Abklingen der Störung muss eine behutsame Rückführung in die Familie mit psycho- und sozialtherapeutischer Hilfestellung erfolgen. Dabei sollte so früh wie möglich mit Maßnahmen zur Verbesserung der Mutter-Kind-Beziehung begonnen werden.

### 1.2 Maniforme Formen

Im Gegensatz zur depressiven Form ist bei der maniformen Puerperalpsychose mit Bettflucht bei fehlenden Ruhezeiten, ferner leichtsinnigen, manchmal durch dysphorische, manchmal durch selbstüberschätzende Größenideen und Tatendrang gekennzeichneten Handlungen zu rechnen, die Mutter, Kind und Umfeld überfordern.

**Therapeutisch** sollten – nach Abstillen – sedierende Antipsychotika eingesetzt werden, um Ruhezeiten und einen intakten Tag-Nacht-Rhythmus wieder herzustellen. Wenn keine Paktfähigkeit zwischen der Erkrankten und ihrem Umfeld erreicht werden kann, so ist die Versorgung in einer akutpsychiatrischen Einrichtung mit der Möglichkeit, das Kind zu besuchen, in Erwägung zu ziehen.

## 1.3 Risikofaktoren und Prognose

Die Prädiktorenforschung konnte mehrere **Risikofaktoren** beschreiben, von denen das Vorliegen einer psychischen Erkrankung, insbesondere einer bipolaren Depression, am wichtigsten ist. Bei einer bipolaren Depression wird das Risiko für die Entwicklung einer Puerperalpsychose auf 20 bis 25 % geschätzt. Aber auch andere Faktoren, z. B. das Nichtverheiratetsein, eine Erstlingsgeburt, eine Entbindung per Sectio oder ein perinataler Kindstod scheinen den Ausbruch zu begünstigen. Anscheinend haben jedoch die soziale Schichtzugehörigkeit oder das Vorhandensein von psychosozialen Stressoren keinen besonderen Einfluss.

Das Auftreten einer Puerperalpsychose erhöht das Risiko für die Betroffene um bis zu 50 %, **weitere depressive Episoden** innerhalb der nächsten 25 Jahre zu entwickeln. Eine Abgrenzung gegenüber der Depression als eigenständigem Grundleiden ist schwierig, da die Erstmanifestation einer solchen um den Zeitpunkt der Geburt, die mit abrupten hormonellen Veränderungen verbunden ist, nachvollziehbar ist. Verwandte von Frauen, die an einer Puerperalpsychose litten, zeigen ihrerseits ein deutlich erhöhtes Erkrankungsrisiko für affektive Störungen ohne Beziehung zum Erstauftritt im Wochenbett.

Bei anamnestischen Hinweisen auf eine früher aufgetretene depressive Episode – vor allem bei alleinstehenden Erstgebärenden – sollten Risikofaktoren routinemäßig bei der **Anamneseerhebung** durch den Frauenarzt eruiert werden.

In den ersten drei Wochen nach der Geburt sollte auf **Warnzeichen einer beginnenden Befindlichkeitsstörung** geachtet werden. Zustände wie Morgentief, Pessimismus und Schlafstörungen sollten sorgfältig abgefragt werden, jedoch ohne diese mit dem hellhörigen und oft durch die Bedürfnisse des Neugeborenen bedingten Schlafmuster einer jungen Mutter zu verwechseln.

Wenn mehrphasige Verläufe einer endogenen Depression anamnestisch bekannt sind, sollte ihr Wiederauftreten durch die prophylaktische Gabe von Lithium **vorgebeugt** werden. In einem solchen Fall sollte das Neugeborene aufgrund der Ausscheidung von Lithium in die Muttermilch nicht gestillt werden.

## 2 Schizophreniforme Puerperalpsychosen

Bei einer schizophreniformen Psychose kommt es vorwiegend zum Auftreten von Verfolgungswahn- oder Größenwahnsymptomen. Seltener bezieht sich der Wahn auf den Vater des Kindes oder das Kind selbst. Dabei können sowohl dem Vater als auch dem Kind dämonische Fähigkeiten oder besondere Bedeutungen zugeordnet werden. Die Abgrenzung von einer ausbrechenden schizophrenen Psychose ist nicht immer leicht, da beide Formen im Zeitraum nach der Geburt zum ersten Mal auftreten können.

Die Behandlung dieser Störung erfolgt wie bei einer Schizophrenie, d. h., dass vorzugsweise atypische **Antipsychotika** eingesetzt werden müssen. Da auch die meisten Antipsychotika milchgängig sind, ist das Stillen nicht zu empfehlen.

Ein intensives, spezifisch auf die Bedürfnisse der Betroffenen zugeschnittenes **Reintegrationspaket** muss zusätzlich von allen an der Therapie Beteiligten ausgearbeitet werden, um die Rückkehr der Mutter in die Familie zu gewährleisten. Für alleinstehende Mütter stehen in vielen psychiatrischen Abteilungen Mutter-Kind-Einheiten zur Verfügung, die allerdings nur dann angeboten werden können, wenn bei der Mutter Paktfähigkeit vorliegt. Moderne Programme bemühen sich bereits sehr früh darum, die betroffenen Frauen durch zahlreiche Probeaufenthalte zu Hause vor dem Phänomen des Hospitalismus zu bewahren und auch Mutter und Kind so viel wie möglich an Zeit miteinander verbringen zu lassen. Voraussetzung hierfür ist allerdings das Vorhandensein familiärer Ressourcen, die dann in die Therapie mit einbezogen werden.

Die Wahrscheinlichkeit, dass eine schizophreniforme Puerperalpsychose bei einer weiteren Schwangerschaft sich **wiederholen** wird, wird in der Literatur mit zwischen 30 und 65 % angegeben. Ein Übergang in eine periodisch wiederkehrende schizophrene Erkrankung ist bei 10 bis 20 % der Patientinnen zu erwarten.

# Sucht und Schwangerschaft

## 1 Allgemeine Aspekte

Ein zunehmendes Problem stellt der Zusammenhang zwischen Sucht und Schwangerschaft dar. Nicht alle Schwangerschaften sind das ersehnte und liebevoll geplante Resultat einer harmonischen Partnerschaftsbeziehung. Die Zunahme von ungewollten – akzidentellen – Schwangerschaften bei Teenagern, fehlenden oder sich absentierende Partnern, finanziellem Bedrängnis sowie Ablehnung durch das Umfeld lassen es manchen schwangeren Frauen unmöglich erscheinen, sich entweder von bestehenden Suchtproblemen zu lösen oder ohne die Hilfe von Suchtmitteln durch die Schwangerschaft zu kommen.

Eine Vielzahl erlaubter und unerlaubter Medikamente, Genuss- und Rauschmittel stehen auf einem immer größer werdenden legalen und illegalen Markt zur Verfügung [51]. Dazu gehören Tabak, Alkohol, Beruhigungs-, Schlaf- und Schmerzmittel sowie Ecstasy und andere Designerdrogen, LSD, Cocain und Heroin. Nicht zu vergessen bei jungen Leuten sind Klebstoffe und Aerosole aus der Reinigungs- und Bindungsmittelindustrie. Manche bedrängte Ärzte, die dem Wunsch ihrer schwangeren Patientinnen nach Abhilfe bei psychischem Druck und Aufregungen schließlich nachgeben, verschreiben Beruhigungsmittel. Dabei sind sie sich darüber oft nicht im Klaren, dass diese möglicherweise negative Folgen für den Fetus haben können und Suchtmittel manchmal bereits nach erstaunlich kurzer Zeit nicht mehr absetzbar sind, weil sie zu Gewöhnung und Sucht geführt haben.

Nahezu alle Drogen und Suchtmittel passieren die Barriere der Plazenta. Neben den der jeweiligen Substanz eigenen Eigenschaften sind folgende Aspekte noch von entscheidender Bedeutung für die Entfaltung schädlicher Einflüsse auf den Fetus:
- Ist die Substanz exzitatorisch oder sedierend?
- Wie oft und in welcher Dosis wird sie von der werdenden Mutter genommen?
- Werden eine oder mehrere Substanzen gleichzeitig oder in dichter Folge nacheinander genommen?

Oft haben mehrere Substanzen unglückliche kumulative Wirkungen auf den Fetus.

Es ist ferner wichtig, die Frauen darüber aufzuklären, dass Kinder sehr individuell auf den Einfluss von Drogen reagieren und aus der gut verlaufenen Entwicklung eines Kindes trotz Drogeneinnahme der Mutter nicht geschlossen werden kann, dass das eigene Kind sich gleich schadlos entwickeln wird. Zur Herstellung eines vertrauensvollen Verhältnisses zwischen dem die Schwangerschaft begleitenden Arzt und der werdenden Mutter mit Drogenproblemen ist es entscheidend, dass der Arzt die Patientin nicht ablehnend ausgrenzt, sondern einfühlsam und verständnisvoll auf ihr Suchtproblem eingeht und durch behutsame Aufklärung Verständnis für das sich entwickelnde Kind unter Wahrung der Möglichkeiten der Mutter erzeugt. Ein weiteres wichtiges Element dieser therapeutischen Beziehung ist die strikte Wahrung der ärztlichen Schweigepflicht.

Das **zahlenmäßig** größte Problem in Europa ist die Abhängigkeit von Nikotin. Wie in der Suchtdemographie insgesamt, überwiegt unter den Rauschdrogen Alkohol statistisch bei weitem die Rauschdrogen im engeren Sinn, wobei die so genannten Partydrogen vor allem bei ungeplanten Schwangerschaften junger Frauen eine immer größere Rolle spielen.

Drei **Fragen** werden in diesem Zusammenhang immer wieder sowohl an den Frauenarzt als auch an den Psychiater gestellt:
- Welche Wirkung haben diese Substanzen auf den Fetus?
- Ist eine Interrruptio durch die mögliche embryonale Toxizität der Substanzen gerechtfertigt oder indiziert?
- Wie ist die Sozialprognose von Mutter und Kind durch das Umfeld der Drogenszene?

Bei den so genannten Rauschdrogen im engeren Sinne, z.B. Cocain und Heroin, besteht eine enge Themenassoziation zwischen der **Beschaffungspromiskuität** und der Infektion mit HIV und den Entzugserscheinungen, unter denen das Kind spätestens nach der Geburt zu leiden haben wird.

Es ist wichtig, werdende Mütter darauf hinzuweisen, dass sowohl legale als auch illegale Sucht- und Abhängigkeitsmittel nicht nur für den Fetus, sondern auch für die Mutter in der Schwangerschaft eine besondere Gefahr darstellen. Sowohl Ärzte als auch werdende Mütter sollten daher leichthändigen Verschreibungsgewohnheiten von Beruhigungsmitteln kritisch entgegentreten und Verschreibungsnotwendigkeit und Risiko selbst gegeneinander abwägen.

Nicht nur alle illegalen Drogen, sondern auch gesellschaftlich zugelassene Suchtmittel stellen in der Schwangerschaft für Mutter und Kind eine große Gefahr dar. Die **Beendigung des Gebrauchs von Suchtmitteln** sollte daher – wenn irgend möglich – bereits vor der Konzeption erreicht werden,

Tabelle 19-2
*Übersicht über die wichtigsten Gewöhnung und/oder Abhängigkeit induzierenden Substanzen*

| Substanz | Gewöhnung | Körperliche Abhängigkeit/ Körperlicher Entzug | exzitatorisch | sedierend | Illegal |
|---|---|---|---|---|---|
| **Medikamente** | | | | | |
| Benzodiazepine (Tagessedativa/Hypnotika) | √ | √ | (√) | √ | |
| Schmerzmittel/Opioide | √ | √ | | √ | |
| Alternative neue Schlafmittel | √ | | | √ | |
| Amphetamine | √ | √ | √ | | ∅/√ |
| **Inhalationsmittel** | | | | | |
| Nikotin | √ | √ | √ | √ | ∅ |
| Klebstoffe | √ | ∅ | √ | √ | √ |
| Binde- und Lösungsmittel | √ | ∅ | √ | √ | √ |
| **Rauschmittel** | | | | | |
| Alkohol | √ | √ | √ | √ | |
| Cannabis | √ | (√) | | √ | √ |
| Cocain | √ | (√) | √ | | √ |
| Mescalin/ Psilocybin („Pilze") | √ | ? | √ | √ | √ |
| Lysergsäurediethylamid (LSD) | √ | | √ | √ | √ |
| Heroin/Codein | √ | √ | √ | √ | √ |
| **Designerdrogen/Partydrogen** | | | | | |
| Methamphetamin („Speed") | √ | √ | √ | | √ |
| Methylendioxymethamphetamin („Ecstasy") | √ | √ | √ | | √ |
| Phencyclidin (PCP, „Angel's Dust") | √ | √ | √ | √ | √ |

da es schwierig ist, sich während der Schwangerschaft zu entwöhnen. Das Grundprinzip der zu erzielenden Haltung jeder werdenden Mutter muss sein, sich gesund zu ernähren, ausreichend zu ruhen und Schadstoffe von sich und dem werdenden Kind abzuhalten. Dazu gehört, schädigende Gewohnheiten wie übermäßigen Kaffeegenuss, Alkohol und Nikotin aufzugeben. Diese und andere suchtbildende Substanzen können nicht nur die Mutter, sondern auch die Entwicklung des Feten gefährden. Dies gilt sowohl für die Phase der Organogenese als auch für das intrauterine Wachstum während aller Phasen der Schwangerschaft. Drogen können auch die Geburt erschweren und gefährden.

## 2 Auswirkungen spezieller Substanzen und Substanzklassen

### 2.1 Benzodiazepine und andere Sedativa

Nahezu alle Sedativa und Schlafmittel **passieren die Plazenta** und können angeborene Fehlbildungen und Verhaltensprobleme beim Kind verursachen. Neugeborene Kinder abhängiger Mütter, die Sedativa missbrauchen, sind ebenso abhängig wie ihre Mütter und erleiden nach der Geburt ein **körperliches Entzugssyndrom.**

Die **Symptome** sind Atemprobleme, Schwierigkeiten beim Stillen, Irritabilität, Schwitzen, Unruhe, unerklärliche Fieberschübe und Schlaflosigkeit. Dieses Syndrom kann je nach Dosis und Dauer des Sedativamissbrauchs Tage bis zu einigen Wochen in absteigendem Ausmaß anhalten.

**Carbamazepin,** das oft als Lithiumersatz für die Phasenprophylaxe bei bipolaren affektiven Störungen in der Schwangerschaft eingesetzt wird, ist mit Herz- und Gesichtsfehlbildungen assoziiert und kann die intellektuelle Entwicklung des Kindes verzögern.

### 2.2 Coffein

Im Tierversuch verursacht Coffein herabgesetzte Reproduktivität, eine Reihe von kongenitalen Abnormitäten und Frühgeburten mit reduziertem Geburtsgewicht. Es gibt keinen sicheren wissenschaftlichen Hinweis, dass solche Störungen auch beim Menschen bei Kaffeegenuss in üblichen Dosen auftreten. Werdenden Müttern sollte aber im Licht der Erfahrung mit Tieren zu einem restriktivem Umgang mit Kaffee geraten werden. Dies gilt insbesondere dann, wenn sich das Kaffeetrinken gewohnheitsmäßig mit dem Genuss von Nikotin verknüpft.

Spontane Aborte wurden nur bei extrem hohem Kaffeegebrauch beobachtet und scheinen mit dem Coffeinprodukt Paraxanthin zu korrelieren. Es gibt nach den Studien keinen ausreichenden Grund, moderaten Kaffeegenuss als gefährlich für Mutter und Kind zu bezeichnen und damit werdende Mütter zu beunruhigen [13, 21].

## 2.3 Nikotin

Neben der Minderversorgung des Feten mit aus dem mütterlichen Blut stammenden und für die Entwicklung und das fetale Wachstum dringend benötigten Nährstoffen erscheint das Risiko von Fehlgeburten und vorzeitigen Wehen beim Gebrauch von Nikotin in der Schwangerschaft erhöht [32]. Mütter, die in der Schwangerschaft rauchen, müssen darüber aufgeklärt werden, dass sie sich und dem Fetus beträchtlichen Schaden zufügen [14, 27]

## 2.4 Alkohol

*Alkohol muss in der Schwangerschaft strikt vermieden werden!*

Alkohol passiert ungehindert die Plazentaschranke und ist von Beginn der Schwangerschaft an eines der gefährlichsten Gifte für den Fetus, da die Abbauprodukte des Alkohols ein gefährliches Zellgift darstellen. Trinkende Mütter müssen mit großer Sicherheit damit rechnen, dass ihre Kinder ein fetales Alkoholsyndrom (FAS) entwickeln. Etwa 20% der davon betroffenen Kinder sterben innerhalb der ersten Lebenswochen. Die Symptome des FAS sind Mikrozephalie mit Defekten des zentralen Nervensystems, die zu geistiger Minderbegabung und verzögerter intellektueller Entwicklung führen. Ferner kommt es zu charakteristischen Gesichtsdefekten mit einer Wachstumshemmung der Augen und des Kiefers und konsekutiven Rachendefekten bis hin zum Wolfsrachen, Herzfehlbildungen und Hüftdeformationen. Darüber hinaus ist das intrauterine und postnatale Wachstum verlangsamt. Letzteres kann auch dann noch eintreten, wenn der vermehrte Alkoholgenuss erst im letzten Trimenon erfolgt.

Die Häufigkeit in der Allgemeinbevölkerung wird mit 1 bis 4 ‰ angegeben [1]. Die postpartalen Entzugszeichen des Neugeborenen äußern sich in Form von Unruhe, Irritabilität und Schlafstörungen sowie Stillschwierigkeiten durch vermindertes Saugen seitens des Neugeborenen.

Alkohol muss daher in der Schwangerschaft strikt vermieden werden. Die zunehmend permissive Haltung der Gesellschaft hat jedoch zur Folge, dass Teenager heute bereits relativ früh zu trinken beginnen. Als typisches Einstiegsalter werden das 13. oder 14. Lebensjahr angenommen [1]. Es muss ferner davon ausgegangen werden, dass der Gebrauch von Alkohol in jungen Jahren – ebenso wie im mittleren Lebensalter – auf die Zugehörigkeit zu einer psychiatrischen Risikopopulation mit vermehrten psychischen Problemen hinweist [31].

Sehr oft sind in der Gruppe Alkohol missbrauchender Teenager beiderlei Geschlechter vermehrt Angststörungen, Suizidalität, Depression und Persönlichkeitsproblematiken anzutreffen. Trinkende Mütter jeden Alters sollten dem Psychiater und Psychotherapeuten vorgestellt werden.

## 2.5 Inhalationsstoffe

Toluen wird häufig in Kleb- und Farbstoffen als Lösungsmittel verwendet, wobei es oft von so genannten Schnüfflern inhaliert wird. Bei Schwangeren kann es zu Fehlbildungen und angeborenen Defekten des Kindes führen, die jenen ähnlich sind, die bei Alkoholmissbrauch in der Schwangerschaft eintreten können.

## 2.6 Cannabis

Der Gebrauch von Cannabis ist bei jungen Menschen weit verbreitet. Es ist beschrieben, dass exzessiver Missbrauch dieses Rauschmittels zum Auftreten von Fertilitätsproblemen bei beiderlei Geschlechtern führen kann. Eine erhöhte Inzidenz von Frühgeburten und ein verringertes Geburtsgewicht der Neugeborenen wurden ebenfalls beschrieben [49].

## 2.7 Cocain, „Crack", Methamphetamin und Phencyclidin

Neben ihrer ausgeprägten psychotropen Wirkung auf das zentralnervöse System unterdrücken Cocaine und „Crack" sowie Methamphetamin („Speed") das Hungergefühl und haben einen massiven Einfluss auf das kardiovaskuläre System. Sie führen zu einem starken Blutdruckanstieg, der mit einer erhöhten Pulsfrequenz und einer Vasokonstriktion einher gehen. Außer einer Wachstumshemmung des Feten werden vermehrte Fehl- und Frühgeburten beschrieben [30, 32]. Als gefährlichste Komplikation gilt das Auftreten einer Abruptio placentae mit konsekutiven Blutungen.

Werden diese Substanzen im letzten Trimenon noch missbraucht, so kommt es nach der Geburt zu den klassischen **Entzugssymptomen beim Neugeborenen**. Es gibt in der Literatur Hinweise, dass Kinder, die in der Schwangerschaft gegenüber Cocain oder Methamphetamin exponiert waren, in ihrer weiteren Entwicklung Lernschwierigkeiten erleiden können.

Auch Phencyclidin (PCP oder „Angel's dust") löst, wenn es spät in der Schwangerschaft noch eingenommen wird, bei den Neugeborenen Entzugssymptome aus. Diese äußern sich in Form von Lethargie, die sich mit Zitteranfällen abwechselt.

## 2.8 LSD

Lysergsäurediethylamid (LSD) erhöht bei schwangeren Frauen das Risiko eines Spontanaborts. Wenngleich die ersten Hinweise auf Chromosomenschäden durch LSD nicht bestätigt werden konnten, ist dennoch eine höhere Rate an angeborenen Defekten beschrieben.

## 2.9 Heroin und andere Opiate

Opiatabhängige Frauen müssen mit einer erhöhten Komplikationsrate sowohl in der Schwangerschaft als auch bei der Geburt rechnen. Dies geht in erster Linie darauf zurück, dass in der Regel **durch die Sucht induzierte Vorerkrankungen** bestehen. Sehr häufig führt chronische Fehlernährung zu Anämie und Infektionen. In vielen Fällen besteht eine durch verunreinigte Injektionsinstrumente übertragene Hepatitis. Auch die Zahl der HIV-Infektionen ist im Zunehmen begriffen. Kinder von HIV-positiven Müttern haben natürlich ein hohes Risiko, das HI-Virus übertragen zu bekommen. Statistisch sind aber auch Herzkrankheiten, Diabetes mellitus und Pneumonien überzufällig häufiger in dieser Gruppe von Süchtigen anzutreffen.

Opiatentzüge während der Schwangerschaft haben gehäuft Totgeburten zur Folge. Andererseits besteht bei fortgesetztem Opiatgebrauch die Gefahr von Frühgeburten oder geringem Geburtsgewicht mit Atemschwierigkeiten, Hypoglykämien und intrakraniellen Blutungen bei der Geburt. Außerdem werden in der Literatur eine erhöhte Rate an Spontanaborten, Sturz- und Frühgeburten sowie die gehäufte Notwendigkeit der Entbindung durch Kaiserschnitt beschrieben.

Nach der Geburt treten je nach Ausprägungsgrad der Sucht der Mutter mehr oder minder schwere **Entzugszeichen bei den Neugeborenen** auf. Sie äußern sich in Form von Erregbarkeit, Erbrechen, Durchfällen und Rigor. Die Mortalität dieser Kinder ist erhöht.

Wenn beim Eintritt der Schwangerschaft Heroinabhängigkeit besteht, so wird heute die Umstellung auf die oral applizierbare Substitutionsdroge **Methadon** als das Mittel der Wahl angesehen. Wiewohl Methadon die Opiatabhängigkeit aufrecht erhält, ist es doch als Vorteil anzusehen, dass die werdende Mutter diese Substanz im Rahmen der gesetzlichen Krankenversorgung erhält. Sie verliert damit den Druck, sich das von ihr benötigte Opiat zu verschaffen und gerät nicht mehr in Gefahr, sich und den Fetus durch verunreinigte Injektionsinstrumente zu infizieren. Es wird seit längerem diskutiert, ob ein vorsichtiger, langsam gestufter Opiatentzug während der Schwangerschaft oder schlichtweg die Aufrechterhaltung der Substitution über die Geburt hinaus Mutter und Kind zuträglicher sind [9, 15, 17, 28].

Eine ausführliche Statistik der Zusammenhänge zwischen dem Missbrauch einzelner Sucht erzeugender Substanzen und den daraus resultierenden Komplikationen für Mutter und Kind wird von der nationalen Suchtforschungseinrichtung Kanadas (Addiction Research Foundation) jährlich herausgegeben [1].

# Inhalt*

- **Einleitung** .............................. 281

- **Zufälliges Zusammentreffen von Hauterkrankungen und Schwangerschaft** ....... 281

- **Hauterkrankungen, deren Verlauf durch die Schwangerschaft beeinflußt wird** ..... 282

- **Physiologische Veränderungen** ............... 284

- **Schwangerschaftsspezifische Dermatosen** ....... 285
  1. Herpes gestationis (Pemphigoid gestationis) ... 285
  2. Polymorphes Exanthem der Schwangerschaft .. 286
  3. Intrahepatische Schwangerschaftscholestase ... 287
  4. Prurigo gestationis ...................... 288
  5. Pruritische Follikulitis .................. 288
  6. Impetigo herpetiformis .................. 288
  7. In ihrer Entität nicht gesicherte Dermatosen .... 288

- **Behandlung von Hauterkrankungen in der Schwangerschaft** ................... 289

---

*Das Literaturverzeichnis findet sich in Kapitel 24, S. 379.

# 20 Erkrankungen der Haut

M. Landthaler

## Einleitung

Hautveränderungen sind in der Schwangerschaft sehr häufig, und es wird ihnen erhöhte Aufmerksamkeit zuteil, da Fragen der Prognose und der Bedeutung für das ungeborene Kind Grund zur Beunruhigung der Schwangeren sein können.

Hauterkrankungen können zufällig mit einer Gravidität zusammentreffen, der Verlauf von Hauterkrankungen kann durch die Gravidität beeinflußt werden, es gibt zahlreiche physiologische Hautveränderungen in der Gravidität sowie schließlich schwangerschaftsspezifische Dermatosen [9].

## Zufälliges Zusammentreffen von Hauterkrankungen und Schwangerschaft

Jede akute oder chronische Hauterkrankung kann zufällig mit einer Schwangerschaft zusammentreffen, wobei Infektionskrankheiten am häufigsten beobachtet werden. Vor allem **Virusexanthemen** muß besondere Bedeutung beigemessen werden. In der frühen Schwangerschaft sind Virusinfektionen häufig Abortursache, oder es resultieren aus Infektionen während der ersten zwanzig Schwangerschaftswochen Embryopathien.[1] Besondere Bedeutung haben aus dermatologischer Sicht Infektionen mit Herpes-simplex-Viren und Varicella-Zoster-Viren. Lokalisierte Erstinfektionen mit Herpes-simplex-Viren im Genitalbereich zum Zeitpunkt der Geburt können zum Herpes neonatorum führen, einer akut lebensbedrohlichen Erkrankung. Aufsteigende Infektionen sind möglich, wenn zwischen Blasensprung und Geburt mehr als zwei bis vier Stunden verstreichen. Disseminierte HSV-Infektionen verlaufen bei schwangeren Frauen schwerer als bei nicht schwangeren und sind eine Indikation für eine hochdosierte systemische Therapie mit Aciclovir [13].

Der rezidivierende **Herpes genitalis** ist häufig Ausgangspunkt für eine kindliche Infektion. Neben den klinisch manifesten Rezidiven, die eine Indikation zum Kaiserschnitt darstellen, sind Kinder auch durch asymptomatische Virusausscheidung gefährdet. Leidet die Patientin zum Geburtstermin an einem Herpes genitalis, sollte zusätzlich zur Schnittentbindung eine hochdosierte intravenöse Therapie mit Aciclovir diskutiert werden [13].

Infektionen mit dem **Varicella-Zoster-Virus** treten bei bis zu fünf pro 10 000 Schwangerschaften auf. Für die Feten sind mütterliche Varicellen zwischen der 13. und 20. Schwangerschaftswoche wegen der Gefahr eines fetalen kongenitalen Varicellen-Syndroms (FVS) und in der unmittelbaren perinatalen Periode wegen der Gefahr der neonatalen Varicellen besonders gefährlich [3, 13]. Nach neueren Untersuchungen entwickeln etwa 2 % der Kinder nach einer mütterlichen Varicellen-Infektion in den ersten 20 Wochen der Schwangerschaft ein FVS. Dieses ist durch Fehlbildungen der Extremitäten, Narben der Haut, Schäden am zentralen Nervensystem und Augenfehlbildungen gekennzeichnet [12, 13]. Erkrankt die Mutter dagegen während der Schwangerschaft an einem Zoster, ist keine Gefährdung des Kindes gegeben [13].

Infektionen in der Schwangerschaft mit dem **Parvovirus B19,** dem Erreger der Ringelröteln, können bei etwa 40 % der Betroffenen zu einem Hydrops fetalis mit daraus resultierendem intrauterinem Fruchttod führen. Dabei scheint das Gestationsalter für die B19-Infektion keine Bedeutung zu haben. Klinisch zeigt sich eine Infektion mit dem Parvovirus B19 in einem oft stark juckenden, konfluierenden, makulösen, teilweise retikulären Exanthem, das von Krankheitssymptomen wie Fieber, Bronchitis, Muskel- und Gelenkschmerzen be-

---

[1] *In der frühen Schwangerschaft sind Virusinfektionen häufig Abortursache, oder es resultieren aus Infektionen während der ersten zwanzig Schwangerschaftswochen Embryopathien!*

gleitet wird. Allerdings verläuft die Infektion bei etwa einem Drittel der Patientinnen klinisch inapparent. Die Diagnose einer frischen Infektion wird durch den Nachweis von spezifischen IgG- und IgM-Antikörpern im mütterlichen Blut gestellt. Eine Erhöhung des α-Fetoproteins im mütterlichen Blut weist auf eine Infektion der Feten hin, noch bevor der Hydrops fetalis im Ultraschall nachweisbar ist [3, 15].

**Condylomata acuminata** sind auf Infektionen mit den humanen Papillomviren der Typen 6 und 11 zurückzuführen. Klinisch finden sich exophytische verruciforme Knötchen, die zu größeren Plaques und hahnenkammartigen Tumoren aggregieren können. Da eine Assoziation mit kindlichen Larynxpapillomen besteht, sollten Condylomata acuminata im Genitalbereich während der Schwangerschaft immer entfernt werden. Da Podophyllin in der Schwangerschaft kontraindiziert ist, bieten sich operative Verfahren wie die Kryotherapie, die elektrische Schlinge oder die $CO_2$-Laservaporisation an.

Durch Zecken übertragene **Borrelieninfektionen** zeigen sich klinisch im Stadium I als Erythema chronicum migrans, einem randbetonten Erythem, das sich zentrifugal ausbreitet. Auch grippale Symptomatik, Arthritis, Herz- und ZNS-Beteiligung sind möglich. Im Stadium II finden sich rötliche, knotige Infiltrate der Haut (Lymphadenosis cutis). Eine transplazentare Übertragung von Borrelien ist möglich und kann zu intrauteriner Wachstumsverzögerung, Aborten, Frühgeburt und Fehlbildungen führen. Eine entsprechende hochdosierte Therapie mit Penicillin oder Cephalosporinen ist deshalb dringend indiziert, da nach einer ausreichenden Behandlung die meisten Schwangerschaften unkompliziert verlaufen [3].

Wird während einer Schwangerschaft eine **floride Lues** bzw. eine behandlungsbedürftige **Lues latens seropositiva** (19-S-IgM-FTA-ABS-Test positiv) festgestellt, muß die Behandlung sofort eingeleitet werden, da der Erreger Treponema pallidum etwa ab der achten Schwangerschaftswoche die Plazenta passieren kann.[!] Typisch für eine Lues im Primärstadium sind harte, schmerzlose Ulzerationen an der Eintrittspforte und eine schmerzlose Lymphknotenschwellung im regionalen Abflußgebiet (Primäraffekt). Eine Lues im Sekundärstadium ist durch ein buntes klinisches Bild mit makulösen Exanthemen (Lues-II-Roseola), papulösen und papulonodösen Syphiliden, palmoplantaren Syphiliden, generalisierter Lymphknotenschwellung, erosiven und nässenden Papeln im Genitalbereich (Condylomata lata), kleinfleckigem Haarausfall und anderen Symptomen gekennzeichnet. Für das Kind besteht die Gefahr einer Lues connata. Die Lues connata praecox ist durch eine Rhinitis syphilitica, interstitielle Hepatitis, Parrot-Pseudoparalyse der Arme sowie Haut- und Schleimhauterscheinungen gekennzeichnet, wobei vor allem die blasig-pustulösen Erscheinungen an Handinnenflächen und Fußsohlen zu nennen sind [3].

Das klinische Bild einer **Skabies** wird durch eine Schwangerschaft nicht wesentlich geändert. Typisch sind der starke, vor allem nächtliche Juckreiz und Milbengänge in den Prädilektionsstellen (Fingerzwischenräume, Mammae, Achseln und Genitale).

Eine **Pityriasis rosea** scheint im I. Trimenon gehäuft zu sein. Klinisch beginnt das Exanthem mit einer Primärplaque am Stamm. Diese ist meist oval, gerötet und weist eine halskrausenartige Schuppung auf. Nachfolgend kommt es zu einem stammbetonten Exanthem mit einer Aussaat von unterschiedlich großen Erythemen, die sich häufig in den Spaltlinien der Haut anordnen und ebenfalls eine halskrausenartige Schuppung aufweisen. Die Erkrankung klingt innerhalb von drei bis sechs Wochen spontan ab und bedarf keiner wesentlichen Therapie. Differentialdiagnostisch muß aber eine sekundäre Lues ausgeschlossen werden.

Im ersten Schwangerschaftsdrittel wird auch gehäuft das Auftreten eines **Erythema nodosum** beobachtet (Erythema nodosum gravidarum), das in der Regel im II. Trimenon spontan abheilt. Typisch sind im akuten Stadium sehr schmerzhafte, hellrote, unscharf begrenzte, kutan-subkutane Knoten vor allem an den Unterschenkelstreckseiten. Im weiteren Verlauf nehmen sie einen kontusiformen Aspekt an. Die Beobachtung, daß diese Eryrtheme bei mehreren Patientinnen in nachfolgenden Schwangerschaften bzw. bei Einnahme von Ovulationshemmern rezidivierten, spricht für eine hormonelle Mitursache (Literatur bei [9]).

*[!] Wird während einer Schwangerschaft eine floride Lues bzw. eine behandlungsbedürftige Lues latens seropositiva festgestellt, muß die Behandlung sofort eingeleitet werden!*

# Hauterkrankungen, deren Verlauf durch die Schwangerschaft beeinflußt wird

Eine Schwangerschaft kann vorbestehende Dermatosen positiv aber auch negativ beeinflussen, d. h., es kommt zu einer **Besserung** bzw. einer **Ver-**

schlechterung der Hauterscheinungen, wobei generelle Aussagen nicht möglich sind (Tab. 20-1). So kann sich eine Psoriasis vulgaris sowohl bessern als auch verschlechtern, ebenso ein atopisches Ekzem. Bei Patientinnen mit atopischer Diathese kommt es in der Schwangerschaft oft zu mehr exsudativen nummulären Ekzemherden mit zusätzlicher follikulärer Streuung. Aber auch die Verschlechterung von typischen, lichenifizierten Ekzemherden in den großen Gelenkbeugen ist möglich. Typisch ist auch ein Ekzem der Brustwarzen, vor allem in der Stillperiode. Bei 72 von 200 Patientinnen mit juckenden Hautveränderungen in der Schwangerschaft fanden sich eindeutig Hinweise auf eine Atopie, d.h. die Exazerbation eines atopischen Ekzems in der Schwangerschaft ist häufig [21, 22].

Der Verlauf eines systemischen **Lupus erythematodes** während einer Schwangerschaft ist ohne Zweifel besser, als man früher annahm. Bei etwa 40% der Patientinnen kommt es in der Schwangerschaft zu einer Exazerbation, und Komplikationen für das Kind sind häufig. Bei Patientinnen mit SS-A/Ro-Autoantikörpern, wie sie für den subakut kutanen Lupus erythematodes und das Sjögren-Syndrom typisch sind, ist das Kind durch einen neonatalen Lupus erythematodes gefährdet. Häufigste klinische Manifestationen sind fleckige, oft figurierte, schuppende Eytheme und ein kongenitaler Herzblock [3].

Das **Antiphospholipid-Syndrom** ist an der Haut durch livide blitzfigurenartige Zeichnungen an den unteren Extremitäten (Livedo racemosa), rezidivierende Thrombophlebitiden, hämorrhagische Nekrosen und Unterschenkelgeschwüre gekennzeichnet. Im Zusammenhang mit Schwangerschaften sind habituelle Aborte typisch.

Schwangerschaften bei Patientinnen mit **systemischer Sklerodermie** verlaufen in der Regel ohne wesentliche Komplikationen. Nur bei Vorliegen einer Nierenfunktionsstörung ist die Gefahr einer EPH-Gestose gegeben [3].

**Dermatomyositis** und **Polymyositis** werden in der Regel durch eine Schwangerschaft nicht beeinflußt, in Einzelfällen ist aber eine Verschlechterung möglich [3].

Bei den **Stoffwechselerkrankungen** ist die Acrodermatitis enteropathica zu nennen, die sich in der Schwangerschaft in der Regel verschlechtert. Eine Porphyria cutanea tarda wird in der Regel durch die Schwangerschaft nicht wesentlich beeinflußt [3].

Bei Schwangeren mit **Neurofibromatosis generalisata** (von Recklinghausen) wurde mehrmals das Wachstum von Neurofibromen beobachtet [3].

**Infektionen**
- Candidose
- Trichomoniasis
- Condylomata acuminata
- Herpes simplex
- Pityrosporum-Follikulitis
- Lepra

**Autoimmunerkrankungen**
- Lupus erythematodes
- Sklerodermie
- Dermatomyositis
- Pemphigus vulgaris

**Stoffwechselerkrankungen**
- Porphyria cutanea tarda
- Acrodermatitis enteropathica

**Tumoren**
- Mycosis fungoides
- malignes Melanom
- Neurofibromatose

Tabelle 20-1
*Hauterkrankungen, die durch eine Schwangerschaft negativ beeinflußt werden können (nach Winton [22])*

Eine Vergrößerung und dunklere Pigmentierung von **melanozytären Nävi** in der Schwangerschaft sind geläufige Phänomene, und nicht selten stellt sich die Frage, ob eine Transformation eines Nävuszellnävus in ein malignes Melanom vorliegt. Von den Kriterien zur Melanomerkennung sind demnach die schwangerschaftsbedingte Größenzunahme und die Farbänderung in ihrer klinischen Relevanz eingeschränkt.

Bei etwa 5% der Patientinnen mit **malignem Melanom** der Haut wird der Tumor in engem zeitlichen Zusammenhang mit einer Schwangerschaft diagnostiziert, und die Inzidenz schwankt zwischen 0,14 und 2,8 Fällen pro 1000 Entbindungen [3]. Vergleiche der Tumordicken von schwangeren und nicht schwangeren Patientinnen ergaben, daß die Melanome, die im zeitlichen Zusammenhang mit einer Schwangerschaft diagnostiziert wurden, vergleichsweise dicker waren. Wurde der weitere Verlauf der Tumorerkrankung allerdings mit der Tumordicke korreliert, ergaben sich keine Unterschiede in den beiden Gruppen [10, 11, 20]. Das erscheinungsfreie Intervall ist bei schwangeren Melanompatientinnen aufgrund der höheren Tumordicke allerdings signifikant kürzer als bei nicht schwangeren (5,8 gegenüber 11,9 Jahre), während die Letalität sich nicht signifikant unterscheidet [18].

Bei Patientinnen mit malignen Melanomen im Stadium der **Lymphknotenmetastasierung** ist die Fünf-Jahres-Überlebenswahrscheinlichkeit dagegen signifikant vermindert [16]. Die Behandlung von Schwangeren mit malignem Melanom der

**Abb. 20-1**
*Hyperpigmentierung in Form einer Linea nigra bei einer Patientin im letzten Schwangerschaftsdrittel, die zusätzlich an einer Prurigo gestationis leidet.*

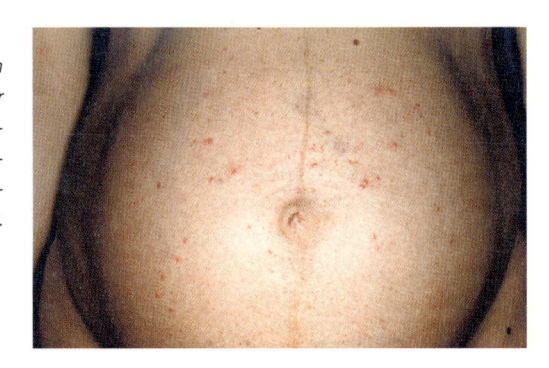

**Abb. 20-2**
*Herpes gestationis bei einer Patientin im letzten Schwangerschaftsdrittel mit randbetonten Erythemen und Bläschen im Randbereich.*
*a) Übersicht*
*b) Detailaufnahme*

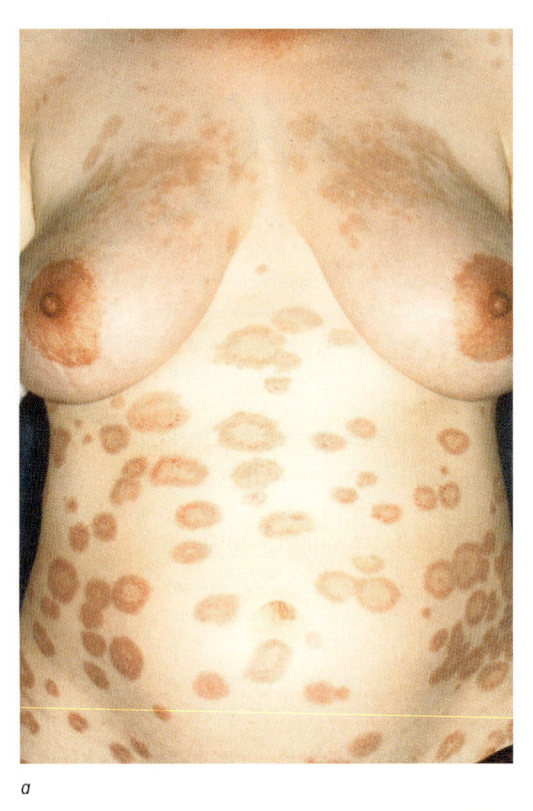

*Hyperpigmentierungen finden sich bei bis zu 90% der Schwangeren!*

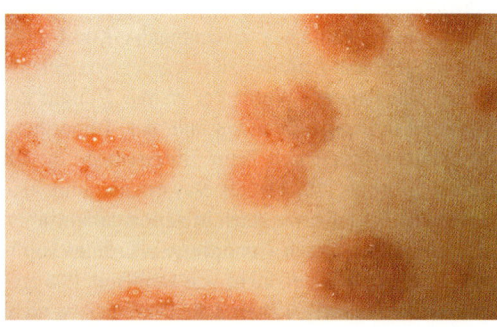

Haut entspricht der bei anderen Melanompatienten. Ein Schwangerschaftsabbruch ist wegen eines primären malignen Melanoms der Haut nicht indiziert. Eine Schwangerschaft nach ausreichender Behandlung eines primären malignen Melanoms der Haut hat keinen negativen Einfluß auf die Prognose. Da aber 80 bis 90% der Tumorprogressionen innerhalb der ersten drei bis fünf Jahre nach der operativen Entfernung auftreten, empfehlen wir Patientinnen mit einer Tumordicke von mehr als 1,5 mm, eine Schwangerschaft in diesem Zeitraum zu vermeiden.

# Physiologische Veränderungen

Darunter werden Hautveränderungen verstanden, die in der Schwangerschaft so häufig sind, daß ihr Auftreten als normal betrachtet wird [23].

Bei bis zu 90% der Schwangeren finden sich **Hyperpigmentierungen**, u. a. das Melasma gravidarum, die dunklere Pigmentierung der Brustwarzenhöfe, die Lentiginose der genitalen Schleimhaut, die Linea nigra (Abb. 20-1) und seltener die streifenförmige Pigmentierung der Fingernägel. Weniger häufig werden Pigmentdemarkationslinien in der Schwangerschaft beobachtet, bei denen es sich um scharfe Trennlinien zwischen Hautarealen unterschiedlicher Pigmentierung handelt. Ätiologisch werden entlang der Voigt-Linien (Trennlinien zwischen den Versorgungsgebieten von Hautnerven) unterschiedliche Populationen von Melanozyten vermutet, die neuralen Einflüssen unterliegen. Lentigines und melanozytäre Nävi werden in der Schwangerschaft häufig dunkler.

Der Verlängerung der Anagenphase des Haarzyklus führt oft zu einer **Hypertrichose**. Die nachfolgende Telogenisation, die möglicherweise durch eine Inhibition der anagenen Phase verstärkt wird, führt zum nahezu obligaten postpartalen Effluvium.

Die **Finger- und Zehennägel** sind in der Schwangerschaft oft glanzlos, quergefurcht und lösen sich distal vom Nagelbett.

Zeichen einer vermehrten Aktivität ekkriner **Schweißdrüsen** sind Miliaria und Hyperhidrosis, die Aktivität der apokrinen Drüsen nimmt in der Schwangerschaft dagegen ab.

**Striae distensae** entwickeln sich bei bis zu 90% der Schwangeren und sind auf die Veränderungen des Bindegewebes und die starke Dehnung des Gewebes zurückzuführen. Typischerweise finden sie sich am Abdomen, den Brüsten und den Oberschenkeln.

Gefäßerweiterungen und Proliferationen der Gefäße sind für eine Schwangerschaft typisch. Häufig treten Spider-Nävi, Palmarerythem und Teleangiektasien auf. Auch das rasche Wachstum von Gefäßtumoren wie dem Granuloma pyogenicum ist in der Schwangerschaft häufig.

Eine Gingivitis der Schwangerschaft tritt mit unterschiedlicher Ausprägung bei sehr vielen Frauen auf. Das Zahnfleisch ist ödematös geschwollen, hyperämisch und blutet leicht. Bei etwa 2 % der Patientinnen kommt es zu blutreichen exophytischen Tumoren der Gingiva.

Tabelle 20-2

*Spezifische Schwangerschaftsdermatosen; BMZ = Basalmembranzone, HG-Faktor = Herpesgestationis-Faktor, ICT = Intrakutantest*

| Diagnose | Klinik | Typ Laborbefunde | Zeitpunkt (Trimenon) |
|---|---|---|---|
| ■ Herpes (Pemphigoid) gestationis | Erytheme, Quaddeln, Bläschen, Juckreiz, fetales Risiko ↑ | C3 an der BMZ (!) HG-Faktor im Serum (IgG$_1$) | (II.), III. |
| ■ Polymorphes Exanthem | Erytheme, Papeln, Quaddeln, Juckreiz | | III. |
| ■ intrahepatische Schwangerschafts-Cholestase | Juckreiz, sekundäre Kratzeffekte, fetales Risiko ↑ | pathologische Leberwerte | III. |
| ■ Prurigo gestationis | exkoriierte Papeln, Juckreiz | | III. |
| ■ pruritische Follikulitis | Follikuläre Papeln und Pusteln, Juckreiz | | II.–III. |
| ■ Impetigo herpetiformis | Erytheme, Pusteln, Schuppung, Allgemeinsymptome (!) | Leukozyten ↑, BKS ↑, Calcium ↓ | II.–III. |
| ■ lineäre IgM-Dermatose | follikuläre Papeln und Pusteln, Juckreiz | IgM an der BMZ | III. |
| ■ papulöse Dermatitis | papulöses Exanthem, hohes fetales Risiko | hCG im Urin ↑ | I.–III. |
| ■ Autoimmun-Progesterondermatose | akneiformes Exanthem, Juckreiz, Abort | Eosinophilie, positiver ICT auf Progesteron | I. |

# Schwangerschaftsspezifische Dermatosen

Als schwangerschaftsspezifische Dermatosen werden Hauterkrankungen bezeichnet, die fast **ausschließlich während einer Schwangerschaft** auftreten und sich postpartal spontan zurückbilden (Tab. 20-2). Bei einem Teil dieser Erkrankungen handelt es sich um gesicherte Entitäten, die sich aufgrund von Klinik, Histologie und Laborbefunden eindeutig diagnostizieren lassen, wie Herpes gestationis, polymorphes Exanthem, intrahepatische Schwangerschaftscholestase, Prurigo gestationis, pruritische Follikulitis und Impetigo herpetiformis. Andere Erkrankungen sind dagegen in ihrer Eigenständigkeit nicht gesichert, die klinischen Bilder überschneiden sich, und pathognomonische Befunde fehlen. Zu nennen sind die papulöse Dermatitis, die Autoimmunprogesterondermatose und die lineare IgM-Dermatose. Am häufigsten werden die intrahepatische Schwangerschaftscholestase (0,5 %) und die polymorphen Exantheme der Schwangerschaft (0,5 %) beobachtet, gefolgt von Prurigo gestationis (0,2 %), Herpes gestationis (0,06 %) und pruritischer Follikulitis (0,03 %) [14]. Am häufigsten treten die spezifischen Dermatosen im letzten Drittel der Schwangerschaft auf und heilen postpartal spontan in Tagen bis Wochen ab. Selten kommt es aber auch erst nach der Geburt zum Auftreten der Dermatosen [21].

## 1 Herpes gestationis (Pemphigoid gestationis)

Der Herpes gestationis (HG) ist eine relativ seltene Erkrankung, für deren **Häufigkeit** Zahlen zwischen 1 : 2000 bis 1 : 50 000 genannt werden. Er beginnt bei der Erstmanifestation meist im letzten Schwangerschaftsdrittel, tritt bei nachfolgenden Schwangerschaften nahezu regelmäßig wieder auf und zeigt dann eine Tendenz zu früherem Beginn. Auch das Auftreten bei Blasenmolen und Chorionkarzinomen wurde beschrieben.

Das **klinische Bild** ist polymorph. Am Abdomen unter Betonung der Nabelregion und an den Extremitäten finden sich zum Teil elevierte, zum Teil urtikarielle und figurierte Erytheme und typischerweise auch Bläschen und Blasen (Abb. 20-2 a und b). Subjektiv besteht starker Juckreiz. Befall von Gesicht, Handinnenflächen und Fußsohlen ist möglich, bei etwa 20 % der Patientinnen finden sich auch Schleimhautveränderungen. Zum Ende der Schwangerschaft hin können sich die Hautveränderungen spontan bessern, um dann um den Geburtstermin wieder zu exazerbieren. Bei etwa einem Viertel der Patientinnen manifestiert sich die

Erkrankung erstmals unmittelbar nach der Entbindung. Gelegentlich werden menstruationsabhängige oder durch orale Antikonzeptiva provozierte Rezidive beobachtet. Erythemato-vesikuläre Hautveränderungen mit spontaner Rückbildung in wenigen Wochen wurden etwa auch bei 5% der Neugeborenen beobachtet und das Geburtsgewicht der Kinder von Patientinnen mit HG ist signifikant verringert [7, 17, 21].

**Differentialdiagnostisch** sind vor allem polymorphe Exantheme der Schwangerschaft, Kontaktdermatitis und Arzneiexantheme abzugrenzen.

**Histologisch** zeigen sich eine subepidermale Blasenbildung und im oberen Korium entzündliche Infiltrate unter Einschluß von Eosinophilen. In der direkten Immunfluoreszenz lassen sich bei allen Patientinnen Niederschläge von C3 an der Basalmembranzone nachweisen, bei etwa 40% der Patientinnen auch IgG-Ablagerungen. Im Serum der Patientinnen läßt sich ein biologisch aktives Protein der $IgG_1$-Subklasse nachweisen, das an die Basalmembran gebunden wird und C3 zu aktivieren vermag (Herpes-gestationis-Faktor). Die Autoantikörper sind gegen ein 180-kD-Protein der Epidermis gerichtet, das dem Bullösen-Pemphigoid-Antigen 2 entspricht, und das sich in den Hemidesmosomen der basalen Keratinozyten und im Amnion findet. Die Expression von MHC-Klasse-II-Molekülen in der Plazenta von Patientinnen mit HG ruft eine möglicherweise lokale allogene Reaktion des Immunsystems gegen die fetoplazentare Einheit hervor, die eine Autoimmunreaktion gegen das epidermale Antigen triggert. Als Hinweis auf eine genetische Disposition ist zu werten, daß sich bei den Patientinnen gehäuft HLA-DR-3- und -4-Antigene finden: bei 60 bis 80% HLA-DR-3 (Kontrolle 22%), bei ca. 50% HLA-DR-4 (Kontrolle 3%) und bei 45% HLA-DR-3 und -4 (Kontrolle 3%). Patientinnen mit HG weisen auch zu über 80% HLA-AK auf. Bei 50% der Väter ist HLA-DR-2 nachweisbar (Kontrolle 25%). Ob väterlichen Antigenen eine pathogenetische Bedeutung zukommt, ist allerdings unklar [17].

Der Herpes gestationis heilt in der Regel innerhalb von zwei bis drei Wochen nach der Entbindung ab. **Therapeutisch** ist in schweren Fällen eine orale Behandlung mit Glucocorticosteroiden notwendig, da die Patientinnen oft unter dem ausgeprägten Exanthem und dem unerträglichen Juckreiz leiden. Äußerlich kommen glucocorticosteroidhaltige Cremes der Klasse I und II und Schüttelmixturen mit Zusatz von Polidocanol bis zu 3% in Frage.

## 2 Polymorphes Exanthem der Schwangerschaft

Im letzten Schwangerschaftsdrittel kann es zu **polymorphen Hauterscheinungen** kommen, die sich postpartal spontan zurückbilden und die unter verschiedenen Diagnosen publiziert wurden. Bourne beschrieb 1962 ein juckendes papulöses und urtikarielles Exanthem, das im Bereich von Striae distensae beginnt, zerkratzt wird und zu Schuppenkrusten führt (toxemic rash of pregnancy). Auch eine Prurigo gestationis vom Spättyp, die 1968 beschrieben wurde, zeichnet sich klinisch durch ein papulöses und urtikarielles Exanthem aus. Lawley und Mitarbeiter beobachteten ein stark juckendes Exanthem des letzten Schwangerschaftsdrittels, das klinisch durch Papeln und urtikarielle Plaques an Stamm und proximalen Extremitäten gekennzeichnet ist. Nur vereinzelt wurden auch Bläschen und Schuppenkrusten beobachtet. Die Autoren benannten dieses Exanthem „pruritic urticarial papules and plaques of pregnancy" (PUPPP) (Literatur bei [9]). Da sich die klinischen Bilder der beschriebenen Exantheme überschneiden und eine sichere Unterscheidung aufgrund laborchemischer bzw. histologischer Untersuchungen nicht möglich ist, wurden diese Erkrankungen als polymorphes Exanthem der Schwangerschaft zusammengefaßt [4, 6].

Die Häufigkeit wird mit einer Erkrankung auf 160 bis 200 Schwangerschaften angegeben [14]. Das Exanthem tritt in der Regel im letzten Trimenon auf, und oft handelt es sich um erstgebärende Patientinnen mit überdurchschnittlicher Gewichtszunahme oder Mehrlingsschwangerschaften. Das Exanthem beginnt in der Regel am Abdomen im Bereich von Striae distensae, wobei der Nabel oft ausgespart wird (Abb. 20-3). Es kann auf die Oberschenkel und die Armstreckseiten übergreifen (Abb. 20-4). **Klinisch** typisch sind stark juckende Erytheme, Urticae, urtikarielle Plaques und gelegentlich auch kleine Bläschen. Oft sind die Hautveränderungen figuriert, d. h. es kommt zu schießscheibenartigen, anulären oder girlandenartig begrenzten Läsionen. Exkoriationen und in der Abheilphase Schuppenkrusten sind ebenfalls möglich.

**Histologisch** werden zwei Formen unterschieden: ein Dermatitistyp mit Spongiose der Epidermis und epidermotropen entzündlichen Infiltraten im oberen Korium und ein dermaler Typ mit unauffälliger Epidermis, aber stärkeren entzündlichen Infiltraten in perivaskulärer Anordnung im Bereich des gesamten Koriums. Die klinisch gelegentlich zu beobachtende Ausbildung von Bläschen ist auf ausge-

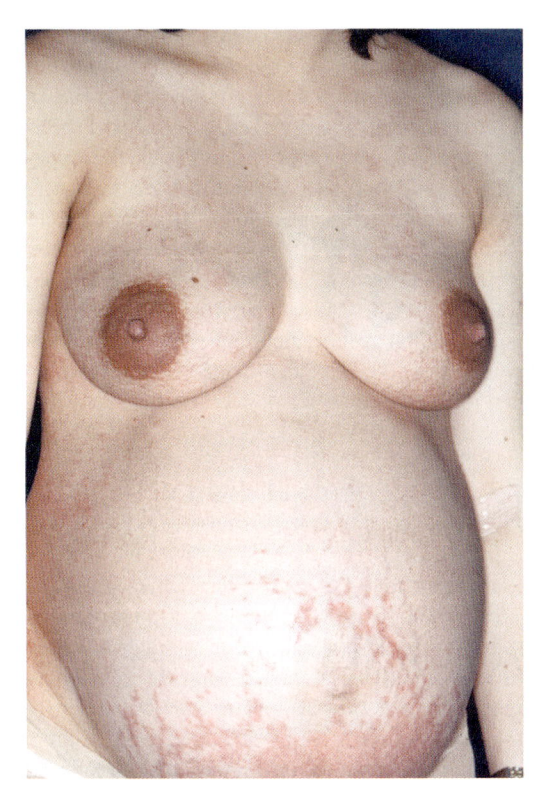

**Abb. 20-3**
*Polymorphes Exanthem der Schwangerschaft bei einer Patientin im letzten Schwangerschaftsdrittel. Deutliche Betonung der Striae distensae.*

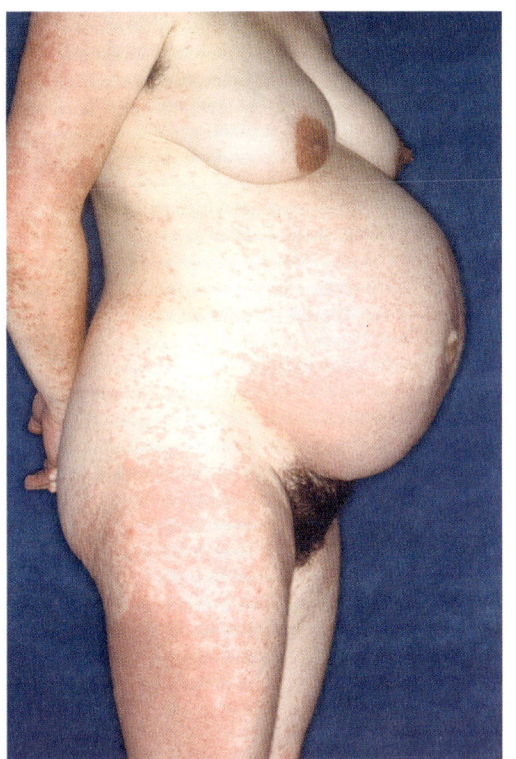

**Abb. 20-4**
*Ausgedehntes polymorphes Exanthem im letzten Schwangerschaftsdrittel bei einer Patientin mit Zwillingsschwangerschaft.*

prägte Spongiose oder ein starkes subepidermales Ödem zurückzuführen. Im Gegensatz zum Herpes gestationis ist die direkte Immunfluoreszenz dagegen negativ, d. h. es lassen sich die typischen lineären C3-Ablagerungen nicht nachweisen.

Die wichtigste **Differentialdiagnose** ist der Herpes gestationis. Bei dieser Erkrankung findet sich in der Regel keine so ausgeprägte Beteiligung der Striae distensae, die Bläschen und Blasen sind beim Herpes gestationis deutlich größer, und es finden sich typischerweise auch ausgeprägte Veränderungen im Bereich des Nabels.

Das polymorphe Exanthem bildet sich in der Regel postpartal rasch zurück, gelegentlich sogar vor der Niederkunft. Ein **Risiko** für das Kind besteht nicht, allerdings wurde in einer neuen Studie ein Überwiegen von männlichen Neugeborenen festgestellt [4, 21].

Die **Ätiopathogenese** des polymorphen Exanthems ist unklar. Die klinisch zu beobachtende Betonung von Striae distensae im Rahmen des Exanthems könnte darauf hindeuten, daß die Überdehnung der Bauchhaut und die Schädigung des Bindegewebes eine Rolle spielen. Auch wurde eine signifikante Erniedrigung des Cortisolspiegels im Serum bei Patientinnen mit polymorphen Exanthemen festgestellt [21]. Bei sechs von zehn Patientinnen mit polymorphem Exanthem in der Schwangerschaft wurde in der Haut fetale DNA nachgewiesen. Ob es sich dabei um DNA aus Lymphozyten oder CD34-positiven Zellen handelt, die eine Immunreaktion an der Haut auslösen, ist derzeit noch unklar [2].

## 3 Intrahepatische Schwangerschaftscholestase

Sie zählt zu den **häufigsten** schwangerschaftsspezifischen Erkrankungen, und die Häufigkeit wird mit 1 : 50 bis 1 : 500 angegeben.[1] Der oft heftige, Tag und Nacht quälende Juckreiz beginnt meist im letzten Schwangerschaftsdrittel und klingt nach der Geburt rasch ab. Primäreffloreszenzen an der Haut fehlen, es finden sich nur sekundäre Effloreszenzen wie Exkoriationen und verkrustete Erosio-

[1] *Die intrahepatische Schwangerschaftscholestase zählt zu den häufigsten schwangerschaftsspezifischen Hauterkrankungen!*

nen. Allgemeinsymptome wie Nausea und Erbrechen können auftreten. Ursache ist eine schwangerschaftsbedingte Cholestase bei genetischer Prädisposition. Laborchemisch findet sich typischerweise eine Erhöhung der Gallensäuren, der alkalischen Phosphatase und der γ-GT. Therapeutisch können systemisch Colestyramin und Phenobarbital versucht werden [3].

## 4 Prurigo gestationis

Sie soll bei etwa jeder 300. Schwangerschaft auftreten. Sie beginnt oft schon im II. Trimenon und dauert bis zur Niederkunft an. Es finden sich typische Prurigoknoten vor allem am Abdomen, gelegentlich auch an den Streckseiten der Extremitäten (siehe Abb. 20-1). Diese werden zerkratzt und heilen narbig unter Hyperpigmentierung ab. Häufig findet sich bei den Patientinnen ein erhöhtes IgE im Serum, ein Befund, der gut mit der Annahme vereinbar ist, daß es sich bei der Prurigo gestationis um die Manifestation eines **atopischen Ekzems** in der Schwangerschaft handelt.

## 5 Pruritische Follikulitis

Dieses Krankheitsbild wurde 1981 erstmals bei Patientinnen im letzten Schwangerschaftsdrittel beschrieben. Klinisch handelt es sich um follikulär gebundene Papeln und Pusteln am Stamm und den oberen Extremitäten. Subjektiv besteht starker Juckreiz. Ätiopathogenetisch wird diskutiert, ob es sich um eine besondere Form einer hormoninduzierten **Akne** oder um eine **Pityrosporum-Follikulitis** handeln könnte. Therapeutisch ist topisch Benzoylperoxid von Nutzen [24].

## 6 Impetigo herpetiformis

Bei diesem Krankheitsbild handelt es sich um die Manifestation einer generalisierten pustulösen **Psoriasis** in der Schwangerschaft. Mit vorwiegendem Beginn im III. Trimenon finden sich großflächige, teils elevierte Erytheme, die randwärts mit zahlreichen Pusteln besetzt und zentral von Schuppenkrusten bedeckt sind. Bevorzugte Lokalisation sind das untere Abdomen und die Oberschenkelinnenseiten. Neben den Hautveränderungen ist eine ausgeprägte Allgemeinsymptomatik mit Fieber, Schüttelfrost, Brechreiz, Durchfällen und tetanischen Krampfanfällen charakteristisch.

Bei den **Laborbefunden** sind eine Erhöhung der Leukozytenzahl und der Blutsenkungsgeschwindigkeit nachweisbar, ebenso eine Erniedrigung des Calciumspiegels im Serum.

**Histologisches** Merkmal ist, wie bei der Psoriasis pustulosa, eine spongiforme Pustel. Die Impetigo herpetiformis wird deshalb heute als Sonderform der Psoriasis pustulosa generalisata von Zumbusch angesehen, die durch die besonderen metabolischen und hormonellen Umstellungen während einer Gravidität ausgelöst wird. Die früher hohe Letalität konnte durch die systemische Gabe von Glucocorticosteroiden deutlich reduziert werden [9].

## 7 In ihrer Entität nicht gesicherte Dermatosen

Die **lineäre IgM-Dermatose** der Schwangerschaft wurde 1988 erstmals beschrieben. Klinisch fanden sich wenig charakteristische papulo-pustulöse Effloreszenzen am Abdomen und an den Extremitäten. Auch die Histologie war nicht weiterführend, sie zeigte nur Akanthose und diskrete lymphohistiozytäre Infiltrate und mäßige Fibrose. In der direkten Immunfluoreszenz fanden sich dagegen eindeutig lineäre IgM-Ablagerungen an der Basalmembranzone, ein Befund, der bislang bei Dermatosen der Schwangerschaft nicht beschrieben wurde [1]. Es bleibt abzuwarten, ob weitere Beobachtungen die Entität eindeutig sichern.

Die **Autoimmunprogesterondermatitis** scheint extrem selten zu sein. Die Erkrankung soll im I. Trimenon beginnen und durch ein nicht juckendes, akneiformes Exanthem gekennzeichnet sein. Neben dem Exanthem sollen Arthralgien der großen Gelenke krankheitstypisch sein. Eine Eosinophilie im peripheren Blut und besonders positive Intrakutantestungen auf Progesteron sollen die Diagnose sichern. Die primär beschriebenen Schwangerschaften endeten mit Spontanaborten im I. Trimenon (Literatur bei [3] und [9]).

Auch bei der **papulösen Dermatitis** der Schwangerschaft handelt es sich um ein sehr seltenes Krankheitsbild. Hauterscheinungen können während der gesamten Gravidität vom I. bis zum III. Trimenon auftreten. Klinisch soll ein papulöses Exanthem ohne Prädilektionen typisch sein. Die einzelnen Effloreszenzen bestehen aus 3 bis 5 mm großen, meist zentral hämorrhagisch verkrusteten Papeln. Täglich treten weitere Papeln hinzu, die innerhalb von zehn Tagen unter Hinterlassung einer diskreten Hyperpigmentierung abheilen sollen. Subjektiv besteht deutlicher Juckreiz. Von den Laborbefunden sind eine Erhöhung des Choriongonadotropins im Urin und eine Erniedrigung des Plasmacortisolspiegels hervorzuheben. Eine systemische Therapie mit Glucocorticosteroiden soll wirksam sein und auch helfen, die Rate an kindlichen Komplikationen zu senken (Literatur bei [3] und [9]).

# Behandlung von Hauterkrankungen in der Schwangerschaft

Die Behandlung sollte in der Regel **zurückhaltend** erfolgen. Jede systemische Therapie erfordert strenges Abwägen der Risiken, andererseits ist auch ein therapeutischer Nihilismus nicht zu vertreten.

Da Hauterkrankungen in der Schwangerschaft häufig mit starkem Juckreiz verbunden sind, zählen **Antihistaminika** zu den wichtigsten systemisch verabreichten Medikamenten.[1] Diese Gruppe von Wirkstoffen hat weder im Tierversuch noch in klinischen Studien ein meßbares embryotoxisches Risiko gezeigt. Für die älteren Substanzen liegen auch umfangreichere Studien vor, so daß ihnen bei notwendigen Anwendungen in der Schwangerschaft der Vorzug gegeben werden sollte. Dies gilt beispielsweise für Clemastin (Tavegil®), Dimetinden (Fenistil®) und Pheniramin (Avil®) [8, 19].

Bei ausgedehnten schweren Dermatosen ist oft der Einsatz von **systemischen Glucocorticosteroiden** notwendig. Entgegen früheren Befürchtungen und tierexperimentellen Untersuchungen haben diese Substanzen im I. Trimenon offenbar keine teratogene Wirkung. Glucocorticosteroide könnten als zusätzlicher kausaler Faktor in Familien mit multifaktoriell bedingten Gesichtsspalten angesehen werden, bei der Verordnung ist dies zu berücksichtigen. Bei längerfristiger Anwendung kann es neben Cushing-ähnlichen Symptomen bei der Schwangeren zu Wachstumsretardierung beim Fetus kommen, im Extremfall auch zur postnatal behandlungspflichtigen Nebennierenrindeninsuffizienz des Neugeborenen [8, 19].

Bei der **örtlichen Behandlung** von Dermatosen in der Schwangerschaft sollten allgemeine Gesichtspunkte wie die Wahl der richtigen Kleidung, die eingeschränkte Verwendung von Seife und die Anwendung von rückfettenden Externa beachtet werden. Juckreiz kann durch Essigwasserwaschungen, Lotio alba aquosa oder die topische Anwendung von Antihistaminika gelindert werden. Auch der Zusatz von 3%igem Polidocanol zu Pflegelotionen oder die Anwendung von Crotamiton in einer Öl-in-Wasser-Emulsion ist hilfreich. Topisch sollten Glucocorticosteroide mit reduziertem atrophogenem Risiko zum Einsatz kommen, z. B. Hydrocortisonpräparate oder die neueren veresterten und doppelt veresterten Präparate wie Prednicarbat oder Methylprednisolonaceponat. Hautregionen mit erhöhtem Risiko der Ausbildung von Striae distensae sollten nur kurzfristig behandelt werden, dies gilt vor allem für die Brustregion, das Abdomen und die Oberschenkel. Sehr stark wirksame Präparate sollten in der Schwangerschaft nicht verordnet werden [8, 9, 19].

Zur Behandlung einer **Herpes-simplex-Virus-Infektion** ist die topische Anwendung von Aciclovir ohne Risiko. Eine systemische Gabe ist z. B. indiziert bei disseminierter Herpes- oder Varizellenerkrankung der Mutter, die diese gefährdet, oder wenn die Möglichkeit besteht, den Fetus durch die Therapie vor einer intrauterinen Infektion zu schützen [13, 19].

Unproblematisch ist auch die lokale Anwendung von gerbstoffhaltigen Präparaten (Tannin) und Alkoholderivaten und Chlorhexidin zur **Desinfektion.** Jodhaltige Desinfektionsmittel sollten dagegen nur kleinflächig für wenige Tage angewendet werden, die Spülung von Körperhöhlen mit diesen Lösungen muß unterbleiben [19].

Für die Behandlung eines **Skabies** in der Schwangerschaft sind crotamitonhaltige Arzneimittel und lokal applizierbare Schwefelpräparate bis zu einer Konzentration von 10% unbedenklich, allerdings läßt sich damit eine Skabies nicht sicher genug behandeln. Obwohl sich für Lindan, Benzoylbenzoat und Permethrin keine Daten über embryotoxische Wirkungen finden, unterscheiden sich die Empfehlungen hinsichtlich ihrer Anwendung in der Schwangerschaft erheblich. Es finden sich sowohl Empfehlungen für die Anwendung von Benzoylbenzoat als auch von Lindan, wobei bei letzterem die Einwirkzeit und die Häufigkeit der Anwendung verkürzt werden sollte. Die Behandlung eines Skabies in der Schwangerschaft mit 5%iger Permethrin-Creme ist dokumentiert. Allerdings ist Permethrin in Deutschland nicht zugelassen und muß als Magistralrezeptur verordnet werden [5].

[1] *Antihistaminika zählen zu den wichtigsten systemisch verabreichten Medikamenten bei Hauterkrankungen in der Schwangerschaft!*

# Inhalt*

|  |  |  |
|---|---|---|
| ■ | **Tumoren der Vulva und der Vagina** | 291 |
| 1 | Condylomata acuminata | 291 |
| 2 | Seltene Tumoren der Vulva und Vagina | 291 |
| 3 | Präkanzerosen der Vulva und Vulvakarzinom | 292 |

■ **Benigne Neoplasien der Cervix uteri** .......... 292
1 Zervixpolyp .................. 292
2 Ektopie der Portio, ektope Dezidua .......... 292

■ **Präkanzerosen und Carcinoma in situ der Cervix uteri** ................ 293
1 Häufigkeit ................ 293
2 Diagnostik und Therapie ............ 293

■ **Zervixkarzinom** .................. 294
1 Häufigkeit ................ 294
2 Diagnostik ................ 294
3 Therapie ................ 295
4 Prognose ................ 295

■ **Myome des Uterus** .................. 295
1 Häufigkeit ................ 295
2 Veränderung der Myome in der Schwangerschaft ............ 296
3 Komplikationen ................ 296
3.1 Komplikationen während der Schwangerschaft ........ 296
3.2 Komplikationen unter der Geburt .......... 296
3.3 Komplikationen im Wochenbett ............ 296

4 Diagnostik ................ 296
5 Therapie ................ 297
5.1 Myomenukleation in der Schwangerschaft ..... 297
5.2 Myomenukleation bei der Schnittentbindung ... 297
5.3 Schwangerschaften nach Myomenukleationen .. 297

■ **Seltene Uterustumoren** ................ 297

■ **Benigne Adnextumoren** ................ 298
1 Häufigkeit ................ 298
2 Diagnostik ................ 298
3 Therapie ................ 298

■ **Ovarialkarzinom** .................. 299
1 Häufigkeit ................ 299
2 Therapie ................ 299
3 Prognose ................ 299

■ **Mammatumoren** .................. 299
1 Benigne Mammatumoren ................ 299
2 Mammakarzinom ................ 299
2.1 Häufigkeit ................ 299
2.2 Diagnostik ................ 299
2.3 Therapie ................ 300
2.4 Prognose ................ 300
2.5 Schwangerschaft nach behandeltem Mammakarzinom ........ 301

*Das Literaturverzeichnis findet sich in Kapitel 24, S. 379.

# 21 Gynäkologische Erkrankungen während der Schwangerschaft

D. Grab, R. Kreienberg

## Tumoren der Vulva und der Vagina

### 1 Condylomata acuminata

Condylomata acuminata sind während der Schwangerschaft die häufigsten Tumoren am äußeren Genitale. Sie entstehen auf dem Boden einer Infektion mit **humanen Papillomaviren** (HPV) vom Typ 6 und 11. Die Viren können latent im Organismus persistieren und durch Reaktivierung zu Rezidiven führen [91]. HPV-Infektionen finden sich bei Schwangeren doppelt so häufig wie bei Nichtschwangeren (13 % gegenüber 7 %) [90]. Die Ursache für die Steigerung der Infektionsrate dürfte die Unterdrückung der mütterlichen zellgebundenen Immunität während der Gravidität sein, die eine Reaktivierung der genitalen Papillomaviren eher möglich macht.

Klinisch manifeste Kondylome treten in der Schwangerschaft mit einer Inzidenz von 1,5 % auf. Unbehandelt kann sich aus zunächst vereinzelt auftretenden Kondylomen ein massiver Befall der Vulva entwickeln, der sich in die Vagina ausdehnen und die Portio erreichen kann. Durch sekundäre Infektionen können derartig ausgebreitete Kondylome in der Schwangerschaft zu einem ernsten Problem werden.[!] Darüber hinaus sind bei massivem Befall der Scheide erhebliche vaginale **Blutungen** zu befürchten. Von einem Todesfall als Folge einer Verblutung bei der Geburt ist berichtet worden [11]. Wird man mit einem starken Kondylombefall der Scheide erstmals kurz vor oder unter der Geburt konfrontiert, so indiziert dies allein aufgrund der Verletzlichkeit der Geburtswege eine abdominale Schnittentbindung [85].

Neben diesem Risiko für die Mutter ist das **Risiko für das Neugeborene** zu bedenken. Da die peripartale Infektion des Neugeborenen mit Papillomaviren zu Larynxpapillomen oder zu kondylomatösen Läsionen am äußeren Genitale führen kann, ist die prophylaktische Schnittentbindung zu erwägen [62]. Die Transmissionsrate der Viren ist zwar hoch [73], dennoch beträgt das Risiko infizierter Kinder, an einem Larynxpapillom zu erkranken, nur etwa 1:1500 [31]. Daher besteht – von geburtsmechanischen Problemen bei großen Läsionen abgesehen – keine absolute Sectioindikation [62], zumal auch nach prophylaktischer Sectio infizierter Mütter Larynxpapillome bei den Kindern beschrieben sind [98].

In der Schwangerschaft diagnostizierte Condylomata acuminata sollten frühzeitig **behandelt** werden. Podophyllin ist kontraindiziert, da es einen Abort auslösen kann. Neben der früher bevorzugten Kryotherapie [59] wird von exzellenten Ergebnissen bei der Elektrokoagulation berichtet. Allerdings entwickelt sich dabei häufig ein Vulvaödem. Dies läßt sich bei der Behandlung mit dem $CO_2$-Laser eher vermeiden [56]. Methode der Wahl ist heute die lokale Anwendung von 85%iger Trichloressigsäure entweder als Monotherapie oder in Kombination mit dem $CO_2$-Laser[!!] [94]. Für die neuerdings durchgeführte Behandlung mit Imiquimod liegen bisher in der Schwangerschaft keine ausreichenden Erfahrungen vor. In tierexperimentellen Studien wurden zwar keine teratogenen oder embryotoxischen Wirkungen beobachtet, dennoch bedarf die lokale Therapie von Kondylomen in der Schwangerschaft mit Imiquimod einer strengen Indikationsstellung.

### 2 Seltene Tumoren der Vulva und Vagina

Große **fibroepitheliale Polypen** der Vagina können differentialdiagnostische Schwierigkeiten bereiten [54, 75, 106]. Weitere selten beobachtete Tumoren sind das Sarcoma botryoides [65], das Leiomyom der Scheide, Müller-Gang-Papillome der Scheide [61], Vaginalhämangiome [82], maligne Melanome

*[!!] Methode der Wahl zur Behandlung von Condylomata acuminata in der Schwangerschaft ist die lokale Anwendung von 85%iger Trichloressigsäure als Monotherapie oder in Kombination mit dem $CO_2$-Laser!*

*[!] Durch sekundäre Infektionen können Kondylome in der Schwangerschaft zu einem ernsten Problem werden!*

der Scheide [117], das Leiomyosarkom der Vulva und das embryonale Rhabdomyosarkom der Scheide [48].

## 3 Präkanzerosen der Vulva und Vulvakarzinom

Vulväre **intraepitheliale Neoplasien** (VIN) und vaginale intraepitheliale Neoplasien (VAIN) werden auch bei jungen Frauen zunehmend beobachtet. Es besteht eine Assoziation zu Infektionen mit dem humanen Papillomavirus, allerdings ist der Zusammenhang bei vulvären Neoplasien nicht so eindeutig wie bei den intraepithelialen Neoplasien der Zervix und beim Zervixkarzinom [63].

**Invasive Vulvakarzinome** sind bei jungen Frauen sehr ungewöhnlich und treten fast ausschließlich bei immunsupprimierten Patientinnen auf [16]. Regan und Rosenzweig [80] fanden in einer Literaturrecherche 17 publizierte Fälle von Plattenepithelkarzinomen der Vulva in der Schwangerschaft. Die Vulvektomie im Gesunden und die bilaterale Lymphadenektomie erscheinen den Autoren in jedem Gestationsalter möglich, auch im III. Trimenon der Schwangerschaft.

Trotz der Seltenheit des Vulvakarzinoms sollte jede in der Schwangerschaft diagnostizierte suspekte vulväre oder vaginale Läsion biopsiert werden. Bei invasiven Karzinomen sollte unabhängig vom Schwangerschaftsalter die stadiengerechte **chirurgische Therapie** durchgeführt werden. Die Schwangerschaft kann in der Regel erhalten werden. Nur im fortgeschrittenen III. Trimenon wird man die Therapie bis nach der Geburt aufschieben. In neueren publizierten Einzelfallberichten wurden nach Vulvektomie ausschließlich Schnittentbindungen durchgeführt [33, 68]. Nach der Exzision von Vulvakarzinomen oder vulvären oder vaginalen intraepithelialen Neoplasien ist eine vaginale Entbindung aber nicht kontraindiziert, wenn die Inzisionen abgeheilt sind [21].

# Benigne Neoplasien der Cervix uteri

## 1 Zervixpolyp

Polypen sind die **häufigste** gutartige epitheliale Veränderung im Bereich der Portio und der Zervix während der Schwangerschaft. Sie entwickeln sich stets aus der Schleimhaut der Endozervix. In der Regel sind sie kaum erbsengroß, Polypen von mehreren Zentimetern Größe wurden aber auch beobachtet [11]. In diesem Fall muß man differentialdiagnostisch an ein gestieltes submuköses Myom denken.

**Therapie:** Bei der nicht schwangeren Patientin werden die Polypen abgedreht oder der Stiel hysteroskopisch durchtrennt. Alternativ kann der Polyp auch mit einer Schlinge oder mittels Elektrokoagulation abgetragen werden. Während der Schwangerschaft ist nach Möglichkeit konservativ vorzugehen, da es in Zusammenhang mit der Polypabtragung zu aszendierenden Infektionen und Aborten kommen kann. Große oder sekundär infizierte Polypen werden über einer Schlinge abgetragen. Das gleiche gilt für blutende Zervixpolypen, die gelegentlich einen Abortus incipiens oder incompletus vortäuschen können [1].

## 2 Ektopie der Portio, ektope Dezidua

Während der Schwangerschaft kommt es häufig zu einer verstärkten Ektropionierung des Zylinderepithels auf die Portio vaginalis. Die damit verbundene Hypersekretion von Zervixschleim, die von den betroffenen Patientinnen als glasig-schleimiger Fluor bemerkt wird, bedarf keiner Therapie. Bei der ektopischen Zervixschleimhaut kann es zu einer dezidualen Reaktion kommen [92]. Diese Veränderungen dürfen nicht mit Neoplasien verwechselt werden. Gelegentlich ist aber die **Differentialdiagnose** zu Dysplasien, einem Carcinoma in situ oder einem endozervikalen Adenokarzinom sowohl makroskopisch als auch zytologisch schwierig [114]. Man sollte daher auch in der Schwangerschaft im Zweifelsfall nicht zögern, eine Knipsbiopsie durchzuführen.

# Präkanzerosen und Carcinoma in situ der Cervix uteri

## 1 Häufigkeit

Präkanzerosen der Cervix uteri haben eine **Inzidenz** von etwa 1:500 [95]. Der Effekt von Schwangerschaft und Geburt auf noninvasive und invasive epitheliale Veränderungen der Cervix uteri ist nicht vollständig geklärt. Wie außerhalb der Schwangerschaft sind Präkanzerosen eng mit einer Infektion mit humanen Papillomaviren assoziiert.

Schneider und Mitarbeiter [91] fanden in einer prospektiven Studie bei Schwangeren eine erhöhte Rate von HPV-16-/-18-Infektionen gegenüber Nichtschwangeren (6,4 versus 2,3 %). Klinisch scheint es im Verlauf der Schwangerschaft zu beträchtlichen Schwankungen beim DNA-Nachweis von HPV in den Zervixepithelien zu kommen [80]. Chang-Claude und Mitarbeiter [17] fanden bei einer Verlaufsuntersuchung von 108 Schwangeren und 192 nicht schwangeren Patientinnen bei der initialen Untersuchung bei jeweils etwa 5 % eine HPV-Infektion, davon in 80 % eine Infektion mit HPV 16/18. Unter Berücksichtigung der Verlaufsuntersuchungen waren 14 % der Schwangeren und 15 % der nicht schwangeren Patientinnen bei mindestens einer Verlaufskontrolle HPV-positiv. Die Infektion mit HPV war in erster Linie mit Zigarettenrauchen und der Zahl der Sexualpartner assoziiert. Während der Schwangerschaft findet sich eine höhere Replikationsrate der Virus-DNA [90].

HPV-Infektionen in der Schwangerschaft bleiben meist **klinisch** stumm. Dysplasien und das Carcinoma in situ der Portio treten bei Schwangeren gegenüber Nichtschwangeren nicht gehäuft auf. Viele Fälle einer als Dysplasie beurteilten zytologischen Veränderung der Schwangerschaft stammen in Wirklichkeit von einer Basalzellhyperaktivität. Darüber hinaus kann die deziduale Reaktion ektopischer Schleimhaut des Zervikalkanals die zytologische Diagnostik erschweren [92]. Von diesen Fällen abgesehen, die nicht als Hinweiszeichen für eine Dysplasie gewertet werden dürfen, muß man bei 3 % aller Schwangerschaften mit pathologischen zytologischen Befunden rechnen [105].

## 2 Diagnostik und Therapie

Bei jeder Schwangeren sind im Rahmen der Mutterschaftsrichtlinien eine Spekulumuntersuchung, eine zytologische Untersuchung der Ektozervix und des Zervikalkanals sowie eine Kolposkopie erforderlich (Abb. 21-1). Diese Untersuchungen sollten im Rahmen der **Vorsorgeuntersuchung** im I. Trimenon der Schwangerschaft durchgeführt werden. Das Vorgehen bei auffälligen zytologischen und/oder kolposkopischen Befunden entspricht im wesentlichen den Richtlinien außerhalb der Schwangerschaft. In der Schwangerschaft ist die kolposkopische Abklärung leichter, da physiologischerweise die Transformationszone besser exponiert ist.

Jeder auffällige kolposkopische Befund sollte **biopsiert** werden. Hierbei beträgt die Treffsicherheit 99 %, und Komplikationen treten bei weniger als 1 % der Patientinnen auf [27]. Blutungen aus der Biopsiestelle können meist durch Betupfen mit Policresulen (Albothyl-Konzentrat) oder durch eine Tamponade gestillt werden. In Einzelfällen ist zur Blutstillung eine Umstechung erforderlich. Die endozervikale Kürettage sollte wegen der Gefahr der Infektion und des Blasensprungs in der Schwangerschaft unterbleiben. Eine Konisation ist Ausnahmefällen vorbehalten. Bei Schwangeren führt die Konisation im Vergleich zu Nichtschwangeren gehäuft zu starken Blutungen.[1] Darüber hinaus treten bei bis zu 27 % der Schwangeren Fehlgeburten und Frühgeburten auf [35].

Bei zervikalen intraepithelialen Neoplasien und beim Carcinoma in situ wird heute ein **exspektatives Vorgehen** empfohlen [113]. Die Patientinnen können vaginal entbinden, Therapie der Wahl ist die Konisation sechs Wochen post partum [53, 77]. Leichte und mittelschwere Dysplasien können post partum in Regression gehen. Daher genügt in diesen Fällen eine zytologische und kolposkopische Kontrolle sechs Wochen post partum. Bei diesen Patientinnen kann man das Risiko einer Progression in ein invasives Karzinom vernachlässigen [74, 113].

Dies gilt jedoch nicht für **Risikogruppen** (Rauchen, Immunsuppression, insbesondere HIV-Infektionen). Bei diesen Patientinnen ist eine rasche Progression zu befürchten. Deshalb sind in Risikokollektiven auch bei Grad-I- und -II-Dysplasien engmaschige zytologische und kolposkopische Kontrollen und ggf. mehrfache Biopsien im Schwangerschaftsverlauf erforderlich. Im Zweifelsfall oder bei Verdacht auf Mikroinvasion muß bei diesen Patientinnen eine Konisation während der Schwangerschaft durchgeführt werden [46].

---

[1] *Bei Schwangeren führt die Konisation im Vergleich zu Nichtschwangeren gehäuft zu starken Blutungen!*

# Zervixkarzinom

## 1 Häufigkeit

Die **Inzidenz** des Kollumkarzinoms während der Schwangerschaft liegt zwischen 0,1 und 0,5 ‰. Bei knapp 2 bis 3 % aller Zervixkarzinome besteht gleichzeitig eine Schwangerschaft [4, 69, 71, 95].

## 2 Diagnostik

Ergibt die **Biopsie** eines kolposkopisch auffälligen Befunds die Diagnose eines invasiven Plattenepithelkarzinoms, erfolgt die weitere Diagnostik nach den gleichen Prinzipien wie außerhalb der Schwangerschaft. Bei Frühkarzinomen (T1a) sollte die Tumorgröße durch eine Konisation exakt bestimmt werden.

Bei makroskopisch sichtbaren Tumoren genügt die Biopsie zur Diagnosestellung eines Zervixkarzinoms. Wie außerhalb der Schwangerschaft ist

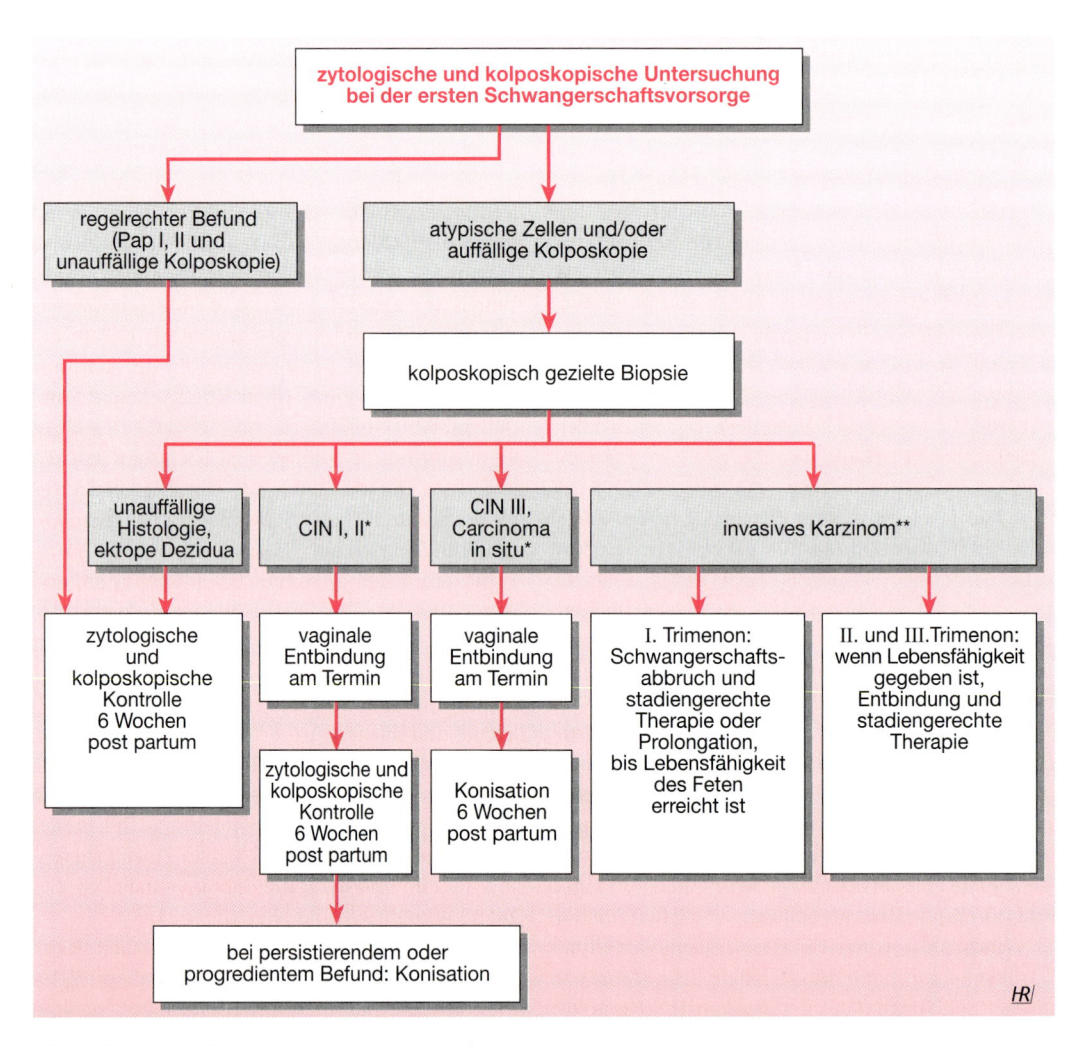

\* Bei Risikogruppen (Raucherinnen, Immunsupprimierten, insbesondere bei HIV-Infektion) sind sechswöchige zytologische und kolposkopische Kontrollen, ggf. Re-Biopsie, in Ausnahmefällen bei Befundprogredienz Konisation während der Schwangerschaft erforderlich.

\*\* Bei Frühkarzinomen (T1a) Konisation. Sind die Schnittränder frei, kann die Schwangerschaft fortgesetzt werden. Vaginale Termingeburt möglich, Re-Konisation 6 Wochen post partum.

**Abb. 21-1**
*Diagnostisches und therapeutisches Vorgehen bei atypischen kolposkopischen oder zytologischen Befunden in der Schwangerschaft.*

durch die klinische Untersuchung und durch **bildgebende Verfahren** festzulegen, ob die Parametrien befallen sind. Die klinische Untersuchung ist in der Schwangerschaft, insbesondere im II. und III. Trimenon, außerordentlich erschwert. Das Tumorstadium wird in der Schwangerschaft klinisch häufig unterschätzt [21]. Unter den bildgebenden Verfahren ist die Kernspintomographie gegenüber der Computertomographie zu bevorzugen.

## 3   Therapie

Das **Carcinoma in situ** sollte außer bei Risikogruppen erst post partum behandelt werden (Abb. 21-1). Bei **Frühkarzinomen** (T1a) genügt wie außerhalb der Schwangerschaft die Konisation im Gesunden. Patientinnen mit Frühkarzinomen und mit freien Schnitträndern im Konisat können vaginal am Termin entbunden werden. Engmaschige kolposkopische und zytologische Kontrolluntersuchungen sind im Schwangerschaftsverlauf aber obligat. Empfehlenswert ist die Re-Konisation sechs Wochen post partum [20].

Bei den **Tumorstadien T1b** bis **T2b** ist in Analogie zu den Verhältnissen außerhalb der Schwangerschaft die Therapie der Wahl die Wertheim-Meigs-Radikaloperation [64, 108]. Wird die Karzinomdiagnose bereits im I. Trimenon der Schwangerschaft gestellt, muß man einen Schwangerschaftsabbruch erwägen. Bei fortgeschrittenen Schwangerschaften kann abgewartet werden, bis der Fetus extrauterin lebensfähig ist. Vaginale Entbindungen bergen das Risiko der Implantation von Tumorzellen in die Episiotomienarbe oder in einen Dammriß [19, 45]. Deshalb ist nach Durchführung der Lungenreifebehandlung mit Kortikosteroiden die Schnittentbindung die Methode der Wahl. Die wesentlich verbesserten perinatologischen Möglichkeiten lassen heute eine frühzeitige Therapie zu. Unter Abwägung der Risiken der Frühgeburtlichkeit wird man dennoch die Sectio in der Regel erst nach 28 abgeschlossenen Schwangerschaftswochen durchführen. Die erweiterte Hysterektomie und die pelvine und paraaortale Lymphadenektomie erfolgen in gleicher Sitzung [67, 110]. In den Stadien 1b bis 2b führt die Operation zu besseren Ergebnissen als die Bestrahlung [51].

Bei **weiter fortgeschrittenen Zervixkarzinomen** wird die kombinierte Strahlentherapie beginnend ab drei Wochen post partum empfohlen [71, 101].

## 4   Prognose

Ob die Schwangerschaft zu einer Verschlechterung der Prognose führt, wird im Schrifttum nicht einheitlich beurteilt [5, 10, 39, 57, 100, 118]. Baltzer und Mitarbeiter [5] fanden in einem Kollektiv von 1092 Patientinnen mit Zervixkarzinomen 40 schwangere Patientinnen. Im Vergleich zu den nicht schwangeren Patientinnen zeigten die Schwangeren zwar keine **Unterschiede** im Grading und in der Tumorwachstumsgeschwindigkeit, aber häufiger eine Haemangiosis carcinomatosa, vor allem im Wochenbett.

Die Mehrheit der Patientinnen leidet an einem Plattenepithelkarzinom. Dies spricht auf die Therapie in der gleichen Weise an wie bei nicht schwangeren Frauen im gleichen Tumorstadium. Bei Schwangeren mit **Adenokarzinomen** oder Mischformen vermutet man einen ungünstigen Einfluß der Schwangerschaft auf den Verlauf der Erkrankung [95]. Ein Vergleich von 24 Schwangeren und 408 nicht schwangeren Patientinnen, die an dieser seltenen Tumorform erkrankt waren, zeigte jedoch keinen signifikanten Unterschied der Überlebensraten [97].

Aufgrund der Schwangerschaftsvorsorge werden Patientinnen mit Zervixkarzinom in günstigeren Stadien diagnostiziert als außerhalb der Schwangerschaft [118]. Die **Überlebensrate** wird durch die Schwangerschaft nicht beeinflußt [26]. Im Stadium 1b beträgt die Fünf-Jahres-Überlebensrate nach radikaler Hysterektomie und Lymphadenektomie über 90 % [55]. Das Abwarten bis zur Lebensfähigkeit des Feten verschlechtert die Prognose nicht [26, 109].

# Myome des Uterus

Myome des Uterus, insbesondere submuköse Myome, können die Implantation behindern und Aborte auslösen [30, 103]. Nach eingetretener Schwangerschaft sind die Verläufe bis zur Geburt und im Wochenbett bei Myomträgerinnen **komplikationsreicher** [22].

## 1   Häufigkeit

Myome finden sich bei 0,4 bis 2 % der Schwangeren. Der Anteil der Schwangeren, die das 35. Lebensjahr überschritten haben und ein Myom tragen, wird mit 20 % angegeben [12].

## 2 Veränderung der Myome in der Schwangerschaft

Bei etwa einem Viertel der Myomträgerinnen nehmen die Myome in der Schwangerschaft teilweise beträchtlich an Größe zu, vor allem in der ersten Schwangerschaftshälfte [3]. Dies beruht nicht auf einem realen Wachstum, sondern auf einem Ödem infolge Zirkulationsstörungen, einer **Größenzunahme** der myomatösen Muskelfasern oder einer Vermehrung des Bindegewebes. Durch die Umgestaltung der Uteruswand im Verlauf der Schwangerschaft kann sich die Durchblutung des Myoms im II. und besonders im letzten Trimenon beträchtlich vermindern. Infolge Ernährungsstörungen treten nekrotische Veränderungen des Myomgewebes ein, die zu äußerst schmerzhaften Kapselspannungen führen können [11].

Aufgrund der Umgestaltung der Uteruswand können Myome während der Schwangerschaft ihre **Lokalisation** verändern. Intramurale Myome verlagern sich in die submukösen und subserösen Schichten des Uterus. Ihre Tastbarkeit wird deutlich oder verschwindet. Aus dem gleichen Grund können Myome mit tiefem Sitz, die in der ersten Schwangerschaftshälfte als ein mögliches Geburtshindernis angesehen werden, sich im letzten Trimenon zum Fundus hin verlagern und so den Geburtsweg freigeben [11].

## 3 Komplikationen

### 3.1 Komplikationen während der Schwangerschaft

Etwa 50% aller Myome führen zu Komplikationen während der Schwangerschaft oder unter der Geburt.[!] Dabei sind **Sitz** und **Größe** der Myome für die Komplikationen entscheidend. Überschreitet die Größe 8 cm im Durchmesser, muß mit Komplikationen gerechnet werden. Bei Myomträgerinnen kommen häufiger Tubargraviditäten vor. Die Abortrate ist hoch und wird mit 14 bis 38% beziffert. Für das submuköse Myom und Myome am uterinen Segment werden Abortraten von fast 60% angegeben. Die sonographischen Screeninguntersuchungen sind erschwert. Von übersehenen kindlichen Fehlbildungen bei Myomträgerinnen wurde berichtet [87]. Bei 60 bis 70% der Schwangerschaften kommt es zu vorzeitigen Wehen und Frühgeburtsbestrebungen. Submuköse Myome sind mit Störungen der Plazentation (Plazentainsuffizienz, tiefer Plazentasitz, Placenta praevia, Lösungsschwierigkeiten der Plazenta in der Nachgeburtsperiode) assoziiert [84]. Offensichtlich begünstigt ein submuköses oder intramural dicht unter der mütterlichen Seite der Plazenta gelegenes Myom auch die vorzeitige Plazentalösung [11].

**Degenerative Veränderungen** des Myoms können infolge Kapselspannung zu starken Schmerzen führen. Infolge der Nekrose kann es zu Fieber, peritonitischer Reizung und Erhöhung der Leukozytenzahl kommen. Über einen Fall eines Pyomyoms bei einer schwangeren Drogensüchtigen wurde berichtet [79]. Hier mußte aus vitaler Indikation die Hysterektomie durchgeführt werden. In aller Regel wird man aber bei degenerativen Myomveränderungen in der Schwangerschaft auch bei starken Beschwerden konservativ vorgehen, da die Myomenukleation in der Schwangerschaft erhebliche Risiken birgt [107].

### 3.2 Komplikationen unter der Geburt

Die Deformation des Uteruskavums fördert **Einstellungsanomalien** und ist häufig der Grund für Querlagen und Beckenendlagen. Auch Deflexionslagen kommen vermehrt vor [99]. Infolgedessen ist der Anteil an operativen Entbindungen bei Myomträgerinnen größer als in einem Normalkollektiv.

### 3.3 Komplikationen im Wochenbett

Atonische Nachblutungen werden der Kontraktionsschwäche des Uterus zugeschrieben. **Blutungen** können aber auch entstehen, wenn während der Geburt Myome durch Druck zerstört werden. Beschrieben sind schwere Koagulopathien nach Spontangeburt infolge Freisetzung fibrinolytischer Enzyme durch Nekrosevorgänge in einem myometrischen Uterus. Dies erklärt auch das hohe Embolierisiko von Myomträgerinnen im Wochenbett. Myome können sich im Wochenbett infizieren und zu fieberhaften Verläufen führen [50]. Die Involution des Uterus tritt verzögert ein.

## 4 Diagnostik

Neben der klinischen Untersuchung kommt der **Sonographie** in der Diagnostik von Myomen die größte Bedeutung zu. Differentialdiagnostisch ist ein Myom während der Schwangerschaft abzugrenzen von Fehlbildungsanomalien des Uterus (Uterus bicornis) oder Lageanomalien (Retroflexio uteri). Bei gestielten subserösen Myomen oder bei ausgeprägten nekrotischen Veränderungen kann die Differentialdiagnose zu Adnexprozessen schwierig sein. Empfohlen werden sonographische

*Etwa die Hälfte aller Myome führt zu Komplikationen während der Schwangerschaft oder unter der Geburt!*

Verlaufskontrollen in vier- bis sechswöchigen Abständen.

## 5 Therapie

### 5.1 Myomenukleation in der Schwangerschaft

Die meisten Autoren vertreten eine konservative Haltung. Es soll nur bei **vitaler Indikation** seitens der Mutter operiert werden. Der günstigste Zeitpunkt für eine Myomenukleation in der Schwangerschaft ist das II. Trimenon [15].

### 5.2 Myomenukleation bei der Schnittentbindung

Eine primäre Indikation zur Schnittentbindung bei Myomträgerinnen besteht bei Lageanomalien, insbesondere der Querlage. Je nach Lage der Myome kann sich die abdominale Schnittentbindung schwierig gestalten. Ob im Zuge der abdominalen Schnittentbindung Myome enukleiert werden sollen, ist wegen des damit verbundenen erhöhten Blutverlustes **umstritten** [72]. Myome gehen nach Abschluß der Involution häufig in Regression. Bei asymptomatischen Patientinnen ist dann häufig keine operative Intervention mehr erforderlich. Falls doch eine Myomenukleation durchgeführt wird, kann in vielen Fällen laparoskopisch vorgegangen werden.

### 5.3 Schwangerschaften nach Myomenukleationen

Tritt nach der hysteroskopischen Entfernung von **submukösen** Myomen eine Schwangerschaft ein, sind in der Regel keine operationsbedingten Komplikationen zu erwarten. Das gleiche gilt für Schwangerschaften nach Abtragung **subseröser** Myome mittels Laparoskopie oder Laparotomie.

Nach der Enukleation **transmuraler** Myome geht man von einem erhöhten Uterusrupturrisiko aus, insbesondere sub partu. Von vielen Autoren wird deshalb nach der Enukleation von intramuralen Myomen empfohlen, bei nachfolgenden Schwangerschaften eine primäre Schnittentbindung durchzuführen. Neuere Daten zeigen aber, daß die Rupturgefahr wahrscheinlich überschätzt wurde und daß die Patientinnen nach gründlicher Aufklärung und unter sorgfältiger Überwachung durchaus auch spontan entbunden werden können [83].

# Seltene Uterustumoren

Zu den seltenen Tumoren des Uterus, die in der Schwangerschaft beobachtet wurden, gehört das **Hämangiom** der Cervix oder des Corpus uteri. Für dieses Krankheitsbild liegen nur zwei Einzelbeobachtungen vor [18, 52]. Während im Fall eines zervikalen Hämangioms Schwangerschaft und Geburt komplikationslos abliefen [18], kam es bei einem ausgedehnten kavernösen Hämangiom des Uterus zu einer beträchtlichen Autotransfusion [52].

**Maligne Lymphome** können primär von der Cervix oder vom Corpus uteri ausgehen [86]. Über ein bei der postpartalen Nachkürettage diagnostiziertes malignes Lymphom mit bis dahin normalem Schwangerschafts- und Geburtsverlauf wurde berichtet [89]. **Adenokarzinome** des Endometriums sind im Zusammenhang mit einer Schwangerschaft ebenfalls sehr selten und im Schrifttum bisher nur zwölfmal beschrieben [93]. Dabei handelte es sich fast ausschließlich um hochdifferenzierte Karzinome, die zufällig im Zug einer Abortabrasio oder nach Abruptio diagnostiziert wurden. Bei zwei Patientinnen wurde das Karzinom erst nach jeweils unauffälligen Spontangeburten bei einer post partum wegen Blutungen durchgeführten Kürettage diagnostiziert.

Die **Therapie** umfaßte die abdominale Hysterektomie und Salpingo-Oophorektomie. Eine Lymphadenektomie war in Anbetracht der geringen Infiltrationstiefe ins Myometrium und dem hohen Differenzierungsgrad in keinem der Fälle erforderlich. In einem Fall eines nach Abruptio diagnostizierten Carcinoma in situ des Endometriums entschied man sich für ein konservatives Vorgehen. Bei einer Kontrollabrasio wurde ein regelrechtes Endometrium diagnostiziert [38].

Die in der Schwangerschaft ebenfalls sehr seltenen malignen **Leiomyoblastome** [7] und **Leimyosarkome** [49] können klinisch und sonographisch nicht sicher von Myomen differenziert werden. Die Prognose ist sehr ungünstig.

# Benigne Adnextumoren

## 1 Häufigkeit

Die **Inzidenz** während der Schwangerschaft diagnostizierter Adnextumoren liegt bei etwa 2 % [8]. Die häufigsten Tumoren sind funktionelle Ovarialzysten. Am häufigsten unter den Funktionsgebilden ist die Corpus-luteum-Zyste. Neben den Funktionszysten kommen Endometriosezysten vor. Unter den echten Ovarialtumoren sind die Dermoide am häufigsten, sie machen ein Drittel bis die Hälfte der gefundenen Ovarialtumoren aus.

## 2 Diagnostik

Die meisten in der Schwangerschaft auftretenden Adnextumoren sind asymptomatisch und werden im I. Trimenon bei der ersten Ultraschall-Screeninguntersuchung entdeckt [21]. Die **sonographischen** Kriterien entsprechen denen außerhalb der Schwangerschaft [13]. Bei Tumoren unter 6 cm Größe handelt es sich in der Mehrzahl der Fälle um funktionelle Ovarialzysten, die sich in der Regel am Ende des I. Trimenons zurückbilden [78].

**Differentialdiagnostisch** muß man an Saktosalpingen, Pseudoperitonealzysten und subseröse oder intraligamentäre Myome denken. Stieldrehungen oder Rupturen der Zystenwand können zu einer starken abdominalen Symptomatik bis zum akuten Abdomen führen. Insbesondere im I. Trimenon der Schwangerschaft muß man differentialdiagnostisch auch an den seltenen Fall einer simultanen intra- und extrauterinen Gravidität denken.

## 3 Therapie

Fast drei Viertel aller in der Schwangerschaft diagnostizierten Adnexprozesse gehen im Schwangerschaftsverlauf in Regression [8]. **Funktionelle Zysten** sollten in der Schwangerschaft konservativ behandelt werden, sofern keine Komplikationen (Stieldrehung, mechanisches Geburtshindernis bei sehr großem Tumor) bestehen. Asymptomatische persistierende Tumoren oder Adnextumoren mit Größenzunahme können konservativ behandelt und erst post partum operativ abgeklärt werden, wenn sonographische Malignitätskriterien fehlen (Abb. 21-2).

**Hauptindikationen** für die Adnexchirurgie in der Schwangerschaft sind:
- Malignomverdacht
- Torsionsverdacht
- Geburtshindernis

Liegen sonographische Malignitätskriterien vor oder besteht eine klinische Symptomatik, sollte die **operative Abklärung** während der Schwangerschaft erfolgen, entweder durch Laparoskopie [70, 16] oder durch Laparotomie. Für operative Interventionen ist das II. Trimenon zu bevorzugen. Operative Eingriffe am Ovar sind im I. Trimenon zu vermeiden, da eine Beeinträchtigung des Corpus luteum mit konsekutivem Abort zu befürchten ist. Im III. Trimenon sind die Zugangswege wegen der Uterusgröße oft versperrt. Die Laparotomie ist erschwert, und eine Pelviskopie ist in der Regel nicht mehr möglich. Etwa 1 % aller Schwangeren werden während der Schwangerschaft wegen Adnexprozessen laparoskopiert oder laparotomiert. In den publizierten Serien lag die Rate an malignen Adnexprozessen zwischen 0 und 6,1 % [13, 36, 47, 112].

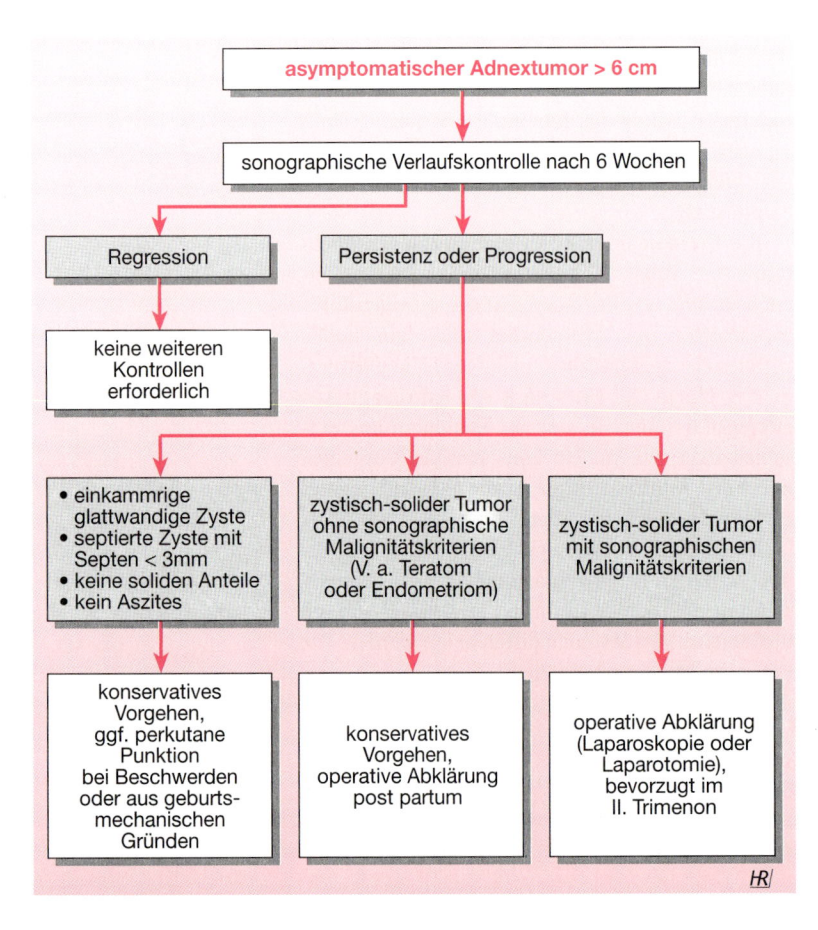

**Abb. 21-2**
*Diagnostisches und therapeutisches Vorgehen bei Ovarialtumoren in der Schwangerschaft (modifiziert nach Platek et al. [78]).*

# Ovarialkarzinom

## 1 Häufigkeit

Ovarialkarzinome sind in der Schwangerschaft außerordentlich selten und haben eine Inzidenz von 1 auf 25 000 Entbindungen [41, 43]. In der Schwangerschaft sind nur etwa zwei Drittel der malignen Ovarialtumoren epithelialen Ursprungs [43].

## 2 Therapie

Wird bei der operativen Abklärung eines Adnextumors die Diagnose eines Ovarialkarzinoms gestellt, muß stadiengerecht operiert werden. Bei **T1a-** und **T1b-Tumoren** genügt die Ovarektomie. Es sollte jedoch zusätzlich ein komplettes Staging mit Spülzytologie, Peritonealbiopsien, partieller Omentektomie und Appendektomie erfolgen [21].

Bei **fortgeschritteneren Karzinomen** muß nach Beendigung der Schwangerschaft die operative Versorgung entsprechend den Standards außerhalb der Schwangerschaft durchgeführt werden. Dies schließt die abdominale Hysterektomie, Salpingo-Oophorektomie beidseits, Resektion des Douglas-Peritoneums, Omentektomie, Appendektomie und paraaortale Lymphadenektomie mit ein. In Einzelfällen kann man zunächst eine präoperative platinhaltige Chemotherapie in der laufenden Schwangerschaft durchführen, bis die Lungenreife gegeben ist.

Die selteneren **Keimbahn-** und **Keimstrangtumoren** (Dysgerminome, Stromatumoren, endodermale Sinustumoren) werden entsprechend den Richtlinien außerhalb der Schwangerschaft behandelt [21].

## 3 Prognose

Schwangerschaften verändern die Prognose der Ovarialneoplasmen nicht, aber Komplikationen wie die Torsion und die Wandruptur erhöhen die Inzidenz von Spontanaborten und Frühgeburten. Bei den epithelialen Tumoren sind bei Schwangeren Tumoren mit niedrigem Malignitätsgrad und Frühstadien überrepräsentiert [23]. Die **Fünf-Jahres-Überlebensraten** liegen bei diesen Patientinnen analog den Verhältnissen außerhalb der Schwangerschaft bei über 90 %. Auch für die uteruserhaltende Therapie von Dysgerminomen und gonadalen Stromatumoren werden gute Langzeitergebnisse beschrieben [14, 44, 115]. Im Gegensatz dazu ist die Prognose bei dem sehr selten während der Schwangerschaft beobachteten endodermalen Sinustumor äußerst ungünstig [29].

# Mammatumoren

## 1 Benigne Mammatumoren

Neben den auch außerhalb der Schwangerschaft vorkommenden benignen Fibroadenomen und den mastopathischen Veränderungen der Brust sind als schwangerschaftsspezifische benigne Befunde die „laktierenden" Adenome zu erwähnen [42, 104]. Diese Veränderungen können aufgrund der raschen Größenzunahme ein schnell wachsendes Mammakarzinom imitieren. Auch für das in der Regel benigne Cystosarcoma phylloides ist in der Schwangerschaft ein schnelles Wachstum beschrieben [111].

## 2 Mammakarzinom

### 2.1 Häufigkeit

Das Mammakarzinom ist in allen Altersgruppen das häufigste Karzinom der Frau [21]. Während der Schwangerschaft beträgt die Inzidenz 0,1 bis 0,3 ‰ [40, 88, 102]. 0,2 bis 3,8 % aller Mammakarzinome treten in Schwangerschaft und Stillzeit auf [9]. Damit ist das Mammakarzinom neben dem Zervixkarzinom das **häufigste** Malignom in der Schwangerschaft.

### 2.2 Diagnostik

Die Diagnose wird meist durch den tastbaren Knoten in der Brust gestellt. Oft kommt es zu einer Verzögerung zwischen dem ersten Symptom, der Diagnosestellung und der Therapie. Die Früherkennung des Mammakarzinoms wird während der Schwangerschaft vor allem dadurch erschwert, daß sich in dieser Zeit die Brustdrüse vergrößert und in ihrer Konsistenz zunimmt. So entgehen kleine Tumoren der **Tastuntersuchung.** Die durchschnittliche zeitliche Verzögerung von der ersten Entdeckung des Knotens in der Brust in der Schwangerschaft bis zur effektiven Therapie überschreitet daher häufig fünf Monate [60].

Die **bildgebenden Verfahren** sind in der Schwangerschaft nur eingeschränkt verwertbar. Die vermehrte Wassereinlagerung führt zu einer erhöhten Dichte des Drüsenkörpers und erschwert sowohl Mammographie als auch Sonographie [6, 60]. Obwohl bei den meisten Frauen im Rahmen der Schwangerschaftsvorsorge eine klinische Untersuchung der Brüste erfolgt, werden aufgrund der hormonell induzierten physiologischen Veränderungen der Brustdrüse Mammakarzinome häufig weder klinisch noch mammographisch erkannt.[!] Samuels und Mitarbeiter fanden bei 19 Schwangeren mit Mammakarzinom trotz großer Tumoren vier Fälle mit negativer Mammographie.

Das Mittel der Wahl zur Abklärung eines suspekten Tastbefundes ist damit die Gewinnung einer definitiven Histologie durch **Biopsie** [32]. Von aspirationszytologischen Untersuchungen ist abzuraten, da die Beurteilung in der Schwangerschaft erschwert ist und die Gefahr falsch-positiver Befunde besteht [66].

Mammakarzinome sind in der Schwangerschaft zu 70 % hormonrezeptornegativ. Unklar ist bis heute, ob es sich hierbei tatsächlich um rezeptornegative Karzinome handelt oder ob durch hohe Östrogenspiegel in der Schwangerschaft die Bindungskapazität der Rezeptoren blockiert wird, so daß ein falsch-negativer Rezeptorstatus resultiert [28, 32]. Dieser sollte deshalb bevorzugt mit monoklonalen Antikörpern bestimmt werden.[!!]

Als **Staging-Untersuchungen** sollten in jedem Fall ein Röntgenthorax, ein Oberbauchsonogramm und die Bestimmung von Blutsenkung, Tumormarkern (CA 15, CA 15-3), ein kleines Blutbild sowie eine Bestimmung der Leberenzyme durchgeführt werden. Das Knochenszintigramm bedeutet eine relativ hohe Strahlenbelastung für den Fetus und sollte daher nur bei Symptomen oder sehr großem Tumor mit hohem Metastasierungspotential bereits in graviditate erfolgen. Hirnmetastasen können mittels MRT ausgeschlossen werden [6, 32]. Diese Untersuchung ist aber nur bei entsprechendem klinischem Verdacht indiziert.

## 2.3 Therapie

Therapie der Wahl ist die **operative Entfernung** des Tumors mittels Lumpektomie oder Mastektomie je nach Tumorgröße und die axilläre Lymphadenektomie. Bei brusterhaltendem Vorgehen muß wie außerhalb der Schwangerschaft binnen 12 Wochen eine Radiatio angeschlossen werden. Dieses Vorgehen kommt daher nur am Ende der Schwangerschaft in Frage. Da beim Mammakarzinom in der Schwangerschaft über ein brusterhaltendes Vorgehen mit anschließender Radiatio noch keine Langzeitergebnisse vorliegen, raten einige Autoren von einem brusterhaltenden Eingriff ab [6].

Eine adjuvante **Chemotherapie** ist im II. und III. Trimenon der Schwangerschaft möglich. Man wird aber dennoch jenseits der 30. Schwangerschaftswoche eher vorzeitig entbinden und dann die Chemotherapie durchführen. Befindet sich die Patientin im I. Trimenon, benötigt eine Chemotherapie und möchte die Schwangerschaft trotz des erhöhten Risikos teratogener Schäden fortsetzen, so sollte ein Regime ohne Methotrexat ausgewählt werden [6]. Während bei einer Kombinationschemotherapie im I. Trimenon der Schwangerschaft mit einer Fehlbildungsrate von 25 % zu rechnen ist, werden nach Ausschluß der Folsäureantagonisten und nach zytostatischer Monotherapie Fehlbildungen nur noch zu 6 % gefunden[!!!] [24]. Die Folsäureantagonisten Aminopterin und Methotrexat wirken für den Menschen sicher teratogen. Für andere zytostatische Substanzen (alkylierende Verbindungen, Pyrimidin- und Purinanaloga, Vinca-Alkaloide und Antibiotika) ist dies nicht eindeutig geklärt [2].

Unter Berücksichtigung der bisher vorliegenden Behandlungsergebnisse führt eine **Abruptio** nicht zu einer Verbesserung der Überlebensrate bei Mammakarzinomen in der Schwangerschaft [76]. Wurde bereits im I. Trimenon eine Chemotherapie durchgeführt, muß mit der Schwangeren die Problematik einer teratogenen Schädigung des Feten diskutiert werden. Die Patientin hat in dieser Situation die Möglichkeit, einen Schwangerschaftsabbruch durchführen zu lassen. Möchte sie die Schwangerschaft im Bewußtsein des erhöhten kindlichen Risikos fortsetzen, können ihr eine entsprechende pränatale Überwachung mit Ultraschall, ggf. Amniozentese (eine Punktmutation kann jedoch nicht erkannt werden!) und α-Fetoprotein-Bestimmungen im mütterlichen Serum angeboten werden. Eine Exposition des Feten gegenüber Zytostatika im II. Trimenon rechtfertigt aufgrund der Datenlage keine Abruptio aufgrund der Medikamentenexposition [2].

## 2.4 Prognose

Bezüglich der Prognose des Mammakarzinoms in der Schwangerschaft liegen **widersprüchliche Daten** vor. Lange Zeit wurde eine negative Auswirkung der Schwangerschaft auf den Verlauf einer malignen Krankheit vermutet [11]. Vergleicht man Patientinnen gleichen Alters mit gleichem Tumorstadium und Lymphknotenstatus, haben schwangere Patientinnen ein signifikant erhöhtes Risiko,

---

[!] *Aufgrund der hormonell induzierten physiologischen Veränderungen der Brustdrüse werden Mammakarzinome während der Schwangerschaft häufig weder klinisch noch mammographisch erkannt!*

[!!] *Aufgrund der hohen Östrogenspiegel in der Schwangerschaft, die das Ergebnis verfälschen können, sollte der Rezeptorstatus mittels monoklonaler Antikörper bestimmt werden!*

[!!!] *Bei einer Kombinationschemotherapie im I. Trimenon der Schwangerschaft sollte auf Folsäureantagonisten verzichtet werden!*

am Mammakarzinom zu sterben. Diese Relation besteht auch für Patientinnen, deren Mammakarzinom bei weniger als ein Jahr zurückliegender Schwangerschaft erstdiagnostiziert wurde. Ursächlich wurde die gesteigerte Immuntoleranz gegenüber körperfremdem Gewebe diskutiert [34].

Eine Reihe aktueller Untersuchungen weist jedoch darauf hin, daß die schweren Krankheitsverläufe eher auf die viel zu spät gestellte Diagnose und eine zögerliche und inkonsequente Therapie zurückzuführen sind als auf einen das Tumorwachstum fördernden Einfluß der Schwangerschaft [6, 58]. Wichtigster gesicherter und unabhängiger Prognosefaktor ist der **axilläre Lymphknotenstatus.** Die Fünf-Jahres-Überlebensrate beträgt bei Frauen mit metastasenfreien Lymphknoten 79 %, bei Lymphknotenmetastasierung nur noch 45 %.

## 2.5 Schwangerschaft nach behandeltem Mammakarzinom

Schwangerschaften, die im Anschluß an die Behandlung eines Mammakarzinoms auftreten, führen nicht zu einer Verschlechterung der **Prognose** [96, 102]. In einer Matched-Pairs-Analyse war bei 23 Patientinnen mit Brustkrebs, die nach Abschluß der Therapie schwanger wurden, die Rate von Rezidiven und Fernmetastasen nicht größer als im Vergleichskollektiv therapierter Brustkrebspatientinnen ohne nachfolgende Schwangerschaft [25]. Die Patientinnen können ihre Kinder ohne Risiko einer Prognoseverschlechterung stillen. Nach brusterhaltender Therapie gelingt die Laktation häufig auch auf der operierten Seite, auch nach Bestrahlung [37]. Dennoch ist Patientinnen nach der Therapie eines Mammakarzinoms zu empfehlen, für zwei bis drei Jahre auf Schwangerschaften zu verzichten. Dieser Zeitraum stellt hinsichtlich einer Progression der Erkrankung die kritischste Phase dar [21].

# Inhalt*

- **Einleitung** .............................. 303

- **Röteln** ................................. 308
  1. Erreger, Epidemiologie, Infektion ............. 308
  2. Röteln und Schwangerschaft ............... 309
  3. Diagnostik ........................... 311
  4. Therapie und Prophylaxe ................. 313

- **Zytomegalie** ............................ 314
  1. Erreger, Epidemiologie, Infektion ............. 315
  2. Zytomegalieinfektion und Schwangerschaft .... 316
  3. Diagnostik ........................... 318
  4. Therapie und Prophylaxe ................. 319

- **Ringelröteln (Parvovirus B19)** ............... 321
  1. Erreger, Epidemiologie, Infektion ............. 321
  2. Parvovirus-B19-Infektion und Schwangerschaft .................... 323
  3. Diagnostik ........................... 324
  4. Therapie und Prophylaxe ................. 327

- **Varizellen-Zoster** ........................ 328
  1. Erreger, Epidemiologie, Infektion ............. 328
  2. Varizellen-Zoster-Infektion und Schwangerschaft .................... 331
  3. Diagnostik ........................... 333
  4. Therapie und Prophylaxe ................. 337

- **Humanes Immundefizienzvirus** ............... 339
  1. Erreger, Epidemiologie, Infektion ............. 339
  2. HIV-Infektion und Schwangerschaft ......... 340
  3. Diagnostik ........................... 342
  4. Therapie und Prophylaxe ................. 343

---

*Das Literaturverzeichnis findet sich in Kapitel 24, S. 382.

# 22 Infektionen von Mutter, Fetus und Neugeborenem

G. Enders

## Einleitung

Seit der Entdeckung der Rötelnembryopathie durch Gregg im Jahre 1947 gehören Infektionen zu den gefürchtetsten Risiken in der Schwangerschaft. Dennoch sind sie nur in 5 bis 10% an den Faktoren – meist unbekannter Natur –, die den negativen Ausgang der Schwangerschaft bewirken, beteiligt und in 2 bis 3% mit kindlichen Fehlbildungen und Systemanomalien assoziiert. Für diese niedrigen fetalen Infektions- und kindlichen Schädigungsraten sind die komplexen mütterlichen und fetalen Schutzmechanismen verantwortlich.

So spielt die effektive **Beseitigung der evtl. ins mütterliche Blut eingedrungenen Mikroorganismen** durch das retikuloendotheliale System und die zirkulierenden Leukozyten eine Rolle. Ferner ist die Plazenta ein immunologisch hochpotentes Organ, das mit seiner großen Zahl immunkompetenter Zellen die wichtige Funktion bei der Abwehr von Infektionen und der Regulation der mütterlichen Immunantwort übernimmt. Als wirksame Schranke verhindert die Plazenta den Übertritt einer Vielzahl von Krankheitserregern, erlaubt aber ab der 8. Schwangerschaftswoche den im Verlauf der weiteren Schwangerschaft zunehmenden transplazentaren Transport von maternalen IgG-Antikörpern, so dass ab der 26. Schwangerschaftswoche die fetalen IgG-Konzentrationen in etwa der der mütterlichen entsprechen (siehe auch Kap. 16).

Dem **Feten** stehen zur Abwehr von Krankheitserregern ab dem 3. bis 5. Gestationsmonat erst humorale, dann zelluläre Immunmechanismen zur Verfügung [14]. So kann der Fetus ab der 10. bis 13. Gestationswoche auf einen Antigenreiz mit der Produktion von erregerspezifischen IgM-, ab der 16. Gestations-, ab der 30. Gestationswoche von IgG- und ab der 30. Gestationswoche mit der Produktion von IgA-Antikörpern reagieren. Die Synthese von IgE-Antikörpern beginnt offenbar schon ab der 11. Gestationswoche, allerdings ist die Menge bis zur Geburt meist sehr gering. T-Zell-vermittelte Immunreaktionen sowie die Aktivität natürlicher Killerzellen werden etwa ab der 15. bis 20. Gestationswoche nachweisbar [18, 19]. Das Neugeborene verfügt über die immunologischen Mechanismen des Erwachsenen, jedoch ist die Funktion verschiedener Komponenten noch nicht voll ausgereift.

In Tabelle 22-1 sind die derzeit in unseren Breiten wichtigsten prä- und perinatal übertragenen Infektionen mit bewiesenen und möglichen Folgen für den Feten und das Kind aufgeführt. Die **Bedeutung der Infektion** wird von folgenden Parametern bestimmt:
- Häufigkeit, Art (primäre, Re-, rekurrierende Infektion) und Schwere der mütterlichen Infektion
- erhöhte Rate von Abort, intrauterinem Fruchttod und Frühgeburtlichkeit
- Häufigkeit fetaler Infektion
- Häufigkeit, Art und Schwere von klinischen Manifestationen bei Geburt und später

Entsprechend dem Zeitpunkt und Modus der Übertragung werden kongenitale bzw. pränatale Infektionen von perinatalen Infektionen unterschieden. Die Übertragung **kongenitaler Infektionen** erfolgt selten transovariell (nicht bewiesen), meist hämatogen-transplazental, gelegentlich auch durch direkte Infektion aus Herden im Endometrium, den Tuben oder durch Eindringen des Erregers aus dem Genitaltrakt über Defekte der Amnionmembran in die Amnionhöhle bzw durch Aufsteigen der Erreger aus der Vagina und Zervix nach vorzeitiger Ruptur der Eihäute in die Amnionflüssigkeit und nachfolgende Infektion des Feten. Bei **intrauterin übertragenen Infektionen** kann der Erreger nur die Plazenta oder nur den Fetus bzw. die Plazenta und den Fetus infizieren. Die Gründe hierfür sind weitgehend nicht abgeklärt [11]. Die perinatale Übertragung findet bei der Passage durch den Geburtskanal durch infizierte Sekrete statt. **Frühpostnatal** kann eine Infektion durch das Stillen, durch Exposition gegenüber mütterlichen Sekreten aus

**Tabelle 22-1**
*Infektionen in der Schwangerschaft mit bewiesenem und möglichem Risiko für (Mutter,) Fetus und Kind. Die häufigsten Infektionen sind grau hinterlegt.*

| | Übertragung Mutter/Kind | |
|---|---|---|
| Pränatal – kongenital | Perinatal | Frühpostnatal |
| Röteln | | |
| Zytomegalie (CMV) | | CMV |
| Parvovirus B19 | | |
| Varizellen-Zoster (VZV) | | Varizellen |
| [Herpes simplex 1, 2 (HSV)] | | Herpes simplex 1, 2 |
| | HIV 1, 2 | |
| [Lymphochoriomeningitis (LCMV)] | Enteroviren | [Coxsackie-/Echoviren] |
| Hepatitis E* | Hepatitis B, C, G? | |
| <Toxoplasmose> | [human-genitale Papillomviren] | |
| <Syphilis, Listeriose> | <Listeriose> <Gonorrhö> | |
| [<Borrelia burgdorferi>] | | |
| | <B-Streptokokken> | |
| | <Chlamydia trachomatis> | |
| | [<Mycoplasma hominis, Ureaplasma urealyticum>] | |

[ ] seltener, < > keine Viren, * in Südostasien

dem Respirations-, Genital- und Gastrointestinaltrakt sowie durch Umweltkontakte (Familien-, Pflegebereich) übertragen werden. Tabelle 22-2 fasst die Übertragungswege von Infektionen auf Embryo, Fetus, Neugeborenes im Verlauf der Schwangerschaft zusammen.

Die Auswirkungen der mütterlichen Infektion für den Embryo, Fetus oder das Kind sind hauptsächlich durch das Gestationsalter und durch die Natur und Pathogenität des Erregers für den sich entwickelnden Feten bedingt.

In den ersten Gestationswochen können eine Vielzahl von Infektionserregern und nicht-infektiösen Ursachen zum Absterben der Frucht und deren Resorption führen. Da dies häufig vor der Feststellung der Schwangerschaft geschieht, ist die Inzidenz für die einzelnen Infektionen nicht bekannt. Die Gesamtrate an **Schwangerschaftsverlusten** aufgrund aller Ursachen nach Implantation wird mit 31% angegeben. Die frühesten Effekte fetaler Infektionen sind erst ab der 6. bis 8. Gestationswoche erkennbar [17].

Die Infektionen können je nach Zeitpunkt der mütterlichen Infektion zu **fetalen Komplikationen** wie Abort (bis zur 20. Gestationswoche), intrauterinem Fruchttod (ab der 21. Gestationswoche), Totgeburt (ab der 37. Gestationswoche), zu Frühgeburt und zu Geburtsanomalien führen. Bei Geburt können strukturelle Defekte verschiedener Organe, Wachstumsretardierung und Systemanomalien mit oder ohne viszerale Symptome vorliegen. Bei kongenitaler Infektion ohne Symptome bei Geburt können schwerwiegende Erkrankungen erst im Säuglings- und Kleinkindesalter auftreten. Neonatale Erkrankungen, die bis zu vier Wochen nach Geburt manifest werden, können durch spätintrauterine oder perinatale Übertragung zustande kommen. Die Art der möglichen Auswirkungen der mütterlichen Infektion auf die Frucht, den Fetus und das Neugeborene in Abhängigkeit vom mütterlichen Infektionszeitpunkt sind aus Tabelle 22-3 ersichtlich.

Potenzielle Infektionsmöglichkeiten für den Fetus sind bei der invasiven pränatalen Infektionsdiagnostik und Therapie und ausnahmsweise auch zum Teil noch durch mikrobiell verunreinigte Blutprodukte gegeben [7]. Ein weiteres **iatrogenes Infektionsrisiko** kann für den Fetus bei der Blutabnahme aus der Kopfschwarte und bei dem früher durchgeführten elektrokardiographischen Elektrodenmonitoring bestehen [12].

Seit der ursprünglichen Einführung des amerikanischen Begriffs **TORCH** (**T**oxoplasmosis, **O**ther infectious agents, **R**ubella, **C**ytomegaly, **H**erpes simplex) sind eine Vielzahl von Viren und andere Mikroorganismen mit dem Risiko kongenitaler, peri- und frühpostnataler Infektionen in Zusammenhang gebracht worden [1, 13, 16]. Deshalb wurde dieser Begriff inzwischen in **STORCH** umbenannt (**S**=syphilis; **T**=toxoplasmosis; **O**=other infectious organisms: Varicella-Zoster, Masern, Mumps, Lymphochoriomeningitis, Influenza A, Gonorrhö, Chlamydia trachomatis, B-Streptokokken, Tuberkulose; **R**=rubella; **C**=cytomegaly; **H**=Herpes simplex, Hepatitis B- und -C, HIV, humane genitale Papillomaviren, humanes Parvovirus B19).

Infektionen mit diesen und weiteren Mikroorganismen in der Schwangerschaft in unseren Breiten müssen trotz zum Teil nur fraglicher bzw. nach unseren Untersuchungen ohne Folgen für Mutter und Kind in der **Labordiagnostik**, in der **Beratung** und in der **Kontrolle** des Schwangerschaftsausgangs mit berücksichtigt werden. Ähnliches gilt auch für importierte Infektionen aus südamerikanischen, mittel-, west- und südafrikanischen und südostasiatischen Gebieten (z.B. Gelbfieber, Leishmaniose, Malaria, Dengue-Fieber, hämorrhagisches Fieber, Hantavirus-Pulmonary-Syndrome = HPS, Hepatitis E).

Für die **Labordiagnose** der mütterlichen und prä- oder perinatal erworbenen kindlichen Infektion stehen für die meisten Erreger geeignete Methoden zum Erreger- und Antikörpernachweis zur Verfügung. Für den Nachweis bestimmter Erreger

Tabelle 22-2
Übertragungswege von Infektionen auf Embryo, Fetus, Neugeborenes

| Übertragung | Infektionsmodus | Zeitpunkt in Gestation | Infektion |
|---|---|---|---|
| transovariell | infiziertes Sperma | früh | fraglich CMV, HIV-1 |
| intrauterin | hämatogen, diaplazentar | ≥1.–39. SSW | Röteln, CMV, Parvovirus B19, VZV, [HSV], <Toxoplasmose>, <Syphilis>, <Listeriose>, Lymphochoriomeningitisvirus, Hepatitis E, [<Borrelien>] |
| | | 36.–39. SSW | [HIV-1, Hepatitis B, -C], Enteroviren |
| | direkt aus infiziertem Endometrium/Tuben | ≥16. SSW | CMV, HIV-1 |
| | aus Genitaltrakt über Amnionmembrandefekte → in Amnionhöhle, Fetus | ≥16. SSW *vor* Blasensprung | CMV, HSV, HIV-1, [<Chlamydia trachomatis>], <B-Streptokokken (GBS)> |
| | aufsteigend aus Vagina/Cervix | ≥28. SSW *nach* vorzeitigem Blasensprung | |
| perinatal | infizierter Geburtskanal | Entbindung | HSV, CMV, HIV-1, Hepatitis B, Hepatitis C, Hepatitis G, genitale Papillomaviren, <Chlamydia trachomatis>, <GBS>, <E. coli>, <Candida>, <Gonorrhö> |
| frühpostnatal | Muttermilch, Umgebung | nach Geburt | HIV-1, CMV, [Hepatitis C] HSV, VZV, Enteroviren, GBS |

[ ] = seltener, < > = kein Virus

wird in Speziallabors auch heute noch die oft langwierige Anzüchtung in der Agar-, Zellkultur oder Tier (häufig zusätzlich) verwendet, jedoch kommen vorrangig Tests zum schnellen erregerspezifischen Antigennachweis mittels monoklonalen Antikörpern oder zum Nukleinsäurenachweis wie z.B. die Polymerase-Kettenreaktion (PCR) in ihrer vielfältigen Modifikation zum Einsatz.

Zum **Antikörpernachweis** werden neben den konventionellen Tests (Hämagglutinationshemmtest, Komplementbindungsreaktion, Agglutinationstest), in denen die Gesamtantikörper bestimmt werden, überwiegend die Enzyme-Linked-Immunosorbent-Assay (ELISA) und z. T. auch der Immunfluoreszenztest zum Nachweis von Subklassen-spezifischen IgG-, IgM-, IgA-Antikörpern angewendet. Bei Bedarf wird diese Basisdiagnostik durch die Zusatzdiagnostik mit Antikörpernachweis im Immunoblot und IgG-Gesamtklassen-Aviditätstest ergänzt. Mit den Immunoblottests, die zunehmend mit rekombinantem Antigen hergestellt sind, lässt sich die Immunantwort gegen bestimmte erregerspezifische Proteine nachweisen. Im Aviditätstest, der im modifizierten ELISA und mit der Elutionstechnik (Diethylamin- oder Harnstoff-Serumvorbehandlung) durchgeführt wird,

Tabelle 22-3
Mögliche Auswirkungen der mütterlichen Infektion mit Viren und Mikroorganismen auf die Frucht – den Fetus – das Kind in Abhängigkeit des mütterlichen Infektionszeitpunktes

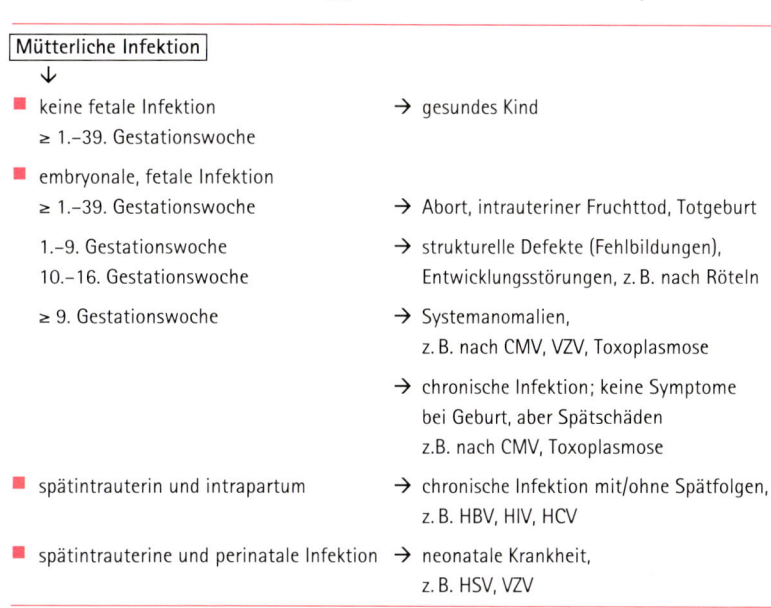

| Mütterliche Infektion ↓ | |
|---|---|
| keine fetale Infektion ≥ 1.–39. Gestationswoche | → gesundes Kind |
| embryonale, fetale Infektion ≥ 1.–39. Gestationswoche | → Abort, intrauteriner Fruchttod, Totgeburt |
| 1.–9. Gestationswoche 10.–16. Gestationswoche | → strukturelle Defekte (Fehlbildungen), Entwicklungsstörungen, z. B. nach Röteln |
| ≥ 9. Gestationswoche | → Systemanomalien, z. B. nach CMV, VZV, Toxoplasmose |
| | → chronische Infektion; keine Symptome bei Geburt, aber Spätschäden z.B. nach CMV, Toxoplasmose |
| spätintrauterin und intrapartum | → chronische Infektion mit/ohne Spätfolgen, z. B. HBV, HIV, HCV |
| spätintrauterine und perinatale Infektion | → neonatale Krankheit, z. B. HSV, VZV |

IgG-Antikörpern kürzliche von früheren Infektionen unterscheiden.

Die **Diagnose der akuten mütterlichen Infektion** wird vorwiegend serologisch mit Basis- und Zusatztests für einige Erreger (z.B. Herpesviren) auch mittels Erregernachweis gestellt. Die zelluläre Abwehrlage wird relativ selten nur bei einigen Infektionen, z.B. HIV, routinemäßig bestimmt.

Beim symptomatischen bzw. asymptomatischen **Neugeborenen von Müttern mit infektionsverdächtiger Anamnese** wird im Allgemeinen der Erregernachweis (abhängig vom Erreger im Blut und/oder Liquor, Urin, Rachensekret, Brustmilch) und die Bestimmung der Gesamtantikörper (in der KBR, HAH oder Agglutinationstest) sowie von IgG-, IgM- und IgA-Antikörper im ELISA angestrebt. Nachdem die IgM- und IgA-Antikörper nicht plazentagängig sind, ist ihr Nachweis im Blut von Neugeborenen für etliche Erreger (z.B. Röteln, CMV, Toxoplasmose, Syphilis) ein Hinweis auf das Vorliegen einer kongenitalen (pränatalen) Infektion. Hierbei können die IgM-Positivraten bei verschiedenen der Infektionen bei gleicher Technik variieren (Röteln 95%, Zytomegalie ca. 65%, Toxoplasmose 35%, Varizellen <8%). Auch bei Neugeborenen werden Untersuchungen zur zellulären Immunität nur bei einigen Infektionen (z.B. HIV, kongenitales Varizellensyndrom) durchgeführt. Ein weiteres Indiz für eine kongenitale Infektion sind persistierende IgG-Antikörper nach dem 7. Lebensmonat.

Neben der Labordiagnostik für Mutter und Kind besteht die Möglichkeit der **invasiven pränatalen Infektionsdiagnostik** mittels Chorionzottenbiopsie, Amniozentese und Cordozentese. In Tabelle 22-4 sind die Art der Untersuchung, das Probenmaterial und die Methoden zum Nachweis der fetalen Infektion aufgeführt. Auch auf die Tests zum Ausschluss der Probenkontamination durch mütterliches Blut zur Vermeidung falsch-positiver Befunde und auf die verschiedenen nicht-spezifischen Infektionsparameter zur Feststellung des Erkrankungszustandes des Feten wird hingewiesen [6]. Die pränatale invasive Diagnostik ist nur für Infektionen mit intrauteriner Übertragung sinnvoll und nur für solche mit bewiesenen Folgen für die Frucht, den Fetus und das Kind indiziert (Tabelle 22-5) [2, 3, 5, 10]. Dies insbesondere wenn für die jeweilige mütterliche Infektion erhöhte fetale Infektionsraten (z.B. CMV) Schädigungen bei Geburt (z.B. Röteln, CMV, Toxoplasmose) bzw. auch Spätschäden (z.B. CMV, Toxoplasmose) bekannt sind.

Der pränatalen Diagnostik geht eine gründliche Beratung über den möglichen **eingriffsbedingten Schwangerschaftsverlust** voraus. Sofern der Eingriff von Erfahrenen durchgeführt wird, beträgt der Verlust bei gesunden Feten für die transzervikale und später transabdominale Chorionzottenbiopsie ca. 1% [9], für die Amniozentese ca. 0,2 bis 1% [8] und für die Cordozentese in der 22. bis 28. Schwangerschaftswoche 0,5 bis 1% [15]. Bei der Entnahme des fetalen Blutes vor der 19. Gestationswoche kann dieses Risiko höher sein. Die Chorionzottenbiopsie ist eine weniger favorisierte Probe, da ein hohes Kontaminationsrisiko durch erregerhaltiges mütterliches Blut und Deziduafrag-

> *Die pränatale invasive Diagnostik ist nur für Infektionen mit intrauteriner Übertragung sinnvoll und nur für solche mit bewiesenen Folgen für die Frucht, den Fetus und das Kind indiziert!*

**Tabelle 22-4**
*Pränatale Diagnose fetaler Infektionen*

| Gestationswoche | Art der Untersuchung | Probenmaterial | Methoden zum Nachweis der fetalen Infektion |
|---|---|---|---|
| ≥11.–17. | Chorionbiopsie | Chorionzotten | Erreger: Nukleinsäure (PCR), |
| ≥16.–23. | Amniozentese | Fruchtwasser | Antigen, Kultur |
| 17.–39. | Ultraschallkontrolle Stufe 2/3 | | morphologische/strukturelle Auffälligkeiten |
| ≥22.–23. | Cordozentese + Amniozentese | fetales EDTA-Blut: Kontrolle der Reinheit, z.B. HbF% | spezifische IgM (IgA)-Antikörper Gesamt-IgM und andere nicht spezifische biologische, biochemische und immunologische Infektionsmarker |
| | | fetales Blut Fruchtwasser | Erreger: Nukleinsäure (PCR), Antigen, Kultur |
| ≥24. | bei auffälligem Ultraschallbefund Untersuchung wie in ≥22.–23. SSW | | |
| Ausgang der Schwangerschaft | Erregernachweis in Abort-, IUF-, Abruptiomaterial Erreger- und Antikörpernachweis beim Neugeborenen | | |

Tabelle 22-5
*Indikationen der pränatalen Infektionsdiagnostik für Infektionen mit bewiesenen Folgen für Frucht/Fetus/Kind*

| Indiziert nur bei intrauterin/kongenital übertragenen Infektionen mit: | Nicht indiziert bei >90% intrapartum/perinatal übertragenen Infektionen mit: | Nicht indiziert bei Infektionen der Schwangeren mit: |
|---|---|---|
| ■ Rötelnvirus (RV) | ■ Herpes-simplex-Virus (HSV) Typ 1, 2 | ■ Treponema pallidum* (Syphilis) |
| ■ Zytomegalievirus (CMV) | ■ Hepatitis-B-, -C-, -D-, -G-Virus | ■ Listeria monocytogenes* |
| ■ Varizellen-Zoster-Virus (VZV) | ■ HIV 1, 2 | |
| ■ Parvovirus B19 | ■ Coxsackie-/Echoviren | |
| ■ Toxoplasma gondii* | ■ Humane genitale Papillomaviren | |
| ■ [Borrelia burgdorferi*] | ■ Chlamydia trachomatis* | |

[ ] = selten indiziert, * = kein Virus

menten bestehen kann [10]. Die Amnionflüssigkeit wird als besonders effektive Probe angesehen, nicht nur weil sie leichter zu gewinnen ist als das fetale Blut, sondern auch wegen des größeren Volumens.

Die beste **diagnostische Strategie** ist – neben wiederholten Ultraschallkontrollen – die Untersuchung der fetalen Proben, wenn möglich mit mehreren Methoden, zu einem Zeitpunkt, bei dem man aus Kenntnis der Erregereigenschaften und der fetalen Pathogenese der jeweiligen Infektion die Anwesenheit des Erregers in der Probe erwarten kann. Bei der invasiven Diagnostik muss auch ein gewisses iatrogenes Infektionsrisiko für den Fetus durch eine bestehende mütterliche bakterielle, virale oder parasitäre Infektion in Betracht gezogen werden. Dies gilt auch für die Durchführung intrauteriner Therapien wie z.B. Bluttransfusionen bei fetaler Anämie [7].

Bei der pränatalen Diagnostik handelt es sich um Spezialuntersuchungen, die von Seiten des Pränataldiagnostikers große Erfahrung in Bezug auf Ultraschall und fetale Probenentnahme und von Seiten des Laborarztes Kenntnisse der mütterlichen und fetalen Pathogenese von Infektionen und „Pitfalls" der Labordiagnostik in Bezug auf Spezifität und Sensitivität im Hinblick auf die Befundbewertung voraussetzt.

Für die **Feststellung eines verlässlichen Vorhersagewerts** von positiven und negativen Befunden ist die Überwachung des Schwangerschaftsausgangs entweder bei Schwangerschaftsunterbrechung mittels der Untersuchung fetaler und plazentarer Proben oder beim Neugeborenen mittels Erreger- und Antikörpernachweis erforderlich (siehe oben). Ganz allgemein gilt, dass auch bei negativen Laborbefunden in fetalen Proben eine fetale Infektion nicht mit 10%iger Sicherheit ausgeschlossen werden kann. Negative Ergebnisse bei unauffälligen Ultraschallbefunden erhöhen jedoch die Wahrscheinlichkeit, dass mit der Geburt eines gesunden Kindes zu rechnen ist, so dass unnötige Schwangerschaftsabbrüche vermieden werden. Zu beachten ist, dass heute die Mehrzahl der Infektionen mit Bedeutung für die Schwangerschaft im Laboratorium diagnostiziert bzw. der Immunstatus festgestellt werden kann.!

Durch die zeitgerechte Impfung vor der Schwangerschaft lassen sich etliche dieser **Infektionen verhüten** (Röteln, Masern, Hepatitis B, Influenza; siehe auch Bd. 4, Kap. 13). Für derzeit nicht durch Impfung zu verhütenden Infektionen (z.B. CMV, Parvovirus B19, Hepatitis C, HIV) kann – insbesondere für seronegative Frauen in Risikoberufen – die Beratung im Hinblick auf Hygiene und sonstige Maßnahmen erfolgen. Ferner besteht für seronegative Schwangere bei signifikantem Kontakt mit bestimmten Infektionen die Möglichkeit durch Immunglobulingabe (z.B. Röteln, Varizellen, Masern, CMV), Simultanimpfung (Hepatitis B) oder chemotherapeutische Prophylaxe (z.B. Varizellen) die mütterliche und fetale Infektion zu verhüten oder abzuschwächen. Außerdem können einige der akuten Infektionen in der Schwangerschaft therapiert werden (z.B. Toxoplasmose, Syphilis, Listerien, B-Streptokokken).

Dieser Beitrag beschränkt sich auf die wichtigsten in Tabelle 22-1 aufgeführten pränatal übertragenen kongenitalen Infektionen: Röteln, Zytomegalie, Parvovirus B19, Varizellen-Zoster, Toxoplasmose und die weitgehend perinatal übertragenen Infektionen durch Herpes simplex Virus Typ 1 und 2, HIV 1 und 2. Auf Hepatitis B und Hepatitis C im Zusammenhang mit Schwangerschaft wird in Kapitel 12 eingegangen, mit Zusatzinformationen in diesem Beitrag. Weitere Infektionen, die für die Schwangerschaft von Bedeutung sind oder sein können, wurden an anderer Stelle beschrieben [2, 4].

!*Die Mehrzahl der Infektionen mit Bedeutung für die Schwangerschaft können heute im Laboratorium diagnostiziert bzw. der Immunstatus festgestellt werden!*

# Röteln

Von allen Infektionen in der Schwangerschaft sind die Röteln wegen ihrer hohen Fehlbildungsrate noch immer am meisten gefürchtet. Trotz vieler Maßnahmen (aktive Impfung, Mutterschaftsvorsorge, verbesserte Labordiagnostik) gibt es bei uns noch immer Rötelnembryopathien (RE) bei Neugeborenen von Müttern mit bewiesenen Röteln in der Frühschwangerschaft und gelegentlich auch bei Neugeborenen von früher geimpften Müttern mit und ohne serologischen Hinweis auf Reinfektion in der Schwangerschaft.

## 1 Erreger, Epidemiologie, Infektion

### Erreger

Das Röteln-(Rubella-)Virus ist ein genetisch stabiles RNA-Virus, das der Familie der Togaviridae, dem Genus Rubivirus zugeordnet wird. Das sphärische Viruspartikel (50–70 nm) besteht aus einem umhüllten Nukleokapsid aus Core-Protein, das die Einzelstrang-RNA positiver Polarität umgibt. Von den drei Strukturproteinen sind E1- und E2-Proteine in der Virushülle und C im Nukleokapsid lokalisiert. Die E1- und insbesondere E2-Proteine sind für die Induktion der humoralen Immunabwehr (hämagglutinationshemmende, hämolysierende und neutralisierende Antikörper) verantwortlich. Für die zelluläre Immunantwort konnten in allen drei Strukturproteinen Epitopsequenzen für die T-Zell-Proliferation sowie Zytotoxizität identifiziert werden. Ihre Rolle bei der Viruselimination und dem Schutz vor Reinfektion konnte bisher aber noch nicht geklärt werden [37].

### Epidemiologie

Das Rötelnvirus ist weltweit verbreitet. Der Mensch ist der einzige Wirt.

Die **epidemiologische Situation** hat sich in Ländern mit strikt durchgeführtem nationalem Impfprogramm – so in den USA, Kanada, Finnland, Schweden und England – gegenüber der Vor-Impfära drastisch verändert und zu einer weitgehenden Elimination von Rötelnembryopathien geführt. In Deutschland wie in Frankreich und Italien sind die Röteln immer noch endemisch mit einem Erkrankungsgipfel im Frühjahr. In Deutschland haben die bisher begrenzt durchgeführten Impfungen zwar einen deutlichen Rückgang der Rötelnmorbidität bewirkt, insbesondere beim weiblichen Anteil der Bevölkerung, doch fand wegen der bestehenden Impflücken und der nicht unterbrochenen Viruszirkulation in den letzten fünf Jahren eine Verschiebung der Infektion ins jugendliche Alter statt, so dass heute vermehrt junge Frauen und besonders junge Männer erkranken.

Die **Verbesserung der Rötelnsituation in Deutschland durch die Impfungen** spiegelt sich in den seroepidemiologischen Studien von A. Tischer und E. Gerike [42] wider.

So waren im Jahre 1990 in den alten und neuen Bundesländern junge weibliche und männliche Erwachsene in ca. 10 bis 12% seronegativ, während 1998 nur noch 0,8 bis 3,0% der 18- bis 30-jährigen Frauen keine Rötelnantikörper aufwiesen. Bei den Männern gleichen Alters lagen die Seronegativitätsraten dagegen noch zwischen 5 und 13%. Der Rückgang der Seronegativitätsrate bei schwangeren Frauen im Alter von über 16 bis 40 Jahren ist auch an den Untersuchungen von Labor Enders an jährlich ca. 30 000 Seren in der Mutterschaftsvorsorge ersichtlich. So ist die Seronegativitätsrate von ca. 11% im Jahre 1982 bis zum Jahre 2000/2001 auf ca. 3% abgefallen.

An der derzeitigen Geburtenrate von ca. 800 000 gemessen, sind noch immer 24 000 schwangere Frauen für Röteln empfänglich und dem Risiko einer akuten Infektion während der Frühschwangerschaft ausgesetzt [22, 42]. Offiziell wurden im Jahre 1999 vier, im Jahre 2000 fünf Fälle von **Rötelnembryopathien** gemeldet. Es gibt allerdings Hinweise auf eine erhebliche Untererfassung. Auf der Basis von Laborbefunden von G. Enders und Mitarbeitern, Stuttgart, in den Jahren 1996 bis 2001 wird geschätzt, dass die Zahl von Rötelnembryopathien bei etwa 32 pro Jahr liegen dürfte [42].

### Infektion

Die **postnatalen Röteln** werden aerogen durch Tröpfcheninfektion übertragen. Das Virus dringt in die Schleimhaut des oberen Respirationstraktes ein, vermehrt sich vornehmlich im lymphatischen Gewebe und führt sieben bis neun Tage nach der Ansteckung zu einer ausgeprägten Virämie mit der Ausbreitung des Virus in die Hauptzielorgane. Dies sind die lymphadenoiden Organe, die Haut, die Mukosa des Respirations- und des Urogenitaltraktes, das Synovialgewebe der Gelenke [8], gelegentlich das perivesikuläre Gewebe im Gehirn und bei Schwangerschaft auch die Plazenta.

Die **Virusausscheidung** aus dem Rachen beginnt am 10. bis 12. Tag nach Ansteckung und endet nach Auftreten der lokalen IgA-Antikörper drei bis vier Tage nach Symptombeginn. Die Virämie erreicht ihren Höhepunkt ebenfalls zehn bis zwölf Tage nach Ansteckung und dauert insgesamt fünf bis sieben Tage. Sie wird durch die verschiedenen zellulären Immunabwehrmechanismen und das

Auftreten der humoralen Antikörper im Serum beendet. Dennoch kann das Virus z.B. in der Synovia von Gelenken persistieren [13].

Im Serum sind zwei bis vier Tage nach Symptombeginn die IgM- und IgA- und dann die IgG-**Antikörper** nachweisbar. Die Antikörper erreichen innerhalb der ersten zwei Wochen ihre Höchstwerte, gleichzeitig mit den messbaren zellulären Immunreaktionen. Die IgM- und IgA-Antikörper bleiben in der Regel sechs bis acht Wochen nach Symptombeginn in absinkenden Konzentrationen nachweisbar. Besonders die IgM-Antikörper können auch langfristig für Monate bis Jahre persistieren. Die IgG-Antikörper bleiben lebenslang in absinkenden Titern vorhanden [17, 18].

### Symptomatik

Bei Kindern verläuft die Rötelninfektion in einem unterschiedlich genannten Prozentsatz (bis zu 50%) unauffällig, d.h. sie werden nicht diagnostiziert. Bei Jugendlichen und Erwachsenen wird dieser Prozentsatz mit 20 bis 30% angegeben. Die Erkrankung ist im Wesentlichen durch ein kurzfristiges makulopapulöses Exanthem und Lymphknotenschwellungen (insbesondere der postaurikulären, subokzipitalen, zervikalen Lymphknoten) charakterisiert. Die Erkrankung ist meist harmlos.

**Komplikationen** sind thrombozytopenische Purpura bei Kindern (1:3000), Meningoenzephalitiden bei jugendlichen Erwachsenen (1:5000) sowie Arthralgien und rheumatische Beschwerden bei jugendlichen Frauen (ca. 35%).

Die **Impfinfektion** mit dem seit 1980 gebräuchlichen abgeschwächten Lebendimpfstoff (RA27/3) verläuft abgeschwächt, mit reduzierter Virusvermehrung, relativ selten mit Lymphknotenschwellung und Exanthem und im Vergleich zu der natürlichen Infektion mit verzögerter Antikörperbildung und verminderter Titerhöhe. Ähnlich wie nach natürlichen Röteln werden bei jugendlichen Frauen vorübergehende Arthralgien in 30 bis 40%, arthritisähnliche Symptome in ca. 20% und chronische rekurrierende Beschwerden in 2 bis 5% beschrieben [6].

Wegen der parenteralen Applikation des Impfstoffes fehlt die lokale IgA-Antikörperproduktion im Nasopharynx. Im Serum sind signifikante HAH-, IgG- und IgM-**Antikörpertiter bzw. -werte im Vergleich zu natürlicher Infektion** erst vier bis sechs Wochen nach Impfung nachweisbar. Besonders die IgM-, weniger die IgA-Antikörper bleiben ähnlich wie nach natürlichen Röteln im Durchschnitt sechs bis acht Wochen nach Impfung nachweisbar, können aber auch wie nach natürlichen Röteln für Jahre in unterschiedlich hohen Konzentrationen persistieren. Die HAH- bzw. IgG-Antikörper sinken innerhalb von vier Jahren auf niedere Werte ab und bleiben aber im Falle von Zweidosen-Impfungen für einen bis jetzt überschaubaren Zeitraum von bis zu 30 Jahren in individuell unterschiedlicher Titerhöhe vorhanden [2, 12, 27, 28, 32, 35]

Die **versehentliche Impfung** von seronegativen Frauen kurz vor oder in der Frühschwangerschaft kann in ca. 2% zur fetalen Infektion führen, jedoch sind kindliche Schädigungen bis 2001 nicht beobachtet worden [22].

**Reinfektionen** bei Kontakt mit Wildvirus sind nach Impfung wegen fehlender lokaler Immunität im Nasopharynx vor allem bei niedrigen HAH- und IgG-Titern im Serum häufiger zu erwarten als nach natürlich durchgemachten Röteln [10, 26]. Bei Reinfektionen, die meist asymptomatisch verlaufen, kann eine kurzfristige Virusvermehrung im Nasopharynx ohne bzw. mit begrenzter Virämie stattfinden [34]. Dabei kommt es zu einem hohen Anstieg der IgG-Antikörper sowie meist zu einer unterschiedlich hohen IgM- und mäßigen IgA-Antikörperbildung [34]. Reinfektionen können jedoch in Ausnahmefällen trotz präexistenter HAH- und IgG-Antikörper zu Rötelnembryopathien führen[1] [40, 43].

## 2 Röteln und Schwangerschaft

### Fetale Infektion

Die **Übertragung der mütterlichen Infektion auf den Fetus** erfolgt transplazentar im Verlauf der mütterlichen Virämie. Das Virus kann das Chorionepithel sowie das Kapillarendothel der plazentaren Blutgefäße und danach das fetale Endokard infizieren. Daran schließt sich die Virusausbreitung über den fetalen Kreislauf zu vielen Organen an, in denen sich das Virus oft nur in wenigen Zellen vermehrt. In solchen Zellklonen kann das Virus verschieden lange nach Geburt persistieren. Dagegen ist die Persistenz des Virus in Plazentagewebe bis zur Geburt selten. Insgesamt induziert das Rötelnvirus beim Fetus eine generalisierte und persistierende Infektion, die zu Multisystem-Erkrankung führen kann. Letzteres schlägt sich auch in der fetalen Immunreaktion mit ausgeprägter IgM-Antikörperbildung nieder. So lassen sich in der 22. bis 23. Gestationswoche, nicht aber in der 18. bis 21. Wochen, die IgM-Antikörper zu ca. 94% im Serum von rötelninfizierten Feten mit den empfindlicheren Röteln-IgM-Tests nachweisen [11, 16, 19, 23].

**Bei Geburt** sind in über 98% der Fälle mit Voll- und Teilsymptomatik des Rötelnembryopathiesyndroms selbst produzierte IgM- und IgG-Antikörper

> [1] Reinfektionen können in Ausnahmefällen trotz präexistenter HAH- und IgG-Antikörper zu Rötelnembryopathien führen!

**Tabelle 22-6** *Fetale Infektions- und Embryopathieraten bei symptomatischen Röteln in der Schwangerschaft. Zur Ermittlung der fetalen Infektions- und Embryopathieraten siehe Text*

| Mütterliche Röteln (Zeitpunkt) | fetale Infektionsrate | Embryopathierate |
|---|---|---|
| Präkonzeptionell | ca. <0,5% | ca. <3,5% |
| 10 Tage nach der letzten Regel | ca. <3,5% | Normalrisiko (NR) |
| 1.– 8. SSW | 70–90% | >65% |
| 9.–12. SSW | 70–90% | 35→25% |
| 13.–17./18. SSW | ca. 60% | 20→ 8% |
| >18.–26. SSW | ca. 25% | ca. 3,5% NR |
| 27.–38. SSW | ≥ 35% | ca. 3,5% NR |

## Häufigkeit fetaler Infektionen und Rötelnembryopathien

Die fetalen Infektionsraten zu den verschiedenen Gestationszeiten sind wesentlich höher als die Embryopathieraten. Erstere wurden anhand des Virusnachweises in fetalem und/oder Plazentagewebe von Interruptiomaterial bzw. anhand des positiven IgM-Antikörperbefundes bei Neugeborenen ermittelt. Die Raten von Rötelnembryopathien, die von einzelnen Autoren zum Teil in unterschiedlicher Häufigkeit angegeben werden, orientieren sich an amerikanischen Langzeitstudien [36], prospektiven englischen Studien [31] und deutschen Studien [14] (Tab. 22-6).

Bei Röteln vor Konzeption bis zehn Tage nach der letzten Regel sind keine kindlichen Schädigungen zu erwarten [25]. Die **mütterlichen Röteln** in der 1. bis 12. Gestationswoche verursachen Organfehlbildungen und Symptome des erweiterten Rubellasyndroms. Bei der Infektion zwischen der 13. und 17. Gestationswoche sind in abnehmendem Maße vor allem Innenohrdefekte von schwer- bis geringgradig, uni- und bilateral zu erwarten. Mütterliche Röteln kurz vor Entbindung können zur asymptomatischen, kongenitalen Rötelninfektion bzw. zu neonatalen oder frühpostnatalen Rötelnerkrankungen führen. Bei Röteln in der Frühschwangerschaft ist die Abortrate erhöht, wie anlässlich einer Großepidemie in den USA 1964/1965 festgestellt wurde [3].

Bei **versehentlicher Impfung** von seronegativen Frauen innerhalb von drei Monaten vor bis drei Monate nach Konzeption sind bei den Überwachungsstudien in den USA von 1972 bis 1988 sowie im Labor Enders von 1972 bis 2000 keine kind-

sowie die von der Mutter stammenden IgG-Antikörper vorhanden. IgM-Antikörper sind aber auch bei Neugeborenen mit intrauteriner Rötelninfektion ohne klinische Auffälligkeiten nachweisbar. In Einzelfällen von klinisch und virologisch gesicherten Rötelnembryopathien können bei Geburt IgM-Antikörper und eine eigene IgG-Antikörpersynthese noch im 3. bis 4. Lebensmonat fehlen. Als Gründe hierfür kommen hauptsächlich infektionsbedingte temporäre Immundefekte auf der B- und T-Zell-Ebene in Betracht [43].

Die **IgM-Antikörperproduktion** hält nach Geburt für sechs bis acht Monate, gelegentlich auch länger an. Sie geht in etwa parallel zur Dauer der Virusausscheidung im Rachensekret und Urin. In Augenlinse, Kammerwasser und Gehirngewebe kann das Virus sehr viel länger nachgewiesen werden. Die **IgG-Antikörper** persistieren in abfallenden Titern langfristig bis lebenslang. In ca. 5 bis 10% der Fälle können IgG-Antikörper jedoch nach dem 4. bis 5. Lebensjahr nicht mehr nachgewiesen werden [9].

**Tabelle 22-7** *Manifestationen der Rötelnembryopathie bzw. des kongenitalen Rubellasyndroms*

| Zeitpunkt der mütterlichen Röteln | Symptomatik | Häufigkeit der Symptome | |
|---|---|---|---|
| ■ 1.–12. Schwangerschaftswoche (Rötelnembryopathie-Risiko: >56→25%) | ■ Herzfehlbildungen, Augen- und Ohrdefekte<br>■ fetale Entwicklungsstörungen, Mikrozephalie, statomotorische und geistige Retardierung<br>■ erweitertes Rubellasyndrom: Dystrophie, Hepatosplenomegalie, Ikterus, Thrombozytopenie, Exanthem, Enzephalitis, Pneumonie, Osteopathie | 50–70%<br>ca. 40%<br>ca. 45–60% | Letalität ca. 30% |
| ■ 13.–17. Schwangerschaftswoche (Rötelnembryopathie-Risiko: >16→10%) | ■ Hörschäden, Innenohrdefekte, geringgradig bis schwer, uni- und bilateral | | |
| ■ Beginn 4.–7. Lebensmonat | ■ Late-onset-Syndrom Wachstumsstillstand, chronisches Exanthem, rekurrierende Pneumonie, chronische Durchfälle, IgG+IgA-Hypogammaglobulinämie, Vaskulitis | | Letalität ca. 70% |
| ■ Spätmanifestation im jugendlichen Alter | ■ Hörschäden, Diabetes mellitus, andere endokrine Störungen, progressive Röteln-Panenzephalitis, Krampfleiden | | |

lichen Schädigungen beobachtet worden [15, 17]. Bei Reinfektion nach früherer Impfung in den ersten 17 bis 18 Gestationswochen ist über Ausnahmefälle von Rötelnembryopathien berichtet worden [40]. Außerdem wurden in den Jahren 1997 bis 2001 etliche Kinder mit Einzeldefekten des Rötelnembryopathiesyndroms von geimpften bzw. fraglich geimpften Müttern mit unauffälligem serologischem Rötelnimmunstatus während der Schwangerschaft geboren (Untersuchungen Labor Enders, unveröffentlicht).

Die **Symptomatik** der Rötelnembryopathie bzw. des sog. kongenitalen Rubellasyndroms (CRS) ist in Tabelle 22-7 aufgeführt.

## 3 Diagnostik

### Klinische Diagnostik

Bei schwangeren Frauen sollte auf folgende **Charakteristika** oder Angaben geachtet werden: Lymphknotenschwellung, besonders im Nackenbereich, und kurz danach hinter den Ohren beginnendes mittelfleckiges, nicht konfluierendes Exanthem, das sich schnell über das Gesicht, dann im Bereich des Rückens und der Streckseiten der Extremitäten ausbreitet und mit starkem Juckreiz einhergeht. Im Blutbild besteht eine Leukopenie mit mäßiger Linksverschiebung, relativer Lymphozytose und atypischen Lymphozyten. Weitere Verdachtszeichen sind die etwas später einsetzenden arthralgischen Beschwerden vor allem der kleinen Fuß- und Handgelenke.

Die **Diagnose** aufgrund des klinischen Bildes ist aber nicht zuverlässig. Zum einen können die Röteln im Erwachsenenalter in ca. 20 bis 30% subklinisch oder uncharakteristisch verlaufen bzw. sie werden in ca. 30% mit anderen exanthematischen Krankheiten verwechselt. **Differentialdiagnostische Schwierigkeiten** bereiten die durch Enteroviren, Epstein-Barr-Virus und Adenoviren bedingten Exantheme, Arzneimittelallergien und die durch Parvovirus-B19-Infektionen verursachten Exantheme und vor allem die Gelenkbeschwerden. Deshalb kann eine exakte Feststellung akuter kürzlicher oder früher durchgemachter Röteln nur durch Antikörperbestimmung erfolgen.[!] Bei Angaben von Rötelnkontakt oder verdächtigen klinischen Symptomen in der Schwangerschaft, insbesondere bei auffälliger Rötelnserologie sollte eingehender nach den oben angeführten Symptomen sowie serologischen Befunden und Impfungen vor dieser Schwangerschaft gefragt werden.

### Labordiagnostik

Die Labordiagnostik wird zur Diagnose von Röteln vor oder in der Schwangerschaft mittels Antikörperbestimmung durchgeführt. Bei der pränatalen Diagnostik und der Diagnose von Rötelnembryopathien wird auch der Virusnachweis eingesetzt.

Für den **Antikörpernachweis in der Schwangerschaft** ist nach den Mutterschaftsrichtlinien noch immer der Hämagglutinationshemmtest (HAH bzw. HHT) vorgeschrieben.[!!] Dies deshalb, weil die hämagglutinationshemmenden Antikörper stellvertretend für die neutralisierende Kapazität bewertet werden. Bei einem Titer von ≥ 1:32 wird Immunität angenommen. Bei einem Titer von <1:32 ist die Spezifität dieser niederen Titer mit einer anderen Methode zu überprüfen. Hierfür wird z.B. der HiG (Hämolysis-in-Gel-Test) oder eine der EIAs zur IgG-Bestimmung angewendet. Bei Bestätigung der niederen HAH-Werte (1:8/1:16), die auch weitgehend in Studien verifiziert werden konnten [42], wird von einer Basisimmunität ausgegangen. Das heißt, dass bei Rötelnkontakt ein Schutz vor Erkrankung vorliegt, jedoch Reinfektionen, falls es sich um Impfantikörper handelt, stattfinden können. Bei negativen (HAH <1:8) und schwach positiven Antikörperbefunden (HAH 1:8/1:16) werden Kontrollen bis zur 17./18. Schwangerschaftswoche zur Feststellung eines evtl. Titeranstieges empfohlen. Bei Verdacht auf Kontakt oder auffällige Anamnese für akute Infektion oder auch erhöhte HAH-Titer (>1:128) werden immer auch die IgM-Antikörper mitbestimmt. Bei positiven IgM-Befunden werden dann als Zusatztests zur Eingrenzung des Infektionszeitpunkts der Aviditätstest und der Immunoblot-Test herangezogen. So liegen bis zu 4 Wochen nach akuten Röteln niedrige avide IgG-Antikörper mit Index von <0% vor [24, 41]. Im Immunoblot-Test lässt sich anhand der Reaktion des Serums mit den Strukturproteinen C, E1, E2 die zeitliche Abfolge der Bildung von rötelnspezifischen Antikörpern ermitteln. Nachdem die E2-Antikörper erst ca. 3-5 Monate nach Beginn der akuten Rötelninfektion erscheinen, kann eine akute primäre Rötelninfektion im Falle der Nachweisbarkeit der E2-Banden ausgeschlossen werden [30]. Durch die Kombination dieser beiden Testmethoden lässt sich heute die Mehrzahl der IgM-positiven Befunde in der Frühschwangerschaft im Hinblick auf eine akute Infektion oder lang persistierendes IgM abklären. Lang persistierende IgM-Antikörper lassen sich nach unseren Untersuchungen von jährlich 30 000 Seren von nicht geimpften und geimpften gesunden Frauen in der Mutterschaftsvorsorge in ca. 3% in unterschiedlich hohen Konzentrationen nachweisen. Lang persistierendes IgM

*[!!] Für den Antikörpernachweis in der Schwangerschaft ist nach den Mutterschaftsrichtlinien bis auf Weiteres der Hämagglutinationshemmtest (HAH bzw. HHT) vorgeschrieben!*

*[!] Eine exakte Feststellung akuter kürzlicher oder früher durchgemachter Röteln kann nur durch Antikörperbestimmung erfolgen!*

bedeutet kein Rötelnembryopathierisiko für die Schwangerschaft [20, 21].

Der **Virusnachweis** kann durch Anzüchtung in bestimmten Zellkulturarten erfolgen. Dies ist jedoch sehr langwierig und wird seit 1988 zunehmend durch den RNA-Nukleinsäurenachweis mittels PCR ersetzt[1] [29]. Nach Einführung der „nested" PCR und der Kontrollen zur Vermeidung falschpositiver PCR-Befunde ist die Spezifität der beiden Methoden vergleichbar, während die Sensitivität mit der PCR wesentlich höher ist [1, 16].

Die derzeitigen Rötelnprobleme in der Schwangerschaft und der diesbezügliche Kenntnisstand ist in Tabelle 22-8 zusammengestellt.

### Pränatale Diagnostik

Die **Indikationen und Kontraindikationen** für die invasive pränatale Diagnostik sind in Tabelle 22-9 aufgeführt.

Die pränatale Diagnostik wird heute mittels Nachweis von Rötelnvirus-RNA seltener in Chorionzotten, meist im Fruchtwasser und Fetalblut sowie durch Bestimmung von IgM-Antikörpern im Fetalblut durchgeführt (Tabelle 22-9). **Chorionzottenbiopsie** mit Entnahme zwischen der 11. und 18. Schwangerschaftswoche ist wegen der möglichen Kontamination mit infiziertem mütterlichem Blut oder Deziduafragment eine weniger favorisierte Probe [11, 23]. Die Entnahme von **Fruchtwasser** sollte zwischen der 17. und 21. Schwangerschaftswoche, die von **Fetalblut** erst ab der 22. Woche erfolgen, da spezifische IgM-Antikörper meist erst zu dem späteren Zeitpunkt nachweisbar sind [11, 23].

Der **Vorhersagewert** liegt nach den Ergebnissen von G. Enders und Mitarbeitern für Fälle mit akuten Röteln bis zur 17. Schwangerschaftswoche für den Zeitraum 1992 bis 3/2001 für positive Befunde des Virus-RNA-Nachweises in der PCR in Fruchtwasser und Fetalblut bei 96% (n = 48) und für negative Befunde bei 86% (n = 30). Für die IgM-Antikörperbestimmung im fetalen Serum mit drei bis vier IgM-Tests liegt der positive Vorhersagewert bei 97% (n = 35) und der negative bei 84% (n = 28). Diese Vorhersagewerte wurden durch Folgeuntersuchungen mittels Virusnachweises im Interruptiomaterial bzw. beim Neugeborenen anhand der klinischen und der IgM-Antikörperbefunde ermittelt. Diese Ergebnisse zeigen, dass z.B. negative Befunde beim RNA-Virusnachweis bzw. IgM-Antikörpernachweis ein Risiko für den Fetus bzw. das Neugeborene nicht mit absoluter Sicherheit ausschließen [21, 22].

### Neugeborenendiagnostik

Zum Ausschluss oder zur Bestätigung einer Rötelnembryopathie oder einer pränatalen Infektion ohne Symptome bei Neugeborenen von Müttern mit Rötelnproblemen in der Schwangerschaft wird die **Röteln-IgM-, -IgG- und -HAH- Antikörperbestimmung** durchgeführt. Die IgM-Antikörper sind bei Kindern mit Rötelnembryopathie in der Regel in über 98% bei Geburt und in 50 bis 70% bis zum 6. bis 8. Lebensmonat nachweisbar. Bei asymptomatischen Kindern mit pränataler Infektion ist die Nachweisdauer für IgM-Antikörper kürzer. Die Kinetik der IgA-Antikörper ist weniger gut bekannt. Die persistierenden IgG- und HAH-Antikörper sind mehrere Jahre bis lebenslang meist nur in niederen Titern vorhanden. Wichtig zu wissen ist, dass persistierende IgG-Antikörper jetzt wegen der ersten Masern/Mumps/Röteln (MMR)-Impfung ab dem 12. Lebensmonat bei späteren Antikörperbestimmungen nicht mehr von Impfantikörpern differenziert werden können.

Die Serodiagnostik sollte bei Kindern mit Rötelnembryopathie oder asymptomatischer pränataler Infektion durch den **Virusnachweis,** der heute vorrangig mit der PCR durchgeführt wird, ergänzt werden. Geeignete Untersuchungsproben in den ersten vier bis sieben Lebensmonaten sind Rachensekret, Urin, Blutlymphozyten, Liquor, später auch Kammerwasser, Augen- und Linsengewebe. Die Rate positiver Befunde in der Gewebekultur und PCR in Rachensekret und Urin sinkt zwischen dem 1. und 6. Lebensmonat von 85% auf 20% ab. Die Defekte im Bereich der zellulären und humora-

[1] *Der Virusnachweis erfolgte früher durch Anzüchtung in bestimmten Zellkulturarten, jetzt aber überwiegend durch den Rötelnvirus-RNA-Nachweis mittels PCR!*

Tabelle 22-8
*Rötelnprobleme in der Schwangerschaft*

| Problem | Stand |
|---|---|
| ■ akute Röteln in den ersten 17 Schwangerschaftswochen | → Seronegativitätsrate (>16–40jährige Frauen): alte Bundesländer 3% neue Bundesländer früher 10% jetzt 3% |
| ■ Rötelnembryopathie-Risiko (RE) 1.–12. SSW 13.–17/18. SSW >18. SSW | → ~1:25 000 Lebendgeburte (ca. 32/Jahr)? 65% → 25% 20% → 8% ±3,5% (Normalrisiko) |
| ■ Reinfektion nach früherer Impfung; RE-Risiko klein | → Zunahme durch Kontakt mit ungeimpften erkrankten Kindern! Ausnahmen kommen vor. |
| ■ Impfung vor/in Früh-SS kein Risiko für RE, <2% fetale Infektion | → Kein Abbruch der Schwangerschaft (Studie USA/Atlanta 1971–88 Stuttgart, Labor Prof. Enders 1972–2001) |
| ■ Positive IgM-AK ca. 3% in MuVorsorge 1994–2000 (Testung ca. 30 000 Frauen jährlich) | → meist lang persistierendes IgM nach früherer Infektion/Impfung kein RE-Risiko (Studie Enders) |

len Immunantwort können bei Kindern mit Rötelnembryopathie mit den heute verfügbaren serologischen Methoden weiter aufgeklärt werden [33].

Für die Diagnose von **rötelnbedingten Spätmanifestationen** bei klinisch unauffälligen Neugeborenen mit positiven Röteln-IgM-Antikörpern sollten mehrere serologische und audiologische Kontrollen zum Ausschluss von Hördefekten durchgeführt werden (OAE-Screening = oto-akustische Emission und AEP-Screening = akustisch evozierte Hirnstamm-Potenziale).

## 4 Therapie und Prophylaxe

Eine spezifische kausale **Therapie** der Rötelnvirusinfektion existiert nicht. Fieber, Arthritiden oder Arthralgien werden symptomatisch behandelt. Bei der Rötelnembryopathie sind frühzeitig unterstützende Maßnahmen wichtig.

Die **Expositionsprophylaxe** ist wegen der schon vor Ausbruch der Symptome (falls diese auftreten) bestehenden Virusausscheidung aus dem Rachen wenig erfolgversprechend.

Die **passive Immunprophylaxe** mit Rötelnimmunglobulinen (RIG 0,3 ml/kg KG, ≥ 15 ml mit definiertem Antikörpertitergehalt) wurde bis vor Kurzem bei Rötelnkontakt von seronegativen Frauen in den ersten 16 Schwangerschaftswochen innerhalb von fünf Tagen – mit wiederholten Antikörperkontrollen bis zur 17. Schwangerschaftswoche – empfohlen. Dies gibt aber keine Garantie für die Verhütung einer Infektion des Feten. Durch den Rückgang der Seronegativrate auf 3% wurde die Herstellung dieses spezifischen Rötelnimmunglobulins eingestellt. Ersatzmäßig könnte Sandoglobulin® i.v. (Mindest-HAH-Titer 1:1260) an seronegative Frauen verabreicht werden. Für schwangere Frauen mit fraglich oder schwachpositiven Titern ist eine Immunglobulingabe nicht indiziert, da hierdurch keine Titersteigerung zu erwarten ist. Im Allgemeinen wird heute für seronegative Frauen und solche mit fraglich positiven Titern in der Frühschwangerschaft eher eine engmaschigere serologische Überwachung bzw. für die Seronegativen bei beruflicher Exposition eine Freistellung bis zur 17./18. Schwangerschaftswoche empfohlen (G. Enders, unveröffentlicht).

Die **aktive Impfung** gegen Röteln wird für Kleinkinder (männlich, weiblich) seit 1980 in den alten Bundesländern mit dem trivalenten Lebendimpfstoff (Masern-Mumps-Röteln RA27/3 = MMR) und seit 1990 auch in den neuen Bundesländern durchgeführt. Der Rötelnimpfvirusstamm RA27/3, der weltweit seit 1980 verwendet wird, ist durch sehr gute Verträglichkeit bei hoher Immunogenität mit Serokonversionsraten von mehr als 95% gekennzeichnet [40]. Heute wird laut STIKO [38] die erste MMR-Impfung schon im Alter von 12 bis 14 Monaten und die zweite bis zum Ende des zweiten Lebensjahres empfohlen [39]. Diese kann bereits vier Wochen nach der ersten MMR-Impfung erfolgen und sollte möglichst vor Aufnahme in eine Kindereinrichtung durchgeführt sein. Mit dieser zweimaligen Impfung im kurzen Intervall soll schon im frühen Kindesalter eine belastbare Immunität gegen Masern, Mumps und gegen Röteln und damit bei Mädchen auch später ein Schutz gegen Rötelnembryopathie besteht. Außerdem wird empfohlen, seronegative Frauen mit Kinderwunsch sowie seronegative Frauen nach Entbindung im Wochenbett zu impfen [38, 39]. In diesen Fällen ist es nach Auffassung von Enders angebracht, den Impferfolg zu überprüfen.

An weiteren Maßnahmen zur Reduktion der endemischen Masern-Mumps-Röteln-Wildviruszirkulation wird die **Impfung aller fraglich empfänglichen bzw. ungeimpften Personen** (nicht schwangere Frauen und Männer) ohne Vor- oder Nachtestung in Einrichtungen mit erhöhter Infektionsgefahr wie z.B. in der Pädiatrie, der Geburtshilfe, der Schwangerenbetreuung, in Kindergärten und Kinderheimen empfohlen. Ferner sollten bei Kindern mit Masern-, Mumps- und Rötelnkontakt innerhalb von drei Tagen die postexpositionellen MMR-Impfungen (Riegel-Impfungen) empfohlen [38, 39]

**Tabelle 22-9**

*Invasive pränatale Diagnostik (PD) bei Röteln in der Schwangerschaft*

| Indikationen |
|---|
| ■ akute Röteln 1.–7. SSW |
| ■ Reinfektion nach früherer impfung |
| ■ ohne AK-Befund vor dieser Schwangerschaft |
| ■ Ursache von positivem IgM nicht abklärbar |
| ■ seit 1985 PD: IgM-AK im fetalen Blut 21.–24. SSW |
| ■ seit 1988 PD: Virus-/RNA-Nachweis in Chorionzotten, Fruchtwasser, Fetalblut ≥11.–23. SSW |

Vorhersagewert für akute Infektion bis 17. SSW (1992–3/2001):

| | Virus-RNA | Ig M-Antikörper |
|---|---|---|
| ■ Vorhersagewert | 11.–24. SSW | 21.–24. SSW |
| positiv | 96 % (n = 48) | 97 % (n = 35) |
| negativ | 86 % (n = 30) | 84 % (n = 28) |
| Schwangerschaftsabbruch? | akute Röteln | 1.–12. SSW |
| | RE-Risiko | 65 % → 25 % |

| Kontraindikationen |
|---|
| ■ Impfung vor/in der Schwangerschaft |
| ■ lang persistierende IgM-Antikörper |
| ■ Reinfektion nach früherer Impfung mit Vorbefunden |

Impfungen werden auch sehr häufig bei **Frauen mit Kinderwunsch** wegen niederen HAH-Titern nach der früherer Infektion oder Impfung durchgeführt. Dabei kommt es aber selten zu einer bleibenden Titersteigerung, so dass weitere Impfungen zwar nicht schädlich, aber auch nicht erfolgreich sind. Diese Frauen sollten, wie bei der Diagnostik ausgeführt, eher durch Antikörperkontrolle bis zur 17./18. Schwangerschaftswoche im Hinblick auf Titersteigerungen überwacht werden. Solche Titersteigerungen weisen auf eine Reinfektion hin, die dann zu weiteren Untersuchungen (pränatale Diagnostik) Anlass gibt.

Bei **Impfung von seronegativen Frauen im Wochenbett** kann es durch Stillen in Einzelfällen zur Infektion und Erkrankung des Neugeborenen kommen. Bei rhesus-negativen Frauen mit Anti-D-Prophylaxe nach Entbindung sollte im Falle der Seronegativität für Röteln die aktive Impfung erst zwei bis drei Monate später erfolgen. Dies gilt auch nach Gabe von Immunglobulinpräparaten.

### Impfungen in der Schwangerschaft

Drei Monate vor bis drei Monate nach Konzeption sollte eine monovalente Röteln- bzw. MMR-Impfung **vermieden** werden, da es sich um Lebendimpfstoffe handelt.

Überwachungsstudien für Rötelnimpfungen von Schwangeren in Atlanta/USA von 1972 bis 1988 [5] und im Labor Enders von 1972 bis Dezember 2000 haben gezeigt, dass von Frauen, die vor Impfung seronegativ waren, keine Kinder mit Rötelnembryopathie geboren wurden [14, 15]. In Einzelfällen (ca. 2%) konnte anhand von Rötelnvirusnachweis im Interruptiomaterial bzw. positiver spezifischer Röteln-IgM-Antikörperbefunde im Blut des Neugeborenen eine pränatale Infektion nachgewiesen werden [15].

Die akzidentelle Röteln- bzw. MMR-Impfung vor und in der Frühschwangerschaft ist weder eine Indikation für die Durchführung der pränatalen Diagnostik noch für einen Schwangerschaftsabbruch, obwohl dieses in den Beipackzetteln der Impfstoffe nicht in dieser Form angegeben werden kann. Diese Richtlinien sollen demnächst auch in den USA modifiziert werden.

### Maßnahmen zur weiteren Reduktion der Rötelnembryopathien in Deutschland

Die WHO hat die Aufgabe formuliert, bis zum Jahr 2010 die Rötelnembryopathien (kongenitales Rubellasyndrom) in Europa zu eliminieren.

In Deutschland gefährdet die anhaltende endemische Viruszirkulation die Hauptzielgruppen der Rötelnimmunprophylaxe, d.h. die Frauen in der Frühschwangerschaft. So gibt es bei uns noch immer eine beachtliche Zahl von akuten Rötelninfektionen in der Frühschwangerschaft und schätzungsweise eine Rötelnembryopathie pro 20 000 Lebendgeburten. Diese sind auch nach dem neuen Infektionsschutzgesetz meldepflichtig. Erst wenn die Impfraten von über 90% bei der MMR-Impfung der Kleinkinder im zweiten Lebensjahr erreicht sind, besteht die Aussicht, sowohl die Masern als auch die Röteln in absehbarer Zeit, jedoch nicht bis zum Jahr 2010 weitgehend zu eliminieren. Wie die Berichte aus den USA im Hinblick auf die Prävention von Röteln und Rötelnembryopathien erkennen lassen, sind dann weiterhin Überwachungsmaßnahmen notwendig [7].

- In Deutschland sollte bis auf Weiteres die Mutterschaftsvorsorge im I. Trimenon und die Kontrolle der seronegativen und schwach seropositiven Frauen bis zur 17./18. Schwangerschaftswoche aufrecht erhalten werden.
- Bei Rötelnkontakt in der Frühschwangerschaft sollte trotz evtl. positiven Antikörper-Vorbefunden eine Antikörperbestimmung (HAH, IgG und IgM) erfolgen.
- Wichtig ist es auch, dass bei geimpften und nicht geimpften Frauen mit Kinderwunsch der Immunstatus überprüft wird (Kassenleistung).
- Vor Sterilitätsbehandlung, insbesondere bei in-vitro-Fertilisation (IVF) ist es ratsam, die Röteln-Antikörperbestimmung trotz eventueller Angabe von früherer Impfung nicht zu vergessen.

Mit den heute verfügbaren serologischen Basis- und Zusatztesten kann die Mehrzahl der diagnostischen Rötelnprobleme in der Schwangerschaft wie primäre Rötelninfektion, Reinfektion nach früherer Impfung, lang persistierende IgM-Antikörper nach früherer Infektion bzw. Impfung serologisch abgeklärt werden. Dadurch wird die Indikation für die pränatale Diagnostik und für einen Schwangerschaftsabbruch stark eingeengt.

# Zytomegalie

Die Zytomegalie(CMV)-Infektion ist die häufigste Ursache von kongenitalen Infektionen mit kindlichen Erkrankungen und Spätschäden [17]. Anders als z.B. bei Röteln oder Parvovirus B19 kann es nicht nur bei der mütterlichen Erstinfektion zur fetalen Infektion kommen, sondern auch bei rekurrierender Infektion in Gegenwart mütterlicher IgG-Antikörper. Das Hauptrisiko für eine kindliche Erkrankung und Schädigung bei Geburt sowie für Spätfolgen ist die mütterliche Erstinfektion. Bei rekurrierender mütterlicher Infektion ist dies viel seltener [2, 5, 7, 8]. Außer für die Schwangerschaft hat die CMV-Infektion eine große klinische Bedeutung für immunsupprimierte Patienten, z.B. bei Transplantation, Chemotherapie oder HIV-Infektion.

## 1 Erreger, Epidemiologie, Infektion

### Erreger

Das Zytomegalievirus (CMV) gehört zu den lymphotropen Herpesviren (Unterfamilie der b-Herpesvirinae der Familie Herpesviridae). Nach der Primärinfektion kommt es – wie bei allen Herpesviren – trotz spezifischer Immunabwehr zur lebenslänglichen, gewöhnlich latenten symptomlosen Persistenz, wobei der Erreger jedoch im Falle einer Immundefizienz reaktiviert werden und zur erneuten Erkrankung führen kann. Frischisolate unterschiedlicher Herkunft weisen Abweichungen von bis zu 20 in der Sequenz der Erbinformation auf, wobei diese Unterschiede bislang nicht mit pathogenetischen Eigenschaften in Verbindung gebracht werden konnten. Darüber hinaus zeichnen sich Frischisolate durch zusätzliche genetische Information aus, die bei den für den Menschen apathogenen Laborstämmen während der Attenuierung in Zellkultur offenbar verloren gegangen ist [9]. Die kompletten Sequenzen der verschiedenen CMV-Genomvarianten sind bekannt [10], so dass die entsprechenden kodierenden offenen Leserahmen für die Herstellung diagnostisch relevanter Antigene genutzt werden können. Die durch Anwendung rekombinanter Antigene und monoklonaler Antikörper gewonnenen Erkenntnisse der letzten Jahre haben die diagnostischen Möglichkeiten bei den verschiedenen klinischen Fragestellungen erheblich erweitert [12, 16, 35].

### Epidemiologie

Die CMV-Infektion ist **endemisch** und unterliegt keinen saisonalen Schwankungen. Auch Klimabedingungen scheinen keinen Einfluss auf die Prävalenz der Infektion zu haben. Die postnatale Übertragung der Infektion erfolgt vor allem als Schmierinfektion durch Speichel, Urin, Tränensekret oder beim Sexualverkehr durch Sperma und Genitalsekrete. Wegen der geringen Viruskonzentration in den Ausscheidungen und der Labilität des Erregers ist für die Übertragung ein längerer, körperlich enger Kontakt notwendig.! Die Infektion kann auch prä-, peri- und frühpostnatal auf den Fetus bzw. das Neugeborene übertragen werden.

Eine weitere Übertragungsmöglichkeit ist die parenterale Infektion durch Blutprodukte bzw. durch Organtransplantation [21].

Der **Durchseuchungsgrad** variiert weltweit in verschiedenen Populationen in Abhängigkeit vom sozioökonomischen Status, von der geographischen Lage, der ethnischen Zugehörigkeit, den Neugeborenen- und Kleinkinder-Betreuungspraktiken sowie vom Beginn und von der Aktivität des Sexualverkehrs. So liegt die Seropositivitätsrate bei Vorschulkindern aus mittlerem und höherem sozialem Milieu in Westeuropa und etlichen US-Bundesstaaten bei 30 %, während sie bei Kindern diesen Alters in afrikanischen und südpazifischen Ländern über 90% beträgt. Dementsprechend variiert auch die Seropositivitätsrate bei Frauen im gebärfähigen Alter in Abhängigkeit von den oben genannten Faktoren zwischen ca. 40% und über 90%. In Deutschland sind ca. 40 bis 45% dieser Frauen seropositiv, was in etwa der Seropositivitätsrate von Frauen aus mittlerem und höherem sozialem Milieu in den USA und anderen westeuropäischen Ländern entspricht.

### Infektion

Bei der **postnatalen Infektion** kommt es nach Eintritt des Virus über die Schleimhäute des Respirations- bzw. Genitaltraktes zunächst zu einer lokalen Virusvermehrung mit anschließender virämischer Phase. Dabei gelangt das Virus vermutlich über periphere Monozyten oder zirkulierende Endothelzellen zu den Hauptzielorganen (z.B. Niere, Speicheldrüsen, Herz, Respirations-/Genitaltrakt, Leber), wo es sich in den Fibroblasten, Epithel- und Endothelzellen vermehrt [42].

Die Infektion wird durch zelluläre **Immunmechanismen** und durch die Bildung humoraler Antikörper begrenzt und beendet. Die zellulären Immunmechanismen beinhalten unter anderem die Aktivierung von T-Lymphozyten, die Bildung spezifischer zytotoxischer T-Lymphozyten und die natürliche Killerzellaktivität [51]. Die IgM-, IgA-, und IgG-Antikörper im Serum treten in der genannten Reihenfolge kurz nach Beginn der Symptome – falls diese vorhanden sind – auf. Die IgM-Antikörper sind meist acht bis zwölf Wochen, in einigen Fällen mehrere Monate lang und die IgG-Antikörper in absinkenden Titern lebenslang nachweisbar [12].

Trotz der zellulären und humoralen Immunantwort persistiert das Virusgenom lebenslang.!! Als Ort der **Latenz** werden Zellen der myeloischen Reihe angesehen, wobei die Reaktivierung von CMV vermutlich in unreifen dendritischen Zellen sowie Makrophagen stattfindet [30]. Dabei kann es

!!*Das CMV-Genom persistiert lebenslang!*

!*Für die Übertragung von CMV ist ein längerer, körperlich enger Kontakt notwendig!*

zu einer begrenzten Virusausscheidung aus dem Nasen-Rachen-Raum und dem Urogenitaltrakt sowie zu einem signifikanten IgG-Titeranstieg mit mehr oder weniger ausgeprägter IgM- (und IgA-)Antikörperbildung kommen. Nach neueren Studien sind rekurrierende Infektionen in der Schwangerschaft sowohl auf die Reaktivierung von endogenem Virus [33] als auch auf Reinfektion mit einem anderen CMV-Stamm zurückzuführen [7].

Die **Symptomatik** bei der CMV-Infektion ist nicht sehr charakteristisch. Nach einer nicht genau bekannten Inkubationszeit von vier bis zwölf Wochen kann die Erstinfektion, besonders im Kindesalter, unbemerkt bzw. im jugendlichen Alter mit Symptomen wie Unwohlsein, Müdigkeit, Fieber und Lymphadenopathie verlaufen. Gelegentlich kommt es zu mononukleoseähnlichen Krankheitsbildern, Hepatitis, Myokarditis und zum Guillain-Barré-Syndrom. Die rekurrierende Infektion bei immunkompetenten Personen ist immer asymptomatisch.

**Bei immunsupprimierten Personen** (Tumor-, Transplantations-, AIDS-Patienten) kann sowohl die Erstinfektion als auch die rekurrierende Infektion zu schwerwiegender lebensbedrohlicher Symptomatik führen (Pneumonie, Hepatitis, Myo-/Perikarditis, Meningitis, Enzephalitis, hämolytische Anämien, Kolitis, Ösopharyngitis, Retinitis) [45].

## 2 Zytomegalieinfektion und Schwangerschaft

### Erstinfektion und rekurrierende Infektion

Die **Erstinfektion** der 14- bis 20-jährigen Frauen (insbesondere aus niederem sozialem Milieu) wird überwiegend durch den Sexualverkehr erworben. In dieser Altersgruppe liegt die jährliche Infektionsrate bei mehr als 6%, und dementsprechend wurde auch ein höheres intrauterines Transmissionsrisiko mit einer größeren Anzahl von bei Geburt geschädigten Kindern ermittelt [23]. Frauen aus mittlerem und höherem sozialem Milieu im Alter von mehr als 20 bis 35 Jahren infizieren sich erstmals überwiegend durch den Kontakt mit virusausscheidenden Säuglingen und Kleinkindern [23]. Die jährlichen Erstinfektionsraten in der Schwangerschaft, die anhand von Serokonversionen festgestellt werden, variieren zwischen 0,7 und 4,1% [49]. Die Häufigkeit der rekurrierenden Infektionen, die asymptomatisch verlaufen und serologisch nicht eindeutig erfasst werden können, ist nur ungenügend bekannt, diese scheinen aber häufiger im II. und III. Trimenon als im I. Trimenon stattzufinden. Dies könnte durch die transiente Modulation der Immunantwort von zytotoxischer Th1-Antwort in Richtung humoraler Th2-Antwort in der Schwangerschaft bedingt sein [44].

### Pathogenese der fetalen Infektion

Sie ist immer noch nicht genau bekannt, doch wird folgendes angenommen: Bei der mütterlichen Erstinfektion kommt es während der virämischen Phase auf hämatogenem Wege zur **diaplazentaren Übertragung.** Hierbei sind vermutlich infizierte Monozyten, Makrophagen sowie infizierte Endothelzellen beteiligt [42]. Eine maternofetale Transmission könnte dann zum einen über infizierte Endothelzellen oder Makrophagen in den Plazentagefäßen oder über die Trophoblastenschicht (später Chorion) erfolgen [20]. Bei Infektion des Chorions ist die Ausbreitung des Virus zum Fetus über die Amnionflüssigkeit zu erwarten. Infizierte Amnionzellen könnten vom Fetus geschluckt werden und zur Infektion der duktalen Epithelzellen des Oropharynx führen. Beim ersteren Infektionsweg ist anzunehmen, dass die Virusdissemination über den fetalen Blutkreislauf zu den Zielorganen des Feten erfolgt [18], wobei insbesondere das tubuläre Epithelium der Niere ein bevorzugter Hauptreplikationsort von CMV zu sein scheint. In beiden Fällen wird CMV via fetalem Urin in das Fruchtwasser ausgeschieden.

Es muss aber noch **weitere Transmissionswege** geben, da die fetale Infektion auch bei mütterlicher rekurrierender Infektion ohne bzw. mit nur geringer Virämie und in Gegenwart mütterlicher IgG-Antikörper stattfindet [47]. Hierfür kommen in Frage: die direkte Infektion aus reaktivierten Infektionsherden im Endometrium, aus der Tube, dem kleinen Becken, infizierte Spermien und die aszendierende Infektion aus der Vagina vor und besonders nach dem Blasensprung.

Die Informationen über die **Immunantwort des Feten** auf die intrauterine Infektion als Folge mütterlicher Primär- oder rekurrierender Infektion sind begrenzt. Prinzipiell werden ab der 15. bis 20. Gestationswoche zelluläre Abwehrreaktionen (natürliche Killerzellaktivität, Zytokin-Produktion, T-Helferzellaktivität und Zytotoxizität von T-Lymphozyten) nachweisbar. Die fetalen B-Zellen synthetisieren IgM-Antikörper schon in der 13. und IgG in der 16. Gestationswoche [54]. Die IgM-Antikörperbildung erfolgt jedoch im Vergleich zur pränatalen Rötelninfektion (98%) bei pränataler CMV-Infektion nur in 83,8% der Fälle [19].

Die pränatal mit CMV infizierten Neugeborenen scheiden bei Geburt Virus im Urin und aus dem Rachen aus[1] (siehe auch Teil 3, Diagnostik). Die Ausscheidungsdauer im Urin – bei symptomatisch und

---

[1] *Die pränatal mit CMV infizierten Neugeborenen scheiden bei Geburt Virus im Urin und aus dem Rachen aus!*

asymptomatisch infizierten Kindern etwa gleich lange – kann mehrere Jahre andauern (median 3–4,5 Jahre). Allerdings scheiden die symptomatisch infizierten Kinder das Virus in höheren Konzentrationen im Urin aus [41]. Die IgM-Antikörper lassen sich in ca. 68,9% der Fälle für ein bis drei Monate nach Geburt nachweisen [19]. IgG-Antikörper steigen nach Absinken der mütterlichen Antikörper auf höhere Werte an. Sie bleiben in mittleren bis niederen Titern meist lebenslang nachweisbar.

### Häufigkeit der fetalen Infektion und kindlichen Schädigung

Weltweit sind 0,2 bis 2,5% aller Neugeborenen mit CMV infiziert, wie anhand des Virusnachweises im Urin festgestellt werden kann [37]. Im Schnitt liegt diese Rate in den USA bei 1% und in Deutschland bei 0,3%. Bei der mütterlichen Erstinfektion beträgt die fetale Infektionsrate ca. 40% (25–75%), für die rekurrierende Infektion liegen Angaben von ca. 0,2 bis 1,5% vor [3, 28]. Bei der Primärinfektion ist die Transmissionsrate im I., II. und III. Trimenon etwa gleich hoch, doch besteht bei einer Infektion in der Frühschwangerschaft ein höheres Risiko für kindliche Schäden [48].

Die **Auswirkungen** der fetalen CMV-Infektion können von subklinischer Infektion bis hin zur lebensbedrohlichen Multiorgan-Erkrankung stark divergieren. Von den pränatal infizierten Neugeborenen sind bei Geburt ca. 10% symptomatisch. Sie weisen entweder das Vollbild der kongenitalen CMV-Erkrankung oder Einzelsymptome auf (Tab. 22-10). Von diesen Kindern sterben ca. 12 bis 30% [24]. Die Überlebenden haben in über 90% Spätfolgen. Die Organbeteiligung lässt sich in ZNS-Erkrankungen oder mehr systemischen Erkrankungen ohne ZNS-Beteiligungen einteilen. Dabei scheinen vor allem die letzteren von einer virostatischen Therapie zu profitieren (siehe "Therapie"). Bei den ZNS-Manifestationen bedeutet insbesondere die Gegenwart einer Mikrozephalie und ein auffälliger Computertomographiebefund eine schlechte Prognose für die weitere Entwicklung des Kindes (mentale Retardierung, schwerwiegende motorische Störungen) [6, 40]. Weitere 5% der kongenital infizierten Kinder zeigen bei Geburt milde oder atypische Manifestationen. Bei den ca. 90% asymptomatischen Neugeborenen ist in 5 bis 17% mit Spätmanifestationen verschiedener Art zu rechnen [11, 22], vor allem mit sensorineuralem Hörverlust in ca. 7,5% der Fälle (Tab. 22-11). Treten bei den asymptomatisch infizierten Kindern im ersten Lebensjahr keine neurologischen Symptome auf, so besteht kein erhöhtes Risiko für eine weitere neurologische und intellektuelle Entwicklungsbeeinträchtigung [34]. Diese Kinder weisen keine Unterschiede im IQ und anderen neuropsychologischen Tests im Vergleich zu nicht infizierten, gesunden Kontrollkindern auf [50].

**Bei der rekurrierenden Infektion** kommen wie erwähnt auch fetale Infektionen vor, jedoch sind Schädigungen bei Geburt nur in weniger als 1% zu erwarten [2, 5, 8]. In etwa 5 bis 8% können im Kleinkindesalter noch Spätfolgen wie einseitige Hörstörungen auftreten [24].

### Perinatale und früh postnatale Infektion

Die perinatale Infektion wird bei der Passage durch den Geburtskanal durch Kontakt mit infizierten Sekreten erworben. Die frühpostnatale Infektion er-

Tabelle 22-10
*Klinische Manifestationen und Auffälligkeiten bei Kindern mit kongenitaler CMV-Erkrankung in der Neugeborenenperiode (nach Enders [17])*

| Symptomatik | Häufigkeit in % |
|---|---|
| ■ Frühgeburt (< 38. SSW) | 34 |
| ■ geringes Geburtsgewicht ("small for date") | 47 |
| ■ Petechien | 53 |
| ■ Purpura | 14 |
| ■ Ikterus | 35 |
| ■ Hepatosplenomegalie | 45 |
| ■ Pneumonie | 10 |
| ■ Neurologische Auffälligkeiten (eine oder mehrere der folgenden): | 72 |
| Mikrozephalie | 50 |
| intrakranielle Verkalkungen | 43 |
| Lethargie/Hypotonie | 25 |
| Hörminderung | 27 |
| Krampfanfälle | 8 |
| Chorioretinitis | 11 |
| ■ erhöhte Leberwerte | 46 |
| ■ Thrombozytopenie | 53 |

Tabelle 22-11
*Langzeitschäden bei Kindern mit kongenitaler CMV-Infektion mit und ohne Symptome bei Geburt (nach Enders [17])*

| Folgen | ca. Prozent bei Geburt | |
|---|---|---|
| | symptomatisch | asymptomatisch |
| ■ Hörverlust – sensorineural | 58 | 7,5 |
| ■ bilateraler Hörverlust | 37 | 2,7 |
| ■ Sprachstörungen | 27 | 1,7 |
| ■ Chorioretinitis mit/ohne Optikusatrophie | 20 | 2,5 |
| ■ Mikrozephalie, Krämpfe, Paralyse | 52 | 2,7 |
| ■ Mikrozephalie | 38 | 1,8 |
| ■ Krampfanfälle | 23 | 0,9 |
| ■ Parese/Paralyse | 13 | 0 |
| ■ Tod nach der Neugeborenenperiode | 6 | 0,3 |

folgt vor allem über die Muttermilch. Bei CMV-seropositiven Frauen wird CMV in der Brust lokal reaktiviert und über die Muttermilch ca. eine Woche bis ca. drei Monate nach Entbindung ausgeschieden (Hauptausscheidung etwa 3–4 Wochen nach Geburt). Die Isolierungsraten betrugen in früheren Studien 30 bis 60%, mit den hochempfindlicheren Nachweismethoden (z.B. Polymerase-Kettenreaktion = PCR) bis zu 96% [31].

Die **Inkubationszeit** bei peri- und frühpostnatalen Infektionen beträgt bis zur Ausscheidung des Virus im Rachen und Urin des Neugeborenen ca. vier bis zwölf Wochen. Diese kann im Urin mit relativ geringer Viruskonzentration mehrere Jahre andauern. Die vom Kind selbstgebildeten IgM-, IgA- und IgG-Antikörper steigen mit Beginn der Virusausscheidung an. Die IgG-Antikörper persistieren lebenslang.

**Symptome** sind bei der peri- oder frühpostnatalen Infektion selten [47]. Im Falle von Frühgeburtlichkeit (<32. SSW, <1500 g) hingegen kann die peri- oder frühpostnatale CMV-Infektion zu einer oft lebensbedrohlichen Erkrankung führen, u. a. mit Neutropenie, Thrombozytopenie, Hepatosplenomegalie, Pneumonie und Sepsis. Sie verläuft umso schwerer, je unreifer das Kind ist. Früher kam es nicht selten durch Gabe von CMV-positivem Blut oder Blutprodukten an Frühgeborene zur iatrogenen Infektion mit schwerer Erkrankung mit der schon zuvor beschriebenen Symptomatik [55].

Zur **Vermeidung der frühpostnatalen Infektion durch Muttermilch** bei Frühgeborenen sollten seropositive Mütter entweder auf das Stillen verzichten, oder die abgepumpte Milch sollte vor dem Verabreichen pasteurisiert werden (62 °C, 45 min). Bei einer neuen, sanften Inaktivierungsmethode sollen die Vorteile der Muttermilch in Bezug auf Ernährung und Immunabwehr erhalten bleiben. Diese Maßnahmen sollten bis zur korrigierten 32. Schwangerschaftswoche (Gewicht >1500 g) beibehalten werden [31].

## 3 Diagnostik

Eine **CMV-Erstinfektion** kann aufgrund der meist uncharakteristischen Symptomatik oder des subklinischen Verlaufs nur im Labor sicher diagnostiziert werden.

### Labordiagnostik

Zur Feststellung des Immunstatus bzw. einer akuten oder rekurrierenden Infektion werden Antikörperbestimmungen durchgeführt. Bei der pränatalen Diagnostik und der pädiatrischen Diagnostik werden der Virus- und der Antikörpernachweis eingesetzt.

**Antikörpernachweis:** Als Basistests stehen neben indirekten Enzym-Immuno-Assays (EIA) zum getrennten Nachweis von IgM- und IgG-Antikörpern auch μ-capture-EIAs oder ELAs mit enzymmarkiertem Antigen für den IgM-Nachweis zur Verfügung. Durch unterschiedliche Sensitivität und Spezifität der verschiedenen EIAs, die entweder mit gereinigtem Vollvirus oder rekombinanten Antigenen hergestellt werden, können insbesondere die IgM-Antikörperbefunde von Labor zu Labor sehr stark divergieren [12]. Aus diesem Grunde, und da IgM-Antikörper kein sicherer Marker für eine Primärinfektion sind, werden heute sogenannte Zusatztests zur Eingrenzung des Infektionszeitpunktes angewendet [27]. Hierfür haben sich bewährt: der Mikroneutralisationstest zum Nachweis neutralisierender Antikörper [15], der Western-Blot-Test mit rekombinant exprimierten gB- und gH-Glykoproteinen, mit dem ebenfalls die neutralisierende Immunantwort nachgewiesen werden kann [16] und der Aviditätstest, mit dem sich der Aviditätsindex der IgG-Antikörper feststellen lässt [14].

Die klassische serologische Diagnose einer primären CMV-Infektion in der Schwangerschaft erfolgt durch **Nachweis einer Serokonversion** bzw. eines signifikanten Anstieges der IgG- und IgM-Antikörper. Eine frühere Infektion zeichnet sich im Allgemeinen durch einen positiven IgG-Titer bei fehlenden IgM-Antikörpern aus. Allerdings kann ein positiver IgM-Antikörperbefund auch durch länger persistierende IgM-Antikörper (≥ 6 Monate) in mittlerer Konzentration oder durch eine rekurrierende Infektion bedingt sein. Mit Hilfe dieser drei oben genannten Zusatzteste, für die die jeweilige Kinetik ermittelt wurde, ist es möglich, mit einer einzigen Serumprobe festzustellen, ob es sich um eine primäre Infektion in den letzten 20 Wochen handelt [14].

Eine rekurrierende Infektion kann aufgrund erhöhter IgG-Titer- und positiver IgM-Antikörperwerte im niederen bis mittleren Bereich vermutet werden. Sie lässt sich jedoch nur durch die Gegenwart CMV-spezifischer IgG-Antikörper vor Konzeption und Nachweis einer kongenitalen Infektion des Kindes bei Geburt (positiver Virusnachweis im Urin) beweisen [32].

Der **Virusnachweis** wird in Urin, Speichel, Rachen-, Zervixsekret, Chorionzotten, Fruchtwasser, Aszites, fetalem Blut, Gewebebiopsien und Muttermilch durchgeführt. Die Isolierung in der Zellkultur mit einer Dauer von mehreren Tagen wird heute durch den Nachweis viraler Antigene (z.B. mit monoklonalen Antikörpern gegen das 72 kD IE-Protein, gegen p52 und gegen ein 43 kD E-Protein) nach Schnellanzucht innerhalb von 36 Stunden ersetzt [13]. Der Direktnachweis von pp65-Antigen in den Blutleukozyten [25] und der CMV-DNA-Nachweis mit PCR sind besonders für die Frühdiagnose geeignet. Wenn möglich, sollte ein schwachpositiver DNA-Nachweis mit der PCR durch einen anderen Virusnachweis abgesichert werden.

### Pränatale Diagnostik

Die pränatale Diagnostik wird heute bei serologischem Verdacht auf Primärinfektion in der Frühschwangerschaft und bei CMV-auffälligem Ultraschallbefund ohne Kenntnis des mütterlichen CMV-Antikörperstatus durchgeführt.

In der Frühschwangerschaft (11.–19. SSW) kommt prinzipiell die Chorionzottenbiopsie und die Amniozentese und in der 22. bis 24. Schwangerschaftswoche die Entnahme von Fetalblut, Fruchtwasser und eventuell von Aszites in Betracht. Die Chorionzottenbiopsie ist wegen der Schwierigkeit der Identifizierung von maternalen und fetalen Bestandteilen nicht anzuraten. In verschiedenen Studien hat sich **Fruchtwasser** als die optimale Probe zur Feststellung einer fetalen Infektion erwiesen [4, 17, 19, 26, 36]. Zur Vermeidung falsch-negativer Befunde sollte die Entnahme des Fruchtwassers erst nach der 21. Schwangerschaftswoche und möglichst erst sechs Wochen nach Infektionsbeginn erfolgen. Ein negativer Befund im Fruchtwasser bis zur 24. Schwangerschaftswoche bei unauffälligem Ultraschall schließt weitgehend eine fetale Infektion aus. Dies ist in ca. 60 bis 70% der Primärinfektionen in der Schwangerschaft der Fall. Bei auffälligem **Ultraschall** werden zusätzlich der DNA-Nachweis im **Fetalblut** sowie die Bestimmung spezifischer IgM-Antikörper [19] und nicht-spezifischer biologischer und biochemischer Parameter durchgeführt [4].

Nach unseren Ergebnissen mit 189 abgeschlossenen Fällen (jetzt n = 200) ist bei auffälligem Ultraschall und positivem CMV-Nachweis im Fruchtwasser und Fetalblut sowie CMV-spezifischen IgM-Antikörpern und auffälligen Werten für die nichtspezifischen Marker im fetalen Blut mit hoher Wahrscheinlichkeit mit einem geschädigten Kind zu rechnen [19].

Bei positivem Erregernachweis im Fruchtwasser und bei unauffälligem Ultraschall der Stufe 2/3 bis zur 24. Schwangerschaftswoche kann nicht mit absoluter Sicherheit eine erst im späteren Verlauf der Schwangerschaft sonographisch auffallende fetale Schädigung ausgeschlossen werden (G. Enders und M. Hansmann, 2001/unveröffentlicht).

### Neugeborenendiagnostik / Pädiatrische Diagnostik

Bei auffälligen und unauffälligen Neugeborenen von Müttern mit Verdacht auf CMV-Infektion in der Schwangerschaft und auch bei auffälligen Neugeborenen ohne entsprechende mütterliche Anamnese sollten vor allem der Virusnachweis im Urin und im Rachensekret sowie die Antikörperbestimmung veranlasst werden. Positive Virusbefunde in der 1. bis 3. Woche nach Geburt zeigen treffsicherer als die Antikörperbestimmung an, ob eine fetale/kindliche Infektion vorliegt. Beim intrauterin infizierten Neugeborenen können IgM-Antikörper in ca. 30% fehlen, vor allem bei spät in der Schwangerschaft erfolgter maternaler Infektion. Die IgG-Antikörpertiter entsprechen in etwa denen der Mutter. Rein serologisch kann eine asymptomatische prä-, peri- bzw. frühpostnatal erfolgte Infektion meist nur durch Antikörperkontrollen bis jenseits des 8. Lebensmonats anhand persistierender CMV-IgG-Antikörper bewiesen werden. Bei Durchführung virologischer Untersuchungen nach der 3. bis 4. Lebenswoche lässt sich bei asymptomatischen Säuglingen mit positivem Virusbefund nicht mehr unterscheiden, ob die Infektion prä-, peri- oder frühpostnatal erworben wurde. Alle viruspositiven Neugeborenen sollten dem OAE-Gehör-Screening unterzogen und bis zum 3. Lebensjahr mit den jeweils altersgerechten Hörtests zur Erfassung eventueller Spätmanifestationen kontrolliert werden. Es ist wichtig, Hörschäden frühzeitig zu erkennen, um die jeweils heute verfügbaren möglichen Maßnahmen (z.B. Cochlea Implant) ergreifen zu können [22].

## 4 Therapie und Prophylaxe

### Therapie

Für die CMV-Therapie steht heute vor allem das **Ganciclovir** (azyklisches Nukleosid-DHPG, Cymeven®) bzw. bei Resistenzentwicklung Foscarnet oder Aciclovir zur Verfügung. Seit einigen Jahren werden einige neue, möglicherweise sehr effektive Substanzen (z.B. nicht-nukleosidische Inhibitoren der CMV-Replikation) entwickelt. Ganciclovir, das liquorgängig ist, wird seit einigen Jahren zum Teil gleichzeitig mit der Gabe von Hyperimmunglobulin (IVIG) bei immunsupprimierten Patienten angewandt. Für eine Dauerbehandlung ist die Verfügbarkeit von oralem Ganciclovir ein großer Fortschritt.

Für schwangere Frauen mit Verdacht auf primäre CMV-Infektion wird die Ganciclovirtherapie zurzeit nicht empfohlen. Ebenso ist die intrauterine Therapie mit Ganciclovir bei Feten mit

CMV-Infektion problematisch [46]. Im Gegensatz dazu wird Ganciclovir seit etwa 1990 bei Neugeborenen und Kindern mit schwerer CMV-Symptomatik angewandt [38, 39, 52, 53]. In der Regel ist die Therapie gut verträglich (nur geringe oder reversible Nebenwirkungen), und akute Symptome wie Pneumonien, Hepatosplenomegalie, ausgeprägte Thrombopenie oder Chorioretinitis sind unter Therapie rückläufig.

Über den Wert der Therapie bei kongenital infizierten und geschädigten Kindern in Bezug auf die Verhinderung von ZNS-Manifestationen bzw. des Hörverlustes ist noch keine endgültige Aussage möglich. Ebenso ist der Nutzen der Therapie bei asymptomatisch infizierten Kindern fraglich.

#### Prophylaxe

Die **Immunitätslage** kann nur mittels Antikörperbestimmung festgestellt werden. Dies wird in zunehmendem Maße von medizinisch aufgeklärten Frauen gewünscht. Der Wert eines generellen Screening-Programmes vor oder bei beginnender Frühschwangerschaft wird jedoch kontrovers beurteilt, da bisher keine akzeptablen Therapiemöglichkeiten für die Schwangere oder den Fetus zur Verfügung stehen. Dennoch hat die Kenntnis der Immunitätslage in der Schwangerschaft nützliche Aspekte. Dies gilt für die Beratung über Maßnahmen zur Verhütung einer mütterlichen Infektion und bei Diagnose einer primären Infektion im Hinblick auf das Risiko einer fetalen Infektion und die Möglichkeiten der pränatalen Diagnostik zum Nachweis bzw. Ausschluss einer fetalen Infektion. So bedeuten IgG- und IgM-negative Befunde vor oder in der Frühschwangerschaft Empfänglichkeit. Der IgG-positive und IgM-negative Befund wird als Schutz vor Primärinfektion interpretiert. In diesem Falle sind keine weiteren Kontrollen notwendig, da diese wenig zur Erfassung von rekurrierenden Infektionen beitragen würden. Bei auffälliger Serologie (IgG-, IgM-Positivität) werden Zusatzteste durchgeführt (siehe Teil 3, Diagnostik) und bei Verdacht auf Primärinfektion sollten in jedem Fall Ultraschallkontrollen der Stufe 2 bis 3 in der 19. bis 24. Schwangerschaftswoche erfolgen; außerdem wird auf die Möglichkeit der pränatalen Diagnostik hingewiesen (Tab. 22-12).

Die **Expositionsprophylaxe** durch hygienische Maßnahmen ist derzeit für seronegative Frauen in der Frühschwangerschaft bzw. für solche, die schwanger werden wollen, die einzige Möglichkeit das Infektionsrisiko zu vermindern [1]. Sie sollten über die **Hauptinfektionsquellen** aufgeklärt werden: Diese sind Sexualverkehr mit einem seropositiven Partner oder Schmierkontakt durch Kinder jünger als drei Jahre, insbesondere wenn diese in Kinderkrippen oder Tagesheimen betreut werden bzw. man selbst in diesen Einrichtungen beruflich tätig ist. Dementsprechend ist die Feststellung des CMV-Immunstatus des Sexualpartners und die Einhaltung guter Hygienemaßnahmen beim Umgang mit Säuglingen und Kleinkindern von Interesse. Weiterhin sollten bei erforderlicher Transfusion die Blutprodukte von CMV-seronegativen Spendern stammen.

Die **passive Prophylaxe** mit CMV-Hyperimmunglobulin (CMVIG, z.B. Cytotect®, Cytoglobin®) wird im Allgemeinen nur für seronegative Schwangere mit beruflicher Exposition durch engen Kontakt zu virusausscheidenden Neugeborenen, Säuglingen und Kleinkindern aus forensischen Gründen in Betracht gezogen. Der Wert dieser Prophylaxe zur Verhütung einer CMV-Infektion ist jedoch nicht dokumentiert. Nach unseren Erfahrungen können im Blut des Empfängers selbst bei höherer Dosierung des CMVIG IgG-Antikörper für einen Zeitraum von 30 bis 60 Tagen nachgewiesen werden, jedoch keine neutralisierenden Antikörper. Bei Schwangeren mit beruflicher Exposition zu Neugeborenen oder Säuglingen, die CMV ausscheiden, konnten wir eine Serokonversion weder bei den

Tabelle 22-12
*CMV-Antikörper-Screening in der Schwangerschaft*

| Vorgehen | Nutzen |
|---|---|
| **Immunstatus I. Trimenon** | |
| ■ seronegativ<br>IgG neg., IgM neg.<br>= empfänglich | → Beratung Expositionsprophylaxe,<br>Kontrolle im II. Trimenon, wenn IgG neg. → III. Trimenon |
| ■ seropositiv<br>IgG pos., IgM neg<br>= Schutz vor Primärinfektion | → keine weitere Kontrolle<br>(Reaktivierung oder Sekundärinfektion mit evtl. Folgen möglich) |
| **Auffällige Serologie** | → Zusatztests: NT-Test, gB/gH-IB, IgG-Avidity<br>↓ |
| ■ Serokonversion: IgG | ■ wenn neg. oder niedrige Werte<br>↓ |
| ■ AK-Anstieg: IgG, IgM | ■ Verdacht auf Primärinfektion<br>↓ |
| ■ IgM-AK: Hohe Werte | ■ *stets* Ultraschall Stufe 2/3 > 19.–24. SSW<br>*und*<br>■ Hinweis auf Möglichkeit von Pränataldiagnostik:<br>≥ 19. SSW<br>CMV-Nachweis im Fruchtwasser, bei auffälligem Ultraschall auch im Fetalblut<br><br>■ Kontrolle des Schwangerschaftsausgangs |

sechs Frauen mit CMVIG-Gabe noch bei den 18 Frauen ohne CMVIG-Gabe feststellen. Hierbei sind die serologischen Kontrollen bis 16 Wochen nach Kontakt erfolgt (G. Enders und Mitarbeiter, unveröffentlicht).

Für die **aktive Prophylaxe** wurden seit 1970 mehrere Arten von Impfstoffen entwickelt, z.B. abgeschwächter Lebendimpfstoff (Towne), Glykoprotein-B-Subunitvakzine und Canarypox-Rekombinanten entwickelt und in verschiedenen definierten Populationen getestet [43]. Nachdem lange Jahre die Bedeutung der kongenitalen CMV-Infektion und die jährlich anfallenden Kosten für die medizinische sowie heilpädagogische Betreuung (allein in den USA 1000 Mio. Dollar pro Jahr!) für geschädigte Kinder verkannt wurden, hat jetzt die Entwicklung einer CMV-Vakzine oberste Priorität. Wenn ein akzeptabler Impfstoff zur Verfügung steht, könnten hiermit Neugeborene geimpft werden, um so die Übertragung von CMV auf andere Personen, einschließlich Frauen im gebärfähigen Alter, zu unterbrechen. Optimistisch stimmt das Ergebnis eines mathematischen Modells: Für eine CMV-Eradikation wäre eine Impfrate von nur 60% bei einjährigen Kindern ausreichend, selbst dann, wenn die Wirkung der Impfung zur Verhütung von Primärinfektionen nur 80 bis 90% betragen sollte [29].

# Ringelröteln (Parvovirus B19)

Das Parvovirus B19 wurde zufällig 1975 im Plasma von gesunden Blutspendern entdeckt, 1983 als Ursache der Ringelröteln identifiziert [3] und bald darauf bei Infektionen in der Schwangerschaft mit Hydrops fetalis und Fruchttod assoziiert [11]. Fehlbildungen bei intrauterin infizierten lebendgeborenen Kindern sind nicht zu erwarten, jedoch wurden wenige Fälle mit gewissen Abnormitäten bei Geburt bzw. im Säuglingsalter beschrieben [61]. Inzwischen wird die Parvovirus-B19-Infektion mit einem weiten Spektrum von hämatologischen und nichthämatologischen Komplikationen in Zusammenhang gebracht [15].

## 1 Erreger, Epidemiologie, Infektion

### Erreger

Das humanpathogene Parvovirus B19 gehört zur Familie der Parvoviridae (Genus Erythrovirus). Das B19-Virus hat eine Größe von nur 18 bis 23 nm und ist nicht von einer Hüllmembran umgeben. Das Virusgenom besteht aus einem 5600 Basen langen, einzelsträngigen DNA-Molekül. Es kodiert für die im Viruskapsid enthaltenen zwei Strukturproteine VP 1 (4%) und VP 2 (96%), die u. a. auch die Immunreaktion induzieren. Außerdem enthält das Virusgenom noch einen Genbereich, der für die Nicht-Strukturproteine NS 1 und NS 2 kodiert. Das NS 1 ist in B19-infizierten Zellen im Kern lokalisiert und möglicherweise an der Parvovirus-B19-Synthese beteiligt. Seine Rolle als Auslöser zytotoxischer Effekte und mögliche Ursache chronischer und komplizierter Parvovirus-B19-Krankheitsverläufe ist bisher nicht bewiesen [25, 53].

Das Virus hat einen engen **Wirtszellbereich** mit ausgeprägtem Tropismus zu erythropoiden Vorläuferzellen, in denen es sich lytisch vermehrt. Als Zellrezeptor wurde 1993 das Blutgruppen-P-Antigen (Globuside) identifiziert [7]. Dieses wird universell an der Oberfläche von erythropoiden Vorläuferzellen, hämatopoetischen Zellen in der fetalen Leber und Milz und von Megakaryozyten, kernhaltigen und kernlosen Erythrozyten exprimiert. Außerdem wurde das P-Antigen an der Oberfläche verschiedener mesodermaler Zelltypen nachgewiesen, in denen jedoch bisher keine Replikation des Virus festgestellt werden konnte [9]. Die wenigen Personen, die das P-Antigen nicht besitzen, sind gegenüber einer Parvovirus-B19-Infektion resistent [8].

Das B19-Virus ist aufgrund seiner fehlenden Hülle sehr **resistent gegenüber inaktivierenden Einflüssen** (Detergenzien, Erhitzen bis 60 °C für 60 Minuten, pH-Werten von 3 bis 9 und hoher Salzkonzentration). Daher ist die Elimination des Virus von Blut und Blutprodukten mit den üblichen Inaktivierungsverfahren bisher unbefriedigend [6, 42, 54].

### Epidemiologie

Eine Übersicht bietet Tabelle 22-13.

Parvovirus B19 ist weltweit verbreitet und im Allgemeinen endemisch. Die postnatale Übertragung erfolgt durch **Tröpfcheninfektion.** In Ländern mit gemäßigtem Klima treten Epidemien mit einer Periodizität von etwa vier bis fünf Jahren auf. Gehäufte B19-Infektionen werden in Europa von Januar bis August, insbesondere von April bis Juni, beobachtet. Bei engen Kontakten wird das Virus leicht übertragen. Hierbei ist das Ansteckungsrisiko während der späten virämischen Phase vor dem Auftreten von Symptomen am höchsten.

Während lokaler Ausbrüche beträgt die **Infektionsrate** bei empfänglichen Erwachsenen innerhalb

Tabelle 22-13
*Epidemiologische Fakten zum Verständnis der prophylaktischen Maßnahmen bei Parvovirus-B19-Kontakt in Risikoberufen, z. B. Arztpraxis, Klinik, Kindergarten, Labor, Heim, Schule*

| Übertragung | Durch Tröpfcheninfektion |
|---|---|
| Inkubationszeit | 10–16 Tage nach Ansteckung |
| Ansteckungsrisiko | Am höchsten bei familiärer Exposition und erhöht bei Tätigkeit in Kindergärten und Grundschulen |
| ■ hoch | In der Virämiephase 7–4 Tage *vor* Symptombeginn bzw. bis zum Nachweis der IgM-Antikörper |
| ■ keines | ≥ 5 Tage *nach* Symptombeginn bzw. bis zum Nachweis des IgG-Antikörperanstieges, bei rekurrierendem Exanthem evtl. auch länger |
| Klinik | Akute Parvovirus-B19-Infektionen verlaufen im Erwachsenenalter in ca. 63% asymptomatisch oder uncharakteristisch, nur in 37% treten – insbesondere bei Frauen – Exanthem und/oder Gelenkbeschwerden auf. Das Exanthem hat gelegentlich einen biphasischen Verlauf. |

der Familie ca. 50%. Für das Personal in Kleinkinder betreuenden Einrichtungen und Lehrer von Grundschulklassen liegt die Ansteckungsrate bei ca. 20%. Hierbei ist die Rate für diejenigen, die Kontakt mit jüngeren und einer größeren Anzahl von infizierten Kindern haben, am höchsten [1, 23]. Gleichartige Beobachtungen zum höchsten Infektionsrisiko bei Exposition innerhalb der Familie und zum erhöhten Risiko bei beruflicher Exposition zu Kleinkindern werden auch für schwangere Frauen in neueren Studien bestätigt [62].

**Nosokomiale Infektionen** im Krankenhausbereich sind zwar relativ selten, haben aber eine Bedeutung für schwangere Patientinnen, schwangeres medizinisches Personal und insbesondere für immunsupprimierte Patienten [12, 55].

Die **Durchseuchung** beginnt schon früh im Kindesalter. In Deutschland liegt die Antikörperprävalenz bei den über Ein- bis Fünfjährigen zwischen 15 und 40% und bei Erwachsenen im mittleren Alter sowie Blutspendern mit gewissen regionalen Unterschieden bei ca. 60% [16, 19, 21].

Bei akuter Parvovirus B19-Infektion in der Schwangerschaft kann das Virus transplazentar auf den Fetus **übertragen** werden. Eine weitere Übertragungsmöglichkeit besteht in der parenteralen Infektion durch Frischblut, Erythrozytenkonzentraten und Gerinnungsfaktorkonzentraten wie in Einzelfällen schon publiziert wurde [68]. Mit diesem gewissen Risiko muss besonders für Empfänger von letztgenannten Blutprodukten gerechnet werden [42]. Zum einen sind die serologischen und die DNA-Screening-Verfahren für Blutspender und Blutprodukte noch nicht optimal, zum anderen sind die für sonstige Viren wie HIV, Hepatitis B und C erprobten Inaktivierungsverfahren für die Elimination von B19-Virus nicht gut geeignet [54].

### Infektion

Bei der postnatalen Infektion beträgt die **Inkubationszeit** nach Eindringen des Virus über den Rachenraum zwischen 13 und 18 Tagen. Das Virus infiziert die erythropoiden Vorläuferzellen. Dies führt zu deren Lyse und zu einer Hemmung der Erythrozytenproduktion, die bei „hämolytisch gesunden" Personen nicht apparent wird. Die virämische Phase beginnt zwischen dem 5. und 6. Tag nach Ansteckung und erreicht ihren Höhepunkt (mit bis zu 10$^{11}$ Genomkopien/ml Blut) ca. drei bis vier Tage vor Ausbruch des Exanthems. Zu diesem Zeitpunkt ist die **Ansteckungsmöglichkeit** am höchsten.

Von symptomatischen Fällen und experimentellen Studien [2] weiß man, dass die IgM-**Antikörper** ein bis drei Tage nach Exanthembeginn und die IgG-Antikörper zwei bis vier Tage später nachweisbar werden. Durch die neutralisierende Aktivität ist dann auch die Infektiosität aus dem Rachen weitgehend beendet, obwohl die B19-DNA im Blut mittels der sensitiven PCR-Technik häufig acht bis zehn Wochen und länger in abfallenden Konzentrationen nachgewiesen werden kann [37]. Die IgM-Antikörper lassen sich je nach Testart ca. sechs bis zehn Wochen nach Infektionsbeginn nachweisen und die IgG-Antikörper, die stellvertretend für die neutralisierenden Antikörper gemessen werden, bleiben wahrscheinlich lebenslang vorhanden [52].

Die Entwicklung der **zellulären Immunreaktion** ist bisher weniger gut bekannt. Während die humorale Immunität überwiegend für die Beendigung der Parvovirusvermehrung verantwortlich ist, scheint die T-Zell-Reaktion die Hauptrolle bei der Verhinderung der persistierenden Infektion zu spielen [63]. Persistierende Infektionen ohne bzw. in Gegenwart von niedrigtitrigen IgG-Antikörpern sind bei immunsupprimierten Patienten bekannt [30]. Auch Reinfektionen sind nicht ausgeschlossen. Beides wird gelegentlich auch für immunkompetente Personen diskutiert [13].

### Symptomatik

**Bei Kindern** verursacht die Parvovirus-B19-Infektion typischerweise das Bild der Ringelröteln. Dieses ist charakterisiert durch das girlandenförmige Erythem auf den Wangen („slapped cheeks"), gefolgt von einem erythematösen makulopapulären Exanthem an Körper und Gliedmaßen, das häufig mit starkem Juckreiz einhergeht. Lymphknotenschwellungen, milde grippale und gastrointestinale Symptome können dem Exanthem vorangehen. Das Exanthem kann für ein bis drei Wochen, besonders bei Temperaturwechsel und Stress, rekurrieren.

Bei **Erwachsenen** verläuft die Infektion in ca. 60% uncharakteristisch oder asymptomatisch. Die sich entwickelnde Anämie verläuft meist mild und wird von den Patienten nicht wahrgenommen. Das Exanthem sieht oft untypisch (morbilliform-vesikulär, rötelnähnlich) aus und kann auch fehlen. Bei Erwachsenen, insbesondere bei Frauen, manifestiert sich eine akute Parvovirus-B19-Infektion durch plötzlich auftretende symmetrische, polyarthritische Symptome oder Polyarthralgien, besonders der kleinen Gelenke. In über 10% der betroffenen Frauen können die Gelenksymptome mehr als zwei Monate bis Jahre andauern [26, 65].

Bei **Patienten mit Erkrankungen des blutbildenden Systems,** d.h. mit erhöhten Erythrozytenumsatz (z.B. erbliche Sphärozytose, Sichelzellanämie, Thalassämie etc.) führt eine Parvovirus-B19-Infektion häufig zu transitorischen aplastischen Krisen, bei denen es regelmäßig zu einem Abfall des Hämoglobins kommt. Klinisch stehen die Symptome der Anämie im Vordergrund. Normalerweise sind derartige aplastische Krisen durch die Bildung von antiviralen Antikörpern selbstlimitierend und nach ein bis zwei Wochen beendet. Bei Patienten mit hämolytischer Anämie wird die Inzidenz von Parvovirus-B19-assoziierten aplastischen Krisen auf 2 bis 5% pro Jahr geschätzt.

## 2 Parvovirus-B19-Infektion und Schwangerschaft

Bei akuten Parvovirus-B19-Infektionen von schwangeren Frauen kann das Virus während der gesamten Schwangerschaft diaplazentar auf den Fetus übertragen werden. Die diaplazentare Übertragungsrate wird auf ca. 33% geschätzt [40].

### Fetale Infektion und Risiko

Zielzellen des B19-Virus sind erythropoide Vorläuferzellen. Für die Entwicklung des Hydrops fetalis wird die **fetale Anämie** und die wiederum für die Herzinsuffizienz verantwortlich gemacht. Die Anämie kommt durch das Zusammentreffen der lytischen Vermehrung in den erythropoiden Vorläuferzellen und deren kurze Lebensspanne beim Fetus von 45 bis 70 Tagen zustande. Die fetale Infektion kann asymptomatisch sein, einen transienten, selbstresorbierenden oder einen durch kardiovaskuläre Dekompensation zum Tode führenden generalisierten Hydrops mit Aszites und Pleuraerguss verursachen [39, 44]. Ob die direkte Infektion von Myokardzellen zum Herzversagen beiträgt, ist noch nicht geklärt [10].

Die Mehrzahl der intrauterinen Infektionen bleibt unerkannt und es werden anscheinend gesunde Kinder geboren. Dennoch besteht ein beachtliches **Risiko für Abort und intrauterinen Fruchttod** mit und ohne Hydrops fetalis. Dieses Risiko ist nach anderen und unseren Studien bei akuten mütterlichen Infektionen zwischen der 13. und 28. Schwangerschaftswoche am höchsten.[!] Dies ist erklärbar durch die pathophysiologischen und pathogenetischen Hintergründe. Das abnehmende Risiko ab Ende des II. Trimenons dürfte u.a. auch durch die verbesserte immunologische Abwehrlage des Feten bedingt sein.

Das Intervall zwischen mütterlichem Infektionsbeginn und Auftreten fetaler Komplikationen beträgt nach unseren Beobachtungen bei prospektiven Fällen mit sicheren Angaben (n = 145 Fälle) zwei bis vier Wochen in 76%, fünf bis acht Wochen in 19%, neun bis zwölf Wochen in 1,4% und mehr als zwölf Wochen in 3,4% (G. Enders und Mitarbeiter, unveröffentlicht).

### Häufigkeit der fetalen Komplikation

Die fetale Verlustrate durch Abort und intrauterinen Fruchttod sowie die Häufigkeit von fetalem Hydrops in den verschiedenen Trimena ist noch immer nicht genau bekannt. Die Angaben für fetale Verlustraten variieren in Studien mit meist kleineren Zahlen von B19-infizierten schwangeren Frauen von 1,6% [24] 2,5% [43], 10% [14] und 15% [67].

In zwei englischen und einer deutschen prospektiven Multizenterstudien mit 186 [40], 244 [34] und 120 [49] schwangeren Frauen, bei denen eine klinisch und serologisch bestätigte B19-Infektion vorlag, wurde übereinstimmend eine erhöhte fetale Verlustrate von 11,8% bzw. 12% bzw. 11,7% vor der 20. Schwangerschaftswoche festgestellt. Das Gesamtrisiko des fetalen Verlustes für eine bewiesene Parvovirus-B19-infizierte Schwangerschaft wurde mit 9% in den beiden englischen Studien ermittelt. Für den prospektiven Anteil unserer Parvovirus-B19-Studie (mit 1381 beendeten akut infizierten Schwangerschaften) liegt die **fetale Verlustrate** bei nur 6,6% (im Vergleich zu 10,7% (= 168/1575 für das Gesamtkollektiv) [17, 18] mit einer erhöhten Rate von 11,7% bis zur 20. Schwangerschaftswoche, ohne signifikante Unterschiede für asymptomatische oder symptomatische mütterliche Infektion (G. Enders und Mitarb., unveröffentlicht).

Das **Risiko für Hydrops fetalis,** das niedriger ist als das Risiko für fetalen Verlust, wurde in den bei-

*Das Risiko für Abort und intrauterinen Fruchttod mit und ohne Hydrops fetalis. ist bei akuter mütterlicher Infektion in der 13. bis 28. Schwangerschaftswoche am höchsten!*

den englischen Studien mit 2,9% ermittelt. In dem prospektiven Anteil unserer Studie liegt dieses Risiko bei 4,6% (64/1381 Schwangerschaften), mit Auftreten des Hydrops fetalis überwiegend zwischen 13. und 20. Schwangerschaftswoche, gefolgt von einer Abortrate von 38% (24/64).

Die berichteten **Abortraten nach Hydrops** zeigen große Unterschiede auf. Sie können, je nach Grad von Hydrops und Anämie, bis zu 75% betragen [20].

Obwohl die Mehrzahl der fetalen Verluste bis zur 20. Schwangerschaftswoche eintritt, gibt es Fälle von intrauterinem Fruchttod (IUFT) auch nach der 20. Woche. Dies geht z.B. aus den retrospektiv diagnostizierten Fällen mit fetalen Komplikationen unserer Studie hervor, bei denen sich der IUFT zwischen der 21. und 30. Schwangerschaftswoche in 24% ereignete (G. Enders und Mitarb., unveröffentlicht). Dass ein Parvovirus-bedingter IUFT auch ohne Hydrops nach der 22. Schwangerschaftswoche eintreten kann, wird ferner in zwei prospektiven Studien mit Untersuchungen zum B19-DNA-Nachweis an fetalem und Plazentagewebe berichtet [56, 60]. Aus mehreren Studien mit Untersuchungen von B19-DNA an fetalem Autopsiematerial geht hervor, dass nur ein geringer Prozentsatz von ca. 14% [47], 16% [31] bzw. 18% [27] aller Hydrops-Fälle durch Parvovirus B19 bedingt sind.

Die **Inzidenz der B19-Infektionen in der Schwangerschaft** wurde für England in interepidemischen Jahren auf 1/400 und in epidemischen Jahren auf zwei bis drei Fälle pro 400 Schwangerschaften pro Jahr geschätzt [21]. Im Hinblick auf die ermittelte fetale Verlustrate von 9% [34, 40] ist mit mehr als 150 bis 200 B19-assoziierten Aborten pro Jahr zu rechnen. Für Deutschland sind solche Daten nicht bekannt. Legt man aber die epidemiologischen Erhebungen für England und Wales zugrunde, so dürften jährlich 200 bis 300 Aborte durch Parvovirus B19 bedingt sein [46]. In einer dänischen Studie wurde unter endemischen bzw. epidemischen Bedingungen eine Infektionsrate von 1,5% bzw. 13% bei den empfänglichen Frauen angegeben [62].

### Folgen für das Neugeborene

Zusätzlich zu den fetalen Komplikationen durch Infektion des hämatopoetischen Systems gibt es Berichte, die vermuten lassen, dass das B19-Virus Zellen meso-endodermalen Ursprungs, die das Rezeptor-P-Antigen exprimieren, direkt infizieren kann. Solche Infektionen könnten – vorausgesetzt, es findet eine Vermehrung des Virus in den Zellen statt – bei Überleben des Feten zu spezifischen und permanenten **Organdefekten** führen. Die Mehrzahl von abnormen Befunden an Herz [35, 41], am Auge und auch an anderen Organen [64] oder Defekte wie Lippen-Kiefer-Gaumenspalte, Mikrognathie u. a. m. [59] wurden an abortierten Feten erhoben.

Nur wenige Fälle von **Anomalien und Fehlbildungen** wurden **bei lebend geborenen Kindern** von Müttern mit bestätigter Parvovirus B19-Infektion beschrieben. Diese sind: einige Fälle mit Mekoniumperitonitis [45] und hepatischer Dysfunktion [32], drei Fälle mit schwerwiegenden ZNS-Anomalien [61], drei Fälle von kongenitalen roten Blutzellaplasien (Black-Tan-Diamond-Anämie) bei Kindern mit intrauteriner Therapie und ein Fall mit thrombozytopenischer Purpura und Blutplättcheninkompatibilität [66].

In beiden prospektiven englischen Studien [34, 40] konnten bei 214 lebend geborenen Kindern von Müttern mit aktiver B19-Infektion in der Schwangerschaft im Alter von einem Jahr und bei 194 Kindern im Alter von sieben bis zehn Jahren keine Parvovirus-B19-verdächtigen Auffälligkeiten beobachtet werden. Persistierende IgG-Antikörper waren in 24% (26/108) der einjährigen Kinder nachweisbar.

In unserer Studie wurden bei insgesamt 79 lebend geborenen Kindern verschiedenartige Auffälligkeiten bei Geburt angegeben, die jedoch mit hoher Wahrscheinlichkeit nicht durch Parvovirus B19 bedingt waren. Persistierende IgG-Antikörper konnten in 34,2% (167/489) nachgewiesen werden. Wie auch in der englischen Studie stieg die Rate der persistierenden IgG-Antikörper bei Kindern von Müttern mit B19-Infektion ab der 20. Schwangerschaftswoche signifikant an (von 19,4% auf 84,3%).

Bisher wurden keine **teratogenen Effekte oder kongenitalen Defekte,** wie sie bei tierischen Parvoviren bekannt sind, beobachtet. Deshalb ist auch ein Schwangerschaftsabbruch nicht indiziert.[I]

## 3 Diagnostik

Bei schwangeren Frauen mit Kontakt zu Ringelröteln bzw. bei Angabe von verdächtigen Symptomen sollten **serologische Untersuchungen** durchgeführt werden. Im Falle eines auffälligen Ultraschallbefundes wie Hydrops fetalis muss an eine durch Parvovirus-B19-Infektion bedingte Ursache gedacht und diese ausgeschlossen werden.[II] Die Maßnahmen zur Erkennung einer Parvovirus-B19-Infektion in der Schwangerschaft zeigt Tabelle 22-14.

---

[I] Bei Infektion mit Parvovirus B19 in der Schwangerschaft ist ein Abbruch nicht indiziert!

[II] Bei schwangeren Frauen mit einem auffälligem Ultraschallbefund wie Hydrops fetalis muss an eine durch Parvovirus-B19-Infektion bedingte Ursache gedacht und diese ausgeschlossen werden!

## Labordiagnostik

Sie umfasst die Antikörperbestimmung und den Nachweis von B19-Virus-DNA. Dieser wird vorrangig in der pränatalen Diagnostik, aber auch zur Verifizierung einer akuten mütterlichen Infektion bei unklaren serologischen Ergebnissen sowie zur Abklärung von bekannten und möglichen B19-assoziierten Komplikationen bei Kindern und Erwachsenen eingesetzt.

### Antikörpernachweis

Für der **Nachweis von B19-spezifischen IgG- und IgM-Antikörpern** stehen verschiedene kommerziell erhältliche Testsysteme zur Verfügung, in denen rekombinante virale Proteine als Antigen verwendet werden. Am häufigsten werden die Bestimmungen mit Enzymimmunoassays, Immunfluoreszenz-Tests und Immunoblots durchgeführt. Zur Feststellung der Immunitätslage bei nichtschwangeren Personen reicht die IgG-Antikörperbestimmung aus. Zum **Ausschluss einer akuten Infektion** müssen IgG- und IgM-Antikörper bestimmt werden. Dagegen hat der IgA-Antikörpernachweis nur eine geringe diagnostische Bedeutung.

Problematisch für die **Interpretation der Befunde** sind niedrige IgM-Werte in Gegenwart hochpositiver IgG-Antikörper.

Zur Differenzierung, ob es sich um länger persistierende IgM-Antikörper nach einer mehrere Wochen zurückliegenden mütterlichen Infektion oder um unspezifische IgM-Antikörper handelt, ist der recomb-IgG-/IgM-Immunoblot hilfreich. Anhand des Bandenmusters können z.B. Antikörper gegen das Nicht-Strukturprotein NS-1 nachgewiesen werden. Da diese bekanntlich frühestens erst sechs Wochen nach Infektionsbeginn vorhanden sind, lässt sich damit der Infektionszeitpunkt eingrenzen. Ferner kann man bei negativem Befund im IgM-Blot von einer unspezifischen Reaktion im EIA ausgehen und weitere Ultraschallkontrollen vermeiden. Bei Bestätigung der schwach positiven IgM-Antikörper im EIA durch den Immunoblot und/oder eines positiven B19-DNA-Nachweises im Serum der Schwangeren muss daran gedacht werden, dass fetale Komplikationen in einem kleinen Prozentsatz auch noch mehr als acht Wochen post infectionem auftreten können [33]. Es gibt jedoch auch Fälle, bei denen zum Zeitpunkt des Hydrops fetalis IgM-Antikörper im EIA oder Blot im mütterlichen Blut nicht nachweisbar sind und die Diagnose erst durch den B19-DNA-Nachweis in fetalen Proben und gelegentlich im mütterlichen Blut gestellt wird [4] (G. Enders und Mitarb., eigene Beobachtungen). Weiterhin können die im EIA gemessenen schwach positiven IgG-Antikörper im Hinblick auf ihre Spezifität im Immunoblot überprüft werden.

**Tabelle 22-14**
*Erkennung einer akuten Parvovirus-B19-Infektion in der Schwangerschaft und Vorgehen*

| | |
|---|---|
| Kontakt Antikörperbefund und Interpretation | IgG-/IgM-Antikörperbestimmung im EIA<br>■ IgM pos., IgG neg. bis schwach pos. → akute Infektion<br>■ IgM neg., IgG pos. → frühere Infektion<br>■ IgM neg., IgG neg. → empfänglich; AK-Kontrolle 2–3 Wo später<br>■ IgM-AK nachweisbar: 6–8–10 Wo nach Infektion<br>■ IgG-AK nachweisbar: langfristig |
| Beachte: | ~ 60 % der akuten Infektionen bei Erwachsenen, z.B. bei schwangeren Frauen, verlaufen uncharakteristisch oder asymptomatisch |
| Bei akuter Infektion: Pränataldiagnostik | 8-tägige Ultraschallkontrollen für 6 Wo p.i., dann 14-tägig für weitere 4 Wo; bei auffälligem Ultraschallbefund (z.B. Hydrops) sofort in ein Zentrum für pränatale Diagnostik und Therapie überweisen. Dort Graduierung der Hydrops und Kontrolle für fetale Anämie mittels Farb-Doppler und/oder Hb-/Retikulozytenbestimmung im fetalen Blut |
| Bei erniedrigten Hb-Werten (< 8 g/dl): | intrauterine Therapie mit Erythrozytenkonzentrat, oft mehrmals |
| Vor Therapie: | Außer fetalem Blut auch Fruchtwasser/Aszites für Parvovirus-B19-DNA-Nachweis entnehmen |

**Neutralisierende Antikörper** werden für die Routinediagnostik nicht bestimmt, nachdem der Hinweis besteht, dass man stellvertretend die Immunität auch mit den IgG-Antikörpern messen kann. Neutralisierende Antikörper werden heute mit einem neuartigen Assay basierend auf einer RT-PCR nachgewiesen. Dieser etwas komplizierte Test wird im Wesentlichen in Forschungsvorhaben z.B. zur Wirksamkeitsprüfung für Immunglobuline eingesetzt [5].

### Virusnachweis

Der Virusnachweis erfolgt in der Diagnostik anhand der B19-DNA vorwiegend mit der Polymerase-Kettenreaktion (PCR), da bisher keine geeigneten Zelllinien für die Virusanzüchtung zur Verfügung stehen.

Die PCR wird heute u.a. mit der LightCycler-Technik durchgeführt, wobei die Ergebnisse in ein bis zwei Stunden vorliegen können. Die Nachweisgrenze für die einfache PCR liegt bei 600 Genomkopien/ml, mit der ultrasensitiven Version der nested PCR lassen sich noch ca. 100 Genomkopien/ml nachweisen. Letztere Version hat jedoch das Risiko falsch-positiver Befunde.

Die PCR wird zum B19-DNA-Nachweis in Vollblut, Plasma, Serum, sonstigen Körperflüssigkeiten,

Fruchtwasser, Aszites und Geweben eingesetzt. Für den Parvovirus-B19-Nachweis in tiefgefrorenen oder fixierten Zellen und Geweben wird neben der PCR auch die weniger sensitive In-situ-Hybridisierung sowie die immuno-histochemische Technik angewendet [60]. Der Virusnachweis an Hand von Einschlusskörperchen (Lampionzellen) in gefärbten Blutausstrichen und Knochenmarkspunktaten kann als Zusatzbefund bewertet werden [48].

**Pränatale Diagnostik und intrauterine Therapie**

Die Indikation für die pränatale Parvovirus-B19-Diagnostik ist ein auffälliger Ultraschallbefund bei schwangeren Frauen mit klinisch und/oder serologisch bewiesener akuter Infektion oder ein auffälliger Ultraschallbefund bei routinemäßigem Screening in der 11.-22.-33. Schwangerschaftswoche. Die pränatale Diagnostik wird jedoch nicht selten auch auf Wunsch der Frauen mit akuter Parvovirus-B19-Infektion ohne auffälligen Ultraschallbefund zum Ausschluss einer fetalen Infektion durchgeführt. Alphafetoproteinwerte (AFP) im maternalen Serum sind keine Frühmarker für fetale Komplikationen, da sie vor deren Auftreten selten erhöht sind. Erhöhte Werte werden erst kurz vor dem Absterben der Frucht beobachtet. Möglicherweise ist ein erhöhtes b-hCG dafür besser geeignet [28, 29].

Die Entnahme von Fruchtwasser ist ab der 16. Schwangerschaftswoche möglich, die von fetalem Blut in der Regel ab der 17. Woche.

Bei serologisch bewiesenen bzw. verdächtigen akuten Parvovirus B19-Infektionen in der Schwangerschaft wird in Deutschland zunächst zu achttägigen Ultraschallkontrollen für sechs Wochen (ca. 80 % der fetalen Komplikationen ereignen sich post infectionem), dann für weitere vier Wochen zu 14-tägigen Ultraschallkontrollen geraten. Bei auffälligem Ultraschallbefund wie z.B. vermehrtes Fruchtwasser, erhöhte Mobilität des Feten, verdickte Plazenta und Hydrops fetalis wird die Schwangere vom Frauenarzt an ein Zentrum für pränatale Diagnostik und Therapie überwiesen. Dort erfolgt ultrasonographisch die Graduierung des Hydrops anhand der Ausprägung von fetalem Aszites und die Abschätzung des Ausmaßes der fetalen Anämie mittels Farb-Doppler anhand der dafür bekannten Kriterien (siehe auch Bd. 4).

Bei **Hinweis auf Anämie des Feten** einer Mutter mit serologischem Verdacht auf akute B19-Infektion wird das besonders vorbehandelte Erythrozytenkonzentrat bei der Blutbank bestellt. Nach Eintreffen erfolgt dann die Entnahme von ca. 3 ml Fetalblut aus der Nabelvene. Der Hb-Wert wird innerhalb einer Minute mit dem Blutbildautomaten bestimmt und bei erniedrigten Werten (< 8 g/dl) gleich mit der Transfusion in die noch in der Nabelvene liegende Nadel begonnen. In verschiedenen Zentren wird außer Fetalblut, wenn möglich gleich auch Fruchtwasser oder Aszites, für die Labordiagnostik gewonnen. Bei eventueller Hinterwandplazenta müssen zur Vermeidung von durch Fruchtwasser verdünntem Fetalblut besondere Techniken angewandt werden.

Bei **Hydropsfällen der Kategorie III** und unklarer Genese muss sofort gehandelt werden, da bei Parvovirus-bedingtem Hydrops sehr schnell eine Herzinsuffizienz auftreten kann. Im Hinblick auf die Behandlungsnotwendigkeit kann die Bestimmung der Retikulozytenwerte (die leider zurzeit in den meisten Pränatalzentren nicht innerhalb von Minuten bestimmbar sind) einen Beitrag leisten. So deuten erhöhte Werte darauf hin, dass die aplastische Krise beendet ist und ein Aufwärtstrend in der Erythropoese besteht.

**Feten mit intrauteriner Therapie** werden zunächst engmaschig durch tägliche Ultraschallkontrollen und kurzfristige Hb-Kontrollen im fetalen Blut im Hinblick auf Wiederholung der Therapie bzw. Normalisierung überwacht. Nach zunehmender Erfahrung der Kollegen in den Pränatalzentren ist ein geringgradiger Hydrops (Kategorie I) nur mit geringgradiger Anämie assoziiert (Hb-Werte 7,2-11,5 g/dl) und der Hydrops bildet sich bei Hb-Werten von ≥ 8 g/dl meist spontan zurück (F. Louwen et al., G. Enders und Mitarb., unveröffentlicht). Bei mäßigem Hydrops (Kategorie II) liegen die Hb-Werte zwischen 5,7 und 7,2 g/dl und beim massiven Hydrops (Kategorie III) bei 1,6 bis <5,6 g/dl [20, 44, 58]. Nach unseren Ergebnissen liegt die B19-DNA-Positivrate mit der einfachen PCR in Fetalblut, Fruchtwasser und Aszites in Kategorie II und III bei ca. 70% bzw. 88% und bei asymptomatischen Feten von akut infizierten Müttern bei ca. 40%. Häufig sind Fruchtwasser und Fetalblut positiv. In Abhängigkeit von der Schwere der fetalen Symptomatik können in Fetalblut und Fruchtwasser bis zu mehr als 109 Genomkopien/ml nachgewiesen werden. Die IgM-Antikörperbestimmung in Fetalblut hat besonders vor der 20. Gestationswoche nur einen geringen diagnostischen Wert. Nach unseren Daten liegt die IgM-Positivitätsrate (Serumverdünnung von 1:100) in Fällen mit fetaler Symptomatik vor der 20. Gestationswoche unter 10% und nach der 22. Woche bei 39%; bei Feten ohne fetale Symptomatik sind die IgM-Positivitätsraten vor und nach der 20. Schwangerschaftswoche ähnlich (G. Enders, unveröffentlicht). Ähnliche Beobachtungen wurden auch in einer anderen Studie gemacht [16a, 44].

### Pädiatrische Diagnostik

Neugeborene von Müttern mit B19-Infektion in der Schwangerschaft sind in der Regel klinisch und serologisch unauffällig, d. h. es sind nur IgG-Antikörper nachweisbar. Nur bei Neugeborenen von Müttern, die in den letzten drei bis vier Wochen vor Entbindung eine akute B19-Infektion durchgemacht haben, sind häufig – außer IgG-Antikörper – auch IgM-Antikörper und B19-DNA im Nabelschnurblut und Blutproben aus der 1. bis 3. Lebenswoche nachweisbar.

Positive PCR- und IgM-Befunde nur im **Nabelschnurblut** können durch Kontamination mit mütterlichem Blut zustande gekommen sein.

Eine **Virusausscheidung** aus dem Rachen konnte bei Neugeborenen von Müttern mit länger oder kürzlich zurückliegender akuter Infektion in der Schwangerschaft nicht nachgewiesen werden, wie die Testung von Rachensekret auf B19-DNA mit der PCR ergab (G. Enders, unveröffentlicht).

Als Indiz für eine intrauterin erfolgte Infektion ohne und mit kindlichen Auffälligkeiten wird der **Nachweis persistierender IgG-Antikörper** bis zum Alter von ein bis zwei Jahren bewertet, da danach für verschiedene Infektionen schon die natürliche Durchseuchung beginnt. Auffallend ist, dass im Gegensatz z.B. zu Kindern mit pränatal bewiesener Rötelninfektion auch vor der 20. Schwangerschaftswoche, Kinder mit pränatal bewiesener Parvovirus-B19-Infektion, selbst solche mit fetalen Komplikationen, zum Teil mit Therapie, in 65% keine persistierenden IgG-Antikörper aufweisen (G. Enders, unveröffentlicht, Stand 07/2001).

Bei Kindern mit klinisch Parvovirus-verdächtigen Auffälligkeiten bei Geburt oder später sollte der **B19-DNA-Nachweis** außer in Blut auch in Knochenmark, verschiedenen Körperflüssigkeiten und eventuell Biopsiematerial aus bestimmten Organen durchgeführt werden.

## 4 Therapie und Prophylaxe

### Therapie

Eine **antivirale Substanz**, die die Replikation von B19-Virus zu hemmen vermag, wurde bisher nicht gefunden.

Bei Ringelröteln von immunkompetenten Personen ist eine Therapie z.B. mit **Erythrozytenkonzentrat** nicht notwendig, da die Hemmung der Erythropoese nur kurz anhält und die Überlebenszeit der Erythrozyten normal ist. Sie ist jedoch bei den durch B19 verursachten aplastischen Krisen erforderlich und wird auch bei Parvovirus-B19-bedingter fetaler Anämie und Hydrops (Kategorie II und III) angewandt.

In deutschen pränatal-diagnostischen Zentren wurde die **intrauterine Therapie** erstmals 1987/88 durchgeführt und seither als positive Maßnahme für das Überleben von Feten mit schwerer Anämie bewertet [44, 50]. Auch eine englische Studie, die während der epidemischen Jahre 1993 und 1994 an 38 hydropischen Feten durchgeführt wurde, ergab eine höhere Überlebensrate für transfundierte Feten (9/12) als für Feten ohne Transfusion (13/26) [20]. In unserer Studie beträgt gegenwärtig die Überlebensrate der Feten mit B19-bedingtem Hydrops der Kategorie III mit Transfusion 63% (51/80) und bei Feten ohne Transfusion 6% (3/53) (G. Enders und Mitarb., Stand Juli 2001, unveröffentlicht). In acht weiteren Fällen der Kategorie III wurde auf Wunsch der Mutter die Schwangerschaft abgebrochen. Bei Feten mit geringer und mäßiger Anämie wird unter engmaschiger Ultraschallüberwachung zunächst auf eine Therapie verzichtet.

Die **intrauterine Transfusion der Feten** mit Erythrozytenkonzentrat (Blutgruppe 0, rhesusnegativ, Hämatokrit 65–70%) erfolgt hauptsächlich intravenös, seltener intraperitoneal und intrakardial als lebensrettende Maßnahme. Für Transfusionen bei Risikopatienten (z.B. Schwangere, seronegativ oder solchen mit unbekanntem Immunstatus für Parvovirus B19) können heute schon ausgewählte Blutkomponenten, d. h. von IgG-positiven Spendern, die mit negativem Ergebnis mittels NAT (nucleic acid amplification technology) zum Ausschluss einer persistierenden Virämie getestet sind, in den großen Blutbanken angefordert werden.

Der **Nutzeffekt** der intrauterinen Therapie wird in angloamerikanischen Ländern kontrovers diskutiert. Dies nicht nur, weil verständlicherweise Kontrollgruppen mit ähnlichem Risiko für intrauterinen Fruchttod fehlen [44], sondern auch wegen des theoretischen Risikos durch die intrauterine Bluttransfusion eventuell eine Immuntoleranz zu induzieren bzw. die Entwicklung von Autoimmunreaktionen zu den erythropoiden Vorläuferzellen zu bewirken [10].

Durch Therapie mit i.v. Immunglobulinen (fast alle kommerziellen Präparate enthalten B19-Antikörper in unterschiedlichen Konzentrationen) können immunsupprimierte Patienten mit persistierender B19-Infektion und chronischem Verlauf erfolgreich behandelt werden [30, 51].

### Prophylaxe

Die prophylaktischen Maßnahmen bei Parvovirus-B19-Kontakt sind in Tabelle 22-15 zusammengefasst.

**Tabelle 22-15**
*Prophylaktische Maßnahmen bei Parvovirus-B19-Kontakt in Risikoberufen, z.B. in Arztpraxis, Klinik, Kindergarten, Labor, Heim, Schule*

| Vorgehen | |
|---|---|
| ■ bei Kontakt *oder*<br>■ verdächtiger Symptomatik<br>■ bei seronegativen Schwangeren berufliche Exposition | Sofort IgM-/IgG-Antikörperbestimmung durchführen! (s. Tab. 22-14)<br>Bis zum Abklingen der gehäuften Fälle (z.B. in Kindergarten- und Grundschulbereich) vom Dienst freistellen?? (keine offizielle Vorschrift)<br>**AK-Kontrolle:**<br>■ nach 2-3 Wochen IgG-, IgM-AK neg. = weiterhin empfänglich<br>■ IgG- und IgM-AK pos. → akute Infektion! Beachte weiteres Vorgehen! (Tab. 22-14) |
| **Passive Prophylaxe**<br>■ postexpositionelle Immunglobulingabe<br>■ präexpositionelle Immunglobulingabe | Viele Immunglobulin-Präparate (i.v./i.m.) enthalten B19-IgG-(NT)-AK in unterschiedlichen Konzentrationen<br>Bei bekanntem Kontakt prinzipiell möglich, jedoch zzt. nicht empfohlen, da Effektivität für Verhütung von Infektionen nicht bekannt ist<br>Gut wirksam, z.B. bei nosokomialen Ausbrüchen |
| **Aktive Impfung** | Rekombinanter B19-Impfstoff (im Baculosystem hergestellt) wird zzt. klinisch erprobt |

Die **Expositionsprophylaxe** ist selten erfolgreich, da die Hauptkontagiosität bei der Kontaktperson vor Auftreten der Symptomatik besteht und die akute Infektion im Erwachsenenalter in ca. 60% asymptomatisch verläuft. Für seronegative schwangere Frauen in Risikoberufen (z.B. Kleinkindereinrichtungen, Grundschulen) kann bei gehäuftem Auftreten von Ringelrötelnfällen eine vorübergehende Freistellung mit Kontrolle der IgM- und IgG-Antikörper nach zwei, drei und vier Wochen erwogen werden. Dies ist jedoch keine offiziell empfohlene Maßnahme. In anderen Ländern (z.B. in England und den USA) wird die berufliche Freistellung im Hinblick auf das mäßige Risiko für fetale Verluste weder für erforderlich noch auf Grund der oben erwähnten epidemiologischen Charakteristika für sinnvoll gehalten.

**Postexpositionelle passive Prophylaxe:** Auf Grund der hohen Durchseuchung enthalten kommerzielle Immunglobulinpräparate IgG-(NT-)Antikörper gegen Parvovirus-B19. Eine passive Prophylaxe mit Immunglobulin wäre nur in Fällen mit bekanntem Kontakt gleich nach Exposition prinzipiell möglich und eventuell wirksam. Sie wird aber zurzeit aus mehreren Gründen nicht empfohlen. Zum einen gibt es weder ein spezifisches Hyperimmunglobulin mit Angaben zu neutralisierenden Einheiten noch ist nicht bekannt, welche Konzentration an neutralisierenden Antikörpern in einem bestimmten Volumen Schutz vor einer Infektion bedeutet [42, 51, 57].

Für die **präexpositionelle Prophylaxe**, z.B. bei nosokomialen Ausbrüchen, haben sich die bisher verfügbaren Immunglobuline als sehr gut wirksam erwiesen. Die in vereinzelten Immunglobulinpräparaten nachgewiesene B19-DNA in geringer Kopienzahl scheint nicht infektiös zu sein, möglicherweise durch den Gehalt an B19-Antikörpern mit neutralisierender Eigenschaft [42].

**Aktive Prophylaxe:** Das Parvovirus B19 ist nicht in gängigen Zellkulturen vermehrbar. Deshalb wurden mit Hilfe des Baculovirus-Expressionssystems leere VP1- und VP2-Kapside hergestellt. Diese Kapside sowie synthetische Peptide, die ebenfalls neutralisierende Antikörper induzieren, sind mögliche Ausgangsstoffe für die Impfstoffherstellung [5, 22, 36]

# Varizellen-Zoster

Varizellen in der Schwangerschaft sind in dicht besiedelten Regionen in der nördlichen Hemisphäre ein relativ seltenes Ereignis. In Deutschland besitzen nur etwa 5 bis 6% aller Frauen im gebärfähigen Alter keine Antikörper gegen das Varizellen-Zoster-Virus (VZV). Bei mütterlichen Varizellen in der Schwangerschaft kann es neben Abort und intrauterinem Fruchttod in Ausnahmefällen zum sog. kongenitalen Varizellensyndrom (CVS) kommen [14]. Bei mütterlichen Varizellen um den Geburtstermin ist die Gefahr einer schwer verlaufenden neonatalen Erkrankung gegeben. Bei Zoster in der Schwangerschaft sind weder kindliche Schädigungen noch perinatale Infektionen zu erwarten [12, 14]. Außerhalb der Schwangerschaft sind Varizellen und Zoster bei immunsupprimierten Kindern und Erwachsenen besonders mit hämatologisch-onkologischen Erkrankungen von klinischer Bedeutung.

## 1 Erreger, Epidemiologie, Infektion

### Erreger

Das Varicella-Zoster-Virus (VZV) gehört zu den neurotropen Herpesviren (Unterfamilie der α-Herpesviridae der Herpesviridae). In Struktur und Funktion ähnelt es den anderen Viren der Herpesgruppe. Das Nukleokapsid hat einen Durchmesser von etwa 100 nm und beinhaltet eine lineare Doppelstrang-DNA. Die komplette Sequenz des VZV-Genomes ist bekannt [7], so dass die entsprechenden codierenden Gene für die Herstellung diagnostisch relevanter Antigene, z.B. der Glykoproteine der viralen Hülle gP I-IV, genutzt werden können [24].

### Epidemiologie

Das VZV ist weltweit verbreitet; der Mensch ist das einzige bekannte Reservoir. Die Übertragung geschieht aerogen durch virushaltige Tröpfchen, die beim Atmen oder Husten ausgeschieden werden, und virushaltigen Bläscheninhalt oder Krusten als Schmierinfektion. Infektionsquellen sind Patienten mit akuten Varizellen, seltener solche mit Zoster.

Die Varizellen sind **hochkontagiös.** Die Ansteckungsfähigkeit beginnt ein bis zwei (oder drei) Tage vor Ausbruch des Exanthems über die Virusausscheidung aus dem Respirationstrakt, ist aber im akuten Bläschenstadium besonders hoch. Sie endet erst mit dem Abheilen der letzten Bläschen. Der Kontagiositätsindex bei der ersten Exposition liegt bei über 85% und der Manifestationsindex bei über 90%. In Ländern der nördlichen Hemisphäre treten Varizellen am häufigsten im Winter und Frühjahr auf.

Die **Durchseuchung** beginnt z.B. in Deutschland nach dem 1. Lebensjahr mit dem höchsten Erkrankungsgipfel zwischen dem 5. und 7. Lebensjahr. Nach einer kürzlich durchgeführten Seroprävalenzstudie beträgt die Seropositivrate bei den Acht- bis Zehnjährigen schon 88% und im Alter von 16 bis 20 Jahren über 90% [49]. In seroepidemiologischen Studien von Enders und Mitarbeitern (1985 bis Juli 2001) beträgt die Seronegativrate bei schwangeren Frauen ohne VZV-Kontakt im Alter von 20 bis 30 Jahren 5 bis 6% und im Alter von 31 bis 40 Jahren noch 2,75%. Diese Raten sind in den letzten 20 Jahren relativ konstant geblieben [11] (G. Enders und Mitarbeiter, unveröffentlicht). Die Seroprävalenzraten im Erwachsenenalter können in anderen Ländern (z.B. in der südlichen Hemisphäre) niedriger sein [13].

In der Schwangerschaft kann das Virus **diaplazentar auf den Fetus** übertragen werden.

### Varizelleninfektion

Bei der postnatalen Infektion dringt das Virus über die Schleimhäute des oberen Nasen-/Rachenraumes einschließlich Konjunktiva ein und vermehrt sich in den folgenden zwei bis drei Tagen in den regionalen Lymphknoten. Fünf Tage nach Infektion erfolgt die erste Virämie mit Ausbreitung des Virus, z.B. zu Leber, Milz und anderen Organen und nachfolgender Virusvermehrung. Mit der zweiten massiven Virämie (Tag 10–14) gelangt das Virus in den weißen Blutzellen über die Kapillaren, z.B. zu den Epidermiszellen der Haut und der Schleimhaut des Oropharynx, und es tritt das charakteristische Windpockenexanthem auf. Die virämische Phase dauert bis zum Exanthemausbruch an [26]. Während der Primärinfektion kommt es in Gegenwart der einsetzenden Immunreaktionen zum zentripetalen Virustransport über sensible Nervenstränge in die sensorischen spinalen und zentralen Ganglien mit Etablierung der Latenz. Weniger wahrscheinlich erscheint die Infektion der Ganglien über den Blutweg [6].

An der **Immunabwehr** sind hauptsächlich zelluläre Mechanismen (z.B. Antigen-präsentierende Zellen, zytotoxische T-Lymphozyten, Memory-Zellen) sowie die humoralen Antikörper beteiligt. Letztere sind vor allem gegen das Glykoprotein gE sowie gegen die weiteren, ebenfalls sehr immunogenen fünf Glykoproteine gB, gH, gI, gC und gL gerichtet. Die Kinetik der zellulären Immunantwort nach der VZV-Infektion ist weniger gut bekannt als die für die Antikörperbildung. Die IgM-, IgA- und IgG-Antikörper erreichen innerhalb von zwei Wochen nach Exanthemausbruch ihre Höchstwerte. Zu diesem Zeitpunkt sind auch neutralisierende Antikörper nachweisbar. Die IgM- und IgA-Antikörper bleiben im Schnitt für sechs bis acht Wochen in erhöhten Werten nachweisbar, die IgG-Antikörper in absinkenden Titern lebenslang [11, 13, 24].

Kenntnisse über das Zusammenwirken von zellulärer und humoraler Immunität für die Immunabwehr bei Varizellen und Zoster sind immer noch inkomplett. Im Allgemeinen wird heute akzeptiert, dass die T-Zell vermittelte Immunität (CMI) bei der primären Infektion für die Begrenzung der Virusausbreitung sowie für die Kontrolle der Reaktivierung mittels der spezifischen Memory-Zellen im Blut verantwortlich ist. Die humoralen Antikörper, die nach überstandenen Varizellen regelmäßig im Blut nachweisbar sind, können weitgehend, wie auch die Erfahrung mit Varizellen-Immunglobulinpräparaten zeigt, empfängliche Personen mit Kontakt in einem hohen Prozentsatz vor der Varizellenerkrankung, nicht aber vor einer subklinischen oder modifizierten Infektion schützen. Dies gilt auch für Antikörper-positive Personen, die bei Kontakt in der Regel vor einer Zweiterkrankung geschützt sind, jedoch kommen Reinfektionen, die mit einer kurzfristigen Virämie verbunden sein können, vor. Sie verlaufen auch bei immunkompetenten Personen gelegentlich mit Symptomen und führen zu signifikanten IgG-Titeranstiegen und z. T. auch zur IgM-Antikörperbildung [13] (G. Enders und Mitarbeiter, unveröffentlicht). Bei immunsup-

Tabelle 22-16
*Varizellen in der Schwangerschaft und Risiko*

| Risiko | Heutiger Stand |
|---|---|
| ■ für Seronegative | Seronegativitätsrate ca. 5–6 % |
| ■ Häufigkeit | 1600 Fälle jährlich in BRD* |
| Komplikationen | VZV-Pneumonie relativ selten, meist III. Trimenon, ohne ACV-Therapie ist die Letalität hoch (40 %) |
| ■ Mortalität | 1:1 Mio. Schwangerschaften |
| ■ Abortrate | nicht signifikant erhöht |
| ■ kongenitales VZV-Syndrom bei VZV 1.–20. SSW | 1–2 %: relativ selten, aber schwerwiegend (bezogen auf Fälle ≤ 21. SSW)** |
| ■ schwere neonatale VZV bei Neugeborenen von Müttern mit Varizellen | ~ 8 % ~ 5 Tage vor bis 2 Tage nach Entbindung |
| ■ frühpostnataler Zoster bei Kindern von Müttern mit VZV im II.–III. Trimenon | 1,1 % |

\* rechn. Ermittlungen Labor Prof. Enders
\*\*prospektive Studie G. Enders 1994

primierten Kindern mit hämatologischen onkologischen Grundkrankheiten können Varizellen jedoch auch rekurrierend auftreten [61].

### Zosterinfektion

Bei der Zosterinfektion handelt es sich um die **Reaktivierung von endogenem Varizellenvirus.** Diese kann sich nur bei Personen mit einer früher durchgemachten VZV-Infektion einstellen. Bei den periodisch auftretenden subklinischen Reaktivierungen wird bei intakter zellulärer Immunabwehr die Virusreplikation verhindert. Bei Verminderung insbesondere der Anzahl der Varizellen spezifischen Memory-Zellen kann es jedoch zur Virusreplikation kommen. Die Viren wandern dann vom Ganglion zentrifugal auf neuralem Wege in die Haut des Innervationsgebietes der dem Ganglion zugehörigen Nerven. Faktoren für die Reaktivierung mit nachfolgender Virusreplikation sind unter anderem zunehmendes Alter, operative Eingriffe, zytostatische Therapie, die natürliche Immunsuppression in der Schwangerschaft und die verminderte humorale und zelluläre Immunantwort von Kindern nach akuten Varizellen im ersten Lebensjahr. Die klinisch manifeste Reaktivierung des VZV ist jedoch sehr viel seltener als beim Herpes-simplex-Virus [10]. Bei der Zosterinfektion ist im Allgemeinen keine oder nur eine kurzfristige virämische Phase zu erwarten. Die IgG- und IgA-Antikörper und in einem kleineren Prozentsatz auch die IgM-Antikörper, steigen schnell auf hohe Werte an [11, 13].

### Symptomatik: Varizellen

**Verlauf:** Nach einem uncharakteristischen Prodromalstadium (1–2 Tage) beginnt die Erkrankung mit Abgeschlagenheit, erhöhter Temperatur bis 39 °C, Kopfschmerzen und einem an der behaarten Kopfhaut beginnenden Exanthem. Dieses breitet sich in den nächsten drei bis fünf Tagen nach kaudal über den ganzen Körper aus. Beim bunten Varizellenexanthem (sog. gestirnter Himmel) liegen gleichzeitig differente Entwicklungsstadien von makulopapulösen bis vesikulären Hautefflöreszenzen vor. Der Schweregrad der Läsionen kann sehr unterschiedlich sein. Kleinkinder bilden meist weniger Bläschen (ca. 300) als ältere Personen. Die Erkrankung dauert beim unkomplizierten Verlauf ca. sechs bis zehn Tage, und die Bläschen heilen ohne Narbenbildung ab.

Die häufigste infektiöse **Komplikation** besonders bei Kindern ist eine bakterielle Superinfektion der Hautläsionen, meist verursacht durch Streptococcus pyogenes oder Staphylococcus aureus. Diese lassen sich jedoch durch sorgfältige Hautpflege vermeiden. Die Hauptkomplikation ist bei Jugendlichen und Erwachsenen, so auch bei schwangeren Frauen, die Varizellenpneumonie, die innerhalb der ersten Woche nach Ausbruch des Exanthems auftreten kann und der intensivmedizinischen Betreuung bedarf [8]. Andere, seltene Komplikationen (ca. 0,1%) bei sonst immunkompetenten Personen umfassen Enzephalomeningitiden, das Reye-Syndrom, Thrombozytopenien, Augenbeteiligung, Arthritis, Nephritis und Orchitis. Immunsupprimierte Patienten mit T-Zell-Defekten und Kinder mit Leukämie, Lymphomen und Morbus Hodgkin neigen zu disseminierten schweren Krankheitsverläufen. Kinder mit B-Zell-Defekten (schwere Agammaglobulinämie) hingegen erkranken meist nur an leichten Windpocken.

### Symptomatik: Zoster

Das **Krankheitsbild** des Zosters ist durch unilaterale, vesikuläre, schubweise sich entwickelnde Eruptionen innerhalb eines Dermatoms und durch heftige Schmerzen gekennzeichnet. Die Dermatome von T3 bis L3 sind am häufigsten betroffen. Bei Kindern verläuft die Erkrankung im Allgemeinen gutartig.

Bei Erwachsenen ist die häufigste **Komplikation** die postzosterale Neuralgie, die bei älteren Menschen trotz Therapie oft Monate bis Jahre andauert. Weiterhin können als Komplikation Fazialisparesen, segmentale Myelitis, Enzephalitiden und das Guillain-Barré-Syndrom auftreten. Bei Krebspatienten mit zytostatischer Therapie hat der Zoster die Tendenz zur Ausbreitung auf andere Hautareale und zur Generalisation unter Einbeziehung vieler Organe. Die reaktivierte Infektion kann sich jedoch auch nur durch typische Schmerzen und ZNS-Symptome verschiedener Art auch ohne Hauteruptionen manifestieren [23].

## 2 Varizellen-Zoster-Infektion und Schwangerschaft

### Varizellen und Schwangerschaft

Varizellen **in der Schwangerschaft** sind aufgrund der derzeitigen niedrigen Seronegativitätsrate (5–6%) in Deutschland relativ selten. Ihre Inzidenz wird heute anhand von neueren seroepidemiologischen englischen, amerikanischen und deutschen Hintergrunddaten auf zwei Fälle pro 1000 Schwangerschaften geschätzt [13, 16]. Somit wäre derzeit in Deutschland jährlich mit ca. 1600, in England und Wales mit 1400 und in den USA mit 8000 Fällen in der Schwangerschaft zu rechnen (Tab. 22-16).

Im Vergleich zu den 1959 bis 1964 ermittelten Daten von 0,7 pro 1000 Schwangerschaften sind besonders in England und den USA in den letzten zwei Dekaden die Raten von Varizellen bei Erwachsenen, so auch in der Schwangerschaft, angestiegen [13]. In Deutschland bestehen keine Hinweise auf eine Verschiebung der Varizellen ins höhere Lebensalter und ein Absinken der mittleren Antikörperrate bei den über 50-Jährigen [49].

Es gibt keine gesicherten Daten, dass die Varizellen bei Schwangeren schwerer verlaufen als bei nichtschwangeren Personen gleichen Alters. Auch tritt die Varizellenpneumonie nicht häufiger auf als bei anderen an Varizellen erkrankten Erwachsenen. Ihre Häufigkeit wird mit ca. 15 bis 20% angegeben, jedoch scheint das Risiko des letalen Ausgangs um das Fünffache höher zu sein als bei immunkompetenten, nicht schwangeren Erwachsenen. Die Mortalitätsrate bei Varizellen in der Schwangerschaft beträgt nach englischen nationalen Statistiken 1:1 Mio. Schwangerschaften [13].

Die **Varizellenpneumonie** in der Schwangerschaft ist die schwerste mütterliche Komplikation und entwickelt sich innerhalb einer Woche nach Ausbruch des Exanthems [27, 34]. Die Hauptsymptome sind Fieber, Husten, Dyspnoe und Tachykardie. Der Ausgang ist nicht vorhersehbar und es kann schnell zur Hypoxämie und zum Atemstillstand kommen. Varizellenpneumonie wird als medizinischer Notfall eingestuft und bedarf sofortiger intensivmedizinischer Betreuung.[!] Sie tritt in der Mehrzahl der Fälle Ende des II. und im III. Trimenon auf [13, 15, 54] (G. Enders und Mitarbeiter, unveröffentlicht). Ohne i.v. Therapie mit Aciclovir liegt die Letalität bei 40%.

Die Raten für varizellenbedingte **Schwangerschaftsverluste** durch Abort, intrauterinen Fruchttod oder für Frühgeburtlichkeit scheinen nicht signifikant erhöht zu sein [3, 46, 47].

### Fetale Infektion und Auswirkungen

Das Hauptrisiko bei Varizellen in der Schwangerschaft ist das **kongenitale Varizellensyndrom (CVS)**. Bei der mütterlichen primären Varizelleninfektion kann das Virus intrauterin auf den Fetus übertragen werden. Die klinischen Konsequenzen der intrauterinen Infektion für den Fetus hängen im Wesentlichen vom Gestationsalter zum Zeitpunkt der mütterlichen Infektion ab (Tab. 22-17). So besteht bei mütterlichen Varizellen im I. und II. Trimenon das Risiko des seltenen aber schwerwiegenden CVS im II. und III. Trimenon kann im frühkindlichen Alter Zoster auftreten und bei mütterlichen Varizellen, die ca. fünf Tage vor bis zwei Tage nach Entbindung auftreten, besteht für das Neugeborene das Risiko von schwer verlaufenden **neonatalen Varizellen** (siehe auch Tab. 22-16).

Die Assoziation des CVS mit mütterlichen Varizellen kann mit Hilfe von molekularbiologischen Methoden zum VZV-Nachweis bewiesen werden [29, 45].

**Klinische Manifestationen:** Die möglichen klinischen Manifestationen des CVS variieren von schwerer Multisystem-Erkrankung mit Todesfolge in der Neonatalperiode bis zur dermatomalen Hautscarifizierung und/oder Gliedmaßenhypoplasien als einzige Defekte bei Geburt. Infektionsmanifestationen an Auge, ZNS, und Gastrointestinaltrakt werden gelegentlich erst später erkennbar [55]. In Tabelle 22-18 sind die Hauptstigmata des CVS und dessen relative Häufigkeit bei prospektiv und retrospektiv diagnostizierten CVS-Fällen aufgeführt. Ca. 25% der Neugeborenen mit den Hauptstigmata sterben innerhalb des ersten Lebensmonats, weitere 11% im Verlauf der ersten zwei Lebensjahre [13].

**Tabelle 22-17**

*Klinische Manifestationen der kongenitalen Varizelleninfektion nach Varizellen in der Schwangerschaft (nach Miller et. al. [44])*

| Zeitpunkt der mütterlichen Infektion | Folgeerscheinungen |
|---|---|
| ■ I. und II. Trimenon | kongenitales Varizellensyndrom |
| ■ II. und III. Trimenon | Zoster im Kleinkindes- und Kindesalter |
| ■ Perinatal | schwer verlaufende neonatale Varizellen |

*[!]Varizellenpneumonie ist ein medizinischer Notfall, der sofortiger intensivmedizinischer Betreuung bedarf!*

Tabelle 22-18
*Hauptstigmata beim kongenitalen Varizellensyndrom (CVS)*

| Hauptsymptome | Anzahl Kinder n = 37* | | n = 17** | |
|---|---|---|---|---|
| ■ Hautveränderungen (Ulzeration, Skarifikation, Narben, Defekte) | 35 | (95 %) | 13 | 76 % |
| ■ Gliedmaßenhypoplasien | 18 | (49 %) | 9 | (53 %) |
| ■ Augenerkrankungen (Mikrophthalmie, Chorioretinitis, Katarakt, Horner-Syndrom) | 24 | (65 %) | 8 | (47 %) |
| ■ neurologische Defekte bzw. Erkrankungen (Hirnatrophie, Paralysen, Krampfanfälle, Schluckstörungen, Enzephalitis) | 18 | (49 %) | 10 | (59 %) |
| ■ Entwicklungsstörungen | 6 | (16 %) | 5 | (29 %) |
| ■ weitere Organdefekte | 5 | (14 %) | 3 | (18 %) |

\* aus Weltliteratur
\*\*nach Enders u. Miller [13]

**Pathogenese des CVS:** Der präzise Mechanismus der intrauterinen Varizelleninfektion ist immer noch nicht genau bekannt. Man geht davon aus, dass während der mütterlichen Virämie die transplazentare Übertragung des Virus stattfindet und auf dem Blutweg zur Infektion der Frucht bzw. des Feten führt [59]. Aufsteigende Infektionen vom Zervixepithel sind nur Vermutungen [62].

Das Muster der schweren Defekte bei CVS mit den eigentümlichen segmentalen Manifestationen der Anomalien spricht dafür, dass dies Folgen einer zosterähnlichen Reaktivierung nach intrauteriner Varizelleninfektion sind. Im Gegensatz zum Erwachsenenzoster besteht allerdings eine extrem kurze Latenzzeit zwischen fetaler Infektion und Reaktivierung [20]. Als Ursache hierfür wird eine inadäquate zelluläre Immunitätsreaktion vor der 20. Schwangerschaftswoche in Betracht gezogen [31].

Insgesamt konnte in den eigenen Untersuchungen bei Kindern mit dem CVS keine Relation zwischen folgenden Parametern festgestellt werden:
- die Anzahl der klinischen Symptome und Gestationsalter der mütterlichen Varizellen (vor der 21. Schwangerschaftswoche) und Immunantwort im Neugeborenen (entweder IgM-Antikörper oder zelluläre Immunreaktion) oder persistierende IgG-Antikörper im Alter von mehr als sieben Monaten
- IgM-Antikörper bei Geburt und persistierende IgG-Antikörper

Es sollte auch in Betracht gezogen werden, dass nicht alle Defekte bei Kindern von Müttern mit Varizellen in den ersten 20 oder 21 Schwangerschaftswochen durch intrauterine VZV-Infektion verursacht sind (Tab. 22-18).

**Risiko des CVS:** Verschiedene **prospektive Studien** wurden durchgeführt, um das Risiko des CVS zu ermitteln. Die zahlenmäßig größte Studie umfasst 1373 Frauen mit Varizellen und 366 Frauen mit Zoster in der Schwangerschaft [14]. Das Gesamtrisiko für CVS bei mütterlichen Varizellen bis zur 20. Schwangerschaftswoche wurde mit 1,2% ermittelt. Bei Infektionen zwischen 0 und 12. Gestationswoche beträgt das Risiko 0,4%, für Infektionen zwischen der 13. und 20. Woche 2% und nach der 22. Schwangerschaftswoche war das Risiko gleich null.

Der gleiche Trend wurde bei der prospektiven Überwachung von weiteren 342 an Varizellen erkrankten schwangeren Frauen bis 1999 im Labor Enders beobachtet [13]. Basierend auf letzteren Daten sowie den Inzidenzraten für Varizellen von ca. 2:1000 Schwangerschaften und der jährlichen Geburtenrate liegt die Anzahl der zu erwartenden CVS-Fälle für Deutschland bei neun, für Großbritannien bei acht und für die USA bei 44.

**Die intrauterine Infektionsrate bzw. Transmissionsrate** wird anhand der Daten aus der prospektiven Studie von Enders und Mitarbeiter auf 25% geschätzt und das fetale Varizellensyndrom wird in ca. 12% der infizierten Feten erwartet. Für einige Fälle mit fetaler Infektion gibt es Hinweise, dass klinische Manifestationen vor Geburt abheilen [14]. Diese sog. asymptomatische Transmissionsrate wurde weniger durch Nachweis von IgM-Antikörpern bei Geburt als von persistierenden IgG-Antikörpern jenseits des 7. Lebensmonats und Zoster-Fällen in der frühen Kindheit ermittelt.

Bei Verwendung dieser Marker steigt die Anzahl intrauterin infizierter, wahrscheinlich asymptomatischer Neugeborenen von 5 bis 10% im I. und II. Trimenon auf 25% bis zur 36. Schwangerschaftswoche an und erreicht ca. 50% bei mütterlichen Varizellen ein bis zwei Wochen vor Entbindung. Wenig bekannt ist auch, dass ein Drittel der Neugeborenen von Müttern mit Varizellen – insbesondere in den letzten 20 Tagen vor Entbindung – trotz hoher mütterlicher Antikörper in der 1. und 2. Lebenswoche klinische Varizellen entwickeln, die jedoch meist nur mit leichter Symptomatik verlaufen [42, 43].

Das Risiko, einen **Zoster in der frühen Kindheit** nach mütterlichen Varizellen im II. und III. Trimenon zu entwickeln, liegt bei 1,2% [14].

### Perinatale Varizellen

Perinatale Varizellen können durch intrauterine (kongenitale) Infektionen und durch frühpostnatale Tröpfchen- oder Schmierinfektionen verursacht sein. Schwer verlaufende Varizellen werden der intrauterinen Infektion von Neugeborenen in Abwesenheit von mütterlichen Antikörpern zugeschrieben. In Abhängigkeit von der Sensitivität der IgG-Tests sind bei mütterlichen Varizellen mit Beginn mehr als sechs Tage vor Entbindung mütterliche Antikörper vorhanden, während Neugeborene von Müttern mit Exanthembeginn weniger als drei Tage vor bzw. nach Entbindung seronegativ sind [11]. Das Hauptrisiko für schwere bzw. tödlich verlaufende neonatale Varizellen wurde für Neugeborene von Müttern mit Beginn des Exanthems fünf Tage vor bis zwei Tage nach Entbindung ermittelt [19, 43].

In einer retrospektiven Studie wurde die **Attackrate** (Befallsrate) mit 17% [42] und die **Letalitätsrate** mit 30% angegeben [19]. In einer großen prospektiven Studie wurde jedoch eine Attackrate von 50% bei Neugeborenen von Müttern mit Varizellen in der Hochrisikoperiode (5 Tage vor bis 2 Tage nach Entbindung) beobachtet, davon waren 8% der Neugeborenen asymptomatisch infiziert und 14% hatten schwere Varizellen ohne Todesfolge und der Rest milde Varizellen [43]. Obwohl all diese Neugeborenen Varizellen-Zoster-Immunglobulin erhalten hatten, das möglicherweise die Schwere der Varizellen vermindert hat, ist die allgemein zitierte Letalitätsrate von 30% überhöht und wohl das Resultat der retrospektiven Zusammenfassung von Einzelfällen mit tödlichem Verlauf.

Bei den **intrauterin übertragenen Varizellen** beträgt das Intervall zwischen Beginn des mütterlichen Exanthems und dem des Neugeborenen 10 bis 13 Tage, gelegentlich auch nur drei Tage bzw. tritt bei Mutter und Neugeborenem gleichzeitig auf. In diesen letzteren Fällen ist es vorstellbar, dass die fetale Infektion während der ersten mütterlichen Virämie erfolgt ist. Das Krankheitsspektrum variiert von milden bis schweren Verläufen, zum Teil mit tödlichem Ausgang. Solche Fälle kommen aber nicht nur nach intrauterin erworbener Infektion, sondern auch gelegentlich frühpostnatal über Tröpfchen- oder Schmierinfektion, z.B. beim Stillen oder Haushaltskontakten, vor. Hierbei treten die Varizellen dann frühestens beim acht bis zehn Tage alten Neugeborenen auf und haben in der Mehrzahl einen milden Verlauf.

**Frühpostnatale Varizellen** können nicht nur bei Neugeborenen von seronegativen Müttern vorkommen, sondern auch bei Neugeborenen von Müttern mit früher durchgemachten Varizellen und schwach-positiven IgG-Antikörpern. Dies zeigt, dass passive mütterliche Antikörper im schwach-positiven Bereich nur einen inkompletten Schutz des Neugeborenen bei massiver Exposition zu Varizellen vermitteln.

Im Gefolge von perinatalen Varizellen kommt es nicht selten zum **frühkindlichen Zoster** innerhalb von Monaten bis Jahren. Weitere Zosterattacken wurden bei diesen Kindern jedoch nicht beobachtet, was wohl auf die Entwicklung einer effektiven zellulären Immunität zurückzuführen ist [13].

### Zoster und Schwangerschaft

Zoster in der Schwangerschaft dürfte eine jährliche **Inzidenz** von 2 : 1000 haben, ähnlich der von nicht schwangeren Erwachsenen im Alter von 15 bis 44 Jahren [44]. Diese jährliche Inzidenz ist z.B. in England seit 1969 konstant. Wegen der milden Immunsuppression in der späten Schwangerschaft könnte die Inzidenz bei schwangeren Frauen höher sein als in der allgemeinen Erwachsenenpopulation.

Das Hauptrisiko für Zoster besteht im II. und III. Trimenon. Im Vergleich zu früheren Berichten besteht nach den prospektiven Studien bei 366 schwangeren Frauen mit Zoster zu keinem Zeitpunkt in der Schwangerschaft ein Risiko für kongenitale Anomalien oder neonatale Erkrankung, wie sie bei Varizellen auftreten können.[!] Das fehlende Risiko für perinatale Infektion bei mütterlichem Zoster beruht zum Teil auf der niedrigen Infektiosität bei Zoster im Vergleich zu Varizellen sowie der Tatsache, dass vier bis fünf Tage nach Auftreten der Zosterläsionen bei der Mutter, im Gegensatz zu primären Varizellen, schon sehr hohe VZV-IgG-Antikörperwerte vorliegen, die auf das Neugeborene übergehen. Dies wurde bei prospektiven Untersuchungen von weiteren 108 Schwangeren mit Zoster im Labor Enders bis 1999 bestätigt [14].

## 3 Diagnostik

**Klinische Diagnostik:** Die Diagnose kann aufgrund des typischen Krankheitsbildes für Varizellen und Zoster meist klinisch gestellt werden. Dennoch sollte sie bei Varizellen in der Schwangerschaft und bei Neugeborenen und auch für Zoster bei immunsupprimierten Patienten und bei Komplikationen durch Laboruntersuchungen bestätigt werden.

**Antikörpernachweis:** Von der Vielzahl der im Laufe der Jahre entwickelten, mehr oder weniger komplizierten Methoden (z.B. Fluoreszenzantikör-

*[!]Zoster bei einer Schwangeren bedeutet kein Risiko für kongenitale Anomalien oder neonatale Erkrankung!*

per-Membran-Antigentest = FAMA-Test) zum Antikörpernachweis werden heute für die Routine überwiegend die ELISAs favorisiert [17, 24]. Die technisch aufwändigen Tests (Fluoreszenz-Antikörper-Membran-Antigentest = FAMA, Neutralisationstests), die als „Goldstandard" zum Nachweis von schützenden Antikörpern gelten, werden überwiegend nur in Studien zur Kontrolle der in anderen Testarten ermittelten Antikörperwerte, z.B. bei Probanden nach Impfung mit dem Lebendimpfstoff oder der Wertbemessung von Immunglobulinpräparaten, die zur passiven Prophylaxe eingesetzt werden, angewendet. Dagegen ist der Latexagglutinationtest (LA) zur schnellen Diagnose (15 min) der Immunitätslage bei Kontakt für die Praxis geeignet. Die Ergebnisse des LA-Testes korrelieren relativ gut mit denen im ELISA bestimmten negativen, schwachpositiven und positiven IgG-Antikörperspiegeln. Als Zusatztest zur Differenzierung von kürzlichen und länger zurückliegenden Infektionen wird auch ein modifizierter IgG-Aviditätstest durchgeführt [58].

Der Nachweis der zellulären Immunität (CMI) erfolgte bis vor kurzem mit dem klassischen Lymphozytentransformationstest (LTT). Die neueren Verfahren, die die erregerspezifische Aktivierung der Zellen und die Bildung von Zytokinen messen, sind deutlich schneller durchführbar und haben eine höhere Spezifität und Sensitivität im Vergleich zum LTT [30]. Diese Tests werden vermehrt zum Nachweis der Immunreaktion nach Impfung mit dem abgeschwächten Varizellen-Lebendimpfstoff und seinen Neuentwicklungen sowie mit zur Diagnose einer intrauterin erfolgten Varizelleninfektion beim Neugeborenen eingesetzt [46].

### Virusnachweis

Der Virusnachweis durch Isolierung in Zellkultur bzw. der Antigennachweis mit monoklonalen Antikörpern ist nur mit Bläscheninhalt, Tracheal- und Lungensekreten, die zellfreies Virus enthalten, möglich. Die Zellkulturisolierung kann mehrere Tage bis Wochen dauern, während der Antigennachweis in einer Stunde durchgeführt werden kann. Heute erfolgt jedoch der Nachweis des Varizellenvirus in Bläscheninhalt, Sekreten sowie in Proben, die kein zellfreies Virus enthalten (Liquor, Blut, Fruchtwasser, Gewebe) anhand der DNA mittels der einfachen und nested PCR mit Befunddauer von zwei Tagen.

### Varizellenkontakt in Schwangerschaft

Früher durchgemachte Varizellen und subklinische Infektionen können im Allgemeinen durch Nachweis von IgG-Antikörpern, z.B. in einem VZV-ELISA-Test, diagnostiziert werden. Bei Einsendung zur Feststellung der Immunitätslage bei Varizellenkontakt werden bei klaren Angaben nur die IgG-Antikörper, ohne Angaben zum Kontaktzeitpunkt auch die IgM-Antikörper bestimmt. Bei Testung der Seren mit dem ELISA Enzygnost® (Dade-Behring) müssen für die Bewertung der IgG-Antikörper im Hinblick auf Krankheitsschutz die möglichen Kreuzreaktionen mit Herpes simplex Typ I berücksichtigt werden, die bei Jugendlichen und Erwachsenen falsch-positive VZV-Titer vortäuschen können (G. Enders und Mitarb., unveröffentlicht).

Im ELISA Enzygnost® bedeuten IgG-Werte von weniger als 50 IU/l Seronegativität und Empfänglichkeit, bei EIA-Werten von 65 bis 144 IU/l wird der Schutz als fraglich, bei Werten von 145 bis 256 IU/l als wahrscheinlich und Werte ab mehr als 266 IU/l als verlässliche **Schutzwerte** angesehen.

Es wurde schon mehrmals über Reinfektionen – asymptomatisch und symptomatisch – in Gegenwart spezifischer IgG-Antikörper nach früher durchgemachten Varizellen auch bei immunkompetenten Jugendlichen und Erwachsenen berichtet [21, 33]. Symptomatische Reinfektionen wurden auch bei schwangeren Frauen beschrieben und mögliche Konsequenzen für den Fetus erörtert [41].

Das Vorgehen bei Varizellenkontakt in der Schwangerschaft ist in Tabelle 22-19 zusammengefasst.

### Varizellen in der Schwangerschaft

Bei akuten Varizellen bei Erwachsenen – so auch bei schwangeren Frauen – sind vier bis fünf Tage

---

**Tabelle 22-19**
*Vorgehen bei Varizellenkontakt in der Schwangerschaft*

**Nach früher durchgemachten Varizellen fragen!**
- wenn ja → kein AK-Test
- zweifelhaft oder nein → schnelle AK-Bestimmung im ELISA oder Agglutinationstest

  IgG-AK neg: → empfänglich!
- **VZV-Hyperimmunglobulin** (VZIG) bis zur 21./22. SSW innerhalb 24–72 (96) h nach Kontakt, z. B. Varizellon® i.m. 0,3 mg/kg

  Wirkung des VZIG: Verhütung von Varizellen nur in ca. 50 %, asymptomatischer Infekt in ca. 5 %, abgeschwächte Varizellen in ca. 45 %
- **Neu** (bisher nicht in der Schwangerschaft erprobt):
  orale Aciclovir-Therapie

  **24 h nach Exanthembeginn** 5 × 800 mg/die für 7 Tage!
  *oder*
  ab 9. Inkubationstag
  *oder*
  Inkubationsimpfung bis 72 h nach Kontakt **(nicht vor 20. SSW)**
- Titerkontrolle nach ca. 3 Wochen zur Feststellung des präventiven Effektes

nach Exanthembeginn häufig niedrige IgG-Antikörper, aber noch keine IgM-Antikörper nachweisbar. Diese niedrigen IgG-Antikörper können durch die starken Kreuzreaktionen mit Herpes-simplex-Virus Typ 1 bedingt sein [9, 11]. Die signifikanten IgM- und IgG-Titeranstiege erfolgen innerhalb fünf bis acht Tage und sind in den ersten vier bis sechs Wochen bei 99% der Erkrankten nachweisbar. IgA-Antikörper können im letzteren Zeitraum in ca. 70%, IgM- und IgA-Antikörper in niederen Titern bis ca. sechs Monate nach Krankheitsbeginn nachgewiesen werden. Die IgG-Antikörper sinken im Verlauf von acht Monaten relativ schnell auf niedere Werte ab, bleiben aber meist lebenslang im messbaren Bereich vorhanden.

Die Beratung bei VZV in der Schwangerschaft ist in Tabelle 22-20 zusammengefasst, und das Vorgehen bei VZV um den Entbindungstermin ist aus Tabelle 22-21 ersichtlich.

### Zoster in Schwangerschaft

Bei Zoster in der Schwangerschaft wird häufig trotz des typischen klinischen Bildes eine Labordiagnose angefordert, dies meist gleichzeitig mit der Frage zum Risiko für den Feten und mögliche Maßnahmen sowie Vorgehen bei Entbindung. Nachdem der Herpes Zoster bei Personen mit früher durchgemachten Varizellen auftritt, sind nicht selten bei Zosterbeginn VZV-IgG-Antikörper in niederen Werten nachweisbar. Diese IgG-Titer steigen innerhalb von vier Tagen auf hohe Werte an und sinken graduiell im Verlauf von sechs bis acht Monaten ab. Die IgA-Antikörper werden innerhalb vier bis fünf Tage nach Zosterbeginn bei 93% der Patienten nachweisbar und erreichen hohe Titer vor allem bei Patienten mit ausgedehnten Läsionen und verzögertem Therapiebeginn. IgA-Antikörper bleiben bei 70 bis 80% der Patienten vier bis sechs Monate in mittleren Titern (1:512–1024) nachweisbar. IgM-Antikörper sind in 40% der Zosterpatienten innerhalb der ersten 5 bis 30 Tage ebenfalls nachweisbar. Sie können in mittleren Titern für etwa zwölf Wochen nach Zosterbeginn nachgewiesen werden.

Das Vorgehen bei Zosterkontakt und Zoster in der Schwangerschaft ist aus Tabelle 22-22 und bei Zoster um den Geburtstermin aus Tabelle 22-21 ersichtlich.

### Pränatale Diagnostik

Die pränatale Infektionsdiagnostik ist heute durch die Fortschritte in der Ultraschalltechnologie zum Nachweis auch diskreter fetaler Anomalien und durch den VZV-DNA-Nachweis mittels PCR im Fruchtwasser und auch im fetalen Blut technisch gut möglich [25, 29, 32, 53]. Sie wird aber wegen des relativ kleinen Risikos für das kongenitale Varizellensyndrom (CVS) nicht generell empfohlen. Generell empfohlen wird jedoch für alle Frauen mit Varizellen bis zur 21./22. Schwangerschaftswoche die Ultraschall-Überwachung der Stufe 2/3 von der 17. bis 24. Woche an.[1]

Die **Auffälligkeiten**, die bei kongenital infizierten Feten festgestellt werden können, umfassen die nichtspezifischen Zeichen wie fetaler Hydrops, abnormales Fruchtwasservolumen, hyperechogene Zonen in Leber, Kalzifikationen und die mehr spezifischen Zeichen. Dies sind insbesondere Gliedmaßenhypoplasie, skarifizierte Hautläsionen, zerebrale Ventrikulomegalie, fetale Wachstumsretardierung und Mikrophthalmie. Während die Gliedmaßenhypoplasien auch schon vor der 20. Schwangerschaftswoche erkennbar sein können, ist dies für die zerebralen (Mikropolygyrie, Mikrozephalie) und ophthalmologischen (Mikrophthalmie) Anomalien selten vor der 23./24. Woche der Fall.

Wenn die **Fruchtwasserentnahme** zum DNA-Nachweis von der Patientin nach Aufklärung über die Pro und Kontras gewünscht wird, sollte diese erst ca. mindestens vier Wochen nach Varizellenerkrankung in der 17. bis 21. Schwangerschafts-

---

**Tabelle 22-20**
*Beratung bei Varizellen in der Schwangerschaft*

| Bei manifesten Varizellen | → Hyperimmunglobulingabe (VZIG) nicht angezeigt – kein Nutzeffekt |
|---|---|
| ■ Überwachung für VZV-Pneumonie I.–III. Trimenon | → sofort i.v. Aciclovir-Therapie und intensivmedizinische Betreuung |
| ■ Risiko für CVS klein (1,2 %) bei Varizellen in 1.–20. SSW* | → pränatale Diagnostik nicht generell empfohlen, jedoch Ultraschall Stufe 2/3 in der ≥ 17.–24. SSW |
| ■ Möglichkeiten der **pränatalen** Diagnostik | → erst ~ 3 Wo nach akuten Varizellen durchführen |
| ■ bei unauffälligem Ultraschall VZV-DNA-Nachweis mit PCR in Fruchtwasser (FW) | → ≥ 17.–24. SSW (nicht vor Abklingen der Effloreszenzen zur Vermeidung eines eingriffsbedingten Kontaminationsrisikos des Feten) |
| ■ bei auffälligem US in FW und Fetalblut | → 22.–24. SSW |

| Prädikativer Wert der pränatalen VZV-Diagnostik Befundkonstellation | Risiko für CVS |
|---|---|
| ■ US unauffällig, Fruchtwasser VZV-DNA-pos. (17.–21.SSW) | → fraglich |
| ■ bei US-Kontrolle 22.–24. SSW → o.B. | → unwahrscheinlich |
| ■ US CVS-spezifisch auffällig, Fruchtwasser und/oder Fetalblut VZV-DNA-pos. bzw. sicherste Kombination: Fruchtwasser und Fetalblut VZV-DNA-pos., IgM-Antikörper neg. 22.–24. (–31.) SSW | → hoch |

CVS = kongenitales Varizellensyndrom
\* ~ 9 Einzelfälle jährl. in BRD

---

[1] *Für alle Frauen mit Varizellen bis zur 21./22. Schwangerschaftswoche wird die Ultraschall-Überwachung der Stufe 2/3 von der 17. bis 24. Woche an generell empfohlen.*

**Tabelle 22-21**
*Vorgehen bei Varizellen bzw. Zoster um Geburtstermin*

| Varizellen um Geburtstermin: Risiko schwerer neonataler Varizellen ca. 8 % | |
|---|---|
| Beginn der Varizellen | Vorgehen |
| ■ > 7–6 Tage *vor* Partus | ■ kein VZIG |
| ■ 4–5 Tage *vor* Partus | ■ Geburtsverzögerung, wenn möglich<br>*Neu:* Anstelle VZIG-Gabe ACV-Therapie<br>*oral* innerhalb 24 h nach Exanthembeginn<br>5 × 800 mg/die für 7 Tage;<br>bisher noch nicht üblich. |
| ■ 2–3 Tage *nach* Partus | ■ VZIG für Neugeborenes (0,5 ml/kg i.m.)<br>■ ACV i.v. prophylaktisch für Hochrisiko-Neugeborene (von Müttern mit Varizellen 4–5 Tage vor bis 2 Tage nach Entbindung), sonst bei ersten Prodromi (10–15 mg/kg/Dosis 8-stündig)<br>■ **Isolierung:** Mutter von Kind eher nein (rooming-in)!<br>■ **Stillen** möglich, evtl. Brustmilch abpumpen<br>■ Neugeborenes bis ≥ 12 Tage stationär überwachen und zu Hause bis zum 28. Tag |
| Beginn des Zosters | Vorgehen |
| ■ ca. 4–5 Tage *vor* Partus | ■ kein VZIG für Neugeborenes<br>■ ACV evtl. für Mutter<br>■ Läsionen bei der Mutter abdecken<br>■ **Isolierung:** nein<br>■ **Stillen:** ja, wenn Effloreszenzen nicht im Brustbereich sind; sonst Muttermilch abpumpen |

**Beachte:** Bei medizinischem Personal auf Entbindungs- und Neugeborenenstationen sollte immer der VZV-Immunstatus bekannt sein!

ACV = Aciclovir
VZIG = Varizellen-Hyperimmunglobulin

eingriffsbedingte Kontamination der Amnionhöhle zu vermeiden.

Die vorliegende Erfahrung mit der pränatalen Diagnostik vor allem aus der Studie von Mouly und Mitarb. an 107 Frauen mit akuten Varizellen bis zur 24. Schwangerschaftswoche [45] und unseren Untersuchungen an 164 Frauen mit akuten Varizellen ebenfalls bis zur 24. Schwangerschaftswoche (G. Enders und Mitarbeiter, unveröffentlicht) führte zu der in der Tabelle 22-20 aufgeführten **Bewertung der Befundkonstellation** vom VZV-DNA-Nachweis in Fruchtwasser und Fetalblut und Ultraschallbefund der Stufe 2/3 in der 17. bis 24. Schwangerschaftswoche im Hinblick auf das Risiko eines kongenitalen Varizellensyndroms.

■ In Anbetracht des kleinen Risikos von CVS bei mütterlichen Varizellen bis zur 21. Schwangerschaftswoche von 1,2% ist der Erwartungswert für einen positiven VZV-DNA-Befund mit der PCR, z.B. in Chorionzotten, Fruchtwasser und Fetalblut, prinzipiell gering. Deshalb werden auch zum Ausschluss von fetalen Auffälligkeiten für Frauen mit Varizellen bis zur 21. Schwangerschaftswoche zunächst die Ultraschallkontrollen der Stufe 2/3 bis zur 24. Schwangerschaftswoche bzw. auch noch danach empfohlen und nur beim spezifisch auffälligen Ultraschallbefund zur invasiven Pränataldiagnostik geraten.

■ Bei spezifisch auffälligem Ultraschall und positivem VZV-DNA-Nachweis in Fruchtwasser und Fetalblut ist das Risiko für das Vorliegen eines kongenitalen Varizellensyndroms sehr hoch. Bei Schwangerschaftsabbrüchen sind dann einige der fetalen Auffälligkeiten im Ultraschall auch bei abortierten Feten erkennbar, und in der Mehrzahl der fetalen Gewebe und Körperflüssigkeiten kann die VZV-DNA mit der PCR in hoher Genomkopienzahl nachgewiesen werden, während Isolierungsversuche mit der Zellkultur negativ verlaufen [29]; ebenso sind keine spezifischen IgM-Antikörper im fetalen Blut und Herzblut nachweisbar [45] (G. Enders, unveröffentlicht).

### Pädiatrische Diagnostik

Bei **Neugeborenen mit klinischem Verdacht auf das kongenitale Varizellensyndrom** wird an entsprechenden Proben von Neugeborenen und Säuglingen (EDTA-Blut, Liquor, Hautbiopsie, Gewebe) der Virusnachweis mittels PCR und im Serum die Bestimmung von IgG-, IgM- und IgA-Antikörpern durchgeführt.

In Fällen mit **intrauterinem Fruchttod bzw. tödlichem Verlauf des CVS** sind der VZV-DNA-Nachweis im Neugeborenenalter in den verschiedenen Organen sowie der Nachweis von Varizellen-typischen histopathologischen Befunden wie kalzifizierte Nekrosen möglich [29].

Nach Geburt ist die Bestätigung einer fetalen VZV-Infektion bei **Fällen mit weniger typischen Anomalien bzw. solchen ohne verdächtige Anomalien** durch Laboruntersuchung begrenzt, da der IgM-Antikörpernachweis sehr unzuverlässig ist. Während bei fetalen Rötelninfektionen und bei Rötelnembryopathien IgM-Antikörper in über 95% der Fälle nachgewiesen werden können, ist das bei kongenitalen Varizelleninfektionen mit und ohne Symptome nur vereinzelt der Fall. Zu den immunologischen Markern, die zum Nachweis einer intrauterinen Varizelleninfektion geeignet erscheinen, zählt auch eine positive zelluläre Immunreaktion in einem In-vitro-Lymphozyten-Proliferationstest bei Neugeborenen im Alter von mehr als einem trauterinen Varizelleninfektion geeignet erscheinen, zählt auch eine positive zelluläre Immunreaktion in einem In-vitro-Lymphozyten-Proliferationstest bei Neugeborenen im Alter von mehr als einem Monat [46]. Allerdings wird dieser Test wegen seiner umständlichen Durchführung nur selten für die post partale Verifizierung einer intrauterinen Varizelleninfektion eingesetzt. Als der verlässlichste Marker für eine intrauterine Infektion dient der Nachweis persistierender IgG-Antikörper im Alter von mehr als sieben Monaten. Das am spätesten fassbare Kriterium für eine intrauterine Varizelleninfektion ist das Auftreten eines Zoster in der frühen Kindheit.

Bei **unauffälligen Neugeborenen von Müttern mit akuten Varizellen in der Schwangerschaft** werden die Antikörper bei Geburt und zur Feststellung einer subklinisch erfolgten fetalen Infektion auch nach dem 7. Lebensmonat bestimmt.

**Neugeborene von Müttern mit Varizellen um den Geburtstermin,** die in der Mehrzahl post partum Varizellenimmunglobulin erhalten, werden im Allgemeinen klinisch bis zu zwölf Tagen nach Geburt überwacht. Bei Auftreten von Symptomen kann der VZV-DNA-Nachweis vor allem aus Bläscheninhalt oder sonstigen Körperflüssigkeiten erfolgen. Im Alter von ca. drei Wochen lassen sich bei symptomatischem, abgeschwächtem oder subklinischem Verlauf der neonatalen Varizelleninfektion IgG- und IgM-Antikörper im ELISA feststellen.

## 4 Therapie und Prophylaxe

### Therapie

Mit Aciclovir (Zovirax®), Valaciclovir (Valtrex®), Famciclovir (Famvir®) und Brivudin (Helpin®) stehen selektive Virostatika zur Verfügung. Diese Nukleosidanaloga hemmen im Wesentlichen die virale DNS-Polymerase in der virusinfizierten Zelle. Von diesen Virostatika wird zurzeit nur das Aciclovir (ACV) in der Schwangerschaft und beim Neugeborenen angewendet.

Das **intravenös applizierte Aciclovir** hat einen ausgezeichneten Ruf in Bezug auf Wirksamkeit in der Behandlung von Varizellen bei immunsupprimierten Personen auf gute Verträglichkeit und Sicherheit. Indikationen zur i.v. Aciclovir-Therapie bei schwangeren Frauen sind die Varizellenpneumonie und Anzeichen eines disseminierten Verlaufes der Varizellen- oder Zosterinfektion.

Aciclovir ist für die intravenöse und orale Gabe für Schwangere und Neugeborene zwar nicht lizenziert,

**Tabelle 22-22**
*Vorgehen bei Zosterkontakt und Zoster in der Schwangerschaft*

Beachte:
- geringe Kontagiosität
- kein Risiko für CVS oder perinatale Infektion

Kürzlicher Kontakt zu Zosterläsion
- Feststellung des VZV-IgG-AK-Status:

| VZV-IgG-AK pos. | VZV-IgG-AK neg. |
|---|---|
| ↓ | ↓ |
| kein VZIG | VZIG nur bei sehr engem Pflegekontakt bis zur ca. 21. SSW |

Zoster

| | |
|---|---|
| ■ I.-III. Trimenon | ■ kein VZIG |
| ■ (I.), II., III. Trimenon | ■ bei schweren Manifestationen auch Aciclovir (ACV) i.v. bzw. oral Brivudin (z. B. Helpin®) oder Famciclovir (z. B. Famvir®). Bei oraler Applikation haben die letzteren Substanzen eine bessere Bioverfügbarkeit als ACV |
| ■ ca. 4 Tage vor Entbindung | ■ kein VZIG für Neugeborenes<br>■ Abdecken der Zostereffloreszenzen<br>■ Stillen ja, wenn Effloreszenzen nicht direkt im Brustbereich sind; sonst Muttermilch abpumpen |

doch zeigen prospektive Folgeuntersuchungen (Aciclovir-Register, 1984 – Juli 1998) an 1207 Frauen, die im I., II. und III. Trimenon mit Aciclovir oral oder i.v. behandelt wurden, weder Anstieg in der Anzahl der Fehlbildungen bei Geburt im Vergleich zur allgemeinen Population noch Einheitlichkeit in der Art der Defekte [13, 35, 48]. Ähnliche Daten wurden bisher für 98 Schwangerschaften mit oraler Valaciclovir-Therapie ermittelt.

Ein mögliches, in Deutschland bisher noch nicht übliches Vorgehen, im Gegensatz zu England und Australien, ist die **orale Aciclovir-Therapie** (5 × 800 mg/die für 7 Tage) 24 Stunden nach Exanthemausbruch für Jugendliche, Erwachsene und für Schwangere nach der 20. Schwangerschaftswoche. Hiermit lassen sich Dauer und Schwere der Windpocken reduzieren, die bei Erwachsenen im Allgemeinen schwerer sind als bei Kindern [4, 60]. Auch nach Windpockenkontakt in einem Haushalt lassen sich die Infektionsrate und die Schwere des Krankheitsverlaufes reduzieren, wenn Aciclovir (5 × 800 mg/die für 7 Tage) zu Beginn der zweiten Virämie (9.–11. Tag nach Exposition) gegeben wird [40]. Ob diese virostatische Therapie bei schwangeren Frauen bereits angewendet wurde, ist nicht bekannt. In USA wird diese Aciclovir-Therapie bei Immunkompetenten wegen der Möglichkeit der Selektion resistenter Mutanten nicht empfohlen [1]. Bei den jeweiligen präventiven Maßnahmen für

Tabelle 22-23
*Eingrenzung der nosokominalen VZV-Infektion*

**Bei medizinischem Personal: IgG-AK-Status bestimmen**
*vor* Einsatz auf Entbindungs-/Neugeborenenstation und auf Stationen für immunsupprimierte Patienten
↓
**Bei VZV-Kontakt:**

> Die Art des Kontaktes ist ausschlaggebend für das Ansteckungsrisiko!

- Seropositives Personal verbleibt auf Station
- Seronegatives Personal
  a) verlässt die Station vom 8.–21. Tag nach Kontakt mit VZV-Fall
     oder
  b) sofortige Inkubationsimpfung:
     AK-Entwicklung ist in ca. 10–12 Tagen zu erwarten, bei Auftreten einzelner Effloreszenzen Kontakt mit immunsupprimierten Patienten vermeiden.
  c) Zu beachten ist, dass gesunde Impflinge mit geringgradigen Effloreszenzen für ihre Umgebung insbesondere bei engem Haushaltskontakt – sehr selten aber bei Tätigkeiten im medizinischen Bereich – ansteckend sein können. Trotzdem sollte das geimpfte medizinische Personal mit geringgradigen Effloreszenzen den Kontakt mit Hochrisikopatienten für Varizellen vermeiden [39].
- Im Praxisbereich
  Ärzte, medizinisches und Pflegepersonal sollten ihren VZV-Immunstatus kennen! Bei direktem VZV-Kontakt siehe oben.

---

schwangere Frauen sollte die Immunitätslage drei bis vier Wochen später durch eine Antikörperkontrolle überprüft werden [13] (siehe Tab. 22-19). Sollte orales Aciclovir (oder Valaciclovir, mit seiner besseren Bioverfügbarkeit) nicht mehr länger für die Frühschwangerschaft kontraindiziert sein, könnte diese Therapie theoretisch zur Senkung des Risikos der intrauterinen Infektion (durch die Limitierung der Virusreplikation während der maternalen Virämie) nützlich sein [28].

Bei **mütterlichen Varizellen vier bis fünf Tage vor Partus** wird heute nicht mehr zur Gabe des teuren Varizellen-Immunglobulins (VZIG), sondern zur virostatischen Therapie mit dem preisgünstigeren Aciclovir innerhalb 24 Stunden nach Exanthembeginn geraten. Aciclovir ist plazentagängig und kann z.B. in der Amnionflüssigkeit, in fetalem Gewebe, in Fetalblut und kindlichem Urin nachgewiesen werden. Es wird auch in der Brustmilch ausgeschieden und ist in dreifach höherer Konzentration als in Plasma nachweisbar. Bekanntlich muss das orale Aciclovir hochdosiert werden, da die Bioverfügbarkeit sehr viel geringer ist als bei der i.v. Applikation.

Bei den sog. **Hochrisiko-Neugeborenen** (von Müttern mit Varizellen 5 Tage vor bis 2–3 Tage nach Entbindung) wird zusätzlich zur VZIG-Gabe zum Teil die Aciclovir i.v.-Therapie prophylaktisch für 14 Tage durchgeführt (10–15 mg/kg/8stündig), sonst bei den ersten Prodromi.

Neugeborene mit dem kongenitalen Varizellensyndrom (CVS) sollten ebenfalls mit Aciclovir i.v. (3 × 5–7,5 mg/kg/die, je nach Zustand 2–3 Wochen) therapiert werden in der Vorstellung, eine Progression von Augenmanifestationen zu verhindern. Therapieschemata, wie man sie für Neugeborene mit konnataler Toxoplasmose kennt, gibt es wegen der relativen Seltenheit des kongenitalen Varizellensyndroms nicht.

### Prophylaxe

Eine ausführliche Besprechung von Impfmaßnahmen findet sich in Band 4, Kapitel 13, Teil 7.

**Expositionsprophylaxe:** Seronegative Schwangere werden auf Vermeidung eines Varizellenkontaktes hingewiesen. Auch Neugeborene – insbesondere Frühgeborene – von seronegativen Müttern bzw. solchen mit schwach positiven Antikörpern wird die Vermeidung der Exposition zu Personen im hochkontagiösen Stadium der Varizellen angeraten.

**Postexpositionsprophylaxe:** Für die **passive Prophylaxe** stehen in Deutschland zwei VZIG-Präparate mit definiertem Antikörpergehalt zur Verfügung; das Varicellon® für intramuskuläre Injektion und das Varitect® für intravenöse Anwendung. Bei der Verabreichung von 0,3 ml/kg KG von Varicellon® für eine ca. 70 kg schwere Frau (ca. 21 ml = 2100 IU) belaufen sich die Kosten auf ca. 3450 Euro, bei der Verabreichung von Varitect® (70 ml = 1750 IU) auf ca. 1800 Euro. Dies ist das einzige Varizellenspezifische Hyperimmunglobulin, das intravenös verabreicht werden kann, nicht zu verwechseln mit dem intravenösen IgG (IVIG), das nur einen mäßigen VZV-IgG-Antikörpergehalt aufweist.

*Die Prophylaxe mit VZIG wird nur für seronegative schwangere Frauen mit signifikantem Kontakt innerhalb von 72 (96) Stunden empfohlen!*

Bei der Anwendung der passiven Prophylaxe sollte man aber auch aus forensischen Gründen wissen, dass trotz zeitgerechter VZIG-Gabe in der angegebenen Dosierung nur in 50% das Angehen der VZV-Infektion ganz verhindert wird. In 5% kommt es zur asymptomatischen Infektion und in 45% zu mildem bis normalem Windpockenverlauf (Studie G. Enders und Mitarbeiter, unveröffentlicht). Ob die Immunglobulingabe in der Schwangerschaft zur Verhütung des CVS beitragen kann, ist nicht bekannt (siehe auch Tab. 22-19)

**Neugeborene** von Müttern mit Varizellen vier bis fünf Tage vor bis drei Tage nach Entbindung erhalten das VZIG in einer Dosierung von 0,5 ml/kg KG. Auch bei familiärer Exposition des Neugeborenen zu Varizellen (insbesondere Frühgeborene) bis zum Alter von vier Wochen wird – falls die mütterliche VZV-Antikörpertiterhöhe nicht bekannt ist – die VZIG-Prophylaxe empfohlen, da meist nur niedrige passive Antikörpertiter vorliegen und deshalb der Nestschutz relativ gering ist.

Bei einer **postnatalen, non-maternalen Exposition in der 1. bis 6. Lebenswoche** sollten Frühgeborene von Müttern mit negativer VZV-Anamnese und Frühgeborene vor der 28. Schwangerschaftswoche oder unter 1000 g Geburtsgewicht unabhängig von der mütterlichen VZV-Anamnese passiv mit VZIG (Varitect® i.v. oder Varicellon® i.m.) immunisiert werden. Eine Antikörperbestimmung vor VZIG-Prophylaxe ist aus Kostenersparnis angezeigt [13].

**Aktive Prophylaxe:** Hierfür steht ein abgeschwächter Lebendimpfstoff (Varilrix®, Stamm Oka) zur Verfügung. Eine **Indikation** besteht für die nachfolgend aufgeführten Risikogruppen:

- Patienten vor geplanter immunsuppressiver Therapie oder Organtransplantation
- seronegative und immunsupprimierte Kinder und Erwachsene mit Grundleiden (Leukämie, maligne Tumoren, schwere Neurodermitis) und deren seronegative Haushaltsmitglieder und Betreuer
- seronegative Frauen mit Kinderwunsch
- seronegatives Personal im Gesundheitsdienst, insbesondere im Bereich Pädiatrie, Onkologie, Gynäkologie [50]
- Neu: Die Impfung von 12- bis 15-jährigen Jugendlichen ohne Varizellenanamnese. Dies dient der Schließung von Immunitätslücken und kann damit das Problem der Varizellenexposition von nicht immunen Schwangeren vermindern.

Als **Kontraindikation** gilt, dass drei Monate vor Konzeption und in der Frühschwangerschaft keine Impfung durchgeführt werden sollte. Falls eine solche Impfung erfolgt ist, besteht jedoch keine Indikation für einen Schwangerschaftsabbruch.

Ein bekanntes Ereignis ist der **Besuch eines Windpockenkindes auf der Entbindungsstation** am Wochenende und die diesbezügliche Aufregung in Bezug auf die notwendigen und sinnvollen Maßnahmen. Diese richten sich nach der Art des Kontaktes (Haushaltskontakt, Face-to-Face-Kontakt mit einem an Windpocken oder Zoster Erkrankten für fünf Minuten oder länger, Kontakt im gleichen Raum mit einem an Windpocken (Zoster) Erkrankten für mindestens eine Stunde, flüchtiger Kontakt, wie z.B. im Warteraum oder in öffentlichen Verkehrsmitteln). Die Empfehlungen zur Eingrenzung des nosokomialen Risikos sind in Tabelle 22-23 aufgeführt [38].

# Humanes Immundefizienzvirus

Das durch die Infektion mit dem humanen Immundefizienzvirus (HIV) verursachte Krankheitsbild AIDS (acquired immunodeficiency syndrome) wurde erstmals 1981 beschrieben. Die dafür verantwortlichen Erreger HIV-1 und HIV-2 wurden 1983 bzw. 1985 isoliert. Die Letalität der HIV-Infektion ist hoch, unbehandelt versterben innerhalb von 15 Jahren ca. zwei Drittel der Infizierten. Das HIV-Screening in der Schwangerschaft wird in Deutschland seit 1987 durchgeführt.

## 1 Erreger, Epidemiologie, Infektion

### Erreger

Die humanen Immundefizienzviren HIV-1 und HIV-2 gehören innerhalb der Familie der Retroviridae zur Gruppe der Lentiviren. HIV-1 wird in die Gruppen M, N und O unterteilt, wobei die meisten Infektionen durch Viren der Gruppe M mit den dazugehörigen 9 Subtypen A–J verursacht werden. Die HIV-1 Gruppe N wurde erstmals 1998 bei einer an AIDS erkrankten Frau aus Kamerun isoliert [33], das Auftreten von weiteren noch unbekannten Subtypen ist bei den hohen Variationsmöglichkeiten des Erregers wahrscheinlich.

Alle molekularepidemiologischen Untersuchungen weisen auf Afrika als Ursprungsregion von HIV hin. Die Infektion war ursprünglich vermutlich eine Zoonose, wobei HIV-1 mit großer Wahrscheinlichkeit vom Schimpansen (pan troglodytes) und HIV-2 von den zu den Meerkatzen gehörenden Halsbandmangaben (Cercocebus atys) auf den Menschen übertragen wurde [14]. Die älteste gesicherte HIV-Infektion wurde in der Blutprobe eines Afrikaners aus dem Jahre 1959 nachgewiesen.

Das HI-Virus hat einen Durchmesser von ca. 100 nm, es enthält als genetisches Material zwei identische Moleküle einzelsträngiger RNA. Ebenfalls im Viruspartikel enthalten ist die reverse Transkriptase, die virale RNA in DNA umschreiben kann. Dieses Enzym sowie die RNA-Polymerasen der Zelle besitzen eine relativ hohe Ungenauigkeit bei der Synthese neuer Stränge und sind damit verantwortlich für die hohe Antigenvariabilität des Virus. Das Virusgenom kodiert für die Gene gag (Gruppenspezifische Antigene), pol (Polymerase), env (Envelope-Gen) sowie weitere regulatorische Gene.

### Epidemiologie

Nach Schätzungen der Vereinten Nationen waren Ende 2000 weltweit 36,1 Mio. Menschen mit HIV infiziert, wovon mehr als 95% in Entwicklungsländern leben. Allein im Jahre 2000 fanden 5,3 Mio. Neuinfektionen statt, die AIDS-Todesfälle werden auf 3,0 Mio. geschätzt. In Deutschland ist in den letzten Jahren die Zahl der Neuinfektionen weitgehend konstant geblieben. Für das Jahr 2000 wurden ca. 2000 Neuinfektionen registriert, davon betreffen ein Viertel Frauen. Homosexuelle Männer stellen nach wie vor den größten Anteil (38%), gefolgt von Personen aus Risikogebieten (19%), heterosexuellen Kontakten (17%) sowie i.v. Drogenabhängigen (10%) [30]. Die Zahl perinatal infizierter Kinder konnte durch die mittlerweile möglichen Vorsorgemaßnahmen auf wenige Einzelfälle reduziert werden.

**Hauptübertragungswege** sind ungeschützter Geschlechtsverkehr, Inokulation von erregerhaltigem Material in die Blutbahn sowie perinatal von der Mutter auf ihr Kind. In Deutschland erfolgen ca. 85% aller Infektionen über sexuellen Kontakt, wobei der Analverkehr ein höheres Übertragungsrisiko im Vergleich zum Vaginalverkehr besitzt. Die rezipierende Person hat grundsätzlich ein größeres Risiko als der insertierende Partner. Bei Bluttransfusionen ist aufgrund der Sicherheitsvorschriften das Restrisiko von 1:1000000 verschwindend gering.

### Infektion

Nach Infektion findet die Vermehrung des Virus zuerst in den **Lymphknoten** statt, hier erfolgt die Stimulation der zellulären und humoralen Immunabwehr. Während der symptomfreien Phase der Infektion werden täglich ca. 5% der gesamten Lymphozyten zerstört und gleichzeitig nachgebildet. Dieses Gleichgewicht bricht in der symptomatischen Phase zusammen, das Immunsystem kann die freigesetzten Viren nicht mehr abfangen. Im Stadium AIDS ist auch die Struktur der Lymphknoten und damit deren Funktion zerstört.

Das **Eindringen des Virus in die Zelle** wird durch das Oberflächenmolekül Gp120 vermittelt, das an das CD4-Antigen auf der Oberfläche von T-Helferzellen, Makrophagen sowie dendritischen Zellen bindet. Zusätzlich werden noch Chemokinrezeptoren als Korezeptoren benötigt, wobei CXCR4 und CCR5 am effektivsten sind. Anschließend erfolgt die reverse Transkription des RNA-Genoms in die DNA-Form, die in das zelluläre Genom integriert wird. In dieser Form kann das Virus für die Immunabwehr lange Zeit unerkannt bleiben.

## 2 HIV-Infektion und Schwangerschaft

Die wichtigsten **Risikofaktoren** für eine HIV-Infektion **bei Frauen** sind sexueller Kontakt mit HIV-positivem Partner, intravenöser Drogenmissbrauch sowie hohe Promiskuität. Die HIV-Antikörperprävalenz ist bei Frauen im gebärfähigen Alter mit sog. Normalrisiko in Deutschland mit ca. 0,04% zwar gering, dennoch wird bei etwa jeder zweiten Schwangeren, die in einem HIV-Schwerpunktzentrum betreut wird, die Infektion erst in der Schwangerschaft festgestellt.

Ohne Prophylaxe sowie bei spontaner Geburt würden ca. 15% der **Kinder** intrapartum infiziert; dieses Risiko lässt sich heute auf 1% senken. Schwangere sollten daher zum HIV-Test motiviert werden.

Eine **Schwangerschaft** verursacht vermutlich keine anhaltende Verschlechterung der HIV-Erkrankung. Durch die generell stattfindende Immunmodulation in der Schwangerschaft können Schwankungen in den CD4-T-Zellzahlen erheblich sein [4], während die Viruslast sich jedoch nicht signifikant ändert [7]. Auch gibt es keine Hinweise auf ein erhöhtes Abortrisiko HIV-infizierter Frauen im Vergleich zur weiblichen Durchschnittsbevölkerung [32].

### Transmission

Vor Einführung der entsprechenden Prophylaxemaßnahmen lagen die **Transmissionsraten** zwischen 15 und 35%, wobei die niedrigsten Raten in Europa und die höchsten in Afrika beobachtet wurden.

Die **Transmission** erfolgt normalerweise nicht in der Frühschwangerschaft und nur selten in der Spätschwangerschaft, sie findet überwiegend perinatal sowie durch Stillen – hauptsächlich in den Entwicklungsländern – statt. Die Infektion des Feten erfolgt hauptsächlich auf hämatogenem Wege über die Plazenta. Eine aufsteigende Infektion aus den Genitalorganen oder von der Vagina nach Ruptur der Eihäute ist aber ebenfalls vorstellbar.

**Risikofaktoren** sind eine fortgeschrittene oder rasch fortschreitende HIV-Infektion der Mutter. Das Transmissionsrisiko korreliert mit der Anzahl der Viren im mütterlichen Blut [34]. Aus geburtsmedizinischer Sicht sind vorzeitige Wehen, eine größere Zeitspanne zwischen Blasensprung und Geburt, die vaginale Entbindung sowie eine Amnioninfektion Risikofaktoren für die Transmission [32]. Bei HIV-2-Infektionen wird eine Transmission nur sehr selten beobachtet mit Raten zwischen 0 und 1,2% [1], nach einer neueren Studie aus Gambia auch bis 4,0% [24].

### Entbindungsmodus

Erste Untersuchungen zur Transmissionsrate bei Kaiserschnitt versus vaginaler Entbindung waren kontrovers und zeigten z. T. keinen Vorteil der primären Sectio [11]. Neuere Studien belegen jedoch klar die Wirksamkeit der Sectio, ohne das Risiko für Komplikationen bei der Mutter zu erhöhen [35].

In einer Meta-Analyse aus 15 prospektiven Studien wurde durch Sectio vor Wehenbeginn das Transmissionsrisiko gegenüber der vaginalen Entbindung um ca. 50% reduziert [36]. In diesen Studien wurde meist mit Zidovudin therapiert, inzwischen verfügbare hochaktive antiretrovirale Kombinationstherapien können die Viruslast stärker absenken und sollten damit das Transmissionsrisiko weiter vermindern. Ob unter diesen Kombinationstherapien eine Sectio die Transmissonsrate weiter absenken kann, muss in zukünftigen Studien geklärt werden, eine Abwägung der maternalen Risiken bei Sectio sollte erfolgen.

### Stillen

In der Milch stillender HIV-positiver Frauen ist das Virus nachweisbar. Eine Meta-Analyse mehrerer prospektiver Studien beziffert den Anteil des Stillens an der Transmission auf 7 bis 22% [10], daher darf in den Industrieländern nicht gestillt werden. In verschiedenen Entwicklungsländern wird das Stillen jedoch empfohlen, wenn die Ernährung mit geeigneter Babynahrung nicht möglich ist. Beobachtungen über eine dreifach höhere Mortalitätsrate in stillenden HIV-positiven Müttern aus Kenia [22] müssen noch weiter untersucht werden, sie führten noch nicht zur einer Änderung der bisherigen WHO-Empfehlungen [38].

### Management bei HIV-positiven Schwangeren

Ziel der Therapie in der Schwangerschaft ist neben der Hemmung der Virusreplikation bei der Mutter die **Verhinderung der HIV-Transmission.** Generell wird bei HIV-positiven Schwangeren ein individuelles und risikoadaptiertes Vorgehen empfohlen, wofür inzwischen auch ausführliche Konsensusprotokolle erstellt wurden [29]. Wenn keine Indikation zur antiretroviralen Therapie der Schwangeren selbst vorliegt, sollte zur Verringerung des Transmissionsrisikos das folgende Schema angewandt werden:

- bei einer Viruslast unter 10 000 Kopien/ml: Zidovudin ab der abgeschlossenen 32. Schwangerschaftswoche in einer Dosierung von 5 × 100 mg oder 2 × 250 mg pro Tag
- bei einer Viruslast über 10 000 Kopien/ml: vorübergehende antiretrovirale Standardkombinationstherapie ab der abgeschlossenen 32. Schwangerschaftswoche bis kurz nach der Entbindung
- nach abgeschlossener 36. Schwangerschaftswoche: Sectio vor Wehenbeginn
- prä- und intraoperativ: Zidovudin i.v. mit Beginn 3 h vor Sectio, Start mit 2 mg/kg für 1 h, danach 1 mg/kg.
- beim Neugeborenen: Zidovudin oral mit 2 mg/kg alle 6 Stunden für zwei bis vier Wochen, alternativ Zidovudin i.v. mit 1,3 mg/kg alle sechs Stunden für zehn Tage.

Werden diese Maßnahmen durchgeführt und das Kind nicht gestillt, führt dies nach bisherigen Erfahrungen zu einem **Restrisiko** der vertikalen Transmissionsrate um 1% [6, 28].

Liegt bei der Mutter eine Indikation zur antiretroviralen Therapie vor, d.h. weniger als 250 CD4-T-Zellen/μl sowie die HIV-Viruslast über 30 000 Kopien/ml (bDNA) bzw. über 50 000 Kopien/ml (RT-PCR), so sollte ein Standardtherapieregime mit einer **antiretroviralen Dreifachkombination** angewandt werden. Aufgrund von Nebenwirkungen für das Kind bestehen jedoch **Einschränkungen,** so sollte z.B. Efavirenz nicht eingesetzt werden. Auch vor dem Einsatz von Stavudin und Didanosin wurde aufgrund von Laktatazidosen mit Todesfolge bei Schwangeren gewarnt (Warning letter Bristol-Myers Squibb Company, Jan. 2001). Insgesamt sind die Risiken der Fetotoxizität und Langzeitfolgen für das Kind durch die antiretrovirale Therapie zurzeit noch nicht abschließend zu beurteilen, bei Therapieempfehlungen muss die aktuelle Datenlage hierzu berücksichtigt werden.

### HIV-assoziierte Symptomatik bei Kindern

HIV-infizierte Kinder können ein weites Spektrum an Krankheitssymptomen aufweisen, die sich von leichteren Symptomen (z.B. Lymphadenopathie, Hepatomegalie, Splenomegalie, Dermatitis) bis hin zu Anzeichen eines schweren Immundefektes (z.B. Pneumocystis-carinii-Pneumonie, gehäuft schwere oder rezidivierende bakterielle Infektionen) erstrecken können. Viele Aspekte der HIV-Pathogenese bei Kindern sind ähnlich wie bei Erwachsenen.

Eine Besonderheit bei **perinataler HIV-Infektion** stellen sehr hohe initiale und lang persistierende Replikationsraten von HIV dar, die zu einem sehr schnellen progredienten Krankheitsverlauf führen können [8]. Bei 20 bis 30% der vertikal infizierten Kinder wird diese schwere Verlaufsform beobachtet, unbehandelt liegt die Lebenserwartung unter fünf Jahren. Die übrigen Kinder zeigen einen langsam progredienten Verlauf, 5 bis 10% erkranken pro Jahr an AIDS [3].

Zur **Therapie** HIV-infizierter Kinder wurden basierend auf den US-Empfehlungen entsprechende Richtlinien für Deutschland formuliert [37]. Vereinzelt wurden auch Fälle mit „vorübergehender" HIV-Infektion beschrieben. Neuere Daten lassen jedoch vermuten, dass viele dieser Fälle durch eine falsch-positive HIV-Diagnostik zustande kamen [13].

## 3 Diagnostik

### Klinische Diagnostik

Eine HIV-Infektion sollte immer dann ausgeschlossen werden, wenn klinisch der Verdacht auf einen Immundefekt vorliegt.[!] Die HIV-Primärinfektion zeigt ca. zwei Wochen nach dem Infektionszeitpunkt Allgemeinsymptome wie Fieber, Lymphknotenschwellungen, Halsschmerzen, Gelenk- und Muskelschmerzen und wird aufgrund dieser wenig spezifischen Symptomatik oft nicht als solche erkannt [12, 19]. Besonders verdächtig ist ein Exanthem – meist am Rumpf – sowie unklare Ulzerationen in der Mundhöhle.

### Antikörpernachweis

Der Nachweis einer HIV-Infektion erfolgt über die Bestimmung HIV-spezifischer Antikörper im Blut. Als **Suchtests** werden EIA mit rekombinanten Antigenen verwendet, die HIV-1/2-spezifische Antikörper (3. Generation) sowie zusätzlich HIV-p24-Antigen (4. Generation) nachweisen. Die Sensitivität dieser Tests ist sehr hoch, ein reaktives Ergebnis muss mit einem Bestätigungstest überprüft werden. Diese Bestätigung wird im Western-Blot durchgeführt, der mit hochgereinigtem Virus oder rekombinanten Antigenen hergestellt wurde. Der Nachweis mehrerer virusspezifischer Banden ist beweisend für eine HIV-Infektion, Interpretationskriterien für diese Western-Blots wurden als Richtlinie veröffentlicht [17].

Als weiterer **serologischer Bestätigungstest** ist der Immunfluoreszenztest zugelassen, für dessen Durchführung und Interpretation jedoch Erfahrung notwendig ist. Ein positives Ergebnis im Bestätigungstest sollte den Patienten erst mitgeteilt werden, wenn der Befund durch eine weitere Untersuchung mit einer getrennt entnommenen Blutprobe bestätigt wurde.

Für HIV besteht in Deutschland eine **Meldepflicht**, HIV-positive Personen werden in anonymisierter Form vom diagnostizierenden Labor an das Robert Koch-Institut (RKI) in Berlin gemeldet.

### Tests des zellulären Immunsystems

Die durch die HIV-Infektion verursachte Immunschwäche ist durch die Zerstörung der CD4-T-Helferzellen sowie die Störung der Nachreifung immunkompetenter T-Lymphozyten bedingt. Für die **Verlaufskontrolle** des Immunsystems werden die CD4-T-Helferzellen mittels Durchflusszytometrie bestimmt.

Die absoluten Zellzahlen der CD4-T-Helferzellen pro Mikroliter Blut sowie die Symptome der Patienten werden zur **Klassifikation** der HIV-Infektion nach den Kriterien von CDC/WHO herangezogen.

### Virusnachweis

Das HI-Virus wird inzwischen routinemäßig mit molekularbiologischen Methoden nachgewiesen. Die aufwendige Isolierung und Anzucht des Virus in der Zellkultur wird nur noch unter Forschungsaspekten durchgeführt. Auch der früher häufig eingesetzte HIV-p24-Antigennachweis wird aufgrund seiner geringen Sensitivität (p24-Antigentest ist erst ab mehr als $10^5$ HIV-Partikel/ml positiv) nur noch selten eingesetzt.

Die **wichtigsten molekularbiologischen Methoden** sind die Polymerase-Kettenreaktion (PCR), Nucleic acid sequence based amplification (NASBA) sowie der branched DNA signal amplification assay (b-DNA-Test). Diese Methoden bestimmen die Anzahl der Virus-RNA im Blut und werden zur Verlaufskontrolle und Prognose der HIV-Infektion eingesetzt. Alle drei Methoden sind für den in Europa und den USA vorherrschenden HIV-1-Subtyp B optimiert. Andere Subtypen von HIV-1 werden z. T. schlechter erkannt, HIV-1-Subtyp O sowie HIV-2 können mit diesen Methoden zurzeit noch nicht nachgewiesen werden.

### Pränatale Diagnostik

Die Übertragung der Infektion intrauterin ist sehr selten und findet hauptsächlich intrapartum statt. Deshalb ist die Pränataldiagnostik zur Feststellung einer fetalen HIV-Infektion nicht sinnvoll und stellt ein iatrogenes Infektionsrisiko für den Fetus dar.[!!] Bei invasivem Eingriff aus genetischer Indikation bei einer HIV-positiven Schwangeren sollten gewisse Vorsichtsmaßnahmen beachtet werden [15].

### Neugeborenendiagnostik

Für die frühe Diagnose einer HIV-Infektion bei Neugeborenen können die üblichen serologischen HIV-Tests nicht herangezogen werden, da aufgrund der diaplazentar übertragenen mütterlichen Antikörper diese Tests immer positiv sind. Eine

HIV-Infektion kann jedoch bei Neugeborenen mit folgenden **Untersuchungen** diagnostiziert werden:
- Nachweis des HIV-Genoms mittels PCR
- Nachweis von viralem Antigen (p24)
- Virusnachweis in der Zellkultur

Um eine positive Diagnose zu bestätigen, sollten mindestens **zwei getrennte Blutproben** mit einem oder mehreren der aufgeführten Tests positive Ergebnisse liefern. Wurde ein positiver Nachweis geführt, so sollte unverzüglich anhand einer zweiten Blutprobe dieses Ergebnis bestätigt werden. Die Sensitivität des Virusnachweises bei der Geburt beträgt nur ca. 40%, jedoch steigt die Sensitivität nach einer Woche stark an und erreicht im Falle der PCR nach einem Monat Werte über 90% [23]. Die definitive Diagnose der HIV-Infektion ist durch diese Methoden spätestens im Alter von sechs Monaten möglich.

Der **Nachweis, dass ein Kind nicht mit HIV infiziert wurde,** ist schwieriger zu führen. Dies betrifft jedoch aufgrund der bei optimalem Management relativ niedrigen Transmissionswahrscheinlichkeit in Deutschland (1%) den Großteil der Untersuchungen. Das Blut des Kindes sollte innerhalb von 48 Stunden nach Geburt, im Alter von ein bis zwei Monaten sowie drei bis sechs Monaten untersucht werden. Nabelschnurblut sollte nicht verwendet werden, da Kontaminationen mit mütterlichem Blut zu falsch-positiven Ergebnissen führen können. Die bevorzugte Methode ist die HIV-DNA-PCR, aber auch die HIV-RNA-PCR ist möglich und wurde z. T. als empfindlicher beschrieben. Zur Kontrolle der HIV-PCR sollte bei der ersten Untersuchung mütterliches Blut mitgetestet werden, da die HIV-PCR verschiedene Virussubtypen schlecht bzw. gar nicht erkennt. Der HIV-1-p24-Antigennachweis (nach Säurevorbehandlung) kann durchgeführt werden, seine Sensitivität ist jedoch im Vergleich zur HIV-PCR deutlich geringer. Eine Anzucht des Virus in der Zellkultur ist von der Sensitivität her mit den PCR-Methoden vergleichbar, jedoch ist die Methode sehr aufwendig und das Ergebnis ist erst nach mehreren Wochen erhältlich. Bei negativem HIV-AK-Befund eines Kindes im Alter von 14 bis 16 Monaten kann eine HIV-Infektion ausgeschlossen werden. Bei 10% der symptomatischen HIV-infizierten Kindern lassen sich die HIV-spezifischen Antikörper nicht nachweisen [20].

## 4 Therapie und Prophylaxe

### Therapie

Durch Einsatz der antiretroviralen Medikamente ist es möglich, die Progressionsrate sowie Mortalität der HIV-Erkrankung deutlich zu reduzieren. Für die Therapie stehen Medikamente aus drei verschiedenen Substanzklassen zur Verfügung: Nukleosidanaloga, Proteaseinhibitoren sowie nichtnukleosidale Inhibitoren der reversen Transkriptase [9]. Ziel einer Therapie ist die möglichst vollständige Hemmung der Virusreplikation. Als initiale Therapie bedeutet dies in der Regel eine Kombination zweier Nukleosidanaloga mit mindestens einer dritten Substanz, vorzugsweise einem Proteaseinhibitor [5].

Für die Therapie der HIV-Infektion sind inzwischen ausführliche **Richtlinien** verfügbar [2, 26]. Der optimale Zeitpunkt für den Therapiebeginn ist weiterhin unklar, Übereinstimmung besteht nur darin, dass ein Therapiebeginn bei einer CD4-Zellzahl unter 200/µl mit einer deutlich schlechteren Prognose einhergeht (8th Conference on Retroviruses and Opportunistic Infections, Chicago, 2001).

Die erreichte geringste Konzentration an HI-Viren im Blut bestimmt wesentlich die **Dauer der virologischen Wirksamkeit** einer Therapie. Häufigste Ursache für ein Versagen der antiretroviralen Therapie bei guter Compliance des Patienten ist die Resistenzentwicklung, die auf Punktmutationen im Reverse Transkriptase- und Proteasegen beruht.

Das therapeutische Vorgehen in der Schwangerschaft zur Verringerung des Transmissionsrisikos bzw. zur antiviralen Therapie der Mutter ist in Abschnitt 2, Absatz „Management bei HIV-positiven Schwangeren", beschrieben.

### Prophylaxe

Die derzeit einzig wirksame Methode zur Verhütung der HIV-Infektion sind entsprechende Vorsichtsmaßnahmen („safer sex"). Diese Maßnahmen sollten insbesondere der jungen Generation immer wieder durch die Schulen, Ausbildungsstätten und öffentlichen Medien ins Gedächtnis gerufen werden, denn – wie eine repräsentative Umfrage der Bundeszentrale für gesundheitliche Aufklärung ergab – jeder vierte Mann benutzt beim ersten sexuellen Kontakt mit einer neuen Partnerin kein Kondom. Aus anderen Ländern, aber auch aus Deutschland gibt es Hinweise, dass die neuen therapeutischen Möglichkeiten zu einer größeren Sorglosigkeit und damit zu einer Zunahme an Neuinfektionen bei jungen homosexuellen Männern führen [27].

### Postexpositionsprophylaxe

Bei der **beruflichen Exposition** sind die einfachsten und wirksamsten Methoden der Verhinderung einer HIV-Infektion die Beachtung der Hygieneregeln und Unfallverhütungsvorschriften. Im Falle von Verletzungen mit HIV-kontaminierten Materialien liegt das Risiko einer Infektion nur bei 0,3% [16].

Liegt aufgrund der Verletzung ein erhöhtes Infektionsrisiko für HIV vor, so kann die **medikamentöse Postexpositionsprophylaxe (PEP)** empfohlen werden. Diese PEP besteht aus einer Standard-Dreifach-Kombination von antiretroviralen Medikamenten; entsprechende ausführliche Richtlinien hierzu wurden veröffentlicht [25]. Diese Richtlinien nehmen auch Stellung zur sexuellen und anderen nicht-beruflichen Expositionen mit HIV.

Bei der Entscheidung zur Durchführung einer PEP ist auch der **zeitliche Rahmen** entscheidend. Zwischen dem Anlagern des HI-Virus an die Zellen und der ersten Transkription der Virus-RNA vergehen keine zwölf Stunden! Daher dürfte eine PEP mit Beginn später als 24 Stunden bei perkutaner und intravenöser Exposition, bei Schleimhautexposition später als 72 Stunden nach Exposition sinnlos sein.

*Die Postexpositionsprophylaxe bei perkutaner und intravenöser Exposition muss innerhalb von 24 Stunden, bei Schleimhautexposition innerhalb von 72 Stunden erfolgen!*

### Impfstoffe

Trotz der Fortschritte in der Behandlung von AIDS ist ein wirksamer Impfstoff die einzige Hoffnung, der Epidemie in ihrem globalen Ablauf Einhalt zu gebieten. Insgesamt wurden über 70 Impfstoffe am Menschen in Phase-I-Studien getestet, fünf befinden sich zurzeit in Phase-II- und zwei in Phase-III-Studien. Alle Impfstoffentwicklungen waren bisher wenig erfolgreich, dies liegt vor allem in der hohen Variabilität der Oberflächenantigene des HIV begründet. Die Bildung von Antikörpern gegen das Virus reicht für einen effektiven Schutz nicht aus, essentiell ist die Beteiligung der zellulären Abwehrmechanismen des Immunsystems [21]. Vorsicht mit attenuierten HI-Viren ist jedoch geboten, denn Experimente mit abgeschwächten Viren, denen mehrere Gene entfernt wurden, vermittelten bei Affen zwar einen effektiven Schutz vor Infektion, führten aber nach längerer Zeit auch zu einer Immunschwäche [31]. Die Hoffnungen liegen zurzeit auf gentechnisch hergestellten Virusproteinen mit verschiedensten Adjuvantien. Impfstoffe basierend auf DNA-Basis, die keine infektiösen Viruspartikel bilden, aber das entsprechende HIV-Protein in großen Mengen über lange Zeit in den Wirtszellen synthetisieren, sind ebenso als geeignete Impfstoffe denkbar [18].

# Inhalt*

| | | |
|---|---|---|
| | ■ **Allgemeine Aspekte** . . . . . . . . . . . . . . . . . . . . . . . | 347 |
| 1 | Epidemiologie . . . . . . . . . . . . . . . . . . . . . . . . | 347 |
| 2 | Besondere Risiken für den Fetus . . . . . . . . . . . . . | 348 |
| 3 | Grundsätzliches ärztliches Vorgehen . . . . . . . . | 349 |
| | ■ **Polytrauma in der Schwangerschaft** . . . . . . . . . . | 349 |
| 1 | Definition und Besonderheiten . . . . . . . . . . . . . | 349 |
| 2 | Posttraumatische Phasen . . . . . . . . . . . . . . . . . | 350 |
| 3 | Verletzungsarten beim Polytrauma . . . . . . . . . . | 350 |
| 3.1 | Thoraxverletzungen . . . . . . . . . . . . . . . . . . . . | 350 |
| 3.2 | Abdominalverletzungen . . . . . . . . . . . . . . . . . . | 351 |
| 3.3 | Extremitätenverletzungen . . . . . . . . . . . . . . . . . | 352 |
| 3.4 | Stumpfes Bauchtrauma . . . . . . . . . . . . . . . . . . | 352 |
| 3.5 | Perforierende Abdominalverletzungen . . . . . . . . | 354 |
| | ■ **Frakturen** . . . . . . . . . . . . . . . . . . . . . . . . . . . . | 354 |

*Das Literaturverzeichnis findet sich in Kapitel 24, S. 388.

# 23 Unfallverletzungen in der Schwangerschaft

B. Gay

## Allgemeine Aspekte

### 1 Epidemiologie

Unfälle während der Schwangerschaft sind ein eher seltenes Ereignis. Die genaue Koinzidenz von Gravidität und Trauma ist nicht bekannt, es muß jedoch mit einer **Unfallhäufigkeit** von 5 bis 7% gerechnet werden [4, 22]. Mehr als die Hälfte der Unfälle fällt in das III. Trimenon [23]. Instinktive Vorsicht und Verantwortungsgefühl sowie eine gewisse Unbeweglichkeit halten die Schwangere einerseits von riskantem Verhalten ab. Andererseits bewirken die Zunahme des Leibesumfangs und die Gangunsicherheit eine vermehrte Unfallgefährdung. Das Thema Gravidität und Trauma wurde erst in den letzten Jahren systematisch bearbeitet. Früher wurden meist interessante Einzelbeobachtungen oder spektakuläre Verletzungskombinationen von Mutter und Kind beschrieben. Über größere Serien (40 Unfallverletzte in sieben Jahren bzw. 25 Unfallverletzte in zehn Jahren) wurde in jüngster Zeit berichtet [7, 27].

In den letzten Jahren wird eine steigende Anzahl von Unfällen während der Schwangerschaft registriert [17, 18, 23, 27]. Die häufigste Verletzungsursache ist mit 54% der **Verkehrsunfall** [1, 7, 25, 26], während andere Ursachen (z.B. Stürze, Sportunfälle) seltener vorkommen.[1] Auch körperliche Mißhandlungen von Schwangeren (Tritte und Schläge) können schwerwiegende Konsequenzen für Mutter und Kind haben [20].

Trotz erheblicher Verletzungen der Mutter kann die Schwangerschaft unbeeinflußt bleiben [15]. Nach schweren Unfällen ist jedoch zu 61% eine Beeinträchtigung des **Schwangerschaftsverlaufs** zu erwarten, während bei leichten Verletzungen nur zu 27% entsprechende Folgen resultieren [22]. Die Müttersterblichkeit liegt im gleichen Krankengut von 103 Unfallverletzungen nach schwerem Trauma bei 24%, so daß der Unfalltod die häufigste nicht geburtshilflich bedingte Todesursache während der Schwangerschaft darstellt. Je weiter die Schwangerschaft fortgeschritten ist, um so mehr erhöht sich das Verletzungsrisiko für die werdende Mutter [10].

Aus einer Analyse von 208 Verkehrsunfällen, bei denen Schwangere betroffen waren, geht hervor, daß durch das Anlegen des **Sicherheitsgurts** die mütterliche Sterblichkeit von 7,8 auf 3,6% zurückging, während die kindlichen Todesfälle leicht von 14,4 auf 16,7% anstiegen. Die kindlichen Verluste waren am größten, wenn die Mutter aus dem Fahrzeug geschleudert wurde.

Pearlman und Viano führten am Crash-Dummy Testuntersuchungen von verschiedenen Rückhaltesystemen einschließlich des Airbags durch (Mutter und 28 Wochen alter Fetus). Bei steigender Geschwindigkeit wurden die auf Mutter und Kind einwirkenden Kräfte mit Sensoren direkt gemessen. Es zeigte sich, daß bei **Positionierung des Sicherheitsgurtes** über dem Uterus drei- bis vierfach höhere Kräfte auf das Kind einwirken als bei einer Lage unterhalb. Ähnlich ungünstige Werte traten bei alleiniger Benutzung des Airbags auf. Eine Erhebung in vier geburtshilflichen Zentren der USA an 807 schwangeren Frauen ergab, daß die meisten Frauen zwar den Gurt anlegen, aber nur 52% eine korrekte Gurtposition wählen. Diese Studie unterstreicht die Notwendigkeit, die Aufklärung auf diesem Gebiet zu intensivieren [28].

Die Schwangere sollte unbedingt den **Dreipunkt-Sicherheitsgurt** tragen [1, 26], da durch die Maßnahme das Risiko schwerer Verletzungen deutlich reduziert werden kann. Größter Wert ist auf den korrekten Sitz der Beckenauflagestelle zu legen. Der Beckengurt muß unterhalb der Spina iliaca anterior superior plaziert werden und eng anliegen, um bei einer Frontalkollision die kinetische Energie auf das mechanisch hoch belastbare Becken zu lenken. Durch festen Sitz des Gurtes wird das Hinabtauchen unter den Sicherheitsgurt (submarining) mit der Gefährdung für das Abdomen vermindert. Unter Berücksichtigung von Unfallanalysen schneidet ein Gurt, der beide Schul-

[1] *Häufigste Verletzungsursache in der Schwangerschaft ist der Verkehrsunfall!*

tern und das Becken hosenträgerartig fixiert, noch günstiger ab als der bei uns übliche Dreipunktgurt [23].

## 2 Besondere Risiken für den Fetus

Die besondere Problematik von Unfällen in der Schwangerschaft besteht darin, daß einerseits die verletzte Schwangere eine Hochrisikopatientin ist und andererseits stets zwei Individuen betroffen sind. Eine optimale **Teamarbeit** zwischen Geburtshelfer, Chirurgen, Neonatologen und eventuell anderen Fachdisziplinen ist unbedingt zu fordern [21].

Das ungeborene **Kind** ist immer direkt oder indirekt durch das Unfallereignis gefährdet. Eine direkte Schädigung tritt bei Schädelfrakturen mit intrakranieller Blutung auf, während eine indirekte Gefährdung durch einen hypovolämischen Schock der Mutter, Uterusverletzungen oder vorzeitige Plazentaablösung erfolgt. In neun von zehn Fällen mit schwerem hypovolämischem Schock der Mutter kommt es zum vorzeitigen Abbruch der Schwangerschaft. Eine Beziehung zwischen Überleben des Kindes und Stadium der Schwangerschaft konnte nicht festgestellt werden, und ein Abort nach stumpfem Bauchtrauma bei ansonsten gesunder Frucht gilt als seltenes Ereignis [21].

In der Frühschwangerschaft ist das Kind im knöchernen Becken der Mutter weitgehend geschützt. Die meisten kindlichen Verletzungen kommen deshalb während der **Spätschwangerschaft** vor. Zu diesem Zeitpunkt ist eine relative Verminderung des Fruchtwassers vorhanden (fehlende Pufferfunktion), der Kopf ist im kleinen Becken fixiert, während der kindliche Körper oberhalb des schützenden Beckenrings liegt.

Die häufigste fetale Verletzung ist die **Schädelfraktur** [30], die zum Teil mit schweren intrakraniellen Blutungen kombiniert ist [9]. Überlebt das Kind, muß mit bleibenden Schäden gerechnet werden.[I] Diese Verletzung wird gegen Ende der Schwangerschaft vornehmlich bei Beckenfrakturen der Mutter gesehen. Berichte liegen vor über eine durch Ultraschall in utero festgestellte kindliche Schädelfraktur [14] und über eine röntgenologisch im Mutterleib diagnostizierte kindliche Oberschenkelfraktur [2]. Durch stumpfe Gewalteinwirkung können weiterhin Verletzungen des Schlüsselbeins, der Wirbelsäule, der Extremitäten sowie der fetalen Eingeweide entstehen (Abb. 23-1). Die Frakturen können spontan heilen, ohne die Schwangerschaft zu beeinträchtigen.

Direkte Fruchtschäden bei intaktem Uterus sind selten. Der vorspringende und relativ immobile Uterus ist das am häufigsten verletzte Organ beim schweren Trauma der Schwangeren. Die traumatische **Uterusruptur** ist selten (0,6% nach [18]). Im Schrifttum überwiegen Einzelbeobachtungen. Bei mehr als 30 Verkehrsunfällen mit schweren Verletzungen trat die Uterusruptur nur zweimal auf. Die Ruptur des graviden Uterus ist das Ergebnis einer hydraulischen Sprengwirkung infolge des intrauterinen Druckanstiegs [6]. Die traumatische Plazentaablösung ist die häufigste Verletzungsfolge und eine Hauptursache des Fruchttodes nach stumpfer Gewalteinwirkung. Traumatische Rupturen der Plazenta sind in der Literatur nur vereinzelt beschrieben worden [3].

Stets ist an die Möglichkeit einer **fetomaternalen Bluttransfusion** zu denken.[II] Auch bei Mikrotraumen der Plazenta ist dieses Risiko vorhanden [24]. In der Praxis wird an diese Komplikation oftmals nicht gedacht. Die Gefahr besteht einerseits in der Rhesus-Sensibilisierung der Mutter (bei Rhesus-negativer Mutter) und im unbemerkt verlaufenden fetalen Blutverlust mit daraus resultierender Anämie und Hypoxie des Feten [12]. Der Nachweis von fetalem Blut (HbF-Zellen) im Kreislauf der Mutter ist durch den Test nach Kleihauer-Betke möglich. Bei Rhesus-negativen Schwangeren und dem Nachweis von fetalen Erythrozyten im mütterlichen Blut ist eine Anti-D-Prophylaxe erforderlich (siehe auch Kap. 17).

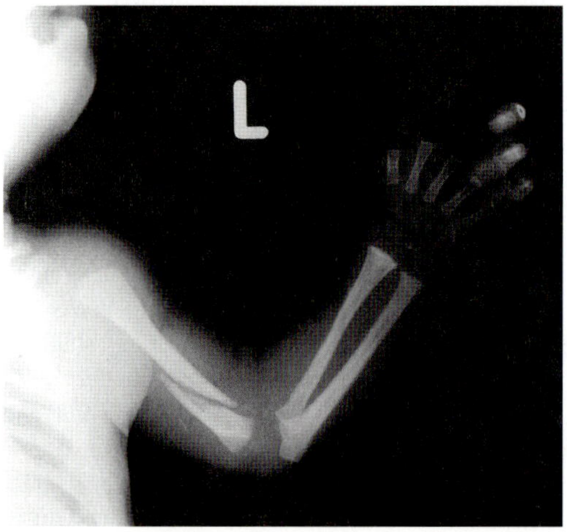

> [I] *Die häufigste fetale Verletzung ist die Schädelfraktur, die mit schweren intrakraniellen Blutungen einhergehen kann. Bei Überleben des Kindes sind bleibende Schäden möglich!*

> [II] *Bei Unfallverletzung einer Schwangeren ist stets an die Möglichkeit einer fetomaternalen Bluttransfusion zu denken!*

**Abb. 23-1**
*Intrauterin durch stumpfes Bauchtrauma entstandene kindliche Oberarmfraktur. Entbindung durch Sectio.*

## 3 Grundsätzliches ärztliches Vorgehen

Bereits Bagatellverletzungen der Mutter können eine vitale Gefährdung des Kindes verursachen. **Präklinischen Maßnahmen** (Linksseitenlage, $O_2$-Gabe, Schocktherapie) kommen eine wesentliche Bedeutung zu. Jede Schwangere sollte nach einem Unfallgeschehen unabhängig vom Stadium der Gravidität und der Schwere der Verletzung stationär beobachtet werden.

Zum **klinischen Traumamanagement** gehören die Ultraschalldiagnostik zur Beurteilung der Mutter und des Feten sowie des Plazentasitzes und zum eventuellen Nachweis eines retroplazentaren Hämatoms. Weiterhin sind die Überwachung der kindlichen Herztöne sowie die Beurteilung des Uterus und der Weite des Muttermundes erforderlich.

Neuere Untersuchungen von Connolly und Mitarbeitern zeigten, daß ein wiederholtes kindliches Monitoring über mehrere Tage keine eindeutigen Vorteile bringt [4]. Die Autoren empfehlen deshalb ein **Monitoring** über vier Stunden. Sollten sich pathologische Befunde nicht ergeben, ist unter Beachtung entsprechender Vorsichtsmaßnahmen eine Entlassung nach Hause vertretbar.

Die **vorzeitige Plazentalösung** stellt die häufigste Unfallkomplikation und Hauptursache des intrauterinen Fruchttodes dar [7, 11, 12, 18]. Nach Ludwig beträgt die Sterblichkeit für die Mutter 1%, während sie für das Kind bei 68% liegt. Bei 40 bis 60% der Patientinnen ist nach schwerem stumpfem Abdominaltrauma infolge der Uteruskompression oder durch Scherkräfte bedingt mit diesem Ereignis zu rechnen, während die mechanisch-traumatische Genese als Ursache nur eine untergeordnete Rolle spielt (ca. 2%) [7, 17]. Die vorzeitige Plazentalösung kann zunächst unbemerkt erfolgen [11]. Vaginale Blutungen, abdominelle Schmerzen, wehenähnliche Kontraktionen, diffuse Druckschmerzhaftigkeit des Abdomens und der Abgang von Fruchtwasser sind als ernste Hinweise zu werten. Bei 20% der Patientinnen fehlt das Symptom der vaginalen Blutung [5, 11, 23]. Auf diese symptomfreien Verläufe ist besonders zu achten. Eine vorzeitige Plazentalösung ist auch noch nach mehreren Tagen möglich.

# Polytrauma in der Schwangerschaft

## 1 Definition und Besonderheiten

Das Polytrauma ist als eine gleichzeitig entstandene Verletzung mehrerer Körperregionen oder Organsysteme definiert, wobei wenigstens eine Schädigung oder die Kombination mehrerer Verletzungen **lebensbedrohlich** ist. Besonders zu berücksichtigen sind schwangerschaftsspezifische Veränderungen, die nahezu alle Organsysteme betreffen, zu entsprechenden Stoffwechselveränderungen führen und mit posttraumatischen Veränderungen interferieren können.

Durch das **erhöhte Herzminutenvolumen** der Mutter wird eine gesteigerte Toleranz für Blutverluste vorgetäuscht, die leicht zu falscher Sicherheit in der Beurteilung der Kreislaufsituation führt. Bei der verletzten Schwangeren kann ein normaler Blutdruck aufrechterhalten werden, selbst wenn eine Verminderung des zirkulierenden Blutvolumens um 30 bis 35% infolge einer Blutung vorliegt. Dies geschieht durch Reduktion der gesteigerten Uterusperfusion um 10 bis 20%, ohne daß ein hypovolämischer Schock klinisch bemerkbar wird. Das gesamte Blutvolumen der Mutter durchströmt im letzten Trimenon etwa alle zehn Minuten den uteroplazentaren Situs [12].

Wesentliche Verletzungssymptome können auch dadurch maskiert werden, daß infolge der **Größenzunahme des Uterus** Veränderungen der topographischen Beziehungen auftreten. Hinzu kommt eine erhöhte Blutungsbereitschaft der Abdominalorgane durch die schwangerschaftsbedingte Hyperämie. Damit wirkt die Schwangerschaft einerseits protektiv auf die Mutter, indem auch größere Volumenverluste toleriert werden. Andererseits führt die reduzierte Uterusperfusion zur fetalen Hypoxie, Bradykardie und eventuell zum Fruchttod. Durch kardiotokographische Veränderungen kann ein indirekter Hinweis auf die Hypovolämie der Mutter gegeben werden [5].

Die beste Chance für das Überleben von Mutter und Kind liegt darin, die Verletzungen der Mutter rechtzeitig zu erkennen und zu behandeln. Deshalb ist das **Hauptziel** der Therapie beim Polytrauma auf die Erhaltung des Lebens der Mutter gerichtet. Der Tod der Mutter bedeutet den fast sicheren Tod des Kindes. Der Versuch, das Leben der Mutter zu erhalten, hat Vorrang. Je schwerer die Verletzungen der Mutter sind, um so weniger ist mit diagnosti-

*"Bei der verletzten Schwangeren kann durch das erhöhte Herzminutenvolumen trotz größerer Blutverluste ein normaler Blutdruck bestehen!*

*Die vorzeitige Plazentalösung stellt die häufigste Unfallkomplikation und Hauptursache des intrauterinen Fruchttodes dar!*

schen und therapeutischen Maßnahmen auf das Kind Rücksicht zu nehmen. Unerläßliche Röntgenaufnahmen müssen angefertigt werden. Das Argument, eine Strahlenschädigung des Kindes zu verursachen, kann nicht die Unterlassung einer notwendigen Röntgenuntersuchung begründen, die eine wichtige Verletzung erfaßt hätte.

Unter keinen Umständen sollte das Leben der Mutter wegen eines möglichen Risikos für das Kind gefährdet werden. Die Rettung des **kindlichen Lebens** steht nur dann im Vordergrund, wenn die Mutter moribund ist (Sectio in moribunda) oder verstirbt (Sectio in mortua).

## 2 Posttraumatische Phasen

Unter Berücksichtigung der Prioritäten sind im Behandlungskonzept für Mehrfachverletzte fünf Phasen zu unterscheiden [8]:

- Reanimationsphase
- erste Operationsphase
- Stabilisierungsphase
- zweite Operationsphase
- Erholungsphase

Die **Reanimationsphase** hat das Ziel, die Atem- und Kreislauffunktion zu sichern. Im Vordergrund stehen die Therapie der Hypovolämie, Intubation, Schmerzausschaltung, Schienung verletzter Extremitäten und eine grob orientierende Diagnostik.

Während der anschließenden **ersten Operationsphase** sind solche lebenserhaltenden Notoperationen durchzuführen, ohne die eine definitive Reanimation nicht erfolgen kann. Als Noteingriffe der ersten Dringlichkeitsstufe werden Massenblutungen, intrathorakale und intraabdominelle Blutungen sowie die akute Hirndrucksteigerung versorgt. Zur Therapie spezieller Verletzungen kann unter Fortsetzung der intensivmedizinischen Maßnahmen die Verlegung in ein Schwerpunktkrankenhaus erforderlich sein. Als Notoperation der zweiten Dringlichkeitsstufe gilt die Behandlung offener Hirntraumen, von Viszeralverletzungen, Rückenmarkkompressionen, offenen Frakturen sowie geschlossenen Oberschenkelschaftfrakturen.

Bei **Schädel-Hirn-Verletzungen** ist nur selten eine sofortige Operation erforderlich. Bei gleichzeitigem Vorliegen einer intrakraniellen, intrathorakalen oder intraabdominellen Blutung ist im Einzelfall zu entscheiden, welche Verletzung zuerst versorgt werden muß. Tritt ein komprimierendes intrakranielles Hämatom akut auf, ist der neurochirurgische Eingriff aus vitaler Indikation erforderlich [19]. In allen anderen Fällen ist die Versorgung der Thorax- und Abdominalverletzungen vorrangig. Da die Beurteilung, vor allem aber die Verlaufskontrolle der zerebralen Schädigung in Narkose schwierig ist, sollten Ausmaß und Art der zerebralen Verletzung nach Möglichkeit vorher geklärt werden.

Während der nachfolgenden **Stabilisierungsphase** sollte die Unfallverletzte in einen Zustand gebracht werden, der eine risikolose endgültige Versorgung erlaubt. Veränderungen während dieses Zeitraums werden durch ein erweitertes Überwachungsprogramm (z. B. Bestimmung des Herzzeitvolumens u. ä.) erfaßt. Durch Optimierung der intensivmedizinischen Maßnahmen wird eine Verkürzung der Stabilisierungsphase und damit eine Vorverlegung der zweiten Operationsphase erzielt.

Während der letzten Akutphase **(zweite Operationsphase)** erfolgt die definitive Versorgung in einem oder mehreren Eingriffen. Hier werden Frakturen der oberen Extremität versorgt und aufwendige Gelenkrekonstruktionen vorgenommen.

Die **Erholungsphase** dient der völligen psychischen und physischen Wiederherstellung der Verletzten.

## 3 Verletzungsarten beim Polytrauma

### 3.1 Thoraxverletzungen

Bei Polytraumatisierten treten in mehr als 60 % der Fälle Thoraxverletzungen auf. Thoraxverletzungen sind äußerlich meist nicht zu erkennen [9], es muß jedoch stets an diese Möglichkeit gedacht werden. Schätzungsweise erhöht die Verzögerung des Behandlungsbeginns um 30 Minuten die Letalität um 300 %. Das Therapieresultat einer Thoraxverletzung hängt wesentlich von der Sachkenntnis des erstbehandelnden Arztes ab. Danach wären durch richtige Maßnahmen ein Sechstel der tödlich verlaufenden Thoraxverletzungen zu retten gewesen.

Zwei **Notfallsituationen** bedürfen der sofortigen Therapie:

- der Spannungspneumothorax
- die Herztamponade

Diese unmittelbar **lebensbedrohlichen** Situationen müssen durch klinische Untersuchung erkannt werden [8]. Ihre Versorgung ist vor allen weiteren diagnostischen Maßnahmen vorzunehmen. Die Therapie ist in beiden Fällen symptomatisch.

Der **Spannungspneumothorax** wird häufig übersehen. Dyspnoe, hypersonorer Klopfschall, typische Auskultationsbefunde und subkutanes Emphysem sind Hinweiszeichen. Durch Punktion mit einer dicken Ventilkanüle im zweiten oder dritten Interkostalraum in der Medioklavikularlinie ist eine sofortige Druckentlastung zu erzielen.

Wunden im Herzbereich sowie präkordiale Prellmarken weisen auf eine mögliche **Herztamponade** hin. Führende Symptome sind gestaute Halsvenen und ein erhöhter zentraler Venendruck. Bereits durch 150 bis 250 ml Flüssigkeit im Perikard wird eine akute Tamponade erzeugt. Sie erfordert die sofortige Druckentlastung.

Für die weitere Diagnostik ist die **Röntgenaufnahme** als wichtigstes Hilfsmittel zur Beurteilung der Thoraxverletzung erforderlich. Diese Untersuchung muß rasch, schonend und unter ärztlicher Überwachung vorgenommen werden. Die Unfallverletzte darf keinesfalls einfach „zum Röntgen geschickt" werden. Anhand der Röntgenaufnahmen wird nach folgenden Verletzungen gefahndet:

- **Rippenserienfrakturen:** Diese sind auf der ersten Röntgenaufnahme oft nicht sichtbar, während sie durch klinische Untersuchung besser erkannt werden. Vor weiteren Eingriffen in Narkose sollte eine Thoraxdrainage erfolgen.
- **Pneumothorax:** Liegt kein Spannungspneumothorax vor, sollte vor Einlage der Drainage die Lungenaufnahme abgewartet werden. Es besteht die Gefahr, daß es durch den schwangerschaftsbedingten Zwerchfellhochstand oder eine Zwerchfellruptur zu Verletzungen der in den Thorax verlagerten abdominellen Organe kommt.
- **Verletzungen von Trachea, Bronchien und Ösophagus:** An diese Verletzungen muß bei trotz Drainage nicht behebbarem Pneumothorax, deutlichem Mediastinalemphysem oder persistierender Atelektase gedacht werden. Der Nachweis der Ösophagusverletzung gelingt durch Kontrastdarstellung. Für die Bronchusläsion ist die Bronchoskopie entscheidend.
- **Zwerchfellruptur:** Als wichtigste Ursache gilt die gewaltsame Druckerhöhung in der Bauch- oder Brusthöhle. Wegen der Gefahr der Inkarzeration und Verdrängung thorakaler Organe stellt die Zwerchfellruptur stets eine absolute Indikation zur Operation dar [9].
- **Aortenruptur:** 80% dieser Verletzungen verlaufen sofort tödlich, während ca. 15% der Traumatisierten in den ersten zwei Wochen sterben. Lediglich 5% der Verletzten erleben die Ausbildung eines posttraumatischen Aortenaneurysmas. Bei Verbreiterung des Mediastinums muß an diese Verletzung gedacht werden und möglichst eine Aortographie erfolgen. Innerhalb der ersten Stunden oder Tage ist die direkte End-zu-End-Naht möglich.

- **Hämatothorax:** Als Ursache kommen Thoraxwandverletzungen, Lungenparenchymläsionen, Verletzungen von thorakalen Gefäßen, Wirbelfrakturen und die Zwerchfellruptur in Betracht. Die vitale Gefährdung erfolgt durch große Blutverluste, Lungenparenchymkompression und Mediastinalverschiebung. Klinisch und röntgenologisch lassen sich Blutmengen von mehr als 200 bis 400 ml nachweisen. Die sichere Diagnose wird durch Sonographie, Röntgenaufnahme und Probepunktion gestellt. Die Behandlung hat das Ziel, die Pleurahöhle völlig zu entleeren und die vollständige Ausdehnung der Lunge zu ermöglichen. Zu diesem Zweck wird die Pleurahöhle drainiert. Dadurch wird einerseits eine Blutstillung erreicht, die meist dann eintritt, wenn die Lunge entfaltet ist. Andererseits ist eine Kontrolle des laufenden Blutverlustes möglich.

Die Indikation zur **Thorakotomie** wird unterschiedlich gestellt. Unseres Erachtens sollte vor allem die persistierende Blutung Berücksichtigung finden. Nach einem Initialverlust von 1000 bis 2000 ml Blut und anhaltender Blutung von 200 bis 300 ml pro Stunde sollte die Indikation zur Thorakotomie eher großzügig gestellt werden [8]. Beim stumpfen Thoraxtrauma muß nur in seltenen Fällen operativ vorgegangen werden.

Nach Thoraxdrainage, Intubation und Beatmung ist die neurochirurgische oder unfallchirurgische Versorgung möglich.

## 3.2 Abdominalverletzungen

Das diagnostische und therapeutische Vorgehen beim Polytrauma unterscheidet sich von den Maßnahmen beim isolierten stumpfen Bauchtrauma. Die Diagnose muß rasch, zuverlässig und ohne zusätzliche Gefährdung der Unfallverletzten erfolgen. Die Therapie ist auf das zur Lebenserhaltung notwendige Maß zu beschränken, d.h. Blutstillung und Verschluß eröffneter Hohlorgane. Beim Schädel-Hirn-Trauma ist die Diagnose einer stumpfen Bauchverletzung durch das Fehlen der Abwehrspannung, des Druckschmerzes und weiterer Hinweiszeichen erschwert. Der Ausschluß einer Blutung in die Bauchhöhle muß aus vitaler Indikation zuerst erfolgen.[1] Je bedrohlicher der Zustand ist, um so mehr muß eine Reduktion auf ein diagnostisches Minimalprogramm erfolgen. Es sei darauf hingewiesen, daß Patienten mit erfolgreich operierter Aortenruptur an einer vergleichsweise harmlosen Leberruptur verblutet sind. Bei Mehrfachverletzten ist die Anzahl der Todesfälle mit nicht versorgten intraabdominellen Blutungen besonders hoch.

*[1] Der Ausschluß einer Blutung in die Bauchhöhle muß aus vitaler Indikation zuerst erfolgen!*

**Abb. 23-2**
Sonographischer Nachweis von intraabdominalen Flüssigkeitsansammlungen (1).
a) freie intraperitoneale Flüssigkeit mit schwimmenden Darmschlingen (sog. Seeanemonen-Phänomen)
b) Flüssigkeitsansammlung im hepatorenalen Rezessus (Recessus Morisoni; die Abgrenzungen sind durch + gekennzeichnet)
L = Leber, N = Niere; rechter Bildrand = kaudal, linker Bildrand = kranial

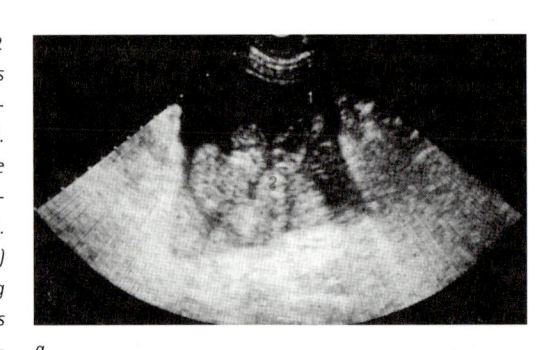

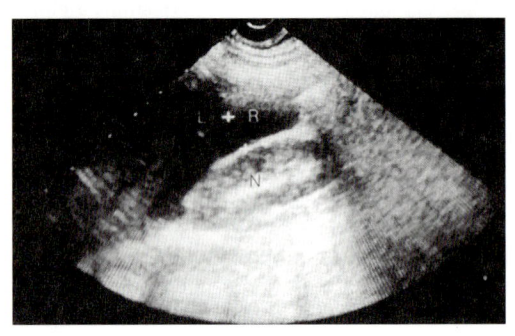

*a*

*b*

Nach Stabilisierung der Vitalfunktionen können **Röntgenuntersuchungen** vorgenommen werden. Bei besonderen Fragestellungen (Magen-Darm-Ruptur, Zwerchfellruptur) ist eine Kontrastmitteldarstellung (Gastrografin®) über Magensonde möglich.

Als Zugang wählen wir bei Mehrfachverletzten eine ausreichend große, **mediane Laparotomie**. Stets muß das gesamte Abdomen revidiert werden. Oftmals bestehen Verletzungen mehrerer Organsysteme. Zwerchfellrupturen werden nicht selten übersehen.

## 3.3 Extremitätenverletzungen

In der **Reihenfolge** wird zuerst die für den Gliedmaßenerhalt notwendige Gefäßrekonstruktion, nachfolgend die Versorgung offener Brüche und Gelenkverletzungen sowie die Stabilisierung körpernaher Frakturen vorgenommen.

Die Osteosynthese von **Femurschaftbrüchen** ist dringend erforderlich (siehe auch Abschnitt „Frakturen"). Durch die Extensionsbehandlung ist eine ausreichende Stabilisierung der Fraktur nicht zu erreichen. Es drohen pulmonale Komplikationen. Das Infektionsrisiko der Osteosynthese ist bei sekundärer Versorgung nach Aufenthalt auf der Wachstation erhöht. Voraussetzung für diese Maßnahmen ist ein stabiler hämodynamischer und respiratorischer Status.

!*Die Ultraschalldiagnostik besitzt eine gute Treffsicherheit zum Nachweis einer freien Blutung und sollte als erster diagnostischer Schritt erfolgen!*

## 3.4 Stumpfes Bauchtrauma

Die Abdominalverletzungen während der Schwangerschaft unterscheiden sich nicht von den Verhältnissen außerhalb der Schwangerschaft, so daß diese bei schwangeren und nicht schwangeren Frauen prinzipiell gleich behandelt werden. Ebenso richtet sich die Therapie der Organverletzung unabhängig vom Stadium der Schwangerschaft nach allgemeingültigen chirurgischen Prinzipien. Die **Diagnostik** einer intraabdominalen Verletzung verursacht jedoch mit wachsendem Uterus zunehmend größere Schwierigkeiten [16].

Die diagnostischen Maßnahmen dienen der Erfassung einer **Blutung** oder **Eröffnung eines Hohlorgans**. Hinter scheinbar harmlosen Prellmarken können sich schwere intraabdominelle Verletzungen verbergen, die durch Blutung und Infektion Mutter und Kind gefährden. Die noch gern geübte Messung des Leibesumfangs zum Nachweis einer Blutung hat nicht einmal orientierenden Wert. Mehrere Liter Blut in der freien Bauchhöhle führen zu minimaler Zunahme des Umfangs, die wegen der Atemexkursion nicht sicher meßbar ist. Für die Indikationsstellung zur Operation ist die Umfangmessung vollkommen wertlos. Prellmarken und Abschürfungen geben Hinweise auf intraabdominelle Verletzungen.

Klinische und laborchemische Befunde erwiesen sich bei der Beurteilung oft als unzuverlässig. Wichtig erscheinen uns einfache diagnostische Verfahren, die eine klare Indikation zur Operation erlauben. Hierzu bietet sich vor allem die Ultraschalluntersuchung an. Die Organdiagnose ist dabei von untergeordneter Bedeutung. Die **Ultraschalldiagnostik** besitzt eine gute Treffsicherheit zum Nachweis der freien Blutung und sollte deshalb als erster diagnostischer Schritt erfolgen.¹ Gleichzeitig ist die Beurteilung der Thoraxorgane, des Retroperitonealraumes sowie des Kindes und der Plazenta möglich. Nach Goldman und Wagner ist die Sensitivität der Ultraschalluntersuchung für die Beurteilung der Plazenta und möglicher Pankreas- oder Nierenverletzungen jedoch gering.

**Freie Blutansammlungen** stellen sich im Ultraschallbild als scharf begrenzte, echoarme Zonen außerhalb von parenchymatösen Organen dar (Abb. 23-2). Als direkte Verletzungszeichen an parenchymatösen Organen gelten echofreie Zonen, Kompressionszeichen sowie Kapselvorwölbungen. Die Untersuchung läßt sich rasch und schonend durchführen.

Eine vorrangige Bedeutung hatte zunächst die diagnostische Punktion und Spülung der Bauchhöhle erlangt. Dieses einfache Verfahren erlaubt es, eine klare Indikation zur Operation zu stellen. So wird verständlich, daß die **peritoneale Lavage** in den USA in zahlreichen Kliniken lange favorisiert wurde [3]. Fällt eine Punktion positiv aus, erfolgt die sofortige Laparotomie. Bei positiver Spülung wird ebenfalls die Operation angeschlossen. Bei schwach positiver Spülung wird die Patientin beobachtet und bei Verschlechterung eine zweite Punktion vorgenommen oder das diagnostische Programm erweitert. Ein falsch positives Resultat ist durch Punktion eines retro- oder präperitonealen Hämatoms (z.B. bei Beckenfraktur) möglich. Die Fehldeutung kann durch Punktion im Oberbauch vermieden werden. Ein falsch negatives Ergebnis ist bei Zwerchfellruptur mit intrathorakaler Verlagerung der blutenden Milz möglich. Mehrere Autoren empfehlen dieses Verfahren in allen Phasen der Schwangerschaft [5]. Die Punktion des Abdomens wird nicht in der Mittellinie unterhalb des Nabels, sondern im rechten Oberbauch durchgeführt. Der Katheter kann aber auch über eine kleine Stichinzision unter Sicht in die Bauchhöhle eingeführt werden. Das Hauptproblem der Lavage besteht in ihrer übergroßen Empfindlichkeit. So werden oft oberflächliche Serosaeinrisse oder Mesenterialverletzungen, die nicht versorgungsbedürftig sind, erfaßt und veranlassen gelegentlich nicht unbedingt erforderliche Eingriffe. Das Verfahren gibt keine Hinweise auf intrauterine Schäden.

Bei stabilem Zustand der Mutter ist die **MR-Untersuchung** besonders zur Erkennung von Verletzungen im neurologischen Bereich geeignet.

Die **CT-Diagnostik** erlangt bei der Beurteilung von kritisch verletzten Schwangeren zunehmend Bedeutung. Das Strahlenrisiko ist bei korrekter Untersuchung durch Spiral-CT vertretbar [10]. Physiologische Schwangerschaftsveränderungen erschweren nicht selten die Interpretation der Befunde. Uterusverletzungen, Plazentalösungen und -ischämien können gut erfaßt werden. Die direkte Darstellung kindlicher Schäden ist dagegen nur selten möglich [3, 7, 10].

Die **explorative Laparotomie** ohne vorherige Sonographie oder Lavage ist als fehlerhaft anzusehen und stellt eine unzulässige Gefährdung für die Risikopatienten Mutter und Kind dar.

**Milzverletzungen** werden bei Polytraumatisierten am häufigsten angetroffen (30–40%). Bei ca. 40% der Betroffenen liegt bei Milzruptur eine Begleitverletzung anderer Abdominalorgane vor. Einige Berichte weisen darauf hin, daß bei schweren Autounfällen Schwangere an einer nicht erkannten Milzruptur verstarben. Bei ausgedehnten Zerreißungen sowie Mehrfachverletzten bevorzugen wir die Splenektomie. Milzerhaltende Maßnahmen (Teilresektion, Infrarotkoagulation, Übernähung, Fibrinklebung) kommen bei isolierten oberflächlichen Verletzungen in Betracht. Über spontane Milzrupturen während der Schwangerschaft wurde vereinzelt berichtet.

**Leberverletzungen** treten zu 9% bei Polytraumatisierten auf, während nur 10% als isolierte Organläsion vorkommen. Das Prinzip der Behandlung besteht in Blutstillung, Débridement und Drainage. Zur Blutstillung dienen temporäre und definitive Maßnahmen. Eine sofortige Blutstillung läßt sich durch manuelle Kompression der Leber erzielen. Weiterhin kann das Lig. hepatoduodenale für 30 bis 60 Minuten abgeklemmt werden. Ist danach keine Blutstillung zu erreichen, ist eine Tamponade erforderlich. Zur endgültigen Blutstillung kommen unterschiedliche Verfahren in Betracht. Oberflächliche Risse werden, sofern die Blutung zum Stillstand gekommen ist, lediglich drainiert. Andernfalls wird das Parenchym genäht. Bei ausgedehnten Rupturen ist ein zweizeitiges Vorgehen empfehlenswert. Zunächst wird eine Blutstillung durch Tamponade vorgenommen. Nach Stabilisierung des Kreislaufs und Normalisierung der Blutgerinnung wird die Tamponade drei bis fünf Tage später entfernt. Besonders problematisch ist die Versorgung zentraler Parenchymzerstörungen. Hier liegt die Letalität bei 70 bis 80%. Die Streifentamponade ist auf jeden Fall umständlichen und erfolglosen Versuchen einer Leberparenchymnaht oder Resektion vorzuziehen.

Nichtpulsierende Hämatome im Unterbauch sollten nicht eröffnet werden. Liegt jedoch ein retroperitoneales Hämatom im Oberbauch vor, muß an eine **Pankreasverletzung** gedacht werden. Bei Polytraumatisierten sollte die Bauchspeicheldrüse notfallmäßig drainiert werden. Vor großen Resektionen ist in diesen Fällen eher zu warnen.

**Dünndarmverletzungen** werden, wenn sie nicht mehr als die Hälfte der Zirkumferenz betreffen, durch Naht versorgt. Andernfalls oder im Zweifelsfall erfolgt eine Resektion. Zur Versorgung von **Kolonverletzungen** kommt die Übernähung der Verletzungsstelle mit Vorverlagerung des geschädigten Darmsegmentes in Betracht. Jede Dickdarmanastomose am unvorbereiteten Darm sollte durch proximale Kolostomie entlastet werden.

Einzelne **Uteruswunden** können durch Naht versorgt werden, die Schwangerschaft kann dabei ungestört verlaufen (Abb. 23-3). Als absolute Indikation zum Schwangerschaftsabbruch gilt die Eröffnung der Fruchthöhle.[!] Die Erhaltung des Uterus ist nach Ausräumung der Frucht auch bei schweren Verletzungen vertretbar. Bei schwerster

*[!] Die Eröffnung der Fruchthöhle gilt als absolute Indikation zur Beendigung der Schwangerschaft!*

Abb. 23-3
*Stumpfes Bauchtrauma in der 36. Schwangerschaftswoche (Originalbilder: Prof. Dr. H.D. Junge, früher Univ.-Frauenklinik Würzburg).*
*a) 15 x 25 mm große, blutende Uteruswunde*
*b) Versorgung durch Naht und Notsectio*

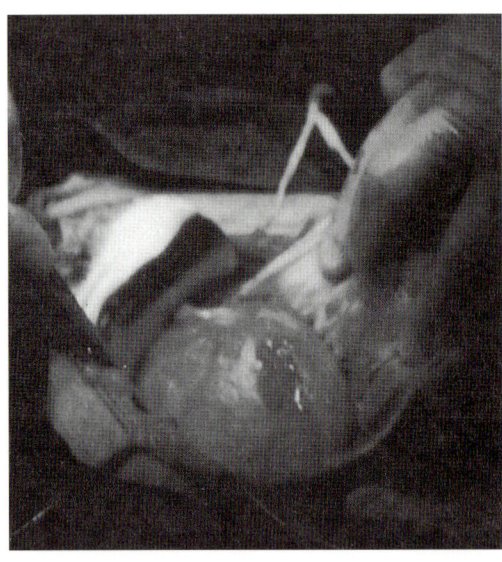

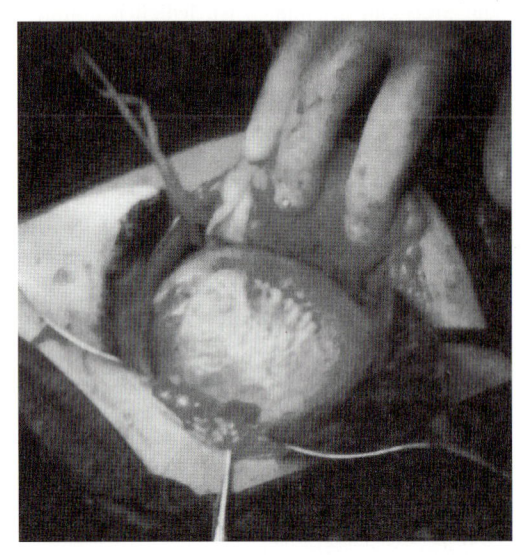

*a*

*b*

Traumatisierung ist die Uterustotalexstirpation in seltenen Fällen unvermeidlich. Liegen schwere Organverletzungen der Mutter vor, ist in den letzten vier bis sechs Schwangerschaftswochen eine Schnittentbindung empfehlenswert.

## 3.5 Perforierende Abdominalverletzungen

**Schuß-** und **Stichwaffen** führen zu perforierenden Bauchverletzungen. Der gravide Uterus ist in diesen Fällen gewöhnlich als einziges Organ verletzt [26, 27].

Die mütterliche Sterblichkeit liegt bei 3 bis 10% [13]. Tritt die Verletzung nach der 28. Woche auf, hat das Kind eine Überlebenschance von 25%.

# Frakturen

Frakturen sind die häufigsten Verletzungen der Schwangeren. Das diagnostische und **therapeutische Konzept** wird durch das Vorliegen einer Schwangerschaft nicht geändert. Röntgenaufnahmen sind auf ein zur Diagnosestellung unerläßliches Minimum zu reduzieren. Dies gilt für alle Stadien der Schwangerschaft.

Man kann davon ausgehen, daß eine schwangere Frau eine operative **Knochenbruchbehandlung** ebenso toleriert wie eine Nichtschwangere. Bei unauffälligem CTG-Befund erfolgt die operative Versorgung der Mutter nach gängigen unfallchirurgischen Prinzipien. Liegt dagegen ein pathologischer CTG-Befund vor, kann im letzten Trimenon zuvor eine Sectio erfolgen.

So gesehen, bietet die belastungs- oder bewegungsstabile **Osteosynthese** unbestreitbare Vorteile gegenüber konservativen Behandlungsverfahren. Dies betrifft die rasche Mobilisation zur Vorbeugung einer Phlebothrombose, die Erleichterung der Entbindung sowie die spätere Betreuung des Neugeborenen. Die Indikation zur operativen Knochenbruchbehandlung sollte deshalb eher weit gestellt werden. Die intraoperative Überwachung bedarf besonderer Sorgfalt, um plötzliche Blutdruckabfälle zu vermeiden. Für unerläßliche Röntgenuntersuchungen während der Operation ist ein sorgfältiger Strahlenschutz der Schwangeren nötig. Wir bevorzugen eher eine offene Frakturreposition, um mit minimaler Strahlenexposition auszukommen.

Bei schweren **Beckenfrakturen** steht während der Akutphase die Behandlung der oft erheblichen Blutverluste sowie die Erfassung von urogenitalen Begleitverletzungen im Vordergrund. Als Spätfolgen werden Beeinträchtigungen der Beckenstatik sowie geburtshilfliche Komplikationen beobachtet. Unterschieden werden Beckenrandbrüche, Beckenringfrakturen sowie Beckenfrakturen mit Beteiligung der Hüftgelenkpfanne.

Bei **Beckenrandfrakturen** ist die Statik des Beckenringes nicht beeinträchtigt. Die Behandlung erfolgt konservativ und ist weitgehend unproblematisch.

**Beckenringbrüche** werden für praktische Belange nach funktionellen Aspekten unterteilt. Stabile Beckenringbrüche sind von instabilen inkompletten bzw. kompletten Beckenringverletzungen zu unterscheiden. Bei ersteren ist eine Verletzung des ventralen Beckenrings sowie eine ligamentäre Verletzung ohne Unterbrechung des dorsalen Beckenringsegments vorhanden. In diesem Fall er-

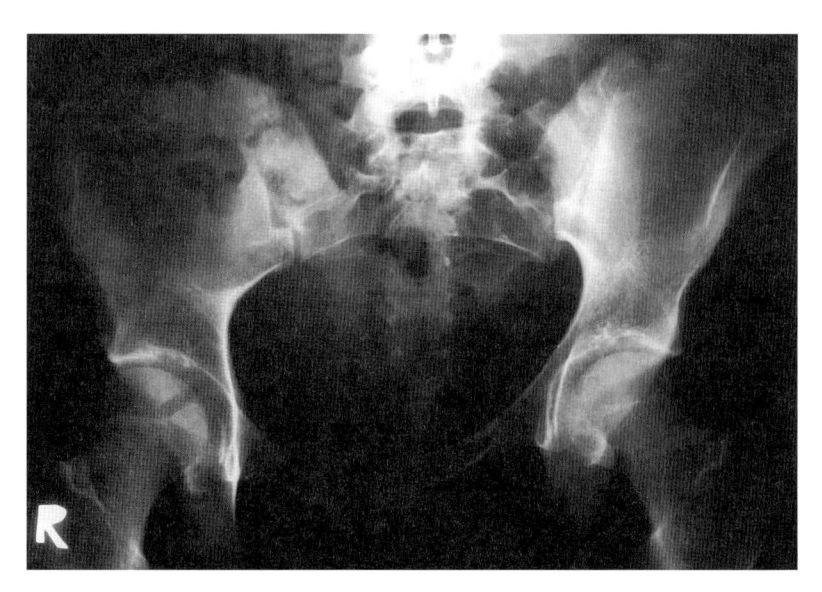

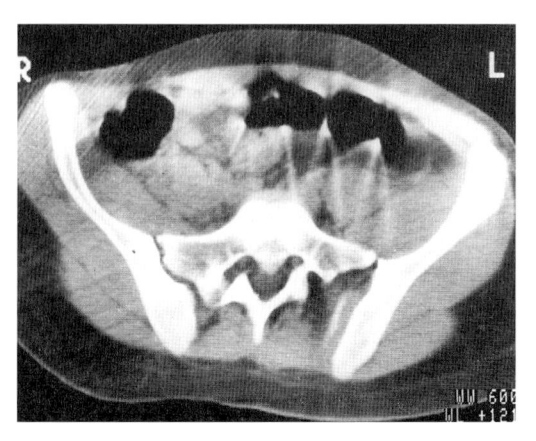

**Abb. 23-4**
*Instabile Beckenringfraktur: Symphysenruptur, Verletzung des Iliosakralgelenks links, Fraktur des ventralen Pfannenpfeilers.*
*a) Röntgenaufnahme vor der operativen Versorgung*
*b) CT-Untersuchung: ligamentäre und ossäre Zerreißung des linken Iliosakralgelenks*
*c) Stabilisierung durch Plattenosteosynthese der Symphyse und transartikuläre Verschraubung des Iliosakralgelenks. Konservative Therapie der Hüftpfannenfraktur*

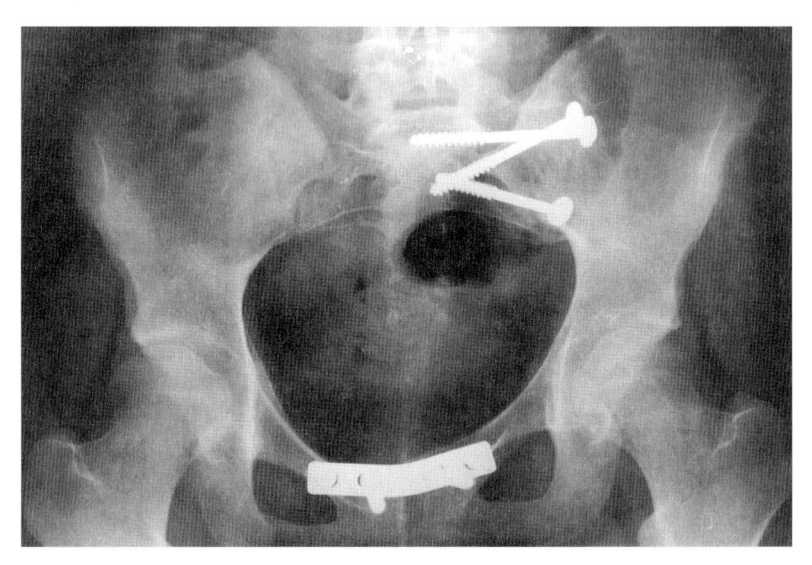

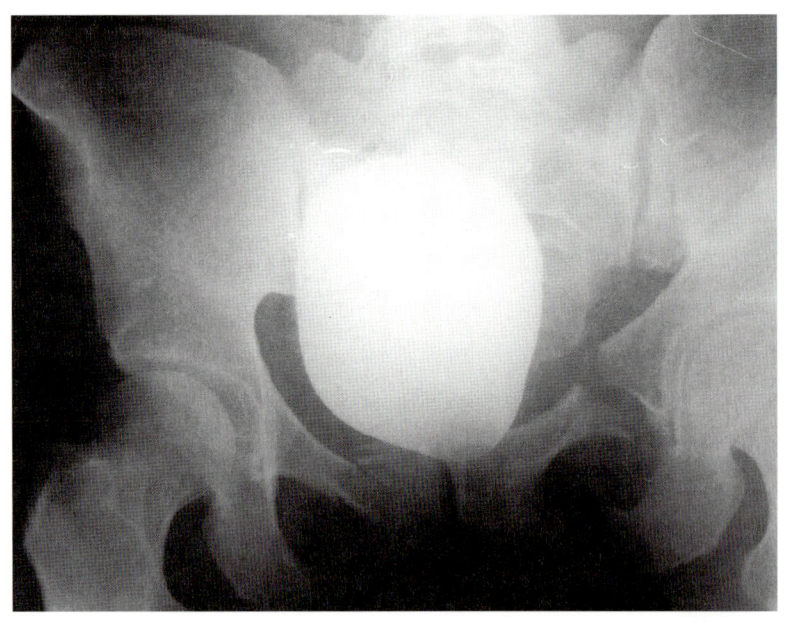

folgt eine ventrale Stabilisierung (z. B. Verplattung oder Zuggurtung der Symphyse oder Osteosynthese durch Fixateur externe). Besteht neben der ventralen Läsion auch eine Kontinuitätsunterbrechung des dorsalen Beckenrings, sind vorderes und hinteres Beckensegment zu rekonstruieren (Abb. 23-4). Frakturen und Bandzerreißungen der dorsalen Beckenregion sind durch konventionelle Röntgenaufnahmen schwer zu erfassen. Die computertomographische Untersuchung erlaubt dagegen eine exakte Diagnostik ossärer oder ligamentärer Verletzungen.

Mögliche **Folgen von Beckenfrakturen** für die Geburt sind unterschiedlich zu beurteilen. Nach Beckenrandbrüchen ist nur ausnahmsweise (massive Kallusbildung) mit geburtshilflichen Komplikationen zu rechnen. Dagegen führen doppelte vordere Beckenringfrakturen sowie vordere und hintere komplexe Frakturen, die mit Verschiebung, Stufenbildung oder starker Kallusbildung verheilt sind, zur Einengung des Beckeneingangs. Nach stärkerer Beckendeformierung (Abb. 23-5) liegt die Sectiorate bei 66%. Wesentliche Faktoren für die Prognose des Geburtsverlaufs sind die Lokalisation der Fraktur, die Verschiebung der Fragmente und das Ausmaß der Kallusbildung. Wird in der Anamnese über eine Beckenfraktur berichtet, ist die Schwangerschaft als Risikoschwangerschaft zu betrachten [29].[!] Für den Unfallchirurgen ergibt sich als Konsequenz, daß jede Fraktur des Beckenrings bei Frauen im gebärfähigen Alter möglichst anatomisch exakt rekonstruiert werden muß.

> [!] *Wird in der Anamnese über eine Beckenfraktur berichtet, ist die Schwangerschaft als Risikoschwangerschaft zu betrachten!*

*a*

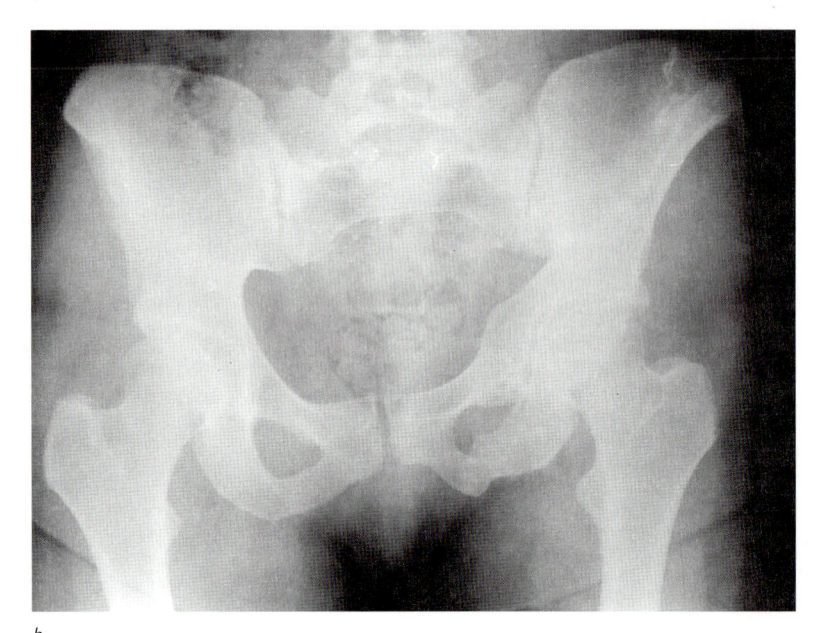

*b*

**Abb. 23-5**
*Instabile doppelte vordere vertikale und hintere Beckenringfraktur.*
*a) frischer Röntgenbefund*
*b) Ausheilung mit schwerer Deformierung (asymmetrisches Becken) nach konservativer Behandlung*

# Inhalt

- Literatur zu Kapitel 1 ................ 359
- Literatur zu Kapitel 2 ................ 359
- Literatur zu Kapitel 3 ................ 364
- Literatur zu Kapitel 4 ................ 365
- Literatur zu Kapitel 5 ................ 365
- Literatur zu Kapitel 6 ................ 366
- Literatur zu Kapitel 7 ................ 367
- Literatur zu Kapitel 8 ................ 367
- Literatur zu Kapitel 9 ................ 368
- Literatur zu Kapitel 10 ............... 368
- Literatur zu Kapitel 11 ............... 369
- Literatur zu Kapitel 12 ............... 371
- Literatur zu Kapitel 13 ............... 373
- Literatur zu Kapitel 14 ............... 373
- Literatur zu Kapitel 15 ............... 374
- Literatur zu Kapitel 16 ............... 374
- Literatur zu Kapitel 17 ............... 375
- Literatur zu Kapitel 18 ............... 378
- Literatur zu Kapitel 19 ............... 378
- Literatur zu Kapitel 20 ............... 379
- Literatur zu Kapitel 21 ............... 379
- Literatur zu Kapitel 22 ............... 382
- Literatur zu Kapitel 23 ............... 388

# 24 Literatur

## Literatur zu Kapitel 1

1. Bung, P.: Schwangerschaft und Sport. Gynäkologe 32 (1999) 386-392.
2. Buren, G.A. van, D.S. Yang, K.E. Clark: Estrogen-induced uterine vasodilatation is antagonized by L-nitroarginine methyl ester, an inhibitor of nitric oxide synthesis. Amer. J. Obstet. Gynec. 167 (1992) 828.
3. Capeless, E.L., J.F. Clapp: Cardiovascular changes in early phase of pregnancy. Amer. J. Obstet. Gynec. 161 (1989) 1449.
4. Clapp, J.F.: Acute exercise stress in the pregnant ewe. Amer. J. Obstet. Gynec. 136 (1980) 489.
5. Clapp, J.F.: Maternal heart rate in pregnancy. Amer. J. Obstet. Gynec. 152 (1985) 659.
6. Clapp, J.F.: Exercise and fetal health. J. Devel. Physiol. 15 (1991) 9-14.
7. Clapp, J.F.: Exercise during pregnancy. A clinical update. Clin. Sports Med. 19 (2000) 273-86.
8. Hohimer, A.R., J.M. Bissonnette, J. Metcalfe, T.A. McKean: The effect of exercise on uterine blood flow in the pregnant pigmy goat. Amer. J. Physiol. 246 (1984) H 207-H 212.
9. Kamali, P., J.F. Clapp: Hormonelle Einflüsse auf die kardiovaskuläre Funktion in der Frühschwangerschaft. Gynäkologe 32 (1999) 360-366.
10. Kulpa, P.S., M. Bridget, M.A. White, R. Visscher: Aerobic exercise in pregnancy. Amer. J. Obstet. Gynec. 156 (1987) 1395-1403
11. Künzel, W.: Vena-cava-Okklusions-Syndrom. Kardiovaskuläre Parameter und uterine Durchblutung. Fortschr. Med. 94 (1976) 949.
12. Lang, U., R.S. Baker, K.E. Clark: Estrogen induced in creases in coronary blood flow are antagonized by inhibitors of nitric oxide synthesis. Europ. J. Obstet. Gynecol. 74 (1997) 229-235.
13. Lang, U., R.S. Baker, J. Khoury, K.E. Clark: Effects of chronic reduction in uterine blood flow on fetal and placental growth in the sheep. Amer. J. of Physiology 279 (2000) R53-59.
14. Lotgering, F.K., D.G. Raymond, L.D. Longo: Maternal and fetal responses to exercise during pregnancy. Amer. Physiol. Soc. 65 (1985) 1-35
15. Magness, R.R., T. Roy, C.R. Rosenfeld: Endothelium-derived relaxing factor (EDRF) modulates estradiol-17b-induced increases in uterine blood flow (UBF) in non pregnant sheep. Abstract 567 in: Scientific Program and Abstracts, 39th Annual Meeting of the Society for Gynecologic Investigation, San Antonio/Texas, 19-21 March 1992.
16. Metcalfe, J., M.K. Stock, D.H. Barron: Maternal physiology during gestation. In: Knobil, E., J. Neill et al. (eds.): The Physiology of Reproduction, pp. 2145-2176. Raven Press, New York 1988.
17. Morris, N., S.B. Osborn, H.P. Wright: Effective uterine blood flow during exercise in normal and preeclamptic pregnancies. Lancet II (1956) 481.
18. Morton, M.J., M.S. Paul, G.R. Campos et al.: Exercise dynamics in late gestation: effects of physical training. Amer. J. Obstet. Gynec. 152 (1985) 91-97.
19. Palmer, R.M.J., D.S. Ashton, S. Moncada: Vascular endothelial cells synthesize nitric oxide from L-arginine. Nature 333 (1988) 664.
20. Palmer, R.M.J., A.G. Ferrige, S. Moncada: Nitric oxide release accounts for the biological activity of edothelium-derived relaxing factor. Nature 327 (1987) 524.
21. Scher, A.M.: Control of arterial blood pressure: measurement of pressure and flow. In: Ruch, T.C., H.D. Patton (eds.): Physiology and Biophysics. Saunders, Philadelphia 1965.
22. Schmidt, H., M.M. Klein, F. Niroomand, E. Bohne: Is arginine a physiological precursor of endothelium-derived nitric oxide? Europ. J. Pharmacol. 148 (1988) 293.
23. Valenzuela, F.J., L.D. Longo: The relation of maternal blood volume to plasma renin activity in the pregnant rabbit. J. Devel. Physiol. 7 (1985) 99.
24. Yang, D.S., V.A. Lang, S.G. Greenberg et al.: Elevation of nitrate levels in pregnant ewes and their fetuses. Amer. J. Obstet. Gynec. 174 (1996) 573-577.

## Literatur zu Kapitel 2

1. Abboud TK, Raya J, Noueihed R et al: Intrathecal morphine for relief of labor pain in a parturient with severe pulmonary hypertension. Anesthesiology 59 (1983) 477.
2. Angel JL, Chapman C, Knappel RA et al: Percutaneous balloon aortic valvuloplasty in pregnancy. Obstet Gynecol 72 (1988) 438.
3. Aoyama T, Francke U, Dietz HC, Furthmayr H: 23 quantitative differences in biosynthesis and entracellular deposition of fibrillin in cultured fibroblasts distinguish five groups of Marfan syndrome patients and suggest distinet pathogenetic mechanisms. J Clin Invest 108 (1994) 893-898.
4. Are ACE inhibitors safe in pregnancy? Lancet II (1989) 482.
5. Arias F, Pineda J: Aortic stenosis and pregnancy. J reprod Med 4 (1978) 229.
6. Arnoux P, Seyral P, Llurens M et al: Amiodarone and digoxin for refractory fetal tachycardia. Am J Cardiol 59 (1987) 166.
7. Avila WS, Grinberg M, Snitcowsky R et al: Maternal and fetal outcome in pregnant women with Eisenmenger's syndrome. Euro Heart J 16 (1995) 460-464.
8. Badduke ER, Jamieson RE, Miyashima RT et al: Pregnancy and childbearing in a population with biologic valvular prostheses. J Thorac Cardiovasc Surg 102 (1991) 179-186.
9. Bahary CM, Ninio A, GorodeskyIG, et al: Tococardiography in pregnancy during extracorporeal bypass for mitral valve replacement. Isr J Med Sci 16 (1980) 395-397.
10. Barash PG, Hobbins JC, Hook R et al: Management of coarctation of the aorta during pregnancy. J thorac cardiovasc Surg 69 (1975) 781.
11. Baumann H, Schneider H, Drack G et al: Pregnancy and delivery by caesarean section in a patient with transposition of the great arteries and single ventricle. Case report. Br J Obstet Gynaecol 94 (1987) 704.
12. Becker RM: Intracardiac surgery in pregnant women. Ann thorac Surg 36 (1983) 453.
13. Belfort MA, Moore PJ: Verapamil in the treatment of severe postpartum hypertension. S Afr med J 74 (1988) 265.
14. Ben Farhat M, Maatouk F, Betbout F et al: Percutaneous balloon mitral valvuloplasty in eigth pregnant women with severe mitral stenosis. Eur Heart J 13 (1992) 1658-1664.
15. Bernal JM, Miralles PJ: Cardiac surgery with cardiopulmonary bypass during pregnancy. Obstet Gynecol Surv 41 (1986) 1-6.
16. Bioeffects Committee of the American Institute of Ultrasound in Medicine. J Ultrasound Med Biol 2 (1983) R 14.
17. Bithell JF, Stewart AM: Pre-natal irradiation and childhood malignancy: a review of British data from the Oxford survey. Br J Cancer 31 (1975) 271.
18. Block PC: Percutaneous balloon mitral commissurotomy: what is the best strategy? Cathet Cardiovasc Diagn 33 (1994) 31.
19. Boccio RV, Chung JH, Harrison DM: Anesthetic management of cesarean section in a patient with idiopathic hypertrophic subaortic-stenosis. Anesthesiology 65 (1986) 663.
20. Born D, Martinez EE, Almeida PAM et al: Pregnancy in patients with prosthetic heart valves: the effects of anticoagulation on mother, fetus, and neonate. Am Heart J 124 (1992) 413-417.
21. Boutroy MJ: Fetal and neonatal effects of the betardsenoceptor blocking agents. Dev Pharmacol Ther 10 (1987) 224-231.
22. Boutroy MJ: Fetal effects of maternally administered clonidine and angiotensin-converting enzyme inhibitors. Dev Pharmacol Ther 13 (1989) 199.

23. Brantigan CO, Grow JB, Schoonmaker FW: Extended use of intra-aortic balloon pumping in peripartum cardiomyopathy. Ann Surg 183 (1976) 1.
24. Brigs GG, Bodendorfer TW, Freeman RK, Yaffe SJ: Drugs in pregnancy and lactation. Williams & Wilkins, Baltimore 1983.
25. Brockington IF: Postpartum hypertensive heart failure. Am J Cardiol 27 (1971) 650.
26. Brodsky MA, Sato DA, Oster PD et al: Paroxysmal ventricular tachycardia with syncope during pregnancy. Am J Cardiol 58 (1986) 563.
27. Canobbio MM: Counseling the adult with congenital heart disease. In: Roberts WC (ed) Adult Congenital Heart Disease, p. 733. Davis, Philadelphia 1987.
28. Canobbio MM, Mair DD et al: Pregnancy outcomes after Fontan repair. J Am Coll Cardiol 28 (1996) 763-767.
29. Carpenter MW, Sady SP, Hoegsberg B et al: Fetal heart rate response to maternal exertion. J Am med Ass 259 (1988) 3006.
30. Carvalho A, Brandao A, Martinez EE et al: Prognosis in peripartum cardiomyopathy. Am J Cardiol 64 (1989) 540.
31. Casanegra P, Aviles G, Maturana G, Dubernet J: Cardiovascular management of pregnant women with a heart valve prosthesis. Am J Cardiol 36 (1975) 802.
32. Chan WS, Ray JG: Low molecular weight heparin use during pregnancy: Issues of safety and practicality. Obstet Gynecol Surv 54 (1999) 649-654.
33. Chandrasekaran K, Currie PJ: Transesophageal echocardiography in aortic dissection. J invasive Cardiol 1 (1989) 328.
34. Cheng TO: Caution in use of b-blockers during pregnancy [letter]. Cathet Cardiovasc Diagn 34 (1995) 186.
35. Chow WH, Chow TC, Wat MS et al: Percutaneous balloon mitral valvotomy in pregnancy using the Inoue balloon catheter. Cardiology 81 (1992) 182-185.
36. Clark SL, Phelan JP, Greenspoon J et al: Labor and delivery in the presence of mitral stenosis: Central hemodynamic observations. Am J Obstet Gynec 152 (1985) 984.
37. Clarkson PM, Wilson NJ, Neutze JM et al: Outcome of pregnancy after the Mustard operation for transposition of the great arteries with intact ventricular septum. J Am Coll Cardiol 24 (1994) 190-193.
38. Cohen WR, Steinmann T, Patsner B et al: Acute myocardial infarction in a pregnant woman at term. J Am Med Ass 250 (1983) 2179.
39. Cohn LH: Anticoagulation in pregnant women with artificial heart valves. N Engl J Med 316 (1987) 1662.
40. Connolly HM, Warnes CA: Ebstein's anomaly: Outcome of pregnancy. J Am Coll Cardiol 23 (1994) 1194-1198.
41. Conolly HM., Warnes CA: Outcomes of pregnancy in patients with complex pulmonic valve atresia. Am J Cardiol 79 (1997) 519-521.
42. Constantine G, Beevers DG, Reynolds AL et al: Nifedipine as a second line antihypertensive drug in pregnancy. Br J Obstet Gynaecol4 (1987) 1136.
43. Copeland GD, Stern TN: Wenckebach periods in pregnancy and puerperium. Am Heart J 56 (1958) 291.
44. Corby DG: Aspirin in pregnancy and fetal effects. Pediatrics 62 (1978) 930.
45. Cotton DB, Longmire S, Jones MM et al: Cardiovascular alterations in severe pregnancy-induced hypertension: effects of intravenous nitroglycerin coupled with blood volume expansion. Am J Obstet Gynecol 54 (1986) 1053.
46. Cowan NC, de Belder MA, Rothman MT: Coronary angioplasty in pregnancy. Br Heart J 59 (1988) 588.
47. Cox JL, Gardner MJ: Treatment of cardiac arrhythmias during pregnancy. Progr Cardiovasc Dis 36 (1993) 137-178.
48. Croft P, Hannaford PC: Risk factors for acute myocardial infarction in women: evidence from the Royal College of General Practitioners' Oral Conception Study. Br med J 298 (1989) 165.
49. Cunningham FG, Pritchard JA, Hankins GDV et al: Peripartum heart failure: Idiopathic cardiomyopathy or compounding cardiovascular events? Obstet Gynecol 67 (1986) 157.
50. Dajani AS, Taubert KA, Wilson W et al: Prevention of bacterial endocarditis. Recommendations by the American Heart Association. Circulation 96 (1997) 358-366.
51. Davies GAL, Herbert WNP: Cardiac disease in pregnancy. Cardiology in Review 3 (1995) 262-272.
52. Demakis JG, Rahimtoola SH, Sutton GC et al: Natural course of peripartum cardiomyopathy. Circulation 44 (1971) 1053-1061.
53. de Swiet M, Deverall P: Editorial note: Pregnancy – still an indication for closed mitral valvotomy. Int J Cardiol 26 (1990) 323-324.
54. Deviri E, Yechezkel M, Levinsky C et al: Calcification of a porcine valve xenograft during pregnancy: a case report and review of the literature. Thorac cardiovasc Surg 32 (1984) 266.
55. DeWolf D, DeSchlepper H, Verhaaren H et al: Congenital hypothyroid goiter and amiodarone. Acta paediat scand 77 (1988) 616.
56. Dicke JM: Cardiovascular drugs in pregnancy. In: Gleicher N., Elkayam U, Galbraith RM et al (eds): Principles of Medical Therapy in Pregnancy, p. 646. Plenum, New York 1985.
7. Dumesic DA, Silverman NH, Tobias S, Golbus MS: Transplacental cardioversion of fetal supraventricular tachycardia with procainamide. N Engl J Med 307 (1982) 1128.
58. Elkayam U: Pregnancy and Cardiovascular Disease. In: Braunwald E (ed): Heart Disease. 4th ed, p. 1791. Saunders, Philadelphia 1992.
59. Elkayam U: Pregnancy and cardiovascular disease. In: Braunwald E (ed): Heart Disease: A Textbook of Cardiovascular Medicine, 5th ed, pp 1843-1864. Saunders, Philadelphia 1997.
60. Elkayam U, Cobb T, Gleicher N: Congenital heart disease and pregnancy. In: Elkayam U, Gleicher N (eds): Cardiac Problems in Pregnancy, 2nd ed, p 73. Liss, New York 1990.
61. Elkayam U, Gleicher N: Cardiac problems in pregnancy: I. Maternal aspects: The approach to the pregnant patient with heart disease. J Am med Ass 251 (1984) 2838.
62. Elkayam U, Gleicher N: Anticoagulation in pregnant women with artificial heart valves. N Engl J Med 316 (1987) 1663.
63. Elkayam U, Gleicher N: Changes in cardiac findings during normal pregnancy: Cardiovascular physiology of pregnancy. In: Elkayam U, Gleicher N (eds): Cardiac Problems in Pregnancy: Diagnosis and Management of Maternal and Fetal Disease, 2nd ed, p 31. Liss, New York 1990.
64. Elkayam U, Gleicher N: Diagnostic approaches to maternal heart disease. In: Elkayam U, Gleicher N (eds): Cardiac Problems in Pregnancy, 2nd ed, p 41. Liss, New York 1990.
65. Elkayam U, Gleicher N: Primary pulmonary hypertension and pregnancy. In: Elkayam U, Gleicher N (eds): Cardiac Problems in Pregnancy. 2nd ed, p 189. Liss, New York 1990.
66. Elkayam U, McKay CR, Weber L et al: Favorable effects of hydralazine on the hemodynamic response to isometric exercise in chronic severe aortic regurgitation. Am J Cardiol 53 (1984) 1604.
67. Elkayam U, Rose J, Jamison M: Vascular aneurysms and dissections during pregnancy. In: Elkayam U., Gleicher N (eds): Cardiac Problems in Pregnancy, 2nd ed, p 215. Liss, New York 1990.
68. Ellsworth AJ, Horn JR, Raisys VA et al: Disopyramide and N-monodesalkyl disopyramide in serum and breast milk. Drug Intell Clin Pharmacy 23 (1989) 56.
69. Enein M, Aziz A, Zima A et al: Echocardiography of the pericardium in pregnancy. Obstet Gynecol 69 (1987) 851.
70. Esteves CA, Ramos AI, Braga SL et al: Effectiveness of percutaneous balloon mitral valvotomy during pregnancy. Am J Cardiol 68 (1991) 930-934.
71. Ferris TF: Toxemia and hypertension. In: Burrow GN., Ferris TF (eds): Medical Complications During Pregnancy, p 1. Saunders, Philadelphia 1982.
72. Foster CJ., Love HG: Amiodarone in pregnancy: Case report and review of literature. Int J Cardiol 20 (1988) 307.
73. Fuster V, Steele PM, Edwards WD et al: Primary pulmonary hypertension: Natural history and the importance of thrombosis. Circulation 70 (1984) 580.
74. Gabrielli F, Alcini E, Di Prima MA et al: Cardiac valve involvement in systemic lupus erythematosus and primary antiphospholipid syndrome: Lack of correlation with antiphospholipid antibodies. Int J Cardiol 51 (1995) 117-126.
75. Garson H, McNamara DG, Cooley DA: Tetralogy of Fallot in adults. In: Roberts WC (ed): Congenital Heart Disease in Adults, p 493. Davis, Philadelphia 1987.
76. Geller E, Rudick V, Niv D: Analgesia and anesthesia during pregnancy. In: Elkayam

U, Gleicher N (eds): Cardiac Problems in Pregnancy, 2nd ed, p. 189. Liss, New York 1990.
77. Ginsberg JS, Barron WM: Pregnancy and prosthetic heart valves. Lancet 344 (1994) 1170-1172.
78. Ginsberg JS, Hirsh J: Use of antithrombotic agents during pregnancy. Chest 114 (1998) 524S – 530S.
79. Ginsberg JS, Hirsh J, Turner C et al: Risks to the fetus of anticoagulant therapy during pregnancy. Thromb Haemost 61 (1989) 197-203.
80. Given BD, Phillippe M, Sanders SP et al: Procainamide cardioversion of fetal supraventricular tachyarrhythmia. Am J Cardiol 53 (1984) 1460.
81. Gleicher N, Elkayam U: Intrauterine therapy of rhythm and rate disorders and heart failure. In: Elkayam U, Gleicher N (eds): Cardiac Problems in Pregnancy, 2nd ed, p 189. Liss, New York 1990.
82. Gleicher N, Midwall J, Hochberger D et al: Eisenmenger's syndrome and pregnancy. Obstet and Gynec Surv 34 (1979) 721-730.
83. Gohlke-Bärwolf CH: Antikoagulation bei Operationen, nach Blutungskomplikationen und bei Schwangerschaft. Z Kardiol 87 (1998) 56-62.
84. Gohlke-Bärwolf C, Acar J, Oakley C et al: Guidelines for prevention of thromboembolic events in valvular heart disease. Eur Heart J 16 (1995) 1320-1330.
85. Goldman ME, Meller J: Coronary artery disease in pregnancy. In: Elkayam U, Gleicher N (eds): Cardiac Problems in Pregnancy, 2nd ed, p 189. Liss, New York 1990.
86. Goodwin JF: Pregnancy and coarctation of the aorta.Clin Obstet Gynecol 4 (1961) 645.
87. Goon MS, Raman S, Sinnathuray TA: Closed mitral valvotomy in pregnancy: a Malaysian experience. Aust NZ J Obstet Gynaec 27 (1987) 173.
88. Gregg AR, Tomich PG: Mexiletine use in pregnancy. J Perinat 8 (1988) 33.
89. Hagay HJ, Weissmann A, Geva D et al: Labor and delivery complicated by acute mitral regurgitation due to ruptured chordae tendineae. Am J Perinatol 12 (1995) 111-112.
90. Hanania G, Thomas D, Michel PL et al: Pregnancy and prosthetic heart valves: a French cooperative retrospective study of 155 cases. Eur Heart J 15 (1994) 1651-1658.
91. Hands ME, Johnson MD, Salton DH et al: The cardiac, obstetrical and anesthetic management of pregnancy complicated by acute myocardial infarkcts. J Clin Anesthiology 2 (1990) 258-268.
92. Hankins GDV, Wendel GD jr, Leveno KJ et al: Myocardial infarction during pregnancy: a review. Obstet Gynecol 65 (1985) 139.
93. Harenberg J: Antikoagulation bei Patienten mit Herzklappenersatz in der Schwangerschaft. Z Kardiol 87 (1998) 63-67.
94. Hemmings GT, Whalley DG, O'Connor PH et al: Invasive monitoring and anesthetic management of a patient with mitral stenosis. Canad Anaesth Soc J 34 (1987) 182.
95. Hennekens CH: Risk factors for coronary heart disease in women. Cardiology Clinics 16 (1998) 1-8.
96. Hill LM, Malkasian GD: The use of quinidine sulfate throughout pregnancy. Obstet Gynecol 54 (1979) 366.
97. Hill LM, Kleinberg F: Effects of drugs and chemicals on the fetus and newborn. Mayo Clin Proc 59 (1984) 707, 755.
98. Högstedt S, Lindebey S, Axelsson O et al: A prospective controlled trial of metroprolol-hydralazine treatment in hypertension during pregnancy. Acta obstet gynaec scand 64 (1985) 505.
99. Hojnik M, George J, Ziporen L et al: Heart valve involvement (Libman-Sacks endocarditis) in the antiphospholipid syndrome. Circulation 93 (1996) 1579-1587.
100. Homans DC: Peripartum cardiomyopathy. N Engl J Med 312 (1985) 1432.
101. Hong RA, Bhandari AK: Cardiac arrhythmias and pregnancy. In: Elkayam U, Gleicher N (eds): Cardiac Problems in Pregnancy: Diagnosis and Management of Maternal and Fetal Disease, 2nd ed, p 167. Liss, New York 1990.
102. Hopper K, Neuvonen PJ, Korte T: Disopyramide and breast feeding. Br J clin Pharmacol 21 (1986) 553.
103. Hovsepian PG, Ganzel B, Sohi GS et al: Peripartum cardiomyopathy treated with a left ventricular assist device as a bridge to cardiac transplantation. S Afr med J 82 (1989) 527.
104. Hughson WG, Friedmann PJ, Feigin DS et al: Postpartum pleural effusion: a common radiologic finding. Ann intern Med 97 (1982) 856.
105. Iung B, Cormier B, Elias J et al: Usefulness of percutaneous balloon commissurotomy for mitral stenosis during pregnancy. Am J Cardiol 73 (1994) 398-400.
106. Iturbe-Alessio I, Fonseca MC, Mutchinik O et al: Risks of anticoagulant therapy in pregnant women with artificial heart valves. N Engl J Med 315 (1986) 1390-1393.
107. Jacobi P, Adler Z, Zimmer EZ et al: Effect of uterine contractions on left atrial pressure in pregnant woman with mitral stenosis. Br J Med 298 (1989) 27.
108. Jaffe R, Gruber A, Fejgin M et al: Pregnancy with an artificial pacemaker. Obstet Gynecol Surv 42 (1987) 137.
109. Jamieson WRE, Miller DC, Akins CW et al: Pregnancy and bioprostheses: influence on structural valve deterioration. Ann Thorac Surg 60 (1995) 282-287.
110. Jensen SE, Simonsen EE, Thayssen P: Acute myocardial infarction during early pregnancy. J Intern Med 235 (1994) 487-488.
111. Juneja MM, Ackerman WE, Kaczorowski DM et al: Continuous epidural lidocaine infusion in the parturient with paroxysmal ventricular tachycardia. Anesthesiology 71 (1989) 305.
112. Kämmerer H, Niesert S, Daniel WG et al: Schwangerschaft und angeborene Herzfehler. Z Kardiol 83 (1994) 208-214.
113. Kalsa GS, Arora R, Khan JA et al: Percutaneous mitral commissurotomy for severe mitral stenosis during pregnancy. Cathet Cardiovasc Diagn 33 (1994) 28-30.
114. Katz NM, Collea JV, Morant MG et al: Aortic dissection during pregnancy: treatment by emergency cesarean section immediately followed by operative repair of the aortic dissection. Am J Cardiol 54 (1984) 699.
115. Keane JF, Driscoll DJ, Gersony WM et al: Second natural history study of congenital heart defects: Results of treatment of patients with aortic valvar stenosis. Circulation 87 (1993) I16-27.
116. Kereiakes JJ, Rosenstein M: Handbook of Radiation Doses of Nuclear Medicine and Diagnostic X-ray, p 170. CR Press, Boca Raton 1980.
117. Klotz TA: Thrombophlebitis and pulmonary embolism. In: Gleicher N. (ed): Principles of Medical Therapy in Pregnancy, p 721. Plenum, New York 1985.
118. Knobel B, Melamud E, Kishon Y: Peripartum cardiomyopathy. Israel J med Sci 20 (1984) 1061.
119. Kolibash AJ, Ruiz DE, Lewis RP: Idiopathic hypertrophic subaortic stenosis in pregnancy. Ann intern Med 82 (1975) 791.
120. Kumar A, Elkayam U: Hypertrophic cardiomyopathy in pregnancy. In: Gleicher N. (ed): Principles of Medical Therapy in Pregnancy, p 695. Plenum, New York 1985.
121. Lamb MP, Ross K, Johnstone AM et al: Fetal heart monitoring during open heart surgery: Two case reports. Br J Obstet Gynaecol 88 (1981) 669-674.
122. Laurent M,Betremieux P, Biron Y et al: Neonatal hypothyroidism after treatment by amiodarone during pregnancy. Am J Cardiol 60 (1987) 142.
123. LaVecchia C, Decarli A, Franceschi AS et al: Menstrual and reproductive factors and the risk of myocardial infarction in women under fifty-five years of age. Am J Obstet Gynecol 157 (1987) 1108.
124. LaVecchia C, Franceschi S, Decarli A et al: Risk factors for myocardial infarction in young women. Am J Epidem 125 (1987) 832.
125. Lee PK, Wang RYC, Chow JSF et al: Combined use of warfarin and adjusted subcutaneous heparin during pregnancy in patients with an artificial heart valve. J Am Coll Cardiol 8 (1986) 221.
126. Lee W, Cotton DB: Peripartum cardiomyopathy: current concepts and clinical management. Clin Obstet Gynecol 32 (1989) 54.
127. Lee W, Shah PK, Amin DK et al: Hemodynamic monitoring of cardiac patients during pregnancy. In: Elkayam U, Gleicher N (eds): Cardiac Problems in Pregnancy: Diagnosis and Management of Maternal and Fetal Disease, 2nd ed, p 47. Liss, New York 1990.
128. Lee WD: Clinical wareyemat of gravid women with peripartum cardiomyopathy.

# 24 Literatur

Obstet Gynecol Clin North Am 18 (1991) 257-271.
129. Levy DL, Warriner RA, Burgess DE: Fetal response to cardiopulmonary bypass. Obstet Gynecol 56 (1980) 112-115.
130. Lilja H, Karlsson K, Lindecranz K et al: Treatment of intrauterine supraventricular tachycardia with digoxin and verapamil. J perinat Med 12 (1984) 151.
131. Limacher MC, Ware JA, O'Meara ME et al: Tricuspid regurgitation during pregnancy. Am J Cardiol 55 (1985) 1059.
132. Limet R, Grondin CM: Cardiac valve prostheses, anticoagulation, and pregnancy. Ann thorac Surg 23 (1977) 337.
133. Lindow SW, Davey N, Davy DA et al: The effect of sublingual nifedipine on uteroplacental blood flow in hypertensive pregnancy. Br J Obstet Gynaecol 95 (1988) 1276.
134. Loscalzo J: Paradoxical embolism. Am Heart J 112 (1986) 141.
135. Lownes HE, Ives TJ: Mexiletine use in pregnancy and lactation. Am J Obstet Gynecol 157 (1987) 446.
136. Lydakis C, Lip GYH, Beevers M, Beevers DG: Atenolol and fetal growth in pregnancies complicated by hypertension. Am J Hypertens 12 (1999) 541-547.
137. Majdan JF, Walinsky P, Cowchock SF et al: Coronary artery bypass surgery during pregnancy. Am J Cardiol 52 (1983) 1145.
138. Mangano DT: Anesthesia for the pregnant cardiac patient. In: Shnider SM, Levinson G (eds): Anesthesia for Obstetrics, p 345. Williams & Wilkins, Baltimore 1986.
139. Marin-Neto JA, Maciel BC, Teran Urbanetz LL et al: High output failure in patients with peripartum cardiomyopathy: a comparative study with dilated cardiomyopathy. Am Heart J 121 (1990) 134.
140. Maron BJ, Bonow RD, Cannon RO et al: Hypertrophic cardiomyopathy. Interrelations of clinical manifestations, pathophysiology and therapy. N Engl J Med 316 (1987) 844.
141. Martinez-Reding J, Cordero A, Kuri J et al: Treatment of severe mitral stenosis with percutaneous balloon valvotomy in pregnant patients. Clin Cardiol 21 (1998) 659-663.
142. Mason JW, O'Connell JB: A model of myocarditis in humans. Circulation 81 (1990) 1154.
143. Maxwell DJ, Crawford DC, Curry PVM et al: Obstetric importance: diagnosis and management of fetal tachycardia. Br Heart J 297 (1988) 107.
144. McAdams SA., Maguire FE: Unusual manifestations of peripartal cardiac disease. Crit Care Med 14 (1986) 910.
145. McFaul PB, Dorman JC, Lamki H et al: Pregnancy complicated by maternal heart disease. A review of 519 women. Br J Obstet Gynaecol 95 (1988) 861.
146. McGehee W: Anticoagulation in pregnancy. In: Elkayam U, Gleicher N (eds): Cardiac Problems in Pregnancy, 2nd ed, p 397. Liss, New York 1990.
147. McKenna WJ, Deanfield JF, Faruqui AM et al: Prognosis in hypertrophic cardiomyopathy: role of age and clinical, electrocardiographic, and hemodynamic features. Am J Cardiol 47 (1981) 532.
148. McKenna WJ, Harris L, Rowland E et al: Amiodarone therapy during pregnancy. Am J Cardiol 51 (1983) 1231.
149. Meller J, Goldman ME: Arrhythmias in pregnancy. In: Gleicher N. (ed): Principles of Medical Therapy in Pregnancy, p 710. Plenum, New York 1985.
150. Metcalfe J, McAnulty JH, Ueland K: Heart Disease and Pregnancy, Physiology and Management, p 223. Little Brown, Boston 1986.
151. Midei M.C, DeMent SH, Feldman AM et al: Peripartum myocarditis and cardiomyopathy. Circulation 81 (1990) 922.
152. Minakami H, Nakayma T, Ohno T et al: Effect of vaginal delivery on the Q-Tc interval in a patient with the long Q-T (Romano-Ward) Syndrome. J Obstet Gynaecol Res 25 (1999) 251-254.
153. Mitani GM, Harrison EC, Steinberg I et al: Digitalis glycosides in pregnancy. In: Elkayam U, Gleicher N (eds): Cardiac Problems in Pregnancy, 2nd ed, p 417. Liss, New York 1990.
154. Mitani GM, Steinberg I, Lien E et al: The pharmacokinetics of antiarrhythmic agents in pregnancy and lactation. Clin Pharmacokinet 12 (1987) 253.
155. Morley CA, Lim BA: The risks of delay in diagnosis of breathlessness in pregnancy. Br Med J 311 (1995) 1083-1084.
156. Mosca L, Grundy SM, Judelson D et al: Guide to preventive cardiology for women: Circulation 99 (1999) 2480-2484.
157. Movsesian MA, Wray RB: Postpartum myocardial infarction. Br Heart J 62 (1989) 154.
158. Myers SA: Antihypertensive drug use during pregnancy. In: Elkayam U, Gleicher N (eds): Cardiac Problems in Pregnancy, 2nd ed, p 381. Liss, New York 1990.
159. Narasimhan C, Joseph G, Singh TC: Propranolol für pulmonary oedema in mitral stenosis. Int J Cardiol 44 (1994) 178-179.
160. Neukermans K, Sullivan TJ, Pitlick PT: Successful pregnancy after the Mustard operation for transposition of the great arteries. Am J Cardiol 62 (1988) 838.
161. Nightingale SL: From the Food and Drug Administration. JAMA 267 (1992) 2445.
162. Noller KL: Cardiac surgery and pregnancy. In: Gleicher N, Elkayam U, Galbraith RM (eds): Principles of Medical Therapy in Pregnancy, p 713. Plenum, New York 1985.
163. Oakley CM: Valve prosthesis and pregnancy. Br Heart J 58 (1987) 303.
164. Oakley CM: Cardiovascular disease in pregnancy. Can J Cardiol 6 (Suppl. B) (1990) 33B.
165. Oakley CM: Valvular disease in pregnancy. Curr Opin Cardiol 11 (1996) 155-159.
166. O'Connell JB, Rosa Constanzo-Nordin M, Subramanian R et al: Peripartum cardiomyopathy: clinical, hemodynamic, histologic and prognostic characteristics. J Am Coll Cardiol 8 (1986) 52.
167. O'Donnell M, Meecham J, Tosson SR et al: Ventricular fibrillation and reinfarction in pregnancy. Postgrad med J 63 (1987) 1095.
168. Palacios IF, Block PC, Wilkins GT et al: Percutaneous mitral balloon valvotomy during pregnancy in a patient with severe mitral stenosis. Cathet cardiovasc Diagn 15 (1988) 109.
169. Panja M, Nutra K, Kar AK et al: A clinical profile of heart disease in pregnancy. Indian Heart J 38 (1986) 392.
170. Patel JJ, Muclinger MJ, Mitha AS, Patel N: Percutaneous balloon dilatation of the mitral valve in critically ill young patients with intractable heart failure. Br Heart J 73 (1995) 555-558.
171. Paternoster DM, De Fusco D, Santarossa C, Laureti E: Congenital heart disease in pregnancy. Minerva Ginecol 51 (1999) 299-302.
172. Penn IM, Barrett PA, Pannikote V et al: Amiodarone in pregnancy. Am J Cardiol 56 (1985) 196.
173. Perloff JK: Congenital Heart Disease and Pregnancy. Clin Cardiol 77 (1994) 579-587.
174. Perloff JK: Pathogenesis of hypertrophic cardiomyopathy. In: Goodwin JF (ed): Heart Muscle Disease, p 7. MTP, Lancaster/Boston 1985.
175. Perloff JK: The Clinical Recognition of Congenital Heart Disease, 3rd ed. Saunders, Philadelphia 1986.
176. Perloff JK: Normal or innocent murmurs. In: Perloff JK (ed): The Clinical Recognition of Congenital Heart Disease, 3rd ed., p. 8. Saunders, Philadelphia 1987.
177. Pitcher D, Leather HM, Storey GCA, Holt DW: Amiodarone in pregnancy. Lancet I (1983) 597.
178. Pittard WB, Glazier H: Procainamide excretion in human milk. J Pediat 102 (1984) 631.
179. Pitt JA, Crosby WM, Basta LL: Eisenmenger's syndrome in pregnancy: does heparin prophylaxis improve the maternal mortality rate? Am Heart J 93 (1977) 321.
180. Presbitero P, Somerville J, Stone S et al: Pregnancy in cyanotic congenital heart disease: outcome of mother and fetus. Circulation 89 (1994) 2673-2676.
181. Pruyn SC, Phelan JP, Buchanan GC: Long term propranolol therapy in pregnancy: maternal and fetal outcome. Am J Obstet Gynec 135 (1979) 485.
182. Pyeritz RE: Maternal and fetal complications of pregnancy in Marfan syndrome. Am J Med 71 (1981) 784.
183. Pyeritz RE: Propranolol retards aortic root dilatation in the Marfan syndrome. Circulation 68 (Suppl. III) (1983) 365.
184. Pyeritz RE: The Marfan syndrome. Am Fam Phycn 34 (1986) 83.
185. Rallings P, Exner T, Abraham R: Coronary artery vasculitis and myocardial infarction associated with antiphospholipid antibodies in a pregnant woman. Aust NZ J Med 19 (1989) 347.
186. Rand RJ, Jenkins DM, Scott DG: Maternal cardiomyopathy of pregnancy causing stillbirth. Br J Obstet Gynaecol 82 (1975) 172.

187. Rayburn WF, Fontana ME: Mitsul valve prolaps and pregnandy. Am J Obstet Gynecol 141 (1981) 9-11.
188. Rayburn WF, LeMire MS, Bird JL et al: Mitral valve prolapse: echocardiographic changes during pregnancy. J Repro Med 32 (1987) 185.
189. Raymond R, Lynch J, Underwood D et al: Myocardial infarction and normal coronary arteriography: A 10-year clinical and risk analysis of 74 infants. J Am Coll Cardiol 11 (1988) 471.
190. Read MD, Wellby DE: The use of a calcium antagonist (nifedipine) to suppress preterm labor. Br J Obstet Gynaecol 93 (1986) 933.
191. Rensing BJ, Kofflard M, van den Brand MJBM, Foley DP: Spontaneous dissection of all three coronary arteries in a 33-week-prenant women. Cathet Cardiovasc Interv 48 (1999) 207-210.
192. Ribeiro PA, Fawzy ME, Awad M et al: Balloon valvotomy for pregnant patients with severe pliable mitral stenosis using the Inoue technique with total abdominal and pelvic shielding. Am Heart J 124 (1992) 1558-1562.
193. Ribner HS, Silverman R: Peripartal cardiomyopathy. In: Gleicher N (ed): Principles of Medical Therapy in Pregnancy, p 689. Plenum, New York 1985.
194. Ribner HS, Silverman RI: Peripartal cardiomyopathy. In: Elkayam U, Gleicher N (eds): Cardiac Problems in Pregnancy, 2nd ed, p 115. Liss, New York 1990.
195. Rich S, Dantzker DR, Ayres SM et al: Primary pulmonary hypertension: a national prospective study. Ann intern Med 107 (1987) 216.
196. Riva E, Farina P, Tognoni G et al: Pharmacokinetics of furosemide in gestosis of pregnancy. Europ J clin Pharmacol. 14 (1978) 361.
197. Robson DJ, Raj MVJ, Storey GCA, Holt DW: Use of amiodarone during pregnancy. Postgrad med J 61 (1985) 75.
198. Robson SC, RichleyD, Boys RJ et al: Incidence of Doppler regurgitant flow velocities during normal pregnancy. Eur Heart J 13 (1992) 84-87.
199. Rosa FW, Bosco LA, Graham CF et al: Neonatal anuria with maternal angiotensin-converting enzyme inhibitors. Obstet Gynecol 74 (1989) 371.
200. Rose JS, Lee F, Elkayam U: Aneurysms of the aorta and its major branches. In: Gleicher N (ed): Principles of Medical Therapy in Pregnancy, p 700. Plenum, New York 1985.
201. Rosenblum NG, Grossmann AR, Mennuti MT et al: Failure of serial echocardiographic studies to predict aortic dissection in pregnant patient with Marfan's syndrome. Am J Obstet Gynecol 146 (1983) 470.
202. Roth A, Elkayam U: Acute myocardial infarction associated with pregnancy. Ann Intern Med 125 (1996) 751-762.
203. Roth A, Rahimtoola S, Elkayam U: Enhancement of hemodynamic effects of hydralazine with nitroglycerin in patients with chronic mitral regurgitation. Circulation 76 (Suppl. IV) (1987) 89.
204. Rotmensch HH, Elkayam U, Frishman W: Antiarrhythmic drug therapy during pregnancy. Ann intern Med 98 (1983) 487.
205. Rotmensch HH, Lessing JB, Donchin Y: Clinical pharmacology of antiarrhythmic drugs in the pregnant patient. In: Elkayam U, Gleicher N (eds): Cardiac Problems in Pregnancy, p 227. Liss, New York 1982.
206. Rotmensch HH, Pines A, Donchin Y: Antiarrhythmic drugs in pregnancy. In: Elkayam U Gleicher N (eds): Cardiac Problems in Pregnancy, 2nd ed, p 361. Liss, New York 1990.
207. Rotmensch HH, Rotmensch S, Elkayam U: Management of cardiac arrhythmia during pregnancy. Current concepts. Drugs 33 (1987) 623.
208. Rubin PC: Current concepts: Beta-blockers in pregnancy. N Eng J Med 305 (1981) 1323-1326.
209. Ruch A, Duhring JL: Postpartum myocardial infarction in a patient receiving bromocriptine. Obstet Gynecol 74 (1989) 448.
210. Salazar E, Espinola N, Román L, Casanova JM: Effect of pregnancy on the duration of bovine pericardial bioprostheses. Am Heart J 137 (1999) 714-720.
211. Salazar E, Izaguirre R, Verdejo J et al: Failure of adjusted doses of subcutaneous heparin to prevent thromboembolic phenomena in pregnant patients with mechanical cardiac valve prostheses. J Am Coll Cardiol 27 (1996) 1698-1703.
212. Salazar E, Zajarias A, Gutierrez N, Iturbe I: The problem of cardiac valve prostheses, anticoagulants and pregnancy. Circulation 70 (Suppl. 1) (1984) 1169.
213. Sanson B-J, Lensing AWA, Prins MH et al: Saftey of low-molecular-weight heparin in pregnancy: a systematic review. Thromb Haemost 81 (1991) 668-672.
214. Sareli P, England MJ, Berk HR et al: Maternal and fetal sequelae of anticoagulation during pregnancy in patients with mechanical heart valve prostheses. Am J Cardiol 63 (1989) 1462.
215. Savage DD, Garrison RJ, Devereux RB et al: Mitral valve prolapse in the general population. I. Epidemiology features: The Framingham Study. Am Heart J 106 (1983) 571.
216. Sbarouni E, Oakley CM: Outcome of pregnancy in women with valve prostheses. Br Heart J 71 (1994) 196-201.
217. Schenck-Gustafsson K: Risk factors for cardiovascular disease in women: assessment and management. New Heart J 17 (Suppl. D) (1996) 2-8.
218. Schroeder JS, Harrison DC: Repeated cardioversion during pregnancy. Am J Cardiol 27 (1971) 445.
219. Shah DM, Sunderji SG: Hypertrophic cardiomyopathy and pregnancy: report of the maternal mortality and review of the literature. Obstet Gynecol Surv 40 (1985) 444.
220. Shime J, Mocarski EJM, Hastings D et al: Congenital heart disease in pregnancy: short- and long-term implications. Am J Obstet Gynecol 156 (1987) 313.
221. Shotan A, Widerhorn J, Hurst A et al: Risks of angiotensin-converting enzyme inhibition during pregnancy: experimental and clinical evidence, potential mechanisms, and recommendations for use. Am J Med 96 (1994) 451-456.
222. Sobotka PA, Mayer JH, Bauernfeind RA et al: Arrhythmias documented by 24-hr continuous ambulatory electrocardiographic monitoring in young women without apparent heart disease. Am Heart J 101 (1981) 753.
223. Sonel A, Erol C, Oral D et al: Acute myocardial infarction and normal coronary arteries in a pregnant woman. Cardiology 75 (1988) 218.
224. Spinnato JA, Shaver DC, Flinn GS et al: Fetal supraventricular tachycardia in utero therapy with digoxin and quinidine. Obstet Gynecol 64 (1984) 730.
225. Stephen SJ: Changing patterns of mitral stenosis in childhood and pregnancy in Sri Lanka. J Am Coll Cardiol 19 (1992) 1276-1284.
226. St. John Sutton M, Cole P, Saltzman D et al: Risks of cardiac dysfunction in peripartum cardiomyopathy (PPCM) with subsequent pregnancy. Circulation 80 (1989) 320.
227. Sui SC et al: Risk of pregnancy with heart disease. Circulation 96 (1997) 2789-2794.
228. Sullivan JM, Ramanathan KB: Management of medical problems in pregnancy – severe cardiac disease. N Engl J Med 313 (1985) 304.
229. Szekely P, Snaith L: Heart Disease and Pregnancy. Churchill Livingstone, Edinburgh-London 1974.
230. Takenchi T, Nishii O, Okamura T et al: Primary pulmonary hypertension in pregnancy. Int J Gynaecol Obstet 26 (1988) 145.
231. Tank LCH, Chan SYW, Wong VCW et al: Pregnancy in patients with mitral valve prolapse. Int J Gynaecol Obstet 23 (1985) 217.
232. Teerlink JR, Foster E: Valvular heart disease in pregnancy – a contemporary perspective. Cardiology Clinics 16 (1998) 573-598.
233. Therrien J, Barnes I, Somerville J: Outcome of pregnancy in patients with congenitally corrected transposition of the great arteries. Am J Cardiol 84 (1999) 820-824.
234. Timmis AD, Jackson G: Mexiletine for control of ventricular arrhythmias in pregnancy. Lancet II (1980) 647.
235. Ueland K: Rheumatic heart disease and pregnancy. In: Elkayam U, Gleicher N (eds): Cardiac Problems in Pregnancy, 2nd ed, p 99. Liss, New York 1990.
236. Veille JC: Peripartum cardiomyopathies: a. review. Am J Obstet Gynecol 148 (1984) 805-818.
237. Villablanca AC: Heart disease during pregnancy. Which cardiovascular changes reflect disease? Postgraduate Med 104 (1998) 149-155.
238. Wacker J, Unkels R, Bode C et al: Schwangerschaft bei korrigierter Transposition der großen Arterien und

Therapie mit ACE-Hemmern. Zentralbl Gynäkol 120 (1998) 462-464.
239. Wagner CK, Lester RG, Saldana LR: Exposure of the pregnant patient to diagnostic radiation. A Guide to Medical Management, p 52. Lippincott, Philadelphia 1985.
240. Waickman LA, Skorton DJ, Varneret MW et al: Ebstein's anomaly and pregnancy. Am J Cardiol 53 (1984) 357.
241. Whittemore R, Hobbins JC, Engle MA: Pregnancy and its outcome in women with and without surgical treatment of congenital heart disease. Am J Cardiol 50 (1982) 641.
242. Whittemore R: Congenital heart disease: Its impact on pregnancy. Hosp Pract 18 (1983) 65.
243. Widerhorn J, Rubin JN, Frishman WH et al: Cardiovascular drugs in pregnancy. Cardiol Clin 5 (1987) 651.
244. Wolff F, Breuker KH, Schlensker KH, Bolte A: Prenatal diagnosis and therapy of fetal heart rate anomalies, with a contribution on the placental transfer of verapamil. J perinat Med 8 (1980) 203.
245. Zobel C, Deutsch HJ, Lindner M et al: Perkutane transvenöse Mitralvalvuloplastie bei einer schwangeren Patientin. Erfolgreiche Behandlung einer hochgradigen Mitralstenose. Dtsch Med Wschr 124 (1999) 556-560.
246. Zuber M, Jenni R: Herzklappenfehler bei Frauen im gebärfähigen Alter. Therapeutische Umschau 55 (1998) 762-766.

# Literatur zu Kapitel 3

1. Bancher-Todesca D, Hohlagschwandtner M, Kreuzer S, Husslein P: Zerebrale bildgebende Verfahren bei eklamptischen Patientinnen mit HELLP-Syndrom. Geburtsh Frauenheilkd 59 (1999) 552.
2. Beinder E, Mohaupt M: NO-Donatoren zur Verhütung und Behandlung präeklamptischer Erkrankungen. Gynäkologe 32 (1999) 768.
3. Belfort MA, Saade GR, Grunwald C et al: Effect of blood pressure on orbital and middle cerebral artery resistances in healthy pregnant women and women with preeclampsia. Am J Obstet Gynecol 180 (1999) 601.
4. Caritis S, Sibai BM, Hauth I et al: Low-dose aspirin to prevent preeclampsia in women at high risk. N Engl J Med 338 (1998) 701.
5. Chien PFW, Khan KS, Arnott M: Magnesium sulphate in the treatment of eclampsia and preeclampsia: An overiew of the evidence from randomised trials. Brit J Obstet Gynecol 103 (1996)1085.
6. CLASP: A randomised trial of low-dose aspirin for the prevention and treatment of preeclampsia among 9364 pregnant women. Lancet 343 (1994) 19.
7. Dadelszen von P, Ornstein MP, Bull SB et al: Fall in mean arterial pressure and fetal growth restriction in pregnancy hypertension: a meta-analysis. Lancet 355 (2000) 87.
8. Davidge St: Oxidative stress and altered endothelial cell function in preeclampsia. Semin Reprod Endocrinol 16 (1998) 65.
9. Dekker GA, Sibai BM: Etiology and pathogenesis of preeclampsia: current concepts. Am J Obstet Gynecol 179 (1998) 1359.
10. Dekker GA, De Vries JP, Doelitsch PM et al: Underlying disorders associated with severe early onset preeclampsia. Am J Obstet Gynecol 173 (1996) 1042.
11. Dekker GA, Robillard PY, Hulsey TC: Immune maladaption in the etiology of preeclampsia: a review of corroborative epidemiologic studies. Obset Gynecol Inv 53 (1998) 377.
12. Fischer T, Wildt L: Glukokortikoide und HELLP-Syndrom: Eine Standortbestimmung. Gynäkologe 32 (1999) 783.
13. Geary M: The HELLP-Syndrome. Br J Obstet Gynecol 104 (1997) 887.
14. Harms K, Rath W, Herting E, Kuhn W: Maternal hemolysis, elevator liver enzymes, low platelet count and neonatal outcome. Am J Perinatol 12 (1995) 1.
15. Heilmann L, Rath W, Wacker J: Diagnostik, Therapie und geburtshilfliches Vorgehen bei schweren hypertensiven Schwangerschaftserkrankungen. Frauenarzt 39 (1998) 1706.
16. Heilmann L, Rath W: Hypertensive Schwangerschaftserkrankungen, HELLP-Syndrom und intrauterine Wachstumsretardierung. In: Rath W, Heilmann L (Hrsg): Gerinnungsstörungen in Gynäkologie und Geburtshilfe. S. 120, Thieme, Stuttgart-New York 1999.
17. Hochdruck in der Schwangerschaft und während der Stillperiode. Hrsg. von Deutsche Liga zur Bekämpfung des hohen Blutdruckes, 4 Aufl. 1999.
18. Kaulhausen H: Gestationshypertonie vor Präeklampsie - klinische und biochemische Funktionstests in der Früherkennung und Basisdiagnostik. Gynäkologe 25 (1992) 386.
19. Künzel W: Das „Goldblatt-Phänomen am Uterus" und die latente Nierenerkrankung als Ursache der schwangerschaftsinduzierten Hypertonie - Epidemiologie und therapeutische Konsequenzen. Geburtsh Frauenheilkd 50 (1990) 833.
20. Krauss T, Kuhn W, Lahoma C, Augustin HG: Circulating endothelial cell adhesion molecules as diagnostic markers for the early indentification of pregnant women at risk for development of preeclampsia. Am J Obstet Gynecol 177 (1997) 443.
21. Magee LA, Elran E, Bull SB et al: Risks and benefits of b-receptor blockers for pregnancy hypertension overview of the randomised trials. Eur J Obstet Gyecol Reprod Biol 88 (2000) 15.
22. Niesert St: Geburtshilfliche Prognose von Präeklampsie, Eklampsie und HELLP-Syndrom. Geburtsh Frauenheilkd 56 (1996) 93.
23. O'Brian WF: The prediction of preeclampsia. Clin Obstet Gynecol 35 (1992) 351.
24. Rath W: Hypertensive Schwangerschaftserkrankungen. In: Martius G, Rath W (Hrsg): Geburtshilfe und Perinatologie. Bd 2, S. 246. Thieme, Stuttgart-New York 1998.
25. Rath W: Hypertensive Schwangerschaftserkrankungen. Gynäkologe 32 (1999) 432.
26. Rath W, Faridi A: Schwangerschaftsinduzierte Hypertonie - Risikominderung durch rationale Diagnostik und Therapie. Gynäkologe 32 (1999) 46.
27. Rath W, Loos W, Graeff H, Kuhn W: Das HELLP-Syndrom. Gynäkologe 25 (1992) 430.
28. Rath W, Faridi A, Dudenhausen JW: HELLP syndrome. J Perinat Med 28 (2000) 249.
29. Rath W: Das HELLP-Syndrom - Eine interdisziplinäre Herausforderung. Dtsch Ärztebl 95 (1998) 2997.
30. Rath W: Die Behandlung hypertensiver Schwangerschaftserkrankungen - Allgemeine Maßnahmen und orale Langzeittherapie. Geburtsh Neonatol 201 (1997) 240.
31. Rath W, Heilmann L, Faridi A: Empfehlungen für Diagnostik und Therapie bei Bluthochdruck in der Schwangerschaft. Frauenarzt 41 (2000) 139.
32. Rath W: Aggressives versus konservatives Vorgehen beim HELLP-Syndrom - Eine Standortbestimmung. Geburtsh Frauenheilkd 56 (1996) 265.
33. Reister F, Heyl W, Kaufmann P, Rath W: Die gestörte Trophoblastinversion bei Präeklampsie: Eine Übersicht für neue Erkenntnisse zur Ätiologie. Geburtsh Frauenheilkd 58 (1998) 625.
34. Roberts JM: Endothelial dysfunction in preeclampsia. Semin Reprod Endocrinol 16 (1998) 5.
35. Sibai BM, Ramadan MK, Usta J et al: Maternal morbidity and mortality in 442 patients with HELLP syndrome. Am J Obstet Gynecol 169 (1993)1000.
36. Sibai BM: Prevention of preeclampsia - a big disappointment. Am J Obstet Gynecol 179 (1998) 1275.
37. Sibai BM: Treatment of hypertension in pregnant women. N Engl J Med 335 (1996) 257.
38. Steinhard J, Klockenbusch W: Schwangerschaftsinduzierte Hypertonie und Präeklampsie, Risikofaktoren und Vorhersagemöglichkeiten. Gynäkologe 32 (1999) 753.
39. Vetter K, Kilavuz O: Dopplersonographie und Präeklampsie. Gynäkologe 32 (1999) 761.
40. Wagner PM, Heyl W, Rath W: Die Bedeutung von Stickstoffmonoxid in der Pathophysiologie und Therapie der Präeklampsie. Geburtsh Frauenheilkd 60 (2000) 1.
41. Weinstein L: Syndrome of hemolysis, elevator liver enzymes and low platelet count: A severe consequence of hypertension in pregnancy. Am J Obstet Gynecol 142 (1982) 159.
42. Welsch H: Müttersterblichkeit während der Geburt und Wochenbett bei vaginaler Entbindung und Sectio caesarea. Gynäkologe 30 (1997) 742.
43. Working Group Report on high blood pressure in pregnancy, NIH publication No. 00-3029, Juli 2000.

## Literatur zu Kapitel 4

1. Barron WM, Mujais SK, Zinaman M, Bravo EL, Lindheimer MD: Plasma catecholamine responses to physiologic stimuli in normal human pregnancy. Am J Obstet Gynecol 154 (1986) 80-84.
2. Clapp JF: Physiological adaptation in fetal growth retardation. In: Spencer JAD (ed): Fetal Monitoring. p. 103. Castle House, Tunbridge Wells/UK 1989.
3. Clapp JF, Seaward BL, Sleamaker RH, Hiser J: Maternal physiologic adaptations to early human pregnancy. Am J Obstet Gynecol 159 (1988) 1456-1460.
4. Friedmann EA, Neff RK: Hypertension - Hypotension in pregnancy. JAMA 239 (1978) 2249-2251.
5. Goeschen K, Behrens O: Hypotonie in der Schwangerschaft. In: Schneider J, Weitzel H (Hrsg): Edition Gynäkologie und Geburtsmedizin. S. 11. Wissenschaftliche Verlagsgesellschaft, Stuttgart 1988.
6. Harsanyi J, Kiss D: Hypotonie in der Schwangerschaft. Zentralbl Gynäkol 107 (1985) 363-369.
7. Hohmann M, Künzel W: Etilefrine and amezinium reduce uterine blood flow of pregnant guinea pigs. Eur J Obstet Gynecol Reprod Biol 30 (1989) 173-181.
8. Hohmann M, Keve TM, Osol G, McLaughlin MK: Norepinephrine sensitivity of mesenteric veins in pregnant rats. Am J Physiol 259 (1990) R753-R759.
9. Hohmann M, Künzel W: Orthostatic hypotension and birthweight. Arch Gynecol 248 (1991) 181-189.
10. Hohmann M: Bedeutung und Funktion von Venen während der Schwangerschaft. Habilitationsschrift, Universität Gießen 1991.
11. Hohmann M, Heimann C, Kamali P, Künzel W: Hypotone Symptome und Schwangerschaft. Z. Geburtsh. Perinat. 196 (1992) 118-122.
12. Hohmann M, Künzel W: Dihydroergotamine causes fetal growth retardation in guinea pigs. Arch Gynecol Obstet 251 (1992) 187.
13. Hohmann M, Heimann C, Kamali P, Künzel W: Das Verhalten des Blutdrucks und der Herzfrequenz in Ruhe und Orthostase während der Schwangerschaft. Z Geburtshilfe Perinat 197 (1993) 250-256.
14. Kastendieck E: Bedeutung der Hypotonie, Hypertonie, Anämie, Minderwuchs, pathologische Gewichtszunahme, Über- und Untergewicht der Mutter als Schwangerschaftsrisiko – Daten der Bayerischen Perinatalerhebung. In: Dudenhausen JW, Saling E (Hrsg): Perinatale Medizin. Thieme, Stuttgart-New York 1986.
15. Metcalfe J, Stock MK, Barron DH: Maternal physiology during gestation. In: Knobil E, Neill J et al (eds): The Physiology of Reproduction. Raven Press, New York 1988.
16. Moutquin JM, Rainville C, Giroux L: A prospective study of blood pressure in pregnancy: prediction für preeclampsia. Am J Obstet Gynecol 151 (1985) 191-196.
17. Naeye RI: Maternal blood pressure and fetal growth. Am J Obstet Gynecol 141 (1981) 780-787.
18. Nissel H, Hjemdahl P, Linde B, Lunell NO: Sympathoadrenal and cardiovascular reactivity in pregnancy-induced hypertension. II. Responses to tilting. Am J Obstet Gynecol 152 (1985) 554-560.
19. Rimbach E, Heiligenstein E: Die klinische Bedeutung der Hypotonie in der Schwangerschaft und während der Geburt. Med Welt 34 (1967) 1950-1954.
20. Rothe CF: In: Sheperd JT, Abboud FM (eds): Handbook of Physiology, Section 2: The Cardiovascular System, vol. III, pp. 397-452. American Physiological Society, Bethesda/Md 1983.
21. Ueland K, Nowy MJ, Person EN, Metcalfe J: Maternal cardiovascular dynamics. IV. The influence of gestational age on the maternal cardiovascular response to posture and exercise. Am J Obstet Gynecol 104 (1969) 856.
22. Weber S, Schneider KTM, Bung P, Fallenstein F, Huch A, Huch R: Kreislaufwirkung von Kompressionsstrümpfen in der Schwangerschaft. Geburtshilfe Frauenheilkd 47 (1987) 395.
23. Wolff F, Bauer M, Bolte A: Schwangerschaftshypotonie. Geburtshilfe Frauenheilkd 50 (1990) 842-847.

## Literatur zu Kapitel 5

1. Berry MJ, McMurray RG, Katz VL: Pulmonary and ventilatory responses to pregnancy, immersion, and excercise. American Physiological Society (1989) S857-862.
2. Biedermann KJ, Kuhn M: Lung diseases in pregnancy. Ther Umsch 56 (1999) 589-596.
3. Biedermann KJ, Kuhn M: Lungenkrankheiten in der Schwangerschaft. Ther Umsch 56 (1999) 10: 589-596.
4. Brownell LG, West P, Kryger MH: Breathing during sleep in normal pregnant women. Am Rev Respir Dis 133 (1986) 38-41.
5. Clark P, Brenand J, Coukie JA, McCall F, Greer IA, Walker JD: Activated protein C sensitivity, protein C, protein S and coagulation in normal pregnancy. Thromb Haemost 79 (1998) 1166-1170.
6. Cousins L: Fetal oxygenation, assessment of fetal well-being, and obstetric management of the pregnant patient with asthma. J Allergy Clin Immunol 103 (1999) 343-349.
7. Cutaia M, Friedrich P, Grimson R, Porcelli RJ: Pregnancy- and gender-related changes in pulmonary vascular reactivity. Exp Lung Res 13 (1987) 343-357.
8. Demers C, Ginsberg IS: Deep venous thrombosis and pulmonary embolism in pregnancy. Clin Chest Med 13 (1992) 645-656.
9. Elkus R, Popovick J: Respiratory physiology in pregnancy. Clin Chest Med 13 (1992) 555-565.
10. Fabel G, Fabel H: Risiken einer medikamentösen Asthmatherapie während der Schwangerschaft. Prax Klin Pneumol 38 (1984) 320-328.
11. Gerhardt A, Scharf RE, Beckmann MW, Struve S, Bender HG, Pillny M, Sandmann W, Zotz RB: Prothrombin and factor V mutations in women with a history of thrombosis during pregnancy and the puerperium. N Engl J Med 342 (2000) 374-379.
12. Gilroy RJ, Mangura BT, Lavieter MH: Rib cage and abdominal volume displacements during breathing in pregnancy. Am Rev Respir Dis 137 (1988) 688-672.
13. Ginsberg JS, Hirsch J: Anticoagulans during pregnancy. Am Rev Med 40 (1989) 79-86.
14. Greer JA: Thrombosis in pregnancy. Lancet 353 (1999) 1258-1265.
15. Harik-Khan R, Wise RA, Lou C, Morrel CH, Brant LJ, Fozard JL: The effect of gestational parity on FEV1 in a group of healthy volunteer women. National Library of Medicine PubMed 93 (1999) 382-388.
16. Heidenreich J, Lüken B, Müller D, Schulz V, Schnabel KH, Beck L: Ventilation in der Schwangerschaft und im Wochenbett. Arch Gynäk 213 (1973) 3-10.
17. Jauker J: Behandlung der Tuberkulose während der Schwangerschaft. Prax Klin Pneumol 42 (1988) 618-619.
18. Kent NE, Farquharson DF: Cystic fibrosis in pregnancy. Can Med Assoc J 149 (1993) 809-813.
19. Luskin AT: An overview of the recommendations of the working group on asthma and pregnancy. J Allergy Clin Immunol 103 (1999) S350-353.
20. Mason E, Rosene-Montella K, Powrie R: Medical problems during pregnancy. Med Clin North Am 82 (1998) 249-269.
21. Matthys H: Krankheiten der Atmungsorgane. In: Gerok W, Huber Ch, Meinertz Th, Zeidler H: Die Innere Medizin. Schattauer, Stuttgart-New York 2000.
22. Pisani RJ, Rosenow EC: Pulmonary edema associated with tocolytic therapy. Ann Intern Med 110 (1989) 714-718.
23. Prandoni P, Lensing A, Buller H: Comparison of subcutaneous low molecular weight heparin with intravenous standard heparin in proximal deep vein thrombosis. Lancet 339 (1992) 441-445.
24. Selroos O: Sarcoidosis and pregnancy: a review with results of a retrospective survey. J Intern Med 227 (1990) 221-221.
25. Shattuk JB, Dempsey JA, Kaiser DG: Ventilatory response to medroxy-progesterone acetate in normal subjects. J Appl Physiol 44 (1978) 939-944.
26. Schatz M, Harden K, Forsythe A, Chilingar L, Hoffman C, Sperling W, Zeiger RS: The course of asthma during pregnancy, post partum, and with successive pregnancies: a prospective analysis. J Allergy Clin Immunol 81 (1988) 509-517.
27. Schatz M, Zeiger RS, Harden K, Hoffmann CC, Chilingar L, Petitti D: The safety of

asthma and allergy medications during pregnancy. J Allergy Clin Immunol 100 (1997) 301-306.
28. Schatz M: Interrelationships between asthma and pregnancy: a literature review. J Allergy Clin Immunol 103 (1999) S330-336.
29. Schatz M: Asthma and pregnancy. Imm Allerg Clinic North Am 16 (1996) 893-916.
30. Schatz M, Zeiger RS, Hoffmann CP: Intrauterine growth is related to gestational pulmonary function in pregnant asthmatic women. Chest 98 (1990) 389-392.
31. Stenius-Aarniala BSM, Hedman I, Teramo KA: Acute asthma during pregnancy. Thorax 51 (1996) 411-414.
32. Tenholder MF, South-Paul JE: Dyspnea in pregnancy. Chest 96 (1989) 381-388.
33. Weinberger SE, Weiss ST, Cohen WR, Weiss IW, Johnson TS: Pregnancy and the lung. Am Rev Respir Dis 121 (1980) 559-581.

# Literatur zu Kapitel 6

1. Achtari C, Hohlfeld P: Cardiotoxic transplacental effect of idarubicin administered during the second trimester of pregnancy. Am J Obstet Gynecol 183 (2000) 511.
2. Anselmo AP, Cavalieri E, Enrici RM et al: Hodgkin's disease during pregnancy: diagnostic and therapeutic management. Fetal Diagn Ther 14 (1999) 102.
3. Antonelli NM, Dotters DJ, Katz VL, Kuller JA: Cancer in pregnancy: a review of the literature. Part I. [Review] Obstet Gynecol Surv 51 (1996) 125.
4. Antonelli NM, Dotters DJ, Katz VL, Kuller JA: Cancer in pregnancy: a review of the literature. Part II. [Review] Obstet Gynecol Surv 51 (1996) 135.
5. Aviles A, Diaz-Maqueo JC, Talavera A et al: Growth and development of children of mothers treated with chemotherapy during pregnancy: currents status of 43 children. Am J Hematol 36 (1991) 243.
6. Barnes MN, Barrett JC, Kimberlin DF, Kilgore LC: Burkitt lymphoma in pregnancy. [Review] Obstet Gynecol 92 (1998) 675.
7. Bawle EV, Conard JV, Weiss L: Adult and two children with fetal methotrexate syndrome. Teratology 57 (1998) 51.
8. Baykal C, Zengin N, Coskun F et al: Use of hydroxyurea and alpha interferon in chronic myeloid leukemia during pregnancy: a case report. Eur J Gynaecol Oncol 21 (2000) 89.
9. Bergstrom SK, Altman AJ: Pregnancy during therapy for childhood acute lymphoblastic leukemia: two case reports and a review of the literature. [Review] J Pediat Hematol Oncol 20 (1998) 154.
10. Burrows RF, Kelton JG: Fetal thrombocytopenia and is relation to maternal thrombocytopenia. N Engl J Med 329 (1993) 1463.
11. Byrd DC, Pitts SR, Alexander CK: Hydroxyurea in two pregnant women with sickle cell anemia. Pharmacotherapy 19 (1999) 1459.
12. Catlin EA, Roberts JD Jr, Erana R et al: Transplacental transmission of natural-killer-cell lymphoma. N Engl J Med 341 (1999) 85.
13. Celo JS, Kim HC, Houlihan C et al: Acute promyelocytic leukemia in pregnancy: all-trans retinoic acid as a newer therapeutic option. Obstet Gynecol 83 (1994) 808.
14. Claahsen HL, Semmekrot BA, van Dongen PW, Mattijssen V: Successful fetal outcome after exposure to idarubicin and cytosine-arabinoside during the second trimester of pregnancy: a case report. Am J Perinatol 15 (1998) 295.
15. Delage R, Demers C, Cantin G, Roy J: Treatment of essential thrombocythemia during pregnancy with interferon-alpha. [Review] Obstet Gynecol 87 (1996) 814.
16. Doll D C, Ringenberg QS, Yarabo JW: Management of cancer during pregnancy. Arch Int Med 148 (1988) 2058.
17. Du Bois A, Meerpohl HG, Gerner K et al: The course of pregnancy in patients with malignancies. Geburtshilfe Frauenheilkd 53 (1993) 547.
18. Elliott MA, Tefferi A: Interferon-alpha therapy in polycythemia vera and essential thrombocythemia. Semin Thrombosis Hemostasis 23 (1997) 463.
19. Garcia L, Valcarcel M, Santiago-Borrero PJ: Chemotherapy during pregnancy and its effects on the fetus - neonatal myelosuppression: two case reports. J Perinatol 19 (1999) 230.
20. Gelb AB, van de Rijn M, Warnke RA, Kamel OW: Pregnancy-associated lymphomas: a clinicopathologic study. Cancer 78 (1996) 304.
21. Giagounidis AA, Beckmann MW, Giagounidis AS et al: Acute promyelocytic leukemia and pregnancy. Eur J Haematol 64 (2000) 267.
22. Giannakopoulou C, Manoura A, Hatzidaki E et al: Multimodal cancer chemotherapy during the first and second trimester of pregnancy: a case report. Eur J Obstet Gynecol Reprod Biol 91 (2000) 95.
23. Goldmann JM: Tyrosine-kinase inhibition in treatment of chronic myeloid leukaemia. Lancet 355 (2000) 1031.
24. Goldwasser F, Pico JL, Cerrina J et al: Successful chemotherapy including epirubicin in a pregnant non-Hodgkin's lymphoma patient. Leukemia Lymphoma 20 (1995) 173.
25. Griesshammer M, Heimpel H, Pearson TC. Essential thrombocythemia and pregnancy. Leukemia Lymphoma 22 Suppl 1 (1996) 57.
26. Handin RI, Lux SE, Stossel TP (eds): Blood - Principles and Practice of Hematology. Lippincott, Philadelphia 1995.
27. Harris NL, Jaffe ES, Diebold J et al: World Health Organization classification of neoplastic diseases of the hematopoietic and lymphoid tissues: Report of the clinical advisory committee meeting, Airlie House, Virginia, November 1997. J Clin Oncol 17 (1999) 3835.
28. Hoffman MA, Wiernik PH, Kleiner GJ: Acute promyelocytic leukemia and pregnancy: a case report. [Review] Cancer 76 (1995) 2237.
29. Incerpi MH, Miller DA, Posen R, Byrne JD: All-trans retinoic acid for the treatment of acute promyelocytic leukemia in pregnancy. Obstet Gynecol 89 (1997) 826.
30. Jackson N, Shukri A, Ali K: Hydroxyurea treatment for chronic myeloid leukaemia during pregnancy. Br J Haematol 85 (1993) 203.
31. Kawamura S, Yoshiike M, Shimoyama T et al: Management of acute leukemia during pregnancy: from the results of a nationwide questionnaire survey and literature survey. [Review] Tohoku J Exp Med 174 (1994) 167.
32. Lee GR, Bithell TC, Foerster J et al (eds): Wintrobes Clinical Hematology, 9th ed. Lea & Febiger, Philadelphia - London 1993.
33. Lipovsky MM, Biesma DH Christiaens GC, Petersen EJ: Successful treatment of acute promyelocytic leukaemia with all-trans-retinoic-acid during late pregnancy. Br J Haematol 94 (1996) 699.
34. Löffler H, Gassmann W: Hämatologische Veränderungen und Erkrankungen in der Schwangerschaft. In: Künzel W, Wulf KH (Hrsg): Die gestörte Schwangerschaft. Klinik der Frauenheilkunde und Geburtshilfe, 3. Aufl, Bd 5. Urban & Schwarzenberg, München - Wien - Baltimore 1993.
35. Milano V, Gabrielli S, Rizzo N et al: Successful treatment of essential thrombocythemia in a pregnancy with recombinant interferon-alpha 2a. [Review] J Maternal-Fetal Med 5 (1996) 74.
36. Mulvihill JJ, McKeen EA, Rosner F, Zarrabi MH: Pregnancy outcome in cancer patients. Cancer 60 (1987) 1143.
37. Nakagawa K, Aoki Y, Kusama T et al: Radiotherapy during pregnancy: effects on fetuses and neonates. Clinical Therapeutics 19 (1997) 770.
38. Nolan GH, Marks R, Perez C: Busulfan treatment of leukemia during pregnancy. Obstet and Gynec 38 (1971) 136.
39. Patel M, Dukes IAF, Hull C: Use of hydroxyurea in chronic myeloid leukemia during pregnancy: a case report. Am J Obstet Gynec 165 (1991) 565.
40. Peleg D, Ben-Ami M: Lymphoma and leukemia complicating pregnancy. [Review]. Obstet Gynecol Clin North Am 25 (1998) 365.
41. Sakata H, Karamitsos J, Kundaria B, DiSaia PJ: Case report of interferon alfa therapy for multiple myeloma during pregnancy [Review] Am J Obstet Gynecol 172 (1995) 217.
42. Sheikh SS, Khalifa MA, Marley EF et al: Acute monocytic leukemia (FAB M5) involving the placenta associated with delivery of a healthy infant: case report and discussion. Int J Gynecol Pathol 15 (1996) 363.
43. Shpilberg O, Shimon I, Sofer O et al: Transient normal platelet counts and decreased requirement for interferon during pregnancy in essential

thrombocythaemia. Br J Haematol 92 (1996) 491.
44. Sneed PK, Albright NW, Wara WM et al: Fetal dose estimates for radiotherapy of brain tumors during pregnancy. Int J Rad Oncol Biol Phys 32 (1995) 823.
45. Sorosky JI, Sood AK, Buekers TE: The use of chemotherapeutic agents during pregnancy. Obstet Gynecol Clin North Am 24 (1997) 591.
46. Strobl FJ, Voelkerding KV, Smith EP: Management of chronic myeloid leukemia during pregnancy with leukapheresis. J Clin Apheresis 14 (1999) 42.
47. Van der Giessen PH, Hurkmans CW: Calculation and measurement of the dose to points outside the primary beam for Co-60 gamma radiation. Int J Rad Oncol Biol Phys 27 (1993) 717.
48. Williams WJ, Beutler E, Erslev AJ, Lichtman MA (eds): Hematology. McGraw-Hill, New York 1983.
49. Zahner J, Wehmeier A, Schneider W: Pregnancy in essential thrombocythemia: manifestation time and risk for mother and child. Dtsch Med Wochenschr 120 (1995) 1517.
50. Zemlickis D, Lishner M, Degendorfer P et al: Fetal outcome after in utero exposure to cancer chemotherapy. Arch Int Med 152 (1992) 573.

# Literatur zu Kapitel 7

1. Finley MD: Acute coagulopathy in pregnancy. Med Clin of North America 73(3) (1989) 723-743.
2. van Wersch JWJ, Ubachs JMH: Blood coagulation and fibrinolysis during normal pregnancy. Eur J Clin Chem Clin Biochem 29 (1991) 45-50.
3. Pinto R, Abbate R, Rostagno C, Bruni V, Rosati D, Serneri N: Increased thrombin generation in normal pregnancy. Acta Europaea Fertilitatis 19(5) (1988) 263-267.
4. Comp PC, Thurnau GR, Welsh J, Esmon CT: Functional and immunologic protein S levels are decreased during pregnancy. Blood 68(4) (1986) 881-885.
5. Kjellberg U, Andersson N-E, Rosén S, Tengborn L, Hellgren M: APC resistance and other haemostatic variables during pregnancy and puerperium. Thromb Haemostas 81 (1999) 527-531.
6. Sandset PM, Hellgren M, Uvebrandt M, Bergström H: Extrinsic coagulation inhibitor pathway inhibitor and heparin cofactor II during normal and hypertensive pregnancy. Thromb Res 55 (1989) 665-670.
7. Lindoff C, Lecander I, Astedt B: Fibrinolytic components in individual consecutive plasma samples during normal pregnancy. Fibrinolysis 7 (1993) 190-194.
8. de Moerloose P, Mermillod N, Reber G: Thrombomodulin levels during normal pregnancy, at delivery and in the postpartum: comparison with tissue-type plasminogen activator and plasminogen activator inhibitor-1. Thromb Haemostas 79 (1998) 554-556.
9. Kolben M, Graeff H: Hämostaseologische Störungen während der Schwangerschaft und Geburt: Pathogenese, Diagnose und Therapie. In: Müller-Berghaus G, Pötzsch B: Hämostaseologie. S. 509-521, Springer, Stuttgart-Heidelberg-New York 1999.
10. Clark P, Greer A, Walker D: Interaction of the protein C/protein S anticoagulant system, the endothelium and pregnancy. Blood Reviews 13 (1999) 127-146.
11. Reber G, Amiral J, de Moerloose P: Modified antithrombin III levels during normal pregnancy and relationship with prothrombin fragment F 1+2 and thrombin-antithrombin comlexes. Thromb Res 91 (1998) 45-47.
12. Reverdiau-Moliac P, Delahousse B, Body G, Bardos P, Leroy J, Gruel Y: Evolution of blood coagulation activators and inhibitors in the healthy human fetus. Blood 3 (1996) 900-906.
13. Andrew M: Developmental Hemostasis: Relevance to hemostatic problems during childhood. Sem Thromb Hemostas 21(4) (1995) 341-356.
14. Sthoeger D, Nardi M, Karpatkin M: Protein S in the first year of life. Br J Haematol 72 (1989) 424.
15. van Teunenbroek A, Peters M, Sturk A, Borm JJJ, Breederveld C: Protein C activity and antigen levels in childhood. Eur J Pediatr 149 (1990) 774-778.
16. Andrew M, Schmidt B: Hemorrhagic and thrombotic complications in children. In: Colman RW, Hirsh J, Marder VJ, Salzmann EW (eds): Hemostasis and Thrombosis: Basic Principles and Clinical Practice, 3rd ed. Lippincott, Philadelphia 1994.
17. Sutor AH: The bleeding time in pediatrics. Sem Thromb Hemostas 24(6) (1998) 531-543.

# Literatur zu Kapitel 8

1. Basis-Micic M, Breddin HK: Neue Aspekte der perioperativen Heparinanwendung. Gynäkologe 24 (1991) 59-63.
2. Bonnat J: Long-term self-administered heparin therapy for prevention and treatment of thromboembolic complications in pregnancy. In: Kakkar VV, Thomas DP (eds): Heparin chemistry and clinical usage. S 247. Academic Press, London 1976.
3. Dittmer U, Rath W, Schrader J, Scheler F, Kuhn W: Prevention of deep vein thrombosis in pregnancy, after caesarean section and after gynaecological abdominal surgery: a comparison between low molecular weight heparin and standard heparin. 35. Jahrestagung der Gesellschaft for Thrombose- und Hämostaseforschung, Göttingen 20.2.-23.2.1991.
4. Faridi A, Niesert S, Rath W: Thrombozytopenien und hämorrhagische Diathesen bei internistischen Erkrankungen. In: Rath W, Heilmann L (Hrsg): Gerinnungsstörungen in der Gynäkologie und Geburtshilfe. S 194-213. Thieme, Stuttgart-New York 1999.
5. Gerhardt A, Scharf RE, Beckmann MW, Struve S, Bender HG, Pillny M, Sandmann W, Zotz RB: Prothrombin and factor V mutations in women with a history of thrombosis during pregnancy and puerperium. N Engl. J Med 342 (2000) 374-380.
6. Greinacher, A: Heparin-induzierte Thrombozytopenien. Internist 37 (1996) 1172-1178.
7. Heilmann L: Schwangerschaft und Thrombophilie. Hämostaseologie Band 1 (2000) 77-92.
8. Heilmann L, Heitz R, Korch FU, Ose C: Die perioperative Thromboseprophylaxe beim Kaiserschnitt: Ergebnisse einer randomisierten prospektiven Vergleichs-untersuchung mit 6% Hydroxyäthylstärke 0,62 und Low-dose-Heparin. Z Geburtsh Neonatol 195 (1991) 10-15.
9. Heilmann L, Hojnacki B, Fischer WM: Die tiefe Venenthrombose in der Schwangerschaft. Risikofaktoren und Präventionsmöglichkeiten. Z Geburtsh Neonatol 194 (1990) 275-278.
10. Heilmann L, vTempelhoff FG, Rath W: Das Thromboserisiko in der Schwangerschaft. Geburtshilfe Frauenheilkd (im Druck).
11. Heyl W, Rath W: Thromboembolische Erkrankungen in der Schwangerschaft, nach Kaiserschnitt und im Wochenbett. In: Rath W, Heilmann L (Hrsg): Gerinnungsstörungen in der Gynäkologie und Geburtshilfe. S 132-144. Thieme, Stuttgart-New York 1999.
12. Hugo R von, Briel RC, Kaiser B: Medikamentöse Thromboseprophylaxe mit niedermolekularem Heparin in der operativen Gynäkologie. Gynäkol Prax 15 (1991) 97-105.
13. Hugo R von, Theiss W, Kuhn W, Graeff H: Thromboembolische Erkrankungen in der Geburtshilfe. Gynäkologe 17 (1984) 115-123.
14. Kierkegaard A: Incidence of diagnosis of deep vein thrombosis associated with pregnancy. Acta Obstet Gynecol Scand 62 (1983) 239-243.
15. Lindhoff-Last E, Sohn C, Ehrly AM, Bauersachs RM: Aktuelles Management der Thromboembolie in Schwangerschaft und Wochenbett. Zentralbl Gynäkol 122 (2000) 4-17.
16. Ludwig H: Diagnostik und Therapie thromboembolischer Erkrankungen in Geburtshilfe und Gynäkologie. In: Marx R, Thies HA, Tilsner V (Hrsg): Aktuelle Antikoagulation in Klinik und Praxis. S 117. Schattauer, Stuttgart-New York 1982.
17. McColl MD, Ramsay JE, Tait RC, Walker ID, McCall F, Conkie JA, Carty MJ, Greer IA: Risk factors for pregnancy associated venous thromboembolism. Thromb Haemostas 78 (1997) 1183-1188.
18. Melissari E, Das S, Kanthou C, Pamberton KD, Kakkar VV: The use of LMW heparin in treating thromboembolism during pregnancy and prevention of osteoporosis. Thromb Haemostas 65 (1991) 819.
19. Petri M. Pathogenesis and treatment of the antiphospholipid antibody syndrome.

Med Clin North Am 81 (1997) 151-177.
20. Ringe JD, Keller A: Osteoporoserisiko bei langzeitiger Heparintherapie thromboembolischer Erkrankungen in der Schwangerschaft: Präventionsversuch mit Ossein-Hydroxyapatit. Geburtshilfe Frauenheilkd 52 (1992) 426-429.
21. Schander K: Der heutige Stand der Thromboembolieprophylaxe in der Geburtshilfe und Gynäkologie. Gynäkologe 10 (1977) 198-210.
22. Schneider D, Heilmann L, Harenberg J: Zur Plazentagängigkeit von niedermolekularem Heparin. Geburtshilfe Frauenheilkd 55 (1995) 93-98.
23. Squires JW, Pinch LW: Heparin induced spinal fractures. JAMA 241 (1979) 2417-2418.
24. Vandermeulen EP. Central nerve blocks and anticoagulants. In: Martin E, Nawroth P (Hrsg): Fachübergreifende Aspekte der Hämostaseologie II. S 57-81. Springer, Berlin-Heidelberg 1997.
25. Winkler M, Rath W: Septische Ovarialvenenthrombose. Gynäkologe 32 (1999) 557-561.

## Literatur zu Kapitel 9

1. Borgeat A, Fathi M, Valiton A: Hyperemesis gravidarum: Is serotonin implicated? Am J Obstet Gynecol 176 (1997) 476.
2. Chin RKH, Lo TT: Low birth weight and hyperemesis gravidarum. Eur J Obstet Gynecol Reprod Biol 28 (1988) 179.
3. El Younis CM, Abulafia O, Sherer DM: Rapid marked response of severe hyperemesis gravidarum to oral erythromycin. Am J Perinatol 15 (1998) 533.
4. Erick M: Nausea and vomiting in pregnancy. ACOG Clin Rev 2 (1997) 1.
5. Fairweather DVI: Nausea and vomiting in pregnancy. Am J Obstet Gynecol 102 (1968) 135.
6. Frigo P, Lang C, Reisenberger K et al: Hyperemesis gravidarum associated with Helicobacter pylori seropositivity. Obstet Gynecol 91 (1998) 615.
7. George LD, Selvaraju R, Reddy K et al: Vomiting and hyponatraemia in pregnancy. Br J Obstet Gynaecol 107 (2000) 808.
8. Goodwin TM, Montoro M, Mestman JH: Transient hyperthyroidism and hyperemesis gravidarum: clinical aspects. Am J Obstet Gynecol 16 (1992) 648.
9. Goodwin TM, Montoro M, Mestman et al: The role of chorionic gonadotropin in transient hyperthyroidism of hyperemesis gravidarum. J Clin Endocrinol Metab 75 (1992) 1333.
10. Hershman JM: Trophoblastic tumors. In: Braverman LE, Utiger RD (eds): Werner and Ingbar's The Thyroid, p 574. Lippincott-Raven, Philadelphia – New York 1996.
11. Järnfelt-Samsioe A, Samsioe G, Velinder GM: Nausea and vomiting in pregnancy: a contribution to its epidemiology. Gynecol Obstet Invest 16 (1983) 221.
12. Kousen M: Treatment of nausea and vomiting in pregnancy. Am Fam Phys 48 (1993) 1280.
13. Künzel W, Lauritzen C: Steroid-hormonanalytische Untersuchungen bei der Hyperemesis gravidarum. Endokrinologie 54 (1969) 392.
14. Lacroix R, Eason E, Melzack R: Nausea and vomiting during pregnancy: a prospective study of its frequency, intensity an patterns of change. Am J Obstet Gynecol 182 (2000) 931.
15. Nelson-Piercy C: Hyperemesis gravidarum. Curr Obstet Gynaecol 7 (1997) 98.
16. Nelson-Piercy C, De Swiet M: Corticosteroids for the treatment of hyperemesis gravidarum. Br J Obstet Gynaecol 101 (1994) 1013.
17. Reid DE: Hyperemesis gravidarum. In: Reid DE, Ryan KJ, Benirschke K (eds): Principles and Management of Human Reproduction, p 302. Saunders, Philadelphia 1972.
18. Safari HR, Alsulyman OM, Gherman RB, Goodwin TM: Experience with oral methylprednisolone in the treatment of refractory hyperemesis gravidarum. Am J Obstet Gynecol 178 (1998) 1054.
19. Taylor R: Successful management of hyperemesis gravidarum using steroid therapy. Q J Med 89 (1996) 103.
20. Tierson F, Olsen C, Hook E: Nausea and vomiting of pregnancy and association with pregnancy outcome. Am J Obstet Gynecol 155 (1986) 1017.
21. Wood R, Murray A, Sinha B et al: Wernicke's encephalopathy induced by hyperemesis gravidarum: case reports. Br J Obstet Gynaecol 90 (1983) 583.

## Literatur zu Kapitel 10

1. Brent GA: Maternal hypothyroidism: recognition and management. Thyroid 9 (1999) 661.
2. Bogner U: Hypothyreose und Schwangerschaft. Med Welt 42 (1991) 33.
3. Carr BR: Disorders of the ovaries and female reproduction tract. In: Wilson JD, Foster DW, Kronenberg HM, Larsen PR (eds): Williams Textbook of Endocrinology, p 794. Saunders, Philadelphia – London – Toronto – 1998.
4. Casey ML, MacDonald PC: Endocrine changes in pregnancy. In: Wilson JD, Foster DW, Kronenberg HM, Larsen PR (eds): Williams Textbook of Endocrinology, p 1259-1272. Saunders, Philadelphia – London – Toronto – 1998.
5. Davies LE, Leveno KJ, Cunningham G: Hypothyroidism complicating pregnancy. Obstet Gynecol 72 (1988) 108.
6. Davies TF: The thyroid immunology of the postpartum period. Thyroid 9 (1999) 675.
7. Emerson HC: Thyroid disease during and after pregnancy. In: Braverman LE, Utiger RD (eds): The Thyroid, p 1263. Lippincott, Philadelphia-New York-London 1991.
8. Federlin K, Becker H: Autoimmunität in der Schwangerschaft und Postpartalperiode. Med Welt 42 (1991) 120.
9. Fischer DA: Endocrinology of fetal development. In: Wilson JD, Foster DW, Kronenberg HM, Larsen PR (eds): Williams Textbook of Endocrinology, p 1274. Saunders, Philadelphia – London – Toronto – 1998.
10. Glinoer D: Iodine restriction and goitrogenesis revealed. Thyroid Int 5 (1994) 3.
11. Haddow JE, Palomaki GE, Allen WC et al: Maternal thyroid deficiency during pregnancy and subsequent neuropsychological development of the child. N Engl J Med 341 (1999) 549.
12. Hay ID: Nodular thyroid disease diagnosed during pregnancy: how and when to treat. Thyroid 9 (1999) 667.
13. Hehrmann R: Hyperthyreose und Schwangerschaft. Med Welt 42 (1991) 26.
14. Hosking DJ: Calcium homoeostasis in pregnancy. Clin Endocrinol Oxf 45 (1996) 1.
15. Kuijpens JL, Haan-Meulman M, Vader HL et al: Cell-mediated immunity and postpartum thyroid dysfunction: a possibility for the prediction of the disease? J Clin Endocrinol Metab 83 (1998) 1959.
16. Ladensol PW: Diagnosis of thyrotoxicosis. In: Braverman LE, Utiger RD (eds): The Thyroid, p 880, Lippincott, Philadelphia-New York-London 1991.
17. Lau P, Permezel M, Dawson P et al: Phaeochromocytoma in pregnancy. Aust N Z J Obstet Gynecol 36 (1996) 472.
18. Lazarus JH, Ludjack ME: Prevention and treatment of postpartum Graves disease. Bailliere's Clin Endocrinol Metab 11 (1997) 549.
19. Lazarus JH, Hall R, Othman S et al: The clinical spectrum of postpartum thyroid disease. Quart J Med 89 (1996) 429.
20. Leung AS, Miller LK, Koonings PP et al: Perinatal outcome in hypothyroid pregnancies. Obstet Gynecol 81 (1993) 349.
21. Masiukiewicz U, Burrow GN: Hyperthyroidism in pregnancy: diagnosis and treatment. Thyroid 9 (1999) 647.
22. McKenzie JM, Zakarija M: Fetal and Neonatal hyperthyreoidism and hypothyreoidism due to maternal TSH-receptor antibodies. Thyroid 2 (1992) 155.
23. Merz WE: Placenta. In: Hesch RD (Hrsg): Endokrinologie. S. 375 ff. Urban & Schwarzenberg, München-Wien-Baltimore 1989.
24. Molitch ME: Pathologic hyperprolactinemia. Endocrinol Metab Clin North Am 21 (1992) 877.
25. Othman S, Phillips DJ, Parkes AB et al: A long-term follow-up of post-partum thyroiditis. Clin Endocrinol 32 (1990) 559.
26. Pekonen F, Teramo K, Ikonen E et al: Women on the thyroid hormone therapy: pregnancy cause, fetal outcome, and amniotic fluid thyroid hormone level. Obstet Gynecol 63 (1984) 635.
27. Pickardt TR: Jodmangel während der Schwangerschaft. Die Schilddrüse. Hormonforschung Merck 14 (1989) 25.
28. Rasmussen NG, Hornnes PJ, Hegedüs L: Ultrasonographically determined thyroid size in pregnancy and post partum: the

goitrogenic effect of pregnancy. Amer. J. Obstet. Gynec. 160 (1989) 1216.
29. Rasmussen NG, Hornnes PJ, Hegedüs L, Feldt-Rasmussen U: Serum thyroglobulin during the menstrual cycle, during pregnancy, and post partum. Acta endocr. 121 (1989) 168.
30. Rjosk H, Fahlbusch KR, von Werder K: Influence of pregnancies on prolactinomas. Acta Endocrinol 100 (1982) 337.
31. Ruiz-Velasco V, Tolis G: Pregnancy in hyperprolactinemic women. Fertil Steril 41 (1984) 793.
32. Schatz H: Befunde ohne Krankheitswert in der Endokrinologie. Kassenarzt 17 (1999) 35.
33. Schatz H, Löbig H: Post-partum-Thyreoiditis. Nuklearmediziner 16 (1993) 197-208.
34. Schenker JG, Chowers U: Pheochromocytoma and pregnancy: review of 89 cases. Obstet Gynecol 26 (1971) 739.
35. Tan GH, Gharib H, Goellner JR et al: Management of thyroid nodules in pregnancy. Acta Intern Med 156 (1996) 2317.
36. Wegman TG, Lin H, Guilbert L, Mosmann TR: Bidirectional cytokine interaction in the maternal-fetal relationship. Is successful pregnancy a Th2 phenomenon? Immunol Today 14 (1993) 353.
37. Zakarija M, McKenzie JM, Eidson MS: Transient neonatal hyperthyroidism: characterization of maternal antibodies to the thyrotropin receptor. J Clin Endocr 70 (1990) 1239.

# Literatur zu Kapitel 11

1. Ales, K. L., D. L. Santini: Should all pregnant women be screened for gestational glucose intolerance? Lancet I (1989) 1187.
2. American Diabetes Association: Pregnancy and diabetes study. Professional Section Quarterly, Winter (2000) 9.
3. American Diabetes Association: Gesstational diabetes mellitus. Diabetes Care 23 Suppl. 1 (2000) S77-S79.
4. Arbeitsgemeinschaft Diabetes und Schwangerschaft der Deutschen Diabetesgesellschaft, Empfehlungen 2001.
5. Artal, R., G. M. Mosley, F. J. Dorey: Glycohemoglobin as a screening test for gestational diabetes. Amer. J. Obstet. Gynec. 148 (1984) 412.
6. Artner, J., K. Irsigler, E. Ogris, A. Rosenkranz: Diabetes und Schwangerschaft. Z. Geburtsh. Perinat. 185 (1981) 125.
7. Assche, F. A. van: Quantitative morphologic and histoenzymatic study of the endocrine pancreas in nonpregnant and pregnant rats. Amer. J. Obstet. Gynec. 118 (1974) 39.
8. Baker, L., J. M. Egler, S. H. Klein, A. S. Goldmann: Meticulous control of diabetes during organogenesis prevents congenital lumbosacral defects in rats. Diabetes 30 (1981) 955.
9. Barker, D. J.: In utero programming of chronic disease. Clin. Sci. 95 (1998) 115-128.
10. Beard, R. W., J. J. Hoet: Is gestational diabetes a clinical entity? Diabetologia 23 (1982) 307.
11. Buchanan, T., Kjos, S., Schäfer, U. et al.: Utility of fetal measurements in the management of gestational diabetes. Diabetes Care suppl. 2 (1998) 99-106.
12. Burkart, W.: Kontrazeption bei Diabetes mellitus. Gynäkologe 31 (1998) 85-90.
13. Burt, R. L., N. H. Leake, A. L. Rhyne: Human placental lactogen and insulin-blood glucose homeostasis. Obstet. and Gynec. 36 (1970) 233.
14. Carpenter, M., D. Coustau: Criteria for screening test for gestational diabetes. Amer. J. Obstet. Gynec. 144 (1982) 768-773.
15. Coetzee, E. J., W. P. U. Jackson: Oral hypoglycaemics in the first trimester and fetal outcome. S. Afr. Med. J. 65 (1984) 635.
16. Corcoy, R., Garson, N., Deleiva, A. et al.. Usual delay and sample processing can modify test results in diabetes screening. Diabetes Care 23 (2000) 429.
17. Crenshaw, C.: Fetal glucose metabolism. Clin. Obstet. Gynec. 13 (1970) 579.
18. Crombach, G., Reihs, T, Tutschek, B.: Pränatale Diagnostik bei maternalem Typ 1 Diabetes: Gynäkologe 31 (1998) 47-57.
19. Cruz, A. C., W. C. Buhi, S. A. Birk, W. N. Spellacy: Respiratory distress syndrome with mature lecithin/sphingomyelin ratios: diabetes mellitus and low Apgar scores. Amer. J. Obstet. Gynec. 126 (1976) 78.
20. Curet, L. B. et al.: Phosphatidylglycerol, lecithin/sphingomyelin ratio and respiratory distress syndrome in diabetic and non-diabetic pregnancies. Int. J. Gynaec. Obstet. 30 (1989) 105.
21. Degnbol, B., A. Green: Diabetes mellitus among first- and second-degree relatives of early onset diabetes. Ann. hum. Genet. 42 (1978) 25.
22. Deuchar, E. M.: Culture in vitro as a means of analysing the effect of maternal diabetes on embryonic development in rats. In: Elliot, K., M. O'Connor (eds.): Pregnancy, Metabolism, Diabetes and the Fetus. CIBA Foundation Symposium No. 63, p. 181. Excerpta Medica, Amsterdam-Oxford-New York 1979.
23. Dorsche, H. H. von, H. Reiher, H. J. Hahn: Quantitative-histologic investigations of human fetal pancreas in nondiabetic and insulin-dependent diabetic women. Acta anat. 118 (1984) 139.
24. Dost, F. H., E. Gladtke, M. v. Hattingberg, H. Rind: Biokinetische Normwerte bei der intravenösen Glucosebelastung. Klin. Wschr. 46 (1968) 503.
25. Feige, A., R. Feige-Bruhns: Diabetes-Suchdiagnostik in der Schwangerschaft. Med. Mschr. 2 (1977) 60.
26. Feige, A., W. Künzel, H. J. Mitzkat: Fetal and maternal blood glucose, insulin and acid-base observations following maternal glucose infusion. J. perinat. Med. 5 (1977) 84.
27. Feige, A., H.-J. Mitzkat, R. Zick, K. Jakobitz: Untersuchungen zum Einfluss der Schwangerschaft auf den Kohlenhydrat- und Fettstoffwechsel der Mutter, Teil II: Änderungen im Lipid- und Kohlenhydratmetabolismus sowie hormonale Veränderungen nach intravenöser Glukosegabe. Z. Geburtsh. Perinat. 188 (1984) 167.
28. Feige, A., U. Nössner: Der Verhalten des glykosylierten Hämoglobins (HbA1) in normaler und pathologischer Schwangerschaft. Z. Geburtsh. Periant. 189 (1985) 13.
29. Fine, J.: Glucosuria in pregnancy. Brit. med. J. III (1967) 205.
30. Fuhrmann, K., H. Reiher, K. Semmler et al.: Prevention of congenital malformations in infants of insulin-dependent diabetic mothers. Diabetes Care 6 (1983) 219.
31. Fuhrmann, K., H. Reiher, K. Semmler, E. Glöckner: The effect of intensified conventional insulin therapy before and during pregnancy on the malformation rate in offspring of diabetic mothers. Exp. clin. Endocr. 83 (1984) 173.
32. Gabbe, S. G.: Diabetes mellitus in pregnancy: Have all the problems been solved? Amer. J. Med. 70 (1981) 613.
33. Golde, S. H., M. Montoro, B. Good Anderson et al.: The role of nonstress tests, fetal biophysical profile, and contraction stress tests in the outpatient management of insulin-requiring diabetic pregnancies. Amer. J. Obstet. Gynec. 148 (1984) 269.
34. Hadden D: Evidence based screening for gestational diabetes? Diabet. Med. 17 (2000) 404-417.
35. Hallmann, M., D. Wermer, B. L. Epstein, L. Gluck: Effects of maternal insulin of glucose infusion on the fetus: study on lung surfactant phospholipids, plasma myoinositol, and fetal growth in the rabbit. Amer. J. Obstet. Gynec. 142 (1982) 877.
36. Haukkamaa, M., C. G. Nilsson, T. Luukkainen: Screening, management, and outcome of pregnancy in diabetic mothers. Obstet. and Gynec. 55 (1980) 596.
37. Hölzl, M.: Untersuchungen zur Frage des Fruchtwasserkreislaufs unter besonderer Berücksichtigung des Hydramnions. Fortschr. Med. 101 (1983) 1298.
38. Irsigler, K., H. Kritz, G. Hagmüller et al.: Long-term continuous intraperitoneal insulin infusion with an implanted remote-controlled insulin infusion device. Diabetes 30 (1981) 1972.
39. Jovanovic, L., Ilic, S, Pettit, D. et al.: Metabolic and Immunologic effects of insulin lispro in gestational diabetes . Diabetes Care 22 (1999) 1422-1427.
40. Kerner W.: Klassifikation und Diagnose des Diabetes mellitus. Dtsch. Ärztebl. 98 (1998) 3144-3148.
41. King H. Epidemiology of glucose intolerance and gestational diabetes in women of childbearing age. Diabetes care 21 Suppl. 2 (1998) B9-B13.
42. Köbberling, J.: Studies on the genetic heterogeneity of diabetes mellitus.

Diabetologia 7 (1971) 46.
43. Köbberling, J., B. Brüggeboes: Prevalence of diabetes among children of insulin-dependent diabetic mothers. Diabetologia 18 (1980) 459.
44. Lang, N., O. Bellmann, H. J. Hinckers, H. Schlebusch: Diagnostik und klinische Bedeutung des Gestationsdiabetes. Gynäkologe 11 (1978) 78.
45. Lang, U., G. Braems, M. Zygmunt et al.: Pregnancies in diabetic women: is perinatal outcome improved? Amer. J. Obstet. Gynec. 182 (2000) 145, 453.
46. Lang, U., Feige, A., Künzel, W.: Glukosefütterung beim Meerschweinchen: Einfluss auf den maternalen und den fetalen Inselzellapparat. Probleme Perinatalen Medizin 15 (1987) 14-21.
47. Lang, U., W. Künzel: Diabetes mellitus in pregnancy. Management and outcome of diabetic pregnancies in the state of Hessen, F.R.G.: a five-year-survey. Eur. J. Obstet. Gynaec. 33 (1989) 115.
48. Lang, U., W. Künzel: Maternale Blutglucose als Screening für Kohlenhydrattoleranzstörungen in der Schwangerschaft. Gynäkologe 23 (1990) 303.
49. Langer, O., L. Brustman, A. Anyaegbuman: The significance of one abnormal glucose test value on adverse outcome of pregnancy.
50. de Leacy, E.A., D. M. Cowley: Evidence that the oral glucose-tolerance test does not provide a uniform stimulus to pancreatic islets in pregnancy. Clin. Chem. 35 (1989) 1482.
51. Lemons, J. A., P. Vargas, J. J. Delaney: Infant of the diabetic mother: review of 225 cases. Obstet. and Gynec. 57 (1981) 187.
52. Martin, J. N. jr.: The impact of ambulatory glycemic control on the insulin-dependent diabetic gravida. J. Miss. State Med. Assoc. 30 (1989) 395.
53. Mestman, J. H.: Outcome of diabetes screening in pregnancy and perinatal morbidity in infants of mothers with mild impairment in glucose tolerance. Diabetes Care 3 (1980) 477.
54. Metzger, B., D. Coustan: Summary and recommendations of the fourth international workshop conference on gestational diabetes melitus. Diabetes care 21 suppl. 2 (1998) B161-B167.
55. Miller, E., J. W. Hare, J. P. Cloherty et al.: Elevated maternal hemoglobin A1 in early pregnancy and major congenital anomalies in infants of diabetic mothers. New Engl. J. Med. 304 (1981) 1331.
56. Miller, E.-C.: Abhängigkeit des Insulinbedarfsanstiegs der schwangeren Diabetikerin vom Fetalgeschlecht. Z. Geburtsh. Perinat. 187 (1983) 1.
57. Miller, E.-C., R. Steinhoff: Diabetesscreening in der Schwangerschaft. Geburtsh. u. Frauenheilk. 42 (1982) 583.
58. Mitzkat, H.-J.: Prä- und postoperative Störungen des Kohlenhydratstoffwechsels. In: Pichelmayr, R. (Hrsg.): Postoperative Komplikationen, S. 274. Springer, Berlin - Heidelberg - New York 1976.
59. Niesen M, Jährig D: Das Neugeborene der diabetischen Mutter. Gynäkologe 31 (1998) 76-84.
60. O'Sullivan, J. B.: Gestational diabetes. New Engl. J. Med. 264 (1961) 1082.
61. O'Sullivan, J. B., C. Mahan: Criteria for the oral glucose tolerance test in pregnancy. Diabetes 13 (1964) 278-285.
62. O'Sullivan, J. B.: Insulin treatment for gestational diabetes. In: Camerini-Davalos, R. A., H. S. Cole (eds.): Early Diabetes in Early Life, p. 447. Academic Press, New York 1975.
63. O'Sullivan, J. B., D. Charles, C. M. Mahan, R. V. Dandrow: Gestational diabetes and perinatal mortality rate. Amer. J. Obstet. Gynec. 116 (1973) 901.
64. Pedersen, J.: The Pregnant Diabetic and the Newborn. Williams & Wilkins, Baltimore 1977.
65. Pedersen, J., L. Molsted-Pedersen, B. Andersen: Assessors of fetal perinatal mortality in diabetic pregnancy: analysis of 1332 pregnancies in the Copenhagen series 1946-1972. Diabetes 23 (1974) 302.
66. Persson, B.: Long-term morbidity in infants of diabetic mothers. Acta endocr. Suppl. 1989.
67. Pfeiffer, E. F., W. Kerner: Diabetestherapie: künstliches endokrines Pankreas und tragbare Insulinpumpen. Bisherige Entwicklung, gegenwärtiger Stellenwert und Chancen einer Weiterentwicklung. Dtsch. Ärztebl. 47 (1984) 3495.
68. Pijlman, B. M., W. B. de Koning, J. W. Wladimiroff, P. A. Stewart: Detection of fetal structural malformations by ultrasound in insulin-dependent pregnant women. Ultrasound Med. Biol. 15 (1989) 541.
69. Reasaenen, J., P. Kirkinen, P. Jouppila: Fetal aortic blood flow and echocardiographic findings in human pregnancy. Europ. J. Obstet. Gynaec. 27 (1988) 115.
70. Reiher, H., K. Fuhrmann, K. Semmler et al.: Der Einfluss des Kohlenhydratstoffwechsels während der Schwangerschaft insulinabhängiger Diabetikerinnen auf das Neugeborene. Zbl. Gynäk. 106 (1984) 524.
71. Reiher, H., T. Somville: Betreuung der schwangeren Diabetikerin aus geburtshilflicher Sicht. Gynäkologe 31 (1998) 38-46.
72. Renner, R.: Versuche mit neuen Behandlungsmethoden: Insulinpumpen, künstliches Pankreas. In: Mehnert, H., K. Schöffling (Hrsg.): Diabetologie in Klinik und Praxis, S. 270. Thieme, Stuttgart - New York 1984.
73. Renscher, H. E., G. Bach, H. von Baeyer: Die Ausscheidung von Glucose im Urin bei normaler Schwangerschaft. Dtsch. med. Wschr. 91 (1966) 1673.
74. Report of the National Commission on Diabetes to the Congress of the United States. Department of Health, Education, and Welfare Publication 76 (1975) 1022.
75. Roversi, G. D., E. Pedretti, M.Gargiulo, G. Tronconi: Spontaneous preterm delivery in pregnant diabetics: a high risk hitherto unrecognized. J. perinat. Med. 10 (1982) 249.
76. Sadler, T. W.: Effects of maternal diabetes on embryogenesis. Amer. J. Perinat. 5 (1988) 319.
77. Schäfer, U., Songster, G., et al. : Congenital malformations in offspring of women with hyperglycemia first detected during pregnancy. Amer. J. Gynec. Obstet. 177 (1997) 1165-1171.
78. Schäfer, U., J. Dupak, M. Vogel et al.: Hyperinsulinism, neonatal adiposity and placental immaturity in infants born to women with one abnormal glucose tolerance test value. J. Perinatal Med. 26 (1998) 27-36.
79. Schöffling, K., W. Bachmann, H. Drost et al.: Wie zuverlässig sind ambulante Blutzucker-Kontrollmethoden in der Hand des Patienten? Multizentrische Studie. Dtsch. med. Wschr. 107 (1982) 3.
80. Simpson, J. L., S. Elias, A. O. Martin et al.: Diabetes in pregnancy, Northwestern University series (1977-1981). I. Prospective study of anomalies in offspring of mothers with diabetes mellitus. Amer. J. Obstet. Gynec. 146 (1983) 263.
81. Spellacy, W. N.: Carbohydrate metabolism during treatment with estrogen, progestogen, and low-dose oral contraceptives. Amer. J. Obstet. Gynec. 142 (1982) 732.
82. Tillil, H., J. Köbberling: Genetik des idiopathischen Diabetes mellitus. I. Teil: Typ-1-Diabetes. Med. Klin. 80 (1985) 198.
83. Tillil, H., J. Köbberling: Genetische Aspekte des Diabetes mellitus und ihre Bedeutung für die Beratungen in der Geburtshilfe. Gynäkologe 31 (1998) 154-161.
84. Traub, A. I.: Is centralized hospital care necessary for all insulin-dependent pregnant diabetics? Brit. J. Obstet. Gynaec. 94 (1987) 957.
85. Tsai, M. Y., E. K. Schultz, J. A. Nelson: Amniotic fluid phosphatidyl glycerol in diabetic and control pregnant at different gestational lengths. Amer. J. Obstet. Gynec. 149 (1984) 388.
86. Turtle, J. R., D. M. Kipnis: The lipolytic action of human placental lactogen on isolated fat cells. Biochem. Biophys. Acta 144 (1967) 583.
87. Vambergue, A., M. Nuttens, O. Verier-Mine: Is mild gestational hyperglycemia associated with maternal and neonatal complications? The Diagest Study. Diabet. Med. 17 (2000) 203-208.
88. Weiss, P. A. M.: Der Fruchtwasserinsulingehalt als Parameter zur Beurteilung des fetalen Zustandes bei Diabetes mellitus. Klin. Wschr. 56 (1978) 49.
89. Weiss, P. A. M., H. Hofmann, P. Purstner: Fetal insulin balance: gestational diabetes and postpartal screening. Obstet. and Gynec. 64 (1984) 65.
90. Weiss, P. A. M., H. Hofmann, R. Winter: Gestational diabetes and screening during pregnancy. Obstet. and Gynec. 63 (1984) 776.
91. Weiss P. A. M.: Der orale Glucosetoleranztest (OGTT) in der Schwangerschaft, Gynäkologe 31:12-24(1998).

92. Weiss, P. A. M., W. Walcher, H. Scholz: Der vernachlässigte Gestationsdiabetes: Risiken und Folgen. Geburtsh. u. Frauenheilk. 59 (1999) 535-544.
93. Westberg, N. G.: Diabetic nephropathy: pathogenesis and prevention. Acta endocr. 238 (1980) 85.
94. WHO Expert Committee on Diabetes Mellitus: 2nd Report. Technical Report Series 646. World Health Organization, Genf 1980.
95. WHO Statistic group. Prevention of diabetes mellitus. WHO Technical report series 844, Genf (1994).
96. Widness, J. A., H. C. Schwartz, C. B. Kahn et al.: Glycohemoglobin in diabetic pregnancy: a sequential study. Amer. J. Obstet. Gynec. 136 (1980) 1024.

# Literatur zu Kapitel 12

1. American College of Gastroenterology's Committee on FDA-Related Matters: Laxative use in constipation. Am J Gastroenterol 80 (1985) 303-306.
2. Andrews EB, Tilson HH, Hurn BAL, Codero JF: Acyclovir in pregnancy register: an observational epidemiological approach. Am J Med 85S (1988) 123-128.
3. Armentti VT, Ahlswede KM, Ahlswede BA et al: National transplantation pregnancy register: outcomes of 154 pregnancies in cyclosporine-treated female kidney transplant recipients. Transplantation 57 (1994) 502-506.
4. Bailey B, Addis A, Lee A et al: Cisapride use during human pregnancy. A prospective, controlled multicenter study. Dig Dis Science 42 (1997) 1848-1852.
5. Barton JR, Sibai BM: Should routine liver biopsy be done for the definite diagnosis of acute fatty liver of pregnancy? Am J Obstet Gynecol 164 (1991) 1691.
6. Barton JR, Sibai BM, Mabie WC, Shanklin DR: Recurrent acute fatty liver of pregnancy. Am J Obstet Gynecol 163 (1990) 534-538.
7. Beinder E, Hirschmann A, Wildt L, Junker H: HELLP-Syndrom: Wiederholtes Auftreten in vier aufeinanderfolgenden Schwangerschaften. Geburtshilfe Frauenheilkd 56 (1996) 501-503.
8. Bertschinger P, Himmelmann A, Risti B, Follath F: Cyclosporine treatment of severe ulcerative colitis during pregnancy. Am J Gastroenterol 90 (1995) 330.
9. Brand L, Estabrook SG, Reinus JF: Results of a survey to evaluate whether vaginal delivery and episiotomy lead to perirectal involvement in women with Crohn's disease. Am J Gastroenterol 90 (1995) 1915-1922.
10. Briggs G, Freeman R, Yaffe S (Hrsg): Drugs in Pregnancy and Lactation: a Reference Guide to Fetal and Neonatal Medicine. 4th ed. Williams and Wilkins, Baltimore 1994.
11. Britton RC: Pregnancy and esophageal varices. Am J Surg 143 (1982) 421-425.
12. Broussard CN, Richter JE: Treating gastro-oesophageal reflux disease during pregnancy and lactation. What are the safest therapy options? Drug Saf 19 (1998) 328-337.
13. Bundesausschuss der Ärzte und Krankenkassen: Generelles Screening auf Hepatitis B in der Schwangerschaft. Dtsch Ärzteblatt 91 (1994) A-2778-A-2779.
14. Burtin P, Taddio A, Ariburnu O et al: Safety of metronidazole in pregnancy: a meta-analysis. Am J Obstet Gynecol 172 (1995) 525-529.
15. Cappell MS: The safety and efficacy of gastrointestinal endoscopy during pregnancy. Gastroenterol Clinics of North America 27 (1998) 37-71.
16. Choo QL, Kuo G, Weiner AJ et al: Isolation of a cDNA clone derived from a blood-borne non-A, non-B viral hepatitis genome. Science 244 (1989) 359-362.
17. Colombel JF, Brabant G, Gubler MC et al: Renal insufficiency in infant: side-effect of prenatal exposure to mesalazine? Lancet 344 (1994) 620-621.
18. Committee on Drugs, American Academy of Pediatrics: The transfer of drugs and other chemicals into human milk. Pediatrics 93 (1994) 137-150.
19. Connell WP: Safety of drug therapy for bowel disease in pregnant and nursing women. Inflammatory Bowel Disease 2 (1996) 33-47.
20. Dawson M, Kern F, Everson GT: Gastrointestinal transit time in human pregnancy: prolongation in the second and third trimester followed by postpartum normalization. Gastroenterology 89 (1985) 996-999.
21. Deray G, Lehoang P, Cacoub P et al: Oral contraceptive interaction with cyclosporine (letter). Lancet 1 (1987) 158-159.
22. Diav-Citrin O, Park Y-H, Veerasunthram G et al: The safety of mesalazine in human pregnancy: a prospective controlled cohort study. Gastroenterol 114 (1998) 23-28.
23. Dobias L, Cerna M, Rossner R, Sram R: Genotoxicity and carcinogenicity of metronidazole. Mutat Res 317 (1994) 177-194.
24. Dupont P, Beguin F: Reply to „Pregnancy and Wilson's disease". Am J Obstet Gynecol 165 (1991) 489.
25. Dupont P, Irion O, Beguin F: Pregnancy in a patient with treated Wilson's disease. A case report. Am J Obstet Gynecol 163 (1990) 1527-1528.
26. Endres W: D-Penicillamine in pregnancy - to ban or not to ban. Klin Wochenschr 59 (1981) 535-537.
27. Fabel G: Medikation in Schwangerschaft und Stillzeit. Urban & Schwarzenberg, München-Wien-Baltimore 1993.
28. Feldkamp M, Carey JC: Clinical teratology, counseling and consultation case report: low dose methotrexate exposure in the early weeks of pregnancy. Teratology 47 (1993) 533-539.
29. Fisk NM, Storey GNB: Fetal outcome in obstetric cholestasis. Br J Obstet Gynecol 95 (1988) 1137-1139.
30. Freund G, Arvan DA: Clinical biochemistry of preeclampsia and related liver diseases of pregnancy: a review. Clin Chim Acta 191 (1990) 123-152.
31. Frey A: Gestose und HELLP-Syndrom. Anaesthesist 8 (1997) 732-747.
32. Grimbert S, Fromenty B, Fisch C et al: Decreased mitochondrial oxidation of fatty acids in pregnant mice: possible relevance to development of acute fatty liver of pregnancy. Hepatology 17 (1993) 628-637.
33. Gonzales GD, Rubel HR, Giep NN, Bottsford JE: Spontaneous hepatic rupture in pregnancy. Management with hepatic artery ligation. Sth Med J 77 (1984) 242-245.
34. Huchzermeyer H: Erkrankungen der Leber und Gallenwege. In: Huchzermeyer H (Hrsg): Internistische Erkrankungen und Schwangerschaft. Kohlhammer, Stuttgart 1986.
35. Hudson M, Flett G, Sinclair TS et al: Fertility and pregnancy in inflammatory bowel disease. Int J Gynecol Obstet 58 (1997) 229-237.
36. Ibdha J, Bennett MJ, Rinaldo P et al: A fetal fatty-acid oxidation disorder as a cause of liver disease in pregnant women. N Engl J Med 340 (1999) 1723-1731.
37. Isaacs JD jr, Sims HR, Powell CK et al: Maternal acute fatty liver of pregnancy associated with fetal trifunctional protein deficiency: Molecular characterization of a novel maternal mutant allele. Pediatr Res 40 (1996) 393-398.
38. Järnerot G: Fertility, sterility, and pregnancy in chronic inflammatory bowel disease. Scand J Gastroenterol 17 (1982) 1-4.
39. Jain A, Venkataramanan R, Fung JJ et al: Pregnancy after liver transplantation under Tacrolimus. Transplantation 64 (1997) 559-563.
40. Jameel S, Durpagal H, Habibullah CM et al: Enteric non-A, non-B hepatitis: epidemics, animal transmission, and hepatitis E virus detection by the polymerase chain reaction. J Med Virol 37 (1992) 263-270.
41. Kaplan MM: Acute fatty liver of pregnancy. N Engl J Med 313 (1985) 367-370.
42. Kater RM, Mistilis SP: Obstetric cholestasis and pruritus of pregnancy. Med J Aust 1 (1976) 638-640.
43. Khuroo MS, Teli MR, Skidmore S et al: Incidence and severity of viral hepatitis in pregnancy. Am J Med 70 (1981) 252-255.
44. Khuroo MS, Kamil S, Jameel S: Vertical transmission of hepatitis E virus. Lancet 345 (1995) 1025-1026.
45. Klein NA, Mabie WC, Shaver DC et al: Herpes simplex virus hepatitis in pregnancy. Two patients successfully treated with Acyclovir. Gastroenterology 100 (1991) 239-244.
46. Korelitz BI: Inflammatory bowel disease and pregnancy. Gastroenterol Clin North America 27 (1998) 213-224.
47. Kreek MJ, Sleisenger MH, Jeffries GH: Recurrent cholestatic jaundice of pregnancy with demonstrated estrogen sensitivity. Am J Med 43 (1976) 795-803.
48. Laatikainen TJ: Effect of cholestyramine and phenobarbital on pruritus and serum bile acids in cholestasis of pregnancy. Am J Obstet Gynecol 132 (1978) 501-506.
49. Laufs R, Salafsky C: Erreger, Übertragung

und Immunologie der Virushepatitiden. Monatsschr Kinderheilkd 128 (1980) 511-517.
50. Lazizi Y, Badur S, Perk Y, Liter O, Pillot J: Selective unresponsiveness to the HBs-Ag vaccine in newborns related with an in utero passage of hepatitis B virus DNA. Vaccine 15 (1997) 1095-100.
51. Lebrec C, Goldfarb G, Degott C et al: Transvenous liver biopsy. Gastroenterology 83 (1982) 338-340.
52. Lewis JH, Weingold AB, The Committee on FDA-Related Matters, American College of Gastroenterology: The use of gastrointestinal drugs during pregnancy and lactation. Am J Gastroenterol 80 (1985) 912-923.
53. Lindhagen T, Bohe M, Ekelund G, Valentin L: Fertility and outcome of pregnancy in patients operated on for Crohn's disease. Int J Colorect Dis 1 (1986) 25-27.
54. Lin HH, Kao JH, Yeh KY et al: Mother-to-infant transmission of GB virus C/hepatitis G virus: the role of high-titered maternal viremia and mode of delivery. J Infect Dis 177 (1998) 1202-1206.
55. Lin HH, Lee TY, Chen DS: Transplacental leakage of HBeAg-positive maternal blood as the most likely route in causing intrauterine infection with hepatitis B virus. J Pediatr 111 (1987) 877-881.
56. Lunzer M, Barnes P, Byth K, O'Halloran M: Serum bile acid concentrations during pregnancy and their relationship to obstetric cholestasis. Gastroenterology 91 (1986) 825-829.
57. Marrero JM, Goggin PM, de Caestecker JS et al: Determinants of pregnancy heartburn. Br J Obstet Gynaecol 99 (1992) 731-734.
58. McDonald JA: Cholestasis of pregnancy. J Gastroenterol Hepatol 14 (1999) 515-518.
59. Miguil M, Sadaoui A, Moutaouakkil S: Acute hepatic steatosis in pregnancy can be cured without interrupting the pregnancy. J Gynecol Obstet Biol Reprod Paris 23 (1994) 308-310.
60. Milunsky A, Gaef JW, Gaynor MF: Methotrexate-induced congenital malformations. J Pediatr 72 (1968) 790-795.
61. Minakami H, Oka N, Sato T et al: Preeclampsia: a microvesicular fat disease of the liver? Am J Obstet Gynecol 159 (1988) 1043-1947.
62. Mishra L, Seeff LB: Viral hepatitis, A through E, complicating pregnancy. Gastroenterol Clin North Amer 21 (1992) 873-894.
63. Modigliani R: Drug therapy for ulcerative colitis during pregnancy. Europ J Gastroenterol Hepatol 9 (1997) 854-857.
64. Mogadem M, Dobbins WO, Korelitz BI, Ahmed SW: Pregnancy in inflammatory bowel disease: effect of sulfasalazine and corticosteroids on fetal outcome. Gastroenterol 80 (1981) 72-76.
65. Moss LK, Hudgens JC jr: Spontaneous rupture of the liver associated with pregnancy: case and review of the literature. Am Surg 26 (1976) 763-769.
66. Nicastri PL, Diaferia A, Tartagni T et al: A randomised placebo-controlled trial of ursodeoxycholic acid and S-adenosylmethionine in the treatment of intrahepatic cholestasis of pregnancy. Br J Obstet Gynecol 105 (1998) 1205-1207.
67. Nielsen OH, Andreasson B, Bondesen S, Jarnum S: Pregnancy in ulcerative colitis. Scand J Gastroenterol 18 (1983) 735-742.
68. Pajor A, Lehoczky D: Pregnancy in liver cirrhosis. Gynecol Obstet Invest 38 (1994) 45-50.
69. Pearson DC, May CR, Fick GH, Sutherland LR: Azathioprine and 6-mercaptopurine in Crohn's disease: a metaanalysis. Ann Intern Med 122 (1995) 132-142.
70. Pockros PJ, Peters RL, Reynolds TB: Idiopathic fatty liver of pregnancy: Findings in ten cases. Medicine 63 (1984) 1-11.
71. Powell DW: National Institutes of Health Consensus Development Conference Panel Statement: management of hepatitis C. Hepatology (Suppl 1) 26 (1997) 2S-10S.
72. Powell HR, Ekert E: Methotrexate-induced congenital malformations. Med J Aust 2 (1971) 1076-1077.
73. Pregnancy Labeling. FDA Drug Bull., Sept. 1979: 23.
74. Ranger S, Mounier M, Denis F et al: Prevalence of hepatitis B (HbsAg, HbeAg, DNA) and delta virus markers, in about 10 000 pregnant women in Limoges. Pathol Biol Paris 38 (1990) 694-699.
75. Ray R, Aggarwal R, Salunke PN et al: Hepatitis E Virus genome in stools of hepatitis patients during large epidemic in North India. Lancet 338 (1991) 783-784.
76. Reid R, Ivey JJ, Rencoret RH, Storey B: Fetal complications of obstetric cholestasis. Br med J I (1976) 870-872.
77. Reyes H, Simon FR: Intrahepatic cholestasis of pregnancy: An estrogen-related disease. Semin Liver Dis 13 (1993) 289-295.
78. Riely CA: The liver in preeclampsia/eclampsia: The tip of the iceberg. Am J Gastroenterol 81 (1986) 1218-1219.
79. Riely CA: Acute fatty liver of pregnancy. Semin Liver Dis 7 (1987) 47-54.
80. Riely CA, Latham PS, Romero R, Duffy TP: Acute fatty liver of pregnancy: reassessment based on observations in nine patients. Ann Intern Med 106 (1987) 703-706.
81. Rimon O, Lurie Y, Bass DD, Levi S: Acute hepatitis C during pregnancy. Case report and review of the literature. Arch Gynecol Obstet 262 (1998) 95-97.
82. Rinaldo P, Raymond K, al-Odaib A, Bennett MJ: Clinical and biochemical features of fatty acid oxidation disorders. Curr Opin Pediatr 10 (1998) 615-621.
83. Rosenblum LS, Villarino ME, Nainan OV et al: Hepatitis A outbreak in a neonatal intensive care unit: risk factors for transmission and evidence of prolonged viral excretion among preterm infants. J Infect Dis 164 (1991) 476-482.
84. Rush D: Periconceptional folate and neural tube defects. Am J Clin Nutr 59 (suppl) (1994) 511S-516S.
85. Russell MA, Craiga SD: Cirrhosis and portal hypertension in pregnancy. Semin Perinatol 22 (1998) 156-165.
86. Sato A: A clinical study of immunglobulin class specific antibody response following hepatitis A. Gastroenterol Jpn 23 (1988) 129-138.
87. Schoeman MN, Batey RG, Wilcken B: Recurrent acute fatty liver of pregnancy associated with a fatty-acid oxidation defect in the offspring. Gastroenterology 100 (1991) 544-548.
88. Schorr-Lesnick B, Lebovics E, Dworkin B, Rosenthal WS: Liver diseases unique to pregnancy. Am J Gastroenterol 86 (1991) 659-670.
89. Scott JP, Higenbottom TW: Adverse reactions and interactions of cyclosporine. Med Toxicol 3 (1988) 107-127.
90. Shaw D, Frohlich J, Wittmann BAK, Willms M: A prospective study of 18 patients with cholestasis of pregnancy. Am J Obstet Gynecol 142 (1982) 621-625.
91. Sherlock S: Acute fatty liver of pregnancy and the microvesicular fat disease. Gut 24 (1983) 265-269.
92. Sibai BM: The HELLP Syndrome (hemolysis, elevated liver enzymes, and low platelets): much ado about nothing? Am J Obstet Gynecol 162 (1990) 311-316.
93. Sibai BM, Ramadan MK, Usta J et al: Maternal morbidity and mortality in 442 pregnancies with hemolysis, elevated liver enzymes, and low platelets (HELLP syndrome). Am J Obstet Gynecol 169 (1993) 1000-1006.
94. Sibai BM, Taslimi MM, El Nazer A et al: Maternal-perinatal outcome associated with the syndrome of hemolysis, elevated liver enzymes, and low platelets in severe preeclampsia/eclampsia. Am J Obstet Gynecol 155 (1986) 501-509.
95. Sims HR, Brackett JC, Powell CK et al: The molecular basis of pediatric long chain 3-hydroxyacyl-CoA-dehydrogenase deficiency associated with maternal acute fatty liver of pregnancy. Proc Natl Acad Sci USA 92 (1995) 841-845.
96. Solomon L, Abrams G, Dinner M, Berman L: Neonatal abnormalities associated with D-Penicillamine treatment during pregnancy. N Engl J Med 293 (1977) 54-55.
97. Steven MM: Pregnancy and liver disease. Gut 22 (1981) 592-614.
98. Steven MM, Buckley JD, Mackay IR: Pregnancy in chronic active hepatitis. Quart J Med 48 (1979) 519-531.
99. Steven MM, Mackay IR: Prognosis of pregnancy in chronic liver disease (letter). Gastroenterology 78 (1989) 1116.
100. Van Dyke RW: The liver in pregnancy. In: Zakim D, TD Boyer (eds): Hepatology: A textbook of Liver Disease. p. 1438-1459, W.B. Saunders, Philadelphia 1990.
101. Van Thiel DH, Wald A: Evidence refuting a role for increased abdominal pressure in the pathogenesis of the heartburn associated with pregnancy. Am J Obstet Gynecol 140 (1981) 420-422.
102. Warendranathan M, Sandler RS, Suchindran M, Savitz DA: Male infertility in inflammatory bowel disease. J Clin Gastroenterol 11 (1989) 403-406.
103. Weinstein L: Preeclampsia/eclampsia with

hemolysis, elevated liver enzymes, and low platelets in severe preeclampsia. Obstet Gynecol 66 (1985) 657-660.
104. Willoughby CP, Truelove SC: Ulcerative colitis and pregnancy.Gut 21 (1980) 469-474.
105. Wolf H, Kühler O, Henke P, Klose G: Leberdystrophie bei disseminierter Herpes-simplex-Infektion in der Schwangerschaft. Geburtshilfe Frauenheilkd 52 (1992) 123-125.
106. Woolfson K, Cohen Z, McLeod RS: Crohn's disease and pregnancy. Dis Colon Rectum 33 (1990) 869-873.
107. Wu A, Nashan B, Messner U et al: Outcome of 22 successfull pregnancies after liver transplantation. Clin Transplant 12 (1998) 454-464.
108. Yarze JC, Martin P, Munoz SJ: Wilson's disease. Current status. Am J Med 52 (1992) 643-654.
109. Zanetti AR, Tanzi E, Newell ML: Perinatal transmission. EASL International Consensus Conference on Hepatitis C, Paris, February 26 – 27, 1999.

# Literatur zu Kapitel 13

1. Amos JD, Schorr SJ, Norman PF, Poole GV, Thomae KR, Mancino AT, Hall T, Scott-Corner CE: Laparoscopic surgery during pregnancy. Am J Surg (1996) 435-437.
2. Aziz S, Merrell RC, Collins JA: Spontaneous hepatic hemorrhage during pregnancy. Am J Surg 146 (1983) 680-682.
3. Babler EA: Perforative appendicitis complicating pregnancy. J Am Med Ass 51 (1908) 1310-1314.
4. Barone JE, Bears S, Chen S, Russel JC: Outcome study of cholecystectomy during pregnancy. Am J Surg 177 (1999) 232-236.
5. Cappell MS: Colon cancer during pregnancy The gastroenterologist's perspective. Gastroenterol Clin North Am 27 (1998) 225-256.
6. Chamargeorgakis T, Menzo L, Smink RD, Feuerstein B, Fantazzio M, Kaufmann J, Brennan EJ, Russell R: Laparoscopic cholezystectomy during pregnancy. Three case reports. J Soc Laparoendosc Surg 3 (1999) 67-69.
7. Chan YM, Ngai SW, Lao TT: Gastric adenocarcinoma presenting with persistent, mild gastrointestinal symptoms in pregnancy. A case report. J Reprod Med 44 (1999) 986-988.
8. Curtis RD, Sweeney WB, Denobile JW, Hurwitz E: Kock pouch dysfunction during pregnancy. Management of a case. Surg Endosc 10 (1996) 755-757.
9. Ghumman E, Barry M, Grace PA: Management of gallstones in pregnancy. Br J Surg 84 (1997) 1646-1650.
10. Gurbuz AT, Peetz ME: The acute abdomen in the pregnant patient. Is there a role for laparoscopy? Surg Endosc 11 (1997) 98-102.
11. Heise RH, van Winter JT, Wilson TO, Ogburn PL: Colonic cancer during pregnancy. Mayo Clin Proc 67 (1992) 1180-1184.
12. Heres P, Wiltink J, Cuesta MA, Burger CW, van Groeningen CJ, Meijer S: Colon carcinoma during pregnancy: a lethal coincidence. Eur J Gynecol Reprod Biol 48 (1993) 149-152.
13. Hill ML, Symmonds RE: Small bowel obstruction in pregnancy. Obstet Gynec 49 (1977) 170-173.
14. Ilnyckyji A, Blanchard JF, Rawsthorne P, Bernstein CN: Perianal Crohn's disease and pregnancy: Role of the mode of delivery. Am J Gastroenterol 94 (1999) 3274-3278.
15. Jaspers VK, Gillessen A, Quakernack K: Gastric cancer in pregnancy: do pregnancy, age or female sex alter the prognosis? Case reports and review. Eur J Obstet Reprod Biol 87 (1999) 13-22.
16. Juhasz ES, Fozard B, Dozois RR, Ilstrup DM, Nelson H: Ileal pouch-anal anastomosis function following childbirth. An extended evaluation. Dis Colon Rectum 38 (1995) 159-165.
17. Kammerer WS: Nonobstetric surgery in pregnancy. Med Clin North Am 63 (1979) 1157-1164.
18. Lang RD, Thiele H: Laparoskopische Cholezystektomie in der Schwangerschaft. Eine Beschreibung zweier Fälle und Literaturübersicht. Chirurg 66 (1995) 1225-1229.
19. Major B, Rothe J: Ileus als Todesursache während der Gestation. Zbl Gynäk 93 (1971) 841-848.
20. O'Leary JJ, Pratt H, Symmonds RE: Rectal carcinoma and pregnancy: a review of 17 cases. Obstet Gynec 30 (1968) 862-868.
21. Ramsauer B, Raatz D, Dreßler F, Zöckler R, Börner P: Die endoskopische Appendektomie in der Gynäkologie. Zentralbl Chir 123 (1998) Suppl 4, 58-60.
22. Retzke U, Graf H, Schmidt M: Appendicitis in graviditate. Zentralbl Chir 123 (1998) Suppl 4, 61-65.
23. Saunders P, Milton PJD: Laparotomy during pregnancy: an assessment of diagnostic accuracy and fetal wastage. Brit med J III (1973) 165-167.
24. Schreiber JH: Laparoscopic appendectomy in pregnancy. Surg Endosc 4 (1990) 100-102.
25. Sciscione AC, Villeneuve JB, Pitt HA, Johnson TR: Surgery for pancreatic tumors during pregnancy: a case report and review of the literature. Am J Perinatol 13 (1996) 21-25.
26. Sobrado CW, Mesters M, Simonsen OS, Justo CR, deAbreu JN, Habr-Gama A: Retrorectal tumors complicating pregnancy. Report of two cases. Dis Colon Rectum 39 (1996) 1176-1179.
27. Society of American Gastrointestinal Endoscopic Surgeons: Guidelines for laparoscopic surgery during pregnancy. Surg Endosc 12 (1998) 189-190.
28. Ueo H, Matsuoka M, Tamura S, Sato K, Tsunematsu Y, Kato T: Prognosis in gastric cancer associated with pregnancy. World J Surg 15 (1991) 293-297.
29. Vender RJ, Spiro HM: Inflammatory bowel disease and pregnancy. J Clin Gastroent 4 1982) 231-249.
30. Wishner JD, Zolfaghari D, Wohlgemuth SD, Baker JW, Hoffmann GC, Hubbard GW, Ghould RJ, Ruffin WK: Laparoscopic cholecystectomy in pregnancy. A report of 6 cases and review of the literature. Surg Endosc 10 (1996) 314-318.

# Literatur zu Kapitel 14

1. Armenti V, Cosica L, McGrory C, Moritz M: National Transplantation Pregnancy Registry: Update on pregnancy and renal transplantation. Nephrology News and Issues, August 1998, 19–23.
2. Bayliss C, Collins R: Glomerular hemodynamics and renal reserve in uninephrectomized, 40 % casein-fed, repetitively pregnant rats compared to virgins. Kidney Int 31 (1987) 419-423.
3. Branch WD: Immunologic disease and fetal death. Clin Obstet Gynaec 30 (1987) 295-311.
4. Chapman A, Johnson A, Gabow P: Pregnancy outcome and its relationship to progression of renal failure in autosomal dominant polycystic kidney. J Am Soc Nephrol 5 (1994) 1178-1185.
5. Dal Canton A, Andreucci VE: Renal hemodynamics in pregnancy. In: Andreucci VE (ed): The Kidney in Pregnancy, pp 1–11. Martinus Nijhoff, Boston 1986.
6. Davison JM: Pregnancy in renal allograft recipients: Problems, prognosis and practicalities. Bailliere's Clin Obstet Gynaecol 8 (1994) 501–525.
7. Davison JM, Bayliss C: Pregnancy in patients with underlying renal disease. In: Cameron S, Davison AM, Grünfeld JP et al (eds): Oxford Textbook of Clinical Nephrology, vol 3, pp 1936–1956. Oxford Medical, Oxford 1992.
8. Epstein FH: Pregnancy and renal disease. New Engl J Med 335 (1996) 277–278.
9. Hayslett JP: The effect of systemic lupus erythematodes on pregnancy outcome. Am J Reprod Immunol 28 (1992) 199–204
10. Hou SH: Frequency and outcome of pregnancy in women on dialysis. Am J Kidney Dis 23 (1994) 60–63.
11. Imbasciati E, Ponticelli C: Pregnancy and renal disease: predictors for fetal and maternal outcome. Am J Nephrol 11 (1991) 353–362.
12. Jones DC, Hayslett JP: Outcome of pregnancy in women with moderate or severe renal insufficiency. New Engl J Med 335 (1996) 226–232.
13. Jungers P, Chaveau D: pregnancy in renal disease. Kidney Int 52 (1997) 871–885.
14. Lindheimer MD, Katz AI, Ganeval D, Grünfeld JP: Acute renal failure in pregnancy. In: Brenner BM, Lazarus JM (eds): Acute Renal Failure, pp 597–620. Churchill Livingstone, New York 1988.
15. Pertuiset N, Ganeval D, Grünfeld JP: Acute renal failure in pregnancy. In: Andreucci VE (ed): The Kidney in Pregnancy, pp 165–184. Martinus Nijhoff, Boston 1986.
16. Petri M, Albritton J: Fetal outcome of lupus pregnancy. A retrospective case-control-study of the Hopkins Lupus Cohort. J Rheumatol 20 (1993) 650–656.

17. Sturgiss SN, Dunlop W, Davison JM: Renal haemodynamics and tubular function in human pregnancy. Baillieres Clin Obstet Gynaecol 8 (1994) 209-234.

## Literatur zu Kapitel 15

1. Beetz R, Lieth M, Fisch M et al: Inzidenz von Harnwegsinfektionen nach Antirefluxplastik: 20 Jahre Follow-up nach operativer Refluxkorrektur im Kindesalter. Akt Urol 29 (1998) 108-113.
2. Bukowski TP, Betrus GG, Aquilina JW, Perlmutter AD: Urinary tract infections and pregnancy in women who underwent antireflux surgery in childhood. J Urol 159 (1998) 1286-1289.
3. Cardozo L, Cutner A: Lower urinary tract symptoms in pregnancy. Br Urol 80 Suppl. 1 (1997) 14-23.
4. Faro S, Fenner DE: Urinary tract infections. Clin Obstet Gynecol 41 3 (1998) 744-754.
5. Faundes A, Bricola-Filho M, Pinto e Silva JL: Dilatation of the urinary tract during pregnancy: Proposal of a curve of maximal caliceal diameter by gestational age. Am J Obstet Gynecol 178 No 5 (1998) 1082-1086.
6. Fischer W, Kölbl H: Urogynäkologie in Praxis und Klinik. de Gruyter, Berlin-New York (1995).
7. Golan A, Wexler S, Amit A et al: Asymptomatic bacteriuria in normal and high-risk pregnancy. Eur J Obstet Gynaecol 33 (1989) 101-108.
8. Holmes SAV, Christmas TJ, Whitfield HN: Cystoplasty. Int Urogynecol J 3 (1992) 143-149.
9. Lentsch P, Schretzenmaier M, Dierkopf W et al: Die Dilatation der oberen Harnwege in der Schwangerschaft - Inzidenz, Schweregrad und Verlaufsbeobachtungen. Urologe [A] 26 (1987) 122-128.
10. Mai R, Rempen A, Seelbach-Göbel B: Sonographie der graviditätsbedingten Dilatation des maternen Nierenbeckenkelchsystems im Normalkollektiv. Z Geburtshilfe Perinatol 194 (1990) 267-271.
11. Mai R, Rempen A, Seelbach-Göbel B: Mögliche Einflußgrößen auf die Erweiterung des maternen Nierenbeckenkelchsystems in der Schwangerschaft. Z Geburtshilfe Perinatol 195 (1991) 24-28.
12. Matthiesen W, Loddenkemper R: Klinik und Therapie der Urogenitaltuberkulose. Akt Urol 22 (1991) 135-142.
13. Mendling W: Harnwegsinfekte in der Gynäkologie und Geburtshilfe. Gynäkologe 29 (1996) 105-113.
14. Millar LK, Cox SM: Urinary tract infections complicating pregnancy. Infect Dis Clin North Am 11 (1997) 13-26.
15. Parulkar BG, Hopkins TB, Wollin MR, Howard PJ Jr: Renal colic during pregnancy: A case for conservative treatment. J Urol 159 (1998) 365-368.
16. Petri E, Zwahr C: Urologische Probleme in der Schwangerschaft. Gynäkologische Urologie (1996) 161-165.
17. Romero R, Oyarzun E, Mazor M: Meta-analysis of the relationship between asymptomatic bacteriuria and preterm delivery/low birth weight. Obstet Gynecol 73 (1989) 576-582.
18. Simon C, Stille W: Antibiotika-Therapie in Klinik und Praxis 10. Auflage (2000).
19. Svare J, Andersen LF, Langhoff-Roos J et al I: Urogenital microbial colonization and threatening preterm delivery. Acta Obstet Gynecol Scand 73 (1994) 460-464.
20. Tomezsko JE, Sand PK: Pregnancy and intercurrent diseases of the urogenital tract. Clin Perinatol 24 (1197) 343-368.
21. Voges GE, Orestano L, Schumacher S, Hohenfellner R: Kontinente Harnableitung und Schwangerschaft. Geburtsh u. Frauenheilkd 55 (1995) 711-715.
22. Vordermark JS, Deshon GE, Agee RE: Management of pregnancy after major urinary reconstruction. Obstet Gynecol 75 (1990) 564-567.

## Literatur zu Kapitel 16

1. Beer AE, Quebbeman JF, Ayers JW, Haines RF: Major histocompatibility complex antigens, maternal and paternal immune responses, and chronic habitual abortions in humans. Am J Obstet Gynecol 141 (1981) 987-999.
2. Billington WD: Maternal immune response to pregnancy. Reprod Fertil Dev 1 (1989) 183-191.
3. Brosens IA, Robertson WB, Dixon HG: The role of the spiral arteries in the pathogenesis of preeclampsia. Obstet Gynecol Annu 1 (1972) 177-191.
4. Chen HL, Yang Y, Hu XL, Yelavarthi KK et al: Tumor necrosis factor alpha mRNA and protein are present in human placental and uterine cells at early and late stages of gestation. Am J Pathol 139 (1991) 327-335.
5. Christiansen OB: Low-dose aspirin and recurrent miscarriage. Hum Reprod 10 (1995) 2690-2695.
6. Coulam CB, Krysa L, Stern JJ, Bustillo M: Intravenous immunoglobulin for the treatment of recurrent pregnancy loss. Am J Reprod Immunol 34 (1995) 333-337.
7. Feinberg BB, Gonik B: General precepts of the immunology of pregnancy. Clin Obstet Gynecol 34 (1991) 3-16.
8. Ferry BL, Starkey PM, Sargent IL et al: Cell populations in the human early pregnancy decidua: natural killer activity and response to interleukin-2 of CD56-positive large granular lymphocytes. Immunology 70 (1990) 446-452.
9. Gill TJ: Role of the major histocompatibility complex region in reproduction, cancer and autoimmunity. Am J Reprod Immunol 35 (1996) 211-215.
10. Guilbert L, Robertson SA, Wegmann TG: The trophoblast as an integral component of a macrophage-cytokine network. Immunol Cell Biol 71 (1992) 49-57.
11. Hill JA: Cytokines considered critical in pregnancy. Am J Reprod Immunol 28 (1992) 123-126.
12. Hofmann GE, Horowitz GM, Scott RT, Navot D: Transforming growth factor-alpha in human implantation trophoblast: immunohistochemical evidence for autocrine/paracrine function. J Clin Endocrinol Metab 76 (1993) 781-785.
13. Houser MT, Fish AJ, Tagatz GE: Pregnancy and systemic lupus erythematosus. Am J Obstet Gynecol 138 (1980) 409-413.
14. Jarvis JN, Deng L, Moore HT et al: Fetal cytokine expression in utero detected by reverse transcriptase polymerase chain reaction. Pediatr Res 37 (1995) 450-458.
15. Kitzmiller JL, Benirschke K: Immunofluorescent study of placental bed vessels in preeclampsia of pregnancy. Am J Obstet Gynecol 115 (1973) 248-251.
16. Kovats S, Main EK, Librach C: A class I antigen, HLA-G, expressed in human trophoblast. Science 248 (1990) 220-223.
17. Librach CL, Feigenbaum SL, Bass KE et al: Interleukin-1 beta regulates human cytotrophoblast metalloproteinase activity and invasion in vitro. J Biol Chem 269 (1994) 17125-17131.
18. Lin H, Mossmann TR, Guilbert L, Wegmann TG: Synthesis of T helper 2-type cytokines at the maternal-fetal interface. J Immunol 151 (1993) 4562-4573.
19. Malpas P: A study of abortion sequences. J Obstet Gynecol Br Empire 45 (1938) 932-949.
20. McIntyre JA, Faulk WP: A cell-mediated immune defect in recurrent spontaneous abortion. Trophoblast Res 1 (1983) 315.
21. Need JA, Bell B, Meffin E, Jones WR: Pre-eclampsia in pregnancies from donor inseminations. J Reprod Immunol 5 (1983) 329.
22. Robillard PY, Hulsey TC, Alexander GR et al: Paternity patterns and risk of preeclampsia in the last pregnancy in multiparae. J Reprod Immunol 24 (1993) 1-12.
23. Schneider K, Knutson F, Tamsen L, Sjoberg O: HLA antigen sharing in pre-eclampsia. Gynecol Obstet Invest 37 (1994) 87-90.
24. Smith JB, Cowchock FS: Immunological studies in recurrent spontaneous abortion: effects of immunisation of women with paternal mononuclear cells on lymphocytotoxic and mixed lymphocyte reaction blocking antibodies and correlation with sharing of HLA antigens and pregnancy outcome. J Reprod Immunol 14 (1988) 99-113.
25. Stark JM: Pre-eclampsia and cytokine induced oxidative stress. Br J Obstet Gynaecol 100 (1993) 105-109.
26. Stray-Pedersen B, Stray-Pedersen S: Recurrent abortion: the role of psychotherapy. In: Beard RW, Sharp F (eds): Early Pregnancy Loss: Mechanisms and Treatment, pp 433-440. Springer, London 1988.
27. Taylor RN: Review: immunobiology of preeclampsia: Am J Reprod Immunol 37 (1997) 79-86.
28. Taylor C, Faulk WP: Prevention of recurrent abortion with leucocyte transfusions. Lancet 318 (1981) 68-70.
29. The German RSA/IVIG Group:

Intravenous immunoglobulin in the prevention of recurrent miscarriage. Br J Obstet Gynecol 101 (1994) 1072-1077.
30. Thiery JP, Boyer B: The junction between cytokines and cell adhesion. Curr Opin Cell Biol 4 (1992) 782-792.
31. Unander AM, Lindholm A: Transfusion of leukocyte-rich erythrocyte concentrates: a successful treatment in selected cases of habitual abortion. Am J Obstet Gynecol 154 (1986) 516-520.
32. Vinatier D, Monnier JC: Pre-eclampsia: physiology and immunological aspects. Eur J Obstet Gynecol 61 (1995) 85-97.
33. Wegmann TG, Athanassakis I, Guilbert L et al: The role of M-CSF and GM-CSF in fostering placental growth, fetal growth, and fetal survival. Transp Proc 21 (1989) 566-568.
34. Zhou Y, Damsky CH, Chiu K et al: Preeclampsia is associated with abnormal expression of adhesion molecules by invasive cytotrophoblast. J Clin Invest 91 (1993) 950-960.

# Literatur zu Kapitel 17

### Blutgruppen-Alloimmunisation

1. Anath U, Warsof SL, Coulehan JM et al: Mid trimester amniotic fluid delta optical density at 450 nm in normal pregnancies. Am J Obstet Gynecol 155 (1986) 664-666.
2. Benacerraf BR, Figoletto FD: Sonographic sign for the detection of early fetal ascites in the management of severe isoimmune disease without intrauterine transfusion. Am J Obstet Gynecol 152 (1985) 1039-1041.
3. Bennett PR, Le Van Kim C, Colin Y et al: Prenatal determination of fetal RhD type by DNA amplification. N Engl J Med 329 (1993) 607-610.
4. Bowell PJ, Selinger M, Ferguson J et al: Antenatal fetal blood sampling for management of alloimmunized pregnancies: effect on maternal anti-D potency levels. Br J Obstet Gynecol 95 (1988) 759-764.
5. Bowman CJ, Chown B, Lewis M et al: Rh immunisation during pregnancy: antenatal prophylaxis. Can Med Assoc J 118 (1978) 623.
6. Bowman JM: The management of Rh isoimmunization. Obstet Gynecol 53 (1978) 1.
7. Bowman JM: Controversies in Rh prophylaxis. In: Garratty G (ed): Hemolytic Disease of the Newborn, pp 67-85. American Association of Blood Banks, Arlington, VA, 1984.
8. Bowman JM: The prevention of Rh immunization. Transfusion Med Rev 2 (1988) 129-150.
9. Bowman JM, Pollock JM: Amniotic fluid spectrophotometry and early delivery in the management of erythroblastosis fetalis. Pediatrics 35 (1965) 815-820.
10. Bowman JM, Pollock JM: Reversal of Rh immunization. Fact or fancy? Vox Sang 47 (1984) 209-215.
11. Bowman JM, Pollock JM: Failures of intravenous Rh immune globulin prophylaxis: an analysis of the reasons for such failures. Transfusion Med Rev 1 (1987) 101-112.
12. Bowman JM, Pollock JM, Manning FA et al: Maternal Kell blood group alloimmunization. Obstet Gynecol 79 (1992) 239-244.
13. Bowman JM, Pollock JM, Penston LE: Fetomaternal transplacental haemorrhage during pregnancy and after delivery. Vox Sang 51 (1986) 117-125.
13a. Caine ME, Mueller-Heubach E: Kell sensitization in pregnancy. Am J Obstet Gynecol 154 (1986) 85-90.
14. Carritt B, Steers FJ, Avent ND: Prenatal determination of fetal RhD type N Engl J Med 344 (1994) 205-206.
15. Cherif-Zahar B, Mattei MG, Le Van Kim et al: Localization of the human Rh blood group gene structure to chromosome region 1p34-1p36 by in situ hybridization. Hum Genet 86 (1991) 398-400.
16. Cheung MC, Goldberg JD, Kann YW: Prenatal diagnosis of sickle cell anemia and thalassemia by analysis of fetal cells in maternal blood. Nat Genet 14 (1996) 264-268.
17. Clarke CA, Hussey RM: Decline in deaths from Rhesus haemolytic disease of newborn. J R Col Physicians Lond 28 (1994) 310-311.
18. Clarke CA, Mollison PL: Deaths from Rh haemolytic disease of the fetus and newborn 1977-87. J Roy Coll Phycns 23 (1989) 181-184.
19. Clarke CA, Whitfield AGW: Deaths from rhesus haemolytic disease in England and Wales in 1977: accuracy of records and assessment of anti-D prophylaxis. BMJ i (1979) 1665-1669.
20. Colin Y, Cherif-Zahar B, Le Van Kim C et al: Genetic basis of the RhD-positive and RhD-negative blood group polymorphism as determined by Southern analysis. Blood 78 (1991) 2747-2752.
21. Combined study: Prevention of Rh-haemolytic disease: results of the clinical trial. A combined study from centres in England and Baltimore. BMJ ii (1966) 907.
22. Contreras M, de Silva M: The prevention and management of haemolytic disease of the newborn. J Roy Soc Med 87 (1994) 256-258.
23. Daffos F, Cappella-Pavlovsky M, Forestier F: A new procedure for fetal blood sampling in utero. Prenat Diagn 3 (1983) 271-274.
24. Daffos F, Cappella-Pavlovsky M, Forestier F: Fetal blood sampling during pregnancy with use of a needle guided by ultrasound: a study of 606 consecutive cases. Am J Obstet Gynecol 153 (1985) 655-660.
25. de Crespigny LC, Robinson HP, Quinn M et al: Ultrasound-guided fetal blood transfusion for severe rhesus isoimmunization. Obstet Gynecol 66 (1985) 529-532.
26. De Silva M, Contreras M, Mollison PL: Failure of passively administered anti-Rh to prevent secondary Rh responses. Vox Sang 48 (1985) 178-180.
27. Di Naro E, Ghezzi F, Vitucci A et al: Prenatal diagnosis of beta-thalassemia using fetal erythroblasts enriched from maternal blood by a novel gradient. Mol Hum Reprod 6 (2000) 571-574.
28. Diamond LK, Blackfan KD, Baty JM: Erythroblastosis fetalis and ist association with universal edema of the fetus, icterus gravis neonatorum and anemia of the newborn. J Pediatr 1 (1932) 269-274.
29. Fairweather DVI, Whyley GA, Millar MD: Six years experience of the prediction of severity in rhesus haemolytic disease. Br J Obstet Gynecol 83 (1976) 698-706.
30. Garner SF, Gorick BD, Lai WY et al: Prediction of severity of haemolytic disease of the newborn. Quantitative IgG anti-D subclass determinations explain correlation with functional assay results. Vox Sang 69 (1995) 169-176.
31. Harman CR, Bowman JM, Manning FA, Menticoglou SM: Intrauterine transfusion – intraperitoneal versus intravascular approach: a case control comparison. Am J Obstet Gynecol 162 (1990) 1053-1059.
32. Hecher K, Snijder R, Campbell S: Nicolaides KH: Fetal venous, arterial and intracardiac blood flows in red cell isoimunization. Obstet Gynecol 85 (1995) 122-128.
33. Highes-Jones NC, Ellis M, Ivona J, Walker W: Anti-D concentration in mother and child in haemolytic disease of the newborn. Vox Sang 21 (1971) 135.
34. Holzgreve W, Garritsen HS, Gänshirt Ahlert D: Fetal cells in the maternal circulation. J Reprod Med 37 (1992) 410-418.
35. Huchet J, Defossez Y, Brossard Y: Detection of transplacental hemmorrhage during the last trimester. Transfusion 28 (1988) 506.
36. Hughes RG, Craig JIO, Murphy WG, Greer IA: Causes and clinical consequese of Rhesus(D) haemolytic disease of the nweborn: a study of a Scottish population, 1985-1990. Br J Obstet Gynecol 101 (1994) 297-300.
37. Huikeshoven FJ, Hope ID, Power GG et al: A comparison of sheep and human fetal oxygen delivery systems with the use of mathematical model Am J Obstet Gynecol 151 (1988) 449-455.
38. Hussey R, Clarke CA: Deaths from Rh haemolytic disease in England and Wales in 1988 and 1989. BMJ 303 (1991) 445-446.
39. Jakobovicz R, Williams L, Silberman F: Immunization of Rh-negative volunteers by repeated injections of very small amounts of Rh-positive blood. Vox Sang 23 (1972) 376-381.
40. James LS: Shock in the newborn in relation to hydrops. In: Robertson JG, Dambrosio F (eds): International Symposium on the Management of Rh Problem, pp 193-195. Ann Ostet Ginecol 1970.
41. Kirkinen P, Jouppila P, Eik-Nes S: Umbilical vein blood flow in rhesus-isoimmunization. Br J Obstet Gynecol 90 (1983) 640-644.
42. Kleihauer E, Braun H, Betke K: Demonstration von fetalem Hämoglobin in den Erythrozyten eines Blutausstriches.

43. Lacey PA, Caskey CR, Werner DJ, Moulds JJ: Fatal haemolytic disease of the newborn due to anti-D in an Rh-positive Du variant mother. Transfusion 23 (1983) 91-94.
44. Le Van Kim C, Mouro I, Brossard Y et al: PCR-based determination of Rhc and RhE status of fetuses at risk of Rhc and RhE haemolytic disease. Br J Hematol 88 (1994) 193-194.
45. Lighten A, Overton T, Sepulveda W et al: Accuracy of prenatal determination of RhD type status by polymerase chain reaction using amniotic cell in RhD-negative womeb. Am J Obstet Gynecol 173 (1995) 1182-1185.
46. Liley AW: Intrauterine transfusion of fetus in haemolytic disease. BMJ ii (1963) 1107-1109.
47. Liley AW: Liquor amnii analysis in management of pregnancy complicated by rhesus immunization. Am J Obstet Gynecol 82 (1961) 1359-1371.
48. Lo YMD, Corbetta N, Chamberlain PF, Sargent JL: Presence of fetal DNA in maternal plasma and serum. Lancet 350 (1997) 485-487.
49. Lubenko A, Contreras M, Rodeck CH et al: The transplacental IgG subclass concentrations in pregnancies at risk of haemoltic disease of the newborn. Vox Sang 67 (1994) 291-298.
50. MacKenzie IZ, Bowell PJ, Castle BM et al: Serial fetal blood sampling for the management of pregnancies complicated by severe rhesus (D) isoimmunization. Br J Obstet Gynecol 95 (1988) 753-758.
51. Mari G, for the Collaborative Group for Doppler Assessment of the Blood Velocity in Anemic Fetuses: Noninvasive diagnosis by doppler ultrasonography of fetal anemia due to maternal red-cell alloimmunization. N Engl J Med 342 (2000) 9-14.
52. McMaster Conference on Prevention of Rh Immunisation. Vox Sang 36 (1979) 50-64.
53. Mollison PL, Engelfriet CP, Contreras M: Blood Transfusion in Clinical Medicine, 9th ed. Blackwell Scientific Publications, Oxford 1993.
54. Nicolaides KH, Bilardo CM, Cambell S: Prediction of fetal anaemia by measurement of the blood velocities in the fetal aorta. Am J Obstet Gynecol 162 (1990) 209-212.
55. Nicolaides KH, Clewell WH, Rodeck CH: Measurement of fetoplacental blood volume in erythroblastosis fetalis. Am J Obstet Gynecol 157 (1987) 60.
56. Nicolaides KH, Rodeck CH: Rhesus disease: the model for fetal therapy. Br J Hosp Med 34 (1985) 141-148.
57. Nicolaides KH, Rodeck CH: Maternal serum anti-D antibody concentration and assessment of rhesus isoimmunisation. BMJ 304 (1992) 1155-1156.
58. Nicolaides KH, Rodeck CH, Mibashan RS, Kemp JR: Have Liley charts outlived their usefulness? Am J Obstet Gynecol 155 (1986) 90-94.
59. Nicolaides KH, Rodeck CH, Millar DS, Mibashan RS: Fetal haematology in rhesus isoimmunization. BMJ 290 (1985) 661-663.
60. Nicolaides KH, Soothill PW, Clewell WH et al: Fetal haemoglobin measurement in the assessment of red cell isoimmunisation. Lancet i (1988) 1073-1075.
61. Nicolaides KH, Soothill PW, Rodeck CH, Clewell W: Rh disease: Intravascular fetal blood transfusion by cordocentesis. Fetal Therapy 1 (1986) 185-192.
62. Nicolaides KH, Thilaganathan B, Mibashan RS: Cordocentesis in investigaton of fetal erythropoiesis. Am J Obstet Gynecol 161 (1989) 1197-2000.
63. Nicolaides KH, Thilaganathan B, Rodeck CH, Misbashan RS: Erythroblastosis and reticulocystosis in anemic fetuses. Am J Obstet Gynecol 159 (1988) 1063-1065.
64. Nicolaides KH, Warenski JC, Rodeck CH: The relationship of fetal plasma protein concentration and hemoglobin level in the development of hydrops in rhesus isoimmunization. Am J Obstet Gynecol 152 (1985) 341-344.
65. Nicolini U, Kochenour NK, Greco P et al: Consequences of fetomaternal haemorrhage after intrauterine transfusion. BMJ 297 (1988) 1379-1381.
66. Nicolini U, Nicolaidis P, Tannirandorin Y et al: Fetal liver dysfunction in Rh isoimmunization. Br J Obstet Gynecol 98 (1991) 287-293.
67. Oepkes D, Brand R, Vanderbusche FPHA et al: The use of ultrasonography and Doppler in the prediction of fetal haemolytic anaemia: a multivariant analysis Br J Obstet Gynecol 101 (1994) 680-684.
68. Oepkes D, Meerman RH, Vanderbusche FPHA et al: Ultrasonographic fetal spleen measurements in red blood cell alloimmunized pregnancies. Am J Obstet Gynecol 169 (1993) 121-128.
69. Oepkes D, Vandenbussche FP, Van Bel F, Kanhai HH: Fetal ductus venosus blood flow velocities before and after transfusion in red-cell allimmunized pregnancies. Obstet Gynecol 82 (1993) 237-241.
70. Poissonnier HM, Brossard Y, Demedeiros N: Two hundred intrauterine exchange transfusions in severe blood incompatibilities. Am J Obstet Gynecol 161 (1989) 709-713.
71. Pollack W, Ascari WQ, Crispen JF, O'Connor TY: Studies on Rh-prophylaxis. II. Rh immune prophylaxis after transfusion with Rh-positive blood. Transfusion 11 (1971) 340-344.
72. Pollack W, Ascari WQ, Kochesky RJ et al: Studies on Rh prophylaxis. I. Relationship between doses and size of antigenic stimulus. Transfusion 11 (1971) 333.
73. Pollack W, Gorman JG, Freda VJ et al: Results of clinical trials of RhoGAM in women. Transfusion 8 (1968) 151.
74. Pridmore BR, Roberston EG, Walker W: Liquor bilirubin levels and false prediction of severity in rhesus haemolytic disease. BMJ ii (1972) 136-139.
75. Queenan JT: Current management of Rh-sensitised patient. Clin Obstet Gynecol 25 (1982) 293-301.
76. Queenan JT, Tomai TP, Ural SH, King JC: Deviation in the amniotic fluid optical density at a wave length of 450nm in Rh-immunized pregnancies from 14-40 weeks gestation: a proposal for clinical management. Am J Obstet Gynecol 168 (1993) 1370-1376.
77. Rightmire DA, Nicolaides KH, Rodeck CH, Campbell S: Midtrimester fetal blood velocities in Rh isoimmunisation: Relationship to gestational age and to fetal hematocrit. Obstet Gynecol 68 (1986) 233-236.
78. Roberts A, Mitchell J, Pattison NS: Fetal liver length in normal and isoimmunzed pregnancies. Am J Obstet Gynecol 161 (1989) 42-46.
79. Robillard JE, Weiner CP: Atrial natriuretic factor in the human fetus – effect of volume expansion. J Pediatr 113 (1988) 552-555.
80. Rodeck CH, Champbell S: Sampling pure fetal blood by fetoscopy in second trimester of pregnancy BMJ ii (1978) 728-730.
81. Rodeck CH, Holman CA, Karnicki J et al: Direct intravascular fetal blood transfusion by fetoscopy in severe rhesus isoimmunization. Lancet i (1981) 625-627.
82. Rodeck CH, Santolaya J, Nicolini U: The fetus with immune hydrops. In: Harrison MR, Golbus MS, Filly RA (eds): The Unborn Patient-Prenatal Diagnosis and Treatment. Saunders, Philadelphia 1991.
83. Rossiter JP, Blakemore KJ, Kickler TS et al: The use of polymerase chain reaction to determine fetal RhD status. Am J Obstet Gynecol 171 (1994) 1047-1051.
84. Sampson AJ, Permezel M, Doyle LW et al: Robinson H: Ultrasound-guided fetal intravascular transfusion for severe erythroblastosis, 1984-1983. Aust NZ J Obstet Gynecol 34 (1994) 125-130.
85. Schreiber AD, Rossman MD, Levinson AI: The immunobiology of human Fc receptors on hemopoietic cells and tissue macrophages. Clin Immunol Immunopathol 62 (1992) 566-572.
86. Soothill PW, Nicolaides KH, Rodeck CH: Effect on anemia on fetal acid-base status. Br J Obstet Gynecol 84 (1987) 880-883.
87. Soothill PW, Nicolaides KH, Rodeck CH et al: Relationship of fetal hemoglobin and oxygen content to lactate concentration in Rh isoimunized pregnancies. Obstet Gynecol 69 (1987) 268-270.
88. Spence WC, Maddalena A, Demers DB, Bick DP: Molecular analysis of the RhD genotype in fetuses at risk for RhD hemolytic disease. Obstet Gynecol 85 (1995) 296-298.
89. Spence WC, Potter P, Maddalena A et al: DNA-based prenatal determination of RhEe genotype. Obstet Gynecol 86 (1995) 670-672.
90. Steiner H, Schaffer H, Spitzer D et al: The relationship between peak velocity in the fetal descending aorta and hematocrit in rhesus isoimmunisation. Obstet Gynecol 85 (1995) 659-662.

91. Stern K, Goodman HS, Berger M: Experimental isoimmunization to hemoantigens in man. J Immunol 87 (1961) 189.
92. Thomas NC, Shirey RS, Blakemore K, Kickler TS: A quantitative assay for subclassing IgG alloantibodies implicated in hemolytic disease of the newborn. Vox Sang 69 (1995) 120-125.
93. Tovey LAD, Townley A, Stevenson B, Taverner J: The Yorkshire antenatal anti-D immunoglobulin trial in primigravidae. Lancet ii (1983) 244-246.
94. Troeger C, Zhong XY, Burgemeister R et al: Approximately half of the erythroblasts in maternal blood are of fetal origin. Mol Hum Reprod 5 (1999) 1162-1165.
95. Vintzileos AM, Campbell WA, Storlazzi E et al: Fetal liver ultrasound measurements in isoimmunized pregnancies. Obstet Gynecol 68 (1986) 162-167.
96. Vyas S, Nicolaides KH, Champbell S: Doppler examination of the middle cerebral artery in anemic fetusus. Am J Obstet Gynecol 162 (1990) 1066-1068.
97. Walker RH, Batton DG, Morrison M: The current rarity of RhD haemolytic disease of the newborn in a community hospital. Am J Clin Pathol 100 (1993) 340-341.
98. Walker RH, Hartrick MB: Non ABO clinically significant erythrocyte allo-antibodies in Caucasian obstetric patients: Transfusion 31 (1991) 528.
99. Walker W, Murray S, Russell JK: Stillbirth due to haemolytic disease of the newborn. J Obstet Gynaec Brit Emp 44 (1957) 573.
100. Wallerstein H: Treatment of severe erythroblastosis by simultaneous removal and replacement of the blood of the new born infant. Science 103 (1946) 583-584.
101. Weiner CP: Cordocentesis for diagnostic indications: two years experience. Obstet Gynecol 70 (1987) 664-667.
102. Weiner CP: Human fetal bilirubin and fetal hemolytic diesase. Am J Obstet Gynecol 116 (1992) 1449-1454.
103. Weiner CP, Williamson RA, Wenstrom KD et al: Management of fetal hemolytic disease by cordocentesis. II. Outcome of treatment. Am J Obstet Gynecol 165 (1991) 1302-1307.
104. Westgren M, Selbing A, Stangenberg M: Fetal intracardiac transfusion in patients with severe rhesus isoimmunization: BMJ 298 (1988) 885-886.
105. Wiener E, Mawas F, Dellow RA et al: A major role of class I Fc* receptors in immunoglobulin G anti-D mediated red blood cell destruction by fetal mononuclear phagocytes. Obstet Gynecol 86 (1995) 157-162.
106. Wiener E: The ability of IgG subclasses to cause elemination of targets in vivo and to mediate their destruction by phagocytosis/cytolysis in vitro. In: Shakib F (ed): The Human IgG Subclasses, pp 135-160. Pergamon Press, Oxford 1990.
107. Zhong XY, Holzgreve W, Hahn S: Detection of fetal rhesus D and sex from fetal DNA in maternal plasma by multiplex PCR. BJOG 107 (2000) 766-769.

Immunthrombozytopenien

108. Alarcon-Segovia D, Perez-Vasquez ME, Villa AR et al: Preliminary classification criteria for the antiphospholipid syndrome within systemic lupus erythematosus. Semin Arthritis Rheum 21 (1992) 275-278.
109. Alarcon-Segovia D, Sanchez-Guerrero J: Correction of thrombocytopenia with small-dose aspirin in the primary antiphospholipid antibody syndrome. J Rheumatol 16 (1989) 1359-1361.
110. American Society of Hematology ITP Practice Guidelines Panel: Diagnosis and treatment of idiopathic thrombocytopenic purpura: recommendations of the American Society of Hematology. Ann Intern Med 126 (1997) 319.
111. Anderson HM: Maternal hematologic disorders. In: Creasy RK, Resnick R (eds): Maternal-Fetal Medicine: Principles and Practice, p 890. Saunders, Philadelphia 1989.
112. Aster RH, George JN: Thrombocytopenia due to enhanced platelet destruction by immunologic mechanisms. In: Williams WJ, Beutler E, Ersley AJ, Lichtman MA (eds): Haematology, pp 1370-1398. McGraw-Hill, New York 1991.
113. Biswas A, Arulkumaran S, Ratnam SS: Disorders of platelets in pregnancy. Obstet Gynecol Survey 49 (1994) 585-594.
114. Blanchette VS, Chen L, Defreideberg A et al: Alloimmunization to the PLA 1 platelet antigen: results of a prospective study. Br J Haematol 7 (1990) 209-215.
115. Burrows RF, Kelton JG: Pregnancy in patients with ideopathic thrombocytopenic purpura: Assessing the risks for the infant at delivery. Obstet Gynecol Surv 48 (1993) 781.
116. Bussel JB, Berkowitz RL, McFarland JG et al: Antenatal treatment of neonatal alloimmune thrombocytopenia. N Engl J Med 319 (1988) 1374-1378.
117. Bussel JB, McFarland JG, Berkowitz RL: Antenatal management of fetal alloimmune thrombocytopenia. Trans Med Rev 4 (1990) 149-162.
118. Bussel JB, Zabusky MR, Berkowitz RL, McFarland JG: Fetal alloimmune thrombocytopenia. N Engl J Med 337 (1997) 22-26.
119. Clark AL, Gall SA: Clinical use of intravenous immunglobulin in pregnancy. Am J Obstet Gynecol 176 (1997) 241-253.
120. Cook RL, Miller RC, Katz VL, Cefalo RC: Immune thrombocytopenic purpura in pregnancy: a reappraisal of management. Obstet Gynecol 78 (1991) 578.
121. Daffos F, Forestier F, Kaplan C: Prenatal treatment of fetal alloimmune thrombocytopenia. J Pediatr 97 (1980) 695-696.
122. Dreyfus M, Kaplan C, Verdy E et al: Frequency of immune thrombozytopenia in newborns: a prospective study. Immune thrombocytopenia working group. Blood 89 (1997) 4402-4406.
123. George JN, El-Harake MA, Raskob GE: Chronic idiopathic thrombocytopenic purpura. New Engl J Med 331 (1994) 1207-1211.
124. George JN, Woolf SH, Raskob GE: Ideopathic thrombocytopenic purpura: A practice guidline developed by explicit methods for the American Society of Hematology. Blood 88 (1996) 3.
125. Giovangrandi Y, Daffos F, Kaplan C: Very early intracranial hemorrhage in alloimmune thrombocytopenia. Lancet ii (1990) 310.
126. Hughes GRV: Systemic lupus erythematodes. In: Connective Tissue Diseases. Blackwell Scientific, Oxford 1979.
127. Kaplan C, Daffos F, Forestier F: Management of alloimmune thrombocytopenia: antenatal diagnosis and in utero transfusion of maternal platelets. Blood 72 (1988) 340-343.
128. Kaplan C, Daffos F, Forestier F et al: Fetal platelet counts in thrombocytopenic pregnancy. Lancet 336 (1990) 979-982.
129. Kay HH, Hage ML, Kurtzberg J, Dunsmore KP: Alloimune thrombocytopenia may be associated with systemic disease. Am J Obstet Gynecol 166 (1992) 110-111.
130. Kelton JG, Inwood MJ, Barr RM: The prenatal prediction of thrombocytopenia in infants of mothers with clinically diagnosed immune thrombocytopenia. Am J Obstet Gynecol 144 (1982) 449.
131. Kleckner HB, Giles HR, Corrigan JJ: The association of maternal and neonatal thrombocytopenia in high-risk pregnancies. Am J Obstet Gynecol 128 (1997) 235-238.
132. Lynch L, Bussel JB, McFarland JG et al: Antenatal treatment of alloimmune thrombocytopenia. Obstet Gynecol 80 (1992) 67-71.
133. Murphy MF, Pullon HWH, Metacalfe P: Management of fetal alloimmune thrombocytopenia by weekly in utero platelet transfusions. Vox Sang 58 (1990) 45.
134. Newman PJ, Derbes RS, Aster RH: The human platelet alloantigenes PLA1 und PLA2 are associated with a leucine/proline amino acid polymorphism in membrane glycoprotein IIA and are distinguishable by DANN typing. J Clin Invest 83 (1989) 1778-1781.
135. Pao M, Karlowicz MG, Kickler TS, Zinkhan WH: Importance of platelet serologic testing for defining the cause of neonatal thrombocytopenia. Am J Pediatr Hematol Oncol 13 (1991) 71-76.
136. Reznikoff-Etivant MF: Management of alloimmune neonatal and antenatal thrombocytopenia. Vox Sang 55 (1988) 193-201.
137. Silver RM, Branch DW: Immunologic disorders. In: Creas RK, Resnik R (eds): Maternal-Fetal Medicine, pp 465-483. Saunders, Philadelphia 1999.
138. Silver RM, Branch DW, Scott JR: Maternal thrombocytopenia in pregnancy: Time for a reassessment. Am J Obstet Gynecol 173 (1995) 479-482.
139. Silver RM, Flint Porter T, Branch DW et al: Neonatal alloimmune thrombocytopenia: antenatal management. Am J Obstet Gynecol 182 (2000) 1233-1238.
140. Wenstrom KD, Weiner CP, Williamson RA: Antenatal treatment of fetal

## Literatur zu Kapitel 18

1. Confavreux C, Hutchinson M, Hours M et al.: Rate of pregnancy-related relapse in multiple sclerosis. N Engl J Med 5 (1998) 285-291.
2. Crawford P, Appleton R, Betts T et al.: Best practice guidelines for the management of women with epilepsy. Seizure 8 (1999) 201-217.
3. Flachenecker P, Hartung HP: Multiple Sklerose und Schwangerschaft. Nervenarzt 66 (1995) 97-104.
4. Gilchrist JM: Muscle disease in the pregnant woman. Adv Neurol 64 (1994) 193-208.
5. Kittner SJ, Stern BJ, Feeser BR et al.: Pregnancy and the risk of stroke. N Engl J Med 335 (1996) 768-774.
6. Lucas MJ, Leveno KJ, Cunningham FG: A comparison of magnesium sulfate with phenytoin for the prevention of eclampsia. N Engl J Med 333 (1995) 201-205.
7. Mas JL, Lamy C: Stroke in pregnancy and the puerperium. J Neurol 245 (1998) 305-313.
8. Massy EW: Mononeuropathies in pregnancy. Semin Neurol 8 (1988) 193-196.
9. Plauche WC: Myasthenia gravis in mothers and their newborns. Clin Obstet Gynecol 34 (1991) 82-99.
10. Repke JT: Myasthenia gravis in pregnancy. In: Goldstein PJ, Stern BJ (eds): Neurological Disorders in Pregnancy, pp 269-291. Futura, Mt. Kisco/NY 1992.
11. Sawle G, Ramsay M: The neurology of pregnancy. Neurol Neurosurg Psychiatry 64 (1998) 711-725.
12. Shellock FG, Kanal E: Policies, guidelines, and recommendations for MR imaging safety and patient management. J Magn Reson Imag 1 (1991) 97-101.
13. Simon RH: Brain tumors in pregnancy. Semin Neurol 8 (1988) 214-221.
14. Tackmann W, Richter HP, Stöhr M: Kompressionssyndrome peripherer Nerven. Springer, Berlin – Heidelberg – New York 1989.
15. Vermes S: The outcome of pregnancy in 689 women exposed to therapeutic doses of antidepressants. A collaborative study of the European Network of Teratology Information Services (ENTIS). Reprod Toxicol 10 (1996) 285-294.
16. Walters AS: Toward a better definition of the restless legs syndrome. The International Restess Legs Syndrome Study Group. Mov Disord 10 (1995) 634-642.
17. Zahn CA, Morell MJ, Collins SD et al.: Management issues for women with epilepsy. Neurol 51 (1998) 949-956.

alloimune thrombocytopenia. Obstet Gynecol 80 (1992) 433-435.

## Literatur zu Kapitel 19

1. Addiction Research Foundation 33 Russell Street, Toronto, Canada, 2000 (Handout).
2. Altshuler LL, Hendrick V, Cohen LS: Course of mood and anxiety disorders during pregnancy and the postpartum period. J Clin Psychiatry 1998; 5 9(suppl 2): 29-33.
3. Amsterdam JD, Maislin G, Winokur A et al: Pituitary and adrenocortical responses to the ovine corticotropin-releasing hormone in depressed patients and healthy volunteers. Arch Gen Psychiatry 1987 (775-781).
4. Begg EJ, Duffell SB, Saunders DA et al: Paroxetine in human milk. Br J Clin Pharmacol.1999; 48: 142-147.
5. Biegon A, Reches A, Snyder L: Serotonergic and noradrenergic receptors in the rat brain: modulation by chronic exposure to ovarian hormones. Life Sci 1983; 2015-2021.
6. Chambers CD, Johnson KA, Dick LM et al: Birth outcomes in pregnant women taking fluoxetine. N Engl J Med 1996; 335: 1010-1015.
7. Cohen LS, Sichel DS, Faraone SV et al: Course of panic disorder during pregnancy and the puerperium: a preliminary study. Biol Psychiatry 1996; 39: 950-954.
8. Corral M, Kuan A, Kostaras D: Bright light therapy's effect on postpartum depression (letter). Am J Psychiatry 2000; 157: 303-304.
9. Doberczak TM, Kandall SR, Friedman P: Relationships between maternal methadone dosage, maternal-neonatal methadone levels and neonatal withdrawal. Obstet Gynecol 1993; 81: 936-940.
10. Douglas AR: Reported anxieties concerning intimate parenting in women sexually abused as children. Child Abuse Negl 2000 24: 425-434.
11. Epperson CN, Anderson GM, McDougle CJ: Sertraline and breast-feeding. N Engl J Med 1997; 336: 1889-1890.
12. Ericson A, Kallen B, Wiholm B: Delivery outcome after the use of antidepressants in early pregnancy. Eur J Clin Pharmacol 1999; 55: 503-508.
13. Eskenazi B: Caffeine: filtering the facts (editorial). N Engl J Med 1999; 341: 1688-1689.
14. Garvey DJ, Longo LD: Chronic low level maternal carbon monoxide exposure and fetal growth and development. Biol Reprod 1978; 19: 8-14.
15. Giles W, Patterson T et al: Outpatient methadone programme for pregnant heroin using women. Austr NZ J Obstet Gynecol 1989; 29: 225-229.
16. Goldstein DJ: Written communication, Lilly Research Laboratories, August 8, 1995.
17. Jarvis MAE, Schnoll SH: Methadone treatment during pregnancy. J Psychoactive Drugs 26: 155-161, 1994.
18. Jensen PN, Olesen OV, Bertelson A, Linnet K: Citalopram and desmethylcitalopram concentrations in breast milk and in serum of mother and infant. Ther Drug Monit 1997; 19: 236-239.
19. Kaplan HI, Sadock BJ, Grebb JA: Synopsis of Psychiatry. Williams & Wilkins, Baltimore 1994.
20. Kent LSW, Laidlaw JDD: Suspected congenital sertraline dependence (letter). Br J Psychiatry 1995; 167:412-413.
21. Klebanoff MA, Levine RJ, DerSimonian R et al: Maternal serum paraxanthine, a caffeine metabolite, and the risk of spontaneous abortion. N Engl J Med 1999; 341: 1639-1644.
22. Kulin NA, Pastuszak A, Sage SR et al: Pregnancy outcome following maternal use of the new selective serotonin reuptake inhibitors: a prospective, controlled, multicenter study. JAMA. 1998; 279: 609-610.
23. Kumar R, Robson MK: A prospective study of emotional disorders in childbearing women. Br J Psychiatry 1984; 144: 35-47.
24. Lacy C, Armstrong LL, Lipsy RJ: In: Hudson OH (ed): Drug Information Handbook, 2. ed., p 11. Lexi- Comp 1993.
25. Lester BM, Cucca J, Andreozzi L et al: Possible association between fluoxetine HCL and colic in an infant. J Am Acad Adolesc Psychiatry 1993; 32: 1253-1255.
26. Llewellyn AM, Stowe ZN, Nemeroff CB: Depression during pregnancy and the puerperium. J Clin Psychiatry 1997; 58 (suppl 15): 26-32.
27. Lynch AM, Bruce NW: Placental growth in rats exposed to carbon monoxide at selected stages of pregnancy. Biol Neonate 1989; 56: 151-7.
28. Maas U, Kattner E et al: Infrequent neonatal opiate withdrawal following maternal detoxification during pregnancy. J Perinat Med 1990; 18: 111-118.
29. Mammen OK, Perel JM, Rodolph G et al: Sertraline and norsertraline levels in three breast-fed infants. J Clin Psychiatry 1997; 58: 100-103.
30. Mills JL: Cocaine, smoking, and spontaneous abortion (editorial). N Engl J Med 1999; 340: 380-381.
31. Murphy SA, Connelly CD, Evens C, Vander Stoep A: Roles, lifestyles, and well-being as predictors of alcohol consumption among young and midlife women. Health Care for Women International. 2000; 21: 677-699.
32. Ness RB, Grisso JA, Hirschinger N et al: Cocaine and tobacco use and the risk of spontaneous abortion. N Engl J Med 1999; 340: 333-339.
33. Nordeng H, Lindemann R, Perminov KV, Reikvam A: Neonatal withdrawal syndrome after in utero exposure to selective serotonin reuptake inhibitors. Acta Paediatr 2001; 90: 288-91.
34. Nulman I, Rovet J, Stewart DE et al: Neurodevelopment of children exposed in utero to antidepressant drugs. N Engl J Med. 1997; 336: 258-262.
35. O'Hara MW: Social support, life events, and depression during pregnancy and the puerperium. Arch Gen Psychiatry 1986; 43: 569-573.
36. O'Hara MW, Swain AM: Rates and risk of postpartum depression: a meta-analysis.

37. Ohman R, Hagg S, Carleborg L, Spigset O: Excretion of paroxetine into breast milk. J Clin Psychiatry 1999; 60: 519-523.
38. Olin BR (ed): Selective Serotonin Reuptake Inhibitors-Pregnancy, pp 264f. Facts and Comparisons Loose-leaf Information Service St. Louis, MI, 1995.
39. Oren DA, Wisner KL, Spinelli M et al: Morning light therapy for antepartum depression. Soc Light Treatment Biol Rhythms Abs. 1999; 11: 7.
40. Pastuszak A, Schick-Boschetto B, Zuber C et al: Pregnancy outcome following first-trimenon exposure to fluoxetine (Prozac). JAMA 1993; 269: 2246-9.
41. Schmidt K, Olesen OV, Jensen PN: Citalopram and breast-feeding: serum concentration and side effects in the infant. Biol Psychiatry 2000; 47: 164-165.
42. Schmidt PJ, Rubinow DR: Menopause-related affective disorders: a justification for further study. Am J Psychiatry 1991; 844-852.
43. Sichel DA, Cohen LS, Dimmock JA, Rosenbaum JF: Postpartum obsessive compulsive disorder: a case series. J Clin Psychiatry 1993; 54: 156-159.
44. Spigset O, Carleborg L, Ohman R, Norstrom A: Excretion of citalopram in breast milk. Br J Clin Pharmacol 1997; 44: 295-298.
45. Steiner M, Yonkers K: Depression in Women. Martin Dunitz, London 1998.
46. Stowe ZN, Cohen LS, Hostetter A et al: Paroxetine in human breast milk and nursing infants. Am J Psychiatry 2000; 157: 185-189.
47. Stowe ZN, Owens MJ, Landry JC et al: Sertraline and desmethylsertraline in human breast milk and nursing infants. Am J Psychiatry 1997; 154: 1255-1260.
48. Taddio A, Ito S, Koren G: Excretion of fluoxetine and its metabolite, norfluoxetine, in human breast milk. J Clin Pharmacol 1996; 36: 42-47.
49. Tennes A: Effects of marijuana on pregnancy and fetal development in the human. In: Braude MC, Ludford JP (eds): Marijuana Effects on the Endocrine and Reproductive Systems, pp 115-23. Department of Health and Human Services, Rockville 1984.
50. Troutman B, Cutrona C: Nonpsychotic postpartum depression among adolescent mothers. J Abnorm Psychol 1990; 99: 69-78.
51. Vega WA, Kolody B, Hwang J, Noble A: Prevalence and magnitude of perinatal substance exposures in California. N Engl J Med 1993; 329: 850-854.
52. Williams KE, Koran LM: Obsessive-compulsive disorder in pregnancy, the puerperium, and the premenstruum. J Clin Psychiatry 1997; 58: 330-334.
53. Wisner KL, Perel JM, Blumer J: Serum sertraline and N-desmethylsertraline levels in breast-feeding mother-infant pairs. Am J Psychiatry 1998; 155: 690-692.
54. Wright S, Dawling S, Ashford JJ: Excretion of fluvoxamine in breast milk (letter). Br J Clin Pharmacol 1991; 31: 209.
55. Yoshida K, Smith B, Craggs M, Kumar R: Fluoxetine in breast milk and developmental outcome of breast-fed infants. Br J Psychiatry 1998; 172: 175-179.

## Literatur zu Kapitel 20

1. Alcalay J, Ingber A, Hazaz B et al: Linear IgM dermatosis of pregnancy. J Am Acad Dermatol 18 (1988) 412-415.
2. Aractingi S, Berkane N, Bertheau P et al: Fetal DNA in skin of polymorphic eruptions of pregnancy. Lancet 352 (1998) 1898-1901.
3. Bellmann B, Bermann B: Skin diseases seriously affecting fetal outcome and maternal health. In: Harahap M, Wallach RC (eds): Skin Changes and Diseases in Pregnancy, pp 129-182. Marcel Dekker, New York-Basel-Hong Kong 1996.
4. Black MM: Das polymorphe Exanthem der Schwangerschaft. In: Black MM, McKay M, Braude PR, Rossmanith WG (Hrsg): Dermatologie in Gynäkologie und Geburtshilfe, S 37-41. Ullstein Mosby, Berlin-Wiesbaden 1997.
5. Fölster-Holst R, Christophers E: Die Skabiestherapie unter besonderer Berücksichtigung des frühen Kindesalters, der Schwangerschaft und Stillzeit. Hautarzt 51 (2000) 7-13.
6. Holmes RC, Black MM: The specific dermatoses of pregnancy. J Am Acad Dermatol 8 (1983) 405-412.
7. Jenkins RE, Hern S, Black MM: Clinical features and management of 87 patients with pemphigoid gestationis. Clinical Experimental Dermatol 24 (1999) 255-259.
8. Kleinebrecht J, Fränz J, Windorfer A: Arzneimittel in der Schwangerschaft und Stillzeit, 5. Aufl. Wissenschaftliche Verlagsgesellschaft, Stuttgart 1999.
9. Landthaler M, Dorn M: Dermatosen in der Schwangerschaft. In: Braun-Falco O, Burg G (Hrsg): Fortschr prakt Dermatol Venerol, Bd. 10, S 44-53. Springer, Berlin 1983.
10. Landthaler M, Braun-Falco O: Maligne Melanome in der Schwangershaft. Dtsch Med Wochenschr 110 (1985) 1319-1323.
11. MacKie RM, Bufalino R, Morabito A et al: Lack of effect of pregnancy on outcome of melanoma. Lancet 337 (1991) 653-655.
12. Pastuszak AL, Levy M, Schick B et al: Outcome after maternal varicella infection in the first 20 weeks of pregnancy. New Engl J Med 330 (1994) 901-905.
13. Rappersberger K: Infektionen mit Herpes-simplex- und Varicella-Zoster-Viren in der Schwangerschaft. Hautarzt 50 (1999) 706-714.
14. Roger D, Vaillant L, Fignon A et al: Specific pruritic diseases of pregnancy. Arch Dermatol 130 (1994) 734-739.
15. Schwarz TF, Roggendorf M, Deinhard F: Die Infektion mit dem Erreger der Ringelröteln (Humanes Parvovirus B19) und ihr Einfluß auf die Schwangerschaft. Dtsch Ärztebl 84 (1987) 2337-2342.
16. Shiu MH, Schottenfeld D, MacLean B, Fortner JG: Adverse effect of pregnancy on melanoma. Cancer 37 (1976) 181-187.
17. Shornick JK: Pemphigoid (Herpes) gestationis. In: Black MM, McKay M, Braude PR, Rossmanith WG (Hrsg): Dermatologie in Gynäkologie und Geburtshilfe, S 29-36. Ullstein Mosby, Berlin-Wiesbaden 1997.
18. Slingluff CL, Seigler HF: Malignant melanoma and pergnancy. Ann Plastic Surg 28 (1992) 95-99.
19. Spielmann H, Steinhoff R, Schaefer C, Bunjes R: Arzneiverordnung in der Schwangerschaft und Stillzeit, 5. Aufl. Gustav Fischer, Stuttgart-Jena-Ulm-Lübeck 1998.
20. Travers RL, Sober AJ, Berwick M et al: Increased thickness of pregnancy-associated melanoma. Br J Dermatol 132 (1995) 876-883.
21. Vaughan Jones SA, Hern S, Nelson-Piercy C et al: A prospective study of 200 woman with dermatoses of pregnancy correlating clinical findings with hormonal and immunopathological profiles. Br J Dermatol 141 (1999) 71-81.
22. Winton GB: Skin diseases aggravated by pregnancy. J Am Acad Dermatol 20 (1989) 1-13.
23. Wong RC: Physiological skin changes in pregnancy. In: Harahap M, Wallach RC (eds): Skin Changes and Diseases in Pregnancy, pp 37-53. Marcel Dekker, New York-Basel-Hong Kong 1996.
24. Zoberman E, Farmer ER: Pruritic folliculitis of pregnancy. Arch Dermatol 117 (1981) 20-22.

## Literatur zu Kapitel 21

1. Adinma, JI: Cervical polyp presenting as inevitable abortion. Trop Doct 19 (1989) 181.
2. Adler-Ganal S: Mammakarzinom in Schwangerschaft und Stillzeit. In: Kreienberg R, Möbus V, Alt D (Hrsg): Management des Mammakarzinoms, S 299. Springer, Berlin-Heidelberg 1998.
3. Aharoni A, Reiter A, Golan D et al: Patterns of growth of uterine leiomyomas during pregnancy. Br J Obstet Gynecol 5 (1988) 510.
4. Allen DG, Planner RS, Tang PT et al: Invasive cervical cancer in pregnancy. Aust NZ J Obstet Gynaecol 35 (1995) 408.
5. Baltzer J, Regenbrecht ME, Kopcke W, Zander J: Carcinoma of the cervix and pregnancy. Int J Gynaecol Obstet 31 (1990) 317.
6. Barnavon Y, Wallack MK: Management of the pregnant patient with carcinoma of the breast. Surg Gynecol Obstet 171 (1990) 347.
7. Bekkers RL, Massuger LF, Berg PP et al: Uterine malignant leiomyoblastoma (epithelial leiomyosarcoma) during pregnancy. Gynecol Oncol 72 (1999) 433.
8. Bernhard LM, Klebba PK, Gray DL, Mutch DG: Predictors of persistence of adnexal masses in pregnancy. Obstet Gynecol 93 (1999) 585.
9. Bernik SF, Bernik TR, Whooley BP, Wallack MK: Carcinoma of the breast during pregnancy: a review and update

## 24 Literatur

on treatment options. Surg Oncol 7 (1998) 45.
10. Bokhman JV, Urmancheyeava AF: Cervix uteri cancer and pregnancy. Eur J Gynaecol Oncol 10 (1989) 406
11. Börner P: Gynäkologische Erkrankungen. In: Wulf K-H, Schmidt-Matthiesen H (Hrsg): Klinik der Frauenheilkunde und Geburtshilfe, Bd 5. Die gestörte Schwangerschaft, S 239. Urban & Schwarzenberg, München, Wien, Baltimore 1994.
12. Böttcher HD, Beller FK: Uterus myomatosus und Schwangerschaft. Z Geburtsh Perinatol 181 (1977) 241.
13. Bromley B, Benacerraf B: Adnexal masses during pregnancy: accuracy of sonographic diagnosis and outcome. J Ultrasound Med 16 (1997) 447.
14. Buller RE, Darrow V, Manetta A et al: Conservative surgical management of dysgerminoma concomitant with pregnancy. Obstet Gynecol 78 (1992) 887.
15. Burton CA, Grimes DA, March M: Surgical management of leiomyomata during pregnancy. Obstet Gynecol 74 (1989) 707.
16. Carter J, Carlson J, Fowler J et al: Invasive vulvar tumors in young women – a disease of the immunosuppressed? Gynecol Oncol 51 (1993) 307.
17. Chang-Claude J, Schneider A, Smith E et al: Longitudinal study of effects of pregnancy and other factors on detection of HPV. Gynecol Oncol 60 (1996) 355.
18. Cherkis RC, Kamath CP: Hemangioma of the uterine cervix and pregnancy. J Reprod Med 33 (1988) 393.
19. Cliby WA, Dodson MK, Podratz KC: Cervical cancer complicated by pregnancy: episiotomy site recurrences following vaginal delivery. Obstet Gynecol 84 (1994) 179.
20. Connor JP: Noninvasive cervical cancer complicating pregnancy. Obstet Gynecol Clin North Am 25 (1998) 331.
21. Cunningham FG, Mac Donald PC, Gant NF et al: Williams Obstetrics, 20th Edition, vol 57. Neoplastic Diseases, p 1281. Appleton & Lange, Stamford 1997.
22. Davis JL, Ray-Mazumder LS, Hobel CJ: Uterine leiomyomas in pregnancy: a prospective study. Obstet Gynecol 75 (1990) 41.
23. Dgani R, Shoham Z, Atar E et al: Ovarian carcinoma during pregnancy: A study of 23 cases in Israel between the years 1960 and 1984. Gynecol Oncol 33 (1989)326.
24. Doll RC, Ringenberg QS, Yarbro JW: Management of cancer during pregnancy. Arch Intern Med 148 (1988) 2058.
25. Dow KH, Harris JR, Roy C: Pregnancy after breast-conserving surgery and radiation therapy for breast cancer. Monogr Natl Cancer Inst 16 (1994) 131.
26. Duggan B, Murderspach LI, Roman LD et al: Cervical cancer in pregnancy: reporting on planned delay in therapy. Obstet Gynecol 82 (1993) 598.
27. Economos K, Veriddiano NP, Delke I et al: Abnormal cervical cytology in pregnancy: A 17-year experience. Obstet Gynecol 145 (1993) 915.
28. Elledge RM, Ciocca DR, Langone G, McGuire WL: Estrogen receptor, progesterone receptor, and HER-2/neu protein in breast cancers from pregnant patients. Cancer 71 (1993) 2499.
29. Farahmand SM, Marchetti DI, Asirwatham JE, Dewey MR: Case report of ovarian endodermal sinus tumor associated with pregnancy: Review of the literature. Gynecol Oncol 41 (1991) 156.
30. Farhi J, Ashkenazi J, Feldberg D et al: Effect of uterine leiomyomata on the results of in-vitro fertilization treatment. Hum Reprod 10 (1995) 2576.
31. Ferenczy A: HPV-associated lesions in pregnancy and their clinical implications. Clin Obstet Gynecol 32 (1989) 191.
32. Gallenberg MM, Loprinzi CL: Breast cancer and pregnancy. Semin Oncol 16 (1989) 369.
33. Gitsch G, Van-Eijkeren M, Hacker NF: Surgical therapy of vulvar cancer in pregnancy. Gynecol Oncol 56 (1995) 312.
34. Gleicher N, Seigel I: Common denominators of pregnancy and malignancy. Prog Clin Biol Res 70 (1981) 339.
35. Hannigan EV: Cervical cancer in pregnancy. Clin Obstet Gynecol 33 (1990) 837.
36. Hess LW, Peaceman A, O'Brien WF et al: Adnexal mass occuring with intrauterine pregnancy: report of fifty-four patients requiring laparotomy for definitive management. Am J Obstet Gynecol 158 (1988) 1029.
37. Higgins S, Haffty BG: Pregnancy and lactation after breast-conserving therapy for early stage breast cancer. Cancer 73 (1994) 2175.
38. Hoffmann MS, Cavanagh SD, Walter TS et al: Adenocarcinoma of the endometrium and endometroid carcinoma of the ovary associated with pregnancy. Gynecol Oncol 32 (1989) 82.
39. Hopkins MP, Morley GW: The prognosis and management of cervical cancer associated with pregnancy. Obstet Gynecol 80 (1992) 9.
40. Isaacs JH: Cancer of the breast in pregnancy. Surg Clin North America 75 (1995) 47.
41. Jakob JH, Stringer CA: Diagnosis and management of cancer during pregnancy. Semin Perinatol 14 (1990) 79.
42. James K, Bridger J, Anthony PP: Breast tumour of pregnancy ("lactating adenoma"). J Pathol 156 (1988) 37.
43. Jolles CJ: Gynecologic cancer associated with pregnancy. Semin Oncol 16 (1989) 417.
44. Karlen JR, Akhari A, Cook WA: Dysgerminoma associated with pregnancy. Obstet Gynecol 53 (1979) 330.
45. Khalil AM, Khatib RA, Mufarrij AA et al: Squamous cell carcinoma of the cervix implanting in the episiotomy site. Gynecol Oncol 51 (1993) 408.
46. Kiguchi K, Bibbo M, Hasegawa T et al: Dysplasia during pregnancy: A cytologic follow-up study. J. Reprod Med 26 (1981) 41.
47. Kort B, Katz VL, Watson WJ: The effect of nonobstetric operation during pregnancy. Surg Gynecol Obstet 177 (1993) 371.
48. Kuller JA, Zucker PK, Peng TCC: Vulvar leiomyoasarcoma in pregnancy. Am J Obstet Gynecol 162 (1990) 164.
49. Kyodo Y, Inatomi K, Abe T: Sarcoma associated with pregnancy. Am J Obstet Gynecol 161 (1989) 94.
50. Lee WL, Chiu LM, Wang PH et al: Fever of unknown origin in the puerperium. A case report. J Reprod Med 43 (1998) 149.
51. Lewandowski GS, Vaccarello L, Copeland LJ: Surgical issues in the management of carcinoma of the cervix in pregnancy. Surg Clin North Am 75 (1995) 89.
52. Lotgering FK, Pijpers L, van Eijck J, Wallenburg C: Pregnancy in a patient with diffuse cavernous hemangioma of the uterus. Am J Obstet Gynecol 160 (1989) 628.
53. Madej JG Jr: Colposcopy monitoring in pregnancy complicated by CIN and early cervical cancer. Eur J Gynaecol Oncol 17 (1996) 59.
54. Maeenpaeae J, Soederstroem KO, Salmi T, Ekblad U: Large atypical polyps of the vagina during pregnancy with concomitant human papillomavirus infection. Eur J Obstet Gynaecol 27 (1988) 65.
55. Magrina JF: Primary surgery for stage IB-IIA cervical cancer, including short-term and long-term morbidity and treatment in pregnancy. J Natl Cancer Inst Monogr 21 (1996) 53.
56. Malfetano JH, Marin AC, Malfetano H: Laser treatment of condylomata acuminata in pregnancy. J Reprod Med 26 (1981) 574.
57. Manuel-Limson GA, Ladines-Llave CA, Sotto LS, Manalo AM: Cancer of the cervix in pregnancy: a 31-year experience at the Philippine General Hospital. J Obstet Gynaecol Res 23 (1997) 503.
58. Marchant DJ: Breast cancer in pregnancy. Clin Obstet Gynecol 37 (1994) 933.
59. Matsanuga J, Bergmann N, Bhatia N: Genital condylomata acuminata in pregnancy: effectiveness, safety, and pregnancy outcome following cryotherapy. Br J Obstet Gynaecol 94 (1987) 168.
60. Max MH, Klamer TW: Pregnancy and breast cancer. So Med J 25 (1983) 25.
61. McCluggage WG, Nirmala V, Radhakumari K: Intramural mullerian papilloma of the vagina. Int J Gynecol Pathol 18 (1999) 94.
62. Menton M, Neeser E, Walker S et al: Condylomata acuminata in der Schwangerschaft. Besteht eine Sektioindikation? Geburtshilfe Frauenheilkd 53 (1993) 681.
63. Messing MJ, Gallup DG: Carcinoma of the vulva in young women. Obstet Gynecol 86 (1995) 51.
64. Method MW, Brost BC: Management of cervical cancer in pregnancy. Semin Surg Oncol 16 (1999) 251.
65. Mitchel M, Talerman A, Sholl JS et al: Pseudosarcoma botryoides in pregnancy: report of a case with ultrastructural observations. Obstet Gynecol 70 (1987) 622.
66. Mitre BK, Kanbour AL, Mauser N: Fine needle aspiration biopsy of breast

carcinoma in pregnancy and lactation. Acta Cytol 41 (1997) 1121.
67. Monk BJ, Montz FJ: Invasive cervical cancer complicating intrauterine pregnancy: treatment with radical hysterectomy. Obstet Gynecol 80 (1992) 199.
68. Moore DDH, Fowler WC Jr, Currie JL, Walton LA: Squamous cell carcinoma of the vulva in pregnancy. Gynecol Oncol 41 (1991) 74.
69. Nevin J, Soeters R, Dehaeck K et al: Cervical carcinoma associated with pregnancy. Obstet Gynecol Surv 50 (1995) 228.
70. Nezhat FR, Tazuke S, Nezhat CH et al: Laparoscopy during pregnancy: a literature review. J Soc Laparoendosc Surg 1 (1997) 17.
71. Norstrom A, Jansson I, Andersson H: Carcinoma of the uterine cervix in pregnancy. A study of the incidence and treatment in the western region of Sweden 1973 to 1992. Acta Obstet Gynecol Scand 76 (1997) 583.
72. Omar SZ, Sivanesaratnam V, Samodaran P: Large lower segment myoma – myomectomy at lower segment caesarean section – a report of two cases. Singapore Med J 40 (1999) 109.
73. Pakarian F, Kaye J, Cason J et al: Cancer associated human papillomviruses: perinatal transmission and persistence. Br J Obstet Gynaecol 101 (1994) 514.
74. Patsner B: Management of low-grade cervical dysplasia during pregnancy. South Med J 83 (1990) 1405.
75. Pearl ML, Crombleholme WR, Green JR, Bottles K: Fibroepithelial polyps of the vagina in pregnancy. Am J Perinatol 8 (1991) 236.
76. Petrek JA, Dukoff R, Rogatko A: Prognosis of pregnancy-associated breast cancer. Cancer 67 (1991) 869.
77. Petru E, Scholl W, Gucer F et al: Zervixkarzinom während der Schwangerschaft – Empfehlungen für die Praxis. Gynäkol Geburtshilfliche Rundsch 38 (1998) 85.
78. Platek DN, Henderson CE, Goldberg GL: The management of a persistent adnexal mass in pregnancy. Am J Obstet Gynecol 173 (1995) 1236.
79. Prahlow JA, Cappellari JO, Washburn SA: Uterine pyomyoma as a complication of pregnancy in an intravenous drug user. South Med J 89 (1996) 892.
80. Rando RF, Lindheim S., Hasty L et al: Increased frequency of detection of human papillomavirus deoxyribonucleic acid in exfoliated cervical cells during pregnancy. Am J Obstet Gynecol 161 (1989) 50.
81. Regan MA, Rosenzweig BA: Vulvar carcinoma in pregnancy: A case report and literature review. Am J Perinatol 10 (1993) 334.
82. Rezvani FF: Vaginal cavernous hemangioma in pregnancy. Obstet Gynecol 89 (1997) 824.
83. Ribeiro SC, Reich H, Rosenberg J et al: Laparoscopic myomectomy and pregnancy outcome in infertile patients. Fertil Steril 71 (1999) 571.
84. Rice JP, Kay HH, Mahony BS: The clinical significance of uterine leiomyoma in pregnancy. Am J Obstet Gynecol 160 (1989) 1212.
85. Roberts JA: Management of gynecologic tumors during pregnancy. Clin Perinat 10 (1983) 369.
86. Roumen FJ, Leeuw JW, van der Linden PJ, Pannebaker MA: Non-Hodgkin lymphoma of the puerperal uterus. Obstet Gynecol 75 (1990) 128.
87. Sakala EP, Gaio KL: Fundal uterine leiomyoma obscuring first-trimester transabdominal sonographic diagnosis of fetal holoprosencephaly. A case report. J Reprod Med 38 (1993) 400.
88. Samuels TH, Liu FF, Yaffe M, Haider M: Gestational breast cancer. Can Assoc Radiol J 49 (1998) 172.
89. Scandvei R, Lote K, Svendsen E, Thunold S: Successful pregnancy following treatment of primary malignant lymphoma of the uterine cervix. Gynecol Oncol 38 (1990) 128.
90. Schneider A, Hotz M, Gissmann I: Increased prevalence of human papillomaviruses in the lower genital tract of pregnant women. Int J Cancer 40 (1987) 198.
91. Schneider A, Schumann R, De Villiers EM et al: Klinische Bedeutung von humanen Papilloma-Virus-(HPV)-Infektionen im unteren Genitaltrakt. Geburtshilfe Frauenheilkd 46 (1986) 261.
92. Schneider V, Barnes A: Ectopic decidual reaction of the uterine cervix: frequency and cytologic presentation. Acta Cytol 25 (1981) 616.
93. Schneller JA, Nacistri AD: Intrauterine pregnancy coincident with endometrial carcinoma: A case study and review of the literature. Gynecol Oncol 54 (1994) 87.
94. Schwartz DB, Greenberg MD, Daoud Y, Reid R: Genital condylomas in pregnancy: use of trichloroacetic acid and laser therapy. Am J Obstet Gynecol 158 (1988) 1407.
95. Schweppe K-W: Maligne gynäkologische Tumoren. In: Beller FK, Kyank H (Hrsg): Erkrankungen während der Schwangerschaft, S 518. Thieme, Stuttgart 1990.
96. Scott-Conner CE, Schorr SJ: The diagnosis and management of breast problems during pregnancy and lactation. Am J Surg 170 (1995) 401.
97. Senekijan EK, Hubby M, Bell DA et al: Clear cell adenocarcinoma (CCA) of the vagina and cervix in association with pregnancy. Gynecol Oncol 24 (1986) 207.
98. Shah K, Kashim H, Polk F et al: Rarity of Cesarean delivery in cases of juvenile-onset respiratory papillomatosis. Obstet Gynecol 68 (1986) 795.
99. Sherer DM, Schwartz BM, Mahon TR: Intrapartum ultrasonographic depiction of fetal malpositioning and mild parietal bone compression in association with large lower segment uterine leiomyoma. J Matern Fetal Med 8 (1999) 28.
100. Shivvers SA, Miller DS: Preinvasive and invasive breast and cervical cancer prior to or during pregnancy. Clin Perinatol 24 (1997) 369–389.
101. Sood AK, Sorosky JL: Invasive cervical cancer complicating pregnancy. How to manage the dilemma. Obstet Gynecol Clin North Am 25 (1998) 343.
102. Sorosky JI, Scott-Conner CE: Breast disease complicating pregnancy. Obstet Gynecol Clin North Am 25 (1998) 353.
103. Stovall DW, Parrish SB, Van Voorhis BJ et al: Uterine leiomyomas reduce the efficacy of assisted reproduction cycles: results of a matched follow-up study. Hum Reprod 13 (1998) 192.
104. Sumkin JH, Perrone AM, Harris KM et al: Lactating adenoma: US features and literature review. Radiology 206 (1998) 271.
105. Talebian F, Krumholz BA, Shayan A, Mann LI: Colposcopic evaluation of patients with abnormal cytologic smears during pregnancy. Obstet Gynecol 47 (1976) 693.
106. Tobon H, McIntyre-Seltman K, Rubino M: Polyposis vaginalis of pregnancy. Arch Path Lab Med 113 (1989) 1391.
107. Treissman DA, Bate JT, Randall PT: Epidural use of morphine in managing the pain of carneous degeneration of a uterine leiomyoma during pregnancy. Can Med Assoc J 126 (1982) 505.
108. Van der Vange N, Weverling GJ, Ketting BW et al: The prognosis of cervical cancer associated with pregnancy: a matched cohort study. Obstet Gynecol 85 (1995) 1022.
109. Van Vliet W, van-Loon AJ, ten-Hoor KA, Boonstra H: Cervical carcinoma during pregnancy: outcome of planned delay in treatment. Eur J Obstet Gynecol Reprod Biol 79 (1998) 153.
110. Vavra N, Barrada M, Rosen A et al: Das Zervixkarzinom in der Schwangerschaft. Z Geburtshilfe Perinatol 195 (1991) 147.
111. Way JC, Culham BA: Phyllodes tumour in pregnancy: a case report. Can J Surg 41 (1998) 407.
112. Whitecar MP, Turner S, Higby MK: Adnexal masses in pregnancy: a review of 130 cases undergoing surgical management. Am J Obstet Gynecol 181 (1999) 19.
113. Woodrow N, Permezel M, Butterfield L et al: Abnormal cervical cytology in pregnancy: experience of 811 cases. Aust N Z J Obstet Gynaecol 38 (1998) 161.
114. Wunderlich M: Zytologische Befunde bei deziduaier Ektopie (Deziduosis) der Portio vaginalis uteri. Zbl Gynäkol 108 (1986) 925.
115. Young RH, Dudley AG, Scully RE: Granulosa cell, Sertoli-Leydig cell, and unclassified sex cord-stromal tumors associated with pregnancy: A clinicopathological analysis of thirty-six cases. Gynecol Oncol 18 (1984) 181.
116. Yuen PM, Chang AM: Laparoscopic management of adnexal mass during pregnancy. Acta Obstet Gynecol Scand 76 (1997) 173.
117. Zarcone R, Bellini P, Carfora E, Cardone A: A case of malignant melanoma of the vagina during pregnancy. Immunological problems. Eur J Gynaecol Oncol 18 (1997) 136.

118. Zemlickis D, Lishner M, Degendorfer P et al: Maternal and fetal outcome after invasive cervical cancer in pregnancy. J Clin Oncol 9 (1991) 1956.

## Literatur zu Kapitel 22

### Einleitung

1. Editorial: TORCH syndrome and TORCH screening. Lancet 335 (1990) 1559-1561.
2. Enders, G.: Viral infections of the fetus and neonate, other than rubella. In: Collier, L. H., A. Balows, M. Sussman (eds.): Topley & Wilson's Microbiology and Microbial Infections, 9th ed., pp. 873-915. Arnold, London 1997.
3. Enders, G.: Fetale Infektionen. In: Hansmann, M., A. Feige, E. Saling (eds.): Pränatal- und Geburtsmedizin: Berichte vom 5. Kongress der Gesellschaft für Pränatal- und Geburtsmedizin, 21.-23. Februar 1997, S. 76-82. DCM, Meckenheim 1998.
4. Enders, G.: Infektionen in der Schwangerschaft und Impfungen im gebärfähigen Alter und in der Schwangerschaft, 3. Aufl. Urban & Fischer, München – Jena (in Vorbereitung).
5. Enders, G., U. Bäder, L. Lindemann et al.: Prenatal diagnosis of congenital cytomegalovirus infection in 189 pregnancies with known outcome. Prenat. Diagn. 21 (2001) 362-377.
6. Forestier, F., W. L. Cox, F. Daffos, M. Rainaut: The assessment of fetal blood samples. Am. J Obstet. Gynecol. 158 (1988) 1184-1188.
7. Geipel, A., U. Gembruch, G. Enders, M. Biber: Fetales Infektionsrisiko bei invasiver Pränataldiagnostik bei Frauen mit nachgewiesener HIV-, HBV-, HCV- oder CMV-Infektion. Gynäkologe 34 (2001) 453-457.
8. Hanson, F. W., R. L. Happ, F. R. Tennant et al.: Ultrasonography-guided early amniocentesis in singleton pregnancies. Am. J Obstet. Gynecol. 162 (1990) 1376-1381.
9. Holzgreve, W., G. Kurlemann, G. Enders et al.: Pränatale Diagnostik bei Infektionen in der Schwangerschaft. Gyne 11 (1990) 1-5.
10. Jacquemard, F., P. Hohlfeld, V. Mirlesse et al.: Prenatal diagnosis of fetal infections. In: Remington, J. S., J. O. Klein (eds.): Infectious Diseases of the Fetus and Newborn Infant, 4th ed., pp. 99-107. Saunders, Philadelphia – London – Toronto 1995.
11. Klein, J. O., J. S. Remington: Current concepts of infections of the fetus and newborn fetus and infant. In: Remington, J. S., J. O. Klein (eds.): Infectious Diseases of the Fetus and Newborn Infant, 4th ed., pp. 1-19. Saunders, Philadelphia – London – Toronto 1995.
12. Kohl, S.: Neonatal herpes simplex virus infection. Clin. Perinatol. 24 (1997) 129-150.
13. Ledger, W. J.: Preconceptual preventive health care for women. Inf. Dis. Clin. Pract. 2 (1993) 222-226.
14. Lewis, D. B., C. B. Wilson: Development immunology and role of host defences in neonatal susceptibility. In: Remington, J. S., J. O. Klein (eds.): Infectious Diseases of the Fetus and Newborn Infant, 4th ed., pp. 20-98. Saunders, Philadelphia – London – Toronto 1995.
15. Maxwell, D. J., P. Johnson, P. Hurley et al.: Fetal blood sampling and pregnancy loss in relation to indication. Br. J Obstet. Gynaecol. 98 (1991) 892-897.
16. Sutherland, S.: TORCH Screening Reassessed, 2nd ed. London 1993.
17. Wilcox, A. J., C. R. Weinberg, J. F. O'Connor et al.: Incidence of early loss of pregnancy. N. Engl. J. Med. 319 (1988) 189-194.
18. Wilson, C. B.: Development immunology and role of host defences in neonatal susceptibility. In: Remington, J. S., J. O. Klein (eds.): Infectious Diseases of the Fetus and Newborn Infant, 3rd ed., pp. 18-67. Saunders, Philadelphia – London – Toronto 1992.
19. Zilow, E. P., G. Zilow: Entwicklung des Immunsystems von Fetus und Neugeborenem. In: Friese, K., W. Kachel (Hrsg.): Infektionserkrankungen der Schwangeren und des Neugeborenen, 2. Aufl., S. 23-37. Springer, Berlin – Heidelberg – New York 1998.

### Röteln

1. Betzl, D., G. Schalasta, G. Enders: Evaluation of rubella PCR by comparison with tissue culture isolation with specimen form pregnant women with rubella infection and from cases with rubella embryopathy. Abstracts, IXth International Congress of Virology, Glasgow 1993, p. 128.
2. Böttiger, M., M. Forsgren: Twenty years' experience of rubella vaccination in Sweden: 10 years of selective vaccination (of 12-year-old girls and of women postpartum) and 13 years of a general two-dose vaccination. Vaccine 15 (1997) 1538-1544.
3. CDC: Stop Rubella, 1964-65 Rubella epidemic, estimated health and economic costs. Department of Health, Education and Welfare, Publich Health Service, Health Services and Mental Health Administration, National Communicable Disease Center, Atlanta.1970.
4. CDC: Rubella vaccination during pregnancy – United States, 1971-1985. MMWR 35 (1986) 275-284.
5. CDC: Rubella vaccination during pregnancy – United States, 1971-1988. MMWR 38 (1989) 289-293.
6. CDC: Rubella prevention. Recommendations of the Immunization Practices Advisory Committee (ACIP). MMWR 39 (RR-15) (1990) 1-18.
7. CDC: Control and prevention of rubella: evaluation and management of suspected outbreaks, rubella in pregnant women, and surveillance for congenital rubella syndrome. MMWR 50 (RR-12) (2001) 1-23.
8. Chantler, J. K., K. Lund, N. Miki, G. Tai: Mechanism of induction of arthritis by rubella virus. Abstracts, Glasgow (1993) 128.
9. Cooper, L. Z., A. L. Florman, P. R. Ziring, S. Krugman: Loss of rubella hemagglutination inhibition antibody in congenital rubella: failure of seronegative children with congenital rubella to respond to HPV-77 rubella vaccine. Am. J. Dis. Child 122 (1971) 397-403.
10. Cusi, M. G., P. E. Valensin, C. Cellesi: Possibility of reinfection after immunisation with RA27/3 live attenuated rubella virus. Arch. Virol. 129 (1993) 337-340.
11. Daffos, F., F. Forestier, L. Grangeot-Keros et al.: Prenatal diagnosis of congenital rubella. Lancet 2 (8393) (1984) 1-3.
12. Davidkin, I., H. Peltola, P. Leinikki, M.Valle: Duration of rubella immunity induced by two-dose measles, mumps and rubella (MMR) vaccination. A 15-year follow-up in Finland. Vaccine 18 (2000) 3106-3112.
13. Dougherty, R. M., P. E. Phillips, A. Fraser, M. Shore: Use of polymerase chain reaction to detect rubella in arthritis. Abstracts, IXth International Congress of Virology (1993) 128.
14. Enders, G.: Röteln-Embryopathie noch heute? Geburtsh. Frauenheilkd. 42 (1982) 403-413.
15. Enders, G.: Akzidentelle Rötelnschutzimpfung in der Schwangerschaft. Dtsch. med. Wschr. 109 (1984) 1806-1809.
16. Enders, G.: Diagnostik von Rötelninfektionen in der Schwangerschaft durch konventionelle, immunologische und molekular-biologische Methoden. In: Deinhardt, F., G. Maass, H. Spiess (Hrsg.): Neues in der Virusdiagnostik. Richard-Haas-Symposium der DVV, S. 133-152. Deutsches Grünes Kreuz, Marburg 1991.
17. Enders, G.: Infektionen und Impfungen in der Schwangerschaft, 2. Aufl. Urban & Schwarzenberg, München – Wien – Baltimore 1991
18. Enders, G.: Toxoplasmose und wichtige Virusinfektionen in der Schwangerschaft – Diagnostik und Maßnahmen. Immun. Infekt. 20 (1992) 181-188.
19. Enders, G.: Virusinfektionen in der Schwangerschaft: Möglichkeiten der prä- und perinatalen Diagnose. Therapiewoche 43 (1993) 398-404.
20. Enders, G.: Qualitätssicherung in der Serodiagnostik bei der Mutterschaftsvorsorge: Qualitätssicherung und aktuelle Aspekte zur Serodiagnostik der Röteln in der Schwangerschaft. Clin. Lab. 43 (1997) 1025-1028.
21. Enders, G.: Fetale Infektionen. In: Hansmann, M., A. Feige, E. Saling (Hrsg.): Pränatal- und Geburtsmedizin: Berichte vom 5. Kongress der Gesellschaft für Pränatal- und Geburtsmedizin, 21.-23. Februar 1997, S. 76-82. DCM Druck Center, Meckenheim 1998.
22. Enders, G.: Infektionen und Impfungen in der Schwangerschaft, 3. Aufl. Urban & Fischer, München–Jena (in Vorbereitung).
23. Enders, G., W. Jonatha: Prenatal diagnosis of intrauterine rubella. Infection 15 (1987) 162-164.
24. Enders, G., F. Knotek: Rubella IgG total

antibody avidity and IgG subclass-specific antibody avidity assay and their role in the differentiation between primary rubella and rubella reinfection. Infection 17 (1989) 218-226.
25. Enders, G., E. Miller, U. Nickerl-Pacher, J. E. Cradock-Watson: Outcome of confirmed periconceptional maternal rubella. Lancet ii (1988) 1445-1446.
26. Enders, G., U. Nickerl: Rötelnimpfung: Antikörperpersistenz für 14-17 Jahre und Immunstatus von Frauen ohne und mit Impfanamnese. Immun. Infekt. 16 (1988) 58-64.
27. Fogel, A., B. S. Barnea, Y. Aboudy, E. Mendelson: Rubella in pregnancy in Israel: a 15-years follow-up and remaining problems. Isr. J. Med. Sci. 32 (1996) 300-305.
28. Gitmans, U., G. Enders, H. Glück et al.: Die Rötelnschutzimpfung mit HPV77DE5- und RA27/3-Impfstoffen von 11-16 Jahre alten Mädchen: Untersuchungen zur Antikörperentwicklung und Antikörperpersistenz nach 4 und 8 Jahren. Immun. Infekt. 11 (1983) 79-90.
29. Ho-Terry, L., G. M. Terry, P. Londesborough: Diagnosis of foetal rubella virus infection by polymerase chain reaction. J. Gen. Virol. 71 (1990) 1607-1611.
30. Meitsch, K., G. Enders, J. S. Wolinsky et al.: The role of rubella-immunoblot and rubella-peptide-EIA for the diagnosis of the congenital rubella syndrome during the prenatal and newborn periods. J. Med. Virol. 51 (1997) 280-283.
31. Miller, E., J. E. Cradock-Watson, T. M. Pollock: Consequences of confirmed maternal rubella at successive stages of pregnancy. Lancet ii (8302) (1982) 781-784.
32. Miller, E., P. Waight, N. J. Gay et al.: The epidemiology of rubella in England and Wales before and after the 1994 measles and rubella vaccination campaign: fourth joint report from the PHLS and the National Congenital Rubella Surveillance Programme. Commun. Dis. Rep. CDR Rev. 7 (R) (1997) 26-32.
33. O'Shea, S., J. Best, J. E. Banatvala: A lymphocyte transformation assay for the diagnosis of congenital rubella. J. Virol. Methods 37 (1992) 139-147.
34. O'Shea, S., J. M. Best, J. E. Banatvala: Viremia, virus excretion, and antibody responses after challenge in volunteers with low levels of antibody to rubella virus. J. Infect. Dis. 148 (1983) 639-647.
35. O'Shea, S., J. M. Best, J. E. Banatvala et al.: Rubella vaccination: persistence of antibodies for up to 16 years. Br. Med. J. (Clin. Res. Ed.) 285 (6337) (1982) 253-255.
36. Preblud, S. R., A. Alford: Rubella. In: Remington, J. S., J. O. Klein (eds.): Infectious Diseases of the Fetus and Newborn Infant, 3rd ed., pp. 196-240. Saunders, Philadelphia - London - Toronto 1990.
37. Pustowoit, B.,U. G. Liebert: Predictive value of serological tests in rubella virus infection during pregnancy. Intervirology 41 (1998) 170-177.
38. RKI: Impfempfehlungen der Ständigen Impfkommission (STIKO) am Robert Koch-Institut/ Stand: Juli 2001. Epidemiol. Bull. 28 (2001) 203-218.
39. RKI: Zu den Neuerungen in den Impfempfehlungen der STIKO. Epidemiolog. Bull. 29 (2001) 219-221.
40. Saule, H., G. Enders, J. Zeller, U. Bernsau: Congenital rubella infection after previous immunity of the mother. Eur. J. Pediatr. 147 (1988) 195-196.
41. Thomas, H. I., P. Morgan-Capner, G. Enders et al.: Persistence of specific IgM and low avidity specific IgG1 following primary rubella. J. Virol. Methods 39 (1992) 149-155.
42. Tischer, A., E. Gerike: Rötelnsituation in Deutschland. Bundesgesundheitsblatt 43 (2000) 118-121.
43. Weber, B., G. Enders, R. Schlosser et al.: Congenital rubella syndrome after maternal reinfection. Infection 21 (1993) 118-121.

## Zytomegalie

1. Adler, S. P., J. W. Finney, A. M. Manganello, A. M. Best: Prevention of child-to-mother transmission of cytomegalovirus by changing behaviors: a randomized controlled trial. Pediatr. Infect. Dis. J. 15 (3) (1996) 240-246.
2. Ahlfors, K., S. A. Ivarsson, S. Harris: Report on a long-term study of maternal and congenital cytomegalovirus infection in Sweden. Review of prospective studies available in the literature. Scand. J. Infect. Dis. 31 (1999) 443-457.
3. Ahlfors, K., S. A. Ivarsson, S. Harris, L. et al.: Congenital cytomegalovirus infection and disease in Sweden and the relative importance of primary and secondary maternal infections. Preliminary findings from a prospective study. Scand. J. Infect. Dis. 16 (1984) 129-137.
4. Azam, A. Z., Y. Vial, C. L. Fawer et al.: Prenatal diagnosis of congenital cytomegalovirus infection. Obstet. Gynecol. 97 (2001) 443-448.
5. Boppana, S. B., K. B. Fowler, W. J. Britt et al.: Symptomatic congenital cytomegalovirus infection in infants born to mothers with preexisting immunity to cytomegalovirus. Pediatrics 104 (1999) 55-60.
6. Boppana, S. B., K. B. Fowler, Y. Vaid et al.: Neuroradiographic findings in the newborn period and long-term outcome in children with symptomatic congenital cytomegalovirus infection. Pediatrics 99 (1997) 409-414.
7. Boppana, S. B., L. B. Rivera, K. B. Fowler et al.: Intrauterine transmission of cytomegalovirus to infants of women with preconceptional immunity. N. Engl. J. Med. 344 (2001) 1366-1371.
8. Casteels, A., A. Naessens, F. Gordts et al.: Neonatal screening for congenital cytomegalovirus infections. J. Perinat. Med. 27 (1999) 116-121.
9. Cha, T. A., E. Tom, G. W. Kemble et al.: Human cytomegalovirus clinical isolates carry at least 19 genes not found in laboratory strains. J. Virol. 70 (1996) 78-83.
10. Chee, M. S., S. C. Satchwell, E. Preddie et al.: Human cytomegalovirus encodes three G protein-coupled receptor homologues. Nature 344 (6268) (1990) 774-777.
11. Dahle, A. J., K. B. Fowler, J. D. Wright et al.: Longitudinal investigation of hearing disorders in children with congenital cytomegalovirus. J. Am. Acad. Audiol. 11 (2000) 283-290.
12. Daiminger, A., U. Bäder, M. Eggers et al.: Evaluation of two novel enzyme immunoassays using recombinant antigens to detect cytomegalovirus-specific immunoglobulin M in sera from pregnant women. J. Clin. Virology 13 (1999) 161-171.
13. Daiminger, A., G. Schalasta, D. Betzl, G. Enders: Detection of human cytomegalovirus in urine samples by cell culture, early antigen assay and polymerase chain reaction. Infection 22 (1994) 28-32.
14. Eggers, M., U. Bäder, G. Enders: Combination of microceutralization and avidity assay improved diagnosis of recent primary HCMV infection in single serum sample of second trimester pregnancy. J. Med. Virol. 60 (2000) 324-330.
15. Eggers, M., C. Metzger, G. Enders: Differentiation between acute primary and recurrent human cytomegalovirus infection in pregnancy, using a microneutralization assay. J. med. Virol. 56 (1998) 351-358.
16. Eggers, M., K. Radsak, G. Enders, M. Reschke: Use of recombinant glycoprotein antigens gB and gH for diagnosis of primary human cytomegalovirus infection during pregnancy. J. Med. Virol. 63 (2001) 135-142.
16a. Eis-Hübinger, A. M., D. Dieck, R. L. Schild et al.: Parvovirus B19 infection in pregnancy. Intervirology 41 (1998) 178-184.
17. Enders, G.: Viral infections of the fetus and neonate other than rubella. In: Collier, L. H., A. Balows, M. Sussman (eds.): Topley & Wilson's Microbiology and Microbial Infections, 9th ed., pp. 873-915. Arnold, London 1997
18. Enders, G.: Fetale Infektionen. In: Hansmann, M., A. Feige, E. Saling (eds.): Pränatal- und Geburtsmedizin: Berichte vom 5. Kongress der Gesellschaft für Pränatal- und Geburtsmedizin, 21.23. Februar 1997, pp. 76-82. DCM Druck Center, Meckenheim 1998.
19. Enders, G., U. Bader, L. Lindemann et al.: Prenatal diagnosis of congenital cytomegalovirus infection in 189 pregnancies with known outcome. Prenat. Diagn. 21 (2001) 362-377.
20. Fisher, S., O. Genbacev, E. Maidji, L. Pereira: Human cytomegalovirus infection of placental cytotrophoblasts in vitro and in utero: implications for transmission and pathogenesis. J. Virol. 74 (2000) 6808-6820.
21. Forbes, B. A.: Acquisition of cytomegalovirus infection: an update. Clin. Microbiol. Rev. 2 (1989) 204-216.
22. Fowler, K. B., F. P. McCollister, A. J.

Dahle et al.: Progressive and fluctuating sensorineural hearing loss in children with asymptomatic congenital cytomegalovirus infection. J. Pediatr. 130 (1997) 624-630.
23. Fowler, K. B., S. Stagno, R. F. Pass: Maternal age and congenital cytomegalovirus infection: screening of two diverse newborn populations, 1980-1990. J. Infect. Dis. 168 (1993) 552-556.
24. Fowler, K. B., S. Stagno, R. F. Pass et al.: The outcome of congenital cytomegalovirus infection in relation to maternal antibody status. N. Engl. J. Med. 326 (1992) 663-667.
25. Gerna, G., E. Percivalle, Revello, M.E., F. Morini: Correlation of quantitative human cytomegalovirus pp65-, p72- and p150- antigenemia, viremia and circulating endothelial giant cells with clinical symptoms and antiviral treatment in immuncompromised patients. Clin. Diagnost. Virol. 1 (1993) 47-59.
26. Gouarin, S., P. Palmer, D. Cointe et al.: Congenital HCMV infection: a collaborative and comparative study of virus detection in amniotic fluid by culture and by PCR. J. Clin. Virol. 21 (2001) 47-55.
27. Grangeot-Keros, L.,D. Cointe: Diagnosis and prognostic markers of HCMV infection. J. Clin. Virol. 21 (2001) 213-221.
28. Griffiths, P. D.,C. Baboonian: A prospective study of primary cytomegalovirus infection during pregnancy: final report. Br. J. Obstet. Gynaecol. 91 (1984) 307-315.
29. Griffiths, P. D., A. McLean, V. C. Emery: Encouraging prospects for immunisation against primary cytomegalovirus infection. Vaccine 19 (2001) 1356-1362.
30. Hahn, G., R. Jores, E. S. Mocarski: Cytomegalovirus remains latent in a common precursor of dendritic and myeloid cells. Proc. Natl. Acad. Sci. U.S.A. 95 (1998) 3937-3942.
31. Hamprecht, K., J. Maschmann, M. Vochem et al.: Epidemiology of transmission of cytomegalovirus from mother to preterm infant by breastfeeding. Lancet 357 (9255) (2001) 513-518.
32. Henrich, W., J. Meckies, J. W. Dudenhausen, G. Enders: Recurrent cytomegalovirus infection during pregnancy: ultrasonographic diagnosis and fetal outcome. Ultrasound Obstet Gynecol (in press). ((Erscheinungstermin??))
33. Huang, E. S., S. M. Huong, G. E. Tegtmeier, C. Alford: Cytomegalovirus: genetic variation of viral genomes. Ann. N.Y. Acad. Sci. 354 (1980) 332-346.
34. Ivarsson, S. A., B. Lernmark, L. Svanberg: Ten-year clinical, developmental, and intellectual follow-up of children with congenital cytomegalovirus infection without neurologic symptoms at one year of age. Pediatrics 99 (1997) 800-803.
35. Lazzarotto, T., S. Varani, L. Gabrielli et al.: New advances in the diagnosis of congenital cytomegalovirus infection. Intervirology 42 (1999) 390-397.
36. Liesnard, C., C. Donner, F. Brancart et al.: Prenatal diagnosis of congenital cytomegalovirus infection: prospective study of 237 pregnancies at risk. Obstet. Gynecol. 95 (2000) 881-888.
37. Nelson, C. T.,G. J. Demmler: Cytomegalovirus infection in the pregnant mother, fetus, and newborn infant. Clin. Perinatol. 24 (1997) 151-160.
38. Nigro, G., A. Krzysztofiak, U. Bartmann et al.: Ganciclovir therapy for cytomegalovirus-associated liver disease in immunocompetent or immunocompromised children. Arch. Virol. 142 (1997) 573-580.
39. Nigro, G., H. Scholz, U. Bartmann: Ganciclovir therapy for symptomatic congenital cytomegalovirus infection in infants: a two-regimen experience. J. Pediatr. 124 (1994) 318-322.
40. Noyola, D. E., G. J. Demmler, C. T. Nelson et al.: Early predictors of neurodevelopmental outcome in symptomatic congenital cytomegalovirus infection. J. Pediatr. 138 (2001) 325-331.
41. Noyola, D. E., G. J. Demmler, W. D. Williamson et al.: Cytomegalovirus urinary excretion and long term outcome in children with congenital cytomegalovirus infection. Congenital CMV Longitudinal Study Group. Pediatr. Infect. Dis. J. 19 (2000) 505-510.
42. Plachter, B., C. Sinzger, G. Jahn: Cell types involved in replication and distribution of human cytomegalovirus. Adv. Virus Res. 46 (1996) 195-261.
43. Plotkin, S. A.: Vaccination against cytomegalovirus, the changeling demon. Pediatr. Infect. Dis. J. 18 (1999) 313-325.
44. Raghupathy, R.: Th1-type immunity is incompatible with successful pregnancy. Immunol. Today 18 (1997) 478-482.
45. Reimer, K.: Humanes Cytomegalievirus (Teil 1 u. 2). Diagnostische Bibliothek (Bde. 4 u. 5). Blackwell Wissenschafts-Verlag, Berlin 1992.
46. Revello, M. G., E. Percivalle, G. Gerna et al.: Prenatal treatment of congenital human cytomegalovirus infection by fetal intravascular administration of ganciclovir. Clin. Diagn. Virol 1 (1993) 61-67.
47. Stagno, S.: Cytomegalovirus. In: Remington, J. S., J. O. Klein (eds.): Infectious Diseases of the Fetus and Newborn Infant, 4th ed., pp. 312-353. Saunders, Philadelphia, London, Toronto 1995.
48. Stagno, S., R. F. Pass, G. Cloud et al.: Primary cytomegalovirus infection in pregnancy. incidence, transmission to fetus, and clinical outcome. JAMA 256 (1986) 1904-1908.
49. Stagno, S., D. W. Reynolds, E. S. Huang et al.: Congenital cytomegalovirus infection. N. Engl. J. Med. 296 (1977) 1254-1258.
50. Temple, R. O., R. F. Pass, T. J. Boll: Neuropsychological functioning in patients with asymptomatic congenital cytomegalovirus infection. J. Dev. Behav. Pediatr. 21 (2000) 417-422.
51. van den Berg, A. P., W. J. van Son, R. A. Janssen et al.: Recovery from cytomegalovirus infection is associated with activation of peripheral blood lymphocytes. J.Infect. Dis. 166 (1992) 1228-1235.
52. Whitley, R.: Therapy of congenital cytomegalovirus infections. Abstracts: 7th International Cytomegalovirus Workshop, 28 April 1 May 1999, Brighton, UK) .
53. Whitley, R. J., G. Cloud, W. Gruber et al.: Ganciclovir treatment of symptomatic congenital cytomegalovirus infection: results of a phase II study. National Institute of Allergy and Infectious Diseases Collaborative Antiviral Study Group. J. Infect. Dis. 175 (1997) 1080-1086.
54. Wilson, C.: Development immunology and role of host defences in neonatal susceptibility. In: Remington, J. S., J. O. Klein (eds.): Infectious Diseases of the Fetus and the Newborn Infant, 3rd ed., pp. 18-67. Saunders, Philadelphia, London, Toronto 1992.
55. Yeager, A. S., F. C. Grumet, E. B. Hafleigh et al.: Prevention of transfusion-acquired cytomegalovirus infections in newborn infants. J. Pediatr. 98 (1981) 281-287.

### Ringelröteln (Parvovirus B19)

1. Adler, S. P., A. M. Manganello, W. C. Koch et al.: Risk of human parvovirus B19 infections among school and hospital employees during endemic periods. J. Infect. Dis. 168 (1993) 361-368.
2. Anderson, M. J., P. G. Higgins, L. R. Davis et al.: Experimental parvoviral infection in humans. J. Infect. Dis. 152 (1985) 257-265.
3. Anderson, M. J., S. E. Jones, S. P. Fisher-Hoch et al.: Human parvovirus, the cause of erythema infectiosum (fifth disease)? Lancet 1 (8338) (1983) 1378.
4. Arzt, W., M. Aigner, M. Stock, W. Wilczak: Diagnose einer fetalen Parvovirus-B19-Infektion bei negativer Immunantwort der Schwangeren und des Feten: zwei Fallberichte. Geburtsh. Frauenheilk. 60 (2000) 580-583.
5. Bostic, J. R., K. E. Brown, N. S. Young, S. Koenig: Quantitative analysis of neutralizing immune responses to human parvovirus B19 using a novel reverse transcriptase-polymerase chain reaction-based assay. J. Infect. Dis. 179 (1999) 619-626.
6. Brown, K. E.: Haematological consequences of parvovirus B19 infection. Baillieres Best. Pract. Res. Clin. Haematol. 13 (2000) 245-259.
7. Brown, K. E., S. M. Anderson, N. S. Young: Erythrocyte P antigen: cellular receptor for B19 parvovirus. Science 262 (5130) (1993) 114-117.
8. Brown, K. E., J. R. Hibbs, G. Gallinella et al.: Resistance to parvovirus B19 infection due to lack of virus receptor (erythrocyte P antigen). N. Engl. J. Med. 330 (1994) 1192-1196.
9. Brown, K. E.,N. S. Young: Parvovirus B19 infection and hematopoiesis. Blood Rev. 9 (1995) 176-182.
10. Brown, K. E.,N. S. Young: Human parvovirus B19: pathogenesis of disease. In: Anderson, M. J., N. S. Young (eds.): Human Parvovirus B19, Monogr. Virol.

pp. 105-119. Karger, Basel 1997.
11. Brown, T., A. Anand, L. D. Ritchie et al.: Intrauterine parvovirus infection associated with hydrops fetalis. Lancet 2 (8410) (1984) 1033-1034.
12. Cartter, M. L., T. A. Farley, S. Rosengren et al.: Occupational risk factors for infection with parvovirus B19 among pregnant women. J. Infect. Dis. 163 (1991) 282-285.
13. Cassinotti, P., D. Schultze, K. Wieczorek et al.: Parvovirus B19 infection during pregnancy and development of hydrops fetalis despite the evidence for preexisting anti-B19 antibody: how reliable are serological results? Clin. Diagn. Virol 2 (1994) 87-94.
14. CDC: Risks associated with human parvovirus B19 infection. MMWR Morb. Mortal. Wkly. Rep. 38 (1989) 81-87.
15. Cohen, B. J.: Parvovirus B19: an expanding spectrum of disease. BMJ 311 (1995) 1549-1552.
16. Cohen, B. J.,M. M. Buckley: The prevalence of antibody to human parvovirus B19 in England and Wales. J. Med. Microbiol. 25 (1988) 151-153.
16a. Eis-Hübinger, A. M., D. Dieck, R. L. Schild et al.: Parvovirus B19 infection in pregnancy. Intervirology 41 (1998) 178184.
17. Enders, G.: Viral infections of the fetus and neonate, other than rubella. In: Collier, L. H., A. Balows, M. Sussman (eds.): Topley & Wilson's Microbiology and Microbial Infections 9th ed., pp. 873-915. Arnold, London 1997
18. Enders, G.: Röteln und Ringelröteln. In: Friese, K., W. Kachel (eds.): Infektionserkrankungen der Schwangeren und des Neugeborenen 2. Aufl., S. 67-89. Springer, Berlin, Heidelberg, New York 1998
19. Enders, G., M. Biber: Ringelröteln: Probleme und Diagnostik. Ärztl. Prax. 72 (1990) 14-15.
20. Fairley, C. K., J. S. Smoleniec, O. E. Caul, E. Miller: Observational study of effect of intrauterine transfusions on outcome of fetal hydrops after parvovirus B19 infection. Lancet 346 (8986) (1995) 1335-1337.
21. Gay, N. J., L. M. Hesketh, B. J. Cohen et al.: Age specific antibody prevalence to parvovirus B19: how many women are infected in pregnancy? Commun. Dis. Rep. CDR Rev. 4 (1994) R104-R107.
22. Gigler, A., S. Dorsch, A. Hemauer et al.: Generation of neutralizing human monoclonal antibodies against parvovirus B19 proteins. J. Virol. 73 (1999) 1974-1979.
23. Gillespie, S. M., M. L. Cartter, S. Asch et al.: Occupational risk of human parvovirus B19 infection for school and day- care personnel during an outbreak of erythema infectiosum. JAMA 263 (1990) 2061-2065.
24. Gratacós, E., P.-J. Torres, J. Vidal et al.: The incidence of human parvovirus B19 infection during pregnancy and its impact on perinatal outcome. J. Infect. Dis. 171 (1995) 1360-1363.
25. Hemauer, A., A. Gigler, K. Searle et al.: Seroprevalence of parvovirus B19 NS1-specific IgG in B19-infected and uninfected individuals and in infected pregnant women. J. Med. Virol. 60 (2000) 48-55.
26. Jobanputra, P., F. Davidson, S. Graham et al.: High frequency of parvovirus B19 in serum samples submitted for a rheumatoid factor test. BMJ 311 (1995) 1542.
27. Jordan, J. A.: Identification of human parvovirus B19 infection in idiopathic nonimmune hydrops fetalis. Am. J. Obstet. Gynecol. 174 (1996) 37-42.
28. Komischke, K., K. Searle, G. Enders: Maternal serum alpha-fetoprotein and human chorionic gonadotropin in pregnant women with acute parvovirus B19 infection with and without fetal complications. Prenat. Diagn. 17 (1997) 1039-1046.
29. Komischke, K., K. Searle, A. Weidner, G. Enders: Alpha-1-Fetoprotein (AFP) und humanes Choriongonadotropin (hCG) in Seren schwangerer Frauen mit akuter Parvovirus-B19-Infektion mit und ohne fetale Komplikationen. Geburtsh. Frauenheilk. 59 (1999) 452-457.
30. Kurtzman, G. J., N. Frickhofen, J. Kimball et al.: Pure red-cell aplasia of 10 years duration due to persistent parvovirus B19 infection and its cure with immunoglobulin therapy. N. Engl. J. Med. 321 (1989) 519-523.
31. Mark, Y., B. B. Rogers, C. E. Oyer: Diagnosis and incidence of fetal parvovirus infection in an autopsy series: II. DNA amplification. Pediatr. Pathol. 13 (1993) 381-386.
32. Metzman, R., A. Anand, P. A. DeGiulio, A. S. Knisely: Hepatic disease associated with intrauterine parvovirus B19 infection in a newborn premature infant. J. Pediatr. Gastroenterol. Nutr. 9 (1989) 112-114.
33. Mielke, G.,G. Enders: Late onset of hydrops fetalis following intrauterine parvovirus B19 infection. Fetal Diagn. Ther. 12 (1997) 40-42.
34. Miller, E., C. K. Fairley, B. J. Cohen, C. Seng: Immediate and long term outcome of human parvovirus B19 infection in pregnancy. Br. J. Obstet. Gynaecol. 105 (1998) 174-178.
35. Morey, A. L., J. W. Keeling, H. . Porter, K. A. Fleming: Clinical and histopathological features of parvovirus B19 infection in the human fetus. Br. J. Obstet. Gynaecol. 99 (1992) 566-574.
36. Musiani, M., E. Manaresi, G. Gallinella et al.:Immunoreactivity against linear epitopes of parvovirus B19 structural proteins: immunodominance of the amino-terminal half of the unique region of VP1. J. Med. Virol 60 (2000) 347-352.
37. Musiani, M., M. Zerbini et al.: Parvovirus B19 clearance from peripheral blood after acute infection. J. Infect. Dis. 172 (1995) 1360-1363.
38. Naides, S. J.,C. P. Weiner: Antenatal diagnosis and palliative treatment of non-immune hydrops fetalis secondary to fetal parvovirus B19 infection. Prenat. Diagn. 9 (1989) 105-114.
39. Petrikovsky, B. M., D. Baker, E. Schneider: Fetal hydrops secondary to human parvovirus infection in early pregnancy. Prenat. Diagn. 16 (1996) 342-344.
40. PHLS: Prospective study of human parvovirus (B19) infection in pregnancy. Public Health Laboratory Service Working Party on Fifth Disease. BMJ 300 (6733) (1990) 1166-1170.
41. Porter, H. J., A. M. Quantrill, K. A. Fleming: B19 parvovirus infection in myocardial cells. Lancet I (1988) 535-536.
42. RKI: Untergruppe Bewertung Blut-assoziierter Krankheitserreger des Arbeitskreises Blut: Parvovirus B19. Bundesgesundhbl. 2 (1998) 83-87.
43. Rodis, J. F., D. L. Quinn, G. W. Gary jr. et al.: Management and outcomes of pregnancies complicated by human B19 parvovirus infection: a prospective study. Am. J. Obstet. Gynecol. 163 (1990) 1168-1171.
44. Schild, R. L., R. Bald, H. Plath et al.: Intrauterine management of fetal parvovirus B19 infection. Ultrasound Obstet. Gynecol. 13 (1999) 161-166.
45. Schild, R. L., H. Plath, P. Thomas et al.: Fetal parvovirus B19 infection and meconium peritonitis. Fetal Diagn. Ther. 13 (1998) 15-18.
46. Schwarz, T. F., G. Jäger: Das humane Parvovirus B19 und seine klinische Bedeutung. Hautarzt 46 (1995) 831-835.
47. Schwarz, T. F., A. Nerlich, P. Hillemanns: Detection of parvovirus B19 in fetal autopsies. Arch. Gynecol. Obstet. 253 (1993) 207-213.
48. Schwarz, T. F., A. Nerlich, B. Hottentrager et al.: Parvovirus B19 infection of the fetus: histology and in situ hybridization. Am. J. Clin. Pathol. 96 (1991) 121-126.
49. Schwarz, T. F., A. Nerlich, H. Roggendorf et al.: Parvovirus B19 infection in pregnancy. Intern. J. Experiment. Clin. Chemotherapy 3 (1990) 219-223.
50. Schwarz, T. F., M. Roggendorf, B. Hottentrager et al.: Human parvovirus B19 infection in pregnancy. Lancet 2 (8610) (1988) 566-567.
51. Schwarz, T. F., M. Roggendorf, B. Hottentrager et al.: Immunoglobulins in the prophylaxis of parvovirus B19 infection. J. Infect. Dis. 162 (1990) 1214.
52. Searle, K., C. Guilliard, S. Wallat et al.: Acute parvovirus B19 infection in pregnant women - an analysis of serial samples by serological and semi-quantitative PCR techniques. Infection 26 (1998) 139-143.
53. Searle, K., G. Schalasta, G. Enders: Development of antibodies to the nonstructural protein NS1 of parvovirus B19 during acute symptomatic and subclinical infection in pregnancy: implications for pathogenesis doubtful. J. Med. Virol 56 (1998) 192-198.
54. Seitz, R.,W.-D. Ludwig: Parvovirus B19. Dtsch. Ärzteblatt 97 (2000) C2439-C2441.
55. Seng, C., P. Watkins, D. Morse et al.: Parvovirus B19 outbreak on an adult ward. Epidemiol. Infect. 113 (1994) 345-353.
56. Skjöldebrand-Sparre, L., T. Tolfvenstam, N. Papadogiannakis et al.: Parvovirus B19 infection: association with third-trimester

intrauterine fetal death. Br. J. Obstet. Gynaecol. 107 (2000) 476-480.
57. Takahashi, M., T. Koike, Y. Moriyama, A. Shibata: Neutralizing activity of immunoglobulin preparation against erythropoietic suppression of human parvovirus. Am. J. Hematol. 37 (1991) 68.
58. Tercanli, S., G. Enders, W. Holzgreve: Aktuelles Management bei mütterlichen Infektionen mit Röteln, Toxoplasmose, Zytomegalie, Varizellen und Parvovirus B19 in der Schwangerschaft. Gynäkologe 29 (1996) 144-163.
59. Tiessen, R. G., A. M. van Elsacker-Niele, C. Vermey-Keers et al.: A fetus with a parvovirus B19 infection and congenital anomalies. Prenat. Diagn. 14 (1994) 173-176.
60. Tolfvenstam, T., N. Papadogiannakis, O. Norbeck et al.: Frequency of human parvovirus B19 infection in intrauterine fetal death. Lancet 357 (9267) (2001) 1494-1497.
61. Török, T. J.: Human parvovirus B19. In: Remington, J. S., J. O. Klein (eds.): Infectious Diseases of the Fetus and Newborn Infant, 4th ed., pp. 668-702. Saunders, Philadelphia 1995.
62. Valeur-Jensen, A. K., C. B. Pedersen, T. Westergaard et al.: Risk factors for parvovirus B19 infection in pregnancy. JAMA 281 (1999) 1099-1105.
63. von Poblotzki, A., C. Gerdes, U. Reischl et al.: Lymphoproliferative responses after infection with human parvovirus B19. J. Virol 70 (1996) 7327-7330.
64. Weiland, H. T., C. Vermey-Keers, M. M. Salimans et al.: Parvovirus B19 associated with fetal abnormality (Letter). Lancet I (1987) 682-683.
65. Woolf, A. D.: Human parvovirus B19 and arthritis. Behring Inst. Mitt. 85 (1990) 68.
66. Wright, I. M. R., M. L. Williams, B. J. Cohen: Congenital parvovirus infection. Arch. Dis. Childh. 66 (1991) 253-254.
67. Yaegashi, N., T. Niinuma, H. Chisaka et al.: Serologic study of human parvovirus B19 infection in pregnancy in Japan. J. Infect. 38 (1999) 30-35.
68. Zanella, A., F. Rossi, C. Cesana et al.: Transfusion-transmitted human parvovirus B19 infection in a thalassemic patient. Transfusion 35 (1995) 769-772.

Varizellen-Zoster

1. American Academy of Pediatrics: Varizella-zoster infections. In: Peter, G. (ed.): Red Book: Report of the Committee on Infectious Diseases, 24th ed., pp. 573585. American Academy of Pediatrics, Elk Grove Village 1997.
2. Asano, Y.: Varicella vaccine: the Japanese experience. J. Infect. Dis. 174, Suppl. 3 (1996) S310-S313.
3. Balducci, J., J. F. Rodis, S. S. Rosengren et al.: Pregnancy outcome following first-trimester varicella infection. Obstet. Gynecol. 79 (1992) 56.
4. Balfour, H. H., Jr.: Acyclovir for treatment of varicella in immune competent patients. Scand. J. Infect. Dis. Suppl. 80 (1991) 75-81.
5. CDC: Prevention of varicella: Recommendations of the Advisory Committee on Immunization Practices (ACIP). Centers for Disease Control and Prevention. MMWR Morb. Mortal. Wkly. Rep. 45 (RR-11) (1996) 136.
6. Croen, K. D.,S. E. Straus: Varicella-zoster virus latency. Annu. Rev. Microbiol. 45 (1991) 265-282.
7. Davison, A. J.,J. E. Scott: The complete DNA sequence of varicella-zoster virus. J. Gen. Virol 67 (Pt 9) (1986) 1759-1816.
8. Eder, S. E., J. J. Apuzzio, G. Weiss: Varicella pneumonia during pregnancy. Treatment of two cases with acyclovir. Am. J. Perinatol. 5 (1988) 16-18.
9. Enders, G.: Serodiagnosis of varicella-zoster virus infection in pregnancy and standardization of the ELISA IgG and IgM antibody tests. Develop. Biol. Standard. 52 (1982) 221-236.
10. Enders, G.: Varicella-zoster virus infection in pregnancy. In: Melnick, J. L. (ed.): Progress in Medical Virology, pp. 166-196. Karger, Basel 1984.
11. Enders, G.: Management of varicella-zoster contact and infection in pregnancy using a standardized varicella-zoster ELISA test. Postgraduate Medical Journal 61 (Suppl. 4) (1985) 23-30.
12. Enders, G.: Viral infections of the fetus and neonate, other than rubella. In: Collier, L. H., A. Balows, M. Sussman (eds.): Topley & Wilson's Microbiology and Microbial Infections, 9th ed., pp. 873-915. Arnold Publisher London 1997.
13. Enders, G., E. Miller: Varicella and herpes zoster in pregnancy and the newborn. In: Arvin, A. M., A. A. Gershon (eds.): Varicella-Zoster Virus Virology and Clinical Management, pp. 317-347. Cambridge University Press, Cambridge 2000.
14. Enders, G., E. Miller, J. Cradock-Watson et al.: Consequences of varicella and herpes zoster in pregnancy: prospective study of 1739 cases. Lancet 343 (1994) 1548-1551.
15. Esmonde, T. F., G. Herdman, G. Anderson: Chickenpox pneumonia: an association with pregnancy. Thorax 44 (1989) 812-815.
16. Fairley, C. K., E. Miller: Varicella-zoster virus epidemiology: a changing scene? J. Infect. Dis. 174, Suppl 3 (1996) S314-S319.
17. Forghani, B.: Laboratory diagnosis of infections. In: Arvin, A. M., A. A. Gershon (eds.): Varicella-Zoster Virus: Virology and Clinical Management, pp. 351-382. Cambridge University Press, Cambridge 2000.
18. Gershon, A.: The varicella vaccine: from promise to practice. Infect. Dis. Clin. Practice 9 (2000) 253-256.
19. Gershon, A. A.: Varicella in mother and infant: problems old and new. In: Krugman, S., A. A. Gershon (eds.): Infections of the Fetus and the Newborn Infant: Progress in Clinical and Biological Research, pp. 79-95. Liss, New York 1975.
20. Gershon, A. A.: Chickenpox, measles, and mumps. In: Remington, J. S., J. O. Klein (eds.): Infectious Diseases of the Fetus and Newborn Infant, pp. 395-445. Saunders, Philadelphia 1990.
21. Gershon, A. A., S. P. Steinberg, L. Gelb: Clinical reinfection with varicella-zoster virus. J. Infect. Dis. 149 (2) (1984) 137-142.
22. Gershon, A. A., S. P. Steinberg, L. Gelb: Live attenuated varicella vaccine use in immunocompromised children and adults. Pediatrics 78 (4 Pt 2) (1986) 757-762.
23. Gilden, D. H., A. N. Dueland, M. E. Devlin et al.: Varicella-zoster virus reactivation without rash. J. Infect. Dis. 166, Suppl 1 (1992) S30-S34.
24. Goldblatt, D.: The immunology of chickenpox: a review for the UK Advisory Group on Chickenpox on behalf of the British Society for the Study of Infection. J. Infect. Dis. 36 (Suppl. 1) (1998) 11-16.
25. Gottardi, H., A. Rabensteiner, A. Delucca et al.: Nachweis des Varizellenvirus mit der DNA-Sonde im fetalen Blut und im Fruchtwasser. Geburtshilfe Frauenheilkd. 51 (1991) 63-64.
26. Grose, C., T. I. Ng: Intracellular synthesis of varicella-zoster virus. J. Infect. Dis. 166, Suppl 1 (1992) S712.
27. Haake, D. A., P. C. Zakowski et al.: Early treatment of acyclovir for varicella pneumonia in otherwise healthy adults: retrospective controlled study and review. Rev. Infect. Dis. 112 (1990) 788-798.
28. Haddad, J., S. Roth, U. Simeoni et al.: Chickenpox and pregnancy: perinatal aspects and prevention. Arch. Fr. Pediatr. 44 (1987) 339-342.
29. Hartung, J., G. Enders, R. Chaoui et al.: Prenatal diagnosis of congenital varicella syndrome and detection of varicella-zoster virus in the fetus: a case report. Prenat. Diagn. 19 (1999) 163-166.
30. Hayward, A. R.: In vitro measurement of human T cell responses to varicella zoster virus antigen. Arch. Virol., Suppl. 17 (2001) 143-149.
31. Higa, K., K. Dan, H. Manabe: Varicella-zoster virus infections during pregnancy: hypothesis concerning the mechanisms of congenital malformations. Obstet. Gynecol. 69 (1987) 214-222.
32. Isada, N. B., D. P. Paar, M. P. Johnson et al.: In utero diagnosis of congenital varicella zoster virus infection by chorionic villus sampling and polymerase chain reaction. Am. J. Obstet. Gynecol. 165 (1991) 1727-1730.
33. Junker, A. K., E. Angus, E. E. Thomas: Recurrent varicella-zoster virus infections in apparently immunocompetent children. Pediatr. Infect. Dis. J. 10 (1991) 569-575.
34. Katz, V. L., J. A. Kuller et al.: Varicella during pregnancy: maternal and fetal effects. West. J. Med. 163 (1995) 446-450.
35. Kroon, S., R. Whitley: Management Strategies in Herpes: Can We Improve Management of Perinatal HSV Infections? PPS Europe, Worthing 1995.
36. Kuter, B. J., R. E. Weibel, H. A. Guess et al.: Oka/Merck varicella vaccine in healthy children: final report of a 2-year efficacy study and 7-year follow-up studies. Vaccine 9 (1991) 643-647.
37. Laforet, E. G.,C. L. Lynch: Multiple congenital defects following maternal varicella: report of a case. N. Engl. J. Med. 236 (1947) 534-537.

38. Langley, J. M., M. Hanakowski: Variation in risk for nosocomial chickenpox after inadvertent exposure. J. Hosp. Infect. 44 (2000) 224-226.
39. LaRussa, P., O. Lungu, I. Hardy et al.: Restriction fragment length polymorphism of polymerase chain reaction products from vaccine and wild-type varicella-zoster virus isolates. J. Virol. 66 (1992) 1016-1020.
40. Lin, T. Y., Y. C. Huang, H. C. Ning, C. Hsueh: Oral acyclovir prophylaxis of varicella after intimate contact. Pediatr. Infect. Dis. J. 16 (1997) 1162-1165.
41. Martin, K. A., A. K. Junker, E. E. Thomas et al.: Occurrence of chickenpox during pregnancy in women seropositive for varicella-zoster virus. J. Infect. Dis. 170 (1994) 991-995.
42. Meyers, J. D.: Congenital varicella in term infants: risk reconsidered. J. Infect. Dis. 129 (1974) 215-217.
43. Miller, E., J. E. Cradock-Watson, M. K. Ridehalgh: Outcome in newborn babies given anti-varicella-zoster immunoglobulin after perinatal maternal infection with varicella-zoster virus. Lancet ii (8659) (1989) 371-373.
44. Miller, E., R. Marshall, J. E. Vurdien: Epidemiology, outcome and control of varicella-zoster virus infection. Rev. Med. Microbiol. 4 (1993) 222-230.
45. Mouly, F., V. Mirlesse, J. F. Meritet et al.: Prenatal diagnosis of fetal varicella-zoster virus infection with polymerase chain reaction of amniotic fluid in 107 cases. Am. J. Obstet. Gynecol. 177 (1997) 894-898.
46. Paryani, S. G., A. M. Arvin: Intrauterine infection with varicella-zoster virus after maternal varicella. N. Engl. J. Med. 314 (1986) 1542-1546.
47. Pastuszak, A. L., M. Levy, B. Schick et al.: Outcome after maternal varicella infection in the first 20 weeks of pregnancy. N. Engl. J. Med. 330 (1994) 901-905.
48. Reiff-Eldridge, R., C. R. Heffner, S. A. Ephross et al.: Monitoring pregnancy outcomes after prenatal drug exposure through prospective pregnancy registries: a pharmaceutical company commitment. Am. J Obstet. Gynecol. 182 (2000) 159-163.
49. RKI: Ratgeber Infektionskrankheiten, 19. Folge: Varizellen, Herpes zoster. Epidemiologisches Bulletin 46 (2000) 365-372.
50. RKI: Zu den Neuerungen in den Impfempfehlungen der STIKO. Epidemiologisches Bulletin 29 (2001) 219-221.
51. Salzman, M. B., R. G. Sharrar, S. Steinberg, P. LaRussa: Transmission of varicella-vaccine virus from a healthy 12-month-old child to his pregnant mother. J. Pediatr. 131 (1997) 151-154.
52. Sauerbrei, A.: Varicella-zoster virus infections in pregnancy. Intervirology 41 (1998) 191-196.
53. Scharf, A., O. Scherr, G. Enders, E. Helftenbein: Virus detection in the fetal tissue of a premature delivery with a congenital varicella syndrome: a case report. J. Perinat. Med. 18 (1990) 317-322.
54. Smego, R. A., Jr., M. O. Asperilla: Use of acyclovir for varicella pneumonia during pregnancy. Obstet. Gynecol. 78 (1991) 1112-1116.
55. Smith, H., S. Sinha: Varicella-zoster virus infection in pregnancy. Arch. Dis. Childh. 69 (1993) 330.
56. Srabstein, J. C., N. Morris, R. P. Larke et al.: Is there a congenital varicella syndrome? J. Pediatr. 84 (1974) 239-243.
57. Takahashi, M., T. Otsuka, Y. Okuno et al.: Live vaccine used to prevent the spread of varicella in children in hospital. Lancet ii (7892) (1974) 1288-1290.
58. Thomas, H. I. J., P. Morgan-Capner, E. V. Meurisse: Studies of the avidity of IgG 1 subclass antibody specific for varicella-zoster virus. Serodiag. Immunother. Infect. Dis. 4 (1990) 371.
59. Trlifojova, J., R. Brenda, C. Benes: Effect of maternal varicella-zoster virus infection on the outcome of pregnancy and the analysis of transplacental virus transmission. Acta Virol. (Praha) 30 (1986) 249-255.
60. Wallace, M. R., C. J. Chamberlin, L. Zerboni et al.: Reliability of a history of previous varicella infection in adults. JAMA 278 (1997) 1520-1522.
61. Wutzler, P.: Varicella-Zoster-Virus. Diagnostische Bibliothek Bd. 8. Blackwell-Wissenschaftsverlag, Berlin 1992.
62. Wutzler, P., A. Sauerbrei: Infections during pregnancy. Contrib. Microbiol. 3 (1999) 141-149.
63. Wutzler, P., A. Sauerbrei, H. Scholz et al.: Varicella-Zoster Infektionen in der Schwangerschaft. pädiat. prax. 41 (1990) 213-224.

### Humanes Immundefizienzvirus (HIV)

1. Adjorlolo-Johnson, G., K. M. DeCock, E. Ekpini et al.: Prospective comparison of mother-to-child transmission of HIV-1 and HIV-2 in Abidjan, Ivory Coast. JAMA 272 (1994) 462-466.
2. ATIS (HIV/AIDS treatment information service website): Guidelines for the use of antiretroviral agents in HIV-infected adults and adolescents. http://www.hivatis.org (2001).
3. Böhler, T., B. Buchholz: HIV-Infektion des Neugeborenen. In: Friese, K., W. Kachel (eds.): Infektionserkrankungen der Schwangeren und des Neugeborenen, S. 162-188. Springer, Berlin – Heidelberg – New York 1998.
4. Brettle, R. P., G. M. Raab, A. Ross et al.: HIV infection in women: immunological markers and the influence of pregnancy. AIDS 9 (1995) 1177-1184.
5. Brockmeyer, N.: HIV-Infektion: Rationale für die antiretrovirale Therapie. Dtsch Ärzteblatt 95 (1998) A400-A403.
6. Brockmeyer, N.: German-Austrian Guidelines for HIV-therapy during pregnancy, status: May/June 1998: Common statement of the Deutsche AIDS-Gesellschaft (DAIG) and the Osterreichische AIDS-Gesellschaft (OAG). Eur. J. Med. Res. 4 (1999) 35-42.
7. Burns, D. N., S. Landesman, H. Minkoff et al.: The influence of pregnancy on human immunodeficiency virus type 1 infection: antepartum and postpartum changes in human immunodeficiency virus type 1 viral load. Am. J. Obstet. Gynecol. 178 (1998) 355-359.
8. Burns, D. N., L. M. Mofenson: Paediatric HIV-1 infection. Lancet 354 Suppl 2 (1999) SII1-SII6.
9. De Clercq, E.: Antiviral drugs: current state of the art. J. Clin. Virol. 22 (2001) 73-89.
10. Dunn, D. T., M. L. Newell, A. E. Ades, C. S. Peckham: Risk of human immunodeficiency virus type 1 transmission through breastfeeding. Lancet 340 (8819) (1992) 585-588.
11. European Collaborative Study: Risk factors for mother-to-child transmission of HIV-1. Lancet 339 (8800) (1992) 1007-1012.
12. Feinberg, J.: The acute HIV seroconversion syndrome. Curr. Opinion Infect. Dis. 5 (1992) 221-225.
13. Frenkel, L. M., J. I. Mullins, G. H. Learn et al.: Genetic evaluation of suspected cases of transient HIV-1 infection of infants. Science 280 (5366) (1998) 1073-1077.
14. Gao, F., E. Bailes, D. L. Robertson et al.: Origin of HIV-1 in the chimpanzee Pan troglodytes troglodytes. Nature 397 (6718) (1999) 436-441.
15. Geipel, A., U. Gembruch, G. Enders, M. Biber: Fetales Infektionsrisiko bei invasiver Pränataldiagnostik bei Frauen mit nachgewiesener HIV-, HBV-, HCV- oder CMV-Infektion. Gynäkologe 34 (2001) 453-457.
16. Gerberding, J. L.: Incidence and prevalence of human immunodeficiency virus, hepatitis B virus, hepatitis C virus, and cytomegalovirus among health care personnel at risk for blood exposure: final report from a longitudinal study. J. Infect. Dis. 170 (1994) 1410-1417.
17. Habermehl, K.-O.: Interpretation der Immunoblots zum Nachweis von Antikörpern gegen HIV-1 und HIV-2. Klin. Lab. 38 (1992) 71-72.
18. Heilman, C. A., D. Baltimore: HIV vaccines where are we going? Nat. Med. 4 (5 Suppl) (1998) 532-534.
19. Lindback, S., R. Thorstensson, A. C. Karlsson et al.: Diagnosis of primary HIV-1 infection and duration of follow-up after HIV exposure. Karolinska Institute Primary HIV Infection Study Group. AIDS 14 (2000) 2333-2339.
20. McIntosh, K., G. FitzGerald, J. Pitt et al.: A comparison of peripheral blood coculture versus 18- or 24-month serology in the diagnosis of human immunodeficiency virus infection in the offspring of infected mothers. Women and Infants Transmission Study. J. Infect. Dis. 178 (1998) 560-563.
21. McMichael, A. J., S. L. Rowland-Jones: Cellular immune responses to HIV. Nature 410 (6831) (2001) 980-987.
22. Nduati, R., B. A. Richardson, G. John et al.: Effect of breastfeeding on mortality among HIV-1 infected women: a randomised trial. Lancet 357 (9269) (2001) 1651-1655.
23. Newell, M. L., C. Loveday, D. Dunn et al.: Use of polymerase chain reaction and

quantitative antibody tests in children born to human immunodeficiency virus-1-infected mothers. J. Med. Virol. 47 (1995) 330-335.
24. O'Donovan, D., K. Ariyoshi, P. Milligan et al.: Maternal plasma viral RNA levels determine marked differences in mother-to-child transmission rates of HIV-1 and HIV-2 in The Gambia. MRC/Gambia Government/University College London Medical School Working Group on Mother-Child Transmission of HIV. AIDS 14 (2000) 441-448.
25. RKI: Deutsch-Österreichische Empfehlungen zur postexpositionellen Prophylaxe nach HIV-Exposition. Epidemiol. Bull. 21 (1998) 151-155.
26. RKI: Deutsch-Österreichische Richtlinien zur Antiretroviralen Therapie der HIV-Infektion, http://www.rki.de (1999) .
27. RKI: Sexuelles Risikoverhalten homosexueller Männer. Epidemiol. Bull. 48 (2000) 383.
28. RKI: Bericht über den 8. Deutschen AIDS-Kongress in Berlin: Situationsbericht - Optimieren von Therapie und Betreuung. Epidemiol. Bull. 30 (2001) 227-231.
29. RKI: Deutsch-Österreichische Empfehlungen zur HIV-Therapie in der Schwangerschaft, http://www.rki.de (2001).
30. RKI: HIV/AIDS-Bericht II/2000. Epidemiol. Bull. (Sonderausgabe A) (2001) 1-16.
31. Ruprecht, R. M.: Live attenuated AIDS viruses as vaccines: promise or peril? Immunol. Rev. 170 (1999) 135-149.
32. Schäfer, A., K. Friese: HIV-Infektion der Schwangeren. In: Friese, K., W. Kachel (eds.): Infektionserkrankungen der Schwangeren und des Neugeborenen, S. 151-161. Springer, Berlin – Heidelberg – New York 1997
33. Simon, F., P. Mauclere, P. Roques et al.: Identification of a new human immunodeficiency virus type 1 distinct from group M and group O. Nat. Med. 4 (1998) 1032-1037.
34. Sperling, R. S., D. E. Shapiro, R. W. Coombs et al.: Maternal viral load, zidovudine treatment, and the risk of transmission of human immunodeficiency virus type 1 from mother to infant. Pediatric AIDS Clinical Trials Group Protocol 076 Study Group. N. Engl. J. Med. 335 (1996) 1621-1629.
35. The European Mode of Delivery Collaboration: Elective caesarean-section versus vaginal delivery in prevention of vertical HIV-1 transmission: a randomised clinical trial. Lancet 353 (9158) (1999) 1035-1039.
36. The International Perinatal HIV Group: The mode of delivery and the risk of vertical transmission of human immunodeficiency virus type 1: a meta-analysis of 15 prospective cohort studies. N. Engl. J. Med. 340 (1999) 977-987.
37. Wahn, V., R. Bialek, T. Böhler et al.: Aktuelle Empfehlungen zur antiretroviralen Therapie bei HIV-infizierten Kindern: ein Konsensus-Statement der Deutschen Gesellschaft für Kinderheilkunde und Jugendmedizin, der Deutschen Gesellschaft für Pädiatrische Infektiologie und der Arbeitsgemeinschaft für Pädiatrische Immunologie. http://www.rki.de (2001).
38. WHO: New data on the prevention of mother-to-child transmission of HIV and their policy implications: conclusions and recommendations. Report No. WHO/RHR/01.28 (2001).

## Literatur zu Kapitel 23

1. Bettex JD, Schneider H: Polytrauma in der Schwangerschaft. Gynäk. Rdsch. 29 (1989) 129.
2. Christensen EE, Dietz GW: A radiographically documented intrauterine femoral fracture. Brit. J. Radiol. 51 (1978) 830.
3. Civil ID, Talucci RC, Schwab CW: Placental laceration and fetal death as a result of blunt abdominal trauma. J. Trauma 28 (1988) 708.
4. Connolly AM, Katz VL, Bash KL et al: Trauma and pregnancy. Am. J. Perinatol. 14 (1997) 331.
5. Crosby WM: Traumatic injuries during pregnancy. Clin. Obstet. Gynecol. 26 (1983) 902.
6. Dieminger HJ, Gollnast HK: Vorzeitige Plazentalösung mit inkompletter Uterusruptur durch Verkehrsunfall. Zbl. Gynäkol. 102 (1980) 1543.
7. Esposito TJ: Trauma during pregnancy. Emerg. Med. Clin. North Am. 12 (1994) 167.
8. Gay B: Behandlungsstrategie bei Polytraumatisierten aus chirurgischer Sicht. Krankenhausarzt 36 (1983) 325.
9. Gay B, Arbogast R, Höcht B: Erfahrungen bei der Behandlung frischer und veralteter traumatischer Zwerchfellrupturen. Unfallheilkunde 83 (1980) 146.
10. Goldman SM, Wagner LK: Radiology ABCs of maternal and fetal survival after trauma: when minutes may count. Radiographics 19 (1999) 1349.
11. Kettel LM, Brauch DW, Scott JR: Occult placental abruption after maternal trauma. Obstet. Gynecol. 71 (1988) 449.
12. Ludwig H: Notfälle in der Geburtshilfe. Ther. Umsch. 53 (1996) 477.
13. McNabney WK, Smith EJ: Penetrating wounds of the gravid uterus. J. Trauma 12 (1973) 1024.
14. McRae SM, Speed RA, Sommerville AJ: Intrauterine fetal skull fracture diagnosed by ultrasound. Aust. N.Z. J. Obstet. Gynecol. 22 (1982) 159.
15. Pak LL, Reece EA, Chan L: Is adverse pregnancy outcome predictable after blunt abdominal trauma? Am. J. Obstet Gynecol. 179 (1998) 140.
16. Patterson RM: Trauma in pregnancy. Clin. Obstet. Gynecol. 27 (1984) 32.
17. Pearlman MD: Motor vehicle crashes, pregnancy loss and preterm labor. Int. J. Gynecol. Obstet. 57 (1997) 127.
18. Pearlman MD, Viano D: Automobile crash simulation with first pregnant crash test dummy. Am. J. Obstet. Gynecol. 175 (1996) 1977.
19. Pia HW: Behandlungsgrundsätze und Prioritäten des Polytraumas in der Neurochirurgie. Unfallchirurgie 7 (1981) 86.
20. Poole GV, Martin JN Jr, Perry KG Jr et al: Trauma in pregnancy: the role of interpersonal violence. Am. J. Obstet. Gynecol. 174 (1996) 1873.
21. Prokop A, Swol-Ben J, Helling HJ et al: Trauma im letzten Trimenon der Gravidität. Unfallchirurg 99 (1996) 450.
22. Rothenberger DA, Quattelbaum FW, Perry JF et al: Blunt maternal trauma: a review of 103 cases. J. Trauma 18 (1978) 173.
23. Schoenfeld A, Ziv E, Stein L et al: Seat belts in pregnancy and the obstetrician. Obstet. Gynecol. Surv. 42 (1987) 275.
24. Sherer DM, Schenker JG: Accidental injury during pregnancy. Obstet. Gynecol. Surv. 44 (1989) 330.
25. Stone IK: Trauma in obstetric patients. Gynecol. Clin. North. Am. 26 (1999) 459.
26. Stuart GCE, Harding PGE: Blunt abdominal trauma in pregnancy. Canad. Med. Ass. J. 122 (1980) 901.
27. Timberlake GA, McSwain NE: Trauma in pregnancy. Amer. Surg. 55 (1989) 151.
28. Tyroch AH, Kaups KL, Rohan J et al: Pregnant women and car restraints: beliefs and practices. J. Trauma 46 (1999) 21.
29. Wallner H: Das Beckentrauma aus geburtshilflicher Sicht. Fortschr. Med. 87 (1969) 671.
30. Weigel B: Intrauterine fetale Schädelverletzungen bei Unfällen in der Schwangerschaft. Zbl. Gynäkol. 99 (1977) 498.

# Sachverzeichnis

## A
ABO-Alloimmunisation 243
ABO-Blutgruppen/-Antigene 243, 247
Abdomen, akutes 200
– Leberzellschädigung 195
Abdominaltrauma 352–354
– Hämorrhagie, maternale 242
– Oberarmfraktur, fetale 348
– Polytrauma 351–352
Abort
– s.a. Spontanabort
– Abdomen, akutes 200
– Aortenstenose 22
– Ciclosporin A 214
– Coffein 278
– Condylomata acuminata 291
– Cumarinderivate 24
– Cushing-Syndrom 153
– Gestationsdiabetes 164
– habitueller 229–236
– – Antikörper 230–232
– – Chromosomenanalyse 232
– – immunologisch bedingter 229–233
– – Immuntherapie 234–236
– – Lupus-Antikoagulans 231–232
– – Lymphozytenkultur, gemischte (MLC) 232
– – Hämorrhagie, maternale 242
– Hyperthyreose 147
– Hypothyreose 149
– Infektionen, mütterliche 304
– LGLs 231–232
– Myome 295–296
– Pankreatitis 204
– Podophyllin 291
– Ringelröteln 323–324
– Varizellen-Zoster-Infektion 328
Abruptio
– graviditatis s. Schwangerschaftsabbruch
– placentae s. Plazentalösung, vorzeitige
Abszeß, perityphlitischer 202
ACE-Hemmer 50, 53–54
– Fehlbildungsrate/teratogene Effekte 21, 53, 79
Acetylsalicylsäure 56
– Antiphospholipid-Syndrom 233
– Eklampsie/Präeklampsie bzw. HELLP-Syndrom 77
– Thrombolyse 126
– Thrombozythämie 109
– zerebraler Insult, ischämischer 264
Acrodermatitis enteropathica 283
ACTH-Sekretion 144, 153
– Depression 269
– Emesis/Hyperemesis gravidarum 136
Addison-Syndrom 140, 154
Adenokarzinome, Endometrium 297
Adenome, laktierende 299
Adhäsionen, Ileus, mechanischer 202
Adnextumoren, benigne 298
ADPKD (autosomal dominante polyzystische Nierenkrankheit) 213
affektive Störungen 269, 277
AIDS 340–344
Akne, hormoninduzierte 288
Akromegalie 144
Albuminkonzentration, Schwangerschaft 209
Aldosteron 5, 153
Alkohol(abhängigkeit) 277–278
– Plazentaschranke 278

Alkoholderivate, Hauterkrankungen 289
Alkoholsyndrom, fetales (FAS) 278
Alloimmunisation 243–244
– Amniozentese 248–249
– Anamnese 247
– Antikörper-Bestimmung 247
– Blutgruppen 241–253
– Cordozentese 249
– Erythrozyten 243–245
– Fetus, Sonographie 248
Alloimmunthrombozytopenie 256
Alpha-1-Antitrypsinmangel, homozygoter 95
Alpha-2-Antiplasmin, Neugeborene 119
Alpha-Methyl-Dopa 78
Alpharezeptorenblocker, Phäochromozytom 155
Alveolitis, respiratorische Insuffizienz 99
Amenorrhö, Proactinom 144
Amezinium 88
Aminoglykoside 98
Aminopterin 105–106
– Fehlbildungen 106
5-Aminosalicylsäure, Fertilität 178
Amiodaron 48–49, 55
– Kardiomyopathie, hypertrophische 40
Amitriptylin, Meralgia paraesthetica 265
Amnesie, retrograde 138
Amnioninfektion, HIV-bedingte 340
Amniozentese
– Alloimmunisation 248–249
– CMV-Infektion 319
– fetomaternale Transfusion 249
– Hämolyse, fetale 248–249
– Hämorrhagie, maternale 242
– Infektionen, fetale 306
– Meßwerte, falsche 249
Amphetamine 277
Anämie
– aplastische, Thrombozytopenie 102
– Eisenmangel 101
– erythroide Hyperplasie 245
– fetale 245–247
– – Bluttransfusion, intrauterine 251
– – Parvovirus-B19-Infektion 326
– – Ringelröteln 323, 326
– hämolytische, HELLP-Syndrom 74
– Leberzellschädigung 195
– lymphatische Neoplasie 111
– neonatale 242
– refraktäre 108–109
Aneurysmaruptur, subarachnoidale 264
ANF (atrialer natriuretischer Faktor), Anämie, fetale 246
Angel's Dust 277, 279
Angina pectoris
– Aortenstenose 30
– Herzfehler, angeborene 26
– Hypertonie, pulmonale 35
– Kardiomyopathie, hypertrophische 40
– koronare Herzkrankheit 44
Angiopathia diabetica 165
Angiotensin II 5, 153
Angiotensin-Belastungstest/-Gen, Hypertonie 63
Angiotensin-Converting-Enzymhemmer s. ACE-Hemmer
Angststörungen 270
Antazida 176–177
Anthrachinon-Derivate 182–183

Anti-Xa-Aktivität, Fetus 128
antianginöse Substanzen 51–53
Antiarrhythmika 48–49, 54–56
– Muttermilch/Plazentapassage 49–50
Antibiotika(prophylaxe/-therapie) 18
– Appendektomie 201
– Endokarditis, rheumatische 17
– Harnwegsinfektionen/Pyelonephritis 222
– Herzfehler, angeborene 27
– potentielle Risiken 98
– rheumatisches Fieber 17
Antidepressiva 272–273
Antidiabetika, orale 163, 166
Antidiarrhoika 181
Anti-D-Prophylaxe 241, 348
Antiemetika 139
Antiepileptika 261
Antigene
– fetale 228
– paternale, Präeklampsie 64
– Trophoblast 228–229
anti-HAV-IgG/-IgM 184
anti-HBc/-HBs 185–186
anti-HCV 186
Antihistaminika
– Emesis/Hyperemesis gravidarum 139
– Hauterkrankungen 289
Antihypertensiva 51–53, 78
– Therapie, postpartale 82–83
Antikardiolipin-Antikörper 64
– Abort, habitueller 232
– Präeklampsie/Eklampsie 68
Antikoagulanzien/-koagulation 24–25, 56–59, 264
– Embryopathie 24–25
– Herzklappenprothesen 56, 58
– Hypertonie, pulmonale 35
– Ileofemoralvenenthrombose, obliterierende 126
– Kardiomyopathie, peripartale 43
– Thrombolyse 126
– Wochenbett 130–131
Antikörper(bestimmung)
– Abort, habitueller 230–232
– Alloimmunisation 247
– Blut, mütterliches 247–248
– CMV-Infektion 318
– Coombs-Methode 247
– HIV-Infektion 342
– Hypertonie, schwangerschaftsinduzierte 236
– Infektionen 305
– Kardiomyopathie, peripartale 42
– Parvovirus-B19-Infektion 325
– Ringelröteln 325
Antiphospholipid-Antikörper/-Syndrom 64, 233, 283
– Abort, habitueller 231–232
– Aspirin/Heparin 233
– Dilute Russel's viper venom 232
– Durchblutungsstörung, plazentare 64
– HELLP-Syndrom 64
– Lupus erythematodes 64, 123, 257
– Mitralinsuffizienz 21
– Präeklampsie/Eklampsie 64, 68, 237
– Sklerodermie 123
– Thromboembolie 123
Antipsychotika, Puerperalpsychosen, schizophreniforme 275

# 25 Sachverzeichnis

antiretrovirale Medikamente 343
Anti-Rhesus-D-vermittelte Phagozytose 244
Antithrombin III
- Neugeborene 118
- Thromboembolie 122
Antithrombin-III-Mangel
- Antikoagulation 56
- Schwangerschaftsfettleber 193
- Thrombose/Lungenembolie 97
Antrumgastritis 203
Anurie, Neugeborene 53
Aortendissektion 23, 38-39
Aorteninsuffizienz 22-23, 29
- Doppler-Echokardiographie 14
- Geräusche/Herztöne 14
- Marfan-Syndrom 38
- Natriumnitroprussid 51
Aortenisthmusstenose 28-29
- Aortendissektion 39
- Marfan-Syndrom 38
- Schwangerschaftsmortalität 16
Aortenklappe
- bikuspide/trikuspide 29-30
- Erkrankungen, angeborene 29-30
Aortenklappenöffnungsfläche 22, 30
Aortenruptur 351
Aortenstenose 22, 29-30
- Doppler-Echokardiographie 14
- Herzgeräusche/-töne 12-14
- Schwangerschaftsmortalität 16, 22
Aortenwurzeldilatation 38
APC-Resistenz 63, 116
- Präeklampsie/Eklampsie 68
- Thromboembolie 121-122
- Thrombose/Lungenembolie 97
Apnoe 92
Appendizitis 200-202, 224
Arrhythmien, ventrikuläre 47
Arteria-umbilicalis-Spasmus, Bluttransfusion, intrauterine 252
arteriovenöse Fistel/Fehlbildungen
- pulmonale 33
- Subarachnoidalblutung 264
Arthralgien/Arthritis
- Röteln 309
- Varizellen 330
Arzneimittelexanthem 286
Aspirin® s. Acetylsalicylsäure
Asthma bronchiale 95-97
- respiratorische Insuffizienz 99
Asystolie, Mitralklappenprolaps 36
Aszites
- HELLP-Syndrom 75
- Leberzirrhose 190
Ataxien, spinozerebelläre 262
Atemarbeit/-mechanik 91
- Schwangerschaft 92
Atembewegungen, flache und schnelle 11
Atemminuten-/Atemzugvolumen 91
Atemnot s. Dyspnoe
Atenolol 49, 52, 78
atrioventrikulärer Block s. AV-Block
Atropin, koronare Herzkrankheit 46
Augenerkrankungen, Varizelensyndrom, kongenitales 332
Augenflimmern
- Hypotonie 85, 87
- Präeklampsie 73
Austreibungsphase, Myasthenia gravis 262
Autoantikörper s. Antikörper(bestimmung)
Autoimmunerkrankungen 283
- Hepatitis 188
- Progesterondermatitis 288
- Thrombozytopenie 102-103, 104, 254, 255

- Thyreoiditis 151
Autonomien, Hyperthyreose 147
AV-Block, totaler 33, 47
- Mitralklappenprolaps 36
Aviditätstest, Infektionen, mütterliche 305
Azathioprin
- Colitis ulcerosa/Crohn-Krankheit 180
- Fehlbildungen 106
- teratogene Effekte 262

## B

Bakteriurie, asymptomatische 219-222
Ballonvalvuloplastie
- Aortenstenose, valvuläre 30
- Mitralstenose 20-21
- Pulmonalstenose 28
Barbiturate, Schwangerschaftscholestase 191
Basedow-Syndrom 146-148
Bauchdeckenspannung
- Abdomen, akutes 200
- Blutungen, intraabdominelle 204
Bauchtrauma s. Abdominaltrauma
Bcr-abl-Fusionsgen, Leukämie, chronisch-myeloische 108
Beckenfraktur, Risikoschwangerschaft/Geburtsfolgen 354-356
Beckenvenenthrombose s. Bein-/Beckenvenenthrombose
Begleitpankreatitis 204
Bein-/Beckenvenenthrombose, tiefe 123-127
- Antikoagulation 56
- Schnittentbindung, abdominale 131
- Wochenbett 130
Belastungsdyspnoe 12
- Aorteninsuffizienz 23
- Eisenmangel 101
- Kardiomyopathie, hypertrophische 40, 42
- Mitralstenose 19
Belastungs-EKG 15
- Aortenstenose 22
Benzodiazepine 277
Bernard-Soulier-Syndrom 254
Beschaffungspromiskuität 276
Betarezeptorenblocker 49, 51-52
- Hypertonie 78
- Kardiomyopathie, hypertrophische 40
- koronare Herzkrankheit 45
- Marfan-Syndrom 38
- Mitralstenose 19
Bewegungsstörungen 265
Bigeminus 46
Bilirubin, Schwangerschaftsfettleber 192
Binde-/Lösungsmittelabhängigkeit 277
Bioprothesen 24
Bisacodyl 182
Björk-Shiley-Prothesen 58
Blässe, Neugeborene, diabetische 169
Blasenmole 242
Blasensprung, vorzeitiger
- HIV-Infektion 340
- Plasminogen 238
Blastenkrise, Leukämie, chronisch-myeloische 108
Blut, mütterliches, Antikörperbestimmung 247-248
Blutansammlung, freie, Abdominaltrauma 352
blutbildendes System 101
- immunologische Störungen 241-257
Blutdruck(messung) 4
- arterieller 3-4
- - Präeklampsie 73
- - Spinalanästhesie 89

- Hypertonie 62
- Schwangerenvorsorge 70-71
- (Schwangerschafts-)Hypertonie 69, 71
- systolischer, körperliche Belastung 7
- - Präeklampsie 194
- venöser 3, 6
Blutdrucksenkung, (Schwangerschafts-)Hypertonie 79-80
Blutglucose(messung) 162
- Glucosetoleranztest, oraler 161
- postpartale 168
- Selbstkontrolle 163
Blutgruppen-Alloimmunisation 241-254
Blutgruppenbestimmung, Fetus 250
Blutspuren, Fruchtwasser 249
Bluttransfusion
- fetomaternale 242, 348
- intraperitoneale 252
- intrauterine 251-253
Blutungen
- gastrointestinale/intraabdominelle 200, 204-205
- - HELLP-Syndrom 75
- Hämorrhagie, maternale 242
- intrakranielle/intrazerebrale 264
- - Alloimmunthrombozytopenie, neonatale 256
- - HELLP-Syndrom 260
- - Phäochromozytom 154
- - Präeklampsie 74
- postpartale, Hypothyreose 149
- retroplazentäre, Heparin 57
- vaginale, Unfallverletzungen 349
Blutungszeit
- Neugeborene 119
- Schwangerschaft 117
Blutverluste, Thromboembolie 121
Blutvolumen, Schwangerschaft 5
Body-mass-Index, Diabetes mellitus 166
Borrelieninfektionen 282
Bradyarrhythmien, Mitralklappenprolaps 36
Bradykardie
- fetale, Amiodaron/Mexiletin 55
- - Diuretika 54
- - Natriumnitroprussid 43
- - Propranolol 52, 263
- postnatale, Phäochromozytom 155
Bridenileus 202
Brittle-Asthma 96
Brivudin 337
Bromcriptin, Prolactinom 144
Bronchiektasen 95, 99
Bronchienverletzungen 351
Bronchitis 99
B-Symptome, Lymphome, maligne 113
Burkitt-Lymphom 110
Busulfan, Fehlbildungen 106
B-Zell-Lymphom 110

## C

CA 15/CA 15-3, Mammakarzinom 300
Cabergolin, Prolactinom 144
Calcium, (Schwangerschafts-)Hypertonie 77
Calciumantagonisten 53, 79
Calciumspiegel 151
Candidose 283
Cannabis 277-278
Captopril 50
Carbamazepin
- affektive Störungen, bipolare 277
- Neuralrohrdefekte/Spina bifida 261
Carbimazol, Hyperthyreose 148
Carcinoma in situ, Zervix 293
Cascara sagrada, Obstipation 182

Cava-Filter, Lungenembolie 98
CBG-Anstieg, Emesis/Hyperemesis gravidarum 136
Cephalosporine 98
Cerclage, Hämorrhagie, maternale 242
Chenodeoxycholsäure, Schwangerschaftscholestase 191
Chinidin 49, 54–55
- Kardiomyopathie, hypertrophische 40
chirurgische Eingriffe 199–206
Chlamydieninfektion 221
Chlorambucil, Fehlbildungen 106
Chloramphenicol 98
Chlorhexidin, Hauterkrankungen 289
Chlorionenverlust, Hyperemesis gravidarum 138
Chlorpromazin, Emesis/Hyperemesis gravidarum 139
Choledochussteine 203
Cholestase 191
- intrahepatische 190–191, 287–288
- Neugeborene, Vitamin-K-Mangel 191
- Pruritus gravidarum 190
Cholezystektomie 203–204
Cholezystitis 200, 203
Cholinesterasehemmer, Myasthenia gravis 262
Chorda-tendineae-Ruptur 37
Chorea
- gravidarum 265
- minor (Sydenham) 16, 265
Chorioamnionitis 252
Chorionkarzinom 238
Chorionzottenbiopsie
- CMV-Infektion 319
- Hämorrhagie, maternale 242
- Infektionen, fetale 306
Chorioretinitis
- CMV-Infektion 317
- Varizellensyndrom, kongenitales 332
Chromosomenanalyse, Abort, habitueller 232
Ciclosporin A
- Colitis ulcerosa/Crohn-Krankheit 180
- Spontanabort 214
- teratogene Effekte 262
Cimetidin, Reflux, gastroösophagealer 176
Circulus-Willisii-Aneurysmaruptur 29
Cisaprid, Reflux, gastroösophagealer 176
Citalopram
- Depression 272
- Muttermilch 274
Clindamycin 98
Clopidogrel 56
CMV-Infektion 315–322
- Amniozentese/Chorionzottenbiopsie 319
- Antikörper 315–316, 318
- fetale 316–317
- Foscarnet 319
- Immunprophylaxe 320–321
- Neugeborene 315–317, 319
- peri-/pränatale 316–317
- Pränataldiagnostik 319
- Serokonversion 318
- T-Lymphozyten 315
Cocain 277–279
Codein 277
Coffein 277–278
Colestipol 191
Colestyramin, Schwangerschaftscholestase 191
Colitis ulcerosa 177–183, 206
- Abdomen, akutes 200
- Pouch-Plastik 206
- Prognose, fetale 178
- Proktokolektomie 206
Computertomographie, kraniale (CCT) 263

Condylomata
- acuminata 282–283, 291
- lata 282
Coombs-Methode, Antikörperbestimmung 247
Copolymer A 262
Cordozentese 249
- Alloimmunisation 249
- Alloimmunthrombozytopenie, neonatale 256
- Hämolyse, fetale 249
- Hämorrhagie, maternale 242
- Infektionen, fetale 306
Corpus luteum graviditatis, hCG 136
Corpus-luteum-Zyste 298
Cortisol 153–154
- Schwangerschaft 94
Crack 278–279
Creatinin(-Clearance)
- Nephropathia, diabetica 165
- Niereninsuffizienz, chronische 211
- Pyelonephritis, chronische 223
Crohn-Krankheit 177–181, 205
- Abdomen, akutes 200
- Ileus, mechanischer 202
- Prognose, fetale 178
Cumarinderivate 57
- Abort/Fehlbildungen 24
- Embryopathie 56–58
- Schwangerschaft 264
- Wochenbett 131
Curschmann-Steinert-Muskeldystrophie 263
Cushing-Syndrom 153
Cutis laxa 189
Cyanidakkumulation, Nitroprussidnatrium 23, 51
Cyclophosphamid, Fehlbildungen 106
Cytarabin, Fehlbildungen 106

# D

Danthron, Obstipation 182
Darmerkrankungen, chronisch-entzündliche 177–181, 205–206
Darmlage/-motilität, Veränderungen, schwangerschaftsbedingte 199
Darmverschluß s. Ileus
Daunorubicin, Fehlbildungen 106
D-Dimer-Spiegel, Schwangerschaft 116
Dehydratation, Hyperemesis gravidarum 138
Dehydroepiandrosteronsulfat (DHEA-S), Wehentätigkeit, vorzeitige 238
Dekompensation, kardiale, Wehen 26
Dengue-Fieber 304
Deoxycorticosteron 153
Depression 269–275
- ACTH-Sekretion 269
- Antidepressiva 272–273
- CRH-Sekretion/LHPA-Achse 269
- Lichttherapie 270–272
- Phytopharmaka 270
- postpartale 271
- Psychotherapie 271
- Wochenbett 273
Dermatitis, papulöse 288
Dermatomyositis 283
Dermatosen 285–289
Dermoide 298
Designerdrogen 277
Desinfektionsmittel, jodhaltige, Hauterkrankungen 289
Dezidua, ektope 292
deziduale Faktoren, Abort, habitueller 231
Diabetes mellitus 157–172
- Abort 164

- Abruptio 169
- Angiopathie 165
- Antidiabetika, orale 166
- Blutzucker 161
- - postprandialer 163
- Body-mass-Index 166
- CTG-Schreibung 168
- Diät 166
- Embryopathierisiko 162
- Entbindung 164, 168
- Estriol 168
- Fetopathie 165
- Fructosamin 166
- Frühgeburt 164
- Geburtseinleitung/-überwachung 167
- Geburtstermin 172
- Genetik 169–170
- $HbA1_c$ 166
- HPL 168
- Hypertonie 68
- Insulintherapie 163, 167
- Kontrazeption 169–171
- Mutterschaftsrichtlinien 171–172
- Neonatal-/Perinatalmortalität 163
- Nephropathie 165
- Neugeborene, Versorgung 168–169
- Normoglykämie 158, 167
- Nüchternblutzucker 166
- Perinatalmorbidität 163
- Perinatalmortalität 157, 163
- Plazentainsuffizienz 168
- (Poly-)Hydramnion 164
- Präeklampsie 68
- Pyelonephritis 165
- Rhesus-D-Alloimmunisation 244
- Schwangerenberatung/-betreuung 172
- Schwangerschaftsverlauf 165–167
- Schweregrad 166, 171
- Sterilisation 169
- Tokolyse 164, 168
- Überwachung 162
- - fetale 167
- Ultraschalluntersuchungen 158
- Wehen, vorzeitige 168
- Wöchnerin 168–169
Dialysepatientinnen s. Hämodialyse
Diastolikum 13
Diazepam
- eklamptischer Anfall 80
- Schwangerschaftserkrankungen, hypertensive 79
Dickdarmerkrankungen, entzündliche s. Darmerkrankungen, chronisch-entzündliche
DIG (disseminierte intravasale Gerinnung)
- s.a. Gerinnungsstörungen
- Immunthrombozytopenie 254
- Nierenversagen, akutes 210
- Präeklampsie/Eklampsie 67
- Schwangerschaftsfettleber 193
- Thrombozytopenie 102
Digitalisglykoside 50–51
- Aorteninsuffizienz 23
- Kardiomyopathie, hypertrophische 40
- Vorhofflimmern 24
Digoxin 49
- Ebstein-Anomalie 34
- Konzentration, fetale 50
- Mitralstenose 19
- Vorhofflimmern 19
Dihydralazin, (Schwangerschafts-)Hypertonie 78–80
Dihydroergotamin, Hypotonie 88
dilute Russel's viper venom (DRVVT), Antiphospholipid-Antikörpernachweis 232

# 25 Sachverzeichnis

Diphenoxylat, Colitis ulcerosa/Crohn-Krankheit 181
Diphenylhydantoin 55
Diphenylmethan-Derivate 182
Disopyramid 49, 55
disseminierte intravasale Gerinnung s. DIG
Diuretika 50, 53-54
- Aorteninsuffizienz 23
- Ebstein-Anomalie 34
- Mitralinsuffizienz 21
- Vorhofflimmern 24
Divertikulitis/Divertikulose 200, 202, 205
DNA-Test, HIV-Infektion 342
Domperidon, Emesis/Hyperemesis gravidarum 139
Dopamin, Depression 269
Dopaminantagonisten
- Akromegalie/Prolactinom 144
- Emesis/Hyperemesis gravidarum 139
Doppeltsehen, Hypotonie 85, 87
Dopplersonographie
- Hydrops fetalis 248
- (Schwangerschafts-)Hypertonie 72
Drogenabhängige, Hepatitis 186-187
Druck, hydrostatischer/intrathorakaler 3
Ductus arteriosus Botalli, offener 28, 38
Dünndarmverletzungen, Abdominaltrauma 353
Duffy, Blutgruppenantigene 243
Duplexsonographie, Bein-/Beckenvenenthrombose, tiefe 124
Durchblutungsstörung, plazentare, Antiphospholipid-Antikörper 64
Dysgerminome 299
Dysphagie 101
- Varizelnsyndrom, kongenitales 332
Dyspnoe 11, 92-93
- Diabetes mellitus 163
- fetale durch Fluoxetin 272
- Hypertonie, pulmonale, primäre 35
- paroxysmale, nächtliche, Mitralstenose 19
Dysurie 221-222

## E

Ebstein-Anomalie 33-35
Echokardiographie 14-15, 19
Ecstasy 277
Eisen(haushalt) 101-102
- Substitution 101-103
Eisenmenger-Komplex/-Reaktion 31, 32
- Antikoagulation 56
- Hypertonie, pulmonale 26
- Schwangerschaftsabbruch 31
- Zyanose 26
Eiweißausscheidung im Urin s. Proteinurie
Ekchymosen, Alloimmunthrombozytopenie, neonatale 256
EKG-Veränderungen 13-14
Eklampsie s. Präeklampsie/Eklampsie
Ekzem, atopisches 283
Elektrolytstörungen, Hyperemesis gravidarum 138
ELISA
- Infektionen, mütterliche 305
- Schwangerschaft 334
Embryopathia/-pathie
- Antikoagulanzien, orale 24
- diabetica 157-158, 164
- Gestationsdiabetes 162
- Thalidomid 139
Emesis s. Hyperemesis gravidarum
emotionale Störungen, postpartale 270-271
Enalapril-Maleat 50

Endokarditis, bakterielle
- Aortenisthmusstenose 29
- Aortenklappe, bikuspide 29
- AV-Block 47
- Ductus arteriosus Botalli, offener 28
- Hämatom, zerebrales 29
- Herzfehler, angeborene 26
- Marfan-Syndrom 38
- Mitralinsuffizienz 21
- Mitralklappenprolaps 36
- rheumatisches Fieber 17
- Vorhofseptumdefekt 28
endokrine Organsysteme, Physiologie 143-155
Endometriosezysten 298
Endometriumkarzinom 297
Endomyometritis, postpartale 131
Endotheldysfunktion
- Endothelin-1 66
- (Schwangerschafts-)Hypertonie 65-67, 117
Engpaßsyndrome 265-266
Entbindung
- Diabetes mellitus 168
- Eklampsie 195
- Gestationsdiabetes 164
- HELLP-Syndrom 196
- HIV-Infektion 340-341
- Mitralstenose 19
- Thromboembolie 121
- Urogenitaltuberkulose 223
Enterocolitis regionalis s. Crohn-Krankheit
Entzugssyndrom 277
Enzephalitis, Varizelnsyndrom, kongenitales 330, 332
Eosinophilenleukämie, chronische 108
EPH-Gestose s.a. Präeklampsie/Eklampsie
Epiduralanästhesie
- Blutungen, Heparin 59
- Eisenmenger-Komplex 32
- Fallot-Tetralogie 33
- Hypertonie, pulmonale 35
- koronare Herzkrankheit 46
- Mitralstenose 19-20
Epilepsie 260-261
Erbkrankheiten, Muskulatur/Nervensystem 262-263
Erblindung, kortikale, HELLP-Syndrom 75
Erbrechen s. Hyperemesis gravidarum
Ernährung
- eiweißreiche, Hypertonie 77
- parenterale, Hyperemesis gravidarum 140
Erythema nodosum 282
Erythroblastosis fetalis 242, 245
erythrocyte agglutination inhibition (EAI), Abort, habitueller 232
erythroide Hyperplasie 245
Erythromycin 98
Erythropoese, megaloblastäre 102
Erythrozyten
- Antikörper, irreguläre 247
- fetale, Abbaurate 243
- Oberflächenantigene 243
- Schwangerschaft 101
Erythrozyten-Alloimmunisation 243-245
Erythrozytenkonzentrat, Ringelröteln 327
Escherichia coli, Nierenversagen, akutes 210
Estradiol, Estriol bzw. Estron
- Diabetes mellitus 168
- Hämodynamik 6
- (Hyper-)Emesis gravidarum 136
- Lipolyse 159
- Wehentätigkeit, vorzeitige 238
Etilefrin, Hypotonie 88
Euthyreose 146
Exanthem

- papulöses 286
- polymorphes 286-287
- Röteln 309, 311
- urtikarielles 286
- Varizellen-Zoster-Infektion 329-330
Exsikkose, Hyperemesis gravidarum 138
Extrasystolen
- sporadische 46
- supraventrikuläre 14, 46
- ventrikuläre 14, 46
- - Mitralklappenprolaps 37
Extrauteringravidität, Hämorrhagie, maternale 242
Extremitätenverletzungen 352
extrinsic pathway inhibitor (EPI) 116, 119

## F

Faktor-V-Mangel
- Antikoagulation 56
- Mutation 63
- Präeklampsie/Eklampsie 68
- Schwangerschaft 116
Fallot-Tetralogie 32-33
Famciclovir, Varizellen-Zoster-Infektion 337
Famotidin, Reflux, gastroösophagealer 176
Fazialisparese, idiopathische 266
Fehlbildungen, fetale
- ACE-Hemmer 79
- Anthrachinon-Derivate 183
- Cumarinderivate 24
- Epilepsie 260
- Gestationsdiabetes 164
- Hyperthyreose 147, 149
- Hypothyreose 150
- Immunsuppressiva 214
- 6-Mercaptopurin 180
- Propranolol 263
- Psychopharmaka 272
- Zytostatikatherapie 105-107
Fehlgeburt
- Chinidin 54
- Nikotin 278
- Psychopharmaka 272
Femoralvenendruck, Anstieg 6
Femurschaftfraktur 352
Fertilität
- Darmerkrankungen, chronisch-entzündliche 177-178
- zystische Fibrose 95
Fetalblut, CMV-Infektion 319
fetomaternale Einheit 227-228
fetomaternale Transfusion, Amniozentese 249
Fetopathia diabetica 165
- Insulinkonzentration, Fruchtwasser 168
- Lungenreifeinduktion 168
Fettstoffwechsel 158-159
Fetus
- Anti-Xa-Aktivität 128
- Blutgruppenbestimmung 250
- CMV-Infektion 316
- Glukosebedarf/-konzentration 158
- hämolytische Erkrankungen 241, 245
- Hyperinsulinismus 161
- IgA-, IgE- bzw. IgG-Antikörper 303
- Immunabwehr 303
- Infektionen 303-344
- Jodthyronin-5-Monodejodinase 145
- Rhesus-Genotypisierung 250
- Serum-Digoxinkonzentration 50
- als Transplantat 227-239
- Tuberkulose 93
- Unfallverletzungen, mütterliche 348
fibrinolytisches System

– Neugeborene 119
– Schwangerschaft 115–116
Fibrinopeptid A (FPA), Neugeborene 119
Fieber 219
– Pyelonephritis, chronische 222
Fischöle, (Schwangerschafts-)Hypertonie 77
Flankenschmerzen, Pyelonephritis, akute 222
Foetor ex ore, Hyperemesis gravidarum 138
Folia sennae 182
Follikulitis, pruritische 288
Folsäuremangel 102
– Neuralrohrdefekte 261
– Restless-legs-Syndrom 265
– Thrombozytopenie 102
Folsäureprophylaxe 103
Foscarnet, CMV-Infektion 319
Frakturen, Schwangerschaft 354–356
Fruchttod, intrauteriner
– Hydrops fetalis 247
– Hyperparathyreoidismus 152
– Infektionen, mütterliche 304
– Parvovirus-B19-Infektion 321
– Polytrauma 349
– Präeklampsie/Eklampsie 67
– Ringelröteln 281, 323–324
– Varizellen-Zoster-Infektion 328
Fruchtwasserembolie 260
Fruchtwasser(untersuchung)
– CMV-Infektion 319
– Insulinkonzentration 161–162
– – Fetopathia diabetica 168
Fructosamin, Diabetes mellitus 166
Frühgeburt(lichkeit)
– ACE-Hemmer 53
– Bakteriurie, asymptomatische 221
– Coffein 277
– Cushing-Syndrom 153
– Diabetes mellitus 163
– drohende, Hyperthyreose 147
– Eisenmenger-Komplex 31–32
– Fluoxetin 272
– Gestationsdiabetes 164
– Heparin 57
– Hypothyreose 149
– immunologische Aspekte 237–238
– Interleukin (IL-2) 238
– Myome 296
– Plasminogen 238
– Prostaglandine 238
– Psychopharmaka 272
– TNF-α 237
– Zytokine 237
Frühschwangerschaft
– CMV-Infektion 319
– Erbrechen 135
– MMR-Impfung, akzidentelle 314
– Östrogenbiosynthese 136
– Rötelnimpfung 314
– Übelkeit 135
– Unfallverletzungen 348
FSH 143
Füll- und Quellstoffe 182–183

## G

Galaktorrhö, Prolactinom 144
Gallenblasenempyem 200, 203
Gallenblasenentzündung s. Cholezystitis
Gallenblasenhydrops 203
Gallensteine/-steinileus 203
Gallenwegserkrankungen 203
Ganciclovir, CMV-Infektion 319
Gastritis 76
Gastroduodenalulkus 203

Gastrointestinalblutungen s. Blutungen, gastrointestinale
gastrointestinale Störungen
– chirurgische Sicht 199–206
– internistische Sicht 175–197
– schwangerschaftsbedingte 175
Gastrointestinaltumoren, maligne 206
Geburtsgewicht, reduziertes
– ACE-Hemmer 53
– Coffein 277
– Hypothyreose 150
– Zyanose 26
Geburtsstreß, Nebennierenrindeninsuffizienz 154
Geburt(süberwachung)
– Diabetes mellitus 167, 172
– Epilepsie 260
– Schwangerschaftshypertonie 81–82
– Thromboembolie 121
Gefäßerweiterungen 285
Gefäßgeräusche, kontinuierliche 12
Gefäßwiderstand, peripherer 4–5
– Kardiomyopathie, hypertrophische 39
geistige Retardierung, CMV-Infektion 317
Gelbfieber 304
Genetik
– Diabetes mellitus 169–170
– Herzfehler, angeborene 27
Genotypisierung, fetale 250
gerbstoffhaltige Präparate 289
Gerinnungsstörungen
– s.a. DIG
– Thromboembolie 121
Gerinnungssystem/-inhibitoren
– Neugeborene 117–119
– Schwangerschaft 115–117
Gestagen-Plasmaspiegel, emotionale Störungen, postpartale 270
Gestationsdiabetes s. Diabetes mellitus
Gestationshypertonie s. Schwangerschaftshypertonie
Gestose s. Präeklampsie/Eklampsie
Gewebs-Plasmin-Aktivator, rekombinanter (rt-PA), Thrombolyse 126
Gewichtsanstieg, begrenzter 8
Gewichtsreduktion, (Schwangerschafts-)Hypertonie 77
Gewichtszunahme 209
– Eklampsie/Präeklampsie 71–72, 74
Gingivahyperplasie 111
Gingivitis 285
Glanzmann-Syndrom 254
Glaskörpereinblutungen, HELLP-Syndrom 75
GLDH-Aktivität, Schwangerschaftscholestase 191
Gliedmaßenhypoplasien, Varizellensyndrom, kongenitales 332
Gliome, maligne 265
Globalinsuffizienz, respiratorische 99
glomeruläre Filtrationsrate 209
Glomerulonephritis 212
Glomerulosklerose, fokale 212
Glossitis 101
Glucose(bestimmung) 162
– Konzentration, fetale 158
Glucosedehydrogenase/-oxydase 162
Glucosetoleranz, pathologische 159–162
Glucosetoleranztest 159–162
– intravenöser 160–161
– oraler (oGTT) 159–161
Glukokortikoide
– Colitis ulcerosa/Crohn-Krankheit 180
– Fertilität 178
– Hauterkrankungen 289

– Lungenreifungsinduktion 168
– Thrombozytopenie 104
Glukosurie 165
– fetale 164
Glykolyse 162
Gonorrhö 221
GOT-/GPT-Quotient, Schwangerschaftscholestase 191
Granulozyten 102
γ-GT-Aktivität, Schwangerschaftscholestase 191
Gummibandligatur, Ösophagusvarizenblutung 189

## H

Haarzellleukämie 110
Hämangiome, Blutungen, intraabdominelle 204
hämatologische Erkrankungen 101–113
Hämatom
– intraabdominelles 204
– zerebrales 29
Hämatothorax 351
Hämaturie
– HELLP-Syndrom 75
– Urolithiasis 224
Hämodialyse, Schwangerschaft 214
Hämodilution, Thromboembolie 123
Hämodynamik 4–5
– Mitralstenose 18
– renale 209
Hämoglobin
– Defizit, gestationsalter-korrigiertes 245–246
– Werte in der Schwangerschaft 101
Hämoglobin $A_2$ (HbA$_2$) 103
Hämoglobin A/F (HbA/HbF) 103
Hämoglobinurie, Nierenversagen, akutes 210
Hämolyse
– Anti-D-Antikörper-vermittelte 245
– fetale 241, 245
– – Amniozentese/Cordozentese 248–249
– – IgG-Subklassen, Anti-D-spezifische 244
– HELLP-Syndrom 74–75, 195
– intramedulläre 102
– Neugeborene 241, 245
– Nierenversagen, akutes 210
– Rhesus-D-bedingte 243
hämolytisch-urämisches Syndrom (HUS) 76, 210–211
Hämophilie, Hepatitis Delta 187
Hämoptyse, Mitralstenose 19
Hämorrhagien
– feto-maternale 242–243
– intrakranielle 256
– Thrombozytopenie 102, 256
hämorrhagisches Fieber 304
Hämostasestörungen
– HELLP-Syndrom/Präeklampsie 67
– Hypertonie 81
– Hypotonie 87
Haferkleie 183
Hagen-Poiseuille-Strömungsgesetz 4
HAH (Hämagglutinations-Hemmtest), Röteln 311
Halothan, koronare Herzkrankheit 46
Halsvenenbrummen/-stauung 12
Hantavirus-Pulmonary-Syndrome 304
HAPO(hyperglycemia and pregnancy outcome)-Studie 161
Harnableitung, künstliche 220
Harnsteine s. Urolithiasis
Harnweganomalien/-fehlbildungen 219–220
Harnwegsinfektionen 220–223
Hashimoto-Thyreoiditis 151
Hauterkrankungen/-veränderungen 281–289

– physiologische 284
HbA1c, Diabetes mellitus 166
HBe-Ag/HBs-Ag 185
HBV-DNA 185
hCG
– Corpus luteum graviditatis 136
– Hämodynamik 6
– Hyperemesis gravidarum 135–136
– Hyperthyreose 136
hCG-hMG, Nebennierenrindeninsuffizienz 154
HCV-RNA 186
HDL-Cholesterin, koronare Herzkrankheit 44
HELLP-Syndrom 63, 68, 74–78, 83, 194–196, 210
– Acetylsalicylsäure 77
– Anämie, hämolytische 74
– Antiphospholipid-Antikörper 64
– Blutungen, intrazerebrale 260
– Differentialdiagnose 76, 193
– Eklampsie 195
– Entbindung 196
– Hämolyse 67, 75, 195
– Hypoxie, intrauterine 76
– Leberruptur 74–75, 196
– Lungenreifeinduktion 81
– NO-Donatoren 81
– Plasmapherese 81
– Plazentalösung, vorzeitige 76
– Schwangerschaftsabbruch 81
– Thromboembolie 121
– Thrombozytopenie 72, 74–75, 195
– Wachstumsretardierung, intrauterine 72
Heparin 57–59, 264
– Antiphospholipid-Syndrom 233
– Kardiomyopathie, peripartale 43
– Komplikationen 24
– niedermolekulares 57, 129
– Plazentapassage/-schranke 57, 128
– Sectio caesarea 59
– Thromboembolieprophylaxe 125, 127–129, 132
– Thrombolyse 125
– Wehentätigkeit 59
– Wochenbett 131
Heparin-Cofaktor II
– Neugeborene 118–119
– Schwangerschaft 116
Hepatitis 138, 187–188
– Immunthrombozytopenie 254
– Schwangerenscreening 185
Hepatitis A 184–185
Hepatitis B 185–186
Hepatitis C 186–187
Hepatitis Delta 187
Hepatitis E 187, 304
Hepatitis G 187
Hepatomegalie, Leberzellschädigung 195
Hepatomruptur 204
Hernien, inkarzerierte 200
– Ileus, mechanischer 202
Heroin 277, 279
Herpes genitalis, rezidivierender 281
Herpes gestationis 285–287
Herpes neonatorum 281
Herpes simplex 283
– Hepatitis 187–188
Herzauskultation 12–13
Herzbinnenraumszintigraphie 16
Herzerkrankungen, rheumatische 16–18
Herzfehler, angeborene 25–36
– Angina-pectoris-Beschwerden 26
– Antibiotikaprophylaxe 27
– Endokarditis, bakterielle 26
– Endokarditisprophylaxe 18

– Epilepsie, mütterliche 260
– Fontan-Operation 36
– Schwangerenberatung/-betreuung 27
– Zyanose 36
Herzfrequenz (HF) 4–5
– fetale, epileptische Anfälle 260
– körperliche Belastung 7
Herzgeräusche 12–13
– Kardiomyopathie, peripartale 42
Herzinfarkt s. Myokardinfarkt
Herzinsuffizienz/-versagen
– Aortenstenose 30
– AV-Block, totaler 34
– Ductus arteriosus Botalli, offener 28
– Herzfehler, angeborene 26
– Kardiomyopathie, peripartale 41–42
– Pulmonalstenose 28
– Transposition der großen Arterien 26
– Überwachung, hämodynamische 18
– Ventrikelseptumdefekt 30
Herzkatheteruntersuchung 15–16
Herzklappenfehler, erworbene 18–22, 23
– Endokarditisprophylaxe 17–18
– rheumatische, Endokarditisprophylaxe 17
– Schwangerschaftsmortalität 16
Herzklappenprothesen 23–25
– Antikoagulanzien 56
– Endokarditisprophylaxe 18
– Thrombose 24, 58
– Vorhofflimmern 24
Herz-Kreislauf-Erkrankungen 11–60
Herz-Kreislauf-System 12–16
– Beurteilung 11
– Reflexe 4
– Schwangerschaft 3–8
Herzminutenvolumen 4–7
– Polytrauma 349
– Spinalanästhesie 89
Herzrhythmusstörungen 46–48
– Antiarrhythmika 48, 52
– Herzfehler, angeborene 26
Herzspitzenstoß, links verlagerter 12
Herztaille, Abflachung 15
Herztamponade 350
Herztod, plötzlicher
– Eisenmenger-Komplex 31
– Kardiomyopathie, hypertrophische 40
– Mitralklappenprolaps 36
Herztöne 12
– Kardiomyopathie, hypertrophische 40
Herzzeitvolumen, Rechtsherzkatheterunter-
   suchung 15
HES (hypertensive Erkrankungen in der
   Schwangerschaft) s. Hypertonie
Heultage, Wochenbett 270–271
HEV-RNA 187
Hexokinase 162
HHT/HiG, Röteln, Schwangerschaft 311
Hiatusgleithernie 205
Hirnatrophie, Varizellensyndrom, kongenitales 332
Hirnblutungen s. Blutungen, intrakranielle/
   intrazerebrale
Hirnödem
– Hirntumoren 265
– Präeklampsie 73
Hirntumoren, primäre 265
– Differentialdiagnose 74
Hirnvenenthrombose 264
HIV-DNA-PCR 343
HIV-Infektion 279, 340–344
– Amnioninfektion/Blasensprung 340
– Antikörpernachweis 342

– CCR5/CXCR4 340
– CD4-Antigen/-T-Helferzellen 342
– Diagnostik, falsch-positive 342
– DNA-Test 342
– Entbindung(smodus) 340–341
– Impfstoffentwicklung 344
– Kindesalter 341
– NASBA 342
– Neugeborene 341–342
– PCR 342–343
– perinatale 341
– Postexpositionsprophylaxe 343–344
– Pränataldiagnostik 342
– Stillen 341
– Thrombozytopenie 102
– Transmission 340–341
HLA-Antigene (HLA-DR)
– Abort, habitueller 229–230, 232
– Herpes gestationis 286
– Präeklampsie 63, 237
– Thyreoiditis 151
– Trophoblast(erkrankungen) 228–229, 238
Hodgkin-Lymphom 110, 112–113
– Varizellen 330
hormonelle Dysrhythmien, affektive Störungen 269
Horner-Syndrom, Varizellensyndrom, kongenitales 332
HPL s. Plazentalaktogen, humanes
HPV-Infektion
– Schwangerschaft 293
– Zervixpräkanzerosen 293
H2-Rezeptorantagonisten 177
Human Leucocyte Antigen s. HLA
Humaninsuline 51, 163
Hydralazin 52
– Aorten-/Mitralinsuffizienz 21, 23
Hydramnion 164
Hydrocortison, Nebennierenrindeninsuffizienz 154
Hydrodynamik 4
Hydrops fetalis 242, 245–248
– Abortrate 324
– Bluttransfusion, intrauterine 251
– Fruchttod, intrauteriner 247
– Parvovirus-B19-Infektion 321, 326
– Ringelröteln 281, 323–324, 326
Hydrops placentae 245
Hydrostase 3
3-Hydroxyacyl-CoA-Dehydrogenase, Schwan-
   gerschaftsfettleber 192
Hydroxyurea, Fehlbildungen 106
Hyperämie, schwangerschaftsbedingte, Po-
   lytrauma 349
Hyperbilirubinämie
– fetale, Diuretika 54
– – Propranolol 52, 263
– neonatale 245
Hyperemesis gravidarum 135–140
– Abdomen, akutes 200
– ACTH-Sekretion 136
– Addison-Syndrom 140
– Alkalose, hypochlorämische 139
– Antiemetika 139
– CBG-Anstieg 136
– Dehydratation 138
– Ernährung, parenterale 140
– Frühschwangerschaft 135
– Gewichtsabnahme 138
– Glukoseinfusion 139
– hCG 135–136
– immunologische/psychische Einflüsse 137
– Östrogene 136
– Präeklampsie 73

– Prednisolon 140
– Schwangerschaftsfettleber 192
hypereosinophiles Syndrom 108
Hyperexzitabilität, Neugeborene, diabetische 169
Hyperglycemia and pregnancy outcome s. HAPO-Studie
Hyperglykämie
– fetale 164
– – Propranolol 263
– maternale 159
Hyperhidrosis 284
Hyperhomozysteinämie
– Präeklampsie/Eklampsie 64, 68
– Thromboembolie 122
Hyperinsulinismus 159
– Fetus 161
Hyperkalzämie 152
Hyperkinesen, choreatische 265
Hyperkoagulabilität 117, 122–123
Hyperparathyreoidismus 152
Hyperphosphatämie 152
Hyperpigmentierungen 284, 288
Hyperprolaktinämie 144
Hyperreflexie, Präeklampsie 73
Hypersekretion der Nasenschleimhaut 92
hypertensive Erkrankungen in der Schwangerschaft (HES) s. Hypertonie
hypertensive Krise, Phäochromozytom 155
Hyperthyreose 147–149
– Betarezeptorenblocker 51
Hypertonie 61–83
– ACE-Hemmer 79
– Alpha-Methyl-Dopa 78
– Angiotensin-II-Belastungstest 69
– Angiotensinogen-Gen 63
– Antihypertensiva 78–79
– Antikörper, blockierende 236
– arterielle, Aortenstenose, nicht korrigierte 30
– – Diuretika 54
– Beratung/Prognose 82–83
– Betarezeptorenblocker 51
– Blutdruck(messung) 62, 69, 71
– Blutdrucksenkung 80
– Diabetes mellitus 68
– Dopplersonographie 72
– Endotheldysfunktion 65–67, 70
– Fibronectin 70
– Flüssigkeitstherapie 80–81
– Früherkennung 67–70
– Gerinnungsparameter 69
– Hämatokrit 69
– Hämoglobin 69
– Harnsäure 69
– HELLP-Syndrom 75
– Herzfehler, angeborene 26
– immunologische Genese 236–237
– Kardiomyopathie, peripartale 41
– Klassifikation 62
– koronare Herzkrankheit 44
– Laboruntersuchungen 69, 72
– Lagerungstest 69
– Marfan-Syndrom 38
– Mikroalbuminurie 69
– NO-Synthasesystem 63
– Ödeme 71
– Oligohydramnion 72
– Plazentaischämie 65
– Präeklampsie 63
– Prävention 76–78
– Proteinurie 62, 71
– pulmonale 33, 35
– – Antikoagulation 56

– – Eisenmenger-Reaktion 26
– – Herztöne 12
– – Schwangerschaftsmortalität 16
– – Überwachung, hämodynamische 18
– – Vorhofseptumdefekt 27
– Pyelonephritis, chronische 222
– Roll-over-Test 69
– Therapie 78–79, 82–83
– Untersuchungen, biophysikalische 72
– Urin-Calcium-Ausscheidung 69
– Ursachen 65
– Wachstumsretardierung, intrauterine 72
Hypertrichose 284
Hyperventilation 12
Hypervolämie, Anämie, fetale 246
Hypnotika 277
Hypoglykämie
– Diabetes mellitus 172
– fetale, Propranolol 52
– HELLP-Syndrom 75
– Neugeborene, diabetische 169
– – Mexiletin 55
– – Phäochromozytom 155
– Schwangerschaftsfettleber 193
Hypokaliämie, Hyperemesis gravidarum 138
Hypokalzämie, Hyper-/Hypoparathyreoidismus 152
Hyponatriämie
– fetale, Diuretika 54
– Hyperemesis gravidarum 138
Hypoparathyreoidismus 152
Hypophosphatämie, Neugeborene 152
Hypophyse, Schwangerschaftsveränderungen 143–144
Hypophysentumoren 144
Hypophysen(vorderlappen)insuffizienz
– Nebennierenrindeninsuffizienz 154
– Sheehan-Syndrom 145, 260
Hypopnoe, Schwangerschaft 92
Hypothyreose 149–150
– kongenitale, Amiodaron 55
Hypotonie 85–89
– fetale, Amiodaron 55
– Hämostase 87
– Hirndurchblutung 85
– Hyperemesis gravidarum 138
– Hypoparathyreoidismus 152
– Kipptischversuch 87
– Natriumnitroprussid 43
– orthostatische 86–88
– Periduralanästhesie 88–89
– Plasma-Katecholamine 87
– Spinalanästhesie 88–89
– uterovaskuläres Syndrom 87
– Vena-cava-Okklusionssyndrom 87
– venöses Pooling 87
Hypovolämie 210
Hypoxämie, Pneumonie 98
Hypoxie
– Diabetes mellitus 163
– intrauterine, HELLP-Syndrom 76
Hysterektomie 297
– Ovarialkarzinom 299
– Zervixkarzinom 295

# I

ICAM-1, Schwangerschaftshypertonie 70
Idiotypen-Antiidiotypen-Netzwerk-Theorie, Abort, habitueller 229
IgA
– CMV-Infektion 315
– Fetus 303

– Nephritis 212
– Röteln 308
IgE, Fetus 303
IgG
– Abort, habitueller 230
– Anti-D-spezifische, Hämolyse, fetale 244
– Autoimmunthrombozytopenie 254
– CMV-Infektion 316, 318
– Fetus 303
– Herpes gestationis 286
– Passage, transplazentare 244
– Ringelröteln 325
– Röteln 309–310
IgM
– CMV-Infektion 315, 318
– Dermatose, lineäre 288
– Ringelröteln 325
– Röteln 309–310
Ikterus 195
– Abdomen, akutes 200
– Gallensteine 203
– HELLP-Syndrom 75
– neonataler 242
– Schwangerschaftsfettleber 192
Ileofemoralvenenthrombose 125–126
– Wochenbett 130
Ileus 202–203
– Abdomen, akutes 200
Immunabwehr/-antwort
– Fetus 303
– Präeklampsie 236–237
– Varizellen-Zoster-Infektion 329
Immunglobuline
– s.a. Ig...
– Infektionen 307
Immunoblot-Test, Röteln 311
Immunologie
– Abort, habitueller 229–230
– fetomaternale Einheit 227–228
– Frühgeburtlichkeit 237–238
– Präeklampsie 64
– Wehentätigkeit, vorzeitige 237–238
Immunozytom, lymphoplasmozytisches 110
Immunprophylaxe/-therapie
– Abort, habitueller 234–236
– CMV-Infektion 320–321
– Hepatitis B 185
– Röteln 313
Immunsuppression/-suppressiva
– CMV-Infektion 316
– Colitis ulcerosa/Crohn-Krankheit 180
– Fehlbildungen 214
– Kardiomyopathie, peripartale 43
– Lebertransplantation 190
– Nierentransplantation 214
– Wachstumsretardierung 214
Immunthrombozytopenie 254–257, 260
Impetigo herpetiformis 288
Implantation, Zytokin-Netzwerk 228
Infektionen, fetale/neonatale bzw. mütterliche 303–344
– Abort 304
– Antikörpernachweis 305
– Fruchttod, intrauteriner 304
– Pränataldiagnostik 306
Infertilität, Prolactinom 144
Inhalationsanalgesie
– Eisenmenger-Komplex 32
– Fallot-Tetralogie 33
Inhalationsmittel/-stoffe, Gewöhnung/Abhängigkeit 277–278
Insulinresistenz, periphere 159, 165
Insulinspiegel, Fruchtwasser/Nabelschnurblut 161–162

Insulintherapie, Diabetes mellitus 163–164, 167
Intelligenzminderung, Hypothyreose 150
Interferone
– Einfluß auf die Schwangerschaft 262
– Thrombozythämie 109
Interleukine
– Frühgeburtlichkeit 238
– Präeklampsie 237
– Sarkoidose 94
– Wehentätigkeit, vorzeitige 238
Interruptio s. Schwangerschaftsabbruch
Invaginationen, Ileus, mechanischer 202
Inzidentalome 145
Isoniazid, Tuberkulose 93, 98
Isosorbid-Dinitrat, Anwendungsbereich/Risiken 50

## J

Jervell-Lange-Nielsen-Syndrom 47
Jodid, Substitution, postpartale 146
Jodmangel(-Struma) 146
Jodthyronin-5-Monodejodinase, Fetus 145
Jodversorgung, Schwangerschaft 146

## K

Kaiserschnitt s. Sectio caesarea
Kammerflimmern 47
– koronare Herzkrankheit 44
Kapillarpuls 12
kardiale Belastbarkeit, Beurteilung 13
Kardiomyopathie 39–44
– dilatative 41–44
– hypertrophische 13, 39–44
– – Betarezeptorenblocker 51
– – Endokarditisprophylaxe 17–18
– peripartale 41–44
– – Antikoagulation 56
kardiovaskuläre Erkrankungen 16–48
– Pharmaka 48–60
kardiovaskuläres Bindegewebe, Entwicklungsstörungen 36–39
Karpaltunnelsyndrom 265
Katarakt, Varizellensyndrom, kongenitales 332
Katecholamine, Phäochromozytom 154
Keimbahn- bzw. -strangtumoren 299
Kelchanomalien, Harnwegsinfektionen 221
Kell (K), Blutgruppenantigene 243
Keratinozyten, Herpes gestationis 286
Kernikterus, neonataler 245
Ketamin, koronare Herzkrankheit 46
Ketanserin, Schwangerschaftshypertonie 80
Ketonurie, Hyperemesis gravidarum 138
Kidd, Blutgruppenantigene 243
Klappenperforation, Mitralinsuffizienz 21
Klappenprothesen s. Herzklappenprothesen
Klappenvitien s. Herzfehler
Kleb- und Farbstoffe 277–278
Kletterpuls, Bein-/Beckenvenenthrombose, tiefe 124
Knochendemineralisation, Hypoparathyreoidismus 152
Knochenmarkkarzinose, Thrombozytopenie 102
Knochenresorption, subperiostale, Hypoparathyreoidismus 152
Knotenersatzrhythmus 14
körperliche Belastung
– Kreislaufveränderungen 7–8
– Typ-2-Diabetes 170
Kohlenhydratstoffwechsel 158–159
Koliken, Urolithiasis 224
Kollapsneigung, Hypotonie 87
Kollumkarzinom 294

kolorektales Karzinom 206
Koma, HELLP-Syndrom 75
Kontaktdermatitis 286
Kontrazeption/Kontrazeptiva
– Diabetes mellitus 169–171
– koronare Herzkrankheit 44
Kopfschmerzen
– Eisenmangel 101
– Hypotonie 85, 87
– Präeklampsie 73
– Pyelonephritis, chronische 222
– Varizellen 330
Koronarangioplastie, perkutane, transluminale 45
Koronararteriendissektion/-atherosklerose 44
koronare Herzkrankheit 44–46
– Betarezeptorenblocker 52
Koronarfistel, arteriovenöse 33
Korotkoff-Geräusche, Präeklampsie 194
Korsakow-Psychose 138
Kortikosteroide
– Cushing-Syndrom 153
– Multiple Sklerose 262
Krämpfe/Krampfanfälle
– CMV-Infektion 317
– Eklampsie 74
– Varizellensyndrom, kongenitales 332
Kreislaufveränderungen 4
– körperliche Belastung 7–8
Kristallurie 224
Kürettage, endozervikale 293
Kumarinderivate s. Cumarinderivate

## L

Labetalol, Schwangerschaftshypertonie 49, 69, 72, 80
Lagerungstest, Schwangerschaftshypertonie 69
Laktulose, Obstipation 182
Langzeit-EKG, Herzrhythmusstörungen 46
Lansoprazol 176–177
Laparotomie 200
– Polytrauma 352
large granulated lymphocytes (LGLs), Abort, habitueller 231–232
Laxantien, Obstipation 182
LCHAD(long-chain-3-hydroxyacyl-CoA-Dehydrogenase)-Mangel, Schwangerschaftsfettleber 192
LDH (Laktatdehydrogenase) 195
– HELLP-Syndrom 196
LDL-Cholesterin
– koronare Herzkrankheit 44
– Schwangerschaftscholestase 191
Leberbefunde/-enzyme
– HELLP-Syndrom 74–75
– klinisch-chemische 188
– Schwangerschaftsfettleber 193
– Veränderungen, schwangerschaftsbedingte 183–197
Lebererkrankungen 184–190
– schwangerschaftsspezifische 190–197
Leberhämatom
– Blutungen, intraabdominelle 204
– HELLP-Syndrom 74
Leberruptur 196–197
– HELLP-Syndrom 74–75
Lebertransplantation 190
– Abstoßungsrisiko 190
– immunsuppresive Therapie 190
Leberveränderungen, Hyperemesis gravidarum 137–138
Leberverfettung, Nierenversagen, akutes 210
Leberverletzungen, Abdominaltrauma 353

Leberversagen, fulminantes 193
Leberzellkarzinom 185
Leberzirrhose 189–190
– Aszites 190
– Hepatitis B 185
– portale Hypertension 189
Leiomyoblastome/-myosarkome, maligne, Uterus 297
Leiomyom, Vagina 291
Leishmaniose 304
Lepra 283
Leukämie
– akute 109–111
– – lymphatische (ALL) 110
– – myeloische (AML) 108
– – myeloische (ANL), WHO-Klassifikation 108
– chronisch-myeloische (CML) 106–108
– chronisch-myelomonozytäre (CMML) 108
– Immunthrombozytopenie 254
– Varizellen 330
Leukenzephalopathie, posteriore 259
Leukozyten(zahl)
– allogene, Immunisierung, Abort, habitueller 234
– Schwangerschaft 101
Leukozytose
– Abdomen, akutes 200
– Hydrops fetalis 246
– Leberzellschädigung 195
Leukozyturie, Urolithiasis 224
LH 143
LHPA-Achse, Depression 269
Libman-Sacks-Läsionen 21
Lidocain 49, 55
limbisch-hypothalamisch-hypophysäre-adrenokortikale Achse s. LHPA-Achse
Linksappendizitis, Divertikulitis 205
Linksherz-Katheteruntersuchung 16
Links-Rechts-Shunt
– Ductus arteriosus Botalli, offener 28
– Ventrikelseptumdefekt 30
– Vorhofseptumdefekt 27
linksventrikuläre Dilatation/Dysfunktion
– Kardiomyopathie, peripartale 41
– Überwachung, hämodynamische 18
linksventrikuläre Hypertrophie 24
– Herztöne 12
– Kardiomyopathie 40
Lipidperoxidation, Endotheldysfunktion 67
Lipolyse 159
Lippen-Kiefer-Gaumenspalten 260
Lithium, Puerperalpsychosen, affektive 275
Livedo racemosa 283
Löfgren-Syndrom 94
Lokalanästhetika, Eisenmenger-Komplex 32
Loperamid, Colitis ulcerosa/Crohn-Krankheit 181
LSD (Lysergsäurediethylamid) 277, 279
Lues (Syphilis)
– floride 282
– latens seropositiva 282
– Roseola 282
Lungenembolie 97–98, 124–127
– Antikoagulation 25
– Fruchtwasserembolie 260
– Perfusionsszintigraphie 97, 124
– Pulmonalisangiographie 124
Lungenerkrankungen 91–99
Lungenfibrose, respiratorische Insuffizienz 99
Lungenfunktion 91–99
Lungengefäßwiderstand
– Eisenmenger-Komplex 31
– Pulmonalarterienstenose, postpartale 31
Lungenödem 99

– Mitralstenose 18–19
– Phäochromozytom 154
Lungenreifeinduktion, HELLP-Syndrom/Präeklampsie 81
Lungenvolumina, Dyspnoe 92
Lupus erythematodes, systemischer (SLE) 212–213, 254, 256–257
– Antiphospholipid-Antikörper/-Syndrom 64, 123, 257
– Mitralinsuffizienz 21
– neonataler 283
– Präeklampsie 68
– SS-A/Ro-Autoantikörper 283
– Thrombozytopenie 102
Lupus-Anticoagulant-Factor (LAC), Abort, habitueller 231–232
Lupus-Nephritis/-Nephropathie 68, 212–213
Lutembacher-Syndrom 33
Lymphadenektomie 297
– Zervixkarzinom 295
Lymphadenosis cutis 282
lymphatische Neoplasien 111–113
– WHO-Klassifikation 110
Lymphom, malignes 111
– anaplastisches, großzelliges 110
– B-Symptome 113
– follikuläres 110
– Stadieneinteilung 112
– Staging-Untersuchungen 112
– Uterus/Zervix 297
– Varizellen 330
lymphoproliferative Syndrome 110
Lymphozytenkultur, gemischte, Abort, habitueller 232
Lysergsäurediethylamid s. LSD
Lysetherapie s. Thrombolyse
Lysozym, Sarkoidose 94

# M

MAD (mittlerer arterieller Druck), Schwangerschaftshypertonie 69
Magenkarzinom 206
Magensaftaspiration, Mendelson-Syndrom 99
Magnesium(sulfat)
– eklamptischer Anfall 80, 259
– Kardiomyopathie, hypertrophische 41
– Restless-legs-Syndrom 265
– (Schwangerschafts-)Hypertonie 77
Magnetresonanztomographie (MRT) 263
major basic protein (MBP), Wehentätigkeit, vorzeitige 238
Makrohämaturie, Urolithiasis 224
Malaria 284, 304
MALT-Lymphom 110
Mammakarzinom 299–301
– Abruptio 300
– CA 15/CA 15-3 300
Mammariablasen/-pfeifen (mammary souffle) 12–13
Mammatumoren, benigne 299
Mantelzell-Lymphom 110
Marfan-Syndrom 16, 37–39
Marginalzonenlymphom, (extra)nodales 110
May-Hegglin-Syndrom 254
Mediastinaltumor, Leukämie, lymphatische 111
Medikamentenabhängigkeit 277
Megakaryozyten 102
Megakolon, toxisches 206
Mehrlingsschwangerschaft, (Schwangerschafts-)Hypertonie 68
Mekonium
– Aspiration s. Mendelson-Syndrom
– Spuren im Fruchtwasser 249

Melanom, malignes 283, 291
Melphalan 106
Membrane Cofactor Protein (MCP), Synzytio-/Zytotrophoblast 229
Mendelson-Syndrom 99
Meningeome 265
Meningeosis leucaemica 111
Meralgia paraesthetica 265
6-Mercaptopurin
– Colitis ulcerosa/Crohn-Krankheit 180
– Fehlbildungen 106
Mesalazin, Colitis ulcerosa/Crohn-Krankheit 180
Mescalin, Gewöhnung/Abhängigkeit 277
Mesenterialarterienembolie/-venenthrombose 200
Metamizol, Hyperthyreose 149
Methamphetamin 277–279
Methotrexat, Colitis ulcerosa/Crohn-Krankheit 181
Methylendioxymethamphetamin 277
Methylentetrahydrofolatreduktase-Mutation s. MTHFR-Mutation
Metoclopramid
– Emesis/Hyperemesis gravidarum 139
– Reflux, gastroösophagealer 176
Metoprolol 49, 52
– (Schwangerschafts-)Hypertonie 78
Metronidazol 98
– Colitis ulcerosa/Crohn-Krankheit 181
Mexiletin 49, 55
Meyer-Druckpunkte, Bein-/Beckenvenenthrombose, tiefe 124
MHC-Moleküle
– Herpes gestationis 286
– Trophoblast 228
Migräne 263
Mikroangiopathie
– HELLP-Syndrom 74
– Thrombozytopenie 102
Mikrohämaturie
– Urogenitaltuberkulose 223
– Urolithiasis 224
Mikrophthalmie, Varizellensyndrom, kongenitales 332
Mikrozephalie, CMV-Infektion 317
Milzlymphom 110
Milzverletzungen 353
Minderdurchblutung, periphere, Hypotonie 85
Mineralkortikoide, Nebennierenrindeninsuffizienz 154
Mitralinsuffizienz 13, 21
– Endokarditisprophylaxe 17
– Kardiomyopathie, peripartale 42
– Mitralklappenprolaps 36–37
Mitralklappenerkrankungen/-fehler
– Antikoagulation 25, 56
– Valvuloplastie 20–21, 56
Mitralklappenersatz 20–21
Mitralklappenöffnungsfläche 19–20
Mitralklappenprolaps 13, 36–37
– Endokarditisprophylaxe 17–18
– Marfan-Syndrom 36
Mitralregurgitation 14, 21
Mitralstenose 18–21
– Doppler-Echokardiographie 14
– Endokarditisprophylaxe 17
– Herzgeräusche/-töne 13–14
– Mitralklappenöffnungsfläche 19
– Mitralklappenvalvuloplastie 20–21, 56
– Schwangerschaftsmortalität 16
mittlerer arterieller Druck s. MAD
MMR-Impfung
– Frühschwangerschaft 314
– postexpositionelle, Röteln 313

Morbus s. unter den Eigennamen bzw. Eponymen
Morphinapplikation, intrathekale, Hypertonie, pulmonale 35
Moschcowitz-Syndrom 102
MTHFR-Mangel/-Mutation 64
– Präeklampsie/Eklampsie 64, 68
– Thromboembolie 122
Müdigkeit 12
– Hypotonie 87
Müttersterblichkeit
– Aortenstenose 22
– Hypertonie, pulmonale 35
Multiorganversagen, Schwangerschaftsfettleber 193
Multiple Sklerose 261–262
Muskeldystrophien 262
Muskulatur, Erbkrankheiten 262–263
Mustard-Operation 26
Muttermilch
– Antiarrhythmika 49–50
– Citalopram/Fluvoxamin 274
– Fluoxetin 273
– Natriumgehalt, zystische Fibrose 95
– Paroxetin 274
– Sertralinexposition 274
Mutterschaftsrichtlinien
– Diabetes mellitus 171–172
– Röteln 311
Myambutol, Tuberkulose 93
Myasthenia gravis 262
Mycosis fungoides 110, 283
– lymphatische Neoplasie 111
myelodysplastische/-proliferative Syndrome (MDS/MPS) 106–109, 111
Myelofibrose, chronische, idiopathische 108
Mykoplasmeninfektion, Zystitis 221
Myokardinfarkt 44
– AV-Block 47
– koronare Herzkrankheit 44
– Phäochromozytom 154
Myokardischämie 45
Myokarditis, AV-Block 47
Myokardszintigraphie 16, 45
Myome, submuköse 295–297
– Enukleation 297
– Nachblutungen, atonische 296
myotonische Dystrophie Curschmann-Steinert 263

# N

Nabelschnurblut
– Insulinspiegel 161
– $T_4$-Konzentration 145
Nabelschnurtamponade nach Bluttransfusion, intrauteriner 252
Nachblutungen
– atonische, Myome 296
– Bluttransfusion, intrauterine 252
– Heparintherapie 132
Nävi, melanozytäre 283
Nahrungskarenz, Hyperemesis gravidarum 139
NASBA, HIV-Infektion 342
Nasenbluten, HELLP-Syndrom 75
Natrium-Dioctylsulfosuccinat, Obstipation 182–183
Natriumnitroprussid 51
– Aortendissektion 39
– Aorteninsuffizienz 23
– Bradykardie, fetale 43
– Cyanidakkumulation 51
– Hypotonie, arterielle 43
– Zyanid-Akkumulation 23

# 25 Sachverzeichnis

Nebennierenmark 154–155
Nebennierenrindeninsuffizienz 153–154
Nebennierenveränderungen, schwangerschaftsbedingte 153
Nebenschilddrüsenveränderungen, schwangerschaftsbedingte 151–153
Neonatalmortalität
– Gestationsdiabetes 163
– Hyperparathyreoidismus 152
Neoplasien 105–113
Nephritis, Varizellen 330
Nephrokalzinose, Neugeborene 152
Nephropathia diabetica 165, 213
Nephrostomie, Urolithiasis 224
Nervensystem, Erbkrankheiten 262–263
Netzhautablösung, HELLP-Syndrom 75
Neugeborene
– Blutungszeit 119
– CMV-Infektion 319
– Diabetes mellitus 168–169
– fibrinolytisches System 117–119
– hämolytische Erkrankungen 241, 245
– Hepatitis 184–186
– HIV-Infektion 341–342
– Hyperparathyreoidismus 152
– Hyperthyreose 148–149
– Infektionen 303–344
– Opiatentzugszeichen 279
– Rötelnembryopathie 312–313
– Symptome nach Antidepressivatherapie 273
– Thrombozyten 119
– TSH 146
– Varizellen-Zoster-Infektion 333, 336, 338
– Versorgung 168
– Vitamin-K-Mangel 117, 191, 261
Neuralgie, postzosterale 330
Neuralrohrdefekte
– Carbamazepin 261
– Epilepsie 260
– Folsäuremangel 261
– Valproinsäure 261
Neurofibromatosis generalisata Recklinghausen 283
neurologische Erkrankungen 259–266
– Varizellensyndrom, kongenitales 332
Neuropathien, hereditäre, motorisch-sensible 262
Neutrophilenleukämie 108
Niere, Anpassungen, physiologische 209
Nierenersatztherapie 213–214
Nierenfunktion 209
– Einfluß der Schwangerschaft 211–212
Niereninsuffizienz, chronische 211–212
– Schwangerschaftsfettleber 193
Nierenkrankheiten 209–214
– autosomal-dominante, polyzystische 213
– präexistente 211–213
Nierenrindennekrose, bilaterale 210
Nierentransplantation 214
Nierenveränderungen, Hyperemesis gravidarum 138
Nierenversagen, akutes 210–211
– Neugeborene, ACE-Hemmer 53
– postpartales 210–211
Nifedipin 50, 53
– Schwangerschaftserkrankungen, hypertensive 79
Nikotin 277–278
Nitrate 50
– organische 51–52
Nitric-oxide-Synthetase s. NO-Synthetase
Nitrofurantoin 98
Nitroglycerin, Mitralstenose 19
Nizatidin, Reflux, gastroösophagealer 176

NK-Zell-Aktivität, Zytotrophoblast 228
NO-Donatoren, HELLP-Syndrom 81
Non-A-Non-B-Hepatitis 186
Non-Hodgkin-Lymphom (NHL) 113
– WHO-Klassifikation 110
Nonnensausen 13
Noradrenalin
– Depression 269
– Phäochromozytom 154
Normoglykämie, Diabetes mellitus 167
NO-Synthetase 5–6
– Hypertonie 63
Notfallkaiserschnitt s. Sectio caesarea
Nüchternblutzucker, Diabetes mellitus 166, 172

# O

Oberarmfraktur, fetale 348
Oberbauchbeschwerden/-schmerzen
– Leberruptur, spontane 196
– Leberzellschädigung 195
– Schwangerschaftsfettleber 192
Oberbauchsonographie, HELLP-Syndrom 76
Oberflächenantigene, Erythrozyten 243
Obstipation 181–183
– Pyelonephritis, chronische 222
Octreotid, Ösophagusvarizen 190
Ödeme 209
– Diuretika 53
– periphere 12
– Präeklampsie/Eklampsie 71–72, 74
– Schwangerschaftshypertonie 71
Ösophagussphinkter, unterer
– Drucksenkung 176
– Inkompetenz, portale Hypertension 189
Ösophagusvarizen(blutung) 189
– Gummibandligatur/Sklerosierung 189
– Octreotid/Propranolol 190
– portale Hypertension 189
Ösophagusverletzungen, Polytrauma 351
Östrogene
– Biosynthese, hCG-stimulierte 136
– emotionale Störungen, postpartale 270
– Hyperemesis gravidarum 136
– Phäochromozytom 154
– Plasma-Reninaktivität 5
oGTT s. Glucosetoleranztest, oraler
Ohrensausen, Eisenmangel 101
Oligo-/Anurie, Nierenversagen, akutes 210
Oligohydramnion
– ACE-Hemmer 53
– Schwangerschaftserkrankungen, hypertensive 72
Oligospermie, Salazosulfapyridin 178
Olsalazin, Colitis ulcerosa/Crohn-Krankheit 180
Omeprazol, Reflux, gastroösophagealer 176–177
Opiate/Opioide, Abhängigkeit/Entzug 277, 279
Optikusatrophie, CMV-Infektion 317
Orchitis, Varizellen 330
Organdefekte
– Antikoagulanzien 25
– Varizellensyndrom, kongenitales 332
Orthopnoe 12
– Mitralstenose 19
Orthostase
– Eisenmangel 101
– Test, Hypotonie 87
Osteomyelosklerose 106, 109
Osteosynthese 354
– Femurschaftbrüche 352
– Infektionsrisiko 352
Ovarialkarzinom/-tumoren 298–299
Ovarialvenenthrombose, Wochenbett 130
Ovarialzysten, funktionelle 298

# P

Palmarerythem 285
Palpitationen, Kardiomyopathie, peripartale 42
Panikzustände, Schwangerschaft 270
Pankreasapoplex 204
Pankreaskarzinom 206
Pankreasverletzungen 353
Pankreatitis 204
– Abdomen, akutes 200
– Gallensteine 203
– hämorrhagisch-nekrotisierende 204
– – Schwangerschaftsfettleber 193
Paraaminosalicylsäure (PAS), Tuberkulose 93
Parästhesien, Hypotonie 87
Paralyse
– CMV-Infektion 317
– Varizellensyndrom, kongenitales 332
Parathormonspiegel 151
Parazervikalblockade
– Eisenmenger-Komplex 32
– Fallot-Tetralogie 33
Paresen
– CMV-Infektion 317
– Präeklampsie/Eklampsie 259
Parität, (Schwangerschafts-)Hypertonie 68
Paroxetin
– Depression 272
– Fehlbildungen 272
– Muttermilch 274
Partydrogen 277
Parvovirus-B19-Infektion 281, 321–328
– Anämie, fetale 326
– Antikörper, neutralisierende 325
– Erythrozytentransfusion, intrauterine 327
– Exanthem, retikuläres 281
– Hydrops fetalis 326
– intrauterine 323
– nosokomiale 322
– PCR 326
– postnatale 322
– Pränataldiagnostik 326–328
– Prophylaxe 327–328
– Schwangerschaft 323
– Therapie, intrauterine 326–327
Patellarsehnenreflex, Präeklampsie 73
Patienten-Prothesen-Mismatches, Herzklappenprothesen 24
Payr-Zeichen, Bein- und Beckenvenenthrombose, tiefe 124
PCR (Polymerasekettenreaktion)
– HIV-Infektion 342
– Infektionen 305
– Parvovirus-B19-Infektion, Schwangerschaft 326
– Rhesus-Genotypisierung 250
– Ringelröteln, Schwangerschaft 326
Pemphigoid 285–286
Pemphigus vulgaris 283
D-Penicillamin, Cutis laxa/Wilson-Syndrom 189
Penicilline 98
Perfusionsszintigraphie, Lungenembolie 97, 124
Periduralanästhesie, Hypotonie 88–89
Perikard-Bioprothesen, bovine 25
Perinatalmorbidität, Diabetes mellitus 163
Perinatalmortalität
– Diabetes mellitus 157–158, 163
– Eisenmenger-Komplex 31
– HELLP-Syndrom 76
Peritonitis, Divertikulitis 205
perityphlitisches Infiltrat, Appendizitis 201
Permethrin-Creme 289
Pflanzenöle, (Schwangerschafts-)Hypertonie 77
Pfropfgestose s. Präeklampsie/Eklampsie

Phäochromozytom 154
- Differentialdiagnose 74
Phencyclidin (PCP) 277–279
Phenolphthalein, Obstipation 182
Phenothiazine, Emesis/Hyperemesis gravidarum 139
Philadelphia-Chromosom, Leukämie, chronisch-myeloische 107–108
Phlebothrombose, subfasziale 125–127
Phospholipidzusammensetzung, Gallensteine 203
Phytopharmaka, Depression 270
PIBF s. progesteron-induced blocking factor
Pigtail-Katheter 219
Pityriasis rosea 282
Pityrosporum-Follikulitis 283, 288
Placenta
- accreta, increta bzw. percreta, Hämorrhagie, maternale 242
- praevia, Myome 296
Plättchenfaktor 4, Schwangerschaft 116
Plantago ovata (Psyllium), Obstipation 183
Plasma-ACTH, Cushing-Syndrom 153
Plasma-Creatininwerte, Schwangerschaft 209
Plasma-Katecholamine, Hypotonie 87
Plasmapherese, HELLP-Syndrom 81
Plasma-Reninaktivität, Östrogene 5
Plasmavolumen, Schwangerschaft 5, 101
Plasminogen
- Frühgeburtlichkeit 238
- Schwangerschaft 116
Plasminogen-Aktivator-Inhibitor (PAI)
- Neugeborene 119
- Schwangerschaft 116
Plasmozytom 110
Plazenta, Entwicklung, Zytokin-Netzwerk 228
Plazentahämatom, Hypertonie 66
Plazentainfarkt
- Hypertonie 66
- Thromboembolie 123
Plazentainsuffizienz
- Diabetes mellitus 168
- Hypertonie 65
- Myome 296
Plazentalaktogen, humanes (HPL)
- Diabetes mellitus 168
- Fettstoffwechsel 159
Plazentalösung
- manuelle, Hämorrhagie, maternale 242
- postpartale, Myome 296
- Streptokinase 126
- traumatische 348–349
- vorzeitige, Abdomen, akutes 200
- - Hämorrhagie, maternale 242
- - HELLP-Syndrom 76
- - Hypothyreose 149
- - Nierenversagen, akutes 210
Plazentapassage/-schranke
- Alkohol 278
- Antiarrhythmika 49–50
- Heparin 57
- Sedativa, Schlafmittel 277
- Urokinase 126
Plazentasitz, tiefer, Myome 296
Pleuraerguß
- Blutungen, intraabdominelle 204
- HELLP-Syndrom 75
- Kardiomyopathie, peripartale 42
- Wochenbett 15
Plexus lumbosacralis, Kompression 266
Plummer-Effekt, Hypothyreose 150
Pneumocystis-carinii-Pneumonie 341
Pneumonie 98–99
Pneumothorax 351

Podophyllin, Abort 291
Pollakisurie
- Pyelonephritis, akute 222
- Zystitis 221
Polyarthralgien 323
Polycythaemia vera 106, 108–109
polyglanduläre Hyperplasie, Hyperparathyreoidismus, Neugeborene 152
Polyhydramnion
- Anämie, fetale 246
- Gestationsdiabetes 164
Polymerase-Kettenreaktion s. PCR
Polymyositis 283
Polytrauma, Verletzungsarten 349–354
Polyurie, Fetus 164
Porphyria cutanea tarda 283
portale Hypertension, Leberzirrhose/Ösophagusvarizenblutung 189
Portioektopie 292
Post-partum-Thyreoiditis 150–151
Pouch-Plastik, ileoanale, Colitis ulcerosa 206
Präeklampsie/Eklampsie 61–63, 74
- Acetylsalicylsäure 77
- Adhäsionsmoleküle 64
- Antigene, paternale 64
- Antiphospholipid-Antikörper 64, 237
- Asthma bronchiale 96
- Belastung, familiäre 68
- Blutdruck, mittlerer, arterieller 73
- - systolischer 194
- Blutungen, intraabdominelle 204
- Definition 61, 194
- Diabetes mellitus 68
- Diazepam 80
- Differentialdiagnose 73–74, 193
- Disposition 63–65
- Diuretika 53
- Endotheldysfunktion 64
- Entbindung 195
- Epidemiologie und Risikofaktoren 194
- epileptische Anfälle 259
- Gewichtszunahme 71
- Grunderkrankung 68
- Hämorrhagie, maternale 242
- Hämostasestörungen 67
- HELLP-Syndrom 194–195
- Hirnblutungen 74
- Hirnödem 73
- HLA(-DR)-System 63, 237
- Hypertonie 63
- Hypothesenmodell 66
- Hypothyreose 149
- Immunantwort, zellvermittelte 236–237
- Immunologie 64, 236
- Interleukine 237
- Klassifikation 62
- Klinik 194–195
- koronare Herzkrankheit 44
- Korotkoff-Geräusche 194
- Laborparameter 63, 72
- Langzeituntersuchungen 83
- Leberruptur, spontane 196
- Leberzellschädigung 195
- Lungenreifeinduktion 81
- Lupus erythematodes, systemischer 68
- Magnesiumsulfat 80, 259
- Manifestationsformen 62
- MTHFR-Hyperhomozysteinämie 64
- Ödeme 71
- Pathophysiologie 259
- Prävention 76–77
- Proteinurie 63
- Prothrombinmutation 64
- Schwangerschaftsabbruch 81

- T-Helferzellen 64
- Therapie 195
- Thromboembolie 121
- Thrombozytopenie 102, 195
- TNF-α 237
- Transaminasen 195
- Wachstumsrestriktion, intrauterine 72
- Wiederholungsrisiko 68
- Zytokine 228, 237
Präkanzerosen
- Vagina/Vulva 292
- Zervix 293
Pränataldiagnostik
- CMV-Infektion 319
- HIV-Infektion 342
- Indikationen 307
- Infektionen, fetale 306
- Röteln 312
- Varizellen-Zoster-Infektion 335
- Vorhersagewert, verlässlicher 307
Prednisolon
- Hyperemesis gravidarum 140
- teratogene Wirkung 140
Pressorezeptoren, Blutdruck, arterieller 4
Preßwehen, Alpha-1-Antitrypsinmangel 95
Primer-Sets 250
Procainamid 49, 54
- Kardiomyopathie, hypertrophische 40
Procarbazin, Fehlbildungen 106
Progesteron-induced blocking factor (PIBF), Abort, habitueller 230
Proktokolektomie, Colitis ulcerosa 206
Prolactin
- Lipolyse 159
- Schwangerschaft 143
Prolactinom 144
Prolymphozytenleukämie 110
Propranolol 49, 52
- Aortendissektion 39
- Hyperthyreose 149
- Nebenwirkungen, fetale 263
- Ösophagusvarizen 190
Propylthiouracil, Hyperthyreose 148–149
Prostacycline
- Abort, habitueller 232
- Endotheldysfunktion 67
Prostaglandine, Frühgeburt/Wehentätigkeit, vorzeitige 238
Protein C
- aktiviertes (APC), Thromboembolie 121
- Neugeborene 118
- Schwangerschaft 116
Protein-C-Mangel
- Antikoagulation 56
- Thromboembolie 122
- Thrombose/Lungenembolie 97
Protein S
- Neugeborene 118
- Schwangerschaft 116
Protein-S-Mangel
- Antikoagulation 56
- Präeklampsie/Eklampsie 68
- Thromboembolie 122
- Thrombose/Lungenembolie 97
Proteinurie
- Hypertonie 62
- Präeklampsie 63
- Schwangerschaftshypertonie 71
Prothrombinfragment F, Neugeborene 119
Prothrombinmutation
- Präeklampsie/Eklampsie 64, 68
- Thromboembolie 123
Protonenpumpenblocker 177

Prurigo gestationis 288
pruritic urticarial papules and plaques of pregnancy (PUPPP) 286
Pruritus, Schwangerschaftscholestase 190
Pseudothrombopenie 102
Psilocybin 277
Psoriasis pustulosa 288
psychiatrische Erkrankungen 269-279
Pudendusblockade
- Eisenmenger-Komplex 32
- Fallot-Tetralogie 33
Puerperalpsychosen 271, 274-275
Pulmonalarteriendruck
- Ductus arteriosus Botalli, offener 28
- Mitralinsuffizienz 21
- Rechtsherzkatheteruntersuchung 15
- Vorhofseptumdefekt 28
Pulmonalarterien-Einschwemmkatheter 15
- koronare Herzkrankheit 45
- Mitralstenose 19
Pulmonalarterienwiderstand, Eisenmenger-Komplex 31
Pulmonalinsuffizienz 33
- Doppler-Echokardiographie 14
- Herztöne/-geräusche 14
- Kardiomyopathie, peripartale 42
Pulmonalisangiographie, Lungenembolie 124
Pulmonalkapillardruck
- Mitralstenose 19
- Rechtsherzkatheteruntersuchung 15
Pulmonalklappen-Auskultationspunkt 12
Pulmonalstenose
- Doppler-Echokardiographie 14
- Herzgeräusche/-töne 12-14
- postpartale, Lungengefäßwiderstand 31
- Schwangerschaftsmortalität 16
- valvuläre 28
Pulsation, rechtsventrikuläre 12
PUPPP (pruritic urticarial papules and plaques of pregnancy) 286
Purpura
- posttransfusionelle, Thrombozytopenie 102
- thrombotisch-thrombozytopenische (TTP) 102, 211
- - Differentialdiagnose 76
- - Röteln 309
- thrombozytopenische, idiopathische s. Autoimmunthrombozytopenie
Pyelonephritis 220, 222-223
- Diabetes mellitus 165
- Differentialdiagnose 76
- Glukosurie 165
- Harnableitung, künstliche 220
- Urolithiasis 224
Pyrazinamid, Tuberkulose 94
Pyurie, Urogenitaltuberkulose 223

## Q
QT-Syndrom, langes 46-47
Querschnittslähmung 263

## R
Radiojodtherapie, Hyperthyreose 148
Radionuklidmethoden 16
Radionuklid-Ventrikulographie, koronare Herzkrankheit 45
Ranitidin, Reflux, gastroösophagealer 176
Rasselgeräusche 12
Rauschmittel, Gewöhnung/Abhängigkeit 277
Rechtsherzinsuffizienz
- Ebstein-Anomalie 34
- Hypertonie, pulmonale 35

Rechtsherzkatheteruntersuchung 15
- Kardiomyopathie, peripartale 42
Rechtsherzversagen
- Alpha-1-Antitrypsinmangel 95
- Hypertonie, pulmonale 35
Rechts-Links-Shunt
- Ebstein-Anomalie 34
- Eisenmenger-Komplex 31-32
- Fallot-Tetralogie 32
rechtsventrikuläre Ischämie, Hypertonie, pulmonale, primäre 35
Reentry-Tachykardie
- AV-junktionale 46
- paroxysmale, supraventrikuläre 46
- - Mitralklappenprolaps 37
Reflexe, Herz-Kreislauf-System 4
Reflux
- gastroösophagealer 175-177
- - portale Hypertension 189
- vesiko-ureteraler, Harnwegsinfektionen 221
Refluxbeschwerden, Hiatushernien 205
Refluxösophagitis 176
Reiseanamnese, Hepatitis E 187
Reninkonzentration, Schwangerschaft 5
Reservekapazität, exspiratorische, Schwangerschaft 91
Residualvolumen, Schwangerschaft 91
respiratorische Insuffizienz 99
- Differentialdiagnose 92
Restless-legs-Syndrom 265
Reye-Syndrom
- Differentialdiagnose 193
- Varizellen 330
Rhabdomyolyse, Nierenversagen, akutes 210
Rhabdomyosarkom, Vagina 292
Rhesus Cc/DD/Ee, Blutgruppenantigene 243
Rhesus-Alloimmunisation 241
- Anti-D-Antikörper/-Prophylaxe 252-253
Rhesus-Blutgruppen 247
- Antigene 243
Rhesus-D, heterozygoter/homozygoter Partner 251
Rhesus-D-Alloimmunisation 244-245
Rhesus-D-Antigen 243
Rhesus-D-Antikörper 245
Rhesus-Genotypisierung, fetale 250
Rhesus-Sensibilisierung
- Alloimmunthrombozytopenie 256
- vorgeburtliche 245
rheumatische Beschwerden, Röteln 309
rheumatisches Fieber 16-18
Rhinopathia gravidarum 92
Rielander-Zeichen, Bein-/Beckenvenenthrombose 124
Riesenmetamyelozyten 102
Rifampicin, Tuberkulose 93
Ringelröteln 281, 321-328
- Abort 323-324
- Anämie, fetale 323, 326
- Antikörper(nachweis) 325
- Erythrozytenkonzentrat 327
- Fruchttod, intrauteriner 323-324
- Hydrops fetalis 323-324, 326
- IgG-/IgM-Antikörper 325
- Immunreaktion, zelluläre 322
- Komplikationen, fetale 323-324
- Labordiagnostik 325
- nosokomiale 322
- PCR 326
- postnatale 322
- Pränataldiagnostik 326-328
- slapped cheeks 322
- Therapie, intrauterine 326-327
Rippenserienfrakturen, Polytrauma 351

Risikoschwangerschaft, Beckenfraktur 356
Rizinusöl, Obstipation 182
- Wehentätigkeit, vorzeitige 183
Röntgen-Thorax 15
Röteln 308-314
- Antikörper 308, 310
- Exanthem 311
- Expositionsprophylaxe 313
- Immunprophylaxe/Impfungen 313-314
- Infektion, fetale 309-310
- postnatale 308
Rötelnembryopathie 303, 309-314
- Neugeborenendiagnostik 312-313
Röteln-IgM-Test 309
Roll-over-Test, Schwangerschaftshypertonie 69
Romano-Ward-Syndrom 47
Rosettentechnik 242
Rubellasyndrom, kongenitales 310-311
Ruheblutdruck
- Hypotonie 86
- Schwangerschaftshypertonie 69
Ruhedyspnoe, Kardiomyopathie, peripartale 42
Ruhe-EKG, Aortenstenose 22

## S
Salazosulfapyridin
- Colitis ulcerosa/Crohn-Krankheit 179
- Fertilität/Oligospermie 178
Salpingo-Oophorektomie 297
- Ovarialkarzinom 299
Sarcoma botryoides 291
Sarkoidose 94
Sarkome, Becken, kleines 206
Sauerstoffaufnahme, Schwangerschaft 91
Sauerstoffradikale, Endotheldysfunktion 67
Schädelfraktur, fetale 348
Schädel-Hirn-Trauma 350
Schilddrüse
- Erkrankungen 146, 150-151
- Größenzunahme, Jodmangel 146
- Schwangerschaftsveränderungen 145-151
Schilddrüsenhormone, Hypothyreose 150
Schilddrüsenkarzinom 146-147
Schilddrüsenüber- bzw. -unterfunktion s. Hyper- bzw. Hypothyreose
Schlafmittel 277
Schlagvolumen (SV) 4-5
Schleimhautblutungen, neonatale 256
Schluckstörungen s. Dysphagie
Schmerzen
- abdominelle, Abdomen, akutes 200
- epigastrische, Präeklampsie 73
- beim Wasserlassen, Pyelonephritis, chronische 222
Schnittentbindung, abdominale s. Sectio caesarea
Schock
- Diabetes mellitus 163
- Leberruptur, spontane 196
- Phäochromozytom 154
Schrittmacher 14
Schwangere
- Rhesus-D, heterozygoter/homozygoter Partner 251
- seronegative, Hepatitis B 186
Schwangerenbetreuung/-vorsorge
- Blutdruckmessung 70-71
- Diabetes mellitus 172
- Hepatitis 185
- Herzfehler, angeborene 27
- Hypertonie 67-73
- Mammakarzinom 300

Schwangerschaftsabbruch
- Diabetes mellitus 169
- Eisenmenger-Komplex 31
- HELLP-Syndrom 81
- Hypertonie, pulmonale 35
- Mammakarzinom 300
- Multiple Sklerose 262
- Präeklampsie 81
- Suchterkrankungen 276
Schwangerschaftscholestase s. Cholestase
Schwangerschaftserbrechen s. Hyperemesis gravidarum
Schwangerschaftsfettleber, akute, idiopathische 192-194
- 3-Hydroxyacyl-CoA-Dehydrogenase 192
- LCHAD-Mangel 192
Schwangerschaftshypertonie s. Hypertonie
Schwangerschaftshypervolämie, portale Hypertension 189
Schwangerschaftskomplikationen, immunologische Aspekte 229-236
Schwangerschaftsplanung s. Kontrazeption/ Kontrazeptiva
Schwangerschaftstoxikose, koronare Herzkrankheit 44
Schwangerschaftsverlauf
- Darmerkrankungen, chronisch-entzündliche 178-179
- Querschnittslähmung 263
- Unfallverletzungen 347
Schwarzwerden vor Augen 87
Schweißdrüsen, ekkrine, Aktivität 284
Schwindel 11-12
- AV-Block 47
- Hypotonie 87
Sectio caesarea
- Alloimmunthrombozytopenie, neonatale 256
- Aortendissektion 39
- Bein- und Beckenvenenthrombose, tiefe 131
- Darmerkrankungen, chronisch-entzündliche 179
- Hämorrhagie, maternale 242
- Heparin 59
- HIV-Infektion 341
- in moribunda/in mortua 350
- koronare Herzkrankheit 45
- Marfan-Syndrom 38
- Myomenukleation 297
- Thromboembolie/Thrombose 121, 131-132
Sedativa/Sedierung 277
- Schwangerschaftserkrankungen, hypertensive 79
Sehnenfadenabriß, Mitralinsuffizienz 21
Sehstörungen, Präeklampsie/Eklampsie 259
Sensibilitätsstörungen, Präeklampsie/Eklampsie 259
Sepsis
- Colitis ulcerosa 206
- Nierenversagen, akutes 210
- Schwangerschaftsfettleber 193
Serokonversion, CMV-Infektion 318
Serotonin, Depression 269
Serotonin-Wiederaufnahmehemmer, selektive (SSRIs)
- Depression 272-273
- Fehlbildungen 272
- Muttermilch 273-274
Sertralin
- Depression 272
- Muttermilch 274
Sexualverkehr, ungeschützter, Hepatitis C 186
Sézary-Syndrom 110

Sheehan-Syndrom 145, 154, 260
Simultanimpfung, Schwangerschaft 307
Sinusarrhythmie/-bradykardie bzw. -tachykardie 14, 46
Sinusknotenstillstand 14
Sinusrhythmus, Mitralinsuffizienz 21
Sinustumoren, endodermale 299
Sinus(venen)thrombose 264
- Differentialdiagnose 74
Situs inversus/solitus 33
Sjögren-Syndrom 283
Skabies 282
- Arzneimittel, crotamitonhaltige 289
Sklerodermie, systemische 283
- Antiphospholipid-Syndrom 123
Sklerosierung, endoskopische, Ösophagusvarizenblutung 189
slapped cheeks, Ringelröteln 322
Sodbrennen 176
- Refluxkrankheit, gastroösophageale 175
Sonographie
- Abdominaltrauma 352
- Alloimmunisation, Fetus 248
- Diabetes mellitus 158
- Hydrops fetalis 246, 248
Spätgestose, Definition 61
Spätschwangerschaft, Unfallverletzungen 348
Spätsystolikum, Kardiomyopathie, hypertrophische 40
Spannungspneumothorax 350-351
Speed 278-279
Spenderblut, Bluttransfusion, intrauterine 252
Spermaveränderungen, Salazosulfapyridin 178
Spider-Nävi 285
Spina bifida, Carbamazepin/Valproinsäure 261
Spinalanästhesie, Hypotonie 88-89
Spiral-CT, Lungenembolie 97
Splenektomie, Thrombozytopenie 104
Splenomegalie, Thrombozytopenie 102
Spontanabort s. Abort
Sprachstörungen
- CMV-Infektion 317
- Präeklampsie/Eklampsie 259
SS-A/Ro-Autoantikörper, Lupus erythematodes 283
Starr-Edwards-Prothesen, Klappenthrombose 58
Status eclampticus 74
Stauungsikterus s. Ikterus
Stentimplantation, koronare Herzkrankheit 45
Sterilisation, Diabetes mellitus 169
Stichverletzungen
- Abdominalverletzungen, perforierende 354
- Hepatitis C 186
Stickstoff-Lost, Fehlbildungen 106
Stillen/Stillperiode
- Antidepressiva 273
- Antiepileptika 261
- HIV-positive Frauen 341
Stoffwechselerkrankungen 283
- Diabetes mellitus 163
STORCH, Schwangerschaft 304
Streptokinase, Plazentalösung 126
Streptokokkeninfektion, rheumatisches Fieber 17
Streptomycin, Tuberkulose 93
Striae distensae 284
Strömungsgeräusche, früh-/mittelsystolische 12
Stromatumoren 299
Struma 146-147
Subarachnoidalblutung 264
- Differentialdiagnose 74
Subtraktionsangiographie, digitale (DSA) 263
Sucht, Schwangerschaft 276-279

Sucralfat 177
- Reflux, gastroösophagealer 176
Sulfonamide 98
Synkopen 11-12
- AV-Block 47
- Hypertonie, pulmonale 35
Synzytiotrophoblast 228
- Immunglobulin-Fc-Fragment 244
- Membrane Cofactor Protein (MCP) 229
- Zytokine 228
Syphilis (Lues), papulöse/papulonodöse 282
Systolikum, Kardiomyopathie, hypertrophische 40

# T

$T_3/T_4$
- freies ($fT_3/fT_4$) 145
- Nabelschnurblut 145
Tachyarrhythmia absoluta
- Betarezeptorenblocker 52
- Mitralstenose 19
Tachyarrhythmien, (supra)ventrikuläre, Mitralklappenprolaps 36
Tachykardie
- Eisenmangel 101
- Mitralklappenprolaps 37
- supraventrikuläre, paroxysmale 14, 46
- - Ebstein-Anomalie 34
- - fetale, Procainamid 54
- - Vorhofseptumdefekt 28
- ventrikuläre 47
Tagessedativa, Gewöhnung/Abhängigkeit 277
Talk-Test 8
Tannin, Hauterkrankungen 289
TAT s. Thrombin-Antithrombin-Komplexe
TBG (thyroxinbindendes Globulin) 145
Teleangiektasien 285
Teratome, Becken, kleines 206
Tetanie, neonatale, Hyperparathyreoidismus 152
Tetrazykline 98
- Leberschädigung 193
Thalassaemia major/minor 103
Thalidomid, Embryopathie 139
T-Helferzellen
- CD4-positive 236
- Präeklampsie 64
Thiamazol, Hyperthyreose 148
Thienopyridine, Antikoagulation 56
Thoraxverletzungen 350-351
Thrombektomie 127
- Thrombolyse 125
Thrombin-Antithrombin-Komplexe (TAT) 67
- Neugeborene 119
- Schwangerschaft 115
Thromboembolie(prophylaxe) 121-123, 127-129
- Antikoagulanzien 57-58
- Heparin, niedermolekulares 128-129, 132
- - unfraktioniertes 127-128
- Herzklappenprothesen 24
- Kardiomyopathie, peripartale 43
- Mitralklappenprolaps 36
- Nebenwirkungen 129
- Protein-C- bzw. -S-Mangel 122
- Prothrombin-Mutation 123
- Schnittentbindung, abdominale 131-132
- Thrombomodulin-Mutation 123
- Virchow-Trias 123
- Wochenbett 130-131
β-Thromboglobulin, Schwangerschaft 116
Thrombolyse
- Acetylsalicylsäure 126
- Antikoagulanzien, orale 126

– Heparin 125
– Schwangerschaft 264
– Thrombektomie 125
– Wehentätigkeit, vorzeitige 127
Thrombomodulin(-Mutation)
– Schwangerschaft 117
– Thromboembolie 123
Thrombopenie s. Thrombozytopenie
thrombophile Diathesen 68
Thrombophilie
– Abort, habitueller 232
– Thromboembolie 121
– Thrombose/Lungenembolie 97
Thrombophlebitis 125–127
– Antikoagulation 25
Thromboplastin, Wochenbett 122
Thrombose 97–98, 121
– Herzklappenprothesen 24, 58
– Schnittentbindung, abdominale 131–132
– Schwangerschaft 24
– Thrombektomie 127
– Wochenbett 130–131
Thrombozyten
– Neugeborene 119
– Schwangerschaft 101, 116
Thrombozytenaggregationshemmer, Thrombolyse 126
Thrombozythämie, essentielle 106, 108–109
Thrombozytopathien 254
Thrombozytopenie 102–105
– allergische 254
– amegakaryozytäre 102
– Blutungen, intraabdominelle 204
– Fetus 254
– HELLP-Syndrom 72, 74–75, 195–196
– heparininduzierte 102
– hereditäre 254
– Hydrops fetalis 246
– infektionsassoziierte 254
– Lupus-erythematodes-assoziierte 256–257
– medikamenteninduzierte 102, 254
– postnatale 104
– Präeklampsie 195
– primäre 254
– Splenektomie 104
Thrombozytose, essentielle 106, 109
Thrombus, intrakardialer, Antikoagulation 25
Thyreoiditis
– HLA-Gene 151
– post partum 150–151
Thyreostatika 148
(L-)Thyroxin, freies 147
– hCG 136
– Hyperthyreose 148
– Nebennierenrindeninsuffizienz 154
thyroxinbindendes Globulin (TBG) 145
Ticlopidin, Antikoagulation 56
tissue factor pathway inhibitor (TFPI)
– Neugeborene 119
– Schwangerschaft 116
Tissue-Plasminogen-Aktivator (t-PA)
– Neugeborene 119
– Schwangerschaft 116
TLX-Antigene, Abort, habitueller 229
T-Lymphozyten, CMV-Infektion 315
TNF-α
– Frühgeburtlichkeit/Wehentätigkeit, vorzeitige 237
– Präeklampsie 237
Tokolyse
– Diabetes mellitus 168
– Gestationsdiabetes 164
– Kardiomyopathie, hypertrophische 41
TORCH, Schwangerschaft 304

Totgeburt
– Cushing-Syndrom 153
– Heparin 57
– Hypothyreose 149
– 6-Mercaptopurin 180
– Opiatentzug, Schwangerschaft 279
– Psychopharmaka 272
toxemic rash of pregnancy 286
TPO, Thyreoiditis 151
Tracheaverletzungen, Polytrauma 351
Transaminasen 184
– HELLP-Syndrom 196
– Hyperemesis gravidarum 138
– Präeklampsie 195
– Schwangerschaftscholestase 191
– Schwangerschaftsfettleber 193
Transmission, neonatale
– Hepatitis A 184–185
– HIV-Infektion 340
Transplantat, Fetus 227–239
Transposition der großen Arterien 34
– Herzinsuffizienz 26
– Mustard-Operation 26
– Zyanose 36
Traumamanagement, Unfallverletzungen 349
Treponema pallidum 282
TRH(-Test) 144
– Hyperthyreose 147
Trichomonadeninfektion, Urethritis/Zystitis 221
Trichomoniasis 283
Trigemini 46
Trikuspidalatresie, Zyanose 36
Trikuspidalinsuffizienz/-stenose
– Doppler-Echokardiographie 14
– Ebstein-Anomalie 34
– Herzgeräusch/-töne 14
– Kardiomyopathie, peripartale 42
Trimethoprim-Sulfamethoxazol 98
Triple-Therapie, Gastroduodenalulkus 203
Triptane, teratogene Wirkung 263
Trophoblast(erkrankungen)
– Antigenexpression 228–229
– HLA-Antigene 229, 238
– Immunologie 238
Trophoblast-Invasion, Zytokin-Netzwerk 228
Trophoblast-Lymphozyten-kreuzreagierendes (TLX-) Antigensystem, Abort, habitueller 229
Truncus arteriosus, Zyanose 36
Tryptophanstoffwechsel, emotionale Störungen, postpartale 270
Tschmarke-Zeichen, Bein-/Beckenvenenthrombose, tiefe 124
TSH (Thyreoidea-stimulierendes Hormon) 144
– hCG 136
– Hyperemesis gravidarum 136
– Hypothyreose 150
– Neugeborene 146
TSH-Rezeptorantikörper (TRAK), Hyperthyreose 147–148
T-Suppressorzellen, CD8-positive, Schwangerschaft 236
Tubargravidität, Myome 296
Tubarruptur, Abdomen, akutes 200
Tuberkulinreaktion, Urogenitaltuberkulose 223
Tuberkulose 93–94
Tumornekrosefaktor-α s. TNF-α
Tumorstenose, Abdomen, akutes 200
Typ-1-Diabetes 157
Typ-2-Diabetes 170
Typ-III-Dejodinase 149
T-Zell-Defekt, Varizellen 330
T-Zell-Lymphom 110
T-Zell-Reaktionen 227

# U

Übelkeit
– Frühschwangerschaft 135
– Präeklampsie 73
– Schwangerschaftsfettleber 192
Überernährung, Typ-2-Diabetes 170
Überwachung, fetale, Diabetes mellitus 167–168
Ultraschalluntersuchung s. Sonographie
Umbilikalvenendissektion, Bluttransfusion, intrauteriner 252
Unfallverletzungen 347–356
– Bluttransfusion, fetomaternale 348
– Blutungen, vaginale 349
– Dreipunkt-Sicherheitsgurt 347
– Plazentaablösung, vorzeitige 349
– Risiken, fetale 348
– Schädelfraktur, fetale 348
– Traumamanagement 349
– Uterusruptur, traumatische 348
Urapidil, Schwangerschaftshypertonie 79
Ureter duplex/fissus 219
Ureterdoppelbildung 220
Uretermündung, ektope 220
Ureter-Reimplantationen, Reflux, vesikoureteraler 220
Ureterstenose, Harnwegsinfektionen 221
Urethraabstrich, Zystitis 221
Urethritis 221
Urogenitaltuberkulose 223
Urokinase, Plazentaschranke/Thrombolyse 126
Urokinase-Aktivator (u-PA), Schwangerschaft 116
Urolithiasis 223–224
Ursodeoxycholsäure, Schwangerschaftscholestase 191
Uteroplazentardurchblutung, Hypertonie 66
Uterotonika, Wochenbett 131
uterovaskuläres Syndrom, Hypotonie 87
Uterus
– Leiomyoblastome/-sarkome 297
– Lymphome, maligne 297
Uteruskontraktionen 88
– Querschnittslähmung 263
Uterusruptur, Abdomen, akutes 200
Uterustumoren, seltene 297
Uteruswunden, Abdominaltrauma 353

# V

Vagina
– Leiomyom 291
– Präkanzerosen 292
– Rhabdomyosarkom 292
Vaginalhämangiom 291
Vaginalpolypen, fibroepitheliale 291
VAIN (vaginale intraepitheliale Neoplasien) 292
Vakuumextraktion, Kardiomyopathie, hypertrophische 41
Valaciclovir, Varizellen-Zoster-Infektion 337
Valproat/Valproinsäure
– Leberschädigung 193
– Neuralrohrdefekte 261
– Spina bifida 261
Valsalva-Manöver
– Aorteninsuffizienz 23
– Kardiomyopathie, hypertrophische 40
Valvotomie, Pulmonalstenose 28
Valvuloplastie 20
– Strahlenbelastung, fetale 20
Varitect®, Varizellen-Zoster-Infektion 338
Varizellensyndrom, kongenitales 281, 328, 331–333

Varizellen-Zoster-Infektion 281, 328-339
- Diagnostik 333-337
- Exanthem 329
- Expositionsprophylaxe 338-339
- fetale 331-333
- Fruchtwasserentnahme 335
- Geburtstermin 335
- Immunglobulinpräparate 329
- Immunität 329
- Neugeborene 333, 336, 338
- nosokomiale 338
- Pneumonie 330
- Postexpositionsprophylaxe 338
- postnatale 329
- Pränataldiagnostik 335
- Prophylaxe 338-339
- Schwangerschaft 330-331, 333, 335
- Symptomatik 330
- Therapie 337-338
- VZIG-Prophylaxe 339
- VZV-DNA-Nachweis im Fruchtwasser 336
Vasodilatation/-dilatatoren
- Ebstein-Anomalie 34
- Thromboembolie 123
VCAM-1, Schwangerschaftshypertonie 70
Vena-cava-Okklusionssyndrom 89
- Hypotonie 87
Venengeräusche 13
Venenlogen, druckschmerzhafte, Bein-/Beckenvenenthrombose, tiefe 124
Venlafaxin, Depression 273
venöses Pooling, Hypotonie 87
Ventrikel, singulärer, Zyanose 36
Ventrikelseptumdefekt 30-31
- Eisenmenger-Komplex 31
- Fallot-Tetralogie 33
Verapamil 53
- Anwendungsbereich/Risiken 50
Verdünnungsanämie, Schwangerschaft 101
Verlegung, Neugeborene, diabetische 169
VIN (vulväre intraepitheliale Neoplasien) 292
Vinblastin, Fehlbildungen 106
Virchow-Trias, Thromboembolie 123
Virushepatitis 184-188
Vitamin-B$_{12}$-Mangel 102
- Thrombozytopenie 102
Vitamin D 151
Vitamin-K-Mangel, Neugeborene 117, 261
Vitien s. Herzklappenfehler, erworbene
VLDL (very low density lipoprotein), Schwangerschaftscholestase 191
Volvulus
- Abdomen, akutes 200
- Ileus, mechanischer 202
vomiting disease of Jamaica, Differentialdiagnose 193
von-Recklinghausen-Syndrom 283
von-Willebrand-Faktor
- Neugeborene 118
- Schwangerschaft 115
von-Willebrand-Jürgens-Syndrom 254
Vorhofflattern/-flimmern 46-47
- Antikoagulation 25
- Betarezeptorenblocker 52
- Digitalisglykoside 24
- Digoxin 19-20
- Diuretika 24

- Herzklappenprothesen 24
- Kardiomyopathie, hypertrophische 40
- Mitralstenose 19
- Vorhofseptumdefekt 28
Vorhofseptumdefekt 27-28
- Herztöne 12
Vulvakarzinom, invasives 292

# W

Wachstumretardierung, intrauterine
- Eisenmenger-Komplex 31
- HELLP-Syndrom 72
- Immunsuppressiva 214
- 6-Mercaptopurin 180
- Niereninsuffizienz, chronische 212
- Nikotin 278
- Phäochromozytom 155
- Präeklampsie 72
- Propranolol 52, 263
- Schwangerschaftserkrankungen, hypertensive 72
Wachstumshormon (STH) 143
- Lipolyse 159
Wachstumsretardierung, intrauterine, Varizellensyndrom, kongenitales 332
Warfarin 57
Wasserstoffionenverlust, Hyperemesis gravidarum 138
Wechsler-Test, Hypothyreose 150
Wehen(tätigkeit, vorzeitige)
- Bluttransfusion, intrauterine 252
- Blutungen, intraabdominelle 204
- Chinidin 54
- Dekompensation, kardiale 26
- DHEA-S 238
- Diabetikerinnen 168
- Differentialdiagnose 224
- Estriol 238
- Heparin 59
- HIV-Infektion 340
- immunologische Aspekte 237-238
- Interleukin 2 238
- major basic protein (MBP) 238
- Pankreatitis 204
- Plasminogen 238
- Prostaglandine 238
- Pyelonephritis, akute 222
- Rizinusöl 183
- Thrombolyse 127
- TNF-$\alpha$ 237
- Zystitis 221
- Zytokine 237
Wendung, Hämorrhagie, maternale 242
Wernicke-Enzephalopathie, Hyperemesis gravidarum 138
Wertheim-Meigs-Radikaloperation 295
WHO-Klassifikation
- lymphatische Neoplasien 110
- myeloische Neoplasien 108
Wilson-Syndrom 188-189
Wochenbett/Wöchnerin
- Antikoagulanzien, orale 130-131
- Bein-/Beckenvenenthrombose, tiefe 130
- Cumarinderivate 131
- Depression 273
- Diabetes mellitus 169

- Heparin 131
- Heultage 270-271
- Ileofemoralvenenthrombose, obliterierende 130
- Myome 296
- Nebennierenrindeninsuffizienz 154
- Ovarialvenenthrombose 130
- Pleuraerguß 15
- Rötelnimpfung 314
- Thromboembolie 121, 130-131
- Thromboplastin 122
- Thrombose 130-131
- Uterotonika 131, 168
Wolff-Parkinson-White-Syndrom 47-48
- Ebstein-Anomalie 34

# Z

Zangenextraktion, Kardiomyopathie, hypertrophische 41
zerebrovaskulärer Insult 264
- Acetylsalicylsäure 264
- AV-Block, totaler 34
Zervixkarzinom 294-295
- Carcinoma in situ 293
- Lymphome, maligne 297
- Präkanzerosen 293
Zervixpolyp 292
Zidovudin, HIV-Infektion 341
Zink, (Schwangerschafts-)Hypertonie 77
Zoster s. Varizellen-Zoster-Infektion
Zwangsstörungen 270
Zwerchfellhochstand 91
Zwerchfellruptur, Polytrauma 351
Zwölffingerdarmgeschwür s. Gastroduodenalulkus
Zyanid-Akkumulation s. Cyanidakkumulation
Zyanose
- AV-Block, totaler 34
- Ebstein-Anomalie 34
- Eisenmenger-Reaktion 26
- Fallot-Tetralogie 32
- fetale, Fluoxetin 272
- Geburtsgewicht, zu niedriges 26
- Herzfehler, angeborene 26
- Neugeborene, diabetische 169
Zysten, funktionelle, Adnexchirurgie 298
zystische Fibrose 94-95
- Fertilität 95
- respiratorische Insuffizienz 99
Zystitis 221
Zytokine
- Abort, habitueller 230
- Frühgeburtlichkeit 237
- Implantation 228
- Präeklampsie 228, 237
- Schwangerschaft 228
- Wehentätigkeit, vorzeitige 237
Zytomegalie s. CMV-Infektion
Zytostatikatherapie
- Fehlbildungen 105-107
- Thrombozytopenie 102
Zytotrophoblast
- HLA-Antigene 228
- Membrane Cofactor Protein (MCP) 229
- NK-Zell-Aktivität 228